# 重症医学副主任/主任医师

# 职称考试思维导图与考点精讲

主 编 曾振华 刘勇军 桑 岭

辽宁科学技术出版社
LIAONING SCIENCE AND TECHNOLOGY PUBLISHING HOUSE

拂石医典
FU SHI MEDBOOK

## 内容简介

　　《重症医学副主任／主任医师职称考试思维导图与考点精讲》根据高级卫生专业技术资格考试大纲为主线，以思维导图的形式展示考试所需掌握的知识结构和要点，并且通过考点精讲的形式讲解重点知识。内容主要包括重症医学科的设置与管理、重症医学的基础理论与监测治疗技术（重症监测与评估，呼吸、循环系统）、常见重病的管理，学科新进展。本书紧扣考试大纲，重点突出，可帮助读者清晰梳理知识点，便于学习、记忆，也可将导图作为检验复习效果的工具，查漏补缺，是重症专业人员晋升副高级和正高级职称的考前复习必备用书。

**图书在版编目（CIP）数据**

　　重症医学副主任/主任医师职称考试思维导图与考点精讲 / 曾振华, 刘勇军, 桑岭主编. -- 沈阳：辽宁科学技术出版社, 2024. 11. -- ISBN 978-7-5591-3926-9

　　Ⅰ. R459.7

　　中国国家版本馆CIP数据核字第20245HU241号

出版发行：辽宁科学技术出版社
　　　　　北京拂石医典图书有限公司
　　　　　地址：北京海淀区车公庄西路华通大厦 B 座 15 层
联系电话：010-57262361/024-23284376
E-mail：fushimedbook@163.com
印刷者：三河市春园印刷有限公司
经销者：各地新华书店

幅面尺寸：210mm×285mm
字　　数：702 千字　　　　　　　印　张：27
出版时间：2024 年 11 月第 1 版　　印刷时间：2024 年 11 月第 1 次印刷

责任编辑：陈　颖　方菊花　　　　责任校对：梁晓洁
封面设计：君和传媒　　　　　　　封面制作：王东坡
版式设计：天地鹏博　　　　　　　责任印制：丁　艾

如有质量问题，请速与印务部联系　　联系电话：010-57262361

定　　价：128.00 元

# 编委会

**主　编**　曾振华　南方医科大学南方医院重症医学科

刘勇军　中山大学附属第一医院重症医学科

桑　岭　广州医科大学附属第一医院重症医学科

**副主编**　吴　洁　南方医科大学南方医院重症医学科

李露兰　南方医科大学南方医院重症医学科

张耀元　南方医科大学南方医院重症医学科

孙　烨　粤北人民医院重症医学科

何松彬　惠州市第一人民医院重症医学科

**编　者**　胡鸿彬　南方医科大学南方医院重症医学科

孙毛毛　南方医科大学南方医院重症医学科

沙　桐　南方医科大学南方医院重症医学科

左凌云　中山大学附属第一医院重症医学科

聂　垚　中山大学附属第一医院重症医学科

曹　燕　粤北人民医院重症医学科

林志敏　广州医科大学附属第一医院ICU

郑海崇　广州医科大学附属第一医院ICU

刘长波　广州医科大学附属第四医院重症医学科

罗　网　南方医科大学南方医院呼吸与危重症医学科

# 前　言

在医学领域，高级职称的评定是对医务工作者专业能力的极高认可，也是对多年辛勤付出的最好回报。然而，高级职称的考试同样也是对每一位医务工作者专业知识的全面检验。为了帮助广大医务工作者高效备考，我们精心策划了高级职称考试思维导图与考点精讲系列图书。

本书以思维导图与考点精讲为特色，旨在帮助考生快速梳理知识点，形成清晰的知识框架，并通过考点精讲的形式，深入剖析考试重点，提高复习效率。我们深知中级职称的医务工作者在临床工作中任务繁重，时间宝贵，因此，我们力求将复杂的知识简单化，将烦琐的内容条理化，让考生能够在有限的时间内掌握考试要点。

思维导图作为一种高效的学习工具，能够将零散的知识点串联起来，形成完整的知识体系。在本书中，我们根据考试大纲，将各科知识进行了合理的梳理和提炼，以思维导图的形式展现，帮助考生快速掌握考试要点，形成长期记忆。同时，我们还针对重要考点进行了归纳和精讲，让考生能够迅速找到考查重点，有的放矢地进行复习。

本书的编写团队由资深医学专家组成，他们具有丰富的临床经验和深厚的专业知识，能够确保丛书内容的准确性和权威性。在编写过程中，我们遵循考试大纲，结合临床实践，力求使丛书内容与时俱进，符合当下医学发展的需要。

值得一提的是，思维导图与考点精讲属于"全国高级卫生专业技术资格考试辅导丛书"，其与丛书中的强化训练习题集和模拟试卷相互补充，共同构成了一套完整的复习体系。考生可以先通过思维导图与考点精讲掌握考试要点和知识框架，再结合习题集进行针对性的强化训练，最后通过模拟试卷检验复习效果，查漏补缺。这样的复习方式不仅能够提高复习效率，还能够让考生在考试中更加得心应手。

我们相信，"全国高级卫生专业技术资格考试辅导丛书"将成为广大医务工作者备战高级职称考试的得力助手。它不仅能够帮助考生提高复习效率，还能够提升专业水平和临床实践能力。我们衷心希望每一位考生都能够通过本丛书的学习，取得优异的成绩，实现自己的职业梦想。

最后，我们要感谢所有为本丛书编写付出辛勤努力的专家和编辑，他们的专业精神和严谨态度是丛书质量的保证。同时，我们也期待广大读者对丛书提出宝贵的意见和建议，以便我们不断改进和完善，为广大医务工作者提供更好的学习资源。

祝愿广大医务工作者顺利通过高级职称考试。

为了让考生能对"人机对话"考试形式有更深入的了解，我们设计了一套全真"人机对话"版模拟试卷，作为本书的免费赠送产品。请扫描本书附带的二维码，关注拂石医典的公众微信号，我们会在公众微信平台发布下载人机对话模拟版试卷的网址，并说明如何安装使用。最后预祝大家顺利通过考试。

联系电话：（010）57262361

E-mail:fushimedbook@163.com

# 重症医学副主任／主任医师职称考试应试必读

目前，高级专业技术资格采取考试和评审结合的办法取得。高级卫生专业技术资格考试实行各省区独立组织、独立命题、自主确定合格标准的考试制度，已经覆盖临床医学、药学、护理、医技等各科室的100多个专业。

**一、卫生高级职称考试报名条件**

**（一）主任医（药、护、技）师**

1. 医学中专毕业，在县及以下基层医疗机构工作，受聘副高职务满七年。

2. 医学大学专科毕业，受聘副高职务满七年。

3. 医学大学本科毕业及以上学历，受聘副高职务满五年。

**（二）副主任医（药、护、技）师**

1. 医学大学专科毕业，在县及以下基层医疗机构工作，从事主治（管）医（药、护、技）师工作不少于七年。

2. 医学大学本科毕业，从事主治（管）医（药、护、技）师工作不少于五年。

3. 取得临床医学硕士学位，从事主治（管）医（药、护、技）师工作不少于四年。

4. 取得临床医学博士学位，从事主治（管）医（药、护、技）师工作不少于二年。

5. 临床医学博士后人员在完成博士后研究工作、出博士后流动站前。

**（三）破格条件**

符合下列有关条件，申报副主任医（药、护、技）师、主任医（药、护、技）师任职资格不受上述学历和任职年限的限制：

1. 获自然科学奖、国家发明奖、国家科技进步奖的主要完成人。

2. 获省部级科技进步奖二等及以上奖的主要完成人。

**二、高级卫生专业技术资格考试简介**

1. 高级卫生专业技术资格考试报名时间

高级卫生专业技术资格考试报名时间由各地卫生部门安排，全国不统一时间。

2. 考试内容

主要考查考生应知应会的本专业及相关知识（专业知识与相关专业知识）、国内外发展现状和趋势（学科新进展），以及常见病、复杂疑难病例分析（本专业病种及专业实践能力）等。不指定考试复习用书。

3. 高级卫生专业技术资格考试专业设置

专业知识和专业实践能力考试共设置100多个专业。报考人员报考专业和级别必须与申报评审专业和级别相一致；报考有执业资格要求的，所报考的专业须与本人执业类别、执业范围相一致；报考护理专业，要有护士执业证书。凡报考专业与申报评审专业不符或与执业类别、执业范围不一致的考试成绩，不作为申报评审的依据。

申报评审中医各专业的人员除按《考试专业目录》现有的对应专业或相近专业报考外，其他无对应或相近专业的一律报考"中医内科"专业；申报评审中西医结合各专业的人员除按《考试专业目录》现有的对应专业或相近专业报考外，其他无对应或相近专业的按照西医所设置的对应专业报考。

4. 高级卫生专业技术资格考试形式和题型

全部采用人机对话形式，考试时间为2小时（卫生管理专业单独加试1小时）。

（1）副高：单选题（含共用题干单选题）、多选题和案例分析题三种题型。

（2）正高：只包括多选题和案例分析题两种题型。

5. 人机对话考试的特点

与纸笔考试不同的是，在人机对话考试中的某些特定情形下，考生作答操作是"不可逆"的。在进行"单选题"的测试过程中，考生是可以随时查看、修改此题型内任何一题的选择答案的，而一旦确认完成作答、进入新的题型时，考生将不能退回到前一测试题型（"单选题"）进行查看和修改答案。对每道案例分析题，只有完成前一个问题才能看到下一个问题，并且在确定进入下一个问题后是无法对前面问题的作答进行查看和修改的（如当确认完成"第1问"，进入"第2问"后，考生无法查看或修改其"第1问"的选择）。

人机对话考试主要测试考生在临床环境中对知识的应用能力，而不是对书本的死记硬背。试题题干内容多数以病例描述为主，考生通过阅读病例，在病例中提取重要信息，然后进行分析诊断作答。因为题目比较灵活，如果概念模糊就容易出错，得分也不会高。

6. 高级卫生专业技术资格考试总分及分数线

总分100分。每个地区的合格分数线并不相同，分数线根据每个地区当年的具体规定比例制定。

三、考试题型介绍

（一）单选题（每题1个得分点）

以下每道考题有5个备选答案，请选择1个最佳答案。

1. 重症医学的核心技术是

　　A. 救治危重状态下的患者

　　B. ECMO

　　C. CRRT

　　D. 呼吸监测技术

　　E. 器官功能监测与支持

以下每道考题有5个备选答案，每题至少有2个正确答案，多选、少选、漏选均不得分。

1. 危重症患者使用肌松剂可能出现的并发症是

    A. 机体氧耗增加

    B. 延长机械通气时间

    C. 增加院内获得性感染发生率

    D. ICU获得性肌无力

    E. 增加心脏做功

**（三）共用题干题（每个提问有1个得分点）**

以下每道考题有2~6个提问，每个提问有5个备选答案，请选择一个最佳答案。共15~20问，注意总计有多少个提问，就得多少分（15~20分）。

（1~2题共用题干）

病人，男性，82岁，突然胸骨后压榨性疼痛3小时，并向左肩放射，伴多汗，恐惧，由家属开车送至医院急诊科。

1. 下列哪项检查对确立初步诊断最有价值

    A. 胸部X线检查

    B. 胸部CT

    C. 心电图

    D. 超声心动图

    E. 放射性核素检查

2. 该患者行心电图检查是Ⅱ、Ⅲ、aVF导联ST抬高，考虑急性ST段抬高型心肌梗死，此时应考虑

    A. 开通绿色通道，急诊PCI检查

    B. 溶栓治疗

    C. 抗凝治疗

    D. 完善冠脉CTA检查

    E. 完善心脏彩超检查

**（四）案例分析题**

每个案例至少有3个提问，每个提问有多个备选答案，其中正确答案有1个或几个，每选择一个正确答案得1个得分点，每选择一个错误答案扣1个得分点，扣至本提问得分点为0。注意：总计有多少个正确答案，就得多少分（15~20分）。

（1~3题共用题干）

患者，女性，66岁。既往风湿性心脏病、二尖瓣狭窄伴关闭不全。此次因"活动后心悸气促半年，咳嗽咳痰1周，再发气促1天"入院。查体：体温37.9℃，血压98/54mmHg，心率139次/分，呼吸频率35~40次/分，SpO$_2$ 82%，端坐呼吸，口唇发绀，双肺闻及湿啰音，心律齐，心尖部闻及收缩期吹风样杂音。

1. 该患者的入院诊断为

    A. 急性左心功能衰竭

    B. 重症肺炎

    C. 肺栓塞

    D. 气胸

    E. 急性心肌梗死

    F. 哮喘发作

2. 该患者急需完善的检查有

    A. 血常规

    B. 心脏彩超

    C. 胸部CT

    D. 腹部超声

    E. 心电图

    F. 肌钙/肌红/肌酸激酶

    G. 血气分析

    H. 肺功能

3. 该患者的动脉血气分析示：pH 7.30，$PaCO_2$ 30mmHg，$PaO_2$ 56mmHg，$HCO_3^-$ 20.0mmol/L，BE-11mmol/L；心电图：窦性心动过速；心超：二尖瓣狭窄伴关闭不全中重度，EF 43%，左心房明显增大。针对目前情况，应采取的治疗是

    A. 急诊PCI

    B. 进一步完善冠脉CTA

    C. 无创辅助通气

    D. 必要时气管插管，呼吸机辅助通气

    E. 利尿

    F. 去乙酰毛花苷泵注

    G. 溶栓治疗

# 目　录

第一篇　重症医学科的设置与管理 ···································································· 1

第二篇　重症医学的基础理论与监测治疗技术 ············································· 7

第1章　重症监测与评估 ············································································ 9
　　第一节　重症监测 ··············································································· 9
　　第二节　重症患者的评估 ····································································· 10

第2章　呼吸功能障碍 ··············································································· 13
　　第一节　呼吸功能障碍的监测 ······························································ 13
　　第二节　呼吸功能障碍的治疗 ······························································ 21

第3章　循环系统功能障碍 ········································································ 37
　　第一节　循环系统功能障碍的监测 ························································ 37
　　第二节　氧动力学与氧代谢监测 ··························································· 46
　　第三节　循环系统功能障碍的治疗 ························································ 49

第4章　肾功能障碍 ··················································································· 53
　　第一节　肾功能障碍的监测 ································································· 53
　　第二节　肾功能不全的治疗 ································································· 56

第5章　神经系统功能障碍 ········································································ 60
　　第一节　神经系统功能障碍的监测 ························································ 60
　　第二节　神经系统功能障碍的治疗原则 ·················································· 62

第6章　消化系统功能障碍 ········································································ 65
　　第一节　胃肠动力监测 ······································································· 65
　　第二节　胃黏膜pH监测 ····································································· 66
　　第三节　肝功能监测 ········································································· 66
　　第四节　腹腔内压力检测 ···································································· 68

第7章　水、电解质、酸碱代谢紊乱 ··························································· 70

第一节　概论·······················································································70
第二节　水钠代谢紊乱·············································································71
第三节　钾代谢紊乱···············································································76
第四节　钙代谢紊乱···············································································79
第五节　镁代谢紊乱···············································································80
第六节　磷代谢紊乱···············································································82
第七节　酸碱代谢紊乱·············································································83

第8章　炎症与免疫反应的监测与治疗·····························································88
　　第一节　全身炎症反应综合征···································································88
　　第二节　炎性介质与细胞因子···································································90
　　第三节　免疫状态的监测·······································································93

第9章　镇痛与镇静·················································································95
　　第一节　概述·················································································95
　　第二节　常用的镇静、镇痛药物·································································96
　　第三节　镇痛与镇静的治疗方案·································································101
　　第四节　镇痛、镇静的评估与监测·······························································103
　　第五节　镇痛与镇静的注意事项·································································105

第10章　营养的监测与治疗·········································································108
　　第一节　重症患者的代谢改变···································································108
　　第二节　营养支持的时机·······································································109
　　第三节　营养支持的途径·······································································111
　　第四节　营养风险评估及热量计算·······························································112
　　第五节　营养素与配方·········································································114
　　第六节　营养支持相关并发症···································································117
　　第七节　营养支持中的监测·····································································119

第11章　重症感染监测与治疗·······································································121
　　第一节　重症感染的相关概念···································································121
　　第二节　细菌感染的监测与治疗·································································123
　　第三节　侵袭性真菌感染的监测与治疗···························································125
　　第四节　抗生素的发展史与分类·································································128
　　第五节　抗生素的药动学与药效学·······························································131
　　第六节　细菌耐药性的类型和基本机制···························································133
　　第七节　抗生素应用存在的问题和基本原则·······················································134

第12章　重症患者血液系统功能障碍的监测与治疗·····················································138
　　第一节　贫血及输血治疗·······································································138

第二节　血小板减少症·················································································· 140

第三节　获得性凝血病·················································································· 143

## 第三篇　常见重病的管理·············································································· 147

### 第1章　多器官功能障碍综合征 ······································································· 149

### 第2章　循环功能障碍 ···················································································· 154

第一节　休克······························································································· 154

第二节　重症心血管的ICU处理 ··································································· 162

第三节　围术期循环障碍的处理 ··································································· 174

### 第3章　心肺脑复苏 ························································································· 176

第一节　心搏骤停的常见原因及心电图类型 ················································· 176

第二节　生存链···························································································· 177

第三节　基本生命支持················································································· 177

第四节　进一步生命支持·············································································· 179

第五节　复苏后处理···················································································· 182

### 第4章　呼吸功能障碍 ···················································································· 188

第一节　呼吸衰竭························································································· 188

第二节　急性肺损伤与急性呼吸窘迫综合征 ················································· 192

第三节　重症肺炎························································································· 200

第四节　肺动脉高压···················································································· 208

第五节　肺水肿···························································································· 214

第六节　重症哮喘························································································· 220

第七节　慢性阻塞性肺疾病急性加重 ··························································· 225

第八节　大咯血···························································································· 231

第九节　误吸（吸入性肺炎）······································································· 235

第十节　气胸······························································································· 239

第十一节　围术期患者呼吸功能管理···························································· 244

### 第5章　肾功能障碍 ························································································· 246

第一节　急性肾损伤···················································································· 246

第二节　围术期肾功能支持·········································································· 251

### 第6章　消化系统功能障碍 ·············································································· 254

第一节　急性胃肠功能障碍·········································································· 254

第二节　急性肝衰竭···················································································· 258

第三节　重症胰腺炎···················································································· 266

　　第四节　腹腔间室综合征 ································································· 271
　　第五节　消化系统相关重症的ICU处理 ········································ 274
　　第六节　肝移植围术期管理 ·························································· 282

第7章　内分泌系统功能障碍 ······························································ 287
　　第一节　重症相关内分泌功能障碍 ··············································· 287
　　第二节　严重内分泌紊乱的ICU管理 ············································ 304

第8章　中枢神经系统功能障碍 ··························································· 306
　　第一节　重症相关的中枢神经系统功能障碍 ··································· 306
　　第二节　神经重症的ICU管理 ······················································ 318

第9章　凝血系统功能障碍 ································································· 323
　　第一节　血栓栓塞性疾病的ICU管理 ············································ 323
　　第二节　创伤性凝血病 ································································· 333
　　第三节　弥散性血管内凝血 ·························································· 336

第10章　重症感染 ············································································· 341
　　第一节　医药获得性肺炎/呼吸机相关性肺炎 ································· 341
　　第二节　导管相关性感染 ····························································· 345
　　第三节　中枢神经系统感染 ·························································· 350
　　第四节　血流感染 ······································································· 354
　　第五节　尿路感染 ······································································· 357
　　第六节　腹腔感染 ······································································· 362
　　第七节　医院感染控制 ································································· 365

第11章　重症创伤的评估与ICU管理 ··················································· 367

第12章　重症中毒的评估与ICU处理 ··················································· 373

第13章　重症产科 ············································································· 377
　　第一节　重症产科的检查 ····························································· 377
　　第二节　重症产科的处理 ····························································· 379

第14章　儿科重症 ············································································· 399
　　第一节　儿科重症医学的特点 ······················································ 399
　　第二节　感染性休克 ··································································· 400
　　第三节　脑水肿与颅内高压 ·························································· 405
　　第四节　心搏骤停和心肺复苏 ······················································ 411

第15章　重症医学中的伦理问题 ························································· 415

第一篇

重症医学科的设置
与管理

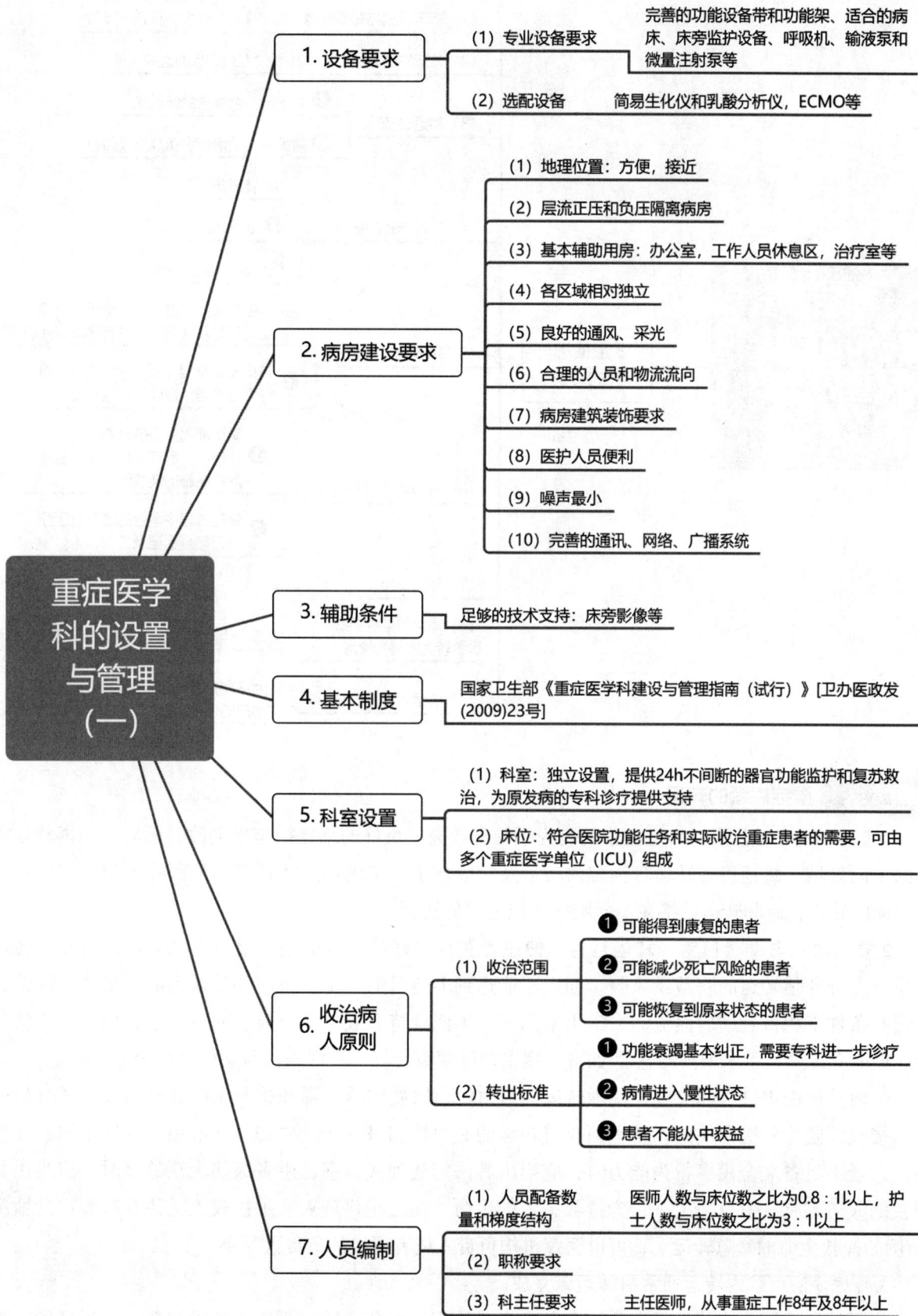

重症医学科的设置与管理（一）

1. 设备要求
- （1）专业设备要求　完善的功能设备带和功能架、适合的病床、床旁监护设备、呼吸机、输液泵和微量注射泵等
- （2）选配设备　简易生化仪和乳酸分析仪，ECMO等

2. 病房建设要求
- （1）地理位置：方便，接近
- （2）层流正压和负压隔离病房
- （3）基本辅助用房：办公室，工作人员休息区，治疗室等
- （4）各区域相对独立
- （5）良好的通风、采光
- （6）合理的人员和物流流向
- （7）病房建筑装饰要求
- （8）医护人员便利
- （9）噪声最小
- （10）完善的通讯、网络、广播系统

3. 辅助条件
- 足够的技术支持：床旁影像等

4. 基本制度
- 国家卫生部《重症医学科建设与管理指南（试行）》[卫办医政发(2009)23号]

5. 科室设置
- （1）科室：独立设置，提供24h不间断的器官功能监护和复苏救治，为原发病的专科诊疗提供支持
- （2）床位：符合医院功能任务和实际收治重症患者的需要，可由多个重症医学单位（ICU）组成

6. 收治病人原则
- （1）收治范围
  - ❶ 可能得到康复的患者
  - ❷ 可能减少死亡风险的患者
  - ❸ 可能恢复到原来状态的患者
- （2）转出标准
  - ❶ 功能衰竭基本纠正，需要专科进一步诊疗
  - ❷ 病情进入慢性状态
  - ❸ 患者不能从中获益

7. 人员编制
- （1）人员配备数量和梯度结构　医师人数与床位数之比为0.8：1以上，护士人数与床位数之比为3：1以上
- （2）职称要求
- （3）科主任要求　主任医师，从事重症工作8年及8年以上

```
                                          (1) 转运决策与知情同意 ❶ 充分权衡获益与风险

                                          (2) 转运护送人员      接受过专业训练的医护人员

                                                             ❶ 应使用符合要求的转运床
                                          (3) 转运设备
                                                             ❷ 需配备监护治疗设备及抢救药品

                                                             ❶ 转运床
                                          (4) 转运方式的选择    ❷ 陆路转运
                                                             ❸ 飞行转运

  重症医学                                                     ❶ 尽可能维持患者呼吸、循环功能稳
  科的设置           8.重症患                                      定，并针对性地对原发疾病进行处理
  与管理             者的转运      (5) 转运前的准备
  (二)                                                         ❷ 与接收方及相关人员进行沟通，做
                                                                好充分准备，以保证转运安全

                                                             ❶ 转运期间应提供必要的监测治
                                                                疗措施，尽可能保持原有监测
                                          (6) 转运的监测与治疗      治疗措施的连续性
                                                             ❷ 转运过程中患者的情况及医疗
                                                                行为需全程记录

                                          (7) 转运交接

                                          (8) 重症传染性疾病
                                             患者转运的特殊考虑  须遵守传染性疾病的相关法规及原则

                                          (9) 转运人员的安全    需为所有参与院际转运的相关人员购
                                                             买相应的保险
```

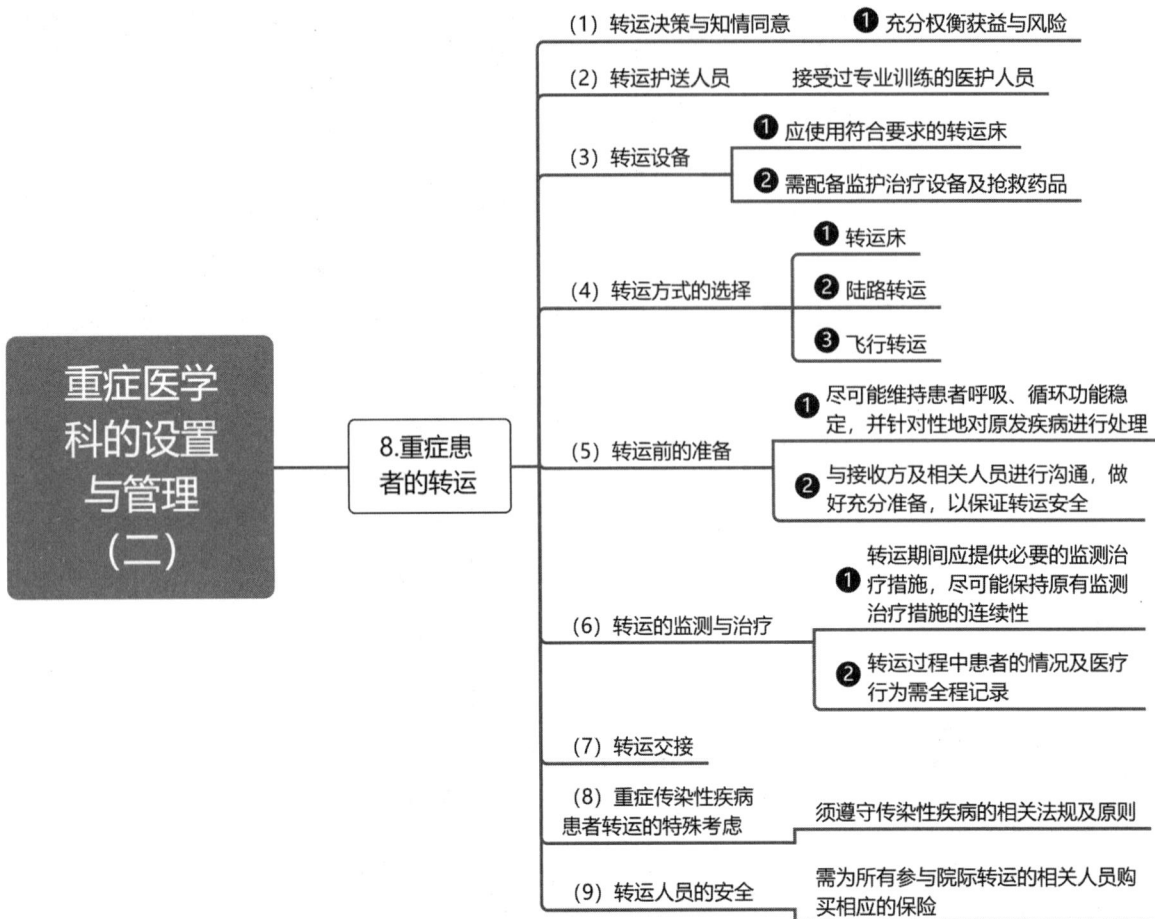

## 📝 考点1 重症患者的转运

**1.基本概念**　重症患者转运的目的是为了寻求或完成更好的诊疗措施以期改善预后。根据转运实施的不同地域，重症患者转运分为院内转运及院际转运。院内转运是指在同一医疗单位不同医疗区域之间的转运；院际转运是指在不同医疗单位之间的转运。

**2.转运决策与知情同意**　转运是为了使患者获得更好的诊治措施，但也存在风险，因此，转运前应该充分评估转运的获益及风险。如果不能达到上述目的，则应重新评估转运的必要性。通常，在现有条件下积极处理后血流动力学仍不稳定、不能维持有效气道开放、通气及氧合的患者不宜转运。但需立即外科手术干预的急症(如胸、腹主动脉瘤破裂等），视病情与条件仍可积极转运。

院内转运由主管医师决定，院际转运则需由转出医院主管医师和接收医院共同商议，并且最终应由接收医院主管医师决定。转运前应将转运的必要性和潜在风险告知，获取患者的知情同意并签字。患者不具备完全民事行为能力时，应当由其法定代理人签字；患者因病无法签字时，应当由其授权的人员签字。紧急情况下，为抢救患者的生命，在法定代理人或被授权人无法及时签字的情况下(例如挽救生命的紧急转运），可由医疗机构负责人或者授权的负责人签字。

**3.转运方法**　院内转运通常由转运床完成。

院际转运运输方式的选择需要综合考虑患者的疾病特征、转运距离、转运缓急、转运环境、护送人数、携带设备、准备时间、路况和天气以及患者的经济承受能力等。转运方式通常包括陆路转运及飞行转运。陆路转运的优点是花费少、启动迅速、不易受不良天气状况的影响、转运途中易于

监测、发生生理意乱的可能性更低、护送人员更熟悉转运环境。陆路转运通常由救护车完成，如条件许可，大规模灾难期间成批重症伤员转运亦可考虑铁路运输。

飞行转运更适合长程转运，当陆路通行困难或要求更快时间内转运时可以考虑。因飞行转运的准备时间较陆路转运明显延长，且起飞前及着陆后仍需要车辆转运，这些因素均可能拖延转运，因此需综合考虑。直升机转运多用于陆路难以到达的特殊情况，而固定翼飞机多用于长途转运。国际间长距离转运可通过国际SOS救援中心等专业组织完成。

第二篇

重症医学的基础理论
与监测治疗技术

# 第1章　重症监测与评估

## 第一节　重症监测

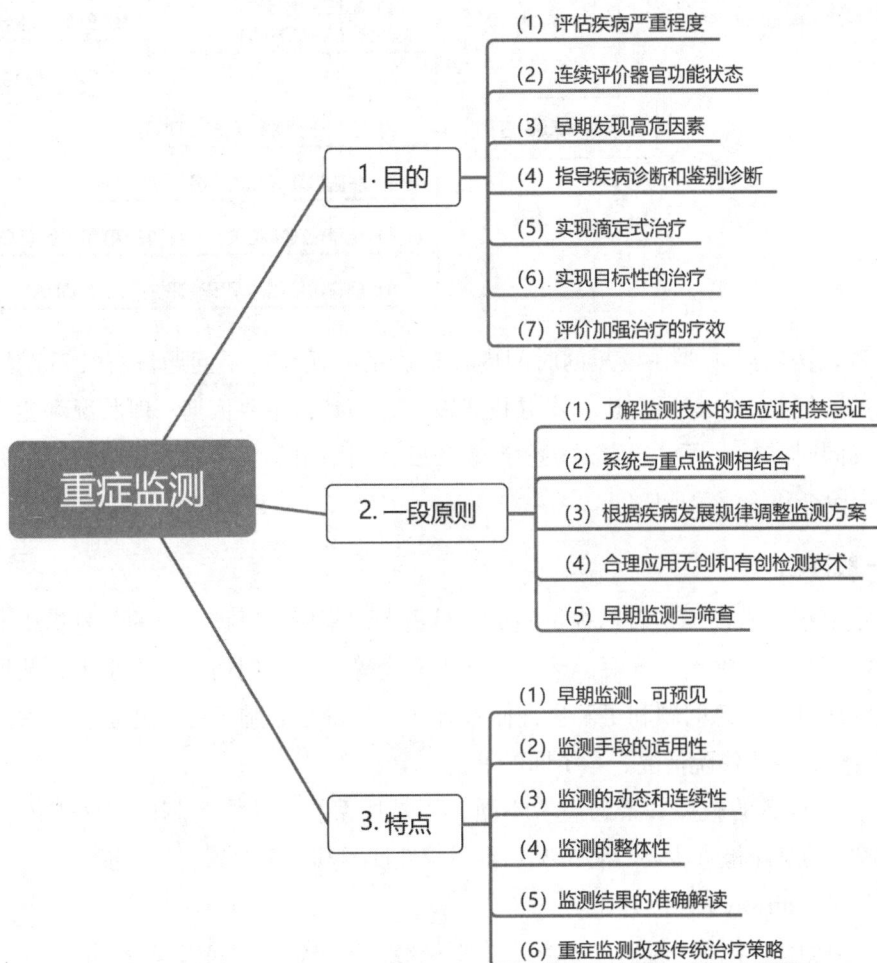

重症监测
- **1. 目的**
  - (1) 评估疾病严重程度
  - (2) 连续评价器官功能状态
  - (3) 早期发现高危因素
  - (4) 指导疾病诊断和鉴别诊断
  - (5) 实现滴定式治疗
  - (6) 实现目标性的治疗
  - (7) 评价加强治疗的疗效
- **2. 一段原则**
  - (1) 了解监测技术的适应证和禁忌证
  - (2) 系统与重点监测相结合
  - (3) 根据疾病发展规律调整监测方案
  - (4) 合理应用无创和有创检测技术
  - (5) 早期监测与筛查
- **3. 特点**
  - (1) 早期监测、可预见
  - (2) 监测手段的适用性
  - (3) 监测的动态和连续性
  - (4) 监测的整体性
  - (5) 监测结果的准确解读
  - (6) 重症监测改变传统治疗策略

# 第二节 重症患者的评估

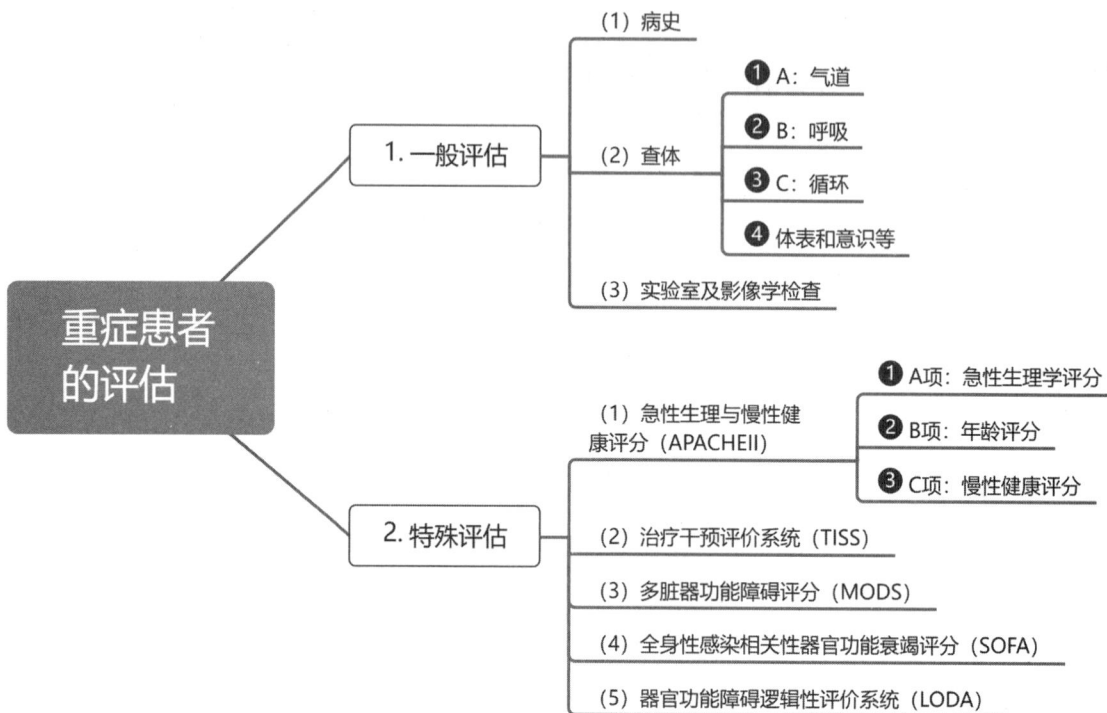

```
                              (1) 病史
                                          ❶ A: 气道
                                          ❷ B: 呼吸
              1. 一般评估     (2) 查体
                                          ❸ C: 循环
                                          ❹ 体表和意识等
重症患者                       (3) 实验室及影像学检查
的评估
                                                      ❶ A项: 急性生理学评分
                              (1) 急性生理与慢性健         ❷ B项: 年龄评分
                                  康评分 (APACHEII)
                                                      ❸ C项: 慢性健康评分
              2. 特殊评估     (2) 治疗干预评价系统 (TISS)
                              (3) 多脏器功能障碍评分 (MODS)
                              (4) 全身性感染相关性器官功能衰竭评分 (SOFA)
                              (5) 器官功能障碍逻辑性评价系统 (LODA)
```

对重症患者，医师必须要在较短的时间内评估病情，抓住主要问题进行针对性的处理（如输液、吸氧、机械通气等），然后再进一步寻找病因。临床判断主要依据一般状况和生命体征，采集病史和查体需要同时进行，评价患者的疾病严重程度、判断出危及生命的异常情况，并给予早期的处理，为下一步检查和治疗争取时间。

## 考点1 一般评估

**1. 病史** 重症患者常不能由自己提供病史，目击者、家属、医护人员的信息提供非常重要。需要了解有无主要症状，如疼痛、气短、乏力、神志改变等，有无创伤，有无手术，前期服用药物情况等。重点应放在判断紧急问题和了解生理储备方面，特别是心肺功能的储备。了解既往史、药物和过敏史、家族史、既往住院情况、系统回顾等。

**2. 查体** 重症患者的查体和普通患者不同，不是按系统，从头到脚的顺序查体，而是有重点的，按照"ABC"的顺序检查主要器官情况，再系统性回顾其余重要器官的功能。

（1）A：气道（airway）

①病因：包括创伤、出血、呕吐、异物、中枢神经系统异常、感染及炎症等。

②视：发绀、呼吸节律和频率、呼吸辅助肌肉活动、三凹征及神志改变。

③听：异常呼吸音，若气道完全阻塞则不能听到呼吸音。

④感觉：气流是否减少。

（2）B：呼吸（breathing）

①病因：中枢驱动力缺失，中枢神经系统障碍，呼吸肌力下降，胸廓形态异常，疼痛，神经肌肉病变等；肺部疾病，包括气胸、血胸、慢性阻塞性肺疾病（COPD）、哮喘、肺水肿、急性呼吸窘

迫综合征（ARDS）、肺栓塞及肋骨骨折等。

②视：包括发绀、呼吸节律和频率、呼吸辅助肌肉活动、三凹征、神志改变，呼吸急促是早期最重要的独立预测指标。

③听：包括异常呼吸音、叩诊浊音或过清音。

④感觉：包括胸廓活动幅度及对称性、气管位置及捻发感等。

（3）C：循环（circulation）

①原发病因：包括心肌缺血、心律失常、瓣膜病变、心肌病变及心脏压塞等。

②继发病因：包括药物、缺氧、电解质紊乱、贫血及感染等。

③视：包括外周灌注指标如皮肤色泽，尿色及尿量，神志改变等。

④听：包括心音频率及节律，心脏杂音。

⑤感觉：包括心尖搏动位置、震颤、脉搏节律及奇脉等。

除了迅速检查上述气道、呼吸、循环外，还应迅速对患者体表进行详细的体格检查，查看有无意识状态的改变。对患者中枢神经系统及肢体运动进行评估时，应记录Glasgow评分，瞳孔大小和反应，如果时间允许的话，还应检查中枢及周围神经的感觉和运动功能。

3. 实验室及影像学检查　根据病情迅速完成血常规、生化、血气分析、乳酸、血糖、中心静脉氧饱和度等血液检查。有选择地完善胸部X线片、CT、心电图、超声心动图及微生物培养等检查。

### 📝 考点2　重症患者特殊评估

重症患者的病情评估分为总体评估和各器官系统评估，常用的总体评分系统有：非特异性病情严重程度评分，如急性生理与慢性健康评分（APACHE）Ⅱ，治疗干预评价第系统（TISS）；多脏器功能障碍病情评分，如多器官功能障碍综合征评分（MODS）、序贯器官衰竭评分（SOFA）、器官功能障碍逻辑性评分系统（LODS）；特定器官功能障碍评分，如Ranson、CPIS（临床肺部感染评分）、GCS（格拉斯哥昏迷评分）、心力衰竭评分等。下面为一些总体评估，各器官系统的评分、评估详见各章。

1. 急性生理与慢性健康评分（acute physiology and chronic health evaluation，APACHE）Ⅱ　APACHEⅡ因为简便可靠，设计合理，预测相对准确，目前使用最为普遍。分值越高，表示病情越重，预后越差，病死率越高。

APACHEⅡ由A项、B项及C项3部分组成。A项：急性生理学评分，共12项。B项：即年龄评分，从44岁以下至75岁以上共分为5个阶段，依次评为0～6分。C项：即慢性健康评分，凡有重要器官或系统功能严重障碍或衰竭的慢性疾病，如行急诊手术或未手术治疗者加5分，择期手术治疗者加2分。以上A、B、C三项之和为APACHEⅡ评分。

APACHEⅡ的临床应用：动态重症疾病评分来评价医疗措施的效果；医疗质量和医疗费用控制评价；评估病情，有利于制订治疗方案；用评分选择手术时机；科研或学术交流，控制对照组间的病情可比性；预测预后，公式为$Ln（1/R-R）=-3.517+（APACHEⅡ得分 \times 0.146）+$病种风险系数$+0.603$（仅用于急诊手术者）。

2. 治疗干预评价系统（therapeutic intervention scoring system，TISS）　目的是对重症患者进行分类，确定医疗护理的劳动强度，以便确定工作量、安排工作。注意事项：每日同一时间由1名观察者收集资料；确认是否为前24小时内完成的治疗措施；总分应与病情严重程度一致，如与APACHE等没有一致性，应检讨治疗措施是否适当；不得重复记分；对同一目的进行的多项干预，记录最高分。

3. 多脏器功能障碍评分（multiple organ dysfunction score，MODS）　Marshall于1995年提出，Richard于2001年进行改良。其特点为参数少，评分简单，对病死率和预后预测准确。多脏器功能障碍评分的不足有：只反映6个常见器官或系统（呼吸系统、血液系统、肝、PAHR压力调整心率、中枢神经系统、肾）功能，每个器官或系统功能仅有1个指标，不能全面反映器官功能或系统状态；对其他影响预后的因素没有考虑。

4. 全身性感染相关性器官功能衰竭评分（sepsis related organ failure assessment，SOFA）　1994年欧洲重症医学会提出此评分系统。强调早期，动态监测，包括6个器官，每项0~4分，每日记录最差值。目前研究显示最高评分和评分动态变化对评价病情更有意义。此评分方法后来也被称之为序贯器官功能衰竭评分（sequential organ failure assessment，SOFA），临床及临床研究应用较广泛。

5. 器官功能障碍逻辑性评价系统（logistic organ dysfunction system，LODS）　1996年由LeGall创建，其中每个变量都经过Logistic回归筛选，权重经过Logistic回归方程计算，包括6个器官，每项0~5分，最高22分，每日记录单个器官中的最差分值，其总分数与病情严重程度密切相关。

# 第 2 章　呼吸功能障碍

## 第一节　呼吸功能障碍的监测

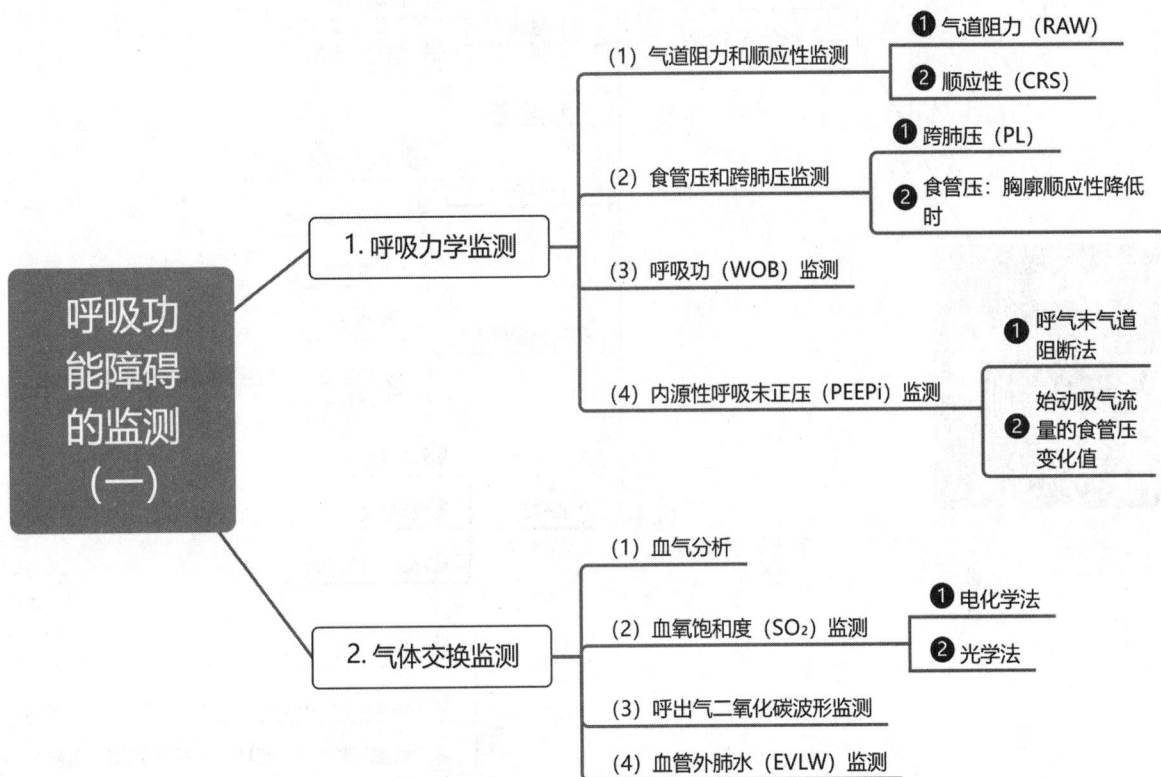

```
呼吸功                    1. 呼吸力学监测 ─┬─ (1) 气道阻力和顺应性监测 ─┬─ ❶ 气道阻力（RAW）
能障碍                                   │                          └─ ❷ 顺应性（CRS）
的监测 ─┬─                              │
（一）                                  ├─ (2) 食管压和跨肺压监测 ─┬─ ❶ 跨肺压（PL）
                                        │                         └─ ❷ 食管压：胸廓顺应性降低时
                                        ├─ (3) 呼吸功（WOB）监测
                                        │
                                        └─ (4) 内源性呼吸末正压（PEEPi）监测 ─┬─ ❶ 呼气末气道阻断法
                                                                            └─ ❷ 始动吸气流量的食管压变化值

        └─ 2. 气体交换监测 ─┬─ (1) 血气分析
                          ├─ (2) 血氧饱和度（SO₂）监测 ─┬─ ❶ 电化学法
                          │                           └─ ❷ 光学法
                          ├─ (3) 呼出气二氧化碳波形监测
                          └─ (4) 血管外肺水（EVLW）监测
```

呼吸功能障碍的监测（二）

3.影像学检测
- (1) 肺不张
- (2) 肺炎
  - ❶ 大叶性肺炎
  - ❷ 小叶性肺炎
  - ❸ 间质性肺炎
- (3) 吸入性肺炎
  - ❶ 仰卧患者，下叶背段、双肺上叶后段受累
  - ❷ 立位患者，下叶基底段经常受累，尤易见于右肺
- (4) 慢性阻塞性肺疾病COPD
  - ❶ 肺气肿
  - ❷ 慢性支气管炎
- (5) 哮喘
  - ❶ 单纯性哮喘
  - ❷ 复杂性哮喘
- (6) 肺栓塞
- (7) 肺水肿
  - ❶ 非心源性肺水肿
  - ❷ 心源性肺水肿
- (8) 胸腔积液
  - ❶ 直立位
  - ❷ 仰卧位
  - ❸ 前直立位正位片上肋隔角变钝提示至少有175ml积液
- (9) 气胸
  - ❶ 直立位
  - ❷ 仰卧位
  - ❸ 张力性气胸

4.支气管镜
- (1) 适应证
  - ❶ 机械通气时的气道管理
  - ❷ 咯血或痰中带血辅助明确出血部位和出血原因
  - ❸ X线胸片和（或）CT检查提示肺不张、阻塞性肺炎、肺部结节或块影等病因诊断
  - ❹ 肺或支气管感染性疾病通过气道内吸引
  - ❺ 保护性毛刷留取标本
  - ❻ 支气管肺泡灌洗（BAL）
  - ❼ 肺黏膜或组织活检获取标本进行培养等病因学诊断
  - ❽ 疑有气管、支气管痰的确诊
- (2) 监测措施
  - ❶ 检查前
  - ❷ 检查中
  - ❸ 检查后

## 考点1　呼吸力学监测

1. 气道阻力和顺应性监测　气道阻力和弹性阻力是机械通气的主要阻力。气道阻力（RAW）指气流通过气道进出肺泡所消耗的压力，即单位流量所需要的压力[$H_2O/(L\cdot S)$]。顺应性（compliance，C）指单位压力改变所产生的容量变化，与弹性阻力成反比（弹性回缩力=1/C）。呼吸系统的顺应性（$C_{RS}$）包括肺顺应性（$C_L$）和胸壁顺应性（$C_{CW}$）。

监测机械通气过程中容量控制通气模式下气道压力的变化，可测定呼吸系统气道阻力和弹性阻力。采用恒流容量控制通气时，可测定气道峰值压力（PIP）、气道平台压力（$P_{PLAT}$）、潮气量（VT）和呼气末压力（PEEP）。PIP与$P_{PLAT}$之间的压力差用于克服气道阻力，RAW=（PIP-$P_{PLAT}$）/气体流速。当患者气道阻力增加时，PIP升高，PIP与$P_{PLAT}$之间的压力差增加。$P_{PLAT}$与PEEP之间的压力差用于克服呼吸系统的弹性阻力，$C_{RS}$=VT/（$P_{PLAT}$-PEEP）。当呼吸系统弹性阻力增加、顺应性降低时，$P_{PLAT}$升高，$P_{PLAT}$与PEEP之间的压力差增加。

2. 食管压和跨肺压监测　跨肺压（$P_L$）是指气管压力（$P_{AO}$）与胸膜腔内压（$P_{PL}$）之间的差值，即$P_L=P_{AO}-P_{PL}$。反映在相应的肺容量时需要克服的肺阻力，也是产生相应的肺容量变化消耗于肺的驱动压力。当胸廓阻力无明显变化时，气道压力主要用于克服肺阻力，可反映肺阻力的变化；反之，当胸廓顺应性降低时，气道压力除克服肺阻力外，还需克服胸廓阻力。此时，需要监测胸腔内压力和跨肺压。通常采用食管囊管法检测食管中下1/3交界处附近的压力，即食管压，间接反映胸腔内压，从而能够得到跨肺压，实现肺和胸廓阻力的分别监测。

3. 呼吸功（WOB）监测　WOB指呼吸气体进出呼吸道和肺的过程中，用以克服气道阻力、肺和胸壁的弹性阻力等所消耗的能量。呼吸功是反映呼吸肌肉负荷的综合指标。通过同时对呼吸做功和呼吸肌肉的功能储备进行检测，可以判断呼吸肌肉负荷与储备能力的失衡，预测呼吸肌肉的疲劳，指导呼吸衰竭的防治。机械通气时，通过计算患者和呼吸机做功的比例，分析呼吸功增加的原因，有利于临床治疗策略的设定和调整。另外，机械通气撤机前，通过计算患者和呼吸机做功的比例，有助于预测撤机的成败。

自主呼吸时，由患者呼吸肌完成；机械通气时，由患者和（或）呼吸机共同完成。一次呼吸过程中，呼吸功分为吸气功和呼气功。正常情况下，平静呼吸时呼气为被动的，不产生呼吸功耗；呼吸功主要指吸气做功，其中约50%用于克服气道阻力，50%用于克服肺和胸廓的弹性阻力，于吸气过程中储存于扩张的肺组织和胸壁，用于呼气做功。但在通气要求增加或呼气阻力增加时，呼气肌肉需参与完成部分呼气做功。

在物理学上，功=作用力×移动的距离。对于呼吸运动，WOB=压力×容量的改变。由于压力和容量的变化呈非线性，所以WOB的计算需要用压力和容量变化的积分进行计算，即WOB=$\int P\times dV$。WOB的通用单位为焦耳/升通气量（J/L）。正常人平静呼吸的做功为0.3~0.5J/L，呼吸功能障碍的患者中可以成数倍的增加。

目前常用的WOB监测方法为压力-容积图形法，即Campbell图。通过Campbell图可以将呼吸做功区分为吸气做功和呼气做功。吸气做功分为克服气道阻力做功和克服弹性阻力做功。

4. 内源性呼气末正压（PEEPi）监测　正常情况下，呼气末肺容积处于功能残气位时，肺和胸壁的弹性回缩力大小相等、方向相反，呼吸系统的静态弹性回缩压为0，肺泡内压也为0；在病理情况下，呼气末肺容积高于功能残气容量位，此时呼吸系统的静态弹性回缩压升高，肺泡内压也升高，这种升高的肺泡内压称为PEEPi。导致PEEPi的常见原因包括气道阻力增加、呼吸系统顺应性降低、呼气时间过短或呼气流速受限。

PEEPi产生后，对机体将产生明显的影响。首先表现为对血流动力学的影响。PEEPi增加肺泡内压和胸腔内压，减少静脉回流，降低心脏前负荷和心排血量。其次，PEEPi易导致肺泡过度膨胀，产生气压伤。另外，PEEPi增加或者呼吸做功，易产生人机对抗。故对于呼吸功能障碍的患者，需进行PEEPi的监测。

PEEPi分为静态PEEPi和动态PEEPi。不同肺单位的时间常数存在差异，气道和肺实质病变患者产生的PEEPi在不同肺单位之间的分布不均一，表现为时间常数高而呼气流速慢的肺单位高于时间常数低而呼气流速快的肺单位。静态PEEPi为呼气末气道平台压，反映时间常数不均一的肺单位PEEPi之间通过呼气末暂停达到平衡状态。动态PEEPi为吸气开始前气道开放压力水平，反映不完全呼气时，除设定的触发压力之外，触发呼吸机送气所需克服时间常数较短肺单位的PEEPi水平，此时，时间常数较长的肺单位仍在排空。由此可见，动态PEEPi低于静态PEEPi，代表气体进入肺泡前所需克服的最低PEEPi。

PEEPi的测定方法包括呼气末气道阻断法、始动吸气流量的食管压变化值或气道压的变化值（机械通气时）。目前常用的方法是呼气末气道阻断法和食管压力监测法。

（1）呼气末气道阻断法：机械通气时，呼气末阻断气道3~5秒，当呼气末流速为零时，肺泡内压力与气道的压力达到平衡，此时气道压等于肺泡压，即PEEPi。这种方法测定的为静态的PEEPi。在测定过程中患者的呼吸肌肉必须放松。

（2）始动吸气流量的食管压变化值：自主呼吸患者在开始吸气时，食管压下降。正常人食管压下降与吸气流量的出现几乎同步。当存在PEEPi时，吸气流量的出现滞后于食管压的下降。滞后期间的食管压下降幅度就是PEEPi。这种方法测定的PEEPi为动态PEEPi。测定时同样要求呼气末患者的呼气肌肉松弛。因呼气肌收缩会导致呼气末食管压增高，增加PEEPi测定值。采用同步胃内压变化修正的方法可以一定程度上减少呼气肌收缩活动的影响。

### 考点2　气体交换监测

1. 血气分析　血气分析是临床监测气体交换最常用的方法，是诊断呼吸衰竭及其分型必不可少的检测手段，不仅反映气体交换的异常，而且显示呼吸功能障碍对血液酸碱度的影响。血pH正常为7.35~7.45。$PaCO_2$正常值为35~45mmHg，$PaCO_2$增高表示肺泡通气不足，见于呼吸性酸中毒或代偿后的代谢性碱中毒；$PaCO_2$降低表示肺泡通气过度，见于呼吸性碱中毒或代偿后的代谢性酸中毒。氧合指数（$PaO_2/FiO_2$）是用于评估呼吸衰竭严重程度的指标，也是诊断急性肺损伤（ALI）和急性呼吸窘迫综合征（ARDS）的必要条件。除呼吸功能障碍，血流动力学状态和心内分流也可影响氧合指数。改良的氧合指数增加平均气道压力（mean airway pressure，MAP）的影响，即$MAP \times FiO_2 \times 100/PaO_2$，是反映机械通气效果更客观的指标。

2. 血氧饱和度（$SO_2$）监测　血氧饱和度是反映组织氧供和氧耗的重要指标，可以连续监测，是呼吸功能障碍常用的监测指标。血氧饱和度的监测方法通常分为电化学法和光学法两类。电化学法血氧饱和度测量要先进行人体采血（最常采用的是取动脉血），再利用血气分析仪进行电化学分析，在数分钟内测得动脉氧分压（$PaO_2$），并计算出动脉血氧饱和度（$SaO_2$）。光学法是检测血液对光吸收量的变化，测量氧合血红蛋白（$HbO_2$）占全部血红蛋白（Hb）的百分比，从而求得$SpO_2$。与动脉血氧分压存在很好的相关性，同时明显减少了采血次数，且具有快速、动态、能连续监测的特点，临床应用日渐广泛。正常值为96%~100%。但下列情况会影响$SpO_2$监测的准确性：异常血红蛋白血症时假性升高；低血压或组织灌注不良时不准确；存在贫血，特别是Hb<80g/L时不准确；皮肤黑色素沉着假性升高；染甲（黑或蓝色）可造成假性降低。

3. 呼出气二氧化碳波形监测　呼出气二氧化碳波形监测反映一次呼气过程中呼出气二氧化碳的变化，主要受肺泡通气量的影响。波形由3个部分组成，第一部分为来自上呼吸道解剖无效腔的气体，二氧化碳含量最低；第二部分为下呼吸道和缓慢从肺泡排出的混合气体，二氧化碳浓度逐渐升高；第三部分为主要从肺泡排出的气体，二氧化碳含量最高，呼气末的二氧化碳表示参与气体交换的肺泡气的最末尾部分，反映动脉血$CO_2$分压。呼气末二氧化碳正常值为5.1~5.3kPa（38~40mmHg）。呼气末二氧化碳升高提示肺泡通气量不足，反之提示肺泡通气量过高。机械通气过程中呼气末二氧化碳突然降至零，常见的原因包括导管意外拔出、气道完全阻塞、机械通气管路连接脱开或气管导管误入食管。需及时处理。

4. 血管外肺水（EVLW）监测　肺水肿是导致气体交换异常的常见原因，血管外肺水含量是评价肺水肿的定量指标。血管外肺水由细胞内液、肺间质内液和肺泡内液组成。通常情况下，细胞内液变化较小，而肺间质内液和肺泡内液能准确反映肺水肿的严重程度。因此，血管外肺水的变化与肺水肿发展密切相关，而肺水肿的发生可以导致肺泡塌陷、继发的感染、呼吸衰竭和急性呼吸窘迫综合征。EVLW监测可指导临床液体管理和预后评估，对于指导危重患者的治疗具有十分重要的意义。

目前，测定EVLW的方法有比重法、双指示剂稀释法、单指示剂热稀释法、阻抗法和磁共振成像仪等，其中以单指示剂热稀释法在临床最为常用。通常血管外肺水指数（EVLWI）的正常值为3.0~7.0ml/kg，>7.0ml/kg提示有肺水肿。EVLW监测除可反映肺水肿的严重程度外，还可指导容量状态的评价和管理、指导PEEP选择和评价肺复张效果。

## 考点3　影像学检测

胸部放射线（X线）检查和计算机体层摄像（CT）是临床最常用的手段，尤以X线检查最为常用。尽管床旁摄片技术存在局限性，但床旁X线胸片仍是重症患者影像学检查的首选。

1. 肺不张　肺不张的影像学表现在很大程度上决定于肺塌陷的程度和原因。X线胸片表现并不一致，从透亮度轻度减低到节段性、单叶或全肺的完全实变都可以发生。"盘状"肺不张可表现为线形、带状的阴影，也可以表现为与段或亚段支气管对应的片状肺不张。肺叶或全肺塌陷时，肺容积进一步减少，出现典型的影像学征象：不张肺的透亮度明显下降；叶间裂的移位；纵隔、肺门、横膈的位置改变；健侧肺过度膨胀。有时，肺容积的减少可因不张肺渗出增加而不明显。

支气管充气像指不透亮的肺内分布走行的线形透亮影，是一种非特异的影像学表现，可以发生在含有明显支气管异常改变的一些实变的肺组织中，如肺不张、肺水肿、肺炎以及肺出血。不伴有支气管充气像的肺叶塌陷提示大气道及邻近位置可能被分泌物阻塞，支气管镜有助于解除梗阻。相反，肺不张可能由小气道塌陷或外周黏液栓塞所引起，纤维支气管镜治疗无效。

左肺下叶最容易发生不张，其发生率是右肺下叶的2~3倍。左肺下叶塌陷的影像学特点包括心影后方三角形阴影、降主动脉和左侧横膈轮廓不清、肺体积缩小。患者在行影像学检查时，如有轻度的脊柱前凸，横膈轮廓可能消失，不能认为存在左肺下叶塌陷。肺门降低、血管聚集、支气管充气像常用于确诊左肺下叶病变。

2. 肺炎　伴有呼吸衰竭或休克的重症肺炎患者十分常见。依据解剖特点，可将肺炎分为大叶性（肺泡或含气空腔）肺炎、小叶性肺炎（支气管肺炎）和间质性肺炎。大叶性肺炎X线特点为均匀大片的透亮度减低区和支气管充气像。病变不一定累及整个肺叶。支气管充气像常见。肺炎链球菌（肺炎球菌）肺炎是典型的大叶性肺炎，其他菌属如肺炎克雷伯杆菌和嗜肺军团菌，可以有相同的表现。支气管肺炎（小叶性肺炎）是指炎症累及终末细支气管或呼吸性细支气管，而不是远端的肺泡。因为病变过程发生在气道内，病变多呈节段性或片状，影响小叶或周围组织。最常引起典型支气管肺炎的病原体为葡萄球菌和铜绿假单胞菌属。间质性肺炎多由病毒或肺炎支原体引起。卡氏肺囊虫是引起免疫低下患者间质性肺炎最重要的原因。病变主要发生于间质内，典型X线胸片表现为间质病变和肺实质内肺纹理增加、支气管周围组织增厚，偶尔看到Kerley A线和B线。虽然病理改变主要发生于间质，蛋白渗出液流入到肺泡腔，X线胸片上可见累及肺泡的肺炎。

不同类型的肺炎发生的区域有一定特异性。例如，继发性肺结核好发于上叶尖后段以及下叶背段。剪影征（silhouette sign）有助于肺炎的定位。当肺炎靠近软组织密度的结构（例如心脏或膈）时，这些软组织的结构边缘会被肺部阴影所掩盖。例如，右中叶实变可致右心缘边界消失，舌叶实变可以引起左心缘的消失，下叶炎症可以引起隔膜界限不清。

3. 吸入性肺炎　口咽或胃分泌物被误吸入气管可导致吸入性肺炎。误吸酸性胃内容物而引起的急性肺病变合并肺水肿被称为Mendelson综合征，临床表现与吸入量、pH及吸入物的分布有关。肺血管对酸的吸收致肺损伤很快发生，引起肺实变、肺泡出血、肺泡内纤维素和浆液性渗出导致肺泡塌陷。混合吸入胃酸和胃颗粒比以上两者的单独吸入可致更为严重的损伤。

吸入性肺炎引起肺相关区域实变。实变部位随患者误吸时体位的不同而不同。仰卧患者中，下叶背段、双肺上叶后段受累；立位患者，下叶基底段经常受累，尤易见于右肺。与气管与左主支气管间的角度相比，气管和右主支气管间的角度更大，因此仰卧位患者更易发生右侧吸入性肺炎。实变常累及多肺叶，甚至双肺。感染常由厌氧菌引起，可见空洞和脓肿形成。胸腔积液不常见。

4. 慢性阻塞性肺疾病（chronic obstructive pulmonary disease，COPD）　COPD是一种具有气流受限特征的肺部疾病，与肺气肿或慢性支气管炎密切相关。肺气肿是肺部终末细支气管远端气腔扩张，伴有肺泡壁和细支气管的破坏而无明显肺纤维化。肺气肿包括4种类型：小叶中央型、全小叶型、隔膜周围型和瘢痕周围型。影像学特点包括胸骨后透亮区增宽、横膈低平、肺影延长及肺透亮度增加。肺大疱表现为病变局部透亮度增加，没有血管纹理，有时其周围可见细的弧形影。多发肺大疱常致肺供血不足，表现为肺纹理密度减低，肺血管变细、数量减少，血流减少。肺气肿最终导致肺动脉高压，影像学改变为中央肺动脉与右心室不成比例地增大。

慢性支气管炎的肺部影像学表现特异性低。表现为支气管壁增厚和肺纹理增加，合并肺气肿者常同时出现过度充气和血管减少。与X线胸片相比，高分辨率CT（high resolution computerized tomography，HRCT）更易发现肺气肿。HRCT上肺气肿表现为透亮度降低、肺组织破坏或者肺血管分支减少。

5. 哮喘　哮喘的影像学表现各异。X线胸片可见过度充气、肺不张或气压伤。过度充气、支气管壁增厚及肺门旁血管纹理增粗常见于单纯性哮喘。复杂性哮喘易合并肺炎、肺叶、肺段不张和气压伤（如导致纵隔气肿和气胸）。哮喘合并纵隔气肿十分少见，但哮喘急发者纵隔气肿发生率为1%~5%，且多见于儿童。

6. 肺栓塞　肺栓塞是一种常见的可危及生命的疾病，可由静脉血栓引起。血栓通常在下肢深静脉内形成。多种影像学检查，包括X线胸片、肺血管造影、螺旋CT在肺栓塞的诊断中发挥着重要作用。80%~90%的肺栓塞患者可出现X线胸片异常，但缺乏特异性。尽管X线胸片诊断的敏感性和特异性较低，它仍有助于排除临床表现与肺栓塞相似疾病，如肺炎、气胸或肺水肿。

肺栓塞的影像学表现包括肺不张、胸腔积液、肺血管改变、肺实变。肺栓塞可出现线状不透亮区（盘状肺不张），也可见于其他通气受限疾病。胸腔积液也为肺栓塞的常见表现，见于50%以上患者，常为少量、单侧。肺血管改变可见局部血供减少、透亮度增加（Westermark征），由血栓或反射性血管收缩引起肺血管阻塞所致。预计有10%~15%肺血栓栓塞导致肺梗死。影像学可见邻近胸膜的肺实质不透亮区。初期界限不清，数天后病变区分散，界限清晰。肺梗死可致血液进入支气管，故支气管充气征不常见。

CT扫描可通过无创检查发现血栓，肺栓塞CT可见非闭塞性或闭塞性血栓导致的肺动脉部分或完全充盈缺损，也可见血栓周围造影剂涡流、增强血管突然截断、闭塞血管增强影和管壁缺损。肺栓子合并肺实质和胸膜的病变较易通过CT发现。也可见栓塞血管远端肺实质血供减少。肺栓塞可致出血，在CT上表现为磨玻璃影或实变。肺梗死可表现为外周区域实变，典型者可因部分肺叶未梗死而出现中央区域低密度的楔形影。胸腔积液也较为常见。肺栓塞可合并右侧心力衰竭，CT表现为右心室舒张异常和室间隔左偏。非增强CT上出现肺动脉内高密度影，提示急性中心型肺栓塞。对于疑似肺栓塞患者，CT也帮助诊断肺水肿、肺炎、心包疾病、主动脉夹层或者气胸等疾病。

7. 肺水肿　肺水肿导致肺血管外水过多，是重症患者呼吸困难的常见原因。X线胸片是肺水肿患者最常应用的无创性检查。

肺水肿可发生于肺间质、肺泡或两者均有。间质水肿可出现Kerley A、B、C线、支气管旁袖口征、肺门阴影、血管纹理模糊不清、胸膜下水肿。Kerley B线是最容易，也是最常见到的水平线状影，长1~2cm，宽1~2mm，位于外周并延续至胸膜，X线后前位摄片常见于肺基底部。Kerley A线更长，方向不定，常见于上肺，指向肺门。Kerley C线为较多增厚的叶间裂叠加而成，表现为细网状影。肺间质水肿还可见支气管旁袖口征、肺门阴影和血管纹理模糊不清，由血管旁和支气管旁间质液体积聚形成。胸膜下间质液体积聚在胸膜裂处的表现最为典型。

一般情况下，心源性肺水肿是双侧对称的。非典型者也可见于急、慢性肺疾病或体位相关重力依赖性水肿。心力衰竭的CT表现与X线胸片相似，可见"磨玻璃样"阴影、间质和肺泡水肿、胸腔积液。肺小结节也可见于心力衰竭患者，是肺血管和水肿区域显影所致。纵隔淋巴结增大也是心力衰竭患者影像学表现之一，约35%的慢性心力衰竭患者CT上显示结节性增大。

8. 胸腔积液　液体在胸腔内的分布受到肺的弹性回缩力和重力的影响。在直立位正侧位X线胸片上，游离胸腔积液典型的表现为凹形、斜向上的弧形影（新月形外观）。由于后肋膈角通常比侧肋膈角深，因此少量胸腔积液在侧位片上更易发现。前直立位正位X线胸片上发现侧肋膈角变钝提示至少有175ml胸腔积液。胸腔积液也可能积聚于肺底与横膈之间的肺下部，并不表现为侧肋膈角变钝，而表现为横膈抬高，在左侧，则表现为胃泡与"假膈肌"之间距离增大。透过基底部肺实质的肺血管显示不清。假膈肌抬高、变平，膈顶向侧方移位。胸腔积液可扩展至叶间裂，X线胸片表现依赖于叶间裂的形状和走向、积液位置以及放射束的投射方向。叶间积液可类似一个包块，造成"假肿瘤"样外观，仰卧位患者，胸膜腔最低垂部位是肺底和肺尖的背侧部。游离的胸腔积液平铺于后背侧，导致受累部位密度均匀增高。积液也可积聚在胸腔顶部，形成肺尖帽状积液。然而这些表现通常仅见于中到大量胸腔积液，少量胸腔积液在卧位X线胸片上不易被发现。虽然少量胸腔积液可以在侧位X线胸片上观察到，但是对于ICU患者很难获得这种投影。

9. 气胸　气胸是ICU患者常见和严重的并发症。对于单纯性气胸来说，与胸膜腔内液体分布一样，气胸的分布也受重力、肺弹性回缩力、潜在的胸膜腔黏着力及胸膜隐窝解剖结构影响。直立位时，气体积聚于胸腔的非重力依赖区，即肺尖。影像学上，气胸表现为脏层胸膜与胸壁分开及脏胸膜线外肺纹理消失。由于在呼气相肺组织内气体减少较胸腔内气体变化更为明显，典型的气胸在呼气相更容易看到，仰卧位气胸患者的影像学表现有所改变。在此体位，胸膜腔的最低垂部位是前内侧和肺底部。胸腔前内侧的气体可导致纵隔影（包括上腔静脉、奇静脉、心影、下腔静脉、左锁骨下动脉）变得锐利。肺底部气体积聚则表现为上腹部透亮度增高、侧肋膈角加深、透亮度增高（"深沟征"）、同侧膈肌边缘变锐、肺下界清晰可见。与直立位时一样，卧位患者的气体可积聚在胸腔顶部，尤其是大量气胸时。当下叶肺不张时，气体可积聚在后中线的胸膜隐窝，导致后纵隔结构（包括降主动脉和肋脊沟）变锐。

对于张力性气胸，即使是少量气胸，对其识别十分关键。这有助于阻止胸膜腔气体的进行性积聚，尤其对于进行机械通气治疗者。影像学表现包括纵隔向健侧移位、膈肌下移以及整个患侧肺塌陷。胸腔粘连可阻止纵隔移位，对于肺顺应性降低的患者，如急性呼吸窘迫综合征（ARDS），可能不发生肺塌陷。CT对局限性气胸的诊断和指导胸管的正确放置极有价值。

### 考点4　支气管镜

支气管镜检查直视下观察气管、支气管病变，是呼吸功能障碍病因诊断和治疗的重要手段，在临床得到广泛应用。在不具备转运条件无法进行胸部CT等检查、不耐受穿刺等有创诊疗操作的情况下，支气管镜检查可在床旁、机械通气支持的条件下进行，成为重症患者呼吸功能障碍必不可少的诊疗手段。

重症患者呼吸功能障碍支气管镜检查的主要适应证包括：机械通气时的气道管理；咯血或痰中带血辅助明确出血部位和出血原因；X线胸片和（或）CT检查提示肺不张、阻塞性肺炎、肺部结节或块影等病因诊断；肺或支气管感染性疾病通过气道内吸引、保护性毛刷留取标本、支气管肺泡灌洗（BAL）、肺黏膜或组织活检获取标本进行培养等进行病因学诊断。疑有气管、支气管痿的确诊。

呼吸功能障碍患者病情危重，进行支气管镜检查前后及检查过程中必须密切监测，防止并发症。主要措施包括检查前监测凝血功能，防止活检时发生出血并发症，给予镇静、镇痛，抗心律失常药物备用，调整呼吸机参数，吸纯氧进行氧储备、去除呼气末正压。检查过程中持续氧饱和度和心电监测，维持脉搏氧饱和度在90%以上，防止氧供减少导致的并发症。检查后调整呼吸机参数，对肺泡易于塌陷患者给予肺复张维持氧合，监测活检患者是否有出血或气胸并发症的发生。

支气管肺泡灌洗术（bronchoalveolar lavage，BAL）是重症患者常用的诊疗手段，指通过支气管镜楔入支气管分支，灌入无菌生理盐水，通过工作孔道吸引回吸收尽可能多的液体，进行炎症与免疫细胞及可溶性物质检查的方法。

呼吸功能障碍病因不明时经支气管镜活检术（transbronchial lung biopsy，TBLB）是一种重要的诊断手段。常用的方法主要有刷检、钳检、冲洗和针吸，一般联合2~3种采样方法。对管腔内增生型为主的病灶以活检为主，对浸润型、周围型病灶必须刷检。

TBLB适用于肺部弥漫性或局灶性病变（如原因不明的各种炎性病变、肺间质纤维化、局限性肺浸润性病变等）。出血和气胸是TBLB常见的并发症，一旦发生必须给予及时处理。活检后镜下仅见少许出血，密切观察。活检后镜下见较多出血，在出血部位经纤支镜注入肾上腺素0.3~0.5mg，绝大多数均能得到止血目的。对于短时间不易终止的大量出血，可引起呼吸道阻塞，导致窒息。患者应取患侧卧位，给予止血药物治疗，必要时进行介入等止血。TBLB后气胸的发生率低于出血并发症。对于活检术后出现胸闷、咳嗽等症状，或出现氧饱和度下降、休克的患者应警惕是否出现气胸诊断。需行胸部X线检查，必要时诊断性穿刺防止张力性气胸导致心搏呼吸骤停。一旦明确气胸诊断，应给予胸腔闭式引流。

# 第二节　呼吸功能障碍的治疗

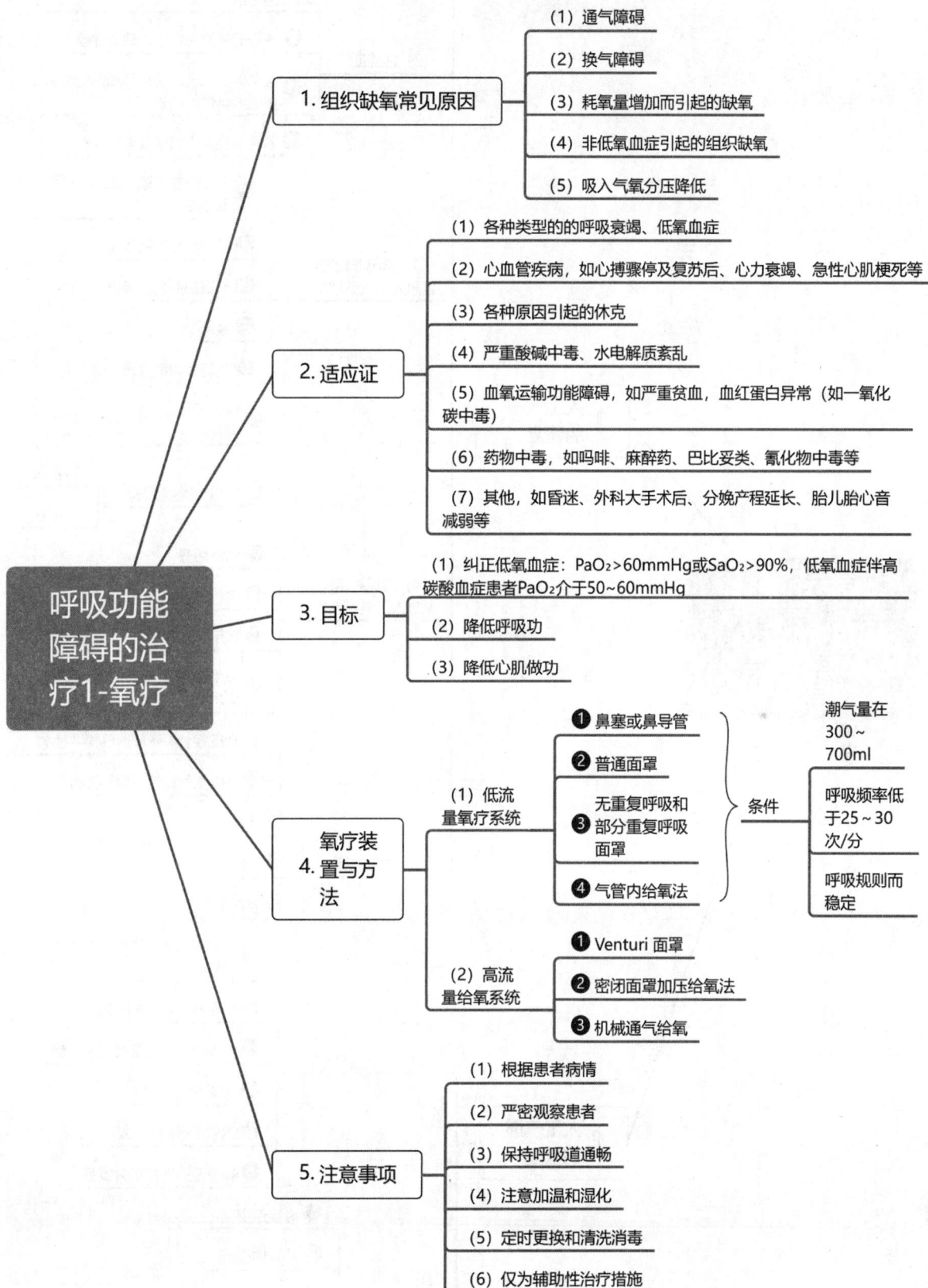

**1. 组织缺氧常见原因**
- （1）通气障碍
- （2）换气障碍
- （3）耗氧量增加而引起的缺氧
- （4）非低氧血症引起的组织缺氧
- （5）吸入气氧分压降低

**2. 适应证**
- （1）各种类型的的呼吸衰竭、低氧血症
- （2）心血管疾病，如心搏骤停及复苏后、心力衰竭、急性心肌梗死等
- （3）各种原因引起的休克
- （4）严重酸碱中毒、水电解质紊乱
- （5）血氧运输功能障碍，如严重贫血，血红蛋白异常（如一氧化碳中毒）
- （6）药物中毒，如吗啡、麻醉药、巴比妥类、氰化物中毒等
- （7）其他，如昏迷、外科大手术后、分娩产程延长、胎儿胎心音减弱等

**呼吸功能障碍的治疗1-氧疗**

**3. 目标**
- （1）纠正低氧血症：$PaO_2 > 60mmHg$ 或 $SaO_2 > 90\%$，低氧血症伴高碳酸血症患者 $PaO_2$ 介于 $50 \sim 60mmHg$
- （2）降低呼吸功
- （3）降低心肌做功

**4. 氧疗装置与方法**
- （1）低流量氧疗系统
  - ❶ 鼻塞或鼻导管
  - ❷ 普通面罩
  - ❸ 无重复呼吸和部分重复呼吸面罩
  - ❹ 气管内给氧法
  - 条件
    - 潮气量在 $300 \sim 700ml$
    - 呼吸频率低于 $25 \sim 30$ 次/分
    - 呼吸规则而稳定
- （2）高流量给氧系统
  - ❶ Venturi 面罩
  - ❷ 密闭面罩加压给氧法
  - ❸ 机械通气给氧

**5. 注意事项**
- （1）根据患者病情
- （2）严密观察患者
- （3）保持呼吸道通畅
- （4）注意加温和湿化
- （5）定时更换和清洗消毒
- （6）仅为辅助性治疗措施

呼吸功能障碍的治疗2-气道管理

**1. 人工气道的建立**

（1）了解气道解剖的重要性

（2）适应证
- ❶ 短时间内气道完整性受到破坏或气道受阻
- ❷ 呼吸衰竭需要呼吸机辅助呼吸
- ❸ 紧急保护气道以防止可预见的影响气道通畅性的因素
- ❹ 紧急建立人工气道（无绝对禁忌证）

（3）常见非确定性紧急人工气道技术
- ❶ 手法开放气道：提颏和双手抬颌法
- ❷ 口咽和鼻咽通气管
- ❸ 面罩加简易呼吸器
- ❹ 喉罩
- ❺ 气管食管联合通气管

（4）常见确定性紧急人工气道技术
- ❶ 经口气管插管术　　最经典最常用
- ❷ 经鼻气管插管术
  - a. 盲探
  - b. 明视
- ❸ 气管切开
- ❹ 逆行气管插管术
- ❺ 环甲膜切开术
- ❻ 环甲膜/气管穿刺扩张造口置管术
- ❼ 经皮穿刺扩张放置气管导管术
- ❽ 纤维支气管镜引导气管插管

（5）方法选择
- ❶ 经鼻
- ❷ 经口　　} 通常是首选
- ❸ 经环甲膜

**2. 人工气道的管理**

（1）并发症及防治
- ❶ 建立时人工气道时的并发症及其处理
- ❷ 留置导管期间的并发症
- ❸ 长期留置气管插管的并发症
- ❹ 人工气道阻塞
- ❺ 气管切开的并发症
- ❻ 拔管及拔管后的并发症

（2）护理
- ❶ 呼吸道湿化
- ❷ 痰液的引流
- ❸ 口腔和导管的护理
- ❹ 气囊的管理

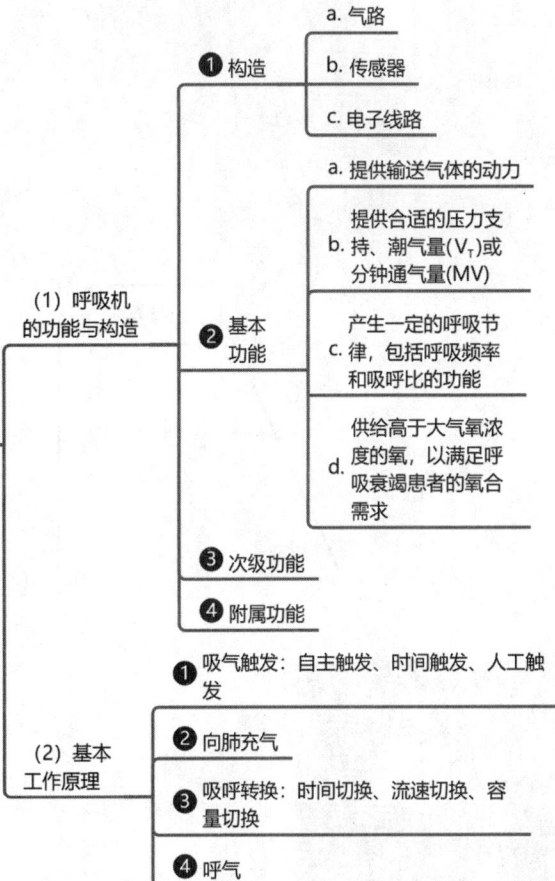

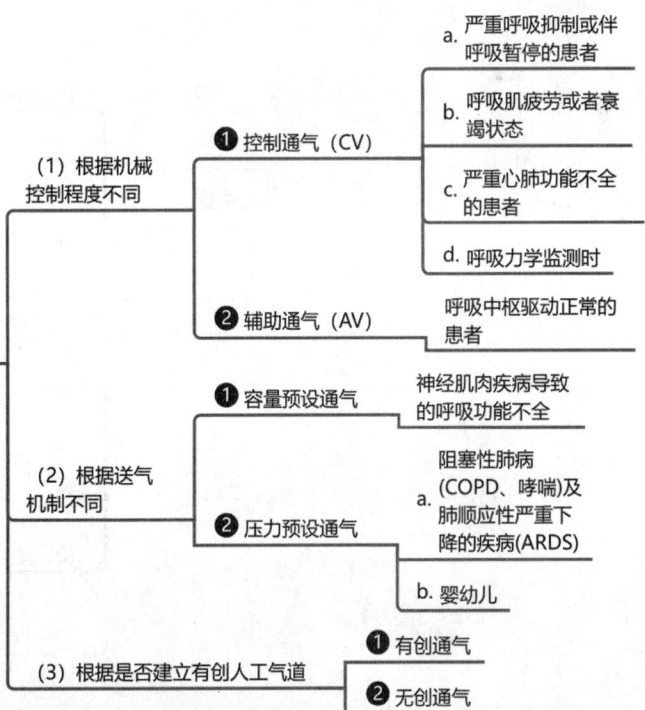

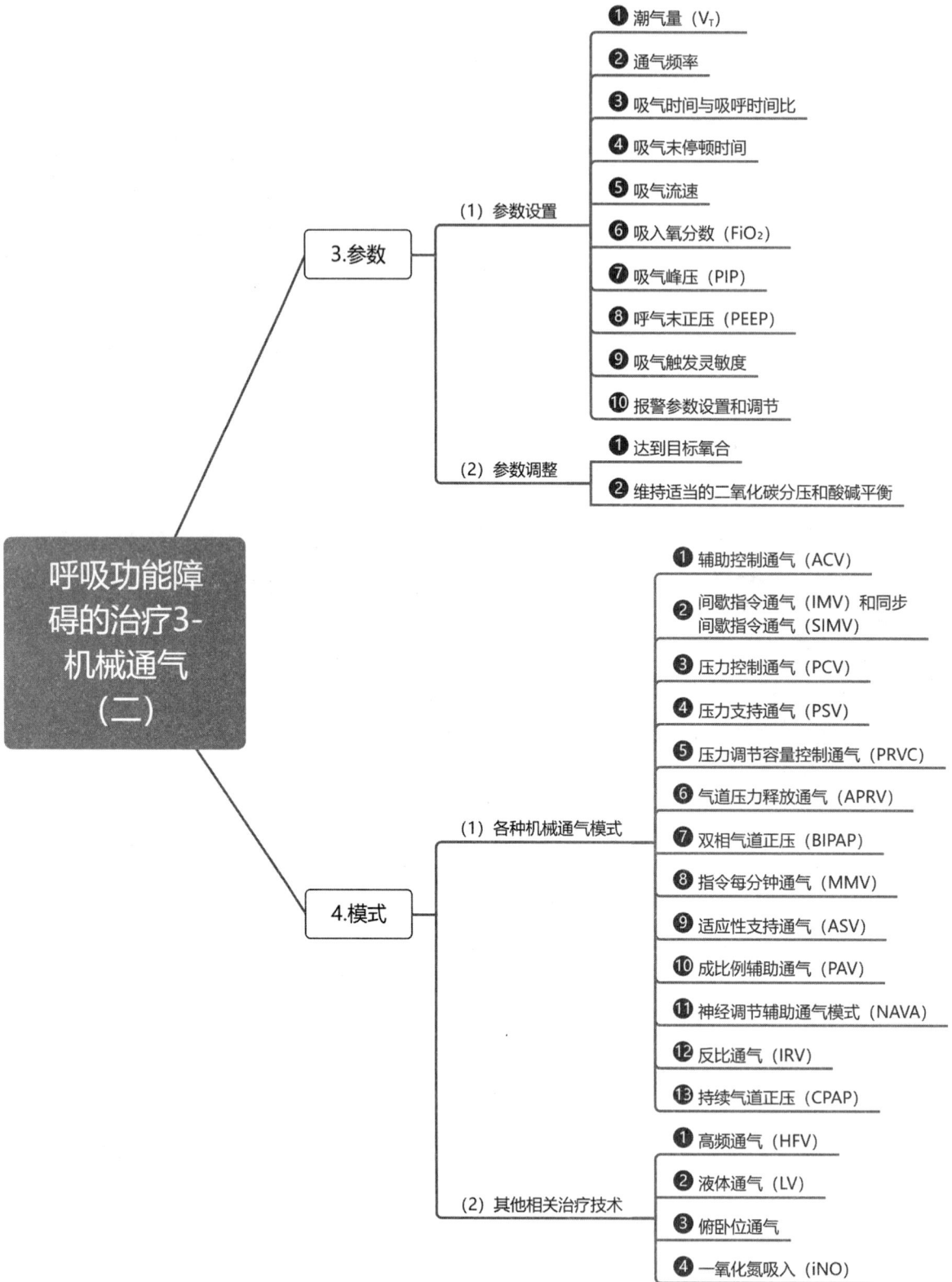

呼吸功能障碍的治疗3-机械通气（二）

3.参数

(1) 参数设置
- ❶ 潮气量（$V_T$）
- ❷ 通气频率
- ❸ 吸气时间与吸呼时间比
- ❹ 吸气末停顿时间
- ❺ 吸气流速
- ❻ 吸入氧分数（$FiO_2$）
- ❼ 吸气峰压（PIP）
- ❽ 呼气末正压（PEEP）
- ❾ 吸气触发灵敏度
- ❿ 报警参数设置和调节

(2) 参数调整
- ❶ 达到目标氧合
- ❷ 维持适当的二氧化碳分压和酸碱平衡

4.模式

(1) 各种机械通气模式
- ❶ 辅助控制通气（ACV）
- ❷ 间歇指令通气（IMV）和同步间歇指令通气（SIMV）
- ❸ 压力控制通气（PCV）
- ❹ 压力支持通气（PSV）
- ❺ 压力调节容量控制通气（PRVC）
- ❻ 气道压力释放通气（APRV）
- ❼ 双相气道正压（BIPAP）
- ❽ 指令每分钟通气（MMV）
- ❾ 适应性支持通气（ASV）
- ❿ 成比例辅助通气（PAV）
- ⓫ 神经调节辅助通气模式（NAVA）
- ⓬ 反比通气（IRV）
- ⓭ 持续气道正压（CPAP）

(2) 其他相关治疗技术
- ❶ 高频通气（HFV）
- ❷ 液体通气（LV）
- ❸ 俯卧位通气
- ❹ 一氧化氮吸入（iNO）

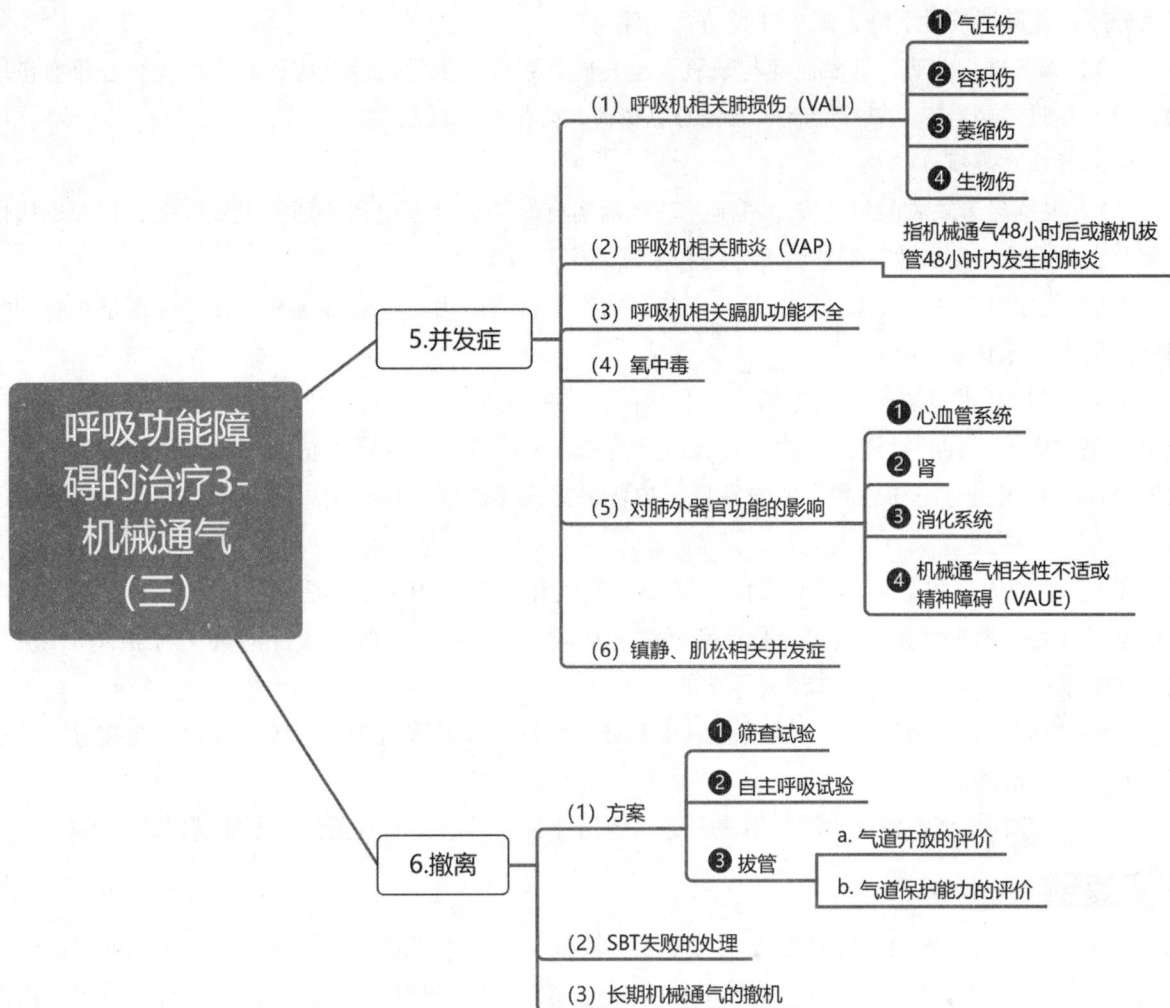

呼吸功能障碍的治疗3-机械通气（三）

- 5.并发症
  - （1）呼吸机相关肺损伤（VALI）
    - ❶ 气压伤
    - ❷ 容积伤
    - ❸ 萎缩伤
    - ❹ 生物伤
  - （2）呼吸机相关肺炎（VAP）—— 指机械通气48小时后或撤机拔管48小时内发生的肺炎
  - （3）呼吸机相关膈肌功能不全
  - （4）氧中毒
  - （5）对肺外器官功能的影响
    - ❶ 心血管系统
    - ❷ 肾
    - ❸ 消化系统
    - ❹ 机械通气相关性不适或精神障碍（VAUE）
  - （6）镇静、肌松相关并发症
- 6.撤离
  - （1）方案
    - ❶ 筛查试验
    - ❷ 自主呼吸试验
    - ❸ 拔管
      - a. 气道开放的评价
      - b. 气道保护能力的评价
  - （2）SBT失败的处理
  - （3）长期机械通气的撤机

**考点 1　氧疗**

氧气疗法，简称氧疗，是指通过增加吸入氧浓度，提高动脉血氧含量及饱和度，改善组织缺氧，促进组织新陈代谢，维持活动的一种治疗措施。氧疗是纠正组织缺氧的综合治疗方法之一。氧疗按吸入氧浓度（$FiO_2$）的控制程度分为非控制性氧疗和控制性氧疗；按氧浓度高低分为低浓度氧疗（$FiO_2<30\%$）、高浓度氧疗（$FiO_2>50\%$）及中浓度氧疗（$30\%\leqslant FiO_2\leqslant50\%$）；按氧流量的大小分为低流量氧疗（氧流量<4L/min）和高流量氧疗（氧流量≥4L/min）。

1.**氧疗适应证**　见本节导图1。

2.**氧疗的目标**

（1）纠正低氧血症。增加吸入氧浓度，提高动脉血氧分压、氧饱和度和动脉血氧含量，增加氧输送，纠正低氧血症，从而改善低氧血症所导致的病理生理紊乱。$PaO_2>60mmHg$或$SaO_2>90\%$是氧疗的基本目标。对低氧血症伴高碳酸血症患者[常见于慢性阻塞性肺疾病（COPD）]，由于其呼吸中枢化学感受器对二氧化碳的敏感性降低，呼吸的维持主要靠低氧血症对外周化学感觉器（颈动脉窦、主动脉体化学感觉器）的兴奋作用，故对此类患者氧疗目标为保持$PaO_2$在50~60mmHg。

（2）降低呼吸功。低氧血症和缺氧引起酸中毒刺激呼吸中枢，代偿性引起呼吸频率加快，通气量增加，呼吸肌做功增加，耗氧量增加，氧疗能使肺内气体交换恢复到较正常水平，维持适当的肺泡氧分压，使肺通气量下降，减少呼吸功及氧耗量。

（3）降低心肌做功。低氧血症与缺氧引起心血管系统发生代偿性反应，心率增快、心排血量增加、导致心肌做功增加，氧疗能有效减轻心脏负荷，降低心脏做功。

3.氧疗注意事项

（1）根据患者缺氧的可能发生机制，选择确实有效的给氧方法和合理的吸氧浓度，并根据病情变化及实验室检查结果随时调整给氧方法和吸氧浓度。

（2）氧疗时严密观察患者的意识、面色、咳嗽和排痰能力、呼吸幅度和节律。注意是否有呼吸抑制的发生，尤其是COPD患者。

（3）保持呼吸道通畅是氧疗的前提和保障。在实施氧疗前及过程中，随时预防和去除导致呼吸道阻塞的因素，如呼吸道分泌物、胃肠道反流物、舌后坠、气管导管扭曲等，对肺部感染严重、长期卧床及呼吸道分泌物多者，加强翻身、拍背、雾化等护理，并鼓励患者咳嗽，以保持呼吸道通畅。

（4）注意加温和湿化。呼吸道内保持37℃温度和95%~100%湿度是黏液纤毛系统正常清除功能的必要条件，故吸入氧应通过湿化瓶和必要的加温装置，以防止吸入干冷的氧气刺激损伤气道黏膜，致痰干结和影响纤毛的"清道夫"功能。

（5）定时更换和清洗消毒。为防止感染和导管堵塞，对呼吸机管道系统、湿化加温装置、导管等定时更换和清洗消毒。

（6）氧疗仅能作为辅助性治疗措施，为病因治疗争取时间和创造条件，不能替代病因治疗。

### 考点2 气道管理

人工气道是将导管经上呼吸道置入气管或直接置入气管所建立的气体通道。是为保证气道通畅而在生理气道与空气或其他气源之间建立的有效连接，为气道的有效引流、通畅、机械通气、治疗肺部疾病提供条件。人工气道建立对机体的影响：①干冷气体直接吸入会损伤气道黏膜上皮细胞影响黏膜黏液分泌和纤毛运动，气道自净能力降低或消失；②咳嗽功能受限，影响咳痰；③气道失水增多；④肺泡表面活性物质受破坏，肺顺应性下降；⑤干冷空气直接吸入易诱发支气管痉挛或哮喘发作；⑥管理不善易出现气管黏膜出血、肺不张、气管食管瘘、气管切开口瘘等并发症。维持气道通畅是气道管理最重要的措施。

1.人工气道并发症及防治

（1）建立人工气道时的并发症及其处理：口腔插管时，直接喉镜应用不当，技术不熟练，致口、舌、咽、喉部损伤或牙松动脱落。经鼻插管损伤鼻腔黏膜导致出血。插管前用麻黄碱局部喷入或滴注，塑料导管用热水软化，并在外壁涂搽液状石蜡。用引导管或纤维支气管镜引导插管可减少损伤。导管插入过深进入右侧主支气管或进入食管也时有发生。在操作时应经常听诊，按压简易呼吸器或呼吸机通气时，注意听诊上腹部有无气过水声及双肺部呼吸音是否对称，插管后均要摄X线片或用支气管镜检查。

（2）留置导管期间的并发症。经鼻气管插管压迫或反复与鼻前庭黏膜摩擦，可引起鼻黏膜的损伤。局部明显疼痛时，可用瘢痕康或凡士林涂搽，减少摩擦或疼痛。阻塞鼻旁窦开口，引起鼻旁窦炎。阻塞咽鼓管口影响听力。组织相容性差的导管及高压低容气囊导管可引起鼻、会咽、声带、气管黏膜的糜烂、溃疡、出血、肉芽组织的形成及气管食管瘘等改变。

（3）长期留置气管插管的并发症：单侧或双侧声带损伤；上呼吸道黏膜损伤，喉或声带水肿；产生黏膜损伤后的气道狭窄；导管被分泌物阻塞；气囊破裂、漏气或脱落。

（4）人工气道的阻塞：常见于湿化不良或吸痰不及时引起的分泌物干结，也可由于导管远端斜面与隆突或气管壁紧贴。早期的高压低容气囊可引起气管壁的软化。与气管导管不为一体的乳胶气囊脱落至气管内，封闭远端关口，成为活瓣阻塞或完全阻塞。防治措施为加强湿化吸痰，采用性能优良的导管。

（5）气管切开的常见并发症：创口感染；切开部位出血；气胸、皮下或纵隔气肿；气道狭窄；心搏骤停。

（6）拔管及拔管后的并发症：常有不同程度的咽喉疼痛和声音嘶哑，一般数天至1个月可消失，与留置导管期间声门和喉返神经的损伤有关。拔管后发生喉水肿，引起吸气性呼吸困难。拔管后数日，声门或声门下坏死组织形成的喉气管膜，覆盖于声带或声门下管腔可致气管阻塞。吸入腐蚀性气体可引起气道组织的坏死，拔管时脱落引起窒息。拔管后气管局部坏死、瘢痕收缩或肉芽组织增生，造成气管狭窄。上述并发症的发生与气管导管材料及气囊对气管壁的压力有直接的关系。

## 考点3 机械通气

机械通气是呼吸机通过机械力量将空气和氧气按一定比例送入肺内完成人工通气的过程。机械通气是治疗各种类型呼吸衰竭和各种原因引起的缺氧和二氧化碳潴留的重要手段。通过机械通气主要能达到以下目的：①改善或解除呼吸衰竭患者的低氧血症和二氧化碳潴留；②保证麻醉药、镇静药和肌松药等使用时呼吸的安全性；③减轻呼吸肌疲劳，降低机体氧耗，缓解缺氧和二氧化碳潴留引起的呼吸窘迫。此外，机械通气还能在特定情形下起特定作用，如在开放性气胸时维持有效通气，在多根多处肋骨骨折时通过胸腔内固定帮助肋骨固定和愈合，在心力衰竭时通过减少回心血量、减轻心脏负担改善心力衰竭等。

1. **呼吸机工作的基本原理** 一次机械通气可分解为4个阶段：①吸气触发；②吸气；③吸呼转换；④呼气。

（1）吸气触发：即关闭呼气阀、打开吸气阀，完成呼气向吸气切换，可通过自主触发、时间触发或人工触发3种方式完成吸气触发。

（2）吸气：呼吸机将加压空气和氧气通过混合器按一定的比例进入恒压缓冲装置，按预设的通气模式及参数给患者送气，气体经过湿化器湿化、加温后进入患者体内。

（3）吸气向呼气转换：呼吸机完成吸气向呼气转换的方式有4种，即时间切换、流速切换、容量切换和压力切换。压力切换在现代呼吸机已经很少使用，其余3种较为常用。

（4）呼气：呼吸机停止送气并打开呼气阀，患者呼出的气体通过呼气回路被排出并过滤，然后释放到周围空气中。

2.机械通气的分类及适应证

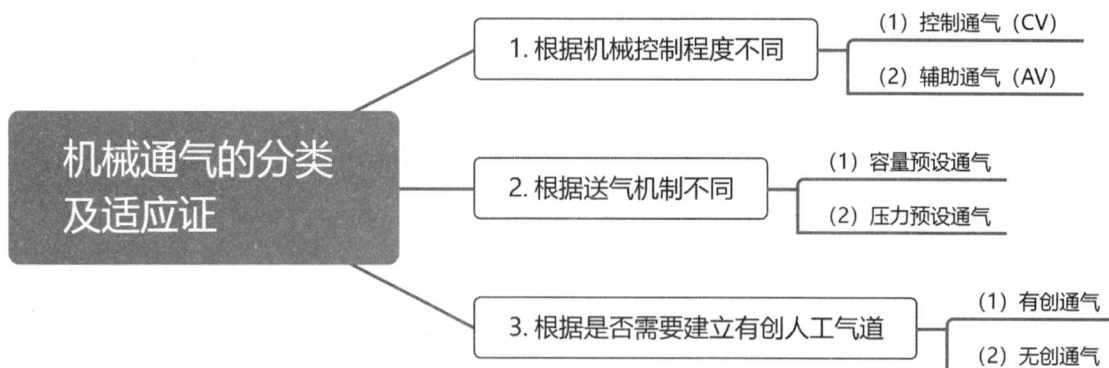

```
机械通气的分类          1.根据机械控制程度不同    (1) 控制通气（CV）
及适应证                                   (2) 辅助通气（AV）

                      2.根据送气机制不同       (1) 容量预设通气
                                           (2) 压力预设通气

                      3.根据是否需要建立有创人工气道  (1) 有创通气
                                                 (2) 无创通气
```

（1）根据机械通气的机械控制程度不同，可将其分成控制通气和辅助通气。

控制通气（control ventilation，CV）：又称指令通气，呼吸机完全代替患者的自主呼吸，呼吸频率、$V_T$、吸呼比、吸气流速完全由呼吸机控制，呼吸机提供全部的呼吸功。CV适用于严重呼吸抑制或伴呼吸暂停的患者，如麻醉、中枢神经系统功能障碍、神经肌肉疾病、药物过量等情况。此外，在呼吸肌疲劳或者衰竭状态使用CV可最大限度地使呼吸肌得到休息和恢复；在严重心肺功能不全的患者中使用CV可以降低机体的呼吸负荷，减少呼吸做功；呼吸力学监测时，也只有在CV模式下才能监测准确可靠。但CV参数设置不当，可造成通气不足或过度通气；长时间应用CV将导致呼吸肌萎缩或呼吸机依赖。

辅助通气（assisted ventilation，AV）：依靠患者的吸气用力引起气道压改变或者流量改变来触发呼吸机实现通气，触发后按预设的潮气量或者压力、吸气呼吸时间输送气体。呼吸功由患者和呼吸机共同完成，机体本身呼吸功为20%~30%。AV适用于呼吸中枢驱动正常的患者，有利于自主呼吸与呼吸机的同步，减少或避免应用镇静药，并且保留自主呼吸以减轻呼吸肌萎缩。AV可改善机械通气对血流动力学的影响，使重力依赖区有更好的通气，利于撤机。缺点是通气不稳定。AV须由患者通过吸气动作来触发，因此，自主呼吸不稳定或者无自主呼吸的患者不能单独使用AV。

（2）根据机械通气的送气机制不同，可将其分为容量预设通气和压力预设通气。

容量预设通气：呼吸机预设送气容量，当送气达到预设容量后吸气停止转为呼气。容量预设型能够保证潮气量（$V_T$）的恒定，从而保障分钟通气量。在神经肌肉疾病导致的呼吸功能不全，为保证有效的潮气量，多选用容量预设型通气模式。但容量预设吸气流速恒定（恒流方波），在自主呼吸的患者，吸气流速恒定容易导致人机不协调，增加镇静药和肌松药的用量，并消耗吸气功诱发呼吸肌疲劳和呼吸困难，且当肺顺应性较差或气道阻力增加时，使气道压过高。

压力预设通气：呼吸机以预设气道压力来管理通气，即呼吸机送气达到预设压力且吸气相维持该压力水平。此时，潮气量由驱动压（气道压力与PEEP之差）及吸气时间决定，并受呼吸系统顺应性和气道阻力的影响。压力预设通气的流速多为减速波，肺泡在吸气早期快速充盈，利于肺内气体交换，且更容易人机同步，利于自主呼吸的保留，减少镇静药的用量，降低呼吸做功。这种方式的另一优点是，即使在漏气的情况下，呼吸机也会给予足够的气量以保持气道压。阻塞性肺病（COPD、哮喘）及肺顺应性严重下降的疾病（ARDS）常首选压力预设型通气，以减轻肺泡过度膨胀和气道压力过高所致的呼吸肌相关性肺损伤。此外，婴幼儿肺容积小，且人工气道经常漏气造成潮气量不稳定，压力预设型通气模式更有利于维持婴幼儿稳定的气道压力和保证潮气量。

（3）机械通气还可根据是否需要建立有创人工气道分为有创通气和无创通气。有创通气需要通过气管插管或者气管切开实现。无创通气可通过使用鼻罩或者面罩实现。

3. 机械通气常用模式原理及特点

（1）辅助控制通气（ACV）：保证通气量的供给，有利于呼吸肌休息，缓解呼吸肌疲劳，适用于呼吸驱动障碍的患者。

（2）间歇指令通气（IMV）和同步间歇指令通气（SIMV）：合用既可以通过部分指令通气保证通气的需求和减少呼吸功，也可以保留自主呼吸使呼吸肌得到锻炼，有利于避免呼吸肌的失用性萎缩，容易过渡到撤机。

（3）压力控制通气（PCV）：流速为减速波，肺泡在吸气早期即充盈，利于肺内气体交换，而且吸气压力恒定，在肺泡内分布均匀一致，有利于气体在时间常数不同的肺内区域间更好地分布，改善通气/血流比例。

（4）压力支持通气（PSV）：易于改善人机协调性，减少镇静药的使用。

（5）压力调节容量控制通气（PRVC）：可保证稳定的潮气量，有利于小潮气量的肺保护策略在急性肺损伤或ARDS患者中的应用；适用于气道阻力较高，而肺部各区域时间常数明显不同及需要高PEEP水平的患者。

（6）气道压力释放通气（APRV）：主要用于换气功能让障碍患者，可改善急性肺损伤和ARDS患者氧合障碍。

（7）双相气道正压（BIPAP）：是一种压力预设型通气模式，气道压力稳定，允许自主呼吸和指令通气同时存在，尤其适用于换气功能障碍的患者。

（8）指令每分钟通气（MMV）：可保障最低通气量，并随自主呼吸能力的变化调整通气辅助，适用于自主呼吸不稳定的患者。

（9）适应性支持通气（ASV）：是一种良好的撤机模式，适用于患者呼吸力学和呼吸努力的改变，对患者的呼吸力学进行监测并做出调整，减少呼吸功，增加人机协调性。

（10）成比例辅助通气（PAV）：可提供与患者增大的通气需求相匹配的气道正压，让患者舒适地获得由自身任意支配的呼吸形式和通气水平。

（11）神经调节辅助通气模式（NAVA）：改善人机协调性，防止通气的过度辅助。

（12）反比通气（IRV）：主要用于伴严重低氧血症的ARDS患者。

（13）持续气道正压（CPAP）：仅用于呼吸中枢功能正常、自主呼吸较强的患者；常用于阻塞性睡眠呼吸暂停综合征、急性心源性肺水肿、呼吸衰竭患者以及撤机过程。

4.机械通气常见并发症和肺外表现

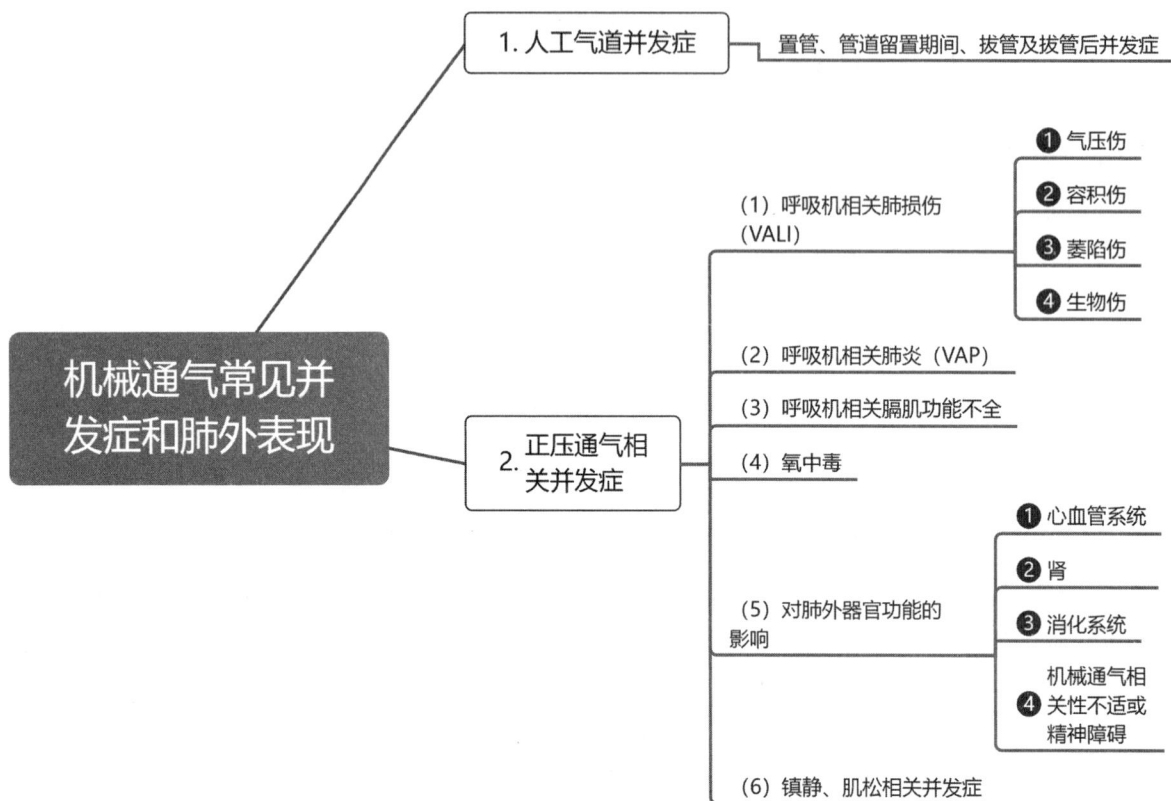

广义的机械通气的并发症包括人工气道并发症和正压通气相关并发症。人工气道并发症包括置管、管道留置期间、拔管及拔管后并发症，正压通气相关并发症包括呼吸机相关肺损伤、呼吸机相关肺炎、呼吸机相关膈肌功能不全、机械通气对肺外器官功能的影响和镇静肌松相关并发症。本节重点讲述正压通气相关并发症。

（1）呼吸机相关肺损伤。呼吸机相关肺损伤（ventilator associated lung injury，VALI）指机械通气对正常或病变的肺组织造成损伤，包括气压伤、容积伤、萎陷伤和生物伤。

气压伤是由于气道压力过高导致的肺损伤。机械通气运用不当或肺顺应性明显下降时，肺泡跨壁压过高，肺泡过度膨胀，导致肺泡损伤。临床上可表现为程度不等的肺间质气肿甚至皮下气肿、纵隔气肿、心包积气或气胸。气道压力初始增高时表现为肺泡上皮损伤，肺泡气体进入间质形成肺气肿，随着压力进一步增高，毛细血管内皮细胞及基底膜破坏，毛细血管通透性增加，肺间质水肿加重。容积伤是指过大的吸气末容积对肺泡上皮和血管内皮的损伤。潮气量过高比气道峰压过高更易引起肺损伤，临床上气道平台压力反映肺泡的压力，与肺泡吸气末容积相关，因此可通过监测平台压来减少容积伤。萎陷伤是指肺泡周期性开放和塌陷产生的剪切力引起的肺损伤，其剪切来自张开肺泡与塌陷肺泡之间，或单个肺泡自身的开放与塌陷。萎陷伤包括肺泡及肺泡-毛细血管屏障的损伤。当呼气末正压通气（PEEP）水平不足以维持肺泡开放时，肺泡随着呼吸周期开放与关闭，造成肺炎性渗出以及肺-毛细血管通透性增加。此时，合适的PEEP可防止肺泡塌陷，消除或减轻肺泡开放的剪切力。但如果PEEP设置过高或不当，伴有高气道峰压或高潮气量时，可导致肺泡过度膨胀及肺损伤加重。生物伤即以上因素使肺泡上皮和血管内皮损伤，激活炎症反应导致肺的继发损伤。

此外，高浓度的吸氧使氧自由基生成增多，是生物伤的另一原因。

呼吸机相关性肺损伤的严重性与通气压力、潮气量、通气时间呈正相关，但肺牵张和跨肺压力是发生VALI的决定因素。其他与VALI有关的参数有PEEP、吸气时间、吸气流速以及呼吸频率。

VALI重在预防。机械通气的策略已经从维持正常氧合及二氧化碳排出调整为小潮气量的肺保护通气策略，机械通气时减轻肺损伤的具体措施如下。

①降低潮气量和平台压：机械通气时应尽量减少潮气量，维持在6~8ml/kg，平台压≤30cm $H_2O$，从而降低肺损伤的风险。但是在胸壁顺应性下降的情况下（如：腹腔室间隔综合征、胸壁烧伤、胸壁水肿、肥胖），为保障通气维持平台压略高是可以接受的，因为过度肺膨胀与肺损伤主要与跨肺压有关。

②肺复张及设定合适的PEEP：肺复张减少了不张肺的区域，而PEEP有助于保持复张肺开放状态，因此肺复张和适当的PEEP能减轻肺剪切伤，同时因复张后通气肺泡数量的增加，使同等潮气量的情况下单位肺泡的通气容积减少，通气压力降低，从而减少压力伤和容积伤。但需要注意的是，肺复张时的高气道压力本身可能造成气压伤，严重者出现气胸。研究表明，受益于肺复张的人群限于可复张区域大的严重ARDS患者，而非所有人群，且在肺气肿和肺大疱患者，肺复张引起气胸的风险增加，属于相对禁忌证。而过高的PEEP使气道峰压和气道平均压增加，气压伤风险增加，且高PEEP因为减少回心血量和心排血量可能影响循环。故此，需要综合评估肺复张和PEEP的效应。

③允许性高碳酸血症；若常规潮气量通气时平台压不能控制在30cm$H_2O$，可以进一步降低潮气量，允许高于正常，称为允许性高碳酸血症，维持pH>7.2。但该方法可导致脑血管扩张、颅内压增高，外周血管扩张、心收缩力下降等，清醒患者常不能耐受，需使用镇静药、肌松药，在颅高压及血流动力学不稳定时不主张使用容许性高碳酸血症。另有一些研究通过体外清除二氧化碳来减少机械通气的负担，因此减轻呼吸机相关性肺损伤。

（2）呼吸机相关肺炎。呼吸机相关肺炎（ventilator associated pneumonia，VAP）指机械通气48小时后或撤机拔管48小时内发生的肺炎。文献报道约28%的机械通气患者发生VAP，是医院获得性肺炎的重要类型之一。VAP的预防详见相关章节。

（3）呼吸机相关膈肌功能不全。正常人膈肌收缩做功占整体呼吸功的75%~80%，是呼吸的主要动力，但膈肌具有易疲劳及去负荷失活的特性。重症患者存在不同程度的膈肌功能障碍，机械通气设置不当会直接导致膈肌的萎缩或疲劳，严重感染、休克、营养不良等疾病因素亦可导致膈肌病变。膈肌功能不全使撤机困难，延长机械通气和住院时间。呼吸机相关膈肌功能障碍的发生机制包括：①机械通气时膈肌去负荷性失活、失用性萎缩；②氧化应激激活使膈肌纤维蛋白降解增加、合成减少；③膈肌结构发生重构或损害，从而导致膈肌收缩功能下降，最终表现为撤机困难。

研究表明，膈肌功能障碍在机械通气早期即可出现，且随机械通气时间延长而加重，呈时间依赖性。重症患者常需要较长时间的机械通气支持，如果临床医师在机械通气过程中只关注保证氧合与二氧化碳，忽略对膈肌功能的评估及维护，极容易导致膈肌功能损害及由此而致的撤机困难。目前临床上评价膈肌功能主要通过观察患者呼吸形式的改变、呼吸负荷试验，以及监测呼吸力学和膈肌电信号。

预防呼吸机相关性膈肌功能不全的措施包括：①重视膈肌功能锻炼。膈肌锻炼主要通过降低呼吸机支持的条件，维持患者恰当的膈肌做功以维护膈肌功能。而尽可能维持自主呼吸是膈肌锻炼的另一个重要因素，机械通气患者应尽量避免肌松药的使用。神经电活动辅助通气（neurally adjusted ventilatory assist，NAVA）是在患者膈肌电信号指导下的一种辅助通气模式，呼吸机通过监测的膈肌电信号辅助呼吸，患者自我控制呼吸频率、呼吸深度、吸呼转换等，因此有较好的人机同步性、协调性，同时可根据监测的膈肌电信号判断膈肌功能和调整呼吸机设置，减少呼吸机相关性膈肌萎缩或过劳，在机械通气的全程更好维护膈肌功能。②加强营养支持，提供膈肌收缩及纤维蛋白合成所需能量及营养底物。③控制炎症反应及纠正组织缺氧，减少膈肌炎症损伤和缺血缺氧损伤。一些研究发现抗氧化药及蛋白酶抑制药减轻膈肌功能损伤，但仍有待进一步证实。此外，糖皮质激素可能加重机械通气患者的膈肌功能不全，应尽量避免。

（4）氧中毒。长时间吸入高浓度氧会导致肺损伤，其机制尚不完全明了，可能与氧对细胞的直接毒性及氧自由基的毒性有关。高浓度氧可损伤肺泡上皮细胞，诱发肺泡巨噬细胞释放多核白细胞聚集和活化因子，使多核白细胞聚集于肺泡壁外周，并释放可致通透性增加的毒性产物和产生更多的氧自由基。氧中毒对肺的损伤可表现为气管支气管炎、急性呼吸窘迫综合征和支气管-肺发育不良。另外，吸氧浓度高于50%可引起去氮性肺不张，肺解剖分流增加。机械通气时FiO$_2$越高，肺损伤越重，因此，为避免氧中毒的发生，当重症患者必须吸高浓度氧时，应避免长时间吸入，尽量不超过60%，如吸纯氧，不应超过24小时。

（5）机械通气对肺外器官功能的影响

①心血管系统：一方面，正压通气使胸腔内压升高，导致静脉回流减少，心脏前负荷降低，心排血量降低，血压降低。在血管容量相对不足或对前负荷较依赖的患者，此效应尤为突出。此时，可通过调整通气模式及参数，降低胸腔内压增加血液回流，或给予一定量快速输液，使循环血容量扩充，能使低血压得到一定程度的改善。另一方面，机械通气可导致肺血管阻力增加、肺动脉压力升高，影响右心室功能，同时，胸腔正压使左心室充盈不足，影响左心室功能，其综合效应是心排血量下降，血压下降。

②肾：机械通气引起患者胸腔内压力升高，静脉回流减少，有效循环血量减少，抗利尿激素因此释放增加，导致机体水钠潴留；同时机械通气导致心排出量降低，使肾灌注减少，肾小球滤过率下降，可导致肾功能不全。鉴于机械通气对肾的影响，对于肾功能不全的患者或肾灌注已明显减少的患者，实施机械通气时，应注意机械通气对肾的影响，避免肾功能的恶化。

③消化系统：机械通气患者因卧床或应用镇痛、镇静、肌松等药物导致肠道蠕动降低，腹胀、呕吐和便秘。另外，过高的PEEP可导致肝血液回流障碍和胆汁排泄障碍，可出现高胆红素血症和氨基转移酶轻度升高。

④机械通气相关性不适或精神障碍：机械通气引起的极度的不适，称为机械通气相关性不适（ventilator associated uncomfortable experience，VAUE），文献报道其发生率可高达90%，表现为紧张、焦虑、恐惧，主要与睡眠质量不佳、疼痛、恐惧、交流困难、人工气道刺激、人机对抗等有关。对机械通气患者，应做耐心细致的说明工作，合理使用镇痛、镇静药和抗焦虑药物。

（6）镇静、肌松相关并发症

为减少机械通气不耐受及人机对抗，一些机械通气患者需要使用镇痛、镇静药物，个别患者甚至需要应用肌松药以改善通气。但镇痛、镇静可导致血管扩张、心排血量降低，血压下降，心率增快。同时，过度的镇痛、镇静药或使用肌松药物使患者咳嗽反射抑制，气道分泌物潴留，导致肺不张和肺部感染。因此，使用镇静药时，应使用Ramsey评分评估镇静效果，随时调整药物剂量。

使用肌松药时患者若清醒，会有强烈恐惧和濒死感。另外，肌松药使患者肌肉松弛，通气完全依赖呼吸机，造成患者呼吸肌肉失用性萎缩，久之则呼吸机依赖。重症患者机械通气一般不推荐使用肌松药，仅在严重ARDS早期氧合极差等个别情况下尝试使用，并严密监测。

　　5. 呼吸机撤离方法

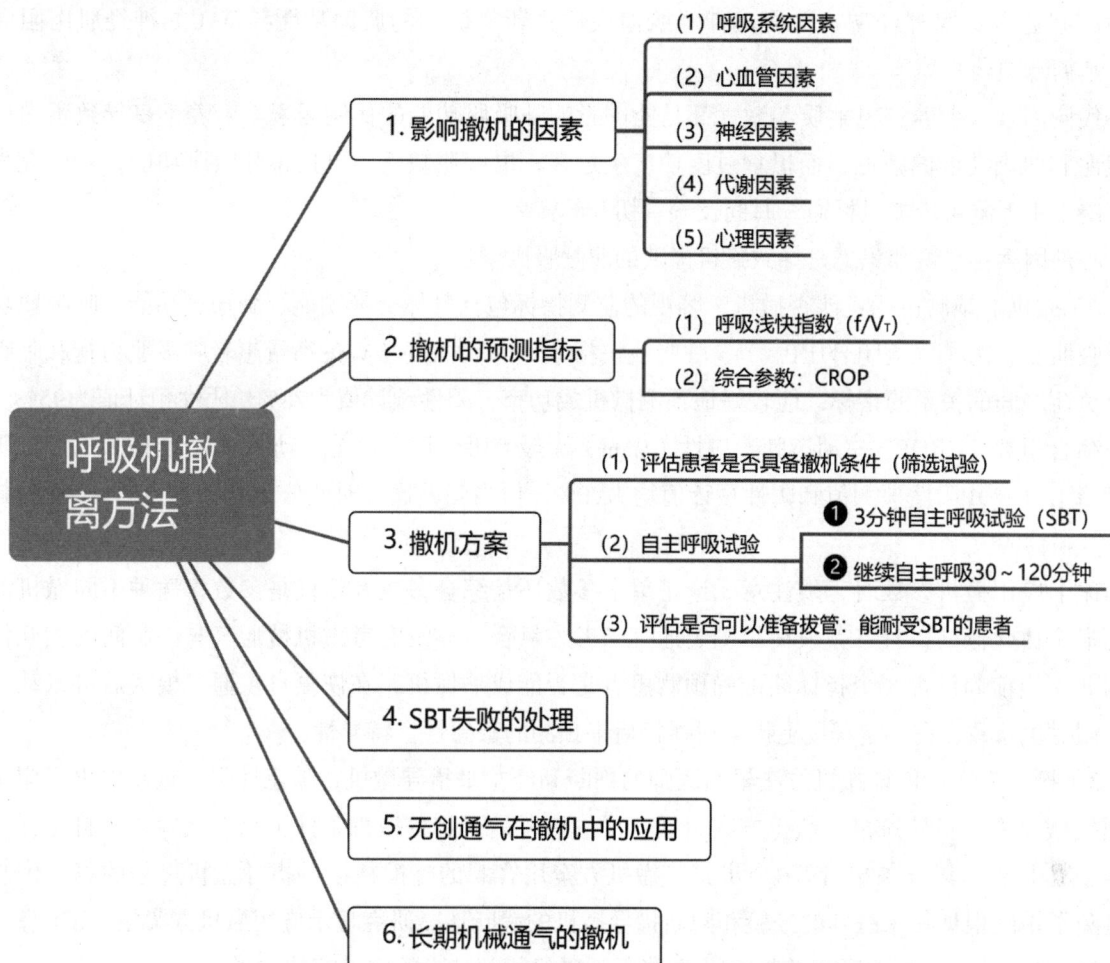

```
                                          (1) 呼吸系统因素
                                          (2) 心血管因素
                     ┌─ 1. 影响撤机的因素 ─┤ (3) 神经因素
                     │                    (4) 代谢因素
                     │                    (5) 心理因素
                     │
                     │                    (1) 呼吸浅快指数 (f/V_T)
                     ├─ 2. 撤机的预测指标 ─┤
                     │                    (2) 综合参数: CROP
呼吸机撤              │                    (1) 评估患者是否具备撤机条件 (筛选试验)
离方法   ────────────┤                                           ❶ 3分钟自主呼吸试验 (SBT)
                     ├─ 3. 撤机方案 ──────┤ (2) 自主呼吸试验 ──┤
                     │                                           ❷ 继续自主呼吸30～120分钟
                     │                    (3) 评估是否可以准备拔管: 能耐受SBT的患者
                     │
                     ├─ 4. SBT失败的处理
                     │
                     ├─ 5. 无创通气在撤机中的应用
                     │
                     └─ 6. 长期机械通气的撤机
```

　　机械通气的撤离一直是临床上面临的重要挑战。当导致呼吸衰竭的病因好转后，应尽快开始撤机。延迟撤机将增加机械通气的并发症和医疗费用。过早撤离呼吸机又可导致撤机失败，增加再插管率和病死率。临床上20%~30%机械通气的患者存在困难撤机或延迟撤机现象。

　　（1）影响撤机的因素：机械通气的撤离包括撤机和拔除人工气道。撤机成功需要满足3方面的条件：合适的肺部气体交换功能、一定的呼吸肌功能和神经系统功能。常见撤机失败的原因有呼吸因素、心血管因素、神经因素、代谢因素、心理因素等，而呼吸肌或呼吸泵功能衰竭是撤机失败的常见原因。

　　①呼吸系统因素：包括呼吸系统病变或其他因素使负荷增加，以及呼吸肌功能不全。呼吸负荷增加见于：支气管狭窄及炎症使气道阻力增加；肺水肿、炎症、纤维化时使肺顺应性下降；机体对通气的需求增加，如$CO_2$生成增多、通气无效腔增加等。呼吸肌功能不全见于呼吸肌力量或耐力下降，以及神经肌肉功能降低。呼吸力学异常引起的肺过度充气是呼吸肌力量和耐力下降的主要原因，肺过度充气时，膈肌位置低平曲率减低，肌纤维处于不利的初长位置。

　　②心血管因素：心功能储备较差的患者，降低通气支持可诱发心肌缺血或心力衰竭，其可能的机制包括：自主呼吸耗氧增加，心率加快，心脏负荷增加；机械通气转为自主呼吸后，胸腔由正压

转为负压，回心血量增加，且左心室后负荷增大。而膈肌收缩使血液从腹腔转移至胸腔，亦增加回心血量，加重心脏前负荷。

③神经因素：呼吸中枢功能异常（如脑干出血、栓塞或中枢性窒息，代谢方面如电解质紊乱或镇静麻醉状态）；膈神经功能障碍；神经肌肉疾病；药物诱发的肌肉功能异常（如神经肌肉阻滞药、氨基糖苷类药物等）。

④代谢因素：营养、电解质和激素都是能够影响呼吸肌功能的代谢因素。营养不良导致蛋白质分解代谢和肌肉功能的减退，而摄食过度使产生过多；电解质缺乏也可损害呼吸肌功能，有研究表明血清磷水平下降可增加机械通气时间及气管切开的需要。

⑤心理因素：恐惧和焦虑是导致撤机失败的非呼吸因素。

（2）撤机的预测指标：能否撤机，客观的监测指标包括气体交换功能、肺通气功能、呼吸肌功能、呼吸肌驱动力（气道闭合压$P_{0.1}$）、呼吸浅快指数（$f/V_T$）等。$f/V_T$是衡量患者呼吸肌力量和呼吸系统负荷之间的关系的指标，能较好地预测撤机成功率，阳性预计值为78%，阴性预计值为95%。而呼吸综合指数（CROP）=[动态肺顺应性（Cam）×最大吸气压（PI）×动脉血氧分压/肺泡氧分压/呼吸频率]，CROP阳性预测值和阴性预计值均为90%，但当辅助通气时此值压力并不比$f/V_T$（呼吸频率/潮气容量）更好。

临床上应用撤机参数时，须注意无论是单个参数还是综合参数都仅仅是参数，病种不同撤机参数有明显个体化倾向，且参数仅简单测定通气未考虑氧合，亦没有考虑机械通气与心肺间的相互作用。因此，当前尚没有一个指标能准确预测患者是否能成功撤机，在恢复自主通气模式后可以动态连续监测撤机参数，在一定程度上提高对撤机后果预测的敏感性、特异性。

（3）撤机方案：传统撤机方法根据医师的判断和经验来指导撤机，随意性强，近年提出了应用机械通气撤离方案指导撤机。撤机方案包括：评估患者是否具备撤机条件（筛选试验）→自主呼吸试验→评估是否可以准备拔管等3个步骤。撤机方案用客观的标准衡量并指导撤机过程的每一个步骤，避免了单纯根据临床医师的经验和判断指导撤机的武断性。研究显示应用撤机方案指导ICU患者撤机可以减少机械通气时间及住院费用，并降低呼吸机相关肺炎等并发症的发生。

①筛查试验：筛查试验的内容包括呼吸衰竭的诱因和通气的原因已去除或显著改善；停用镇静药物；停用神经肌肉阻滞药；神志恢复到正常状态；无脓毒症或者显著发热；稳定的心血管状态；电解质紊乱已经纠正；代谢功能紊乱酸碱失衡（尤其是代谢性碱中毒）已纠正；预期近期没有需要全身麻醉的外科操作；适当的气体交换（动脉氧合）；适当的自主呼吸能力；适当的睡眠。

ARDS协作组指南推荐的筛查试验包括下列4项内容：①导致机械通气的病因好转或去除。②氧合指标：$PaO_2/FiO_2 > 150 \sim 200$，$PEEP \leqslant 5 \sim 8 cmH_2O$，$FiO_2 \leqslant 0.4 \sim 0.5$，$pH \geqslant 7.25$；COPD患者：$pH > 7.30$，$PaO_2 > 50 mmHg$，$FiO_2 < 0.35$。③血流动力学稳定，没有心肌缺血动态变化，临床上没有显著的低血压（不需要血管活性药的治疗或只需要小剂量的血管活性药物如多巴胺或多巴酚丁胺$< 5 \sim 10 \mu g/(kg \cdot min)$。④有自主呼吸的能力。评估患者是否具备撤机条件应注重个体化。有些患者虽然尚未完全满足撤机方案所规定的指标（如长期耐受低氧血症的患者未达到氧合充分的指标），也应该考虑患者已经具备了撤机条件。如果简单地把撤机方案规定的指标教条化，很可能会对患者的情况作出错误的判断，导致机械通气时间不必要的延长甚至难以撤机。

②自主呼吸试验：为了对符合筛查标准的患者自主呼吸的能力作出进一步的判断，目前较准确的预测撤机的方法是3分钟自主呼吸试验（spontaneous breath test，SBT），包括3分钟压力支持通

气、持续气道正压、T形管、导管阻力补偿技术，闭合环通气（ASV/NAVA，Smartcare），无创通气序贯（NIPPV）等。SBT的实施非常安全，目前尚无数据显示可直接导致任何的不良后果。

实施自主呼吸试验需经历2个阶段，3分钟自主呼吸试验时，要密切观察2~5分钟。此阶段主要密切观察氧合、呼吸频率、潮气量（>5ml/kg）、$f/V_T$<100次/（min·L）。第一阶段任何一项异常即可认为是失败。

3分钟自主呼吸通过后，继续自主呼吸30~120分钟，为自主呼吸试验的第二阶段，此阶段主要对心肺功能耐力进行检验。研究发现通过SBT 30~120分钟的患者至少有77%可以成功撤机。文献报道观察30分钟与120分钟的拔管成功率无差异，如30分钟SBT后仍难以对患者是否撤机作出判断，可适当延长SBT时间，但不宜超过120分钟。在此阶段进行监测评估，可以得到最有用的撤机信息以帮助临床决策。如患者能够耐受，可以预测撤机成功，准备拔除气管插管。如有1项及多项参数不正常，则认为患者撤机失败，应停止自主呼吸试验，恢复机械通气，使呼吸肌休息，同时寻找导致自主呼吸试验失败原因，并给予相应的处理，病因去除后再开始自主呼吸试验。常用的耐受SBT标准见下表。

| 标准 | 描述 |
| --- | --- |
| SBT 成功的客观指标 | 动脉血气<br>　$FiO_2$<40%，$SpO_2$≥85%~90%；$PaO_2$≥50~60mmHg<br>　pH≥7.32；$PaCO_2$增加≤10mmHg<br>血流动力学稳定<br>　HR<120~140/min；HR改变<20%<br>　收缩压<180~200mmHg并>90mmHg；血压改变<20%，不需要用血管活性药<br>呼吸<br>　RR≤30~35/min；RR 改变<50%<br>　$f/V_T$<105次/（min·L） |
| SBT 失败的主观临床评估指标 | 精神状态的改变（例如：嗜睡、昏迷、兴奋、焦虑）；出汗；呼吸做功增加（使用辅助呼吸肌，矛盾呼吸） |

③拔管：能耐受SBT的患者可考虑拔除人工气道。拔管失败的主要原因有上气道阻塞、气道保护和清除能力丧失、机械通气时间长、反复插管引起创伤、插管周围分泌物黏附等。一些研究表明成功通过SBT患者，指令咳嗽力量大小、气道内分泌物的量是预测拔管后果的重要因素。气道分泌物多与咳痰能力弱，两者相互作用增加拔管失败率。气道通畅度和咳痰能力是预测成功自主呼吸试验的患者能否拔管的"参数"，要比传统的撤机参数（氧合指数与浅快呼吸指数等）更为重要。拔管前需要对患者的气道开放和气道自洁能力进行评估。

气道开放的评价：机械通气时，把气管插管的气囊放气以检查有无气体泄漏，可以用来评估上气道的开放程度（气囊漏气试验）。出现拔管后喘鸣的患者，可以使用糖皮质激素和（或）肾上腺素[也可用无创通气和（或）氦氧混合气]治疗，而不需重新插管。如果患者漏气量较低，也可在拔管前24小时时使用糖皮质激素和（或）肾上腺素预防拔管后喘鸣。还应注意，漏气量变低可能是由于分泌物在气管插管周围结痂形成外皮所致，而非上气道水肿狭窄。当漏气量低的患者拔管时，应将再插管的设备（包括气管切开设备）准备好。

气道保护能力的评价：患者的气道保护能力对拔管成功至关重要。对患者的气道评估包括吸痰时咳嗽的力度、有无过多的分泌物和需要吸痰的频率（吸痰频率应每次>2小时或更长）。神经肌肉病变和脊髓损伤的患者如果有较好的咳嗽能力，提示可以拔管。

（4）SBT失败的处理。SBT失败的常见原因有镇痛、镇静药使用不足、血容量不足、支气管痉挛和心肌缺血。SBT失败会导致一定程度的呼吸肌疲劳，在数小时内一般难以恢复，因此1天内频繁的SBT对患者没有帮助。即使原因去除且评估发现患者已具备撤机条件，再次进行SBT应与前次间隔24小时。

SBT失败后，应该选用肌肉休息、舒适（包括使用镇静药）且不会导致呼吸及疲劳的通气模式，避免并发症的发生，并选择恒定的支持水平，保证患者的呼吸肌充分休息，从而大大缩短训练的时间。不应当积极的降低通气的支持水平。

（5）无创通气在撤机中的应用。撤机失败者常出现浅快呼吸，正压通气转为自主呼吸时，心血管反应对撤机成败有显著影响。ICU无创正压通气（NPPV）的应用近年来日益增多。NPPV可以避免气管插管，也可帮助有创通气的撤离。撤机失败者使用NPPV可以减轻呼吸肌负荷，从而改善浅快呼吸。一些研究表明正压通气加用外源性呼气末正压可改善肺泡通气，同时可抑制胸内压负向波动并抵消内源性呼气末正压。另有一些研究表明应用无创正压通气可缩短有创通气时间，降低呼吸机相关性肺炎的发生率，并作为有创通气的补充减少再插管率。但应用无创通气需具备：①意识清楚；②血流动力学稳定；③有咳嗽反射及咳痰能力，有很好的依从性等条件。

（6）长期机械通气的撤机

持续机械通气超过3周仍不能顺利脱机，通常被定义为延长通气（prolong mechanical ventilation，PMV），除非有明确的不可逆疾病的证据（例如，高位脊髓损伤或晚期的肌萎缩性脊髓侧索硬化），3个月的试图脱机努力失败，称为长期机械通气（permanent mechanical ventilation，PMV）。

撤机过程就是膈肌锻炼的过程。呼吸肌群无力是长期机械通气困难拔管的原因，吸气肌训练（inspiratory muscle training，IMT）可以提高部分患者成功拔管的概率，降低通气时间。

间断膈肌锻炼主要通过逐渐降低呼吸机支持的条件，增加患者自主呼吸做功的方法，以达到膈肌功能锻炼的目的。对机械通气患者，可早期把控制性通气转为辅助通气模式，并逐渐降低呼吸机支持水平（包括控制通气频率、压力支持水平及呼气末正压水平等）。气管切开患者可间断进行脱机锻炼，通过部分或完全的自主呼吸运动，可增加膈肌自主做功，减少被动运动所致膈肌功能损伤的发生，有助于膈肌功能的恢复。

部分长期机械通气的患者通过有计划的锻炼仍有撤机的希望，不能撤机的患者应制定终身的机械通气方案。对一些可能长期机械通气的患者主张早期病情相对稳定期气管切开。气管切开明显减少气道阻力，气管切开与插管对机械通气相关肺炎发生率影响不大。长期机械通气的患者很少采用每日自主呼吸试验，常使用辅助通气模式并逐步降低呼吸机条件，以锻炼患者的呼吸肌。通常约在通气支持条件降低到50%时，患者可转换到SBT步骤。撤机锻炼的过程中医务人员应留在患者身边，给予心理支持并小心避免不必要的肌肉疲劳。

# 第 3 章 循环系统功能障碍

## 第一节　循环系统功能障碍的监测

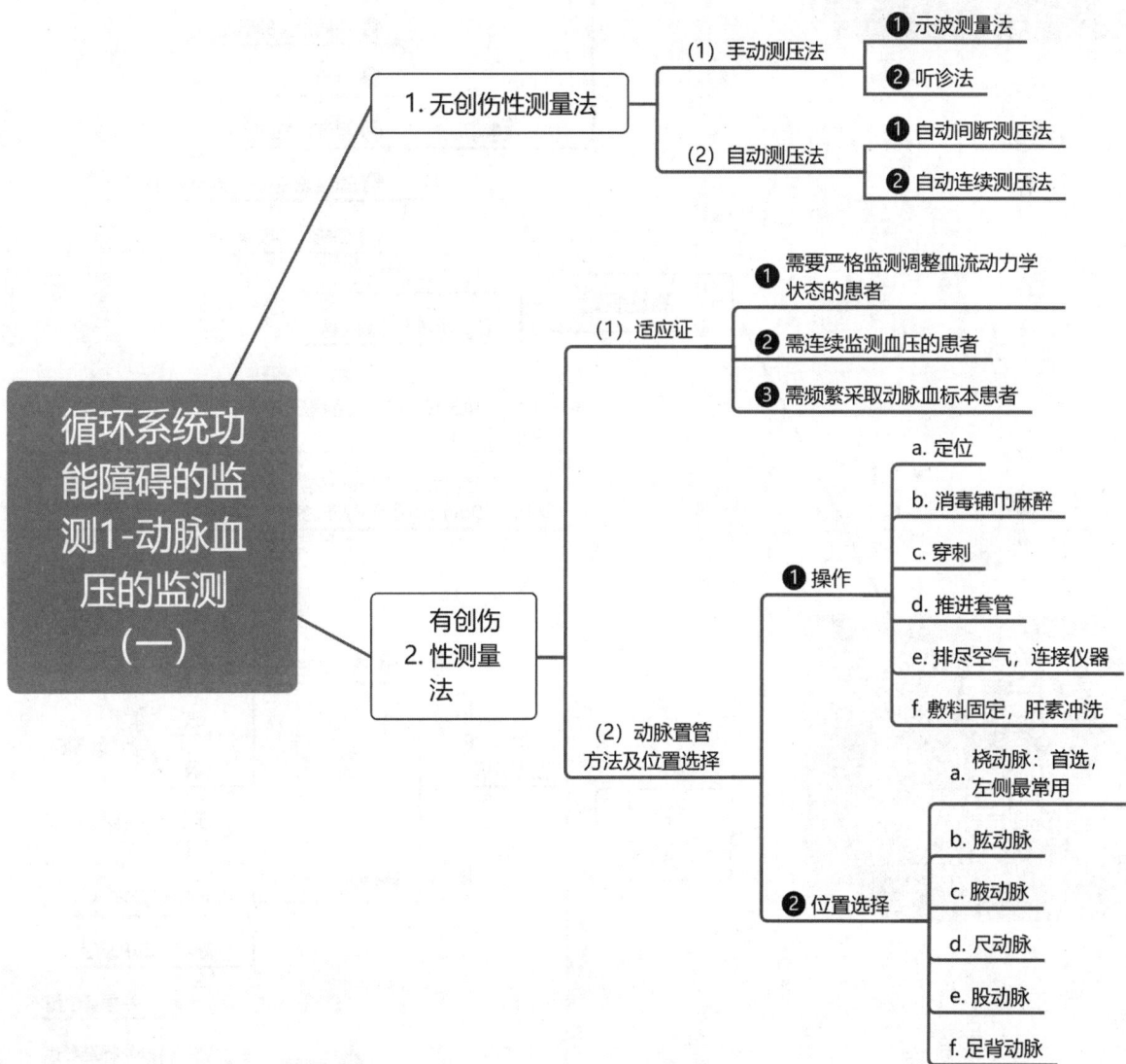

循环系统功能障碍的监测1-动脉血压的监测（一）

- 1. 无创伤性测量法
  - （1）手动测压法
    - ❶ 示波测量法
    - ❷ 听诊法
  - （2）自动测压法
    - ❶ 自动间断测压法
    - ❷ 自动连续测压法
- 2. 有创伤性测量法
  - （1）适应证
    - ❶ 需要严格监测调整血流动力学状态的患者
    - ❷ 需连续监测血压的患者
    - ❸ 需频繁采取动脉血标本患者
  - （2）动脉置管方法及位置选择
    - ❶ 操作
      - a. 定位
      - b. 消毒铺巾麻醉
      - c. 穿刺
      - d. 推进套管
      - e. 排尽空气，连接仪器
      - f. 敷料固定，肝素冲洗
    - ❷ 位置选择
      - a. 桡动脉：首选，左侧最常用
      - b. 肱动脉
      - c. 腋动脉
      - d. 尺动脉
      - e. 股动脉
      - f. 足背动脉

循环系统功能障碍的监测1-动脉血压的监测（二）

2.有创伤性测量法

（3）临床意义判读
- ❶ 提供准确、可靠和连续的动脉血压数据
- ❷ 正常动脉压波形
  - a. 收缩相
  - b. 舒张相
- ❸ 压力上升速率（dp/dt）　一个心肌收缩性的粗略指标，心功能正常的患者dp/dt为1200mmHg/s左右
- ❹ 异常动脉压波形
  - a. 圆钝波
  - b. 不规则波
  - c. 高尖波
  - d. 低平波

（4）注意事项
- ❶ 不同部位的压差
- ❷ 零点
- ❸ 导管口方向
- ❹ 直接测压和间接测压的比较
- ❺ 测压计的校验

循环系统功能障碍的监测2-中心静脉导管监测中心静脉压（CVP）

1. 测量装置
- （1）换能器测压
- （2）水压力计测压器

2. 监测意义
- （1）简单意义：监测右心房压(RAP)，大体接近右心室舒张末压（RVEDP）
- （2）参考值为5~10mmHg，<5mmHg提示血容量不足，>15~20mmHg提示输液过多或心功能不全
- （3）CVP波形分析
  - ❶ 正常波形
    - a. a波
    - b. c波　正向波
    - c. v波
    - d. x波　负向波
    - e. y波
  - ❷ 异常波形
    - a. 压力升高和a波抬高和扩大
    - b. v波抬高和扩大
    - c. 呼吸时CVP波形
- （4）影响因素
  - ❶ 医源性因素影响
    - a. 导管位置
    - b. 标准零点
    - c. 测压系统的通畅度
  - ❷ 患者因素影响
    - a. 胸内压
    - b. 心室腔顺应性异常

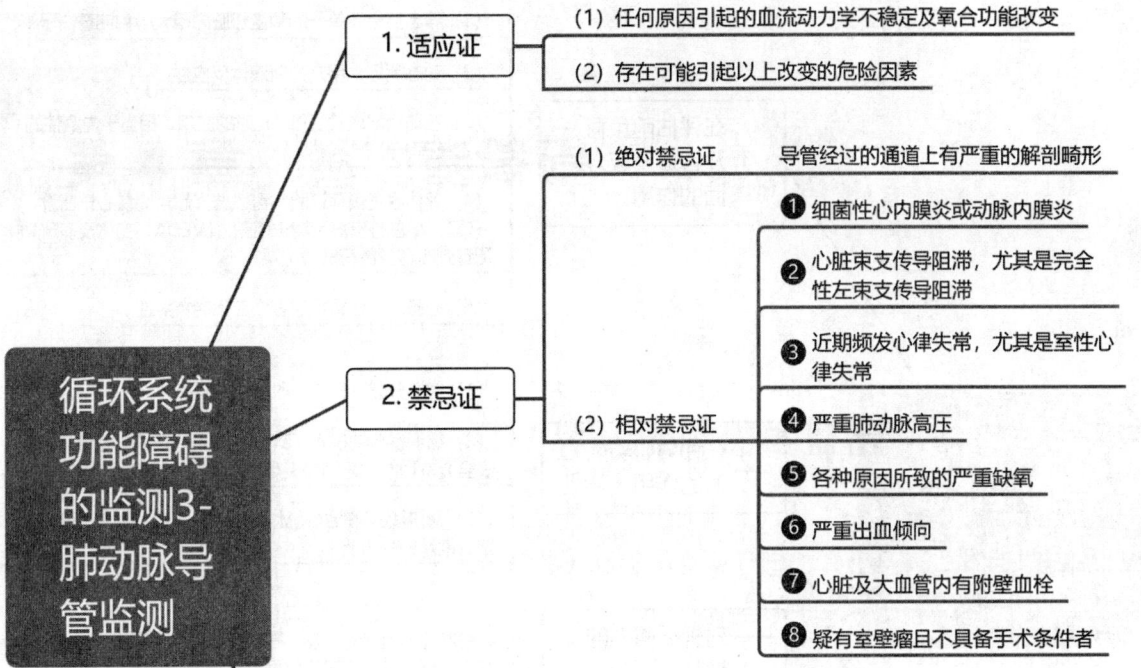

循环系统功能障碍的监测3-肺动脉导管监测

1. 适应证
- (1) 任何原因引起的血流动力学不稳定及氧合功能改变
- (2) 存在可能引起以上改变的危险因素

2. 禁忌证
- (1) 绝对禁忌证　导管经过的通道上有严重的解剖畸形
- (2) 相对禁忌证
  - ❶ 细菌性心内膜炎或动脉内膜炎
  - ❷ 心脏束支传导阻滞，尤其是完全性左束支传导阻滞
  - ❸ 近期频发心律失常，尤其是室性心律失常
  - ❹ 严重肺动脉高压
  - ❺ 各种原因所致的严重缺氧
  - ❻ 严重出血倾向
  - ❼ 心脏及大血管内有附壁血栓
  - ❽ 疑有室壁瘤且不具备手术条件者

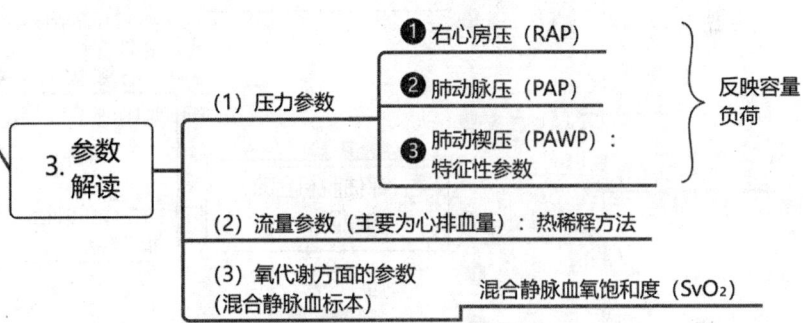

3. 参数解读
- (1) 压力参数
  - ❶ 右心房压（RAP）
  - ❷ 肺动脉压（PAP）
  - ❸ 肺动楔压（PAWP）：特征性参数

  　反映容量负荷
- (2) 流量参数（主要为心排血量）：热稀释方法
- (3) 氧代谢方面的参数（混合静脉血标本）　混合静脉血氧饱和度（SvO$_2$）

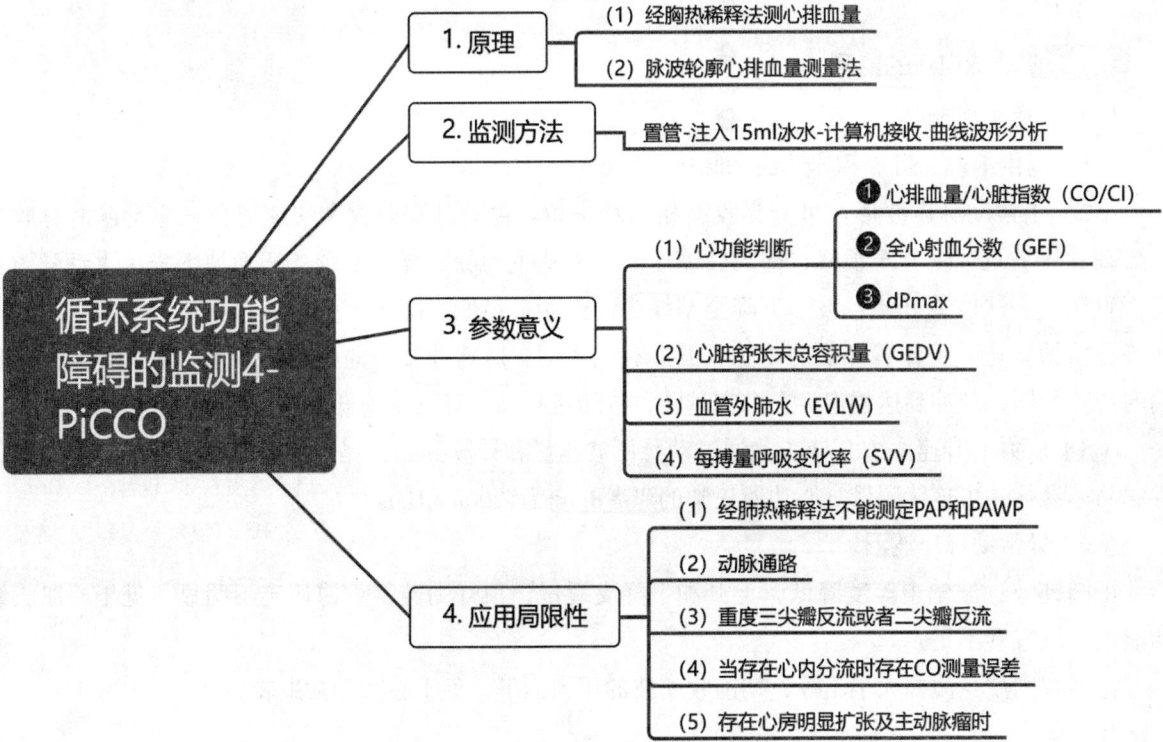

循环系统功能障碍的监测4-PiCCO

1. 原理
- (1) 经胸热稀释法测心排血量
- (2) 脉波轮廓心排血量测量法

2. 监测方法　置管-注入15ml冰水-计算机接收-曲线波形分析

3. 参数意义
- (1) 心功能判断
  - ❶ 心排血量/心脏指数（CO/CI）
  - ❷ 全心射血分数（GEF）
  - ❸ dPmax
- (2) 心脏舒张末总容积量（GEDV）
- (3) 血管外肺水（EVLW）
- (4) 每搏量呼吸变化率（SVV）

4. 应用局限性
- (1) 经肺热稀释法不能测定PAP和PAWP
- (2) 动脉通路
- (3) 重度三尖瓣反流或者二尖瓣反流
- (4) 当存在心内分流时存在CO测量误差
- (5) 存在心房明显扩张及主动脉瘤时

（1）静态指标：单一的测量心脏内径大小和流量快慢

（2）动态指标：用来判断液体反应性

（3）被动抬腿试验（PLR）时的应用：相当于内源性的容量负荷试验

　　　　　　　　　　　1.在评估前负荷及容量反应方面的作用

（4）评估容量负荷试验：可以选择超声测量心排血量（CO）和左心室舒张期末面积（LVEDA）变化及多普勒测量判断容量负荷试验结果

（5）心脏超声在重症患者中应用的特殊性

循环系统功能障碍的监测5-超声多普勒技术

（1）射血分数（EF）：收缩功能指标

2.在评估心功能时的作用

（2）组织多普勒技术(TDI)：测量的心肌收缩速度可以代表全心室功能，尤其二尖瓣环心肌收缩速度

（3）Tei指数又称为心肌作功指数(MPI)：能综合反映心室收缩及舒张功能

3.对外周阻力的评估

在心脏足够负荷同时左、右心收缩功能均满意的情况仍然存在的低血压提示了低外周血管阻力

（1）脱机失败的关键原因或合并原因主要是左心功能不全

4.评估脱机困难的原因

（2）常见评估指标包括

❶ 代表左心房压力改变的多普勒指数改变

❷ 新发的或原有的节段室壁运动异常

❸ 左心室整体功能下降

❹ 新出现或恶化的二尖瓣反流

---

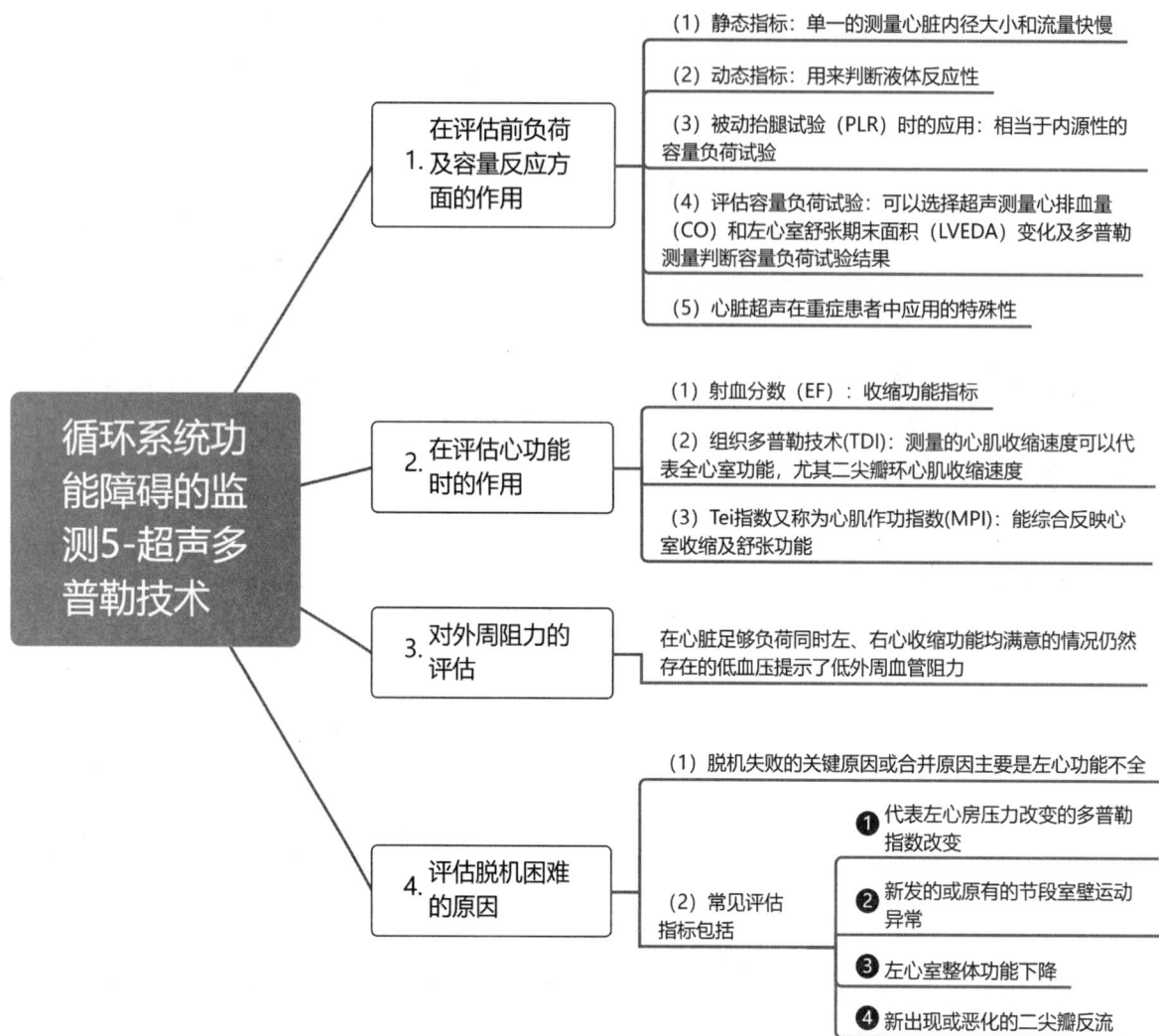

📝 **考点 1 动脉血压的监测**

1. 临床意义判读

（1）提供准确、可靠和连续的动脉血压数据。

（2）正常动脉压波形。可分为收缩相和舒张相。主动脉瓣开放和快速射血入主动脉时分收缩相，动脉压波迅速上升至顶峰，即为收缩压。血流从主动脉到周围动脉，压力波下降，主动脉瓣关闭，直至下一次收缩开始，波形下降至基线为舒张相，最低点即为舒张压。动脉压波下降支出现的切迹称重搏切迹。身体各部位的动脉压波形有所不同，脉搏冲波传向外周时发生明显变化，越是远端的动脉，压力脉冲到达越迟，上升支越陡，收缩压越高，舒张压越低，但重搏切迹不明显。

（3）压力上升速率（dp/dt）。通过动脉压波测量和计算dp/dt，是一个心肌收缩性的粗略指标，方法简单易行，可连续测量。心功能正常的患者dp/dt为1200mmHg/s左右。

（4）异常动脉压波形

①圆钝波：波幅中等度降低，上升和下降支缓慢，顶峰圆钝，重搏切迹不明显，见于心肌收缩功能低下或容量不足。

②不规则波：波幅大小不等，期前收缩波的压力低平，见于心律失常患者。

③高尖波；波幅高耸，上升支陡，重搏切迹不明显，舒张压低，脉压宽，见于高血压及主动脉瓣关闭不全。主动脉瓣狭窄者，下降支缓慢及坡度较大，舒张压偏高。

④低平波：波幅低平，上升和下降支缓慢，严重低血压，见于休克和低心排血量综合征。

2. 注意事项

（1）不同部位的压差：在周围动脉不同部位测压，要考虑到不同部位的动脉压差。人仰卧时，测定主动脉、大动脉及其分支和周围动脉压力时，收缩压依次升高，而舒张压逐渐降低，脉压相应地增宽。决定血流的平均动脉压从主动脉至周围小动脉则渐降低。足背动脉离心脏的距离约为桡动脉离心脏的距离的2倍，平卧时同时测量这2处的压力，不但波形不同（离主动脉越远，由高频成分组成的脉搏波切迹就越不明显），且压力数值也有显著不同。足背动脉收缩压可能较桡动脉高约10mmHg，而舒张压低约10mmHg。

（2）零点：采用换能器测压时，换能器固定的高度应与心脏在同一水平，当患者体位改变时应随时调整高度。监测脑部血压时，换能器应与脑水平一致，避免由此而造成测压误差。

（3）导管口方向：血压是血液对血管壁所施的侧压，即指侧压强而言。采用插管测压比较正确的测法应该是管口方向与血流方向垂直，但临床上常难以实现。通常测定动脉压的导管口是迎向血流方向，因此，测出的压力是血管内侧压强与血液流动的动压强之和。不过当血流速度不大时，管口方向的影响可以忽略。但在心率增快、血流速度增加，以及动脉管腔由于导管插入而遭阻塞形成"终端"动脉时，将造成动脉压力波的反响、共振，就会使测得的压力数值显著高于实际数值。

（4）直接测压和间接测压的比较：直接测压和间接测压之间有一定的差异。据对比观察的结果，收缩压在100~150mmHg，两者结果相仿；超过或低于此范围就有差别。不过一般认为直接测得的动脉压比间接法略高，收缩压常会高出5~20mmHg，在休克、低血压和低体温患者，由于血管收缩，此种差别还会增加。如果由间接法测得的压力大于直接法时，多数系由于压力监测系统发生故障或操作欠妥而引起误差，包括监测仪零点的偏移。此时如果发现动脉压力波幅降低，呈现阻力，提示导管系统有问题，最常见的原因是气泡、血凝块、机械性阻塞或连接部分松动脱开等。假如动脉波形正常，则应检查用作间接测压的臂袖带大小是否适当、放置部位是否有误等。

（5）测压计的校验：采用换能器测压由于其本身、测压装置和各种其他因素的影响，均会使测值发生偏差。在测压过程中除应反复校验零点外，还可用回转血流法（return-to-flow method）测试。如经桡动脉插管测压时，可在同侧上臂系测压臂袖带，臂袖带充气，阻断动脉血流，此时监测仪示波屏上搏动性压力波形也随之消失。然后慢慢放气减压，使臂袖带内压力降低，当低于血管内压，血流重新开始恢复时，示波屏上亦出现小的搏动性波形，此时血压计所指示的压力数值为收缩压，与换能器测压所显示的收缩压应基本一致，否则表明换能器或测压装置有误。由于换能器与监测仪之间存在电匹配问题，除了同型号、同参数的换能器可互换外，一般换能器不能随便互用。

### 考点2　中心静脉导管监测中心静脉压（CVP）

1. CVP波形分析

（1）正常波形：有3个正向波a、v、c和2个负向波x、y。a波由心房收缩产生；c波代表三尖瓣关闭；v波由右心房主动充盈和右心室收缩时三尖瓣向右心房突出形成；x波反映右心房舒张时容量减少；y波表示三尖瓣开放，右心房排空。正常右心房压为2~6mmHg。

（2）异常波形：①压力升高和a波抬高和扩大，见于右心室衰竭、三尖瓣狭窄和反流、心脏压塞、缩窄性心包炎、肺动脉高压及慢性左侧心力衰竭，容量负荷过多；②v波抬高和扩大，见于三尖瓣反流，心脏压塞时舒张期充盈压升高，a波与v波均抬高，右心房压力波形明显，x波突出，而y波缩短或消失，但缩窄性心包炎的x波和y波均明显；③呼吸时CVP波形，自主呼吸在吸气时，压力波幅降低，呼气时增高，机械通气时随呼吸变化而变化。

### 考点3　肺动脉导管监测——参数的解读

通过Swan-Ganz导管可获得的血流动力学参数主要包括3个方面：压力参数（包括右心房压、肺动脉楔压、肺动脉压）、流量参数（主要为心排血量）和氧代谢方面的参数（混合静脉血标本）。以这些参数为基础，结合临床常规检查，通过计算可以获得更多的相关参数。

1. 压力参数

（1）右心房压（RAP）：测量时将Swan-Ganz导管置于正确的位置之后，导管近侧开口正好位于右心房内，经此开口测得的压力即为右心房压力。

（2）肺动脉压（PAP）：当Swan-Ganz导管的顶端位于肺动脉内（气囊未充气）时，经远端开口测得的压力。肺动脉压力可分别以收缩压、舒张压和平均压力来表示。

（3）肺动脉楔压（PAWP）：是将气囊充气后，Swan-Ganz导管的远端嵌顿在肺动脉分支时测量的气囊远端的压力。PAWP是Swan-Ganz导管可测量的特征性参数，具有特殊的意义。由于肺循环是一个相对低压力的系统，并且没有血管瓣膜，理论上讲PAWP有如下的相关性：$PAWP \propto PVP \propto LAP \propto LVEDP$。因此有可能通过右心导管监测左心的压力改变，从而了解左心的功能变化。要保持这种相关性的存在，测量PAWP要满足3个基本条件：①通畅的通路；②确实的嵌顿；③足够的压力平衡时间。

临床上常应用压力指标来反映容量负荷。心室顺应性、心脏及大血管外的压力变化、胸腔内压的变化、机械通气时，正压的通气形式可对循环系统的压力产生的影响均可明显地影响PAWP的测量。呼吸对胸腔内压影响的最小时限是在呼气末期。所以，测量PAWP时应选择在呼气末期进行。

2. 流量参数　Swan-Ganz导管可以快速测量心排血量并且可在短时间内多次重复或持续监测。测量心排血量的原理是热稀释方法。将冰水由Swan-Ganz导管的近端孔注入右心房后，这些冰水立即与血液混合，随着这部分血液经过右心室并被泵入肺动脉，这部分血液的温度也逐渐升高。在Swan-Ganz导管远端的温度感受器可以感知这种温度的变化，并将这种变化输送到心排血量计算仪。心排血量的计算是根据Stewart-Hamilton公式进行的：

$$Q=V_1（T_B-T_I）K_1K_2/T_B（t）dt$$

式中，Q代表心排血量；$V_1$代表注射冰水量；$T_B$代表血液温度；$T_I$代表注射冰水温度；$K_1$代表密度系数；$K_2$代表计算常数；$T_B$（t）dt代表有效时间内血液温度的变化，反映了热稀释曲线下面积。

这些参数的变化对心排血量的测量有着明显地影响，所以，在进行心排血量测量时要注意对这些参数有影响因素的控制。计算常数$K_2$根据仪器的不同制造厂家、导管的不同规格及注入冰水量的不同而不同。注入冰水的量一定要准确。冰水从含冰容器中被抽出后不要超过30秒尽快进行测量。注射时应尽可能快速、均匀，选择在呼吸周期的同一时限（呼气末）连续测量3次，取其平均值。注射应在4秒完成。

在低血压时测定CO的数值，有助于诊断低张力状态（低外周血管阻力）、低CO，或两者皆有；并且测定CO后需进一步了解HR，以便于计算每搏量（SV），以进一步了解CO低是由于HR低还是SV

低的病因。

怎样提高热稀释法测定CO的准确度见下：

（1）增加测量次数：推荐至少测量3次，即便如此，仍有10%差异。

（2）呼吸：由于呼吸对于静脉回流的影响以及心功能的差异，在整个呼吸周期测CO是不同的，最好是在同一时间点（呼气末）进行注射，如果要了解呼吸周期内的平均值，应在呼吸周期内随机选3个时间点测量，然后再取平均值。

（3）当CO过低时：CO越低，测量的误差越大，为了提高低CO时的准确度，必须采用冰水混合物测量，比室温水测量误差减小。

（4）当存在三尖瓣反流时：冷指示剂在三尖瓣处反复循环，可以造成热稀释曲线延长且峰值降低，使测量CO值高于真实值。临床中应结合具体患者综合分析数据。

（5）当存在心内分流时：心内分流使得左、右心CO并不相同，也可以导致CO测量错误，应合理避免在此类患者放置肺动脉导管。

3. 混合静脉血氧饱和度（SvO₂） 混合静脉血是指从全身各部分组织回流并经过均匀混合后的静脉血。从肺动脉内取得的静脉血是最为理想的混合静脉血标本。抽取混合静脉血标本时应首先确定Swan-Ganz导管的顶端在肺动脉内，压力波形显示典型的肺动脉压力波形。气囊应予排空，在气囊嵌顿状态下所抽取的血标本不是混合静脉血标本。

当灌注超过全身氧需求时SvO₂升高，当灌注不足时，氧摄取率增加，SvO₂降低，因此SvO₂降低提示氧输送不足（贫血、CO低）或氧耗量增加（高热、呼吸做功增加等）。

## 考点4 脉波指示剂连续心排血量（PiCCO）测定及临床应用——参数意义

1. 心功能判断

（1）心排血量/心脏指数（CO/CI）：注一次冰水就可以显示出两者的精确数值；以后仅需每6~8小时校正1次就可以连续显示。

（2）全心射血分数（GEF）：热稀释法测量的CO与全心舒张末总容积量（GEDV）的1/4的比值即全心射血分数（GEF）。与超声比对，左心室收缩功能不全的患者全心射血分数一般为18%~20%。

（3）dPmax：dPmax是△P/△tmax的缩写。这个参数表明在收缩期左心室压力上升的速度。它是左心室收缩力的近似值。除了CFI，dPmax也可以用于指导正性肌力和血管活性药物的临床应用。

2. 心脏舒张末总容积量（global end diastolic volume，GEDV）

（1）原理：冷指示剂从注射到采样的时间间隔是平均传输时间，和CO及胸腔内总热容积有关，后者是血管内及血管外容积之和，即心脏和肺的容积。

热稀释曲线下降部分的时间，即指数下降时间，和CO及最大腔室容积相关，后者就是肺内热容积，包括肺血容量及血管外肺水。

GEDV：胸腔内热容积减去肺内热容积，得到心脏4个腔室的容积。胸腔内血容积（ITBV）：GEDV约占ITBV4/5。GEDV是能较准确地反映心脏前负荷的指标，可以不受呼吸和心脏功能的影响，较好地反映心脏的前负荷水平。

（2）局限性：GEDV等参数测定依赖单一温度稀释技术获得，其准确性易受外源性液体、指示剂注射不当、心内分流、温度额外丢失、体温变差过大、非规范的注射部位、主动脉瓣关闭不全、心脏压塞等因素的不同程度的影响。

在给左心室功能减退伴有中度容量不足的患者补充液体时，发现ITBV和GEDV不如PAOP、CVP敏感，其机制可能与左心室功能减退患者心腔多有扩大和顺应性降低，腔径变化不如压力变化明显有关，因此仍应注重使用充盈压监测。

3. 血管外肺水（EVLW）　PiCCO能对患者是否存在肺水肿通过EVLW来判断，是PiCCO比肺动脉导管特殊优势之一。总的肺水量是由肺血的含水量和血管外肺水量组成，EVLW指的是分布于肺血管外的液体，该液体由血管滤出进入组织间隙的量，由肺毛细血管内静水压，肺间质静水压，肺毛细血管内胶体渗透压和肺间质胶体渗透压所决定，是目前监测肺水肿较好的量化指标。计算单一冷指示剂EVLW的函数公式如下：

EVLW=ITTV-ITBV。血管外肺水指数（EVLWI）>7ml/kg作为肺水肿阈值的敏感度为86%。

临床可用的肺血管通透性指标（PVPI）是肺水同胸内血容量之比（EVLW/ITBV）。正常比值是0.25，严重损伤比值可高达1.5。

4. 每搏量呼吸变化率（SVV）

（1）意义：PiCCO能对患者液体反应性通过每搏量变异（SVV）来判断，是PiCCO比肺动脉导管特殊优势之一。SVV是由正压通气引起左心室排血量发生周期性改变，可用来判断容量反应性。因为心排血量与前负荷之间不是线性关系，因此准确判断扩容后心排血量能否增加至关重要。通过SVV而不是通过容量负荷试验，就可避免过多的容量负荷，对心功能或肾功能不全的患者尤为重要。

（2）原理：SVV指的是在机械通气期间，最大的每搏量（$SV_{max}$）与最小的每搏量（$SV_{min}$）之差值与每搏量平均值（$SV_{mean}$）相比获得的，计算公式为SVV=（$SV_{max}-SV_{min}$）/$SV_{mean}$×100%，其中$SV_{mean}$=（$SV_{max}+SV_{min}$）/2。SVV来自心脏和肺的相互作用，正压通气过程中随着胸腔内压力升高或降低的周期性变化，左心室每搏量（stroke volume，SV）在正压通气时随呼吸发生相应的周期性改变是因为机械通气期间，吸气相时胸膜腔压力增加，从而使静脉回流减少，右心房和右心室前负荷降低，继而右心室每搏量减少。通过肺循环传递这一效应，左心室的每搏量在吸气相达到峰值，而在呼气相降至最低。当血容量不足（左心室前负荷低）时，左心室处于Frank-Starling曲线的上升段，由机械通气导致的每搏量变化比血容量正常时更为显著。根据此原理，还可以监测收缩压力变异（systolic pressure variation，SPV）和脉搏压力变异（pulse pressure variation，PPV）等指标，后两者也具有与SVV相似的意义。

（3）局限性：SVV的测定除要求呼吸机控制通气外，还易受潮气量及是否存在心律失常的影响，SVV有如下局限：SVV不能用于自主呼吸的患者；不能用于具有心律失常的患者；不同的潮气量会影响SVV的阈值，当潮气量<8ml/kg时，不能作为预测液体治疗效果的指标；若是患者有肺源性心脏病，尚不能解释SVV的意义；不同的监测系统进行动脉波形计算方法不同，得出的SVV不同。因此，不能仅仅依据SVV预测液体治疗的效果，还要根据患者的病情以及其他血流动力学参数做出综合判断。

### 考点5　超声多普勒技术

1. 心脏超声在重症患者中应用的特殊性

（1）容量反应性的评估需要多个参数的测量。

（2）左心室、右心室内径大小的变化对容量反应性的预测不可靠。

（3）相关容量反应性指标仅仅在感染性休克和围术期患者被证明有效。

（4）当患者存在心律失常或自主呼吸时，应用心肺相互作用的指标评估容量反应性可能不准确，此时被动抬腿试验可能是有用的方法。

（5）必须考虑自主呼吸与间歇正压通气对指标影响的不同。

### 考点6 心阻抗血流图

心阻抗血流图（impedance cardiogram，ICG）是用电生物阻抗技术测定心输出量，评判心脏功能的无创性方法。利用心动周期于胸部电阻抗的变化来测定左心室收缩时间（systolic time interval，STI）和计算出每搏量，然后再演算出一系列心功能参数。ICG是一项无创伤性的方法，操作简单、安全。可动态连续监测CO及与其有关的血流动力学参数，最新研制的阻抗血流图仪能显示和打印16个测定和计算参数及心功能诊断和治疗图。

（1）总阻抗图△Z。总阻抗图包括A波、C波及V波，其临床意义不大，仅作参考，一般不测量。

（2）心阻抗微分图（dz/dt）

①A波（Adz/dt），又称房缩波。它位于心电图P波之后，与第四心音（$S_4$）相对应，其产生与心房收缩有关。主要反映左室舒张末容积的变化，是评价左室顺应性的指标。正常人A波振幅≤1/3c波，增高时，提示左室顺应性减退。

②C波（Cdz/dt），又称室缩波。它位于心电图QRS波之后，是微分图中波幅最大的波，其产生与心室收缩时主、肺动脉射血有关。正常人C波振幅为1.5~3Ω/s。当心肌收缩力增强，心输出量增多时C波增高，反之亦然。心室收缩不协调时，C波可出现切迹或者双峰。

③O波（Odz/dt），又称室舒波。它位于心电图T波之后，与ACG的O点和心音图左房室瓣开瓣音（OS）相对应。O波代表左房室瓣开放，心室开始充盈。其反映舒张早期心室容积的变化以及心室舒张功能状态。正常人O波振幅4C波，如果振幅增高，甚至＞C波，则提示左心功能减退。

④B点：为心室射血始点。它是C波的起点，代表半月瓣开放，心室开始射血。如果B点不清楚，需用C波15%高度校正。

⑤X点：为心室射血终点。它位于C波之后，是dz/dt的最高点，与心音图主动脉瓣成分（$A_2$）相对应，代表左心室射血结束。

⑥Y点：为肺动脉瓣关闭点。它位于X点之后，与肺动脉瓣成分（$P_2$）相对应，代表右心室射血完毕。

⑦E点：为心室的充盈点。它位于O波之后，与心音图$S_3$相对应，代表心室快速充盈期结束和缓慢充盈期开始的标志点。

# 第二节　氧动力学与氧代谢监测

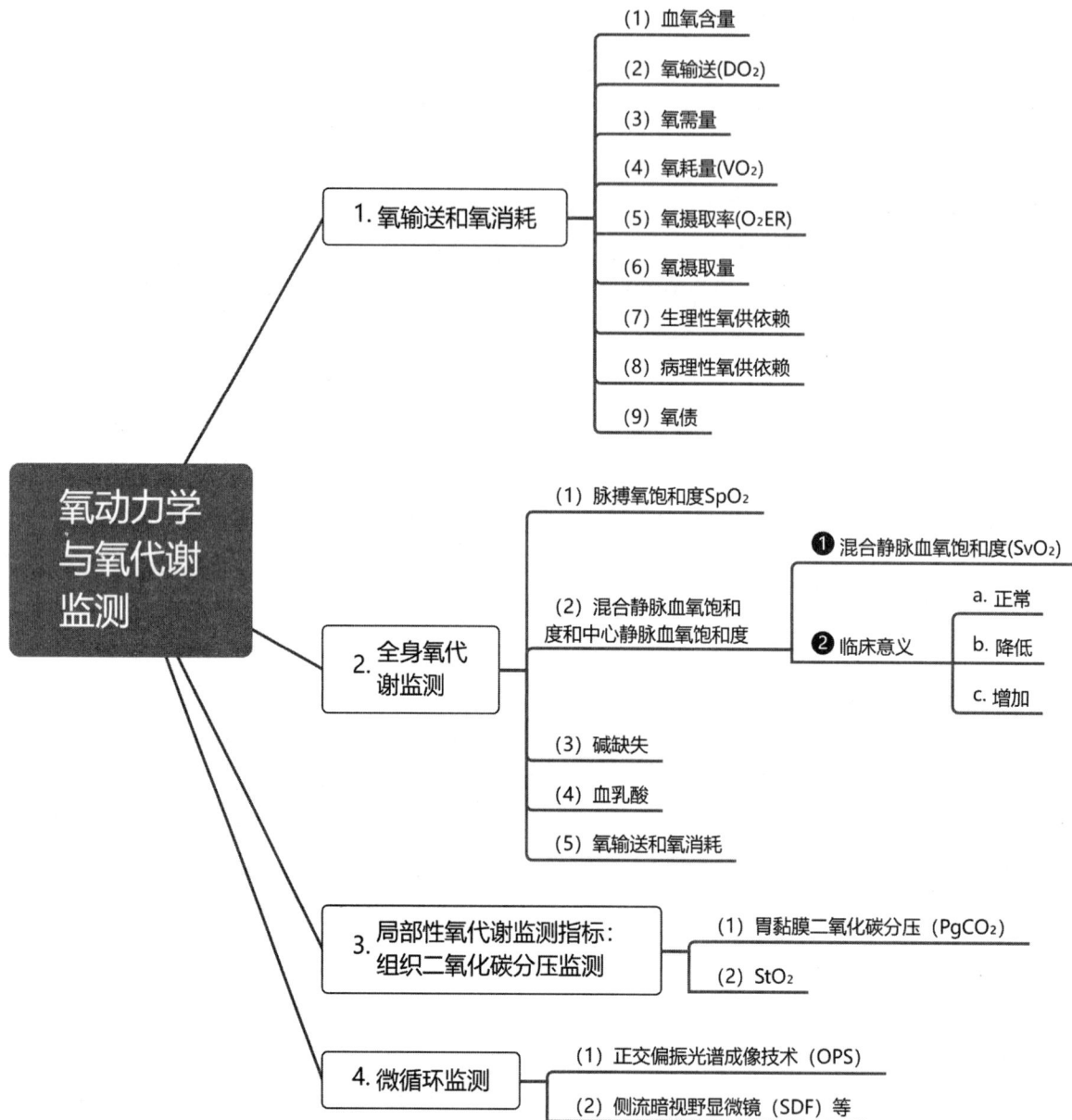

```
                                    ┌── (1) 血氧含量
                                    ├── (2) 氧输送(DO₂)
                                    ├── (3) 氧需量
                                    ├── (4) 氧耗量(VO₂)
                    1. 氧输送和氧消耗 ──┼── (5) 氧摄取率(O₂ER)
                                    ├── (6) 氧摄取量
                                    ├── (7) 生理性氧供依赖
                                    ├── (8) 病理性氧供依赖
                                    └── (9) 氧债

                                    ┌── (1) 脉搏氧饱和度SpO₂
                                    │                              ❶ 混合静脉血氧饱和度(SvO₂)
氧动力学          2. 全身氧代         ├── (2) 混合静脉血氧饱和                    ┌── a. 正常
与氧代谢 ─────────┤    谢监测          │      度和中心静脉血氧饱和度  ❷ 临床意义 ─┼── b. 降低
监测              │                  │                                        └── c. 增加
                 │                  ├── (3) 碱缺失
                 │                  ├── (4) 血乳酸
                 │                  └── (5) 氧输送和氧消耗
                 │
                 │  3. 局部性氧代谢监测指标：┌── (1) 胃黏膜二氧化碳分压 (PgCO₂)
                 ├──   组织二氧化碳分压监测 └── (2) StO₂
                 │
                 └── 4. 微循环监测 ──┬── (1) 正交偏振光谱成像技术 (OPS)
                                    └── (2) 侧流暗视野显微镜 (SDF) 等
```

📝 **考点1　氧输送和氧消耗**

1. **血氧含量**　血氧含量指100ml血液所携带氧的数量。动脉血氧含量（arterial oxygen content，$CaO_2$）指100ml动脉血中氧的数量，等于动脉血中血红蛋白（Hb）结合的氧和溶解在血中的氧的总和，正常的动脉血氧含量约20ml$O_2$/dl，因为溶解在血中的氧含量低，所以$CaO_2$约等于动脉血中血红蛋白结合的氧。1g血红蛋白在完全饱和情况下可以结合1.34ml的氧，但这种结合能力受很多因素影响，其中最重要的是氧分压。血液中血红蛋白的量及其结合氧的能力便决定了血氧含量。$CaO_2 = (1.34 \times Hb \times SaO_2) + (0.0031 \times PaO_2) \approx 1.34 \times Hb \times SaO_2$。

2. **氧输送**　氧输送（oxygen delivery，$DO_2$）指每分钟机体通过循环系统向全身组织输送的氧量，等于心排血量与动脉血氧含量的乘积。正常的氧输送约1000ml/min。$DO_2$（ml/min）=心排血量

（cardiac output，CO）×$CaO_2$×10。

3. 氧需量　氧需量（oxygen demand，$DO_2$）是指组织代谢所需要的氧量，即满足机体所有组织进行气血交换、维持有氧代谢对氧的需求量。其值大小取决于机体的代谢状态，临床上难以测定。生理情况下，氧需量应与氧耗量相等，其值约占$DO_2$的25%。

4. 氧耗量（oxygen consumption，$VO_2$）　指全身组织细胞在代谢过程中每分钟实际消耗的氧量，即组织所摄取的氧含量，等于动脉系统输送到机体的氧与由静脉系统回送到心脏的氧的含量之差。$CvO_2$代表组织代谢后循环血液中剩余的氧。$VO_2 = DaO_2 - DvO_2 = (CO \times CaO_2 - CO \times CvO_2) \times 10$。

5. 氧摄取率　氧摄取率（oxygen extraction ratio，$O_2ER$）指全身组织从输送的氧中所提取利用的比率，即组织对氧的利用率。$O_2ER = (CaO_2 - CvO_2)/CaO_2$。

6. 氧摄取量　动静脉氧差（$CaO_2 - CvO_2$），指组织从流入的每分升血液中所摄取的氧量。

7. 生理性氧供依赖　当$DO_2$在一定范围内变化时，$VO_2$保持恒定，即氧供增加时，$O_2ER$下降，而氧供下降时，$O_2ER$增加，机体通过$O_2ER$的改变来代偿氧供的改变，以维护机体$VO_2$恒定，此时氧耗仍然等于氧需，无氧债发生，称为非氧供依赖性氧耗。当$DO_2$降至临界水平以下时，机体的氧摄取率将增加至最大。随着氧供的进一步下降，氧耗将随之下降，$VO_2$则随$DO_2$一并呈线性下降，该现象称为氧供依赖性氧耗或生理性氧供依赖（physiological oxygen supply dependency）。

8. 病理性氧供依赖　在病理条件下，当$DO_2$处于正常或高于临界值时，$VO_2$仍随$DO_2$增加而呈线性依赖关系，即$DO_2$的上升与$O_2ER$的增高也不能满足机体的氧耗，称为病理性氧供依赖（pathological oxygen supply dependency）。

9. 氧债　正常情况下氧耗量与氧需量相等。当氧供不足、$O_2ER$达最大限度或氧利用障碍时，氧耗量仍低于氧需量，两者之差即为氧债。

### 📝 考点2　全身氧代谢监测

1. 脉搏氧饱和度　脉搏氧饱和度（$SpO_2$）主要反映氧合状态，可在一定程度上表现组织灌注状态。重症患者常存在低血压、四肢远端灌注不足、氧输送能力下降或者给予血管活性药物的情况，影响$SpO_2$的精确性。

2. 混合静脉血氧饱和度和中心静脉血氧饱和度　混合静脉血氧饱和度（$SvO_2$）指由肺动脉血中所测得的血氧饱和度。$SvO_2$是来自全身血管床的混合静脉血氧饱和度的平均值，反映了周身氧供应和氧需要的平衡，可判断组织的氧合状态。通过纤维光导肺动脉导管可连续监测$SvO_2$，以判断危重症患者氧释放和组织从血液中摄取氧的能力。监测$SvO_2$或$ScvO_2$的临床意义如下。

（1）正常：心肺功能正常，能输送适当氧饱和度的血流至组织。正常$SaO_2$为95%~100%、$SO_2$为75%，表明25%的氧为组织利用，而75%的血红蛋白回到右心时仍为氧饱和。

（2）降低：表明氧需要量超过了氧供应量。当<60%时，需鉴别是心脏功能不全或因呼吸功能不全所致。可同时监测$SpO_2$，如$SpO_2$正常，则能排除组织氧输送的肺部因素；如$SpO_2$降低，则可能与肺部病变加重或机械通气机系统有关；如排除呼吸系统因素，则需测定CO。如CO降低，则需估计CO的组成部分——心率和每搏量，尤其是前负荷、后负荷和收缩力。

（3）增加：>80%时表明氧供应量增加，组织氧需要量下降或组织不能利用氧。氧供应量的增加，常伴有$SpO_2$、动脉血氧分压（$PaO_2$）、CO或血红蛋白的增加。组织对氧需要量降低见于代谢率降低，如体温降低、麻醉、使用过量的镇静药和睡眠。脓毒症晚期，组织水平的毒性效应常导致氧利用下降，从而使$SvO_2$增加。

3. **碱缺失**　标准条件下[38℃，$CO_2$分压5.32kPa（40mmHg），血氧饱和度量100%]，将血液滴定至pH7.4所需的酸碱量。它是人体代谢性酸碱失衡的定量指标，加酸量为BE正值，系代谢性碱中毒；加碱量EB为负值，系代谢性酸中毒。正常值：（0±2）mmol/L。血气分析中的碱缺失水平能反映全身无氧代谢的状况和组织酸中毒的程度，按数值可分为正常（−2~2mmol/L），轻度（−5~−3mmol/L），中度（<−9~−6mmol/L），重度（≤−10mmol/L）。

4. **血乳酸**　高乳酸血症是机体缺氧的重要标志，这对临床氧代谢状况的判断意义重大，常是机体组织缺氧的重要标志。正常人中血液乳酸水平约为1mmol/L。在缺氧环境下，由于丙酮酸不能进入三羧循环氧化而被大量还原为乳酸，故可根据乳酸浓度的高低来判定缺氧的程度。肝功能正常的状况下，血乳酸越高说明组织缺氧越严重。因此，通过检测血乳酸浓度可较好地反映组织的缺氧程度。

虽然血乳酸是反映组织缺氧的敏感指标，但单次的乳酸测定有许多不足，动态观察乳酸变化即计算乳酸清除率比单次的乳酸测定更为重要和准确。尤其是在重症患者的最初复苏阶段，存活者的乳酸清除率明显高于死亡者，高乳酸清除率者的休克发生率、病死率均明显低于低乳酸清除率者，说明是乳酸清除率而不是初始血乳酸浓度对评估预后具有较高的临床价值，早期乳酸清除率特别是6h的清除率低是预后不良的独立预测因素。

5. **氧输送和氧消耗**　Shoemaker把心脏指数（CI）>4.5L/（min·m²）、$DO_2$>600ml/（min·m²）及氧消耗>170ml/（min·m²）作为高危手术患者的复苏目标，实现复苏目标的患者只有4%的死亡率，而未达标的患者死亡率高达33%。目前的研究发现从正常或超氧输送目标中受益的都是休克发生前的高危患者（如手术，大创伤）而非已发生休克的患者。对于可能发生休克的高危患者，监测氧消耗和氧输送并尽快实现氧输送的正常化或超正常化，但对已经发生休克的患者，可实现氧输送的正常化，不用实现超氧输送。

### 📝 考点3　局部性氧代谢监测指标——组织二氧化碳分压监测

1. **胃黏膜二氧化碳分压（$PgCO_2$）**　$PgCO_2$为众多组织二氧化碳分压监测技术中最成熟、最常用的技术，是测定局部氧代谢情况的一种手段。胃肠上皮细胞特别是绒毛顶部的上皮细胞对缺血缺氧非常敏感，缺血仅数分钟即可坏死。胃肠是全身各脏器中对缺血缺氧最敏感和最不耐受的器官之一，如果胃肠部位的氧代谢是良好的，那么可以表明其部位各器官的氧供是可能良好的。在低氧血症时，通过水解无氧产生的ATP，细胞内浓度增加。伴有组织内$CO_2$生成的增加。应用胃张力计来有效地监测组织中二氧化碳分压（$PCO_2$）的增加。

胃张力计是一项相对无创伤性技术，通过一个充满液体的囊与胃（肠）黏膜之间的$CO_2$平衡，随后测定胃（肠）黏膜的$PCO_2$。当氧代谢率细胞呼吸商所决定时，组织正常产生$CO_2$。而在低氧血症时，由于无氧代谢的缘故，$CO_2$产生过多，大量氢离子在细胞质内累积，并被组织中的碳酸氢盐（$HCO_3^-$）所缓冲。故胃张力计可在细胞性低氧血症时监测组织中$CO_2$的增加。

胃肠道黏膜在氧合状态良好时不易发生创伤。这与胃肠道黏膜的逆向微循环有关，毛细血管的弥散分流的结果则使小肠绒毛顶端的$PO_2$低于绒毛基底部的$PO_2$。逆向血管系统是肾和内脏微循环的特征。这种系统有利于吸收溶质，但在低氧血症时则处于不利的地位。故胃肠道和肾被称为"警惕的前哨器官"，因为在休克、心排血量降低或在脓毒血症时，所释放出潜在的血管活性物质可使这些器官在早期出现功能损伤的表现。胃张力计可直接测定胃肠黏膜的pH。胃黏膜内pH（pHi）和$PgCO_2$能够反映肠道组织的血流灌注情况和病理损害，同时能够反映出全身组织的氧合状态，对评估复苏效果和评价胃肠道黏膜内的氧代谢情况有一定的临床价值。

2. 大鱼际肌组织氧饱和度（$StO_2$）　是指在鱼际肌等组织内氧合血红蛋白与总血红蛋白的比例，可用近红外线分光光度法（near-infrared spectroscopy，NIRS）进行监测。

# 第三节　循环系统功能障碍的治疗

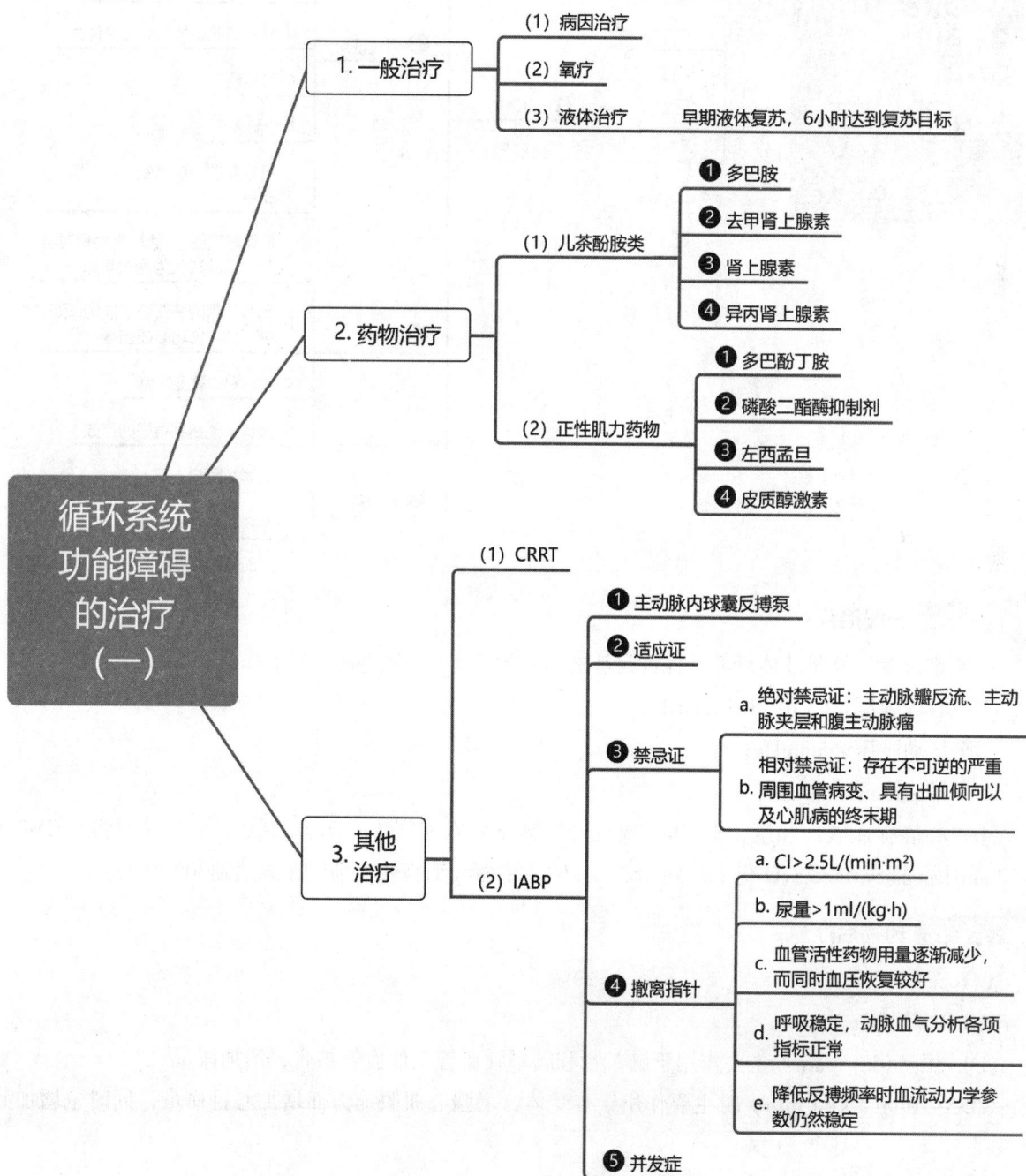

循环系统功能障碍的治疗（一）

- 1. 一般治疗
  - (1) 病因治疗
  - (2) 氧疗
  - (3) 液体治疗　早期液体复苏，6小时达到复苏目标
- 2. 药物治疗
  - (1) 儿茶酚胺类
    - ❶ 多巴胺
    - ❷ 去甲肾上腺素
    - ❸ 肾上腺素
    - ❹ 异丙肾上腺素
  - (2) 正性肌力药物
    - ❶ 多巴酚丁胺
    - ❷ 磷酸二酯酶抑制剂
    - ❸ 左西孟旦
    - ❹ 皮质醇激素
- 3. 其他治疗
  - (1) CRRT
  - (2) IABP
    - ❶ 主动脉内球囊反搏泵
    - ❷ 适应证
    - ❸ 禁忌证
      - a. 绝对禁忌证：主动脉瓣反流、主动脉夹层和腹主动脉瘤
      - b. 相对禁忌证：存在不可逆的严重周围血管病变、具有出血倾向以及心肌病的终末期
    - ❹ 撤离指针
      - a. $CI > 2.5 L/(min·m^2)$
      - b. 尿量 $> 1 ml/(kg·h)$
      - c. 血管活性药物用量逐渐减少，而同时血压恢复较好
      - d. 呼吸稳定，动脉血气分析各项指标正常
      - e. 降低反搏频率时血流动力学参数仍然稳定
    - ❺ 并发症

❶ 体外肺膜氧合，通过体外设备全部或部分替代心肺功能

❷ 模式分类
- a. 静脉-动脉体外氧合(VA-ECMO模式)
- b. 静脉-静脉体外氧合(VV-ECMO模式)

❸ 适应证
- a. 心脏手术前改善心功能
- b. 人工心脏，等待心脏移植
- c. 心脏手术后的心源性休克
- d. 急性心肌梗死后心源性休克
- e. 肺栓塞
- f. 心肺复苏
- g. 可恢复的心肌病变，如心肌炎等

❹ 禁忌证
- a. 机械呼吸治疗超过7天为相对禁忌，超过10天为绝对禁忌
- b. 已有严重的脏器功能损伤，如脑、肺、肾功能损伤等
- c. 长时间的重度休克
- d. 预计不能得到很好的疗效

❺ 并发症
- a. 机体并发症
- b. 系统机械并发症

循环系统功能障碍的治疗（二） — 3.其他治疗 — (3) ECMO

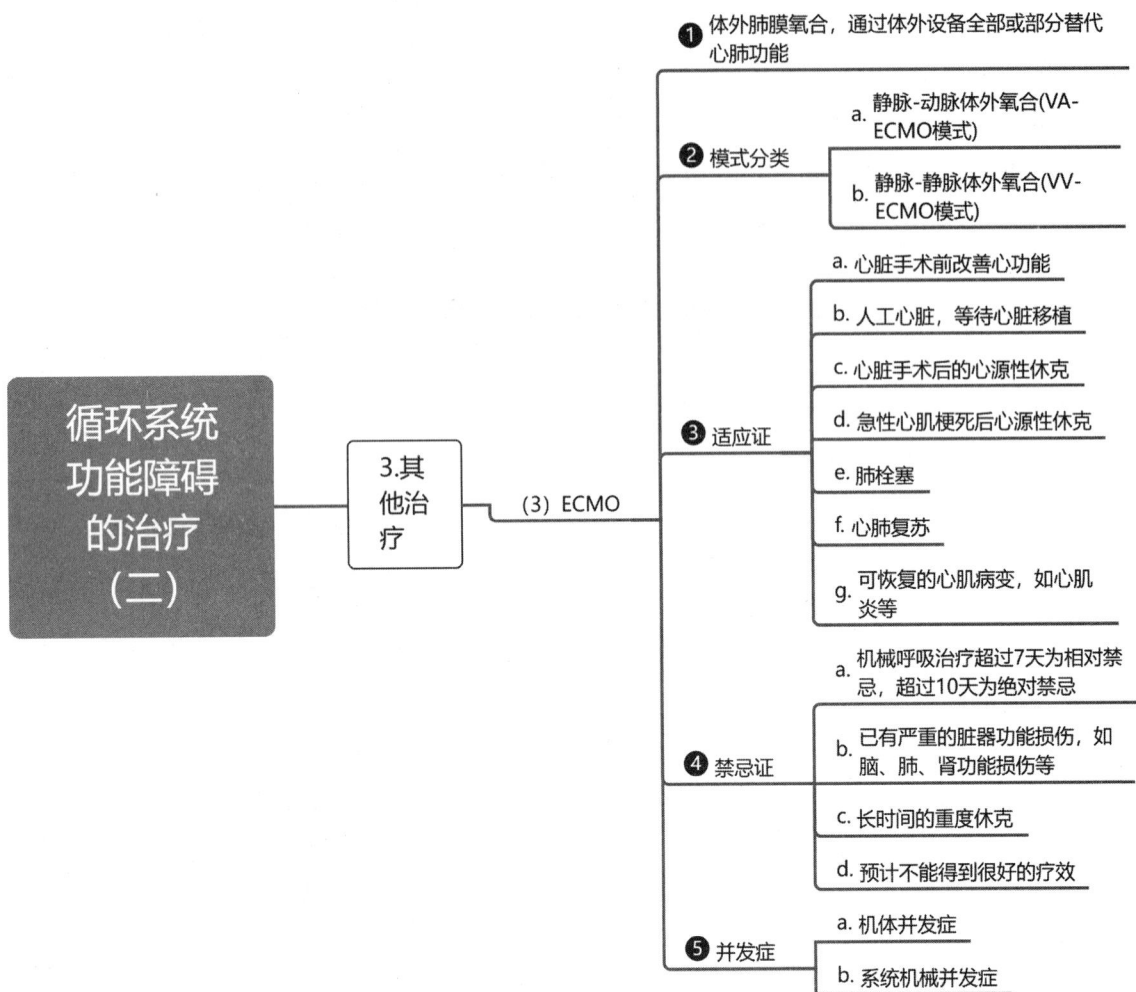

## 考点1 一般治疗

1. 液体治疗  早期液体复苏，保证足够的组织灌注，6小时达到复苏目标：

①中心静脉压（CVP）8~12mmHg；

②平均动脉压>65mmHg；

③尿量>0.5ml/（kg·h）；

④中心静脉血氧饱和度（$ScvO_2$）或混合静脉血氧饱和度（$SvO_2$）>70%；若液体复苏后CVP达8~12mmHg，而$ScvO_2$或$SvO_2$仍未达到70%，需输注浓缩红细胞使血细胞比容达到30%以上。

## 考点2 药物治疗

1. 儿茶酚胺类

（1）多巴胺

①1~3μg/（kg·min）主要作用于脑、肾和肠系膜血管，使血管扩张，增加尿量。

②>3~10μg/（kg·min）时主要作用于β受体，增强心肌收缩力而增加心排血量，同时也增加心肌氧耗。

③>10μg/（kg·min）时兴奋血管α受体，收缩血管。

（2）去甲肾上腺素

升压作用很强，主要通过兴奋 $\alpha_1$ 受体收缩外周血管，通过 $\beta_1$ 受体增加心率和心肌收缩力，总的血流动力学效果是增加全身动脉压、心肌收缩力和心排血量。起始剂量为0.05μg/（kg·min），每3~5分钟增加0.05~0.10μg/（kg·min），最大量为1~2μg/（kg·min），继续增加剂量会增加心脏后负荷。

（3）肾上腺素

①对 $\alpha$、$\beta$ 受体无选择性，可增强心肌收缩力、增快心率、收缩血管，提高平均动脉压。

②起始剂量为0.05μg/（kg·min），每3~5分钟增加0.05~0.10μg/（kg·min），最大量为2μg/（kg·min），维持平均动脉压（MAP）>65mmHg。

③可引起心肌耗氧量增加、心动过速及心律失常，对内脏血管的作用也不确定，可能引起肠系膜缺血。

（4）异丙肾上腺素

①非选择性的肾上腺素受体激动药，对 $\beta_1$ 受体及 $\beta_2$ 受体均有强大的激动作用。

②使心肌收缩力增强、心率增快，传导加速，心排出量和心肌耗氧量均增加；激动血管平滑肌 $\beta_2$ 受体，使骨骼肌血管明显舒张，肾、肠系膜血管及冠状动脉不同程度舒张。

③可引起室性心律失常及心室颤动。

2. 正性肌力药物

（1）多巴酚丁胺

①非选择性 $\beta$ 受体激动药，$\alpha$ 效应弱。激动 $\beta_1$ 受体增加心肌收缩力，改善心肌舒张功能，增加心排血量。

②可作用 $\beta_2$ 受体改善肠黏膜血管的血流分布，提高感染性休克患者的肠黏膜pHi增加肌酐清除率，改善肝、肾等脏器的灌注。

（2）磷酸二酯酶抑制剂

通过抑制磷酸二酯酶Ⅲ和增加心肌细胞内环磷酸腺苷（cAMP）浓度来改善心肌收缩和扩张功能，降低体、肺血管阻力，不增加心肌耗氧量。代表药物有米力农、氨力农。

（3）左西孟旦。与肌钙蛋白C（TnC）结合，增加TnC与 $Ca^{2+}$ 复合物的构象稳定性，促进横桥与细肌丝的结合，增强心肌收缩力。负荷剂量为6~12μg/kg，维持剂量为0.05~0.2μg/（kg·min）。

（4）皮质醇激素。建议对感染性休克成年人患者，若充分液体复苏和缩血管治疗可恢复血流动力学稳定，则不用皮质醇激素；若不能恢复稳定，则建议给予氢化可的松200mg/d持续静脉滴注。

### 📝 考点3　其他治疗

1. CRRT　肾替代治疗（RRT）是利用血液净化技术清除溶质，以替代受损肾功能以及对脏器功能起保护支持作用的治疗方法。将治疗持续时间≥24小时的RRT成为连续肾替代治疗（CRRT）。

原理：通过对流、弥散、吸附及超滤作用，模拟肾小球工作方式，清除体内部分有害成分，调节体内水分、电解质以及酸碱性等的平衡状态，维持内环境稳定。

2. 主动脉球囊反搏术（IABP）　主动脉内球囊反搏泵，将球囊至于锁骨下动脉下2~3cm与肾动脉开口之间的主动脉内，随心动周期相应的充盈扩张和排空，使血液在主动脉内发生时相性变化。在心室舒张期球囊充气，主动脉内舒张压增高，使冠状动脉血流增加，改善心肌的供血和供氧；在心室收缩期球囊放气，主动脉内压力下降，减轻左心室后负荷，增加心排血量，减少心肌氧耗。

（1）适应证：对于难治性心力衰竭、心源性休克、急性心肌缺血等疾病患者，如果心脏指数（CI）<2L/（min·m²）、平均动脉压<8.0kPa、体循环阻力>2100dgne、左心房压>2.7kPa、尿量<20ml/h或末梢循环差，在积极治疗血流动力学仍不稳定时，可尽早使用IABP辅助治疗。

（2）禁忌证：绝对禁忌证为主动脉瓣反流、主动脉夹层和腹主动脉瘤；相对禁忌证为存在不可逆的严重周围血管病变、具有出血倾向以及心肌病的终末期。

（3）撤离指针：①CI>2.5L/（min·m²）；②尿量>1ml/（kg·h）；③血管活性药物用量逐渐减少，而同时血压恢复较好；④呼吸稳定，动脉血气分析各项指标正常；⑤降低反搏频率时血流动力学参数仍然稳定。

（4）并发症：出血（下肢缺血最常见）、血管夹层、栓塞，长期留置可引起下肢缺血甚至导致截肢、感染（包括穿刺部位的感染，导管感染或菌血症）、气囊破裂等。

3. ECMO　体外肺膜氧合，通过体外设备全部或部分替代心肺功能。原理：将体内的静脉血引出体外，经过特殊材质人工心肺旁路氧合后注入患者动脉或静脉系统起到部分心肺替代作用，维持人体脏器组织氧合。

（1）模式分类：静脉–动脉体外氧合（VA-ECMO模式）；静脉–静脉体外氧合（VV-ECMO模式）。

（2）适应证（常用于药物治疗无效和IABP不适用的顽固性心力衰竭患者）：①心脏手术前改善心功能；②人工心脏，等待心脏移植；③心脏手术后的心源性休克；④急性心肌梗死后心源性休克；⑤肺栓塞；⑥心肺复苏；⑦可恢复的心肌病变，如心肌炎等。

（3）禁忌证：①机械呼吸治疗超过7天为相对禁忌，超过10天为绝对禁忌，因为长时间的机械通气造成了肺组织的纤维化和严重的气压伤等不可逆的损伤；②已有严重的脏器功能损伤，如脑、肺、肾功能损伤等；③长时间的重度休克；④预计不能得到很好的疗效。

（4）并发症：①机体并发症：出血，尤以颅内出血最为严重；感染、溶血、肾功能不全等。②系统机械并发症：氧合器氧合不佳、血泵功能异常、肺膜血浆渗透等。

# 第4章 肾功能障碍

## 第一节 肾功能障碍的监测

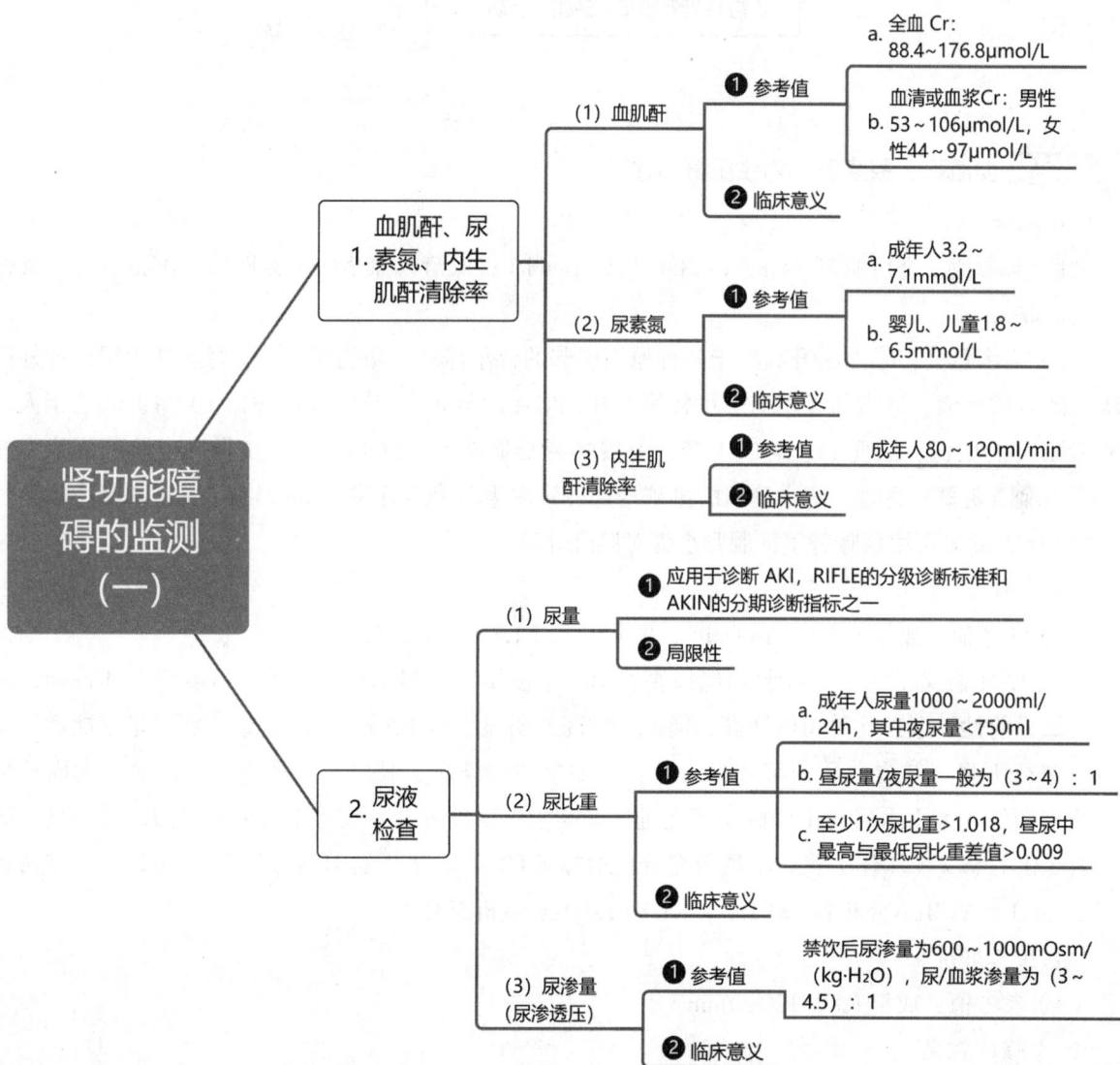

```
肾功能障碍的监测（一）
├── 1. 血肌酐、尿素氮、内生肌酐清除率
│   ├── （1）血肌酐
│   │   ├── ❶ 参考值
│   │   │   ├── a. 全血 Cr：88.4～176.8μmol/L
│   │   │   └── b. 血清或血浆Cr：男性53～106μmol/L，女性44～97μmol/L
│   │   └── ❷ 临床意义
│   ├── （2）尿素氮
│   │   ├── ❶ 参考值
│   │   │   ├── a. 成年人3.2～7.1mmol/L
│   │   │   └── b. 婴儿、儿童1.8～6.5mmol/L
│   │   └── ❷ 临床意义
│   └── （3）内生肌酐清除率
│       ├── ❶ 参考值 — 成年人80～120ml/min
│       └── ❷ 临床意义
└── 2. 尿液检查
    ├── （1）尿量
    │   ├── ❶ 应用于诊断 AKI，RIFLE的分级诊断标准和AKIN的分期诊断指标之一
    │   └── ❷ 局限性
    ├── （2）尿比重
    │   ├── ❶ 参考值
    │   │   ├── a. 成年人尿量1000～2000ml/24h，其中夜尿量<750ml
    │   │   ├── b. 昼尿量/夜尿量一般为（3～4）：1
    │   │   └── c. 至少1次尿比重>1.018，昼尿中最高与最低尿比重差值>0.009
    │   └── ❷ 临床意义
    └── （3）尿渗量（尿渗透压）
        ├── ❶ 参考值 — 禁饮后尿渗量为600～1000mOsm/（kg·H₂O），尿/血浆渗量为（3～4.5）：1
        └── ❷ 临床意义
```

```
                                          ❶ 参考值 ──── 成年人：<0.3mg/L，或以尿肌
                          (4) 尿β₂-微                       酐校正为<0.2mg/g肌酐
                          球蛋白
                                          ❷ 临床意义
              2.尿
              液检                                           尿钠排泄分数（FENa）=
              查                                          a. （尿Na/尿Cr）/（血清Na/血
                                          ❶ 公式              清Cr）%
                          (5) 尿钠排泄分
   肾功能障                 数和肾衰竭指数                      b. 肾衰竭指数=尿Na/（尿Cr/
   碍的监测                                                      血Cr）
   （二）
                                          ❷ 临床意义


                                                    (1) 血/尿Cys C（胱抑素C）

                                                    (2) 尿 KIM-1
              3.急性肾损伤的生物标志物
                                                    (3) 血/尿 NGAL

                                                    (4) 尿 IL-18
```

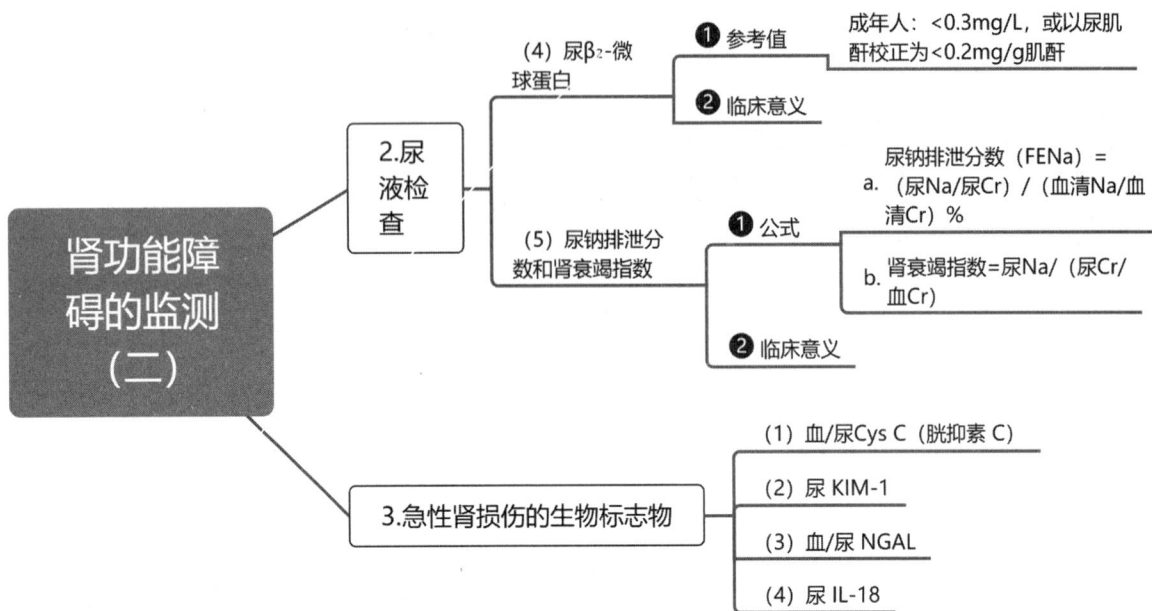

📝 **考点1 血肌酐、尿素氮、内生肌酐清除率**

**1. 血肌酐**

（1）参考值：全血肌酐（Cr），88.4~176.8μmol/L；血清或血浆Cr，男性53~106μmol/L，女性44~97μmol/L。

（2）临床意义：①血Cr升高见于各种原因引起的肾小球滤过功能减退。②肾前性少尿，肾外因素所致的氮质血症，尿素氮（BUN）可较快上升，但血Cr不相应上升，BUN/Cr>10∶1。③老年人、消瘦者Cr可能偏低，因此一旦血Cr上升，要警惕肾功能减退，此时应进一步做内生肌酐清除率检测。④当血Cr明显升高时，肾小管肌酐排泌增加，致内生肌酐清除率（Ccr）超过真正的肾小球滤过率（GFR），此时可用西咪替丁抑制肾小管对肌酐分泌。

**2. 尿素氮**

（1）参考值：成年人3.2~7.1mmol/L；婴儿、儿童1.8~6.5mmol/L。

（2）临床意义：①器质性肾功能损害：BUN浓度增加，提示GFR降低，但敏感性和特异性均较差。②肾前性少尿：此时BUN增高，但血Cr增高不明显，BUN/Cr>10∶1，经扩容尿量多能增加，BUN可自行下降。③蛋白质分解或摄入过多：如急性传染病、高热、上消化道大出血、大面积烧伤、严重创伤、大手术后和甲状腺功能亢进症、高蛋白饮食等会导致血BUN浓度增高，而不具有诊断GFR变化的意义。④作为肾衰竭透析充分性指标 KT/V：K=透析器BUN清除率（L/min），T=透析时间（min），V=BUN分布容积（L），KT/V>1.0 表示透析充分。

**3. 内生肌酐清除率**

（1）参考值：成年人80~120ml/min。

（2）临床意义

①判断肾小球损害的敏感指标，较血Cr能较早反映GFR变化。②评估肾功能损害程度：用于急性肾损伤的分期：RIFLE分级诊断标准之一。用于慢性肾功能障碍的分期：1期（肾衰竭代偿期），Ccr 51~80ml/min；2期（肾衰竭失代偿期），Ccr 20~50ml/min；3期（肾衰竭期），Ccr 10~19ml/min；4期（尿毒症期或终末肾衰竭期），Ccr<10ml/min。③根据Ccr来选择由肾代谢或经肾排出的药物，及

调节药物剂量、给药间隔等。

### 考点2　尿液检查

1. **尿量**　应用于诊断AKI，也是RIFLE的分级诊断标准和AKIN的分期诊断指标之一，但存在一定的局限性。应用利尿药时，敏感性和特异性显著降低；尿量需要精确测量；根据尿量指标诊断，有时过于敏感。

2. **尿比重**

（1）参考值：成年人尿量1000~2000ml/24h，其中夜尿量<750ml，昼尿量/夜尿量一般为（3~4）：1；至少1次尿比重>1.018，昼尿中最高与最低尿比重差值>0.009。

（2）临床意义：①夜尿量>750ml，昼尿量/夜尿量降低，而尿比重及变化率正常，为浓缩功能受损的早期改变；若同时出现，提示浓缩-稀释功能严重受损；若每次尿比重固定在1.010~1.012，表明肾只有滤过功能，而稀释-浓缩功能完全丧失。②尿量少而尿比重增高、固定，是因为原尿生成减少而稀释-浓缩功能相对正常所致，多见于有效循环血量不足所引起的GFR减少，或急性肾小球肾炎等。③尿量明显增多（>4L/24h）而尿比重均低于1.006，为尿崩症的典型表现。

应注意的是，尿比重测量受尿中其他成分干扰，如尿中蛋白、糖、造影剂等晶体性、胶体性物质，可使数值增高，所以上述结果解释时，要具体问题具体分析。

3. **尿渗量（尿渗透压）**

（1）参考值：禁饮后尿渗量为600~1000mOsm/（kg·$H_2O$），尿/血浆渗量为（3~4.5）：1。

（2）临床意义：①判断肾浓缩功能：禁饮8小时后，尿渗量<600mOsm/（kg·$H_2O$），尿/血浆渗量≤1，表明肾浓缩功能障碍。②鉴别肾前性、肾性少尿：肾性少尿时，尿渗量常<350mOsm/（kg·$H_2O$）。

4. **尿$\beta_2$-微球蛋白（$\beta_2$-MG）**

（1）参考值：成年人<0.3mg/L，或以尿肌酐校正为<0.2mg/g肌酐。

（2）临床意义：尿$\beta_2$-MG增多且血$\beta_2$-MG<5mg/L时，提示肾小管损伤。

5. **尿钠排泄分数和肾衰竭指数**

（1）公式：

$$尿钠排泄分数（FENa）=[（尿钠/血钠）/（尿肌酐/血肌酐）]\times100\%$$

$$肾衰竭指数=尿Na/（尿Cr/血Cr）$$

（2）临床意义：肾前性AKI时FENa<1%，肾衰竭指数<1；急性AKI时FENa>2%，肾衰竭指数>1。

### 考点3　急性肾损伤的生物标记物

1. **血/尿胱抑素C（Cys C）**　胱抑素C由120个氨基酸组成的一种内源性小分子，相对分子质量为13 360，经肾小球自由滤过，且不被肾小管排泌，在近曲小管被重吸收并降解。年龄、性别、肌肉体积或饮食等因素对其影响很小。

2. **尿肾损伤分子-1（KIM-1）**　与肾损伤的严重程度相关，对于缺血性或肾毒性导致的肾损伤的早期诊断具有高敏感度，不易受慢性肾疾病和尿路感染的影响。

4. **血/尿中性粒细胞明胶酶相关载脂蛋白（NGAL）**　对于缺血或肾毒性AKI的早期敏感且较特异；预测AKI预后；慢性肾疾病、肾外因素如炎症反应、感染等，可使尿NGAL增加。

5. 尿白介素18（IL-18）　是预测AKI的早期敏感指标，且与AKI严重程度及病死率密切相关；炎症性疾病会影响其对于AKI的敏感性和特异性。

# 第二节　肾功能不全的治疗

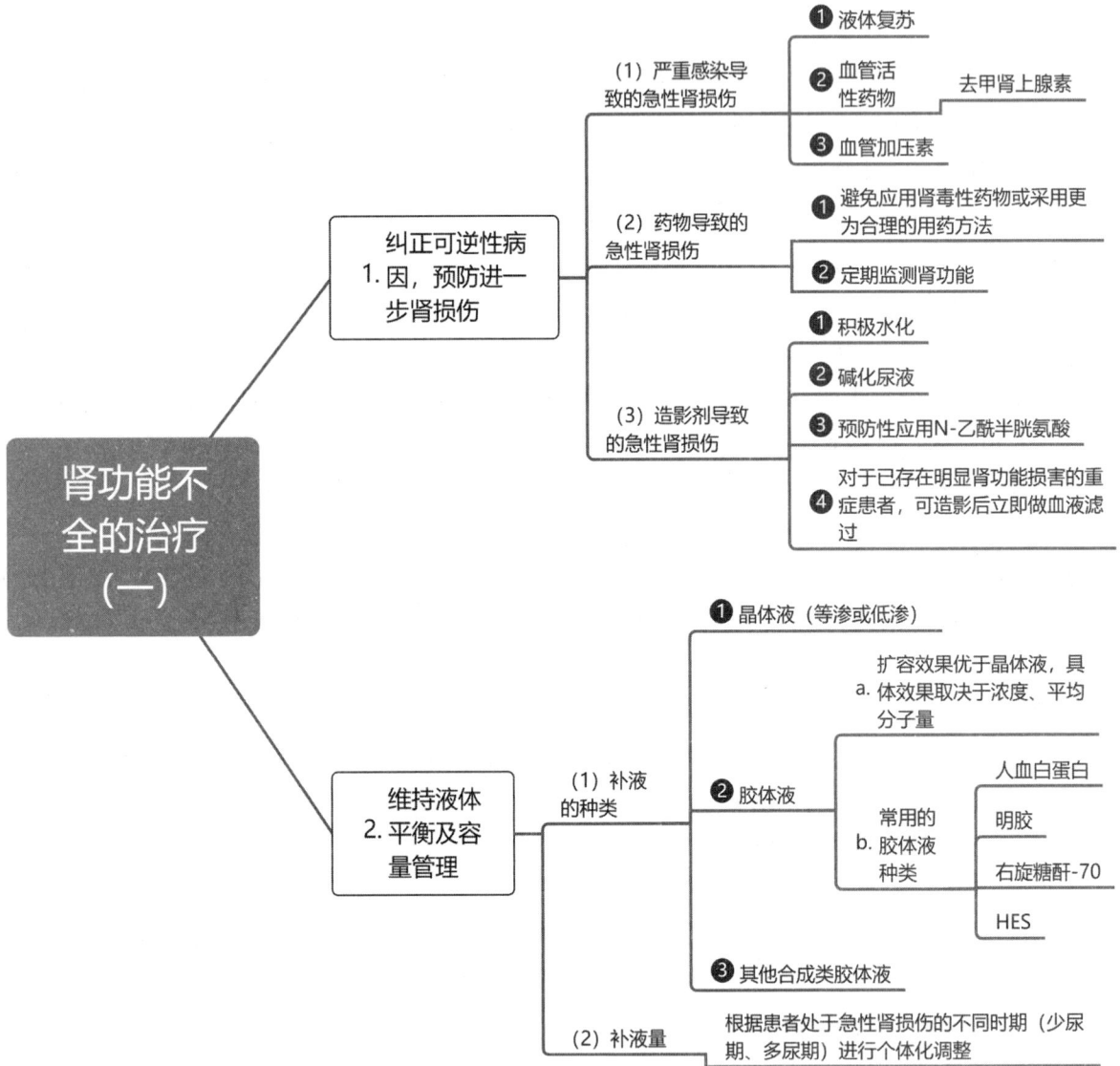

肾功能不全的治疗（一）

1. 纠正可逆性病因，预防进一步肾损伤
- (1) 严重感染导致的急性肾损伤
  - ❶ 液体复苏
  - ❷ 血管活性药物 —— 去甲肾上腺素
  - ❸ 血管加压素
- (2) 药物导致的急性肾损伤
  - ❶ 避免应用肾毒性药物或采用更为合理的用药方法
  - ❷ 定期监测肾功能
- (3) 造影剂导致的急性肾损伤
  - ❶ 积极水化
  - ❷ 碱化尿液
  - ❸ 预防性应用N-乙酰半胱氨酸
  - ❹ 对于已存在明显肾功能损害的重症患者，可造影后立即做血液滤过

2. 维持液体平衡及容量管理
- (1) 补液的种类
  - ❶ 晶体液（等渗或低渗）
  - ❷ 胶体液
    - a. 扩容效果优于晶体液，具体效果取决于浓度、平均分子量
    - b. 常用的胶体液种类
      - 人血白蛋白
      - 明胶
      - 右旋糖酐-70
      - HES
  - ❸ 其他合成类胶体液
- (2) 补液量 —— 根据患者处于急性肾损伤的不同时期（少尿期、多尿期）进行个体化调整

肾功能不全的治疗（二）

- 3.对症及支持治疗
  - (1) 电解质紊乱：最常见、危急的是高钾血症
    - ❶ 钙剂稀释后静脉缓慢注射
    - ❷ 碳酸氢钠溶液或乳酸钠溶液静脉滴注
    - ❸ 应用味塞米促进钾排泄
    - ❹ 口服离子交换树脂
    - ❺ 50%葡萄糖溶液加胰岛素缓慢静脉注射
    - ❻ 肾替代治疗
  - (2) 代谢性酸中毒
    - ❶ 5%碳酸氢钠静脉滴注
    - ❷ 肾替代治疗
  - (3) 饮食和营养 —— 所有分期的AKI患者均给予20~30kcal/(kg·d) 足量营养
  - (4) 其他脏器功能支持

- 4.肾替代治疗
  - (1) 时机 —— 根据血尿素氮、肌酐及尿量进行判断
  - (2) 治疗剂量
    - ❶ 目前认为20~45ml/(kg·h) 的RRT治疗剂量对AKI患者的预后并无明显影响
    - ❷ 建议对于重症感染及感染性休克合并AKI患者选择35~45ml/(kg·h) 的剂量
  - (3) 治疗模式
    - ❶ 持续模式（CRRT）或间断模式（IRRT）
    - ❷ 血液透析
    - ❸ 血液滤过模式
    - ❹ 超滤模式
    - ❺ 多种模式联合

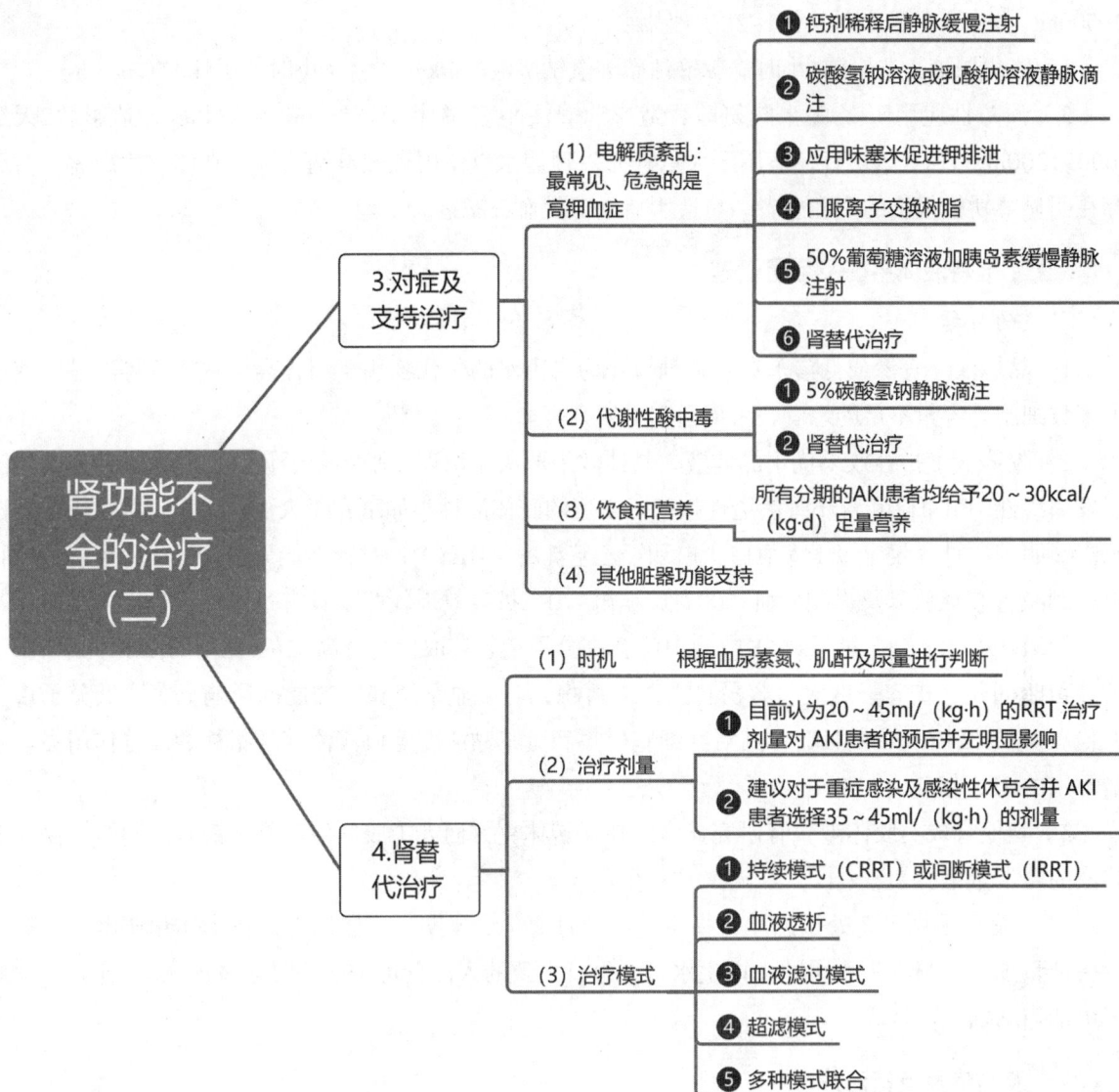

## 考点 1  纠正可逆性病因，预防进一步肾损伤

1. 严重感染导致的急性肾损伤

（1）液体复苏：严重感染时肾低灌注是导致急性肾损伤的重要原因，早期强化的目标性血流动力学管理（EGDT）是纠正肾低灌注的有效途径。若6小时内实现EGDT目标，严重感染患者的病死率显著降低，且急性肾损伤的发生率也明显降低。早期有效地改善肾灌注成为预防严重感染患者发生急性肾损伤的有效途径。就恢复有效循环血量的速度和效率而言，胶体溶液明显优于晶体溶液。

（2）血管活性药物：小剂量多巴胺并无肾保护作用；严重感染的情况下，去甲肾上腺素能够明显改善感染性休克患者的肾小球滤过率，并增加尿量。

（3）血管加压素：一般用于大剂量常规升压药无效的顽固性感染性休克。

2. 药物导致的急性肾损伤  避免应用肾毒性药物或采用更为合理的用药方法；定期监测肾功能。

3. 造影剂导致的急性肾损伤

（1）积极水化：造影前后积极补充等渗生理盐水，一般在注射造影剂前静脉输注生理盐水

250~500ml，之后12~24小时给予1~2L生理盐水。

（2）碱化尿液：造影前1小时静脉输注碳酸氢钠溶液2ml/kg，之后6小时给予1ml/（kg·h）。

（3）预防性应用N-乙酰半胱氨酸：造影前静注N-乙酰半胱氨酸 600~1200mg，造影后2天给予 600~1200mg口服，2次/日，适用于大量补充生理盐水或使用碳酸氢钠溶液受限的重症患者。对于已存在明显肾功能损害的重症患者，可造影后立即做血液滤过。

### 考点2 维持液体平衡及容量管理

1. 补液的种类

（1）晶体液（等渗或低渗）：葡萄糖可作为自由水的替代物用于纠正高渗状态；等渗晶体液用于大多数细胞外容量不足的患者，可能引起血氯升高。

（2）胶体液：扩容效果优于晶体液，具体效果取决于浓度、平均分子量。但是大量补充胶体液会引发高渗性GFR下降和肾小管渗透性损害。常用的胶体液种类如下：①人血白蛋白：可用于低渗性脱水。②明胶：扩容效应短于人血白蛋白和羟乙基淀粉（HES）；对肾功能无损伤效应；可能传播朊病毒、刺激组胺释放以及影响凝血。③右旋糖酐-70：扩容效果较好；具有过敏性，且影响凝血；若应用剂量>1.5g/（kg·d）可导致AKI。④HES：高分子量、高取代级及高C2/C6比率的HES，其在血管内的驻留时间长，扩容强度大；容易在人体内蓄积，对凝血系统和肾功能的影响显著；低分子量、低取代级及低C2/C6比率的HES，其对红细胞聚集和血浆黏滞度等血液流变学指标的改善作用强。目前最常用的HES为HES130/0.4。

（3）其他合成类胶体液：有研究显示，在逆转休克方面人工胶体液和晶体液效力同等，仅人工胶体液的需求量偏少。

2. 补液量　根据患者处于急性肾损伤的不同时期（少尿期、多尿期）进行个体化调整，一般为显性失液量加上非显性失水量减去内生水量，每日大致的入液量可按前一日尿量加500ml计算。发热患者可适当增加入液量。

### 考点3 对症及支持治疗

1. 电解质紊乱　AKI患者可出现多种电解质紊乱，包括高钾血症、低钾血症、低钠血症、低钙血症、高磷血症、高镁血症等，其中最常见及危急的为高钾血症，应及时发现与处理。

血钾超过6.5mmol/L，心电图表现为QRS波增宽等明显的变化时，应予以紧急处理，包括：①钙剂稀释后静脉缓慢注射；②碳酸氢钠溶液或乳酸钠钠溶液静脉滴注，以纠正酸中毒，并同时促进钾离子向细胞内转移；③50%葡萄糖溶液加胰岛素缓慢静脉注射，可促进糖原合成，使钾离子向细胞内移动；④应用呋塞米促进钾排泄；⑤口服离子交换树脂；⑥上述治疗措施无效时，肾替代治疗是最有效的措施。

2. 代谢性酸中毒　由于肾排酸保碱功能障碍，以及感染、休克及组织破坏等原因导致酸性物质生成增多，AKI患者常合并代谢性酸中毒。积极控制原发疾病是改善酸中毒的最根本措施。如低于15mmol/L，可选用5%碳酸氢钠静脉滴注，对严重酸中毒及经保碱治疗难以纠正的患者，亦应立即开始肾替代治疗。

3. 饮食和营养　恰当地补充营养维持机体正常代谢，有助于损伤细胞的修复与再生。改善全球肾脏病预后组织（KIDGO）指南推荐所有分期的AKI患者均给予20~30kcal/（kg·d）足量营养，建议非高分解代谢的AKI患者每日蛋白摄入量为0.8~1.0g/（kg·d），行RRT者1.0~1.5g/（kg·d），行

CRRT或存在高分解代谢者1.7g/（kg·d），同时避免因延缓RRT开始时间而限制蛋白摄入。在营养途径方面，AKI患者优先选用肠内营养。

4. 其他脏器功能支持　AKI患者常合并消化、呼吸、循环、血液、神经等多系统损害，导致多脏器功能衰竭，应密切监测患者各脏器功能状况、及时评估，并给予相应的器官功能支持治疗。

**考点4 肾替代治疗**

1. 时机　目前临床RRT时机的定义仍多参考RIFLE、AKIN标准，根据血尿素氮、肌酐及尿量进行判断；对需行RRT治疗的AKI患者，早期开始治疗可能可以更有效地改善预后。

2. 治疗剂量　目前认为20~45ml/（kg·h）的RRT治疗剂量对AKI患者的预后并无明显影响；建议对于重症感染及感染性休克合并AKI患者选择35~45ml/（kg·h）的剂量。

3. 治疗模式　①持续模式（CRRT）或间断模式（IRRT）：CRRT较IRRT能更好地维持血流动力学稳定、减少血管活性药物的应用，更有效地调节水及电解质的稳定，但营养物质丢失增多、感染概率增加、花费较高。②血液透析：清除中小分子物质，可用于AKI或慢性肾衰竭患者，改善氮质血症、纠正酸碱及电解质紊乱。③血液滤过模式：清除中大分子量物质，可用于AKI合并重症感染、急性胰腺炎或骨骼肌溶解患者，清除炎症因子、肌红蛋白等中、大分子量溶质。④超滤模式：清除体内过多的水分，可用于肾衰竭合并水负荷过重或顽固性心力衰竭需调节容量的患者。⑤多种模式联合：如血液滤过联合血液透析、血液灌流联合血液透析等。

# 第 5 章　神经系统功能障碍

## 第一节　神经系统功能障碍的监测

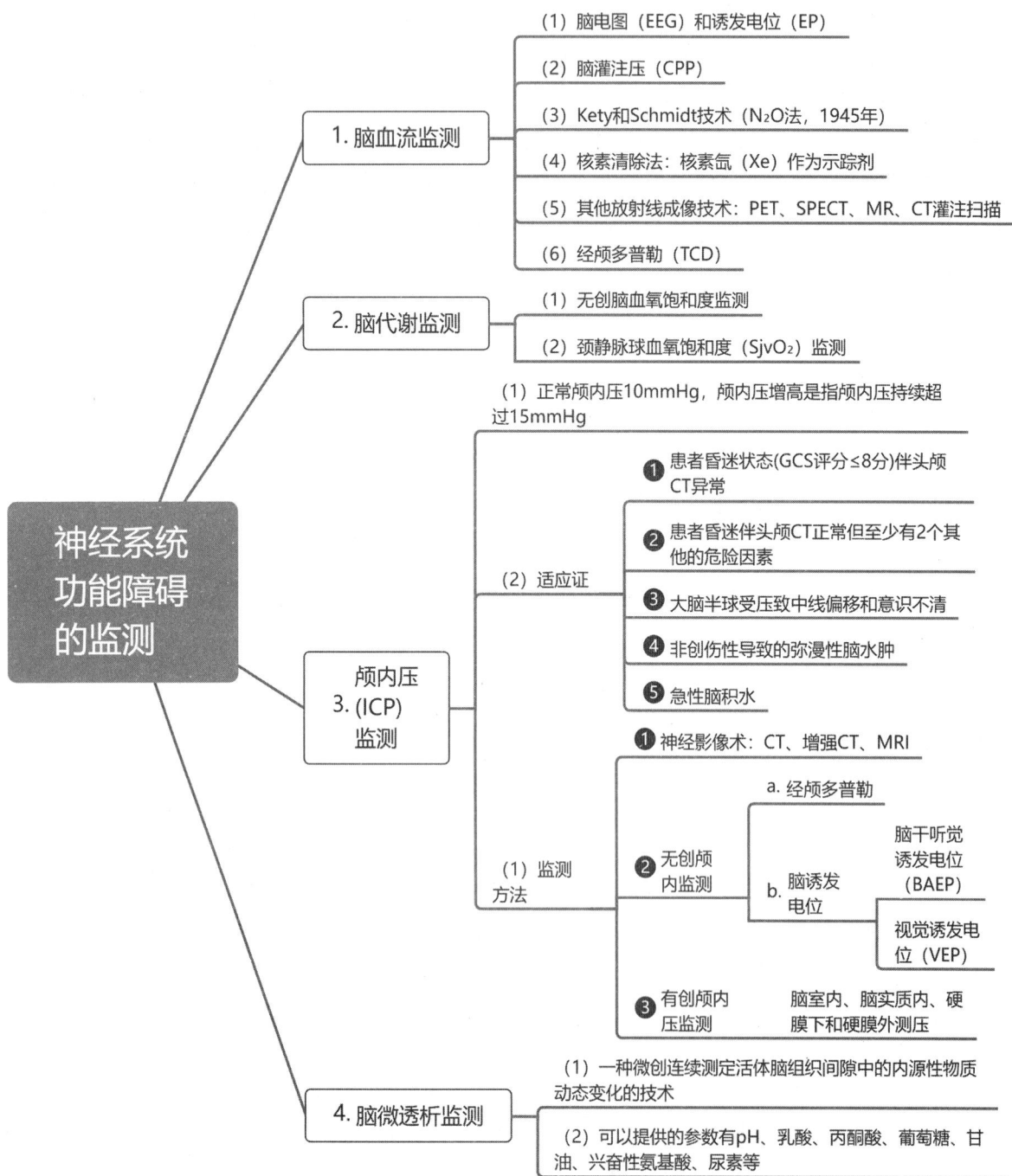

神经系统功能障碍的监测

### 1. 脑血流监测
- (1) 脑电图（EEG）和诱发电位（EP）
- (2) 脑灌注压（CPP）
- (3) Kety和Schmidt技术（$N_2O$法，1945年）
- (4) 核素清除法：核素氙（Xe）作为示踪剂
- (5) 其他放射线成像技术：PET、SPECT、MR、CT灌注扫描
- (6) 经颅多普勒（TCD）

### 2. 脑代谢监测
- (1) 无创脑血氧饱和度监测
- (2) 颈静脉球血氧饱和度（$SjvO_2$）监测

### 3. 颅内压（ICP）监测
- (1) 正常颅内压10mmHg，颅内压增高是指颅内压持续超过15mmHg
- (2) 适应证
  - ❶ 患者昏迷状态(GCS评分≤8分)伴头颅CT异常
  - ❷ 患者昏迷伴头颅CT正常但至少有2个其他的危险因素
  - ❸ 大脑半球受压致中线偏移和意识不清
  - ❹ 非创伤性导致的弥漫性脑水肿
  - ❺ 急性脑积水
- (1) 监测方法
  - ❶ 神经影像术：CT、增强CT、MRI
  - ❷ 无创颅内监测
    - a. 经颅多普勒
    - b. 脑诱发电位
      - 脑干听觉诱发电位（BAEP）
      - 视觉诱发电位（VEP）
  - ❸ 有创颅内压监测　脑室内、脑实质内、硬膜下和硬膜外测压

### 4. 脑微透析监测
- (1) 一种微创连续测定活体脑组织间隙中的内源性物质动态变化的技术
- (2) 可以提供的参数有pH、乳酸、丙酮酸、葡萄糖、甘油、兴奋性氨基酸、尿素等

### 考点1 脑血流监测

1. 脑电图（EEG）和诱发电位（EP）监测 可用来诊断脑血管疾病早期缺血，预测脑缺血的程度和根据其变化来干预和预防脑梗死的发生，还有助于明确昏迷患者病因，评价意识状态。脑血流量（CBF）灌注为16~22ml/（100g·min），EEG变为慢波节律；11~19ml/（100g·min）时，EEG振幅降低；CBF≤10ml/（100g·min），脑电活动明显减少。脑（皮质）死亡时，脑电静息。体感诱发电位（somatosensory evoked potential，SEP）也能通过振幅、潜伏期和中枢传导时间来预测CBF的改变。当SEP的振幅降低50%时，提示CBF减少至16ml/（100g·min），减少到12ml/（100g·min），振幅消失。随着电子技术的发展，脑电图的持续监测成为可能。

2. 脑灌注压（CPP） CBF=CPP/CVR（CVR为脑血管阻力）。由于临床上CBF监测的困难，使用CPP的监测来代替评价CBF的灌注状态。正常CPP值在70~100mmHg（CVR正常时，CPP才能反映CBF的正常）。

3. Kety和Schmidt技术（$N_2O$法，1945年） 早年测量CBF的技术，用$N_2O$作为吸收指示剂来求出CBF。优点：可定量地测定脑的平均血流量，结果准确。需要2个条件：持续的血流和静脉血无脑外的污染。

4. 核素清除法 颈静脉内或吸入核素氙（Xe），通过探测器测定动脉内放射性示踪剂的浓度，再估计呼气末潮气量的放射性量，来动态监测脑内和脑外浓度，得出时间–放射性强度变化曲线，即清除曲线。目前已有小型的设备可以在ICU床旁使用。

5. 其他放射线成像技术 正电子发射计算机断层显像仪（PET）、单光子发射型断层扫描仪（SPECT）、磁共振（MR）、CT灌注扫描，费用昂贵，难以定量。

6. 经颅多普勒（TCD） 测定全部脑血管状态，来整体反映全脑血流情况，也可以通过单根脑血管的测定并根据血流支配领域判断局部脑血流情况，还可以通过脑血流速度、阻力指数，或颅内颅外的动脉搏动指数及适当的动脉挤压试验来提示局部脑血流速度改变和频谱图形异常与脑血管狭窄程度的关系。

### 考点2 脑代谢监测

1. 无创脑血氧饱和度监测 基本原理：利用血红蛋白对可见近红外光有特殊吸收光谱的特性，进行血氧定量和血流动力学监测。主要测得的是大脑静脉氧饱和度（$SvO_2$），通常认为低于55%应视为异常。

2. 颈内静脉血氧饱和度（$SjvO_2$）监测 $SjvO_2$代表脑混合静脉血氧饱和度，可反映脑氧供需平衡，任何使脑氧消耗增加和（或）脑氧供减少的因素都可使$SjvO_2$降低，$SjvO_2<50\%$提示大脑氧供不足以维持代谢需要。

### 考点3 颅内压（ICP）监测

正常颅内压10mmHg，颅内压增高是指颅内压持续超过15mmHg，一般以ICP≥20mmHg为降低ICP的临界值。

1. 适应证

（1）患者昏迷状态（GCS评分≤8分）伴头颅CT异常。

（2）患者昏迷伴头颅CT正常但至少有2个其他的危险因素（>40岁、体胖、收缩压<90mmHg）。

（3）大脑半球受压致中线偏移和意识不清（弥漫性缺血或颅内大出血，肿瘤伴血管源性水肿）。

（4）非创伤性导致的弥漫性脑水肿（暴发性肝衰竭，脑炎）。

（5）急性脑积水。

2. 监测方法

（1）神经影像术：CT、增强CT、MRI。

（2）无创颅内监测

①经颅多普勒（TCD）：大脑中动脉的血流速度与ICP呈反比关系。

②脑诱发电位：

脑干听觉诱发电位（BAEP）：颅内压增高会导致脑干功能受损，BAEP表现波形顺序为Ⅴ→Ⅳ→Ⅲ→Ⅱ→Ⅰ，随着颅内压的增高，各波潜伏期逐渐延长、波幅降低，甚至消失。

视觉诱发电位（VEP）：ICP增高时，f–VEP（闪光视觉诱发电位）的潜伏期会延长，这预示颅内内容量增加。在急性脑功能损伤时，VEP变化可能早于其他临床测得的ICP指标。

（3）有创颅内压监测：根据传感器放置位置的不同，可将颅内压监测分为脑室内、脑实质内、硬膜下和硬膜外测压。按其准确性和可行性依次排序为：脑室内导管>脑实质内光纤传感器>硬膜下传感器>硬膜外传感器。

## 第二节 神经系统功能障碍的治疗原则

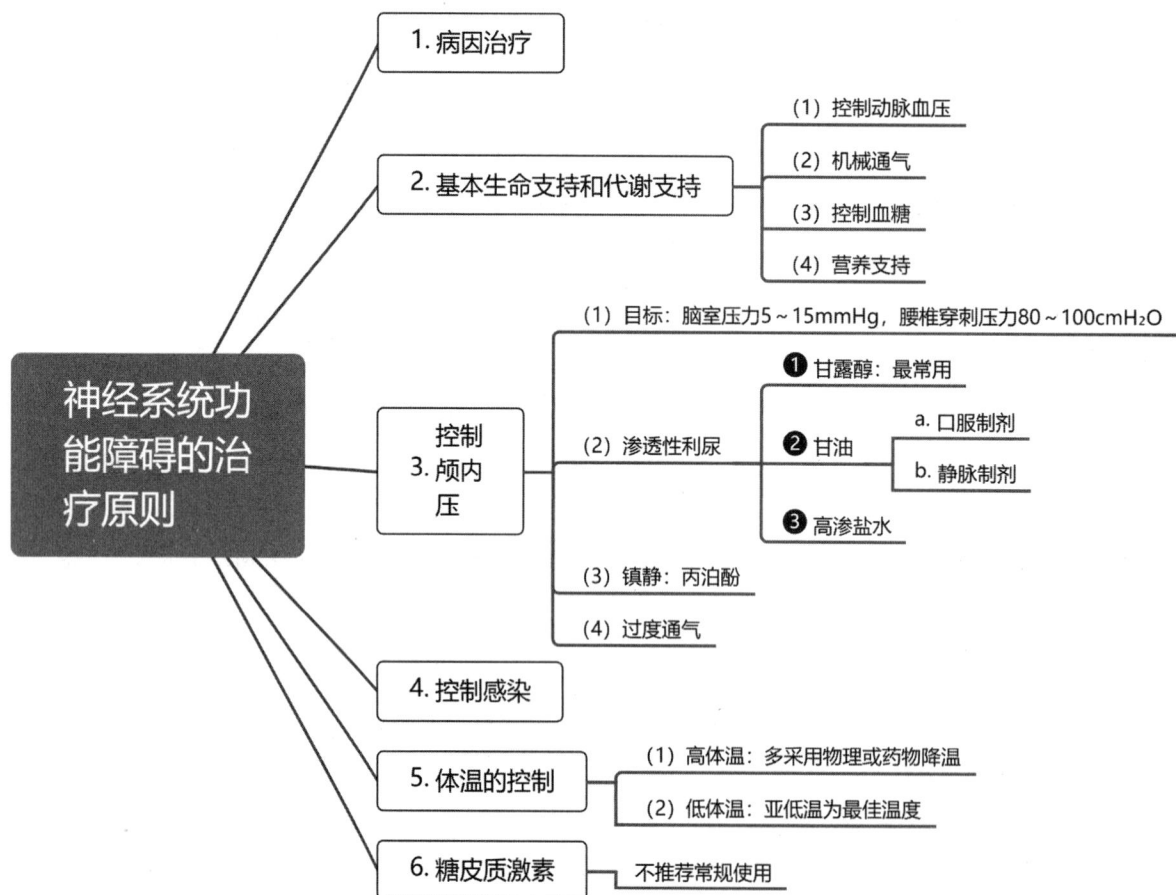

神经系统功能障碍的治疗原则
- 1. 病因治疗
- 2. 基本生命支持和代谢支持
  - （1）控制动脉血压
  - （2）机械通气
  - （3）控制血糖
  - （4）营养支持
- 3. 控制颅内压
  - （1）目标：脑室压力5～15mmHg，腰椎穿刺压力80～100cmH₂O
  - （2）渗透性利尿
    - ❶ 甘露醇：最常用
    - ❷ 甘油
      - a. 口服制剂
      - b. 静脉制剂
    - ❸ 高渗盐水
  - （3）镇静：丙泊酚
  - （4）过度通气
- 4. 控制感染
- 5. 体温的控制
  - （1）高体温：多采用物理或药物降温
  - （2）低体温：亚低温为最佳温度
- 6. 糖皮质激素
  - 不推荐常规使用

### 考点1 神经系统功能障碍的治疗原则

1.**病因治疗**　及早、有效去除神经系统原发疾病，对患者的预后和生存质量至关重要。

2.**基本生命支持和代谢支持**

（1）控制动脉血压：脑损伤时，脑灌注压应维持在≥70mmHg，同时避免>120mmHg。

（2）机械通气：GCS评分<8分的患者要注意保持呼吸道通畅，重度脑损害患者需尽早气管切开或气管插管行机械通气。参数须根据血气分析结果（特别是$PaO_2$和$PCO_2$）进行设置和调整。常规PEEP≤$10cmH_2O$，当需要调高时，可调整到$15cmH_2O$（严密观察下）。

（3）控制血糖：控制在正常偏高水平（6.1~8.3mmol/L）。

（4）营养支持：早期营养支持可以减轻急性胃黏膜病变（消化道出血）；维持肠道黏膜的完整性，改善肠道屏障功能，防止肠道细菌移位，减少内源性全身感染；增强免疫功能，促进神经功能恢复。当生命体征平稳时，应尽早给营养支持。只要胃肠功能正常或基本正常，主张以肠内营养为主。

3.**控制颅内压**　目标：脑室压力5~15mmHg，腰椎穿刺压力80~$100cmH_2O$。

（1）渗透性利尿：①甘露醇：最常用，输注10分钟后颅内压开始下降，20~60分钟降到最低水平，持续4~6小时，一般每次输注不超过20~30分钟。长时间使用可由导致肾性尿崩症，其他的不良反应有急性心力衰竭、稀释性低钠血症等，心功能不全者慎用，急性肾小管坏死、颅内活动性出血患者禁用。②甘油：分为口服和静脉注射两种制剂。口服制剂：甘油盐水，口服后30~60min颅内压下降；静脉注射：每次10%甘油果糖溶液250ml（输注1~1.5小时），每日1~2次。不良反应：高血糖、溶血、血红蛋白尿、肾衰竭和高渗性昏迷。③高渗盐水。

（2）镇静：镇静是控制颅内压的关键步骤。丙泊酚具有半衰期短、代谢快、容易唤醒等特点，近年已基本替代了巴比妥类药（如硫苯妥钠）用于脑保护患者。丙泊酚长时间（95小时）用在脑外伤患者是安全的，同时明显降低颅内压和降低脑代谢。但丙泊酚的循环抑制应引起足够的重视。苯二氮䓬类对循环抑制轻，也可用于这些患者的镇静。对需要镇痛的患者应该考虑加用镇痛药物。此外，有研究发现，新型镇静药右美托咪定和咪达唑仑（咪唑安定）比较，右美托咪定引起的谵妄率低（54%比76.6%）。

（3）过度通气。过度通气可使$PCO_2$降低，血pH增高，碱中毒对脑血管的直接作用使脑血管收缩，脑血流容量减少，颅内压降低。过度通气后数分钟颅内压开始降低，30分钟达最低，1~3小时后作用减弱。

根据2007年美国心脏病协会（AHA）和美国卒中协会（ASA）联合发布的《成年人缺血性脑卒中早期治疗指南》，过度通气是最有效的快速降低颅内压的方法之一。过度通气维持$PCO_2$ 30~35mmHg，既可达到大多数患者颅内压降低25%~30%的效果；不主张持续使用过度通气，一般6~12小时逐渐减少过度通气，减少过程中避免速度过快而造成脑血管扩张和颅内压反弹性增高。

4.**控制感染**　感染可使患者病死率增加、神经功能恢复延缓、住院时间延长和住院费用增加。感染可加重继发性脑损伤。对于意识障碍、吞咽困难、应用特殊药物（镇静、镇痛药）的患者，注意预防反流和窒息的发生。

5.**体温的控制**

（1）高体温：降温多采用物理降温或药物降温，使用对乙酰氨基酚325~650mg/次，每4小时一次，经口服或经直肠灌肠处理。

（2）低体温：目前认为亚低温（32~35℃）是治疗重症患者的最佳温度，且越早越好。使用全身降温毯对维持低体温更有效，是临床目前常用的方法。

6. 糖皮质激素　糖皮质激素具有预防缺血的作用。脑损伤后并不推荐常规使用糖皮质激素，如需要，可选用地塞米松静脉滴注，初始剂量10~40mg，此后每6小时滴注10mg，疗程3~5天。

## 第一节　胃肠动力监测

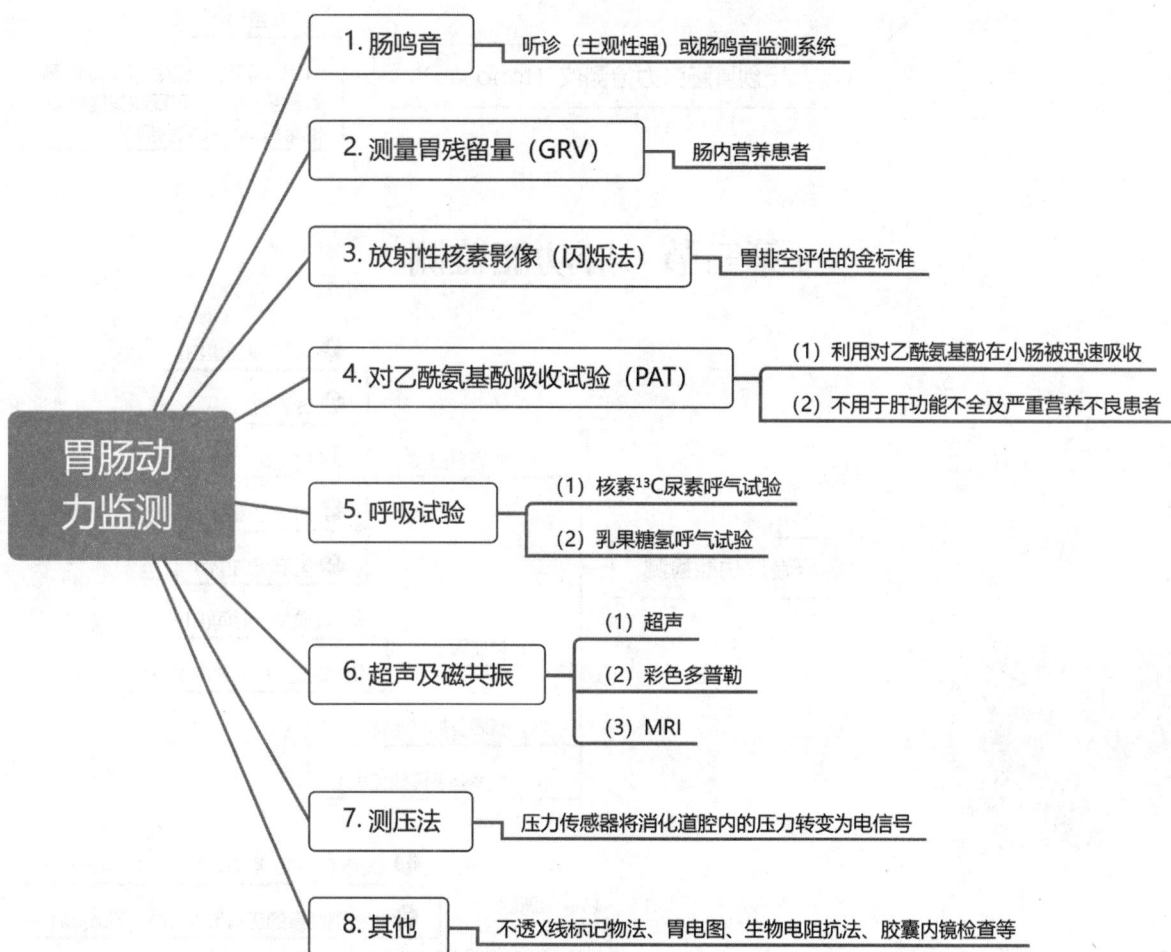

- 1. 肠鸣音 —— 听诊（主观性强）或肠鸣音监测系统
- 2. 测量胃残留量（GRV）—— 肠内营养患者
- 3. 放射性核素影像（闪烁法）—— 胃排空评估的金标准
- 4. 对乙酰氨基酚吸收试验（PAT）
  - （1）利用对乙酰氨基酚在小肠被迅速吸收
  - （2）不用于肝功能不全及严重营养不良患者
- 5. 呼吸试验
  - （1）核素$^{13}$C尿素呼气试验
  - （2）乳果糖氢呼气试验
- 6. 超声及磁共振
  - （1）超声
  - （2）彩色多普勒
  - （3）MRI
- 7. 测压法 —— 压力传感器将消化道腔内的压力转变为电信号
- 8. 其他 —— 不透X线标记物法、胃电图、生物电阻抗法、胶囊内镜检查等

**胃肠动力监测**

# 第二节　胃黏膜pH监测

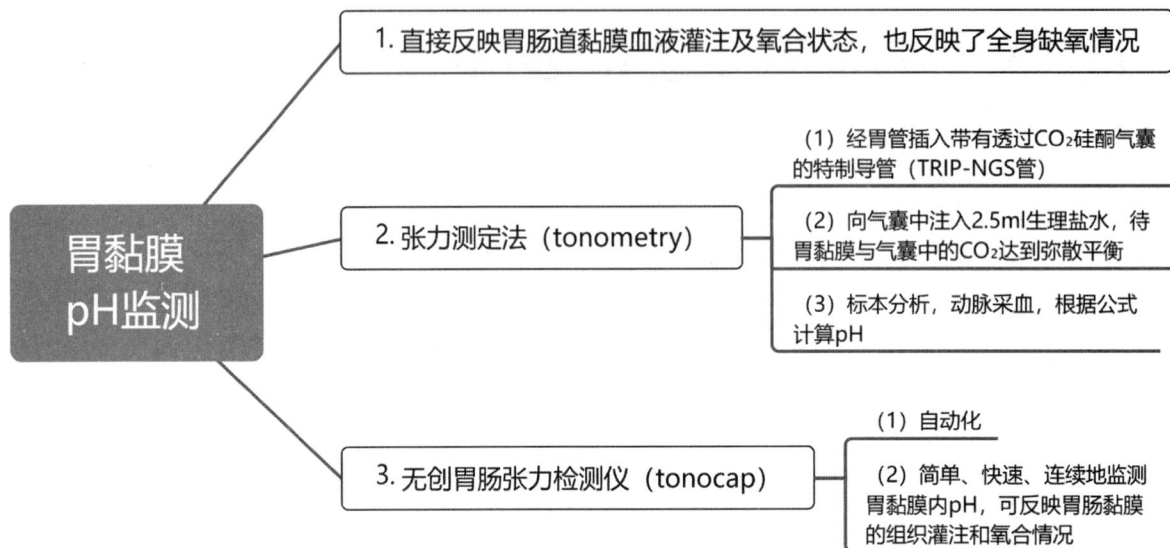

**胃黏膜pH监测**

- 1.直接反映胃肠道黏膜血液灌注及氧合状态，也反映了全身缺氧情况
- 2.张力测定法（tonometry）
  - （1）经胃管插入带有透过$CO_2$硅酮气囊的特制导管（TRIP-NGS管）
  - （2）向气囊中注入2.5ml生理盐水，待胃黏膜与气囊中的$CO_2$达到弥散平衡
  - （3）标本分析，动脉采血，根据公式计算pH
- 3.无创胃肠张力检测仪（tonocap）
  - （1）自动化
  - （2）简单、快速、连续地监测胃黏膜内pH，可反映胃肠黏膜的组织灌注和氧合情况

# 第三节　肝功能监测

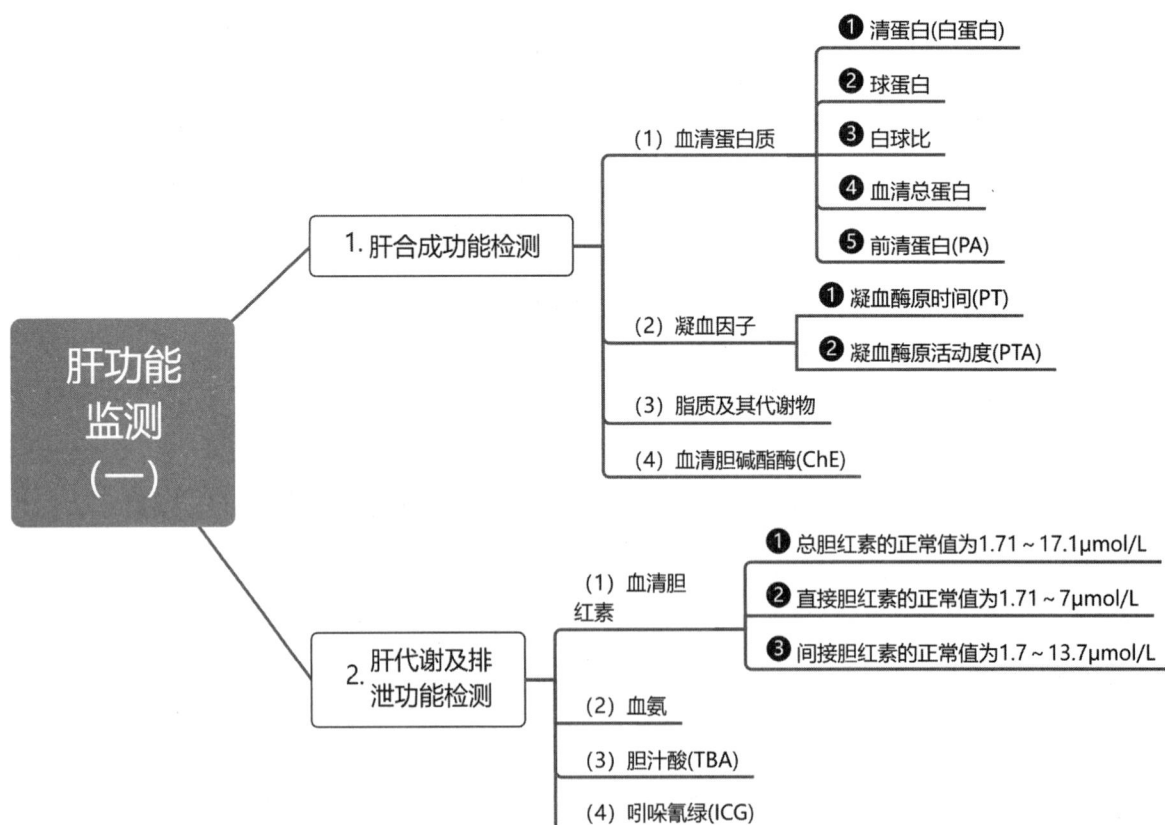

**肝功能监测（一）**

- 1.肝合成功能检测
  - （1）血清蛋白质
    - ❶清蛋白(白蛋白)
    - ❷球蛋白
    - ❸白球比
    - ❹血清总蛋白
    - ❺前清蛋白(PA)
  - （2）凝血因子
    - ❶凝血酶原时间(PT)
    - ❷凝血酶原活动度(PTA)
  - （3）脂质及其代谢物
  - （4）血清胆碱酯酶(ChE)
- 2.肝代谢及排泄功能检测
  - （1）血清胆红素
    - ❶总胆红素的正常值为1.71～17.1μmol/L
    - ❷直接胆红素的正常值为1.71～7μmol/L
    - ❸间接胆红素的正常值为1.7～13.7μmol/L
  - （2）血氨
  - （3）胆汁酸(TBA)
  - （4）吲哚氰绿(ICG)

```
                                          (1) 丙氨酸氨基转移酶(ALT)

                      3.肝细胞损伤的监测      (2) 天门冬氨酸氨基转移酶(AST)

                                          (3) 乳酸脱氢酶(LDH)
肝功能
监测
(二)                  4.肝内外阻塞的监测       (1) 碱性磷酸酶(ALP)

                                          (2) γ-谷氨酰转移酶(GGT)

                      5.肝肿瘤的标志物         (1) 甲胎蛋白(AFP)

                                          (2) 血清铁蛋白(SF)
```

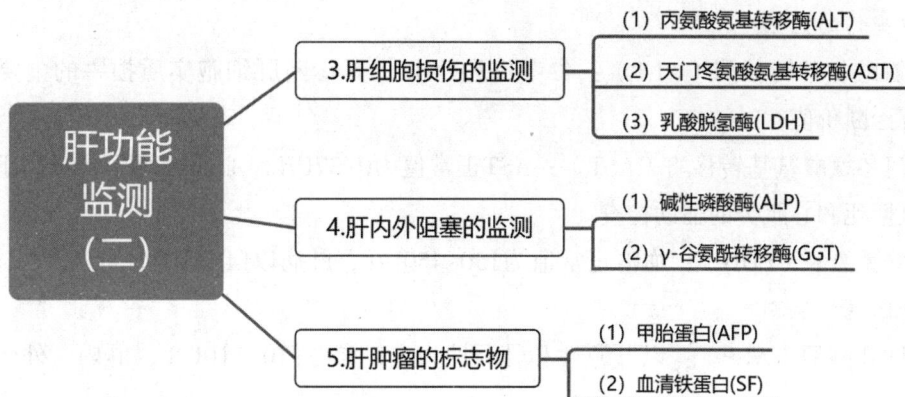

### 考点1 肝功能监测

1. 肝合成功能检测

（1）血清蛋白质：①清蛋白（白蛋白）：药物、脂类、激素等物质的载体，用于维持血浆渗透压；肝是合成清蛋白的唯一场所，参考值为新生儿28~44g/L，成年人35~50g/L，60岁后34~48g/L。②球蛋白：具有免疫调节作用，可分为 $\alpha_1$、$\alpha_2$、$\beta$ 和 $\gamma$ 4种。③白球比：正常值为1.5~2.5，肝严重损害时可见其倒置。④血清总蛋白：参考值是60~80g/L，升高主要是因为肝炎时球蛋白增多所致，常见于肝硬化、慢性肝病，降低见于慢性肝炎或者恶性肿瘤。⑤前清蛋白（PA）：可反映肝功能和机体营养状态，正常人血清含量280~350mg/L，其血清含量的变化能够较为敏感、特异地反映早期肝细胞损害。各型肝炎的急性活动期均降低，急性黄疸型肝炎>慢性活动性肝炎活动期>急性无黄疸型肝炎急性期>慢性迁延性肝炎活动期。

（2）凝血因子：凝血酶原时间（PT）延长揭示肝合成各种凝血因子的能力降低，其正常值为12~14秒，主要反映外源性凝血功能是否正常。

凝血酶原活动度（PTA）：正常值75%~100%；肝衰竭指南提出，PTA<40%为肝细胞坏死的界限；降低显著是重症肝炎发展至晚期的标志和预后不良的征兆。

（3）脂质及其代谢物：血清胆固醇3.38~5.72mmol/L。

（4）血清胆碱酯酶（ChE）：正常值为30~80U/ml。

2. 肝代谢及排泄功能检测

（1）血清胆红素（STB或Bil）：总胆红素（TBil）的正常值为1.71~17.1μmol/L，直接胆红素（DBil）的正常值为1.71~7μmol/L，间接胆红素（IBil）的正常值为1.7~13.7μmol/L。

溶血性黄疸：一般TBil<85μmol/L，DBil/TBil<20%。

肝细胞性黄疸：TBil<200μmol/L，DBil/TBil35%。

阻塞性黄疸：TBil>340μmol/L，DBil/TBil>60%。

（2）血氨：可用于估计肝病患者肝损害程度及其预后，肝受损越重，代谢氨的能力越差，血氨浓度越高。急性肝炎患者血氨正常或仅轻度增高，血氨>118μmol/L（200μg/dl）者常伴有不同程度的意识障碍，提示氨中毒为此类肝性脑病的主要原因。

（3）胆汁酸（TBA）：正常情况下，TBA<10μmol/L。

（4）吲哚氰绿（ICG）：反映肝储备功能的灵敏指标。

3.肝细胞损伤的监测

（1）丙氨酸氨基转移酶（ALT）：参考值为<40U，是诊断肝细胞实质损害的主要项目。一般ALT>80U就有诊断价值。

（2）天门冬氨酸氨基转移酶（AST）：AST正常值为0~37U/L。心肌细胞中含量高于肝细胞，一般常作为心肌梗死和心肌炎的辅助检查。

（3）乳酸脱氢酶（LDH）：血清正常值为150~450U/L，肝病以LDH5增加为主。

4.肝内外阻塞的监测

（1）碱性磷酸酶（ALP）：以肝源性和骨源性为主，参考值0~110U/L，肝内、外胆汁淤积时均可明显升高。

（2）γ-谷氨酰转移酶（GGT）：是胆道疾病最敏感的标志物，也是肝功能完全恢复的指标，主要来源于肝，有较强的特异性，升高常见于各种原因引起的胆汁淤积。

5.肝肿瘤的标志物

（1）甲胎蛋白（AFP）：正常情况下<30μg/L，用于肝癌的早期诊断、手术疗效的监测、术后的随访以及高危人群的随访。

（2）血清铁蛋白（SF）：正常男性为80~130μg/L，女性为35~55μg/L。急、慢性肝损害和肝癌时，肝中铁蛋白减少，导致血清中铁蛋白升高，可作为肝癌疗效监测手段之一。

# 第四节　腹腔内压力检测

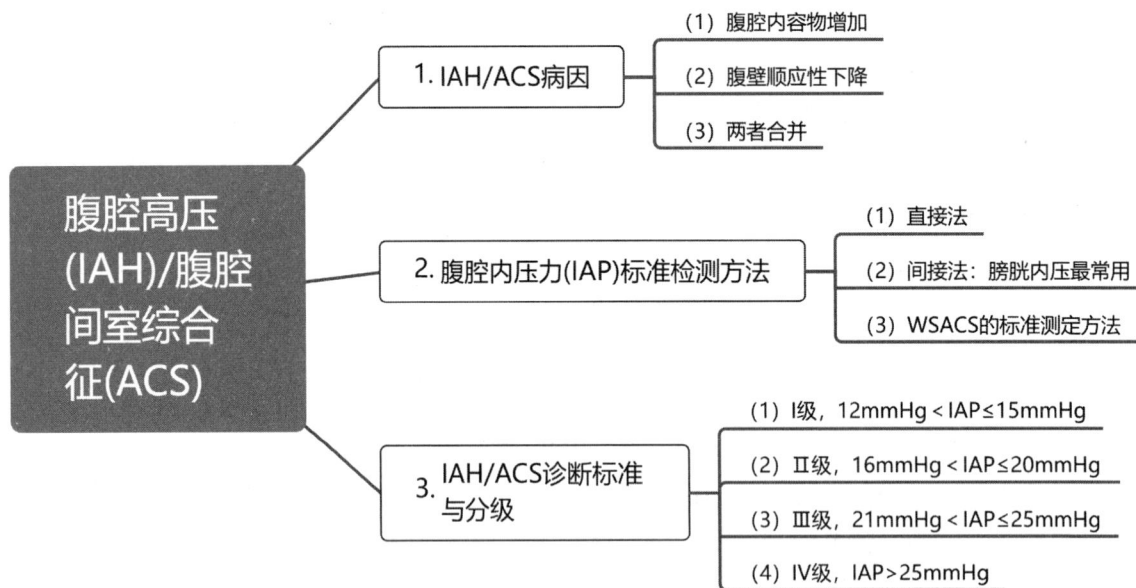

腹腔高压(IAH)/腹腔间室综合征(ACS)

- 1. IAH/ACS病因
  - (1) 腹腔内容物增加
  - (2) 腹壁顺应性下降
  - (3) 两者合并
- 2. 腹腔内压力(IAP)标准检测方法
  - (1) 直接法
  - (2) 间接法：膀胱内压最常用
  - (3) WSACS的标准测定方法
- 3. IAH/ACS诊断标准与分级
  - (1) I级，12mmHg < IAP≤15mmHg
  - (2) II级，16mmHg < IAP≤20mmHg
  - (3) III级，21mmHg < IAP≤25mmHg
  - (4) IV级，IAP>25mmHg

考点2　腹腔高压（IAH）/腹腔间室综合征（ACS）

1. IAH/ACS病因　腹腔内容物增加；腹壁顺应性下降；两者合并。

2. IAP标准检测方法

（1）直接法：在腹膜透析或者腹腔镜手术时直接用针穿刺测量腹腔内压力。

（2）间接法：用膀胱内压，胃内压，结肠内压或者子宫内压等来代替直接测量腹腔压力（膀胱内压最常用）。

世界腹腔间室综合征协会（WSACS）的标准测定方法如下：患者平卧位，插入留置导尿管排空膀胱，连接测压管，将生理盐水25ml注入导尿管后，零点在腋中线位置，在患者呼气末测量的压力即为患者腹腔压，单位统一为mmHg（$1mmHg=1.36cmH_2O$），这种方法测得的正常人群的腹腔内压力为5~7mmHg。推荐的监测间隔最大为6小时。

# 第7章 水、电解质、酸碱代谢紊乱

## 第一节 概 论

体液
- 1. 细胞外液
  - (1) $Na^+$
  - (2) $Cl^-$、$HCO_3^-$、蛋白质
- 2. 细胞内液
  - (1) $K^+$、$Mg^{2+}$
  - (2) $HPO_4^{2-}$、蛋白质
- 3. 调节
  - (1) 抗利尿激素：下丘脑
  - (2) 肾素：肾小球旁细胞
  - (3) 醛固酮：肾上腺皮质
- 4. 血浆渗透压
  - (1) 血浆渗透压(mOsm/L)=2($Na^+$+$K^+$)+葡萄糖+尿素氮(mmol/L)
  - (2) 正常血浆渗透压为290~310mmol/L
  - (3) 美国：血浆渗透压(mOsm/L)=2$Na^+$+葡萄糖+尿素氮(mmol/L)，正常范围是280~300mOsm/L
- 5. 血容量
- 6. 酸碱平衡
  - (1) pH（动脉血浆pH为7.4±0.05）
  - (2) 调节
    - ❶ 体液缓冲系统：$HCO_3^-$/$H_2CO_3$
    - ❷ 肺的呼吸
    - ❸ 肾排泄

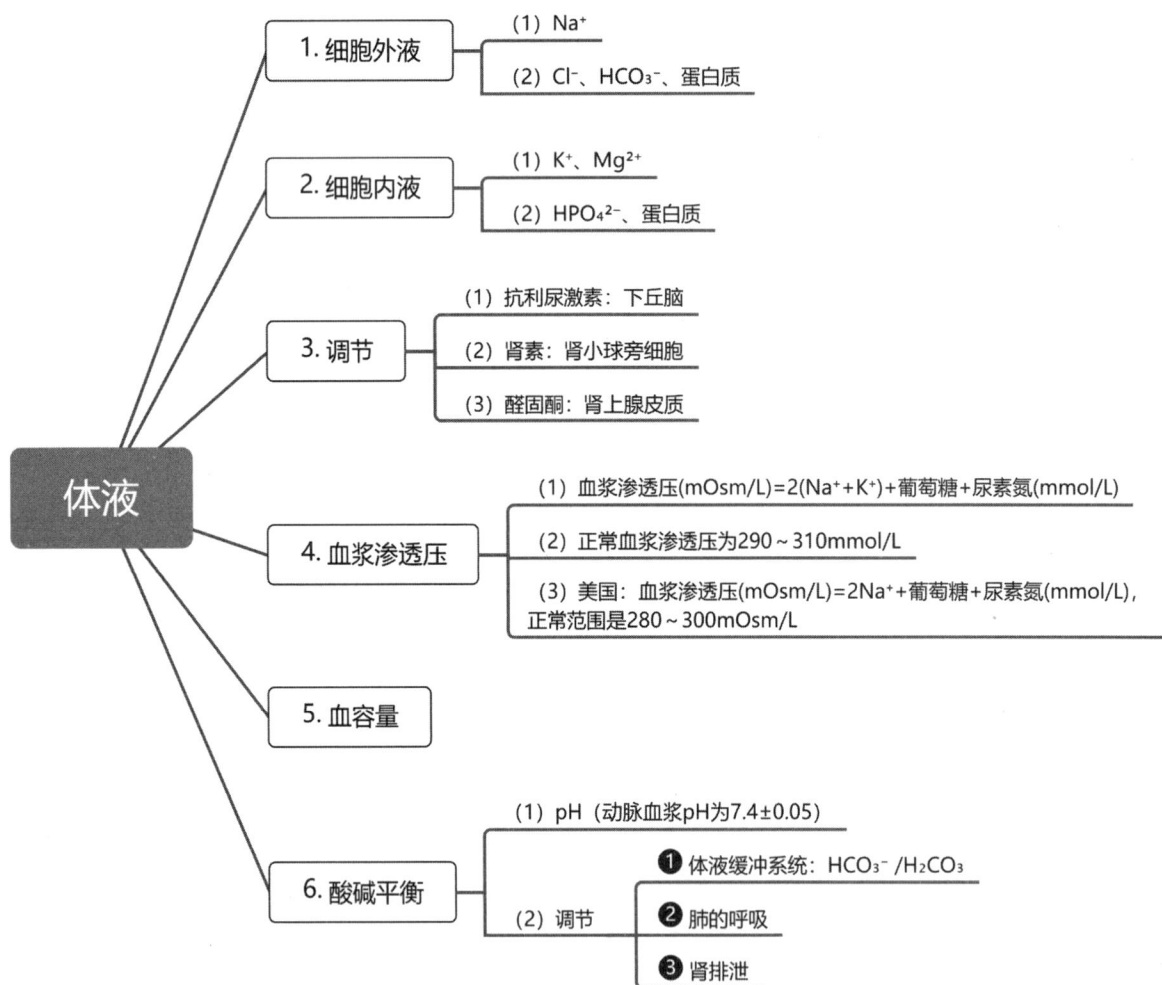

### 考点1 酸碱调节

机体正常代谢和功能需要酸碱适宜的体液环境。通常人的体液保持着一定的$H^+$浓度，即保持着稳定的pH（动脉血浆pH为7.4±0.05）。但人体在代谢过程中，不断产生酸性物质的同时也产生碱性物质，这将使体液中的浓度经常发生变化。为使血$H^+$中浓度仅在很小范围内变动，人体通过体液缓冲系统、呼吸和肾排泄完成对酸碱的调节作用。

血液中的缓冲系统以$HCO_3^-$/$H_2CO_3$最为重要。$HCO_3^-$正常值平均为24mmol/L，$H_2CO_3$正常值平均为1.2mmol/L，两者比值（$HCO_3^-$/$H_2CO_3$）为20：1。只要$HCO_3^-$/$H_2CO_3$的比值保持为20：1，无论$HCO_3^-$或$H_2CO_3$绝对值高低，血浆pH仍然能保持为7.40。

呼吸对酸碱平衡的调节作用主要是通过$CO_2$经肺排出。$CO_2$被排出后，可使血中$PaCO_2$下降，也即调节了血中的$H_2CO_3$。如果机体呼吸功能失常，本身就可引起酸碱平衡紊乱，也会影响其对酸碱平衡紊乱的代偿能力。

肾在酸碱平衡调节系统中起最重要的作用。肾通过排出固定酸和保留碱性物质的量来维持血浆正常$HCO_3^-$浓度，使血浆pH保持不变。如果肾功能异常，本身会引起酸碱平衡紊乱，同时还可影响其对酸碱平衡的正常调节。肾调节酸碱平衡的机制为：通过$Na^+$–$H^+$交换排$H^+$；通过$HCO_3^-$重吸收增加碱储备；产生$NH_3$并与$H^+$结合成$NH_4^+$排出$H^+$；通过尿的酸化排$H^+$。

# 第二节　水钠代谢紊乱

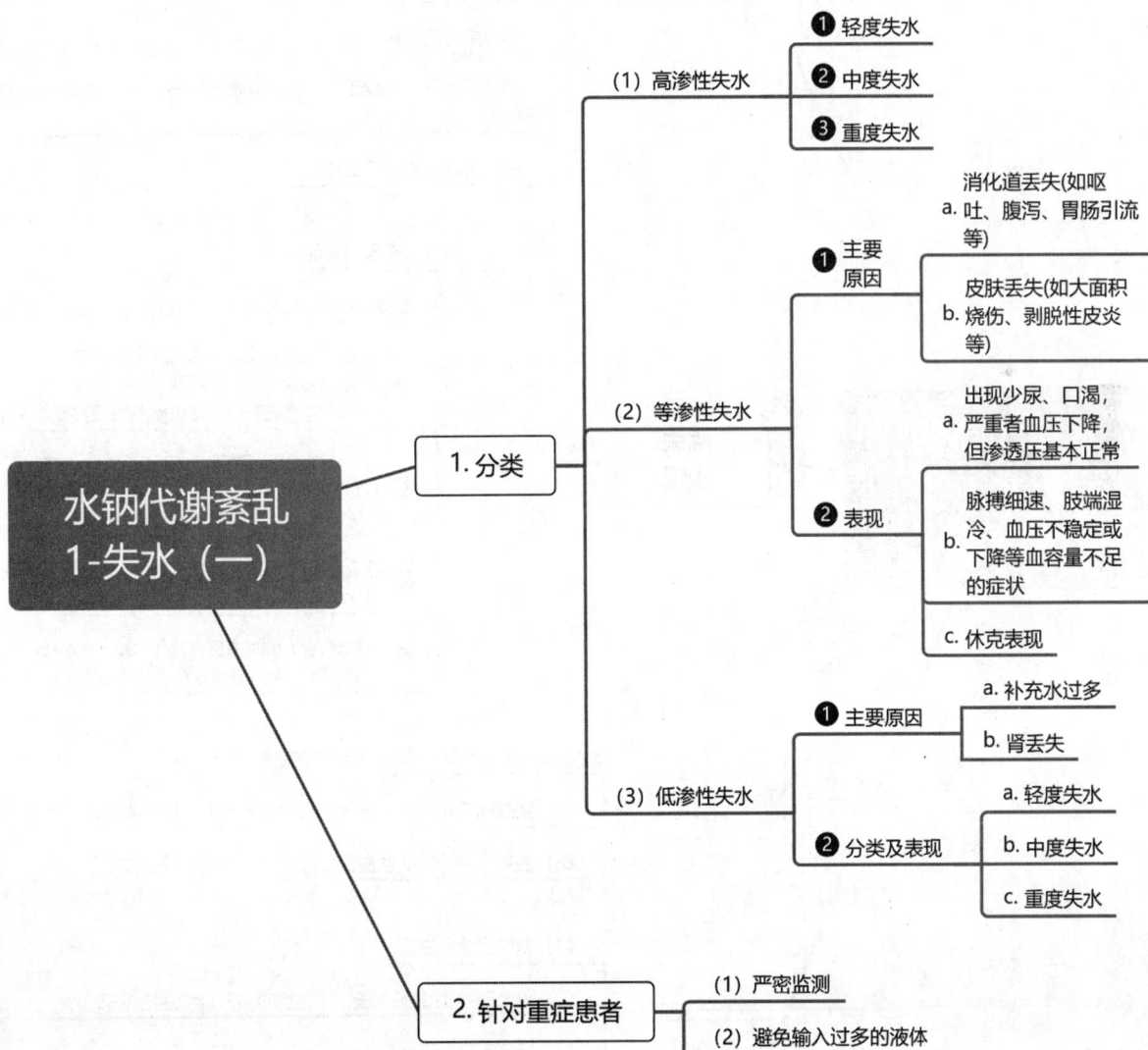

水钠代谢紊乱 1-失水（一）

- 1. 分类
  - (1) 高渗性失水
    - ❶ 轻度失水
    - ❷ 中度失水
    - ❸ 重度失水
  - (2) 等渗性失水
    - ❶ 主要原因
      - a. 消化道丢失(如呕吐、腹泻、胃肠引流等)
      - b. 皮肤丢失(如大面积烧伤、剥脱性皮炎等)
    - ❷ 表现
      - a. 出现少尿、口渴，严重者血压下降，但渗透压基本正常
      - b. 脉搏细速、肢端湿冷、血压不稳定或下降等血容量不足的症状
      - c. 休克表现
  - (3) 低渗性失水
    - ❶ 主要原因
      - a. 补充水过多
      - b. 肾丢失
    - ❷ 分类及表现
      - a. 轻度失水
      - b. 中度失水
      - c. 重度失水
- 2. 针对重症患者
  - (1) 严密监测
  - (2) 避免输入过多的液体

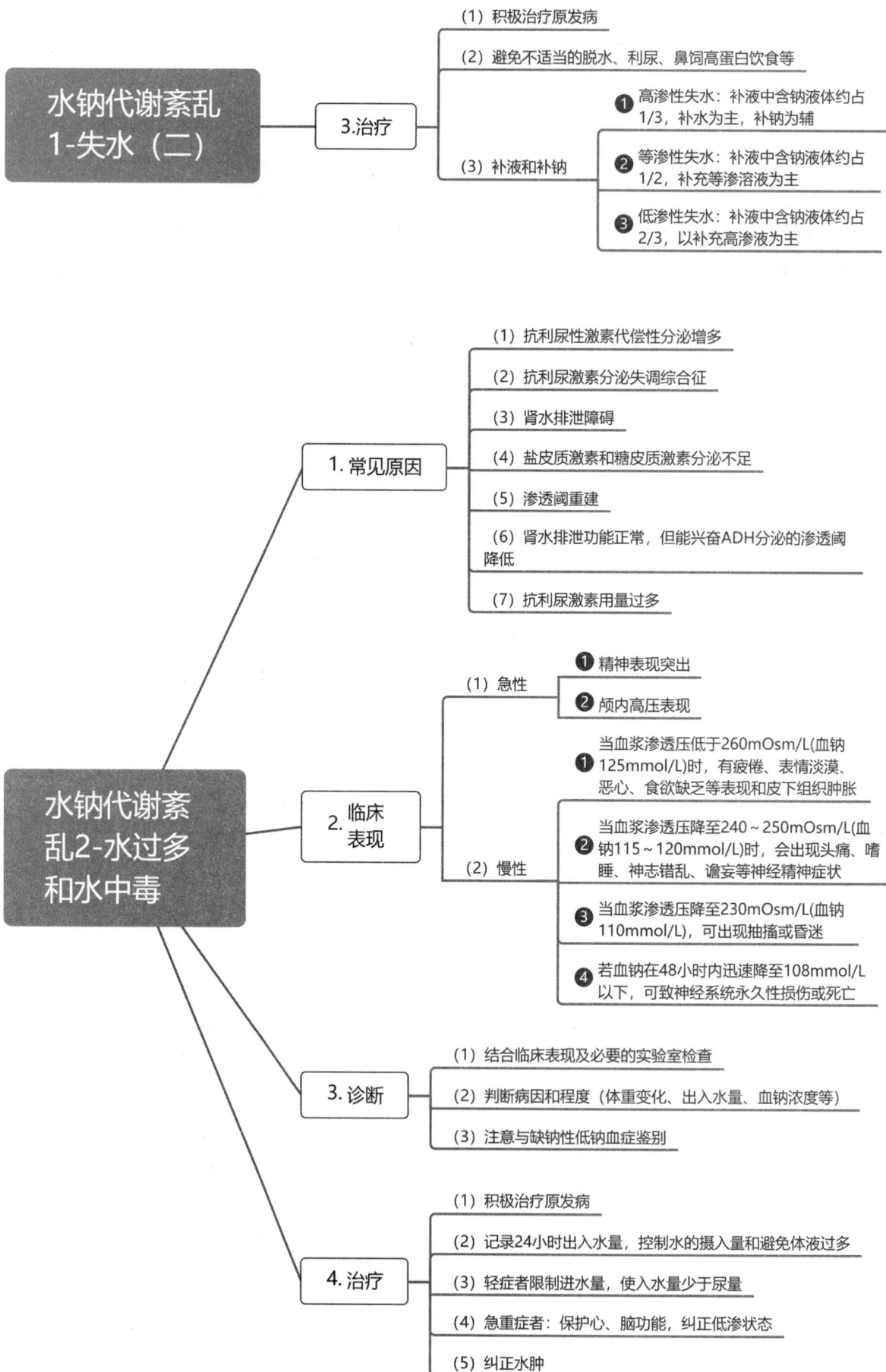

水钠代谢紊乱 1-失水（二）

3.治疗
- （1）积极治疗原发病
- （2）避免不适当的脱水、利尿、鼻饲高蛋白饮食等
- （3）补液和补钠
  - ❶ 高渗性失水：补液中含钠液体约占 1/3，补水为主，补钠为辅
  - ❷ 等渗性失水：补液中含钠液体约占 1/2，补充等渗溶液为主
  - ❸ 低渗性失水：补液中含钠液体约占 2/3，以补充高渗液为主

水钠代谢紊乱 2-水过多和水中毒

1. 常见原因
- （1）抗利尿性激素代偿性分泌增多
- （2）抗利尿激素分泌失调综合征
- （3）肾水排泄障碍
- （4）盐皮质激素和糖皮质激素分泌不足
- （5）渗透阈重建
- （6）肾水排泄功能正常，但能兴奋ADH分泌的渗透阈降低
- （7）抗利尿激素用量过多

2. 临床表现
- （1）急性
  - ❶ 精神表现突出
  - ❷ 颅内高压表现
- （2）慢性
  - ❶ 当血浆渗透压低于260mOsm/L(血钠125mmol/L)时，有疲倦、表情淡漠、恶心、食欲缺乏等表现和皮下组织肿胀
  - ❷ 当血浆渗透压降至240～250mOsm/L(血钠115～120mmol/L)时，会出现头痛、嗜睡、神志错乱、谵妄等神经精神症状
  - ❸ 当血浆渗透压降至230mOsm/L(血钠110mmol/L)，可出现抽搐或昏迷
  - ❹ 若血钠在48小时内迅速降至108mmol/L以下，可致神经系统永久性损伤或死亡

3. 诊断
- （1）结合临床表现及必要的实验室检查
- （2）判断病因和程度（体重变化、出入水量、血钠浓度等）
- （3）注意与缺钠性低钠血症鉴别

4. 治疗
- （1）积极治疗原发病
- （2）记录24小时出入水量，控制水的摄入量和避免体液过多
- （3）轻症者限制进水量，使入水量少于尿量
- （4）急重症者：保护心、脑功能，纠正低渗状态
- （5）纠正水肿

（1）指血清钠<135mmol/L，与体内总钠量（可正常、增高或降低）无关

**1. 低钠血症**

（2）分类
- ❶ 缺钠性低钠血症
- ❷ 稀释性低钠血症
- ❸ 转移性低钠血症
- ❹ 消耗性低钠血症

（3）治疗
- ❶ 治疗原则：主要按照低渗性失水、水过多和水中毒治疗
- ❷ 转移性低钠血症以去除原发疾病和纠正低钠血症为主
- ❸ 特发性低钠血症主要是治疗原发病

**水钠代谢紊乱 3-低钠与高钠血症**

（1）指血清钠>145mmol/L，其机体总钠量可增加、正常或减少

**2. 高钠血症**

（2）分类
- ❶ 浓缩性高钠血症
- ❷ 潴留性高钠血症
- ❸ 特发性高钠血症

（3）治疗
- ❶ 以积极治疗原发病为前提
- ❷ 限制钠的摄入量，防止钠输入过多
- ❸ 可用5%葡萄糖溶液稀释疗法或鼓励多饮水，但必须同时使用排钠性利尿药
- ❹ 上述方法未见效并病情加重者，可考虑应用8%葡萄糖溶液做透析治疗

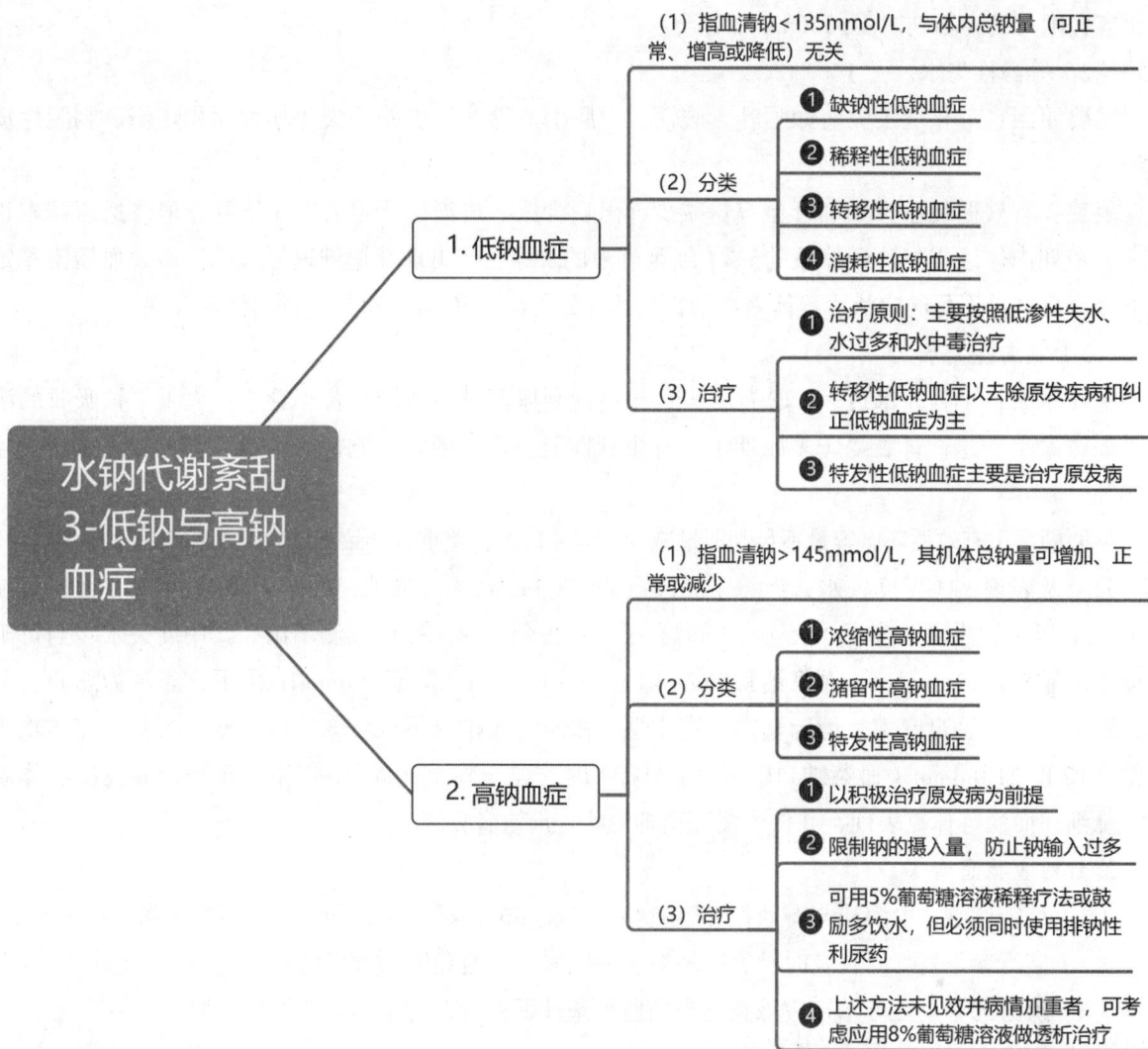

**考点1 失水（water loss）**

失水是指体液丢失造成的体液容量不足。根据水和电解质（主要是$Na^+$）丢失的比例和性质，临床上常将失水分为高渗性失水、等渗性失水和低渗性失水。

1. 分类

（1）高渗性失水

原因：水摄入不足和水丢失过多（肾丢失与肾外丢失）。①轻度失水：即失水量达体重的2%~3%时，渴感中枢兴奋而产生口渴，为早期出现的症状；刺激抗利尿激素释放，水重吸收增加，尿量减少，尿比重增高。如同时伴有多饮，一般不造成细胞外液容量不足和渗透压异常；如伴有渴感减退，可因缺乏渴感而发生高渗性失水。②中度失水：即失水量达体重的4%~5%，醛固酮分泌增加、血浆渗透压升高，渴感严重，咽下困难，声音嘶哑；有效循环容量不足，心率加快；皮肤干燥、弹性下降；由于细胞内失水造成乏力、头晕、烦躁。③重度失水：当失水量达体重的7%~14%时，脑细胞严重脱水，出现躁狂、谵妄、定向力障碍、幻觉、晕厥和脱水热等神经系统异常症状；若失水量达体重的15%时，可出现高渗性昏迷、低血容量性休克、尿闭和急性肾衰竭。

诊断可根据病史与临床表现，实验室检查异常有：尿比重高；红细胞计数、血红蛋白量、血细

胞比容轻度升高；血钠浓度>150mmol/L。

（2）等渗性失水。

主要原因：消化道丢失（如呕吐、腹泻、胃肠引流等），皮肤丢失（如大面积烧伤、剥脱性皮炎等）。

表现：有效循环血容量和肾血容量减少，出现少尿、口渴，严重者血压下降，但渗透压基本正常。若短期内体液丧失达到体重的5%（细胞外液的25%）会出现脉搏细速、肢端湿冷、血压不稳定或下降等血容量不足的症状。当体液继续丧失达体重的6%~7%时，有更严重的休克表现。

（3）低渗性失水

主要原因：①补充水过多；②肾丢失：排钠性利尿药过量使用、肾小管中在大量不被吸收的溶质（如尿素）、急性肾衰竭（多尿期）、肾小管性酸中毒、糖尿病酮症酸中毒、肾上腺皮质功能减退症等。

早期即发生有效循环血容量不足和尿量减少，但无口渴，严重者导致细胞内低渗和细胞水中毒。

分类及表现：①轻度失水：当每千克体重缺钠8.5mmol（血浆钠130mmol/L左右）时，血压可在100mmHg以上，患者有疲乏、无力、口渴、尿少、头晕；尿钠极低或测不出。②中度失水：当每千克体重缺钠8.5~12.0mmol（血浆钠120mmol/L左右）时，血压降至100mmHg以下，表现为恶心、呕吐、肌肉痉挛、手足麻木、静脉塌陷、直立性低血压，尿钠测不出。③重度失水：当每千克体重丢失钠在12.8~21.0mmol（血浆钠110mmol/L左右）时，血压降至80mmHg以下，出现四肢发凉、体温低、脉细速而快等休克表现，并伴木僵等精神症状，严重者昏迷。

2.针对重症患者

（1）严密监测血电解质与有效循环容量与组织灌注的指标变化，同时应注意血浆渗透压变化。

（2）实行容量复苏时在及时补充循环容量的同时，要避免输入过多的液体。

（3）及时的容量复苏治疗应该在适当的监护条件下进行，防止休克的发生与加重。

3.治疗

（1）积极治疗原发病。

（2）避免不适当的脱水、利尿、鼻饲高蛋白饮食等。

（3）补液原则：发生失水时，依据失水类型、程度和机体情况，决定补充液体量的种类、途径和速度。补液总量应包括已丢失液体量及继续丢失的液体量两部分。①已丢失量可以根据失水程度、体重减少量、血钠浓度和血细胞比容计算，依据血钠浓度的计算适用于高渗性失水者，依据血细胞比容的计算适用于估计低渗性失水的失水量；②继续丢失量是指就诊后发生的继续丢失量，包括生理需要量（1500ml/d）及继续发生的病理丢失量（如出汗、肺的呼出和呕吐等）。临床实践中，应根据患者实际情况适当增减。尽量口服或鼻饲，不足部分或中、重度失水者需经静脉补充。速度宜先快后慢：重症者开始4~8小时补充液体总量的1/3~1/2，其余在24~48小时补完。尿量>30ml/h后应补钾，一般浓度为3g/L；当尿量>50ml/h时，日补钾量可达10~12g。在炎症反应毛细血管渗漏的患者、ICU的患者、手术中的患者，如果早期应用小剂量的缩血管药物，将会有利于保持器官灌注、尿排出量、并减少需要输入的液体量。

（4）具体的补钠和补水措施：①高渗性失水：补液中含钠液体约占1/3，补水为主，补钠为辅；经口和鼻饲者可直接补充水分，经静脉者可补充5%葡萄糖溶液、5%葡萄糖氯化钠溶液或0.9%氯化钠溶液；适当补充碱性液和钾。②等渗性失水：补液中含钠液体约占1/2，补充等渗溶液为主；

首选0.9%氯化钠溶液，0.9%氯化钠溶液1000ml+5%葡萄糖溶液500ml+5%碳酸氢钠溶液100ml的配方更符合生理需要。③低渗性失水：补液中含钠液体约占2/3，以补充高渗液为主；0.9%氯化钠溶液1000ml+10%葡萄糖溶液250ml+5%碳酸氢钠溶液100ml；必要时可再补充适量的3%~5%氯化钠溶液。补充高渗液不能过快，一般以血钠每小时升高0.5mmol/L为宜。一般先补钠量[补钠量=（142mmol/L-实测血清钠）×0.2×体重（kg）]的1/3~1/2，复查生化指标，并重新评估后再决定下一步的治疗方案。在低灌注状态的重症患者应慎重使用乳酸林格液：易发生乳酸酸中毒。

### 考点2　水过多和水中毒（water excess）

水在体内过多潴留，若过多的水进入细胞内，导致细胞内水过多则称为水中毒。

（1）常见原因：①抗利尿性激素代偿性分泌增多（如右侧心力衰竭、低蛋白血症等）；②抗利尿激素分泌失调综合征；③肾水排泄障碍（如急性肾衰竭少尿期）；④盐皮质激素和糖皮质激素分泌不足；⑤渗透阈重建；⑥肾水排泄功能正常，但能兴奋抗利尿激素（ADH）分泌的渗透阈降低（如孕妇）；⑦抗利尿激素用量过多（如中枢性尿崩症治疗不当）。

（2）临床表现：①急性。精神表现突出：头痛、精神失常、定向力障碍、共济失调、癫痫样发作、嗜睡与躁动交替出现以至昏迷；颅内高压表现：头痛、呕吐、血压增高、呼吸抑制、心律缓慢等。②慢性。轻度水过多仅有体重增加；当血浆渗透压低于260mOsm/L（血钠125mmol/L）时，有疲倦、表情淡漠、恶心、食欲缺乏等表现和皮下组织肿胀；当血浆渗透压降至240~250mOsm/L（血钠115~120mmol/L）时，会出现头痛、嗜睡、神志错乱、谵妄等神经精神症状；当血浆渗透压降至230mOsm/L（血钠110mmol/L），可出现抽搐或昏迷；若血钠在48小时内迅速降至108mmol/L以下，可致神经系统永久性损伤或死亡。

（3）诊断：①结合临床表现及必要的实验室检查；②判断病因和程度（体重变化、出入水量、血钠浓度等）：有效循环血容量和心、肺、肾功能状态，血浆渗透压等；③注意与缺钠性低钠血症鉴别：一般水过多和水中毒时尿钠>20mmol/L，而缺钠性低钠血症的尿钠常会明显减少甚至消失。

（4）治疗：①积极治疗原发病。②记录24小时出入水量，控制水的摄入量和避免体液过多。③轻症者限制进水量，使入水量少于尿量；适当服用依他尼酸（利尿酸）或呋塞米等袢利尿药。④急重症者：要保护心、脑功能，纠正低渗状态（如利尿、脱水），主要包括高容量综合征和低渗血症；高容量综合征以脱水为主，治疗上着重于减轻心脏负荷，首选呋塞米或依他尼酸等袢利尿药；低渗血症应迅速纠正细胞内低渗状态，除限水、利尿外，应使用3%~5%氯化钠溶液，一般剂量为5~10ml/kg，严密观察心、肺功能变化。⑤纠正水肿：重症患者常导致水肿，也是肺水肿和心脏过负荷的原因。水肿导致氧弥散障碍，也会导致心肌收缩力下降。

### 考点3　低钠血症（hyponatremia）

指血清钠<135mmol/L，与体内总钠量（可正常、增高或降低）无关。

（1）分类：①缺钠性低钠血症：其体内总钠量或细胞内钠减少，血清钠浓度降低。②稀释性低钠血症：水过多，血钠被稀释，细胞内液和血清钠浓度降低。③转移性低钠血症：机体缺钠时钠从细胞外转移至细胞内，其总体钠正常，细胞内液钠增多，血清钠减少。④消耗性低钠血症：多见于恶性肿瘤、肝硬化晚期、营养不良、年老体衰等，称为特发性低钠血症。

（2）治疗：见导图3。

**考点4** **高钠血症**（hypernatremia）

指血清钠>145mmol/L，其机体总钠量可增加、正常或减少。

（1）分类：①浓缩性高钠血症：最常见，表现为高渗性失水，体内总钠减少，而细胞内和血清钠浓度增高，见于单纯性失水或失水大于失钠，治疗同高渗性失水。②潴留性高钠血症：较少见，主要因肾排泄钠减少和（或）钠的入量过多所致（如右侧心力衰竭、颅脑外伤、补碱过多等），以神经精神症状为主要表现，随病情发展或血钠上升速度加重。③特发性高钠血症：症状一般较轻，常伴血浆渗透压升高，氢氯噻嗪可缓解其症状。

（2）治疗：①以积极治疗原发病为前提；②限制钠的摄入量，防止钠输入过多；③可用5%葡萄糖溶液稀释疗法或鼓励多饮水，但必须同时使用排钠性利尿药，需严密监测心肺功能，防止输液过快过多，以免导致肺水肿；④上述方法未见效并病情加重者，可考虑应用8%葡萄糖溶液做透析治疗。

# 第三节　钾代谢紊乱

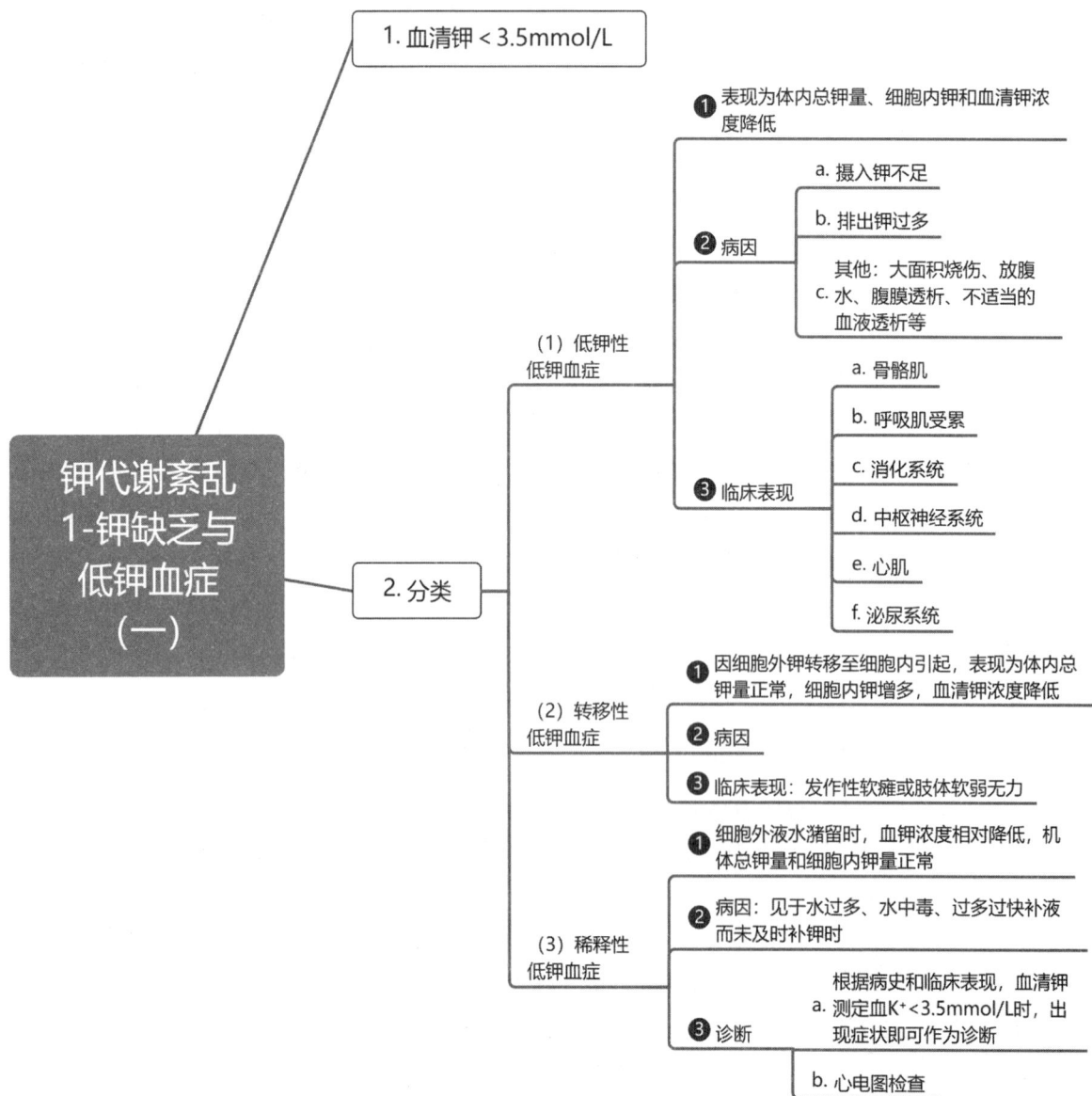

钾代谢紊乱
1-钾缺乏与
低钾血症
（一）

2. 分类

1. 血清钾＜3.5mmol/L

（1）低钾性
低钾血症

❶ 表现为体内总钾量、细胞内钾和血清钾浓度降低

❷ 病因
- a. 摄入钾不足
- b. 排出钾过多
- c. 其他：大面积烧伤、放腹水、腹膜透析、不适当的血液透析等

❸ 临床表现
- a. 骨骼肌
- b. 呼吸肌受累
- c. 消化系统
- d. 中枢神经系统
- e. 心肌
- f. 泌尿系统

（2）转移性
低钾血症

❶ 因细胞外钾转移至细胞内引起，表现为体内总钾量正常，细胞内钾增多，血清钾浓度降低

❷ 病因

❸ 临床表现：发作性软瘫或肢体软弱无力

（3）稀释性
低钾血症

❶ 细胞外液水潴留时，血钾浓度相对降低，机体总钾量和细胞内钾量正常

❷ 病因：见于水过多、水中毒、过多过快补液而未及时补钾时

❸ 诊断
- a. 根据病史和临床表现，血清钾测定血$K^+$<3.5mmol/L时，出现症状即可作为诊断
- b. 心电图检查

钾代谢紊乱
1-钾缺乏与
低钾血症
（二）

3.治疗
- （1）尿量在30ml/h以上时
- （2）常规口服治疗
- （3）静脉补钾
- （4）缺钾同时又缺钙时，应注意补钙
- （5）短期内大量补钾或长期补钾时，需定期观察

钾代谢紊乱
2-高钾血症

1. 血清钾>5.5mmol/L

2. 病因
- （1）肾排钾困难
- （2）进入体内（血液内）的钾过多
- （3）细胞内钾释放并移入细胞外液

3. 临床表现
- （1）抑制心肌收缩，出现心率缓慢、心律失常，严重时出现心室颤动、心搏骤停
- （2）早期常有四肢及口周感觉麻木，极度疲乏、肌肉酸痛、肢体苍白、湿冷
- （3）血钾浓度达7mmol/L时，四肢麻木，软瘫，先为躯干，后为四肢，最后影响到呼吸肌，发生窒息
- （4）代谢性酸中毒
- （5）特征性心电图改变为

4. 治疗
- （1）立即停止钾盐摄入
- （2）可以静脉注射钙剂
- （3）用25%～50%葡萄糖溶液100～200ml加胰岛素静脉滴注
- （4）纠正酸中毒、降低血清钾浓度
- （5）肾替代治疗(CRRT)

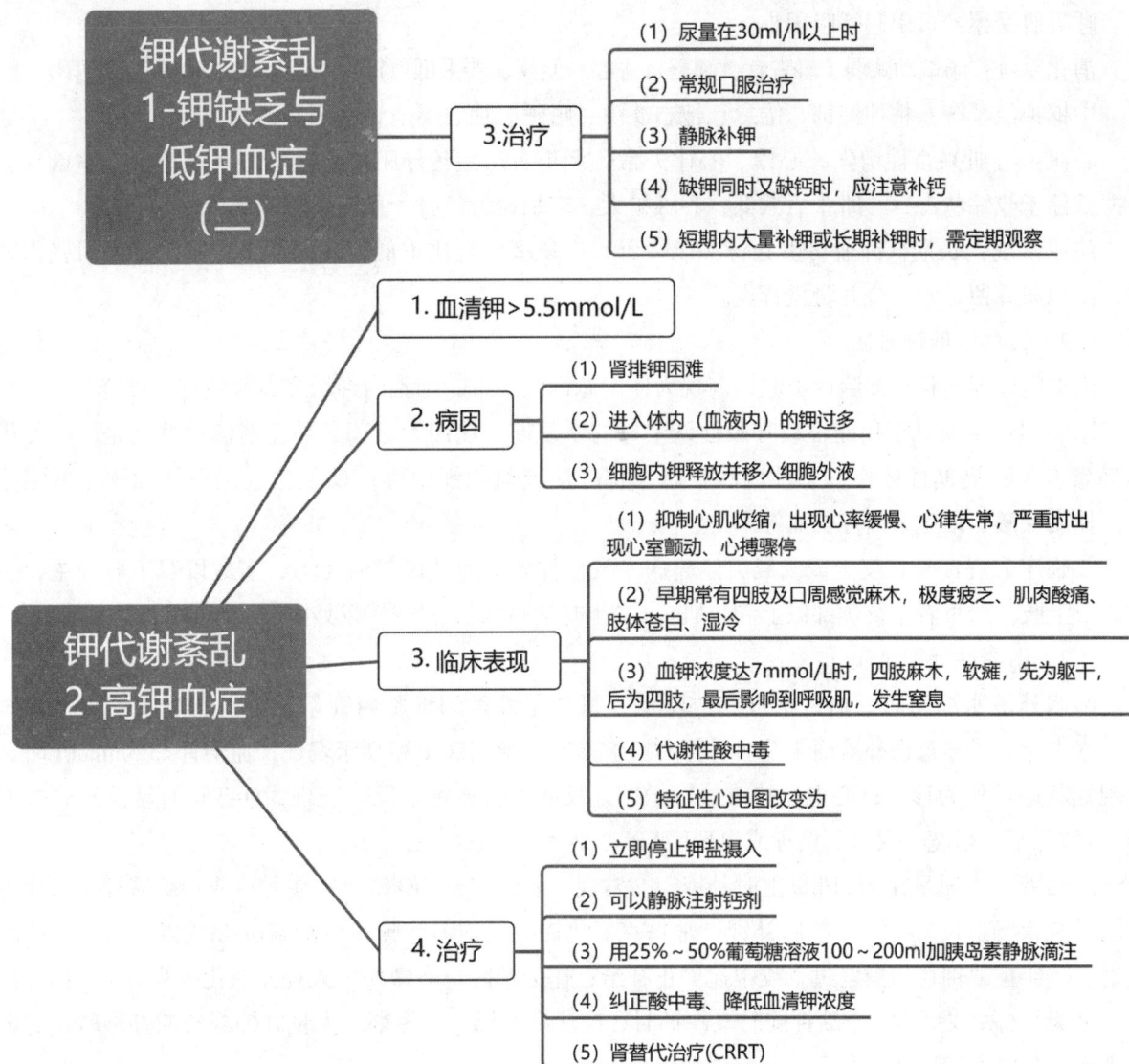

### 考点 1　钾缺乏与低钾血症

指血清钾<3.5mmol/L。

1. 分类

（1）低钾性低钾血症

表现为体内总钾量、细胞内钾和血清钾浓度降低。

①病因

摄入钾不足：长期禁食、少食，每日钾的摄入量<3g并维持2周以上。

排出钾过多：经胃肠或肾丢失过多的钾，如长期大量的呕吐、腹泻、胃肠引流或造口、急性肾衰竭多尿期、肾小管性酸中毒、排钾性利尿药、渗透性利尿药，以及某些抗生素（如青霉素、庆大霉素、羧苄西林等）。

其他：大面积烧伤、放腹水、腹膜透析、不适当的血液透析等。

②临床表现

骨骼肌：神经、肌肉应激性减退；当血清$K^+$<3.0mmol/L时，可出现四肢肌肉软弱无力，低于2.5mmol/L时，可出现软瘫，以四肢肌肉最为突出，腱反射迟钝或消失。

呼吸肌受累：可引起呼吸困难。

消化系统：肠蠕动减弱，轻者食欲缺乏、恶心、便秘，严重低血钾可引起腹胀、麻痹性肠梗阻。

中枢神经系统：精神抑郁、倦怠、神志淡漠、嗜睡、神志不清，甚至昏迷等。

心肌：心肌兴奋性增强，心悸、心律失常，严重者房室传导阻滞、室性心动过速及心室颤动，心搏骤停于收缩状态；心肌张力减低，心脏扩大，末梢血管扩张，血压下降等。

泌尿系统：长期低钾血可引起肾功能障碍，出现多尿且比重低，夜尿增多；膀胱平滑肌张力减退，出现尿潴留，常易合并肾盂肾炎。

（2）转移性低钾血症

因细胞外钾转移至细胞内引起，表现为体内总钾量正常，细胞内钾增多，血清钾浓度降低。

①病因：主要见于代谢性或呼吸性碱中毒的恢复期；使用大量葡萄糖注射液（特别是同时使用胰岛素者）；周期性瘫痪；急性应激状态；棉籽油或氯化钡中毒；反复输入洗涤红细胞；低温疗法；使用叶酸、维生素治疗贫血等。

②临床表现：常在夜半或凌晨突然起病。发作性软瘫或肢体软弱无力，多数以双下肢为主，少数累及上肢，严重者累及颈部以上和膈肌。1~2小时达高峰，一般持续数小时，个别可长达数日。

（3）稀释性低钾血症

细胞外液水潴留时，血钾浓度相对降低，机体总钾量和细胞内钾量正常。①病因：见于水过多、水中毒、过多过快补液而未及时补钾时。②诊断：根据病史和临床表现，血清钾<3.5mmol/L时，出现症状即可作为诊断；心电图检查，较敏感地反映出低血钾情况，表现为Q-T间期延长，ST段下降，T波低平、增宽、双向、倒置或出现U波等。

2. 治疗　①尿量在30ml/h以上时补钾。②常规口服治疗：10%氯化钾注射液或枸橼酸钾（氯化钾口服易有胃肠道反应）。③静脉补钾：常每克氯化钾必须均匀静脉滴注30~40min或以上，不可静脉注射。④纠正缺钾切勿操之过急或中途停止补给；作为预防，通常成年人补充氯化钾3~4g/d，作为治疗，则为4~6g/d或更多。⑤缺钾同时又缺钙时，应注意补钙。⑥短期内大量补钾或长期补钾时，需定期观察，测定血清钾及心电图，以避免发生高血钾。

### 考点2　高钾血症

血清钾>5.5mmol/L。

1. 病因　①急性肾衰竭（少尿期）等原因导致肾排钾困难；②静脉输入过快、过多，输入大量库存血等原因致进入体内（血液内）的钾过多；③缺氧、酸中毒、持续抽搐、大量溶血、大量内出血、大血肿、挤压综合征等使细胞内钾释放并移入细胞外液。

2. 临床表现　①抑制心肌收缩，出现心率缓慢、心律失常，严重时出现心室颤动、心搏骤停；②早期常有四肢及口周感觉麻木，极度疲乏、肌肉酸痛、肢体苍白、湿冷；③血钾浓度达7mmol/L时，四肢麻木，软瘫，先为躯干，后为四肢，最后影响到呼吸肌，发生窒息；④代谢性酸中毒；⑤特征性心电图改变为：早期T波高而尖，Q-T间期延长，随后出现的是QRS波群增宽，P-R间期延长。

3. 治疗　①立即停止钾盐摄入，积极防治心律失常和窒息，迅速降低血清钾；及时处理原发病和恢复肾功能。②可以静脉注射钙剂（10%葡萄糖酸钙10~20ml）或30~40ml加入液体静脉滴注（可重复使用）。③用25%~50%葡萄糖溶液100~200ml加胰岛素（4g葡萄糖加1U正规胰岛素）做静脉滴注，将钾转入细胞内。④对存在酸中毒者可静脉注射5%碳酸氢钠溶液60~100ml、11.2%乳酸钠溶液100~200ml或乳酸钠溶液60~100ml，以纠正酸中毒、降低血清钾浓度。⑤经上述治疗后，血清钾仍不下降时可以采用肾替代治疗（CRRT）。

# 第四节 钙代谢紊乱

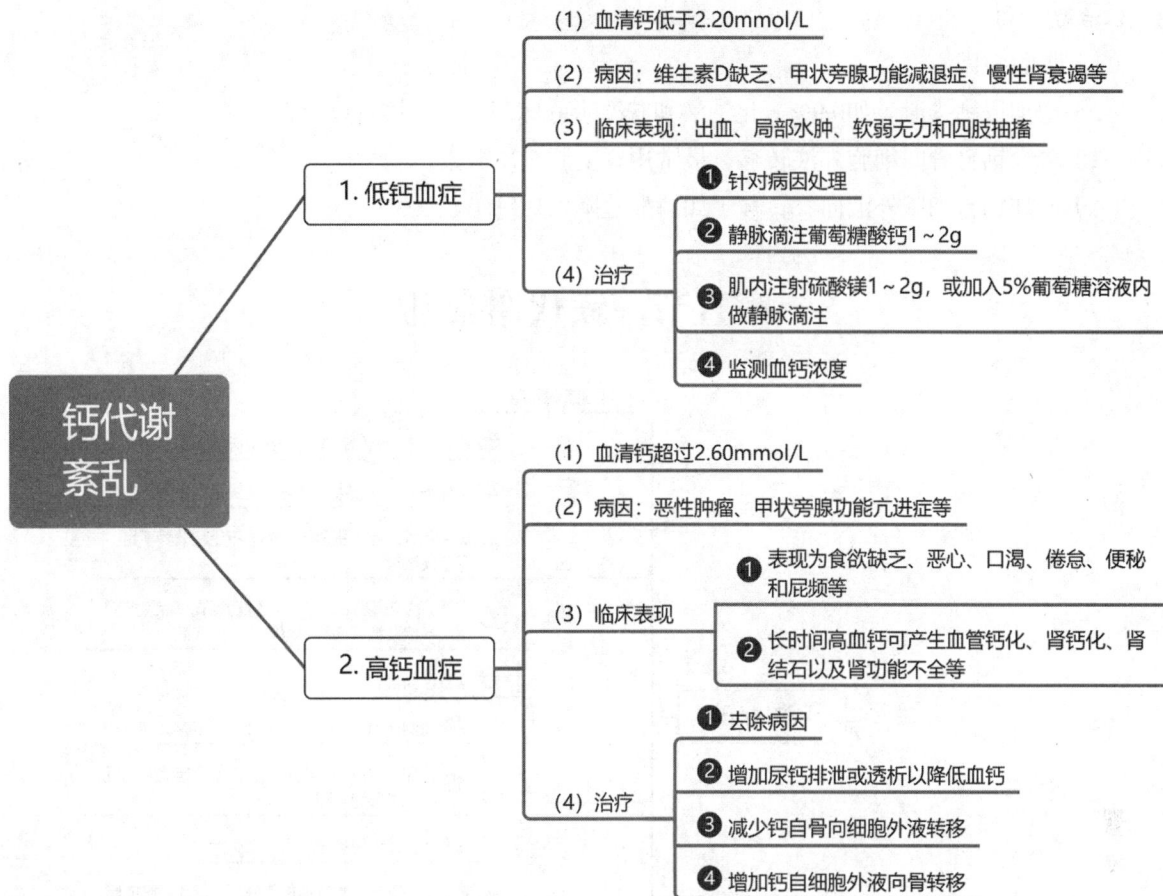

```
钙代谢          ┌─ 1. 低钙血症 ─┬─ (1) 血清钙低于2.20mmol/L
紊乱           │              ├─ (2) 病因：维生素D缺乏、甲状旁腺功能减退症、慢性肾衰竭等
              │              ├─ (3) 临床表现：出血、局部水肿、软弱无力和四肢抽搐
              │              └─ (4) 治疗 ─┬─ ❶ 针对病因处理
              │                          ├─ ❷ 静脉滴注葡萄糖酸钙1~2g
              │                          ├─ ❸ 肌内注射硫酸镁1~2g，或加入5%葡萄糖溶液内做静脉滴注
              │                          └─ ❹ 监测血钙浓度
              │
              └─ 2. 高钙血症 ─┬─ (1) 血清钙超过2.60mmol/L
                             ├─ (2) 病因：恶性肿瘤、甲状旁腺功能亢进症等
                             ├─ (3) 临床表现 ─┬─ ❶ 表现为食欲缺乏、恶心、口渴、倦怠、便秘和屁频等
                             │               └─ ❷ 长时间高血钙可产生血管钙化、肾钙化、肾结石以及肾功能不全等
                             └─ (4) 治疗 ─┬─ ❶ 去除病因
                                         ├─ ❷ 增加尿钙排泄或透析以降低血钙
                                         ├─ ❸ 减少钙自骨向细胞外液转移
                                         └─ ❹ 增加钙自细胞外液向骨转移
```

## 考点 1 低钙血症

血清钙低于2.20mmol/L。

1. 病因　维生素D缺乏、甲状旁腺功能减退症、慢性肾衰竭、慢性腹泻和小肠吸收不良综合征、急性出血性坏死胰腺炎（血清钙低下是预后不良的指标）。

2. 临床表现　出血、局部水肿、软弱无力和四肢抽搐。

3. 治疗

（1）针对病因处理。

（2）出现抽搐时，静脉滴注葡萄糖酸钙1~2g，如仍不能控制，可肌内注射硫酸镁1~2g，或加入5%葡萄糖溶液内静脉滴注。

（3）重症患者接受CRRT治疗时需要及时监测血钙浓度，防止因血钙浓度过高或过低所引发的并发症。

（4）对于大量输血的患者应监测血钙浓度，并根据监测结果及时调整。

## 考点 2 高钙血症

血清钙超过2.60mmol/L。

　　1. 病因　恶性肿瘤（尤其是乳腺癌）、甲状旁腺功能亢进症、维生素D和维生素A过多、转移性骨癌和多发性骨髓瘤等多种。

　　2. 临床表现　表现为食欲缺乏、恶心、口渴、倦怠、便秘和尿频等，长时间高血钙可产生血管钙化、肾钙化、肾结石以及肾功能不全等。

　　3. 治疗

（1）去除病因。

（2）增加尿钙排泄（如0.9%氯化钠液和呋塞米静脉滴注）或透析以降低血钙。

（3）减少钙自骨向细胞外液转移，最常用肾上腺皮质激素。

（4）增加钙自细胞外液向骨转移（如磷酸盐降低血钙）。

# 第五节　镁代谢紊乱

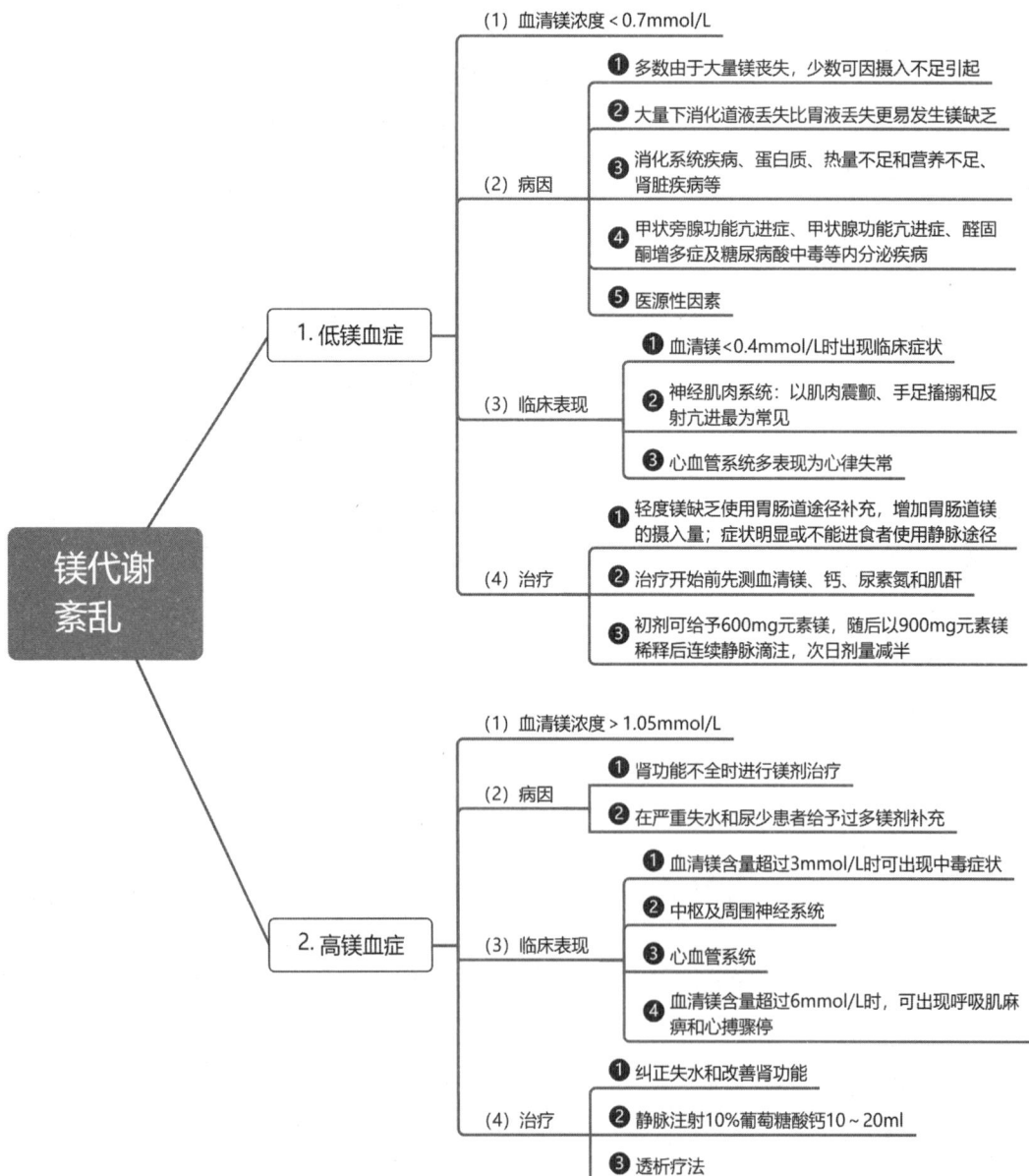

镁代谢紊乱

**1. 低镁血症**

（1）血清镁浓度 < 0.7mmol/L

（2）病因
- ❶ 多数由于大量镁丧失，少数可因摄入不足引起
- ❷ 大量下消化道液丢失比胃液丢失更易发生镁缺乏
- ❸ 消化系统疾病、蛋白质、热量不足和营养不足、肾脏疾病等
- ❹ 甲状旁腺功能亢进症、甲状腺功能亢进症、醛固酮增多症及糖尿病酸中毒等内分泌疾病
- ❺ 医源性因素

（3）临床表现
- ❶ 血清镁 < 0.4mmol/L时出现临床症状
- ❷ 神经肌肉系统：以肌肉震颤、手足搐搦和反射亢进最为常见
- ❸ 心血管系统多表现为心律失常

（4）治疗
- ❶ 轻度镁缺乏使用胃肠道途径补充，增加胃肠道镁的摄入量；症状明显或不能进食者使用静脉途径
- ❷ 治疗开始前先测血清镁、钙、尿素氮和肌酐
- ❸ 初剂可给予600mg元素镁，随后以900mg元素镁稀释后连续静脉滴注，次日剂量减半

**2. 高镁血症**

（1）血清镁浓度 > 1.05mmol/L

（2）病因
- ❶ 肾功能不全时进行镁剂治疗
- ❷ 在严重失水和尿少患者给予过多镁剂补充

（3）临床表现
- ❶ 血清镁含量超过3mmol/L时可出现中毒症状
- ❷ 中枢及周围神经系统
- ❸ 心血管系统
- ❹ 血清镁含量超过6mmol/L时，可出现呼吸肌麻痹和心搏骤停

（4）治疗
- ❶ 纠正失水和改善肾功能
- ❷ 静脉注射10%葡萄糖酸钙10～20ml
- ❸ 透析疗法

### 考点 1 低镁血症

血清镁<0.7mmol/L。

1. **病因**　多数由于大量镁丧失，少数可因摄入不足引起。下消化道液镁含量（5~7mmol/L）比上消化道液中丰富，大量下消化道液丢失比胃液丢失更易发生镁缺乏。

消化系统疾病，如广泛肠切除、肠瘘或胆瘘、腹泻和长期胃肠减压，均可引起低镁血症。

急性胰腺炎时可引起低镁血症和低钙血症，主要是由于脂肪坏死部位的钙皂形成所致，也与甲状旁腺功能受抑制及肠道吸收障碍有关。蛋白质、热量不足和营养不足可引起低镁血症，在慢性酒精中毒的重症患者更为常见。肾盂肾炎和肾小球肾炎等疾病可影响肾小管对$Mg^{2+}$的再吸收，引起低镁血症。晚期肾疾病、甲状旁腺功能亢进症、甲状腺功能亢进症、醛固酮增多症及糖尿病酸中毒等内分泌疾病。

医源性因素：长期肠外营养时未补充镁，利尿药、氨基糖苷类抗生素、强心苷、顺铂和胰岛素等治疗可使大量镁经尿液排出，无镁透析液透析时，手术创伤等。

2. **临床表现**

（1）血清镁<0.4mmol/L时出现临床症状。

（2）神经肌肉系统：以肌肉震颤、手足搐搦和反射亢进最为常见，以上肢更为明显。严重时患者出现谵妄、精神错乱、定向力失常、幻觉、惊厥、甚至昏迷等。

（3）心血管系统多表现为心律失常，出现室性期前收缩、室上性阵发性心动过速或心室颤动等，其他的心电图变化与低钾血症相似。

3. **治疗**

（1）轻度镁缺乏使用胃肠道途径补充，增加胃肠道镁的摄入量；症状明显或不能进食者使用静脉途径。

（2）治疗开始前先测血清镁、钙、尿素氮和肌酐。

（3）氮质血症或肾功能不良时需复查血清镁，以免补充过多而发生血镁过高。

（4）初剂可给予600mg元素镁，稀释于5%的葡萄糖溶液200~250ml中静脉滴注3~4小时。随后，以900mg元素镁稀释后连续静脉滴注，24小时滴完。次日剂量减半，以后的补充量根据血清镁浓度决定，使血清镁的浓度维持在12mmol/L。

（5）如有癫痫样发作，可用500mg元素镁缓慢静脉注射，每分钟不超过15mg。

（6）严重低镁血症时可引起低钙血症或低钾血症。若单纯补钾难以奏效时，必须考虑存在低镁的可能，同时补镁。

### 考点 2 高镁血症

血清镁浓度>1.05mmol/L。

1. **病因**　常发生在肾功能不全时进行镁剂治疗，或在严重失水和尿少患者给予过多镁剂补充。

2. **临床表现**

（1）血清镁含量超过3mmol/L时可出现中毒症状。

（2）中枢及周围神经系统：最早表现为嗜睡、肌力减退，继之出现软瘫，反射消失，终至昏迷。

（3）心血管系统：心动过速，继以心动过缓、房室和心室内传导阻滞；如无高钾血症而心电图显示P-R间期延长、T波高耸，QRS波增宽者，应考虑高镁血症。

（4）血清镁含量超过6mmol/L时，患者可出现呼吸肌麻痹和心搏骤停。

3. 治疗　治疗应从纠正失水和改善肾功能入手。静脉注射10%葡萄糖酸钙10~20ml，其能拮抗 $Mg^{2+}$ 对心肌的毒性作用。严重病例可行透析疗法，以清除细胞外液积累的镁，使症状得以改善。

# 第六节　磷代谢紊乱

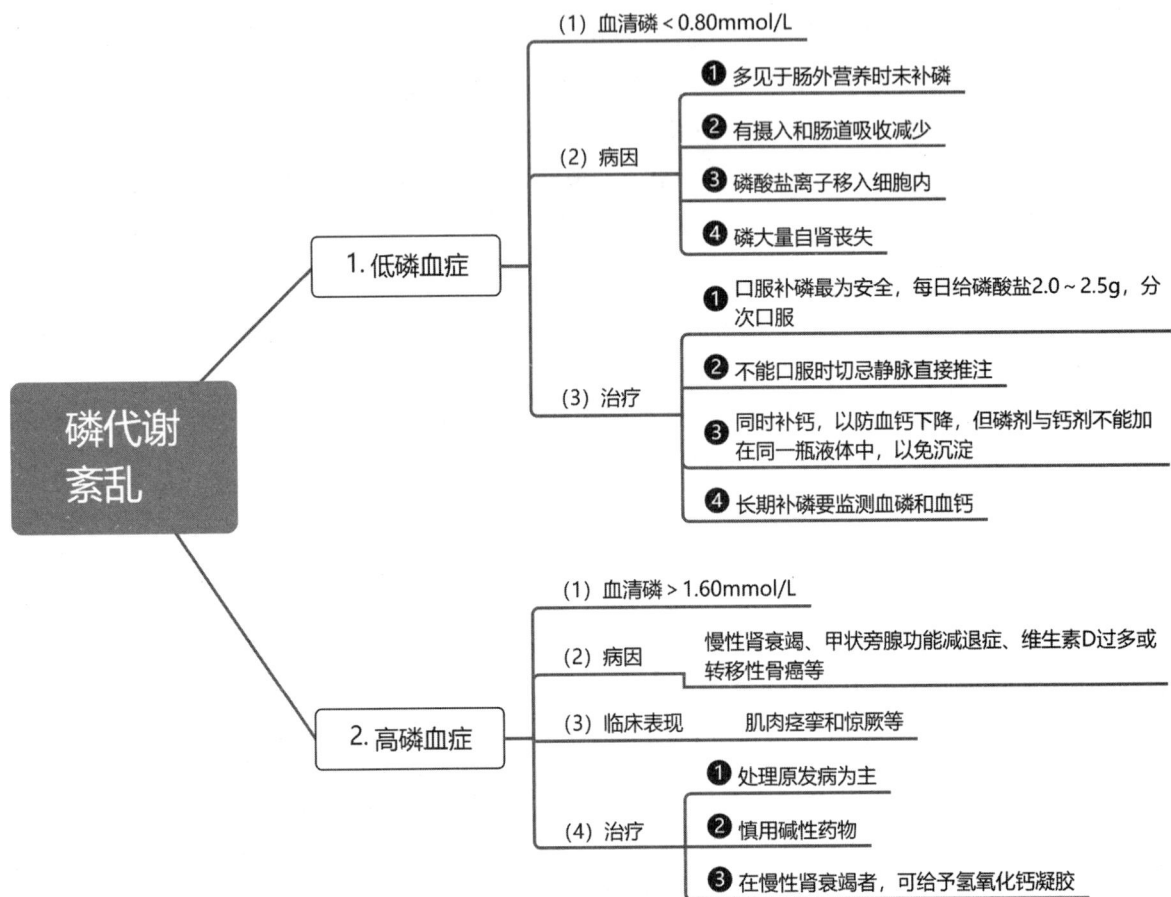

磷代谢紊乱
- 1. 低磷血症
  - (1) 血清磷 < 0.80mmol/L
  - (2) 病因
    - ① 多见于肠外营养时未补磷
    - ② 有摄入和肠道吸收减少
    - ③ 磷酸盐离子移入细胞内
    - ④ 磷大量自肾丧失
  - (3) 治疗
    - ① 口服补磷最为安全，每日给磷酸盐2.0~2.5g，分次口服
    - ② 不能口服时切忌静脉直接推注
    - ③ 同时补钙，以防血钙下降，但磷剂与钙剂不能加在同一瓶液体中，以免沉淀
    - ④ 长期补磷要监测血磷和血钙
- 2. 高磷血症
  - (1) 血清磷 > 1.60mmol/L
  - (2) 病因　慢性肾衰竭、甲状旁腺功能减退症、维生素D过多或转移性骨癌等
  - (3) 临床表现　肌肉痉挛和惊厥等
  - (4) 治疗
    - ① 处理原发病为主
    - ② 慎用碱性药物
    - ③ 在慢性肾衰竭者，可给予氢氧化钙凝胶

## 考点1　低磷血症

血清磷<0.80mmol/L。

1. 病因

（1）多见于肠外营养时未补磷。

（2）有摄入和肠道吸收减少（如吸收不良症状、呕吐）。

（3）磷酸盐离子移入细胞内（如在碱中毒或大量葡萄糖注射后）。

（4）磷大量自肾丧失（如低钾血症、低镁血症）。

2. 治疗

（1）口服补磷最为安全，每日给磷酸盐2.0~2.5g，分次口服。

（2）不能口服时，给磷酸二氢钾-磷酸氢二钾或磷酸二氢钠-磷酸氢二钠静脉注射，切忌静脉直接推注。

（3）同时补钙，以防血钙下降，但磷剂与钙剂不能加在同一瓶液体中，以免沉淀。

（4）长期补磷，要注意转移性钙化，随时监测血磷和血钙。

## 考点2 高磷血症

血清磷>1.60mmol/L。

1. 病因　多见于慢性肾衰竭、甲状旁腺功能减退症、维生素D过多或转移性骨癌等。

2. 治疗

（1）处理原发病为主。

（2）须谨慎应用乳酸钠、碳酸氢钠等碱性药物，碱中毒有增加惊厥的趋势，必须使用时应与Ca²⁺同时补充。

（3）在慢性肾衰竭患者，可给予氢氧化钙凝胶。每次4~6g，于饭后和睡前口服，以减少磷酸盐吸收。

# 第七节　酸碱代谢紊乱

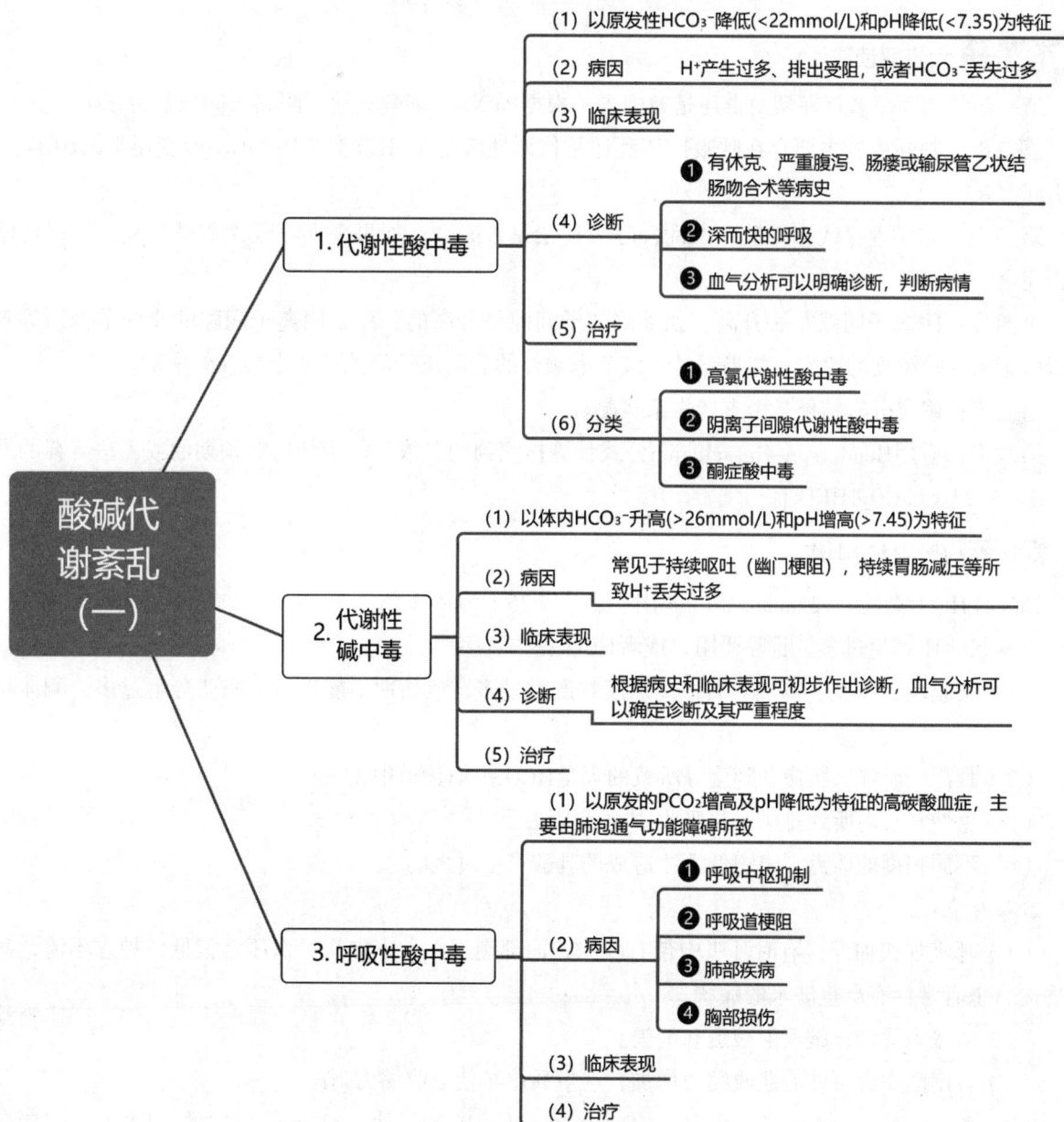

```
酸碱代谢紊乱（一）
├─ 1. 代谢性酸中毒
│    ├─ (1) 以原发性HCO₃⁻降低(<22mmol/L)和pH降低(<7.35)为特征
│    ├─ (2) 病因　H⁺产生过多、排出受阻，或者HCO₃⁻丢失过多
│    ├─ (3) 临床表现
│    ├─ (4) 诊断
│    │    ├─ ❶ 有休克、严重腹泻、肠瘘或输尿管乙状结肠吻合术等病史
│    │    ├─ ❷ 深而快的呼吸
│    │    └─ ❸ 血气分析可以明确诊断，判断病情
│    ├─ (5) 治疗
│    └─ (6) 分类
│         ├─ ❶ 高氯代谢性酸中毒
│         ├─ ❷ 阴离子间隙代谢性酸中毒
│         └─ ❸ 酮症酸中毒
├─ 2. 代谢性碱中毒
│    ├─ (1) 以体内HCO₃⁻升高(>26mmol/L)和pH增高(>7.45)为特征
│    ├─ (2) 病因　常见于持续呕吐（幽门梗阻），持续胃肠减压等所致H⁺丢失过多
│    ├─ (3) 临床表现
│    ├─ (4) 诊断　根据病史和临床表现可初步作出诊断，血气分析可以确定诊断及其严重程度
│    └─ (5) 治疗
└─ 3. 呼吸性酸中毒
     ├─ (1) 以原发的PCO₂增高及pH降低为特征的高碳酸血症，主要由肺泡通气功能障碍所致
     ├─ (2) 病因
     │    ├─ ❶ 呼吸中枢抑制
     │    ├─ ❷ 呼吸道梗阻
     │    ├─ ❸ 肺部疾病
     │    └─ ❹ 胸部损伤
     ├─ (3) 临床表现
     └─ (4) 治疗
```

（1）以原发的 $PCO_2$ 降低（<35mmHg）和pH增高（>7.45）为特征的低碳酸血症

**4.呼吸性碱中毒**
- （2）病因
- （3）临床表现
- （4）诊断：血气分析可以确定诊断
- （5）治疗

**酸碱代谢紊乱（二）**

**5.混合性酸碱紊乱**
- （1）代谢性酸中毒并呼吸性酸中毒
- （2）代谢性酸中毒并呼吸性碱中毒
- （3）代谢性碱中毒并呼吸性碱中毒
- （4）代谢性酸中毒并代谢性碱中毒

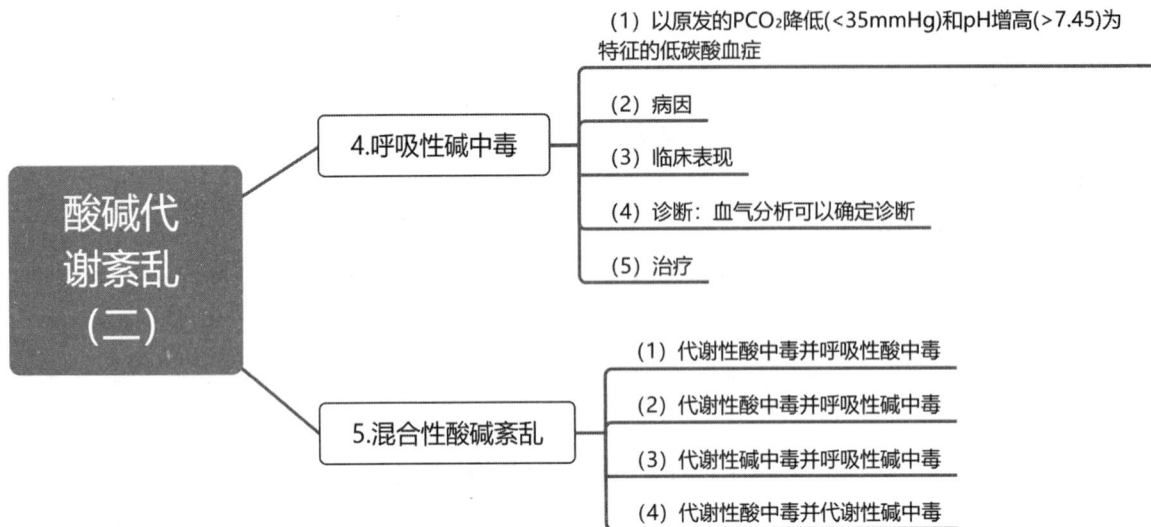

## 考点1　六步解读法

第一步：判断患者存在酸中毒还是碱中毒（根据 $PaCO_2$、碳酸氢盐、阴离子间隙是否正常）。

第二步：判断患者主要存在呼吸性紊乱还是代谢性紊乱（pH改变是因 $PaCO_2$ 改变还是因 $HCO_3^-$ 改变引起）。

第三步：如果现存代谢性酸碱紊乱，呼吸代偿是否完全；如果现存呼吸性酸碱紊乱，代谢代偿是否完全。

第四步：阴离子间隙是否升高，如果阴离子间隙是升高的，那么阴离子间隙的改变是否约等于血清中碳酸氢盐浓度的改变；如果不是，应考虑额外的非阴离子间隙性酸中毒或碱中毒。

第五步：确定分析结果是否支持临床状况。

第六步：应用Henderson-Hasselbalch公式计算检测到的参数，说明任何非预期的或无法解释的发现：$[H^+] = 24 \times PaCO_2/[HCO_3^-]$。

## 考点2　代谢性酸中毒

原发性 $HCO_3^-$ 降低（<22mmol/L）和pH降低（<7.35）为特征。

1.病因　$H^+$ 产生过多、排除受阻，或者 $HCO_3^-$ 丢失过多。

（1）腹膜炎、休克、高热等酸性代谢废物产生过多，或长期不能进食，脂肪分解过多，酮体积累。

（2）腹泻、肠瘘、胆瘘和胰瘘等所致的大量 $HCO_3^-$ 由消化道中丢失。

（3）急性肾衰竭所致排 $H^+$ 和再吸收 $HCO_3^-$ 受阻。

（4）不同程度的休克，组织低灌注造成的乳酸产生过多。

2.临床表现

（1）呼吸加快加深，有时呼吸中带有酮味，面部潮红、心率加快，血压常偏低，神志不清，甚至昏迷，患者常伴有严重缺水的症状。

（2）肌张力降低，腱反射减退和消失。

（3）轻度酸中毒可使心肌收缩力增加，严重酸中毒使心收缩力下降。

（4）血液pH、二氧化碳结合力（$CO_2CP$）、标准碳酸氢盐（SB）、缓冲碱（BB）、碱剩余

（BE）均降低，血清$Cl^-$、$K^+$可升高。

（5）尿液检查一般呈酸性反应。

3.诊断　有休克、严重腹泻、肠瘘或输尿管乙状结肠吻合术等病史，深而快的呼吸。血气分析可以明确诊断，判断病情。

4.治疗

（1）积极防治引起代谢性酸中毒的原发病。

（2）纠正水、电解质紊乱，恢复有效循环血量，改善组织血液灌流状况，改善肾功能。

（3）症状改善、尿量足够、二氧化碳结合力（$CO_2CP$）18mmol/L以上时可用碱性药物。

（4）严重酸中毒要及时给碱纠正：如碳酸氢钠或乳酸钠。

（5）纠正酸中毒时大量转移至细胞内，引起低血钾，要随时注意纠正低钾血症。

（6）补充碱（mmol）=（正常$CO_2CP$-测定$CO_2CP$）×体重（kg）×0.2或=（正常SB-测定SB）×体重（kg）×0.2。

5.分类

（1）高氯代谢性酸中毒：以氯离子浓度增加，同时合并相应的$HCO_3^-$浓度降低。最常见的肾性病因是肾小管性酸中毒，最常见的非肾性病因是从肠道$HCO_3^-$丢失。

（2）阴离子间隙代谢性酸中毒：阴离子间隙（AG）=$[Na^+]$ – $[Cl^-]$ – $[HCO_3^-]$，正常值为8~14mEq/L。白蛋白降低会造成AG下降，血浆白蛋白每降低1g/dl，会造成AG下降2.5mEq/L。特征是患者吞入毒物（尤其是乙醇），导致AG酸中毒，但没有同时出现的乳酸、酮体或其他导致酸中毒的物质。

乳酸性酸中毒：ICU中重症患者常见的AG酸中毒；见于多重临床状况，如脓毒症、脓毒性休克、低氧血症、局部组织缺血。

渗透压间隙（osmolal gap，OG）检测对酸中毒有帮助：OG=测定的渗透压-计算的渗透压；计算的渗透压= 2$[Na^+]$ + [血糖]/18 + BUN/2.8 + 乙醇/4.6。

（3）酮症酸中毒：酮体堆积所致，见于糖尿病胰岛素不足、饥饿、慢性乙醇中毒的乙醇戒断等。通过静脉补液治疗。

### 考点3　代谢性碱中毒

体内$HCO_3^-$升高（>26mmol/L）和pH增高（>7.45）为特征。

1.病因

（1）常见于持续呕吐（幽门梗阻），持续胃肠减压等所致丢失过多。

（2）消化性溃疡时大量服用碳酸氢钠等所致$HCO_3^-$摄入过多。

（3）休克患者伴乳酸升高的酸中毒时，在输入$NaHCO_3$纠正酸中毒和抗休克治疗之后，乳酸较快由机体清除后也可能出现代谢性碱中毒。利尿排氯过多，造成尿中$Na^+$与$Cl^-$过多丢失，形成低氯性碱中毒。

（4）慢性阻塞性肺疾病急性加重期（AECOPD）患者在开始机械通气治疗并使$PaCO_2$下降之后，也常出现代谢性碱中毒。

2.临床表现

（1）呼吸浅慢。

（2）躁动、兴奋、谵语、嗜睡等精神症状，严重时会发生昏迷。

（3）有手足搐搦，腱反射亢进等神经肌肉兴奋性增加的表现。

（4）血气分析示血液pH和SB均增高，$CO_2CP$、BB、BE亦升高，血$Cl^-$、$K^+$可减少。

3. 诊断　根据病史和临床表现可初步作出诊断，血气分析可以确定诊断及其严重程度。

4. 治疗

（1）积极防治引起代谢性碱中毒的原发病，消除病因。

（2）在纠正碱中毒的同时补充$NH_4Cl$以纠正低血钾症或低氯血症，但肝功能障碍患者不宜使用。

（3）补酸量（mmol）=（测定SB或$CO_2CP$-正常SB或$CO_2CP$）×体重（kg）×0.2。

**考点4　呼吸性酸中毒**

以原发的$PCO_2$增高及pH降低为特征的高碳酸血症，主要由肺泡通气功能障碍所致。

1. 病因

（1）呼吸中枢抑制，如麻醉药使用过量。

（2）呼吸道梗阻，如喉痉挛、支气管痉挛、呼吸道烧伤及溺水、颈部血肿或肿块压迫气管等。

（3）肺部疾病，如肺水肿、肺不张、肺炎等。

（4）胸部损伤，如手术、创伤、气胸、胸腔积液等。

2. 临床表现

（1）呼吸困难，可以出现换气不足、气促、发绀、胸闷、头痛等。

（2）若酸中毒加重会出现嗜睡、谵妄、昏迷等神志变化。

（3）若$CO_2$过量积储、除引起血压下降外，可出现突发性心室纤颤。

（4）急性或失代偿者血pH下降，$PaCO_2$增高，$CO_2CP$、BB、BE、SB正常或稍增加。

（5）慢性呼酸或代偿者，pH下降不明显，$CO_2CP$增高，$CO_2CP$、BB、BE、SB均有增加；血$K^+$可升高。

3. 治疗

（1）首先应积极防治引起呼吸性酸中毒的原发病.

（2）其次是改善肺泡通气，排出过多的$CO_2$：气管切开，人工呼吸，解除支气管痉挛，祛痰，给氧等。

（3）酸中毒严重时如患者昏迷、心律失常，保证在有充分的肺泡通气的条件下可给予溶液。

**考点5　呼吸性碱中毒**

以原发的$PCO_2$降低（<35mmHg）和pH增高（>7.45）为特征的低碳酸血症。

1. 病因

（1）精神性过度通气是常见原因，常见于癔症发作者。

（2）甲状腺功能亢进症及发热等代谢性过程异常。

（3）乏氧性缺氧，如肺炎、肺栓塞、气胸、肺淤血等引起胸廓、肺血管或肺组织传入神经受刺激而反射性通气增加的患者。

（4）中枢神经系统疾病，如脑炎、脑膜炎、脑血管意外及颅脑损伤患者。

（5）革兰氏阴性杆菌败血症、人工呼吸过度、肝硬化、代谢性酸中毒突然被纠正、妊娠、分娩等。

2. 临床表现

（1）呼吸由深快转为快浅、短促，甚至间断叹息样呼吸，提示预后不良。

（2）由于组织缺氧，患者有头痛、头晕及精神症状。

（3）由于血清游离钙降低引起感觉异常，如口周和四肢麻木及针刺感，甚至搐搦、痉挛、Trousseau征阳性。

（4）化验检查：pH升高，$PCO_2$、$CO_2CP$降低，SB、BE、BB可下降或正常。

3. 诊断　根据病史和临床表现可初步作出诊断，血气分析可以确定诊断，血液的pH增高，$PCO_2$下降，$HCO_3^-$下降。

4. 治疗

（1）首先应积极防治原发病。

（2）其次应降低患者的通气过度，如精神性通气过度可用镇静药。

（3）为提高血液$PCO_2$可用呼吸面罩，以增加呼吸道无效腔，减少$CO_2$呼出和丧失。也可吸入含5% $CO_2$的氧气，达到对症治疗的作用。

（4）有手足搐搦者可适量静脉补给钙剂以增加血浆的$Ca^{2+}$。

### 考点6 混合性酸碱紊乱

重症患者多器官受累常易发生2种或2种以上的酸碱失衡，需在病因治疗的基础上判断酸碱平衡状态并加以处理。

1. 代谢性酸中毒并呼吸性酸中毒　在严重通气障碍，$CO_2$潴留的基础上，由于低氧血症，导致有机酸的产生增多，AG增高，pH明显下降、$PaCO_2$增高、（$HCO_3^-$）降低、AB>SB（实际碱>标准碱）、BE负值增大、AG>16，血氯下降。治疗应控制原发病，改善循环，纠正乏氧、改善通气、加速$CO_2$的呼出，维持pH在正常范围。

2. 代谢性酸中毒并呼吸性碱中毒　重症患者会出现代谢性酸中毒，若由此引起代偿性过度通气而发生呼吸性碱中毒，pH可正常，$HCO_3^-$明显减少，BE负值增大，AB<SB，$PaCO_2$下降显著，血氯及AG均增高。

3. 代谢性碱中毒并呼吸性碱中毒　临床较少见，应用呼吸机治疗时尚可见到，输入碱性药过多时亦可发生。pH增高明显，BE正值增高，AB<SB、$PaCO_2$下降，血钙、血氯、血钾均降低。治疗应减少通气、补钾、补氯、补钙。

4. 代谢性酸中毒并代谢性碱中毒　糖尿病或肾衰竭时易发生，pH及$PaCO_2$均正常，AG增高提示代谢性酸中毒，$HCO_3^-$可正常，但实测的$HCO_3^-$是被增高AG消耗一部分后的值，应该低于正常，如果实测的不低，则表明存在代谢性碱中毒。治疗以治原发病为主，保护肾功能，改善循环使尿量增多，加速AG的降低；如有低钾、低氯时可适当纠正。

# 第8章 炎症与免疫反应的监测与治疗

## 第一节 全身炎症反应综合征

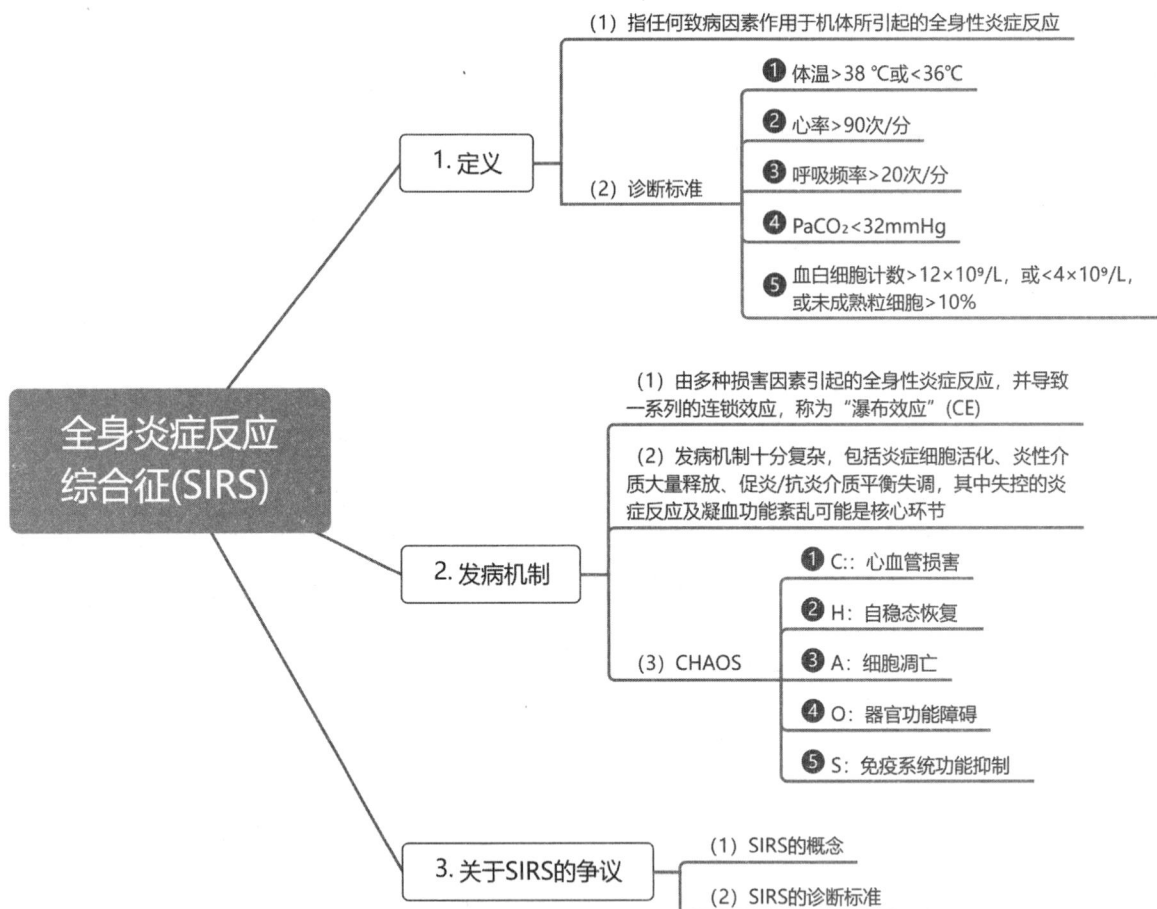

全身炎症反应综合征(SIRS)

**1. 定义**
- (1) 指任何致病因素作用于机体所引起的全身性炎症反应
- (2) 诊断标准
  - ❶ 体温>38℃或<36℃
  - ❷ 心率>90次/分
  - ❸ 呼吸频率>20次/分
  - ❹ PaCO₂<32mmHg
  - ❺ 血白细胞计数>12×10⁹/L，或<4×10⁹/L，或未成熟粒细胞>10%

**2. 发病机制**
- (1) 由多种损害因素引起的全身性炎症反应，并导致一系列的连锁效应，称为"瀑布效应"(CE)
- (2) 发病机制十分复杂，包括炎症细胞活化、炎性介质大量释放、促炎/抗炎介质平衡失调，其中失控的炎症反应及凝血功能紊乱可能是核心环节
- (3) CHAOS
  - ❶ C:: 心血管损害
  - ❷ H: 自稳态恢复
  - ❸ A: 细胞凋亡
  - ❹ O: 器官功能障碍
  - ❺ S: 免疫系统功能抑制

**3. 关于SIRS的争议**
- (1) SIRS的概念
- (2) SIRS的诊断标准

---

📝 **考点1 全身炎症反应综合征（SIRS）**

1. **定义** 指任何致病因素作用于机体所引起的全身性炎症反应。病因除感染性因素外，还包括非感染性因素，如创伤、烧伤、缺血/再灌注损伤、肝硬化、胰腺炎及外科大手术等。

诊断标准应具备以下2项或2项以上的体征或实验室发现：①体温>38℃或<36℃；②心率>90次/分；③呼吸频率>20次/分；④PaCO₂<32mmHg；⑤血白细胞计数>12×10⁹/L，或<4×10⁹/L，或未成熟粒细胞>10%。

2. **发病机制** 由多种损害因素引起的全身性炎症反应，并导致一系列的连锁效应，称为"瀑布效应"（CE）。发病机制十分复杂，包括炎症细胞活化、炎性介质大量释放、促炎/抗炎介质平衡失调，其中失控的炎症反应及凝血功能紊乱可能是核心环节。当引起SIRS启动的因素作用于机体时，单核-吞噬细胞系统、其他免疫细胞、内皮细胞等被激活后产生大量细胞因子和炎性介质，上调细胞膜和血管内皮细胞上的整合素受体，导致白细胞黏附、聚集，其中血小板活化因子的产生还可促进血小板凝集。一些细胞因子能对机体血流动力学产生影响，导致微循环障碍，引起组织细胞缺氧，同时白细胞的大量增多和活跃也导致机体氧耗明显增加，进一步加重缺氧。在缺氧情况下，非细胞因子依赖途径的花生四烯酸（AA）代谢异常，前列环素（$PGI_2$）生成减少，血栓素$A_2$（$TXA_2$）产生增多，两者失去平衡，使微血管收缩，血小板聚集。AA的另一代谢产物白三烯（LTs）增多，导致微血管通透性增加和促进白细胞趋化，同时细胞间黏附分子-1（ICAM-1）和E-选择素等的表达增加，导致白细胞与内皮细胞黏附增加，这种相互作用最终导致组织损伤引起SIRS，甚至多器官功能障碍综合征（MODS）发生。组织缺血缺氧、白细胞和巨噬细胞的呼吸爆发均可产生大量的氧自由基和一氧化氮（NO），既能直接损伤细胞膜、酶与核酸，又能作为信号分子介导和放大炎症反应。组织损伤还可以激活激肽、补体系统、凝血与纤溶系统，造成血管通透性增加、微循环障碍及凝血功能异常，甚至导致弥散性血管内凝血（DIC）。

代偿性抗炎症反应综合征（CARS）：认为机体在启动SIRS的同时，CARS也伴随发生。当两者失衡时，自稳态失衡，导致CHAOS：

C：心血管损害（cardiovascular compromise），主要表现为休克，此时SIRS占主导地位。

H：自稳态恢复（homeostasis），机体通过自身调节使SIRS与CARS在另一个水平上达到新的平衡。

A：细胞凋亡（apoptosis），当SIRS占主导地位时可引起细胞发生凋亡。

O：器官功能障碍（organ dysfunction），当SIRS占主导地位时，可发生MODS。

S：免疫系统功能抑制（suppression of the immune system），此时机体对感染的易感性增加，可引发全身性感染，严重者导致MODS。

3. 关于SIRS的争议

（1）SIRS的概念难以区分原发疾病的病理生理状态。

（2）SIRS的诊断标准过于敏感，缺乏特异性，多种疾病都可出现，难以用作临床诊断。

（3）单纯应用SIRS评判标准通常不能反映疾病严重程度，并可能掩盖临床试验治疗中一些有意义的结果。

（4）从某种意义上说，SIRS更大的意义在于它的出现提示炎症反应已全身化，对此类患者需密切观察并采取措施，防止全身炎症反应发展为MODS。

# 第二节    炎性介质与细胞因子

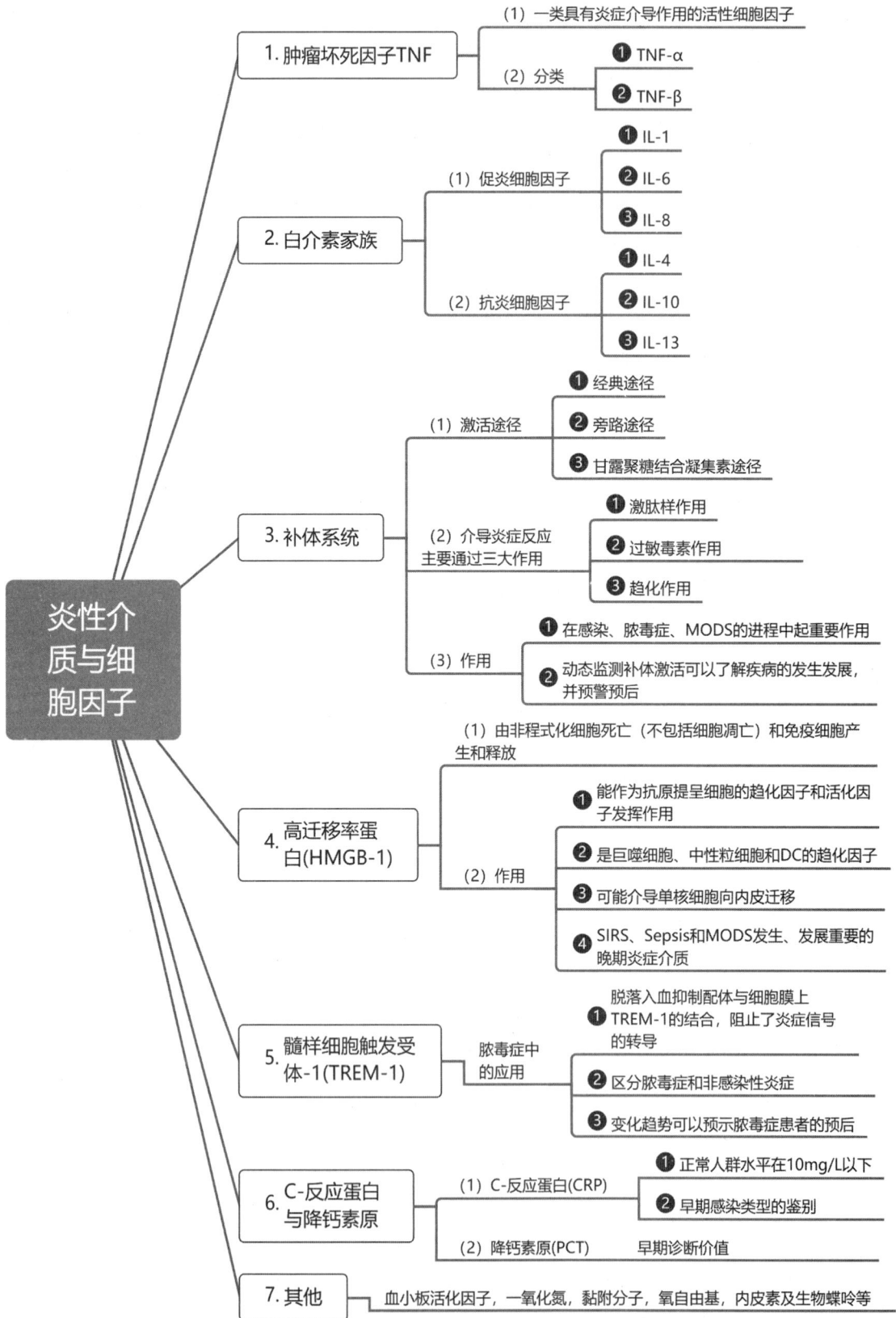

炎性介质与细胞因子
- 1. 肿瘤坏死因子TNF
  - (1) 一类具有炎症介导作用的活性细胞因子
  - (2) 分类
    - ❶ TNF-α
    - ❷ TNF-β
- 2. 白介素家族
  - (1) 促炎细胞因子
    - ❶ IL-1
    - ❷ IL-6
    - ❸ IL-8
  - (2) 抗炎细胞因子
    - ❶ IL-4
    - ❷ IL-10
    - ❸ IL-13
- 3. 补体系统
  - (1) 激活途径
    - ❶ 经典途径
    - ❷ 旁路途径
    - ❸ 甘露聚糖结合凝集素途径
  - (2) 介导炎症反应主要通过三大作用
    - ❶ 激肽样作用
    - ❷ 过敏毒素作用
    - ❸ 趋化作用
  - (3) 作用
    - ❶ 在感染、脓毒症、MODS的进程中起重要作用
    - ❷ 动态监测补体激活可以了解疾病的发生发展，并预警预后
- 4. 高迁移率蛋白(HMGB-1)
  - (1) 由非程式化细胞死亡（不包括细胞凋亡）和免疫细胞产生和释放
  - (2) 作用
    - ❶ 能作为抗原提呈细胞的趋化因子和活化因子发挥作用
    - ❷ 是巨噬细胞、中性粒细胞和DC的趋化因子
    - ❸ 可能介导单核细胞向内皮迁移
    - ❹ SIRS、Sepsis和MODS发生、发展重要的晚期炎症介质
- 5. 髓样细胞触发受体-1(TREM-1)
  - 脓毒症中的应用
    - ❶ 脱落入血抑制配体与细胞膜上TREM-1的结合，阻止了炎症信号的转导
    - ❷ 区分脓毒症和非感染性炎症
    - ❸ 变化趋势可以预示脓毒症患者的预后
- 6. C-反应蛋白与降钙素原
  - (1) C-反应蛋白(CRP)
    - ❶ 正常人群水平在10mg/L以下
    - ❷ 早期感染类型的鉴别
  - (2) 降钙素原(PCT)
    - 早期诊断价值
- 7. 其他
  - 血小板活化因子，一氧化氮，黏附分子，氧自由基，内皮素及生物蝶呤等

## 考点1　炎性介质与细胞因子

1. **肿瘤坏死因子（TNF）**　一类具有炎症介导作用的活性细胞因子。

（1）TNF-α：由活化的单核/巨噬细胞产生，其释放可被多种刺激如出血、缺氧、缺血/再灌注、脂多糖和补体系统所诱导。作用：①导致一氧化氮（NO）合成增加，活化花生四烯酸通路，诱导环氧化酶和脂氧化酶活化，导致血栓烷$A_2$和前列腺素$E_2$的产生；②诱导选择素、PFA和细胞间黏附因子（ICAM）的产生，从而介导中性粒细胞向组织迁移；③诱导大量细胞因子如白介素8（IL-8）、IL-6、IFN-γ、IL-10的产生；④能够激活多种信号转导途径、激酶和转录因子，活化大量细胞基因，产生广泛的生物学作用。

临床应用：抗TNF-α单克隆抗体主要用于克罗恩病和类风湿关节炎的治疗，能减轻炎症反应及组织损伤，改善患者生活质量。

（2）TNF-β：TNF-β介导许多多炎症、免疫刺激和抗病毒应答，在免疫发育中具有重要作用。

2. **白介素家族**

（1）促炎细胞因子：主要有IL-1、IL-6、IL-8。①IL-1：其释放可由TNF、C5a、出血、低氧、脂多糖等诱导，作用与TNF相似，可致发热、T细胞和巨噬细胞的活化，还能活化环氧合酶和诱导型一氧化氮合酶。②IL-6：主要由单核-巨噬细胞、T细胞和成纤维细胞合成，是机体感染后炎性反应早期释放的介质，对脓毒症有一定的诊断价值。③IL-8：属于趋化因子家族，可由IL-1、TNF-α、C5a、微生物及其产物、缺氧、缺血再灌注损伤等诱导产生。可导致L-选择素从中性粒细胞表面脱落；与IL-6、TNF-α共同调控内皮系细胞黏附因子；保护中性粒细胞抗凋亡。

（2）抗炎细胞因子：主要包括IL-4、IL-10、IL-13。①IL-4：主要由活化T细胞产生。抑制内皮细胞及单核细胞合成分泌IL-1、IL-6和TNF-α等炎性细胞因子，并能通过对自身和相关抗炎细胞因子合成的正反馈调节，抑制促炎细胞因子合成和作用过程中某些效应因子的活性，从而减轻炎症介质对内皮细胞的损伤，发挥其抑制炎症反应的作用。②IL-10：主要由Th2细胞、活化的单核细胞和上皮细胞分泌产生。具有明显抑制促炎细胞因子基因表达和合成作用，在调整机体抗炎反应中起到关键作用。③IL-13：由活化T细胞产生的一种细胞因子，其与IL-4的受体α链具有同源性，信号转导途径和生物学活性也非常相似，具有抑制炎症反应的功能。

3. **补体系统**　补体（C）是存在血清中的一组与免疫相关并具有酶活性的球蛋白，是由多种可溶性蛋白和膜结合蛋白组成的多分子系统。补体系统激活可扩大体液免疫效应，调节免疫应答，同时也可介导炎症反应，导致组织损伤。激活途径包括经典途径、旁路途径、甘露聚糖结合凝集素途径。

介导炎症反应主要通过三大作用：①激肽样作用：C2裂解所产生的小分子片段C2b具有激肽样作用，能增加血管通透性，引起炎症性充血。②过敏毒素作用：C3a、C5a均具有过敏毒素作用，可使肥大细胞、嗜碱性粒细胞释放组胺、白三烯及前列腺素等介质，有增加毛细血管通透性，引起血管扩张、平滑肌痉挛、局部水肿等作用。③趋化作用：C3a、C5a和C5b有趋化因子的活性，能吸引中性粒细胞和单核-巨噬细胞等向炎症部位聚集，发挥吞噬作用，增强炎症反应。

作用：全身炎症反应综合征、感染、缺血再灌注损伤时补体过度激活，一方面产生大量补体裂解产物，作用于机体，造成损伤，另一方面激活机体炎症级联反应，导致白细胞激活，使其发生功能改变，并产生多种炎性因子，在感染、脓毒症、多器官功能障碍综合征（MODS）的进程中起重要作用；在炎症、脓毒症、MODS的进程中动态监测补体激活可以了解疾病的发生发展，并预警预后。

4. 高迁移率蛋白（HMGB-1）　由非程式化细胞死亡（不包括细胞凋亡）和免疫细胞产生和释放。作用：①能作为抗原提呈细胞的趋化因子和活化因子发挥作用，不仅能影响核转录，还在组织损伤后的信号转导中发挥重要作用；②是巨噬细胞、中性粒细胞和树突状细胞（DC）的趋化因子，能诱导单核细胞释放促炎因子TNF、IL-la、IL-1β、IL-1RA、IL-6、IL-8、巨噬细胞炎症蛋白1α（MIP-1α）和MIP-2β；③可能介导单核细胞向内皮迁移；④HMGB-1出现较晚且持续时间更长，被认为是SIRS、Sepsis和MODS发生、发展重要的晚期炎症介质。

5. 髓样细胞触发受体-1（TREM-1）　选择性地表达于中性粒细胞、成熟单核、巨噬细胞等髓样细胞表面的细胞膜受体，在炎症反应中发挥主导作用。其通过特殊的细胞信号转导途径促进促炎介质的产生、抑制抗炎介质的表达而激活和放大炎症级联反应。其释放的亚型可溶性髓样细胞触发受体-1在众多感染性疾病中均升高，能够反映感染的严重程度。

脓毒症中的应用：①TREM-1脱落入血即sTREM-1，sTREM-1在血液中与配体结合，抑制了配体与细胞膜上TREM-1的结合，最终阻止了炎症信号的转导。②区分脓毒症和非感染性炎症：血浆sTREM-1水平诊断脓毒症和脓毒性休克均较准确，高于60ng/L时比其他临床和实验室诊断指标（如C-反应蛋白与降钙素原）更能准确地预示感染和脓毒症。③sTREM-1水平与脓毒症严重程度相关，变化趋势可以预示脓毒症患者的预后。

6. C-反应蛋白与降钙素原

（1）C-反应蛋白（CRP）：一种急性时相蛋白，不仅能够与细菌、真菌等微生物的多聚糖结合，而且可激活补体系统，促进噬菌作用。由肝实质细胞产生，正常人群水平在10mg/L以下。

早期感染类型的鉴别：感染发生后4~6小时即开始升高，36~50小时达高峰，峰值可达正常参考值的数百倍，感染消除后其水平急骤下降，1周内可恢复至正常，而在病毒感染时无显著升高。

（2）降钙素原（PCT）：是无激素活性的降钙素（CT）前肽物质，可用于鉴别细菌和病毒感染，且感染严重程度与PCT的增高幅度相关，可用于指导抗生素的应用，也可作为血培养阳性的预测因子。

早期诊断价值：感染后2小时即可在血浆中迅速检测到，24~48小时达高峰。

7. 其他　血小板活化因子、一氧化氮、黏附分子、氧自由基、内皮素及生物蝶呤等都在炎症级联反应中起到了关键的作用，并且随着医学技术的进步，不断还有新的潜在的炎性介质被发现和认识。因此，深入了解炎症介质和细胞因子的生物学活性和其信号转导途径及相互作用机制，将有助于进一步认识炎症的分子发病机制，从而为临床防治提供线索。

# 第三节　免疫状态的监测

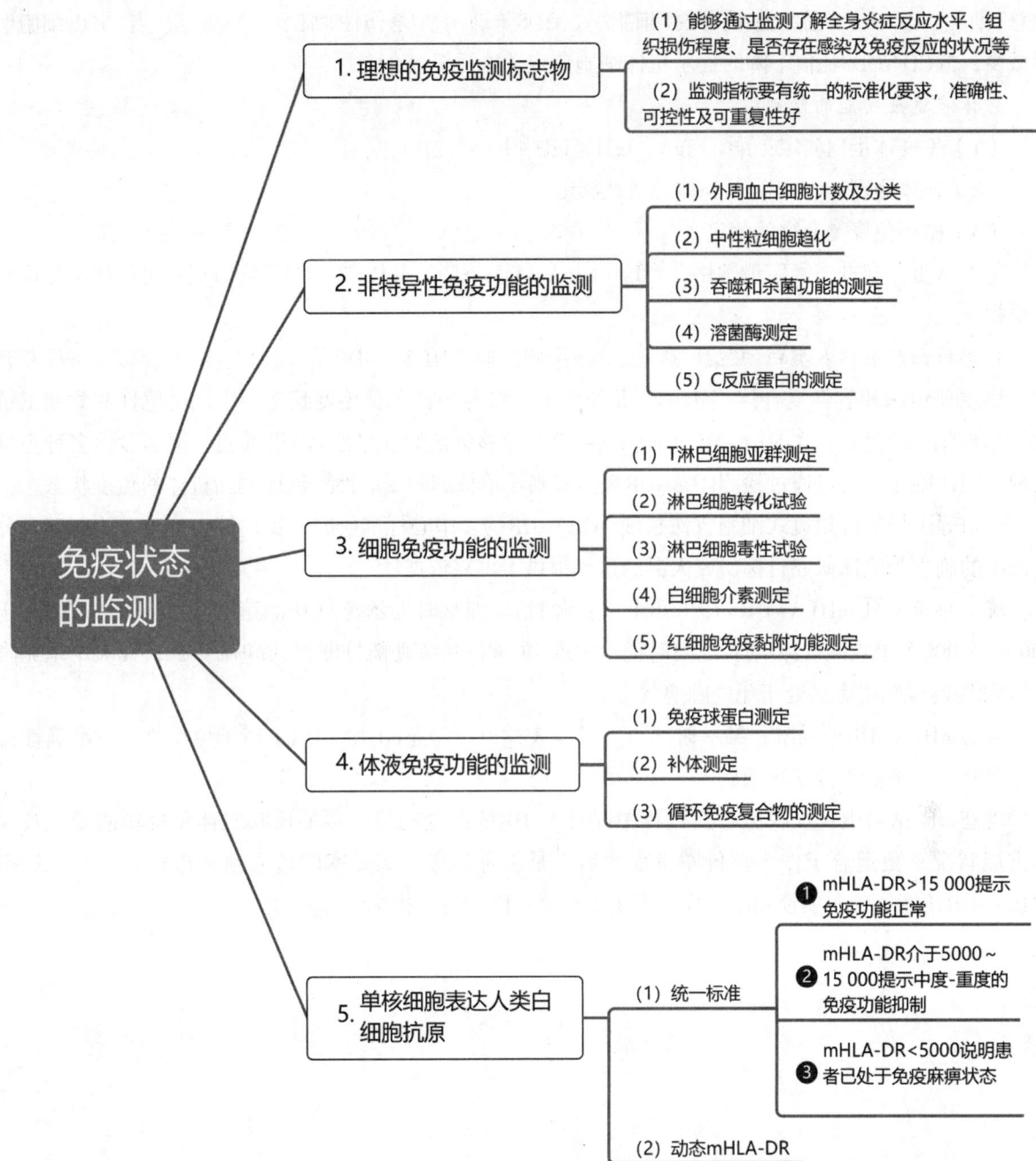

**免疫状态的监测**

**1. 理想的免疫监测标志物**
- (1) 能够通过监测了解全身炎症反应水平、组织损伤程度、是否存在感染及免疫反应的状况等
- (2) 监测指标要有统一的标准化要求，准确性、可控性及可重复性好

**2. 非特异性免疫功能的监测**
- (1) 外周血白细胞计数及分类
- (2) 中性粒细胞趋化
- (3) 吞噬和杀菌功能的测定
- (4) 溶菌酶测定
- (5) C反应蛋白的测定

**3. 细胞免疫功能的监测**
- (1) T淋巴细胞亚群测定
- (2) 淋巴细胞转化试验
- (3) 淋巴细胞毒性试验
- (4) 白细胞介素测定
- (5) 红细胞免疫黏附功能测定

**4. 体液免疫功能的监测**
- (1) 免疫球蛋白测定
- (2) 补体测定
- (3) 循环免疫复合物的测定

**5. 单核细胞表达人类白细胞抗原**
- (1) 统一标准
  - ❶ mHLA-DR>15 000提示免疫功能正常
  - ❷ mHLA-DR介于5000~15 000提示中度-重度的免疫功能抑制
  - ❸ mHLA-DR<5000说明患者已处于免疫麻痹状态
- (2) 动态mHLA-DR

## 考点 1 免疫状态的监测

1. 理想的免疫监测标志物　一方面需要能够通过监测了解全身炎症反应水平、组织损伤程度、是否存在感染及免疫反应的状况等；另一方面监测指标要有统一的标准化要求，准确性、可控性及可重复性好。

目前尚缺乏一个能够全面反映重症患者免疫功能的免疫标志物。临床上常通过非特异性免疫功能监测、细胞免疫功能监测及体液免疫功能监测来综合反映患者免疫功能。近年来，通过检测单核细胞表达的人类白细胞抗原（mHLA-DR）表达，综合判断机体免疫状态。

2. 细胞免疫功能的监测　　监测指标有T淋巴细胞亚群测定、淋巴细胞转化试验、淋巴细胞毒性试验、白细胞介素测定、红细胞免疫黏附功能测定。其中T淋巴细胞亚群测定临床最常用，包括CD3（总T细胞）、CD4（辅助性/诱导性T细胞）、CD8（抑制性/杀伤性T细胞）的测定，当T淋巴细胞明显减少，或CD4/CD8比值下降时提示机体细胞免疫功能受损。

3. 体液免疫功能的监测

（1）免疫球蛋白测定：IgG、IgA、IgM、IgD和IgE。

（2）补体测定：C3、C4及补体总活性测定。

（3）循环免疫复合物的测定。

免疫球蛋白和补体测定最常用，当IgG、IgA、IgM下降，补体C3、C4下降时提示机体体液免疫功能受损。

4. 单核细胞表达人类白细胞抗原　　人类白细胞抗原（HLA）-DR是一种主要组织相容性抗原复合物，属主要组织相容性复合体（MHC）Ⅱ类分子，参与多种自身免疫状态、疾病易感性和病原抵抗力。单核细胞表达的人类HLA-DR（mHLA-DR）能够将抗原提呈给T淋巴细胞，继而激活多种免疫细胞，因此临床上可以通过检测HLA-DR表达来判定单核细胞反应性，继而判断机体的免疫状态。

Wolf等进行了应用流式细胞方法检测mHLA-DR的多中心标准研究，得出统一标准，为制定及分层诊断的确立为临床研究目标研究人群的选择提供了可靠依据。

统一标准：①mHLA-DR>15 000个单克隆抗体/细胞时提示免疫功能正常；②mHLA-DR介于5000~15 000个单克隆抗体/细胞之间时提示中度-重度的免疫功能抑制；③mHLA-DR<5000个单克隆抗体/细胞时说明患者已处于免疫麻痹状态。

静态mHLA-DR的局限：某一时间点上具体表达值（静态mHLA-DR）用于免疫监测时准确性有一定限制，且不能直接反映预后。

动态mHLA-DR：反映脓毒症过程中mHLA-DR的改变趋势，更能反映机体免疫功能变化及疾病进展状况；更适合于作为评价脓毒症预后，是脓毒症患者病死率的可靠预测指标。此外，动态mHLA-DR还能作为一项预测脓毒症患者继发感染风险的有效指标。

# 第9章 镇痛与镇静

## 第一节 概 述

```
概述
├─ 1. 概念
│    ├─ (1) 传统意义上
│    ├─ (2) 广义上
│    └─ (3) 重症医学领域中
│         ├─ ❶ ICU患者镇痛与镇静治疗在用药种类、方式、剂量、时机以及效果评价与监测等方面，与手术麻醉有着很大的区别
│         ├─ ❷ 镇痛与镇静治疗的时间远远长于麻醉时间
│         ├─ ❸ 镇痛与镇静治疗并非完全"剥夺"中枢神经功能对机体各器官系统的指挥调节，其深度需要根据患者的病情不断调整
│         ├─ ❹ 大多数情况下会尽可能保留患者的自主呼吸和基本的反射、感觉及运动功能，需要定时唤醒以评估其神志、感觉与运动状态
│         └─ ❺ 应作为ICU内患者的常规治疗手段
│
└─ 2. 治疗目的与意义
     ├─ (1) 消除或减轻患者的疼痛及躯体不适感，减少不良刺激及交感神经系统的过度兴奋
     ├─ (2) 帮助和改善患者睡眠，诱导遗忘，减少或消除患者对其在ICU治疗期间病痛的记忆
     ├─ (3) 减轻或消除患者焦虑、躁动甚至谵妄，防止患者的无意识自伤（意外拔管，坠床等）干扰治疗，甚至加重病情
     └─ (4) 适度的镇静与镇痛可以降低患者的代谢速率，减少其组织器官的需氧，使得机体组织氧耗的变化尽可能适应受到损害的氧输送状态，并减轻各器官的代谢负担
```

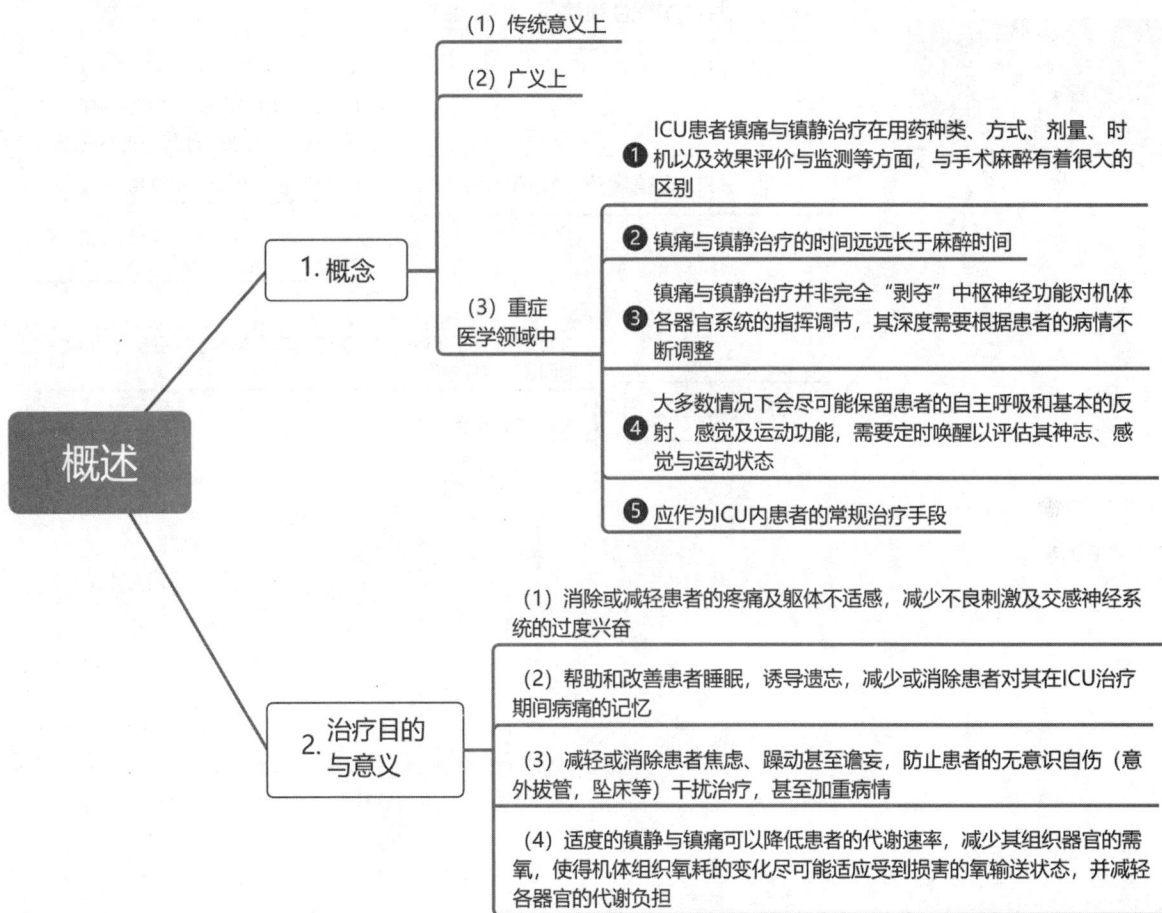

### 📝 考点 1 镇痛与镇静

传统意义上的镇痛与镇静是指应用相关的药物使重症患者处于安静状态，消除患者疼痛，减轻患者焦虑、躁动和谵妄，催眠并诱导顺行性遗忘的治疗。

广义的镇静与镇痛甚至可以包括精神和心理的相关抚慰与治疗。

在重症医学领域中，镇静、镇痛治疗更重要的意义在于调整患者的代谢状态，通过对于以交感神经为主的神经内分泌活动的调节，使患者机体的代谢状态（包括氧消耗）适应机体的循环灌注与氧合状态，从而达到多器官功能之间尽可能地匹配和谐，减轻器官功能负担，促进器官功能恢复的

目的。

# 第二节　常用的镇静、镇痛药物

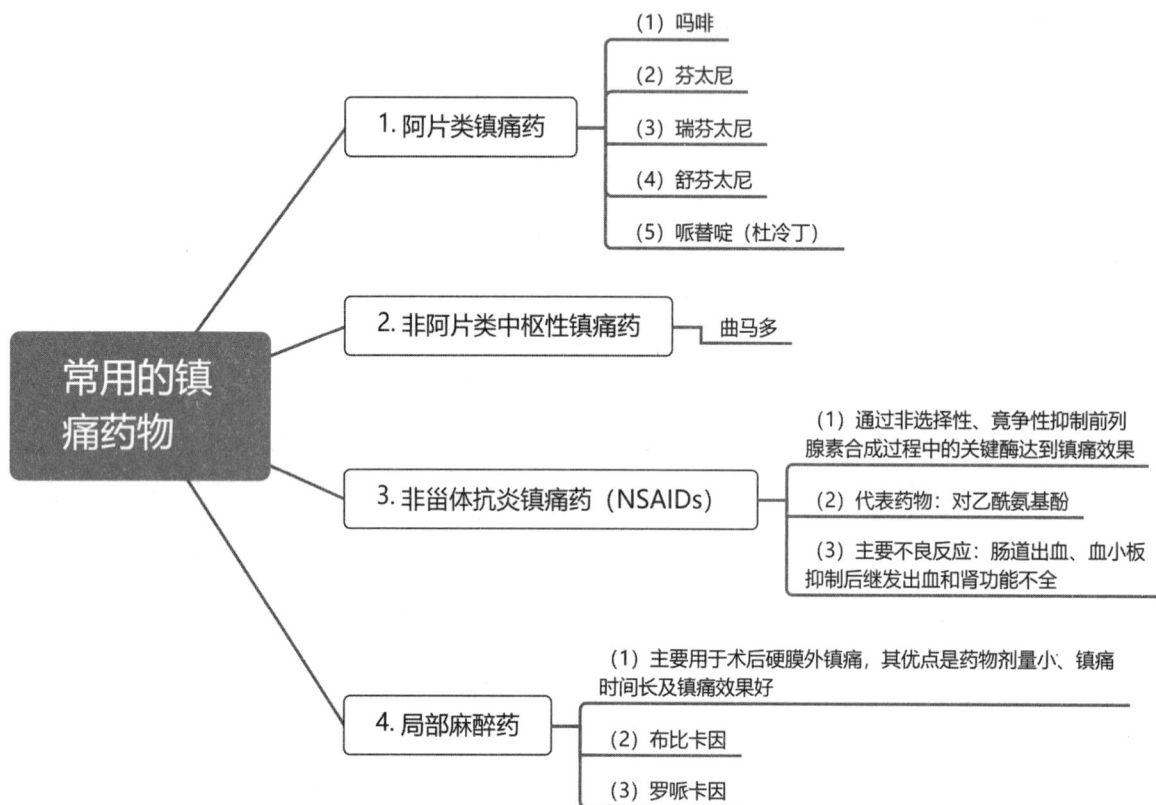

```
                                  ┌─ (1) 吗啡
                                  │
                                  ├─ (2) 芬太尼
                                  │
               1. 阿片类镇痛药 ────┼─ (3) 瑞芬太尼
                                  │
                                  ├─ (4) 舒芬太尼
                                  │
                                  └─ (5) 哌替啶（杜冷丁）

               2. 非阿片类中枢性镇痛药 ──── 曲马多

   常用的镇                              ┌─ (1) 通过非选择性、竞争性抑制前列
   痛药物                               │    腺素合成过程中的关键酶达到镇痛效果
                                       │
               3. 非甾体抗炎镇痛药（NSAIDs）─┼─ (2) 代表药物：对乙酰氨基酚
                                       │
                                       └─ (3) 主要不良反应：肠道出血、血小板
                                            抑制后继发出血和肾功能不全

                                       ┌─ (1) 主要用于术后硬膜外镇痛，其优点是药物剂量小、镇痛
                                       │    时间长及镇痛效果好
               4. 局部麻醉药 ──────────┼─ (2) 布比卡因
                                       │
                                       └─ (3) 罗哌卡因
```

常用的镇静药物

1. 苯二氮䓬类
- （1）与中枢神经系统下丘脑内GABA受体相互作用，其本身无镇痛作用
- （2）咪达唑仑
- （3）劳拉西泮
- （4）地西泮

2. 丙泊酚
- （1）通过激活GABA受体发挥镇静、催眠作用
- （2）广泛使用的静脉镇静药物，特点是起效快，苏醒迅速；能抑制咽喉反射，有利于插管
- （3）镇静深度呈剂量依赖性，镇静深度容易控制，亦可产生遗忘作用和抗惊厥作用
- （4）可引起暂时性呼吸抑制和血压下降、心动过缓，对血压的影响与剂量相关；使用时可出现外周静脉注射痛（多持续缓慢静脉滴注）
- （5）主要通过肝代谢，从尿中排泄
- （6）对ICU患者
  - ❶ 应用2%丙泊酚可降低高乳化脂肪的摄入、三酰甘油血症的发生率
  - ❷ 具有减少脑血流、降低颅内压(ICP)、降低脑氧代谢率(CMRO$_2$)的作用，用于颅脑损伤患者的镇静可减轻ICP的升高
  - ❸ 半衰期短，停药后清醒快，利于进行神经系统评估，更适合于颅内压增高的神经系统疾病患者
- （7）不良反应

3. 右美托咪定
- （1）高选择性的$\alpha_2$肾上腺素受体激动药，目前唯一兼具良好镇静与镇痛作用的药物
- （2）有很强的镇静、抗焦虑作用，且同时具有镇痛作用，可减少阿片类药物的用量，亦具有抗交感神经作用，可导致心动过缓和（或）低血压
- （3）其半衰期约2小时，几乎全部在肝内发生生物转化，成为无活性的代谢产物，后经肾排除
- （4）降低谵妄、认知功能障碍等精神症状的发生率
- （5）给药时需要密切观察调整；目前已逐渐成为重症患者镇痛、镇静的常用药物

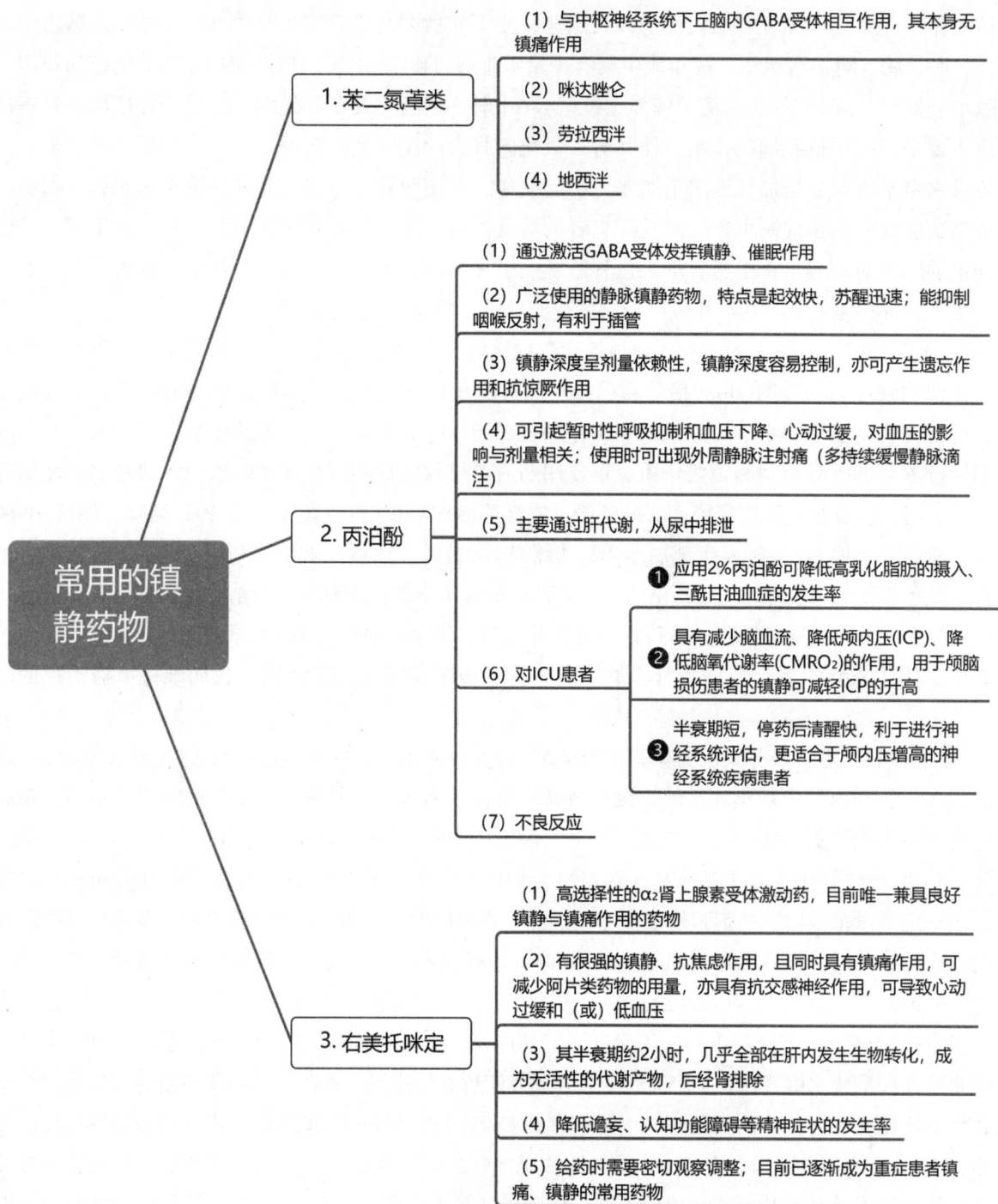

考点1 **常用的镇痛药物**

1. 阿片类镇痛药　理想的阿片类药物应具有以下优点：起效快，易调控，用量少，较少的代谢产物蓄积及费用低廉。ICU中应用的阿片类药物多为相对选择μ受体激动药。所有阿片受体激动药的镇痛作用机制相同，但某些作用，如组胺释放，用药后峰值效应时间，作用持续时间等存在较大的差异，所以在临床工作中，应根据患者特点、药理学特性及不良反应考虑选择药物。

（1）吗啡：本药为纯粹的阿片受体激动药，有强大的镇痛作用，同时也有明显的镇静作用，并

有镇咳作用。本药在皮下和肌内注射吸收迅速，皮下注射30分钟后即可吸收60%，吸收后迅速分布至肺、肝、脾、肾等各组织。成年人中仅有少量吗啡透过血-脑屏障，但已能产生高效的镇痛作用。清除半衰期约3小时，一次给药镇痛作用维持4~6小时。该药主要在肝代谢。主要经肾排出。其不良反应主要是呼吸中枢有抑制作用，使其对二氧化碳张力的反应性降低，过量可致抑制呼吸中枢；此外还可兴奋平滑肌，增加肠道平滑肌张力引起便秘，并使胆管、输尿管、支气管平滑肌张力增加。阿片类药诱导的意识抑制可干扰对重症患者的病情观察，在一些患者还可引起幻觉、加重烦躁。治疗剂量的吗啡对血容量正常患者的心血管系统一般无明显影响。但对低血容量患者则容易发生低血压，在肝、肾功能不全时其活性代谢产物可造成延时镇静及不良反应加重。

（2）芬太尼：本药为人工合成的强效麻醉性镇痛药。镇痛作用机制与吗啡相似，为阿片受体激动药，作用强度为吗啡的60~80倍。与吗啡和哌替啶相比，本品作用迅速，维持时间短，不释放组胺、对心血管功能影响小，对呼吸的抑制作用也弱于吗啡，但静脉注射过快则易抑制呼吸。纳洛酮等能拮抗本药的呼吸抑制和镇痛作用。重复用药后可导致明显的蓄积和延时效应。快速静脉注射芬太尼可引起胸壁、腹壁肌肉僵硬而影响呼吸。本药静脉注射1分钟即起效，4分钟达高峰，维持30~60分钟。肌内注射时7~8分钟发生镇痛作用，可维持1~2分钟。肌内注射生物利用度67%，蛋白结合率80%，清除半衰期>4小时，需要指出的是，本药的分布半衰期虽然较短，但清除半衰期则长于吗啡，因此反复多次给药易造成蓄积，且药物主要在肝代谢，代谢产物与约10%的原型药由肾排出。因此，芬太尼适用于重症患者、特别是肾功能障碍患者的短时间镇痛，不宜作为长期维持镇痛治疗的药物。

（3）瑞芬太尼：瑞芬太尼为芬太尼类μ型阿片受体激动药，在人体内1分钟左右迅速达到血-脑平衡，在组织和血液中被迅速水解，故起效快，维持时间短，与其他芬太尼类似物明显不同。瑞芬太尼的镇痛作用及其不良反应呈剂量依赖性。瑞芬太尼的μ型阿片受体激动作用可被纳洛酮所拮抗。另外，瑞芬太尼也可引起呼吸抑制、骨骼肌（如胸壁肌）强直、恶心、呕吐、低血压和心动过缓等，在一定剂量范围内，随剂量增加而作用加强。在ICU可用于短时间镇痛的患者，多采用持续静脉输注。静脉给药后，瑞芬太尼快速起效，1分钟可达有效浓度，作用持续时间仅5~10分钟。清除半衰期约为6分钟，与给药剂量和持续给药时间无关。血浆蛋白结合率约70%。瑞芬太尼代谢不受血浆胆碱酯酶及抗胆碱酯酶药物的影响，不受肝、肾功能及年龄、体重、性别的影响，主要通过血浆和组织中非特异性酯酶水解代谢，约95%的瑞芬太尼代谢后经尿排泄。本药长时间输注给药或反复注射用药其代谢速度无变化，体内无蓄积。本药具有μ阿片受体类药物的典型不良反应，典型的不良反应有恶心、呕吐、呼吸抑制、心动过缓、低血压和肌肉强直，不良反应在停药或降低输注速度后数分钟内即可消失。本药含有甘氨酸，因而不能于硬膜外和鞘内给药。瑞芬太尼的应用目前仍然受到2个因素的制约，一是其价格仍较昂贵，其二本药在撤药时可引起少数患者的痛阈骤然改变而产生剧烈痛感，需加以注意。

（4）舒芬太尼：本药为芬太尼的衍生物。主要作用于μ阿片受体。其亲脂性约为芬太尼的2倍，更易通过血-脑屏障，与血浆蛋白结合率较芬太尼高，而分布容积则较芬太尼小，虽然其消除半衰期较芬太尼短，但由于与阿片受体的亲和力较芬太尼强，因而不仅镇痛强度更大，为芬太尼的5~10倍，而且作用持续时间也更长（约为芬太尼的2倍）。舒芬太尼在肝内经广泛的生物转化，形成有药理活性的去甲舒芬太尼，经肾排出。去甲舒芬太尼，效价约为舒芬太尼的1/10，亦即与芬太尼相当，这也是舒芬太尼作用持续时间长的原因之一。

（5）哌替啶（杜冷丁）：本药已逐渐淡出临床。哌替啶是一种抗痉挛的镇痛药，镇痛效价约为吗啡的1/10，作用时间维持2~4小时，与异丙嗪、氯丙嗪联用可进行人工冬眠。大剂量重复使用时，可导致神经兴奋症状（如欣快、谵妄、震颤、抽搐），肝、肾功能障碍者发生率高，可能与其代谢产物去甲哌替啶半衰期长，体内大量蓄积有关。哌替啶禁忌和单胺氧化酶抑制药合用，两药联合使用，可出现严重不良反应。

2. 非阿片类中枢性镇痛药——曲马多　曲马多主要用于中度和严重急、慢性疼痛和疼痛手术及外科手术、手术后止痛，及由诊断措施或治疗引起的疼痛。该药是人工合成的，虽也可与阿片受体结合，但其亲和力很弱，对μ受体的亲和力相当于吗啡的1/6000，对κ和δ受体的亲和力仅为μ受体的1/25。曲马多系消旋体，其光右旋对映体作用于阿片受体，其光左旋对映体则抑制神经元突触对去甲肾上腺素的再摄取，并增加神经元外5-羟色胺的浓度，从而影响痛觉传递而产生镇痛作用。其作用强度为吗啡的1/10~1/8。本药与乙醇（酒精）、镇静药、镇痛药或其他中枢神经系统作用药物合用可引起急性中毒。

3. 非甾体抗炎镇痛药（NSAIDs）　NSAIDs的作用机制是通过非选择性、竞争性抑制前列腺素合成过程中的关键酶达到镇痛效果。代表药物有对乙酰氨基酚等。对乙酰氨基酚可用于治疗轻度至中度疼痛，它和阿片类联合使用时有协同作用，可减少阿片类药物的用量。本药可用于缓解长期卧床的轻度疼痛和不适。本药主要在肝代谢，对肝衰竭或营养不良造成的谷胱甘肽储备枯竭的患者易产生急性肝毒性作用，严重者可引起暴发性肝衰竭，应予警惕。对于那些有明显饮酒史或营养不良的患者使用对乙酰氨基酚剂量应<2g/d，其他情况<4g/d。非甾体抗炎镇痛药用于急性疼痛治疗已有多年历史。虽然有不同的新型NSAIDs问世，但其镇痛效果和不良反应并无明显改善。其主要不良反应，包括胃肠道出血、血小板抑制后继发出血和肾功能不全。较新的环氧化酶抑制药（Cox-2）类药物，还有报道可引起心血管系统的应激损害；在低血容量或低灌注患者、老年人和既往有肾功能不全的患者，更易引发肾功能损害。

4. 局部麻醉药物　局部麻醉药物主要用于术后硬膜外镇痛，其优点是药物剂量小、镇痛时间长及镇痛效果好。目前常用药物为布比卡因和罗哌卡因。

（1）布比卡因：本药为长效酰胺类局部麻醉药，适用于外周神经阻滞、硬脊膜外阻滞和蛛网膜下腔阻滞。

（2）罗哌卡因：罗哌卡因的脂溶性小使其绝对效能有所减弱，到达粗大运动神经的时间拖后，但对Aδ神经纤维和C神经纤维的阻滞比布比卡因更为广泛，同时也形成本药独特的作用特点：即运动与感觉阻滞分离。本药的心脏和神经系统的安全性比布比卡因高。

### 考点2 常用的镇静药物

理想的镇静药应具备以下特点：起效快，半衰期短，无蓄积；应用剂量与效果相关性好；对呼吸循环抑制小；代谢方式不依赖肝、肾功能；抗焦虑与遗忘作用可预测；停药后能迅速恢复等。但目前尚无药物能符合以上所有要求。目前ICU最常用的镇静药物仍然为苯二氮䓬类中的咪达唑仑（咪唑安定）和丙泊酚（Propofol），但一种新型的受体激动药右美托咪定正日益受到临床的重视，应用渐趋增多。

1. 苯二氮䓬类　苯二氮䓬类镇静药物通过与中枢神经系统下丘脑内GABA受体的相互作用，可增强GABA介导的氯离子内流，引起神经细胞的超极化，产生剂量相关的催眠、抗焦虑和顺行性遗忘作用。苯二氮䓬类药物本身无镇痛作用，但与阿片类镇痛药有协同作用，可明显减少阿片类药物的用量。苯二氮䓬类药物的作用存在较大的个体差异。老年患者、肝肾功能受损者药物清除减慢，肝酶抑制药亦影响药物的代谢。苯二氮䓬类药物负荷剂量可引起血压下降，尤其是血流动力学不稳定的患者；反复或长时间使用苯二氮䓬类药物可致药物蓄积或诱导耐药的产生；本类药物有可能引起反常的精神作用。

苯二氮䓬类药物按照其半衰期不同可分为3类：短效类（半衰期<12小时），如三唑仑、咪达唑仑（速眠安）、奥沙西泮（去甲羟安定）等；中效类（半衰期12~20小时），如替马西泮（羟基安定）、劳拉西泮（氯羟安定）、艾司唑仑（舒乐安定）等；长效类（半衰期20~50小时），如地西泮（安定）、硝西泮（硝基安定）、氯硝西泮（氯硝安定）、氟西泮（氟安定）等。ICU中常用的苯二氮䓬类药为咪达唑仑（midazolam）、替马西泮（temazepam）及地西泮（diazepam）。

2. 丙泊酚　丙泊酚也是通过激活GABA受体——氯离子复合物，发挥镇静、催眠作用。临床剂量时，丙泊酚增加氯离子传导，大剂量时使GABA受体脱敏感，从而抑制中枢神经系统，产生镇静、催眠效应。该药是一种广泛使用的静脉镇静药物；特点是起效快，以2.5mg/kg静脉注射时，起效时间为30~60秒，维持时间约10分钟，苏醒迅速。能抑制咽喉反射，有利于插管。镇静深度呈剂量依赖性，镇静深度容易控制，亦可产生遗忘作用和抗惊厥作用。丙泊酚单次注射时，患者可出现暂时性呼吸抑制和血压下降、心动过缓，对血压的影响与剂量相关，尤见于心脏储备功能差、低血容量的患者。使用丙泊酚时患者可出现外周静脉注射痛。因此，临床多采用持续缓慢静脉滴注方式。此外，部分患者长期使用后可能出现诱导耐药。

丙泊酚主要通过肝代谢，形成丙泊酚和相应的无活性的醌醇结合物，该结合物从尿中排泄，但肝、肾功能不全对丙泊酚的药动学参数影响不明显。丙泊酚的溶剂为乳化脂肪，提供热量1.1卡（cal）/毫升（ml），长期或大量应用可能导致高三酰甘油血症；应用2%丙泊酚可降低高乳化脂肪的摄入和三酰甘油血症的发生率，因此，更适宜于ICU患者应用。老年人丙泊酚用量应减少。因乳化脂肪易被污染，故配制和输注时应注意无菌操作，单次药物输注时间不宜超过12小时。

丙泊酚具有减少脑血流、降低颅内压（ICP）、降低脑氧代谢率（$CMRO_2$）的作用。用于颅脑损伤患者的镇静可减轻ICP的升高。此外，丙泊酚半衰期短，停药后清醒快，利于进行神经系统评估，故更适合与颅内压增高的神经系统疾病患者。

少数患者应用丙泊酚长时间大量输注可能出现代谢性酸中毒，高脂血症，肝脂肪浸润，骨骼肌溶解，高钾血症，肾衰竭及难治性心力衰竭等严重并发症，甚至导致死亡及所谓的丙泊酚输注综合征（propofol infusion syndrome，PIS）。该综合征的发病机制尚不清楚，故应用本药时应注意输注剂量、速度及浓度。一旦发生，应立即停止丙泊酚的输注并给予血液净化等相应的支持治疗。

3. 右美托咪定　$\alpha_2$肾上腺素受体激动药有很强的镇静、抗焦虑作用，且同时具有镇痛作用，可减少阿片类药物的用量，其亦具有抗交感神经作用，可导致心动过缓和（或）低血压。右美托咪定（dexmedetomidine）是高选择性的$\alpha_2$受体激动药；由于其$\alpha_2$受体激动药的高选择性，其结合$\alpha_2$受体的能力超过$\alpha_1$受体1600倍；是目前唯一兼具良好镇静与镇痛作用的药物，本药通过激动作用于脑干蓝斑核的神经元突触前膜$\alpha_2$受体，抑制了去甲肾上腺素的释放，并终止了疼痛信号的传导；通过激动突触后膜受体，右美托咪定抑制了交感神经活性从而引起血压和心率的下降；与脊髓后角内感觉神经的$\alpha_2$受体结合产生镇痛抑制疼痛感觉的程度及其传导作用时，可导致镇静及焦虑的缓解。其半衰期约2小时，几乎全部在肝内发生生物转化，成为无活性的代谢产物，后经肾排除。故肝、肾功能严重损伤的患者应考虑减少用药剂量。本药与拟GABA药物的区别在于作用位点不同，从而产生自然的非动眼睡眠，患者的唤醒系统仍然存在，从而降低谵妄、认知功能障碍等精神症状的发生率。该药可单独应用，也可与阿片类或苯二氮䓬类药物合用。但由于价格昂贵，且该药的作用机制在于迅速竞争性结合并激动 $\alpha_2$ 受体，因此，给药过快可导致 $\alpha_2$ 受体的骤然兴奋而产生一过性高血压，且其后由于 $\alpha_2$ 受体对儿茶酚胺结合反应性下降而可能导致心率和血压的降低，需要密切观察调整；本药目前已逐渐成为重症患者镇痛、镇静的常用药物。

## 第三节　镇痛与镇静的治疗方案

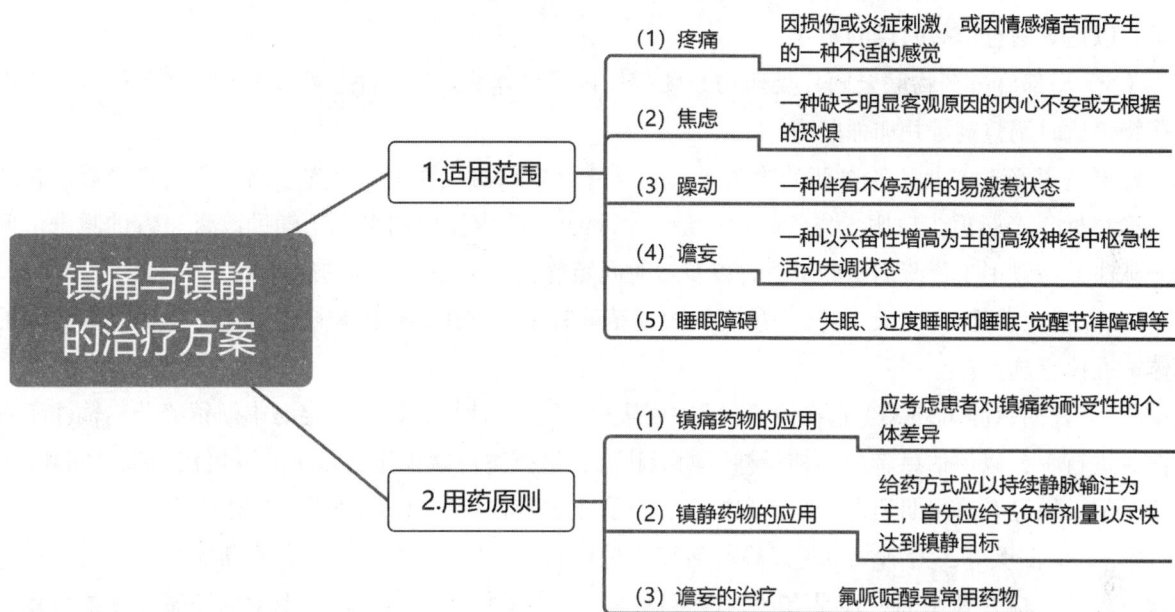

镇痛与镇静的治疗方案

1.适用范围
(1) 疼痛　因损伤或炎症刺激，或因情感痛苦而产生的一种不适的感觉
(2) 焦虑　一种缺乏明显客观原因的内心不安或无根据的恐惧
(3) 躁动　一种伴有不停动作的易激惹状态
(4) 谵妄　一种以兴奋性增高为主的高级神经中枢急性活动失调状态
(5) 睡眠障碍　失眠、过度睡眠和睡眠-觉醒节律障碍等

2.用药原则
(1) 镇痛药物的应用　应考虑患者对镇痛药耐受性的个体差异
(2) 镇静药物的应用　给药方式应以持续静脉输注为主，首先应给予负荷剂量以尽快达到镇静目标
(3) 谵妄的治疗　氟哌啶醇是常用药物

### 考点1　适用范围

1. 疼痛　因损伤或炎症刺激，或因情感痛苦而产生的一种不适的感觉。镇痛是为减轻或消除机体对痛觉刺激的应激及病理生理损伤所采取的药物治疗措施。

2. 焦虑　一种缺乏明显客观原因的内心不安或无根据的恐惧。减轻焦虑的方法包括保持患者舒适，提供充分镇痛，完善环境和使用镇静药物等。因此，焦虑患者应在充分镇痛和处理可逆性原因基础上开始镇静。

3. 躁动　一种伴有不停动作的易激惹状态，或者说是一种伴随着挣扎动作的极度焦虑状态。患者因躁动不能配合床边诊断和治疗，在充分告之和解释等非药物措施的前提下，可采取镇痛和镇静治疗以完成诊断和治疗。

4. 谵妄　一种以兴奋性增高为主的高级神经中枢急性活动失调状态，意识清晰度下降和认知定向力降低是诊断的关键。

5. 睡眠障碍　类型包括：失眠、过度睡眠和睡眠–觉醒节律障碍等。在ICU内许多患者有睡眠困难，多数患者需要结合镇痛、镇静药物以改善睡眠。

## 考点2 用药原则

对于同时存在疼痛因素的患者，应首先实施有效的镇痛治疗。镇静治疗则是在先已祛除疼痛因素的基础之上帮助患者克服焦虑，诱导睡眠和遗忘的进一步治疗。

1. **镇痛药物的应用**　应考虑患者对镇痛药耐受性的个体差异，为每个患者制订治疗计划和镇痛目标。

（1）对血流动力学稳定患者，镇痛应首先考虑选择吗啡。

（2）对血流动力学不稳定和肾功不全患者，可考虑选择芬太尼或瑞芬太尼。

（3）急性疼痛患者的短期镇痛可选用芬太尼。

（4）持续静脉注射阿片类镇痛药物是ICU常用的方法，但需根据镇痛效果的评估不断调整用药剂量，以达到满意镇痛的目的。

（5）局部麻醉药物联合阿片类药物经硬膜外镇痛可作为ICU术后患者的镇痛方法，但应合理选择药物、适时调整剂量并加强监测。

2. **镇静药物的应用**　镇静药的给药方式应以持续静脉输注为主，首先应给予负荷剂量以尽快达到镇静目标。经肠道（口服、胃管、空肠造口管等）、肌内注射则多用于辅助改善患者的睡眠。间断静脉注射一般用于负荷剂量的给予，以及短时间镇静且无须频繁用药的患者。

（1）短期镇静（≤3天）：ICU患者的短期镇静宜主要选用丙泊酚与咪达唑仑，但需根据患者的具体情况慎重选择。

（2）长期镇静（>3天）：在镇静过程中实施每日唤醒计划，即每日定时中断镇静药物输注（宜在白天进行），以评估患者的精神与神经功能状态，该方案可减少用药量，减少机械通气时间和ICU停留时间。但患者清醒期须严密监测和护理，以防止患者自行拔除气管插管或其他装置。

（3）不良反应：大剂量使用镇静药治疗超过1周，可产生药物依赖性和戒断症状。为防止戒断症状，停药不应快速中断，而是有计划地逐渐减量。右美托咪定具有轻至中度的镇痛、镇静作用，其与咪唑、丙泊酚联合应用，可降低上述药物的剂量，在达到同样镇痛、镇静疗效的同时，可以减少谵妄的发生。

3. **谵妄的治疗**　谵妄状态必须及时治疗，但镇静、镇痛药使用不当可能会加重谵妄症状。氟哌啶醇属于丁酰苯类抗精神病药物，是治疗谵妄常用的药物。

（1）用法：通常是间断静脉注射或肌内注射，一次5~10mg，每日2~3次。

（2）不良反应：锥体外系症状（EPS），还可引起剂量相关的Q-T间期延长，增加室性心律失常的危险。

（3）注意事项：应用过程中须监测心电图。本药禁用于基底神经核病变、帕金森综合征、严重中枢神经抑制状态、骨髓抑制、青光眼、重症肌无力患者。

# 第四节　镇痛、镇静的评估与监测

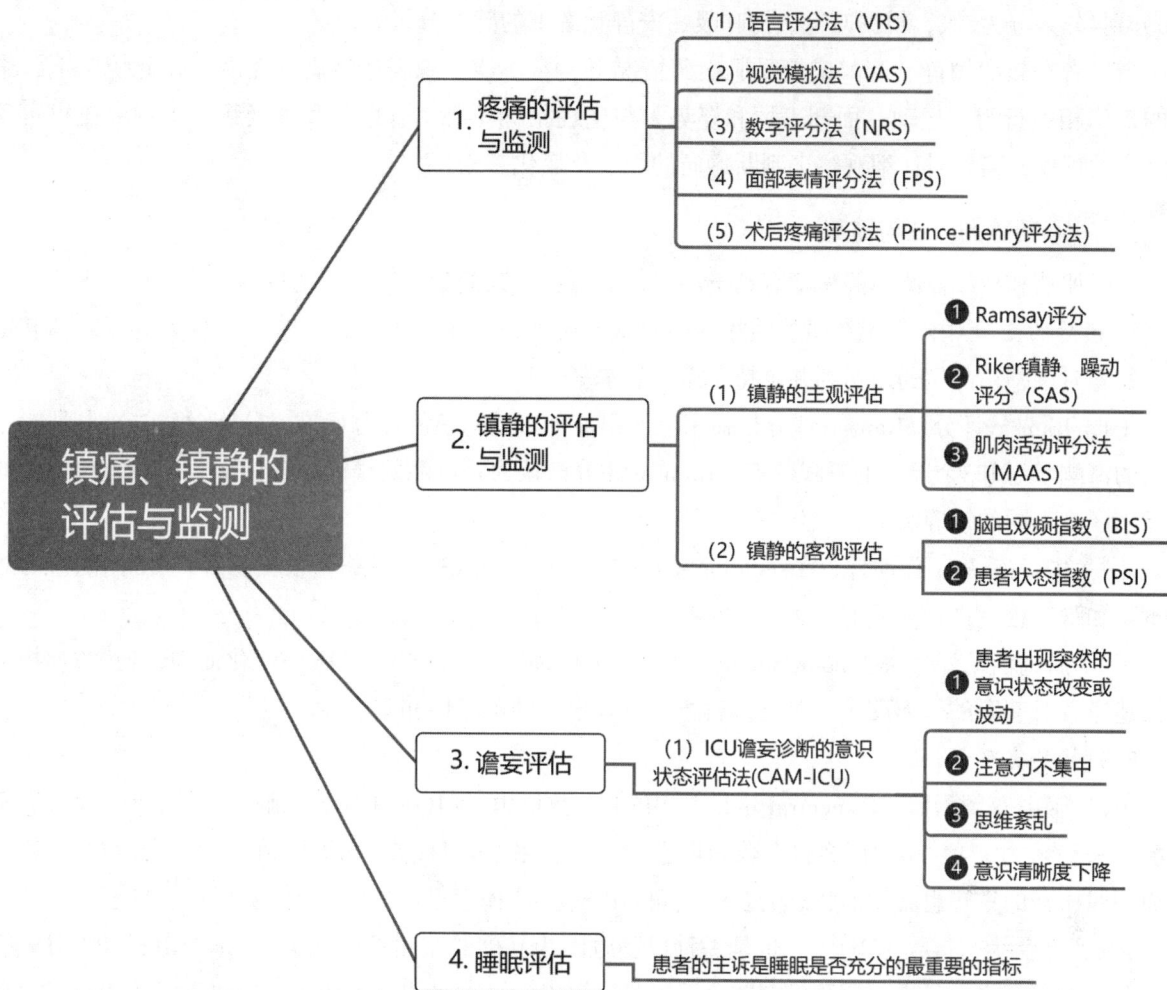

```
                                              ┌─ (1) 语言评分法（VRS）
                                              ├─ (2) 视觉模拟法（VAS）
                            ┌─ 1. 疼痛的评估 ──┼─ (3) 数字评分法（NRS）
                            │    与监测        ├─ (4) 面部表情评分法（FPS）
                            │                  └─ (5) 术后疼痛评分法（Prince-Henry评分法）
                            │
                            │                                        ❶ Ramsay评分
                            │                     ┌─ (1) 镇静的主观评估 ─┤❷ Riker镇静、躁动
┌─────────────┐            │                     │                        评分（SAS）
│ 镇痛、镇静的 │            │                     │                      ❸ 肌肉活动评分法
│ 评估与监测   ├────────────┼─ 2. 镇静的评估 ─────┤                        （MAAS）
└─────────────┘            │    与监测            │
                            │                     └─ (2) 镇静的客观评估 ─┬ ❶ 脑电双频指数（BIS）
                            │                                            └ ❷ 患者状态指数（PSI）
                            │                                                  ❶ 患者出现突然的
                            │                                                     意识状态改变或
                            │                                                     波动
                            ├─ 3. 谵妄评估 ──── (1) ICU谵妄诊断的意识 ───┤❷ 注意力不集中
                            │                       状态评估法(CAM-ICU)   │❸ 思维紊乱
                            │                                            └ ❹ 意识清晰度下降
                            │
                            └─ 4. 睡眠评估 ──── 患者的主诉是睡眠是否充分的最重要的指标
```

## 考点 1　疼痛的评估与监测

　　疼痛评估与监测应包括疼痛的部位、特点、加重及减轻因素和强度，最可靠有效的指标是患者的自我描述。常用评分方法如下：

　　（1）语言评分法（verbal rating scale，VRS）：从最轻到最重的顺序以0分（不痛）至10分（疼痛难忍）的分值来代表不同的疼痛程度，由患者自己选择不同分值来量化疼痛程度。

　　（2）视觉模拟法（visual analogue scale，VAS）：用1条100mm的水平直线，两端分别定为不痛到最痛。由被测试者在最接近自己疼痛程度的地方画垂线标记，以此量化其疼痛强度。VAS已被证实是一种评价老年患者急、慢性疼痛的有效和可靠方法。

　　（3）数字评分法（numeric rating scale，NRS）：是一个从0~10的点状标尺，0代表不痛，10代表疼痛难忍，由患者从上面选一个数字描述疼痛。其在评价老年患者急、慢性疼痛的有效性及可靠性上已获得证实。

　　（4）面部表情评分法（faces pain scale，FPS）：由6种面部表情及0~10分构成，程度从不痛到疼痛难忍。由患者选择图像或数字来反映最接近其疼痛的程度。FPS与VAS、NRS有很好的相关性，可重复性也较好。

（5）术后疼痛评分法（Prince-Henry评分法）：该方法主要用于胸、腹部手术后疼痛的测量。从0分到4分共分为5级，根据咳嗽、深呼吸、安静状态下的感受分级。

当患者在较深镇静、麻醉或接受肌松药情况下，常不能主观表达疼痛的强度。在此情况下，患者的疼痛相关行为（运动、面部表情和姿势）与生理指标（心率、血压和呼吸频率）的变化也可反映疼痛的程度，需定时仔细观察来判断疼痛的程度及变化。

## 考点 2 镇静的评估与监测

定时评估和持续监测镇静程度有利于调整镇静药物及其剂量以达到预期目标。

1. 镇静的主观评估　应在镇静治疗开始时就明确所需的镇静水平，定时、系统地进行评估和记录，并随时调整镇静用药以达到并维持所需镇静水平。

（1）Ramsay评分：Ramsay评分是临床上使用最为广泛的镇静评分标准，分为6级，分别反映3个层次的清醒状态和3个层次的睡眠状态。Ramsay评分被认为是可靠的镇静评分标准，但缺乏特征性的指标来区分不同的镇静水平。

（2）Riker镇静、躁动评分（sedation-agitation scale，SAS）：SAS是根据患者7项不同的行为对其意识和躁动程度进行评分的方法（表9-4）。

（3）肌肉活动评分法（motor activity assessment scale，MAAS）：自SAS演化而来，通过7项指标来描述患者对刺激的行为反应，对危重病患者也有很好的可靠性和安全性。

2. 镇静的客观评估

（1）脑电双频指数（bispectral index，BIS）：数值由0到100，0代表无脑电活动，100代表完全清醒，一般认为，40~70的镇静状态较为理想，<40可能镇静过深，>70可能镇静无效。BIS尤其适用于使用肌松药的重症患者镇静状态的客观监测。BIS受所用镇静药物、患者体温波动的影响。

（2）患者状态指数（PSI）：也是一种以脑电图为基础的监测手段，有关ICU中BIS与PSI对镇静深度监测的研究尚少。有报道称BIS与PSI用于监测镇静水平时呈明显正相关，对过度镇静BIS比PSI有更好的预测价值，而对镇静不足两者并没有显著性差异。

## 考点 3 谵妄评估

谵妄的诊断主要依据临床检查及病史。推荐使用"ICU谵妄诊断的意识状态评估法（CAM-ICU）"。CAM-ICU主要包含以下4个方面：患者出现突然的意识状态改变或波动；注意力不集中；思维紊乱和意识清晰度下降。若患者有出现突然的意识状态改变或波动和其他任何一项，就可诊断为谵妄。

## 考点 4 睡眠评估

患者的主诉是睡眠是否充分的最重要的指标，应重视对患者睡眠状态的观察及患者的主诉。

# 第五节 镇痛与镇静的注意事项

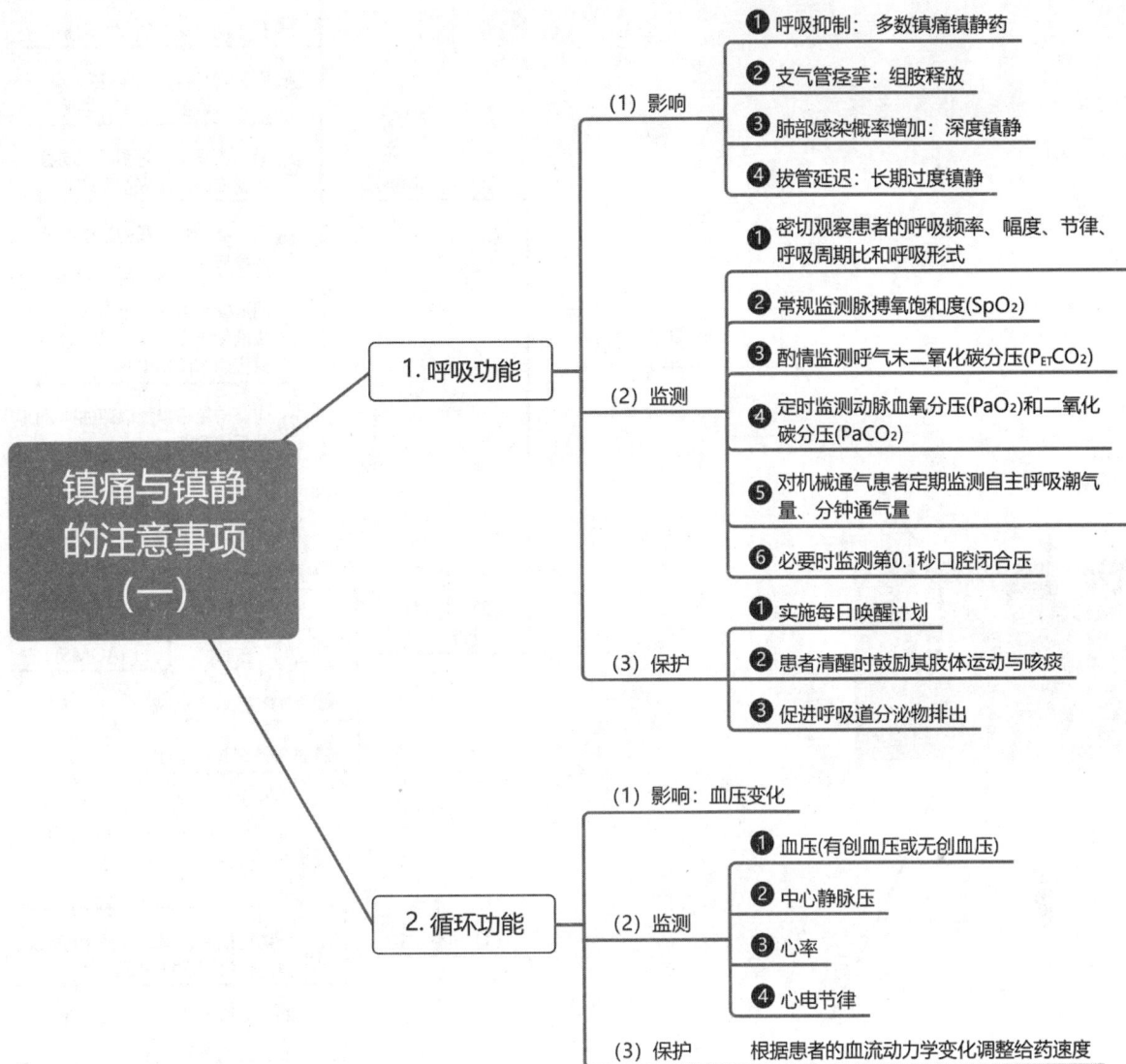

**镇痛与镇静的注意事项（一）**

**1. 呼吸功能**

（1）影响
- ❶ 呼吸抑制：多数镇痛镇静药
- ❷ 支气管痉挛：组胺释放
- ❸ 肺部感染概率增加：深度镇静
- ❹ 拔管延迟：长期过度镇静

（2）监测
- ❶ 密切观察患者的呼吸频率、幅度、节律、呼吸周期比和呼吸形式
- ❷ 常规监测脉搏氧饱和度($SpO_2$)
- ❸ 酌情监测呼气末二氧化碳分压($P_{ET}CO_2$)
- ❹ 定时监测动脉血氧分压($PaO_2$)和二氧化碳分压($PaCO_2$)
- ❺ 对机械通气患者定期监测自主呼吸潮气量、分钟通气量
- ❻ 必要时监测第0.1秒口腔闭合压

（3）保护
- ❶ 实施每日唤醒计划
- ❷ 患者清醒时鼓励其肢体运动与咳痰
- ❸ 促进呼吸道分泌物排出

**2. 循环功能**

（1）影响：血压变化

（2）监测
- ❶ 血压(有创血压或无创血压)
- ❷ 中心静脉压
- ❸ 心率
- ❹ 心电节律

（3）保护 根据患者的血流动力学变化调整给药速度

```
                                    ❶ 阿片类镇痛药：加强镇
                                       静，干扰观察，引起幻觉
                                       加重烦躁
                                    ❷ 芬太尼：胸、腹壁肌肉强直
                                    ❸ 哌替啶：神经兴奋症状(如
                                       欣快、谵妄、震颤、抽搐)
                     (1) 镇痛镇静药  ❹ 苯二氮䓬类：可引起躁动甚
                                       至谵妄等反常兴奋反应
                                    ❺ 酰苯类药物：易引起锥体外
         3.神经肌肉功能               系反应
                                    ❻ 丙泊酚：可减少脑血流，
                                       降低颅内压(ICP)，降低脑
                                       氧代谢率(CMRO₂)
                                    ❼ 应坚持每日唤醒以评估神经肌
                                       肉系统功能
                                                a. 神经肌肉
                                                   阻滞延长
                                    ❶ 骨骼肌无力      急性四肢软
                     (2) 神经肌               b. 瘫性肌病综
                        肉阻滞药               合征
                                                   (AQMS)
镇痛与镇静                            ❷ 关节和肌肉活动减少
的注意事项                            ❸ 深静脉血栓(DVT)
  (二)
                                    ❶ 阿片类镇痛药：可抑制肠道蠕
                                       动导致便秘，并引起恶心、呕
                                       吐
                     (1) 消化功能    ❷ 肝功能损害：苯二氮䓬类药物及
                                       其活性代谢产物清除减慢
                                    ❸ 非甾体抗炎药：胃肠黏膜损
                                       伤、可逆性肝损害
         4.其他器官系统  (2) 代谢功能  ❶ 吗啡：使血糖升高
                                    ❷ 丙泊酚：监测血三酰甘油水平
                                    ❶ 阿片类镇痛药：可引起尿潴留
                     (3) 肾功能      ❷ 非甾体抗炎药：可引发肾功能
                                       损害
                     (4) 凝血功能    非甾体抗炎药：抑制血小板聚集，
                                    低凝血酶原血症
                     (5) 免疫功能    免疫抑制
```

**考点1 镇静与镇痛时的注意事项**

　　无监测，勿镇静！镇痛、镇静治疗对患者各器官功能的影响是ICU医师必须重视的问题之一。在实施镇痛、镇静治疗过程中应对患者的全身各个器官系统的功能进行严密监测，以达到最好的个体化治疗效果、最小的不良反应和最佳的效价比。镇痛、镇静对全身各个器官系统都可能产生影响，但其对不同的器官系统的影响有不同的特点，其监测和治疗原则也各不相同。

### 考点2 呼吸功能的监测与保护

1. 监测

（1）强调呼吸运动的监测，密切观察患者的呼吸频率、幅度、节律、呼吸周期比和呼吸形式。

（2）常规监测脉搏氧饱和度（$SpO_2$）。

（3）酌情监测呼气末二氧化碳分压（$P_{ET}CO_2$）。

（4）定时监测动脉血氧分压（$PaO_2$）和$P_{ET}CO_2$。

（5）对机械通气患者定期监测自主呼吸潮气量、分钟通气量。

（6）第0.1秒口腔闭合压（$P_{0.1}$）反映患者呼吸中枢的兴奋性，必要时亦应进行监测。

2. 保护 ICU患者长期镇痛、镇静治疗期间，应尽可能实施每日唤醒计划。观察患者神志，在患者清醒期间鼓励其肢体运动与咳痰。在患者接受镇痛、镇静治疗的过程中，应加强护理，缩短翻身、拍背的间隔时间，酌情给予背部叩击治疗和肺部理疗，结合体位引流，促进呼吸道分泌物排出，必要时可应用纤维支气管镜协助治疗。

### 考点3 循环功能的监测与保护

（1）严密监测血压（有创血压或无创血压）、中心静脉压、心率和心电节律。

（2）给予负荷剂量时，应根据患者的血流动力学变化调整给药速度，并适当进行液体复苏治疗，力求维持血流动力学平稳，必要时应给予血管活性药物。

（3）镇痛、镇静不足时，患者可表现为血压高、心率快，此时不要盲目给予药物降低血压或减慢心率，应结合临床综合评估，充分镇痛，适当镇静，并酌情采取进一步的治疗措施。

（4）应该尽量避免使用肌松药物。只有在充分镇痛、镇静治疗的基础上，方可以考虑使用肌松药物。

### 考点4 神经肌肉功能的监测与保护

1. 镇静镇痛药 长时间镇痛、镇静治疗可影响神经功能的观察和评估。应坚持每日唤醒患者，以评估其神经肌肉系统功能。

2. 神经肌肉阻滞药 急性四肢软瘫性肌病综合征（AQMS）：表现为急性轻瘫、肌肉坏死致磷酸肌酸激酶升高和肌电图异常三联症。初始是神经功能障碍，数天或数周后发展为肌肉萎缩和坏死。AQMS与长时间神经肌肉阻滞有关，应强调每日停药观察。

长时间制动、长时间神经肌肉阻滞治疗使患者关节和肌肉活动减少，并增加深静脉血栓（DVT）形成的危险，应给予积极的物理治疗预防深静脉血栓形成，并保护关节和肌肉的运动功能。

# 第 10 章 营养的监测与治疗

## 第一节 重症患者的代谢改变

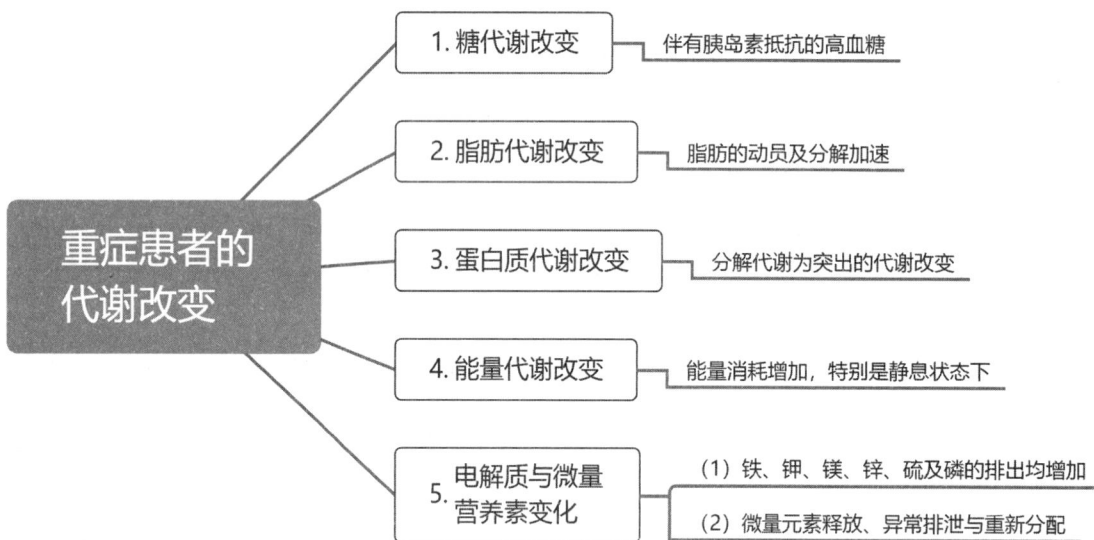

```
                         ┌─────────────┐      伴有胰岛素抵抗的高血糖
                         │ 1. 糖代谢改变 │──────
                         └─────────────┘

                         ┌─────────────┐      脂肪的动员及分解加速
                         │ 2. 脂肪代谢改变│──────
                         └─────────────┘

    ┌──────────┐         ┌─────────────┐      分解代谢为突出的代谢改变
    │ 重症患者的 │────────│3. 蛋白质代谢改变│──────
    │ 代谢改变  │         └─────────────┘
    └──────────┘
                         ┌─────────────┐      能量消耗增加，特别是静息状态下
                         │ 4. 能量代谢改变│──────
                         └─────────────┘

                         ┌─────────────┐     (1) 铁、钾、镁、锌、硫及磷的排出均增加
                         │ 5.电解质与微量│──────
                         │   营养素变化  │     (2) 微量元素释放、异常排泄与重新分配
                         └─────────────┘
```

### 考点 1 糖代谢改变

伴有胰岛素抵抗的高血糖是应激后糖类代谢改变的特点，血糖水平升高主要源于葡萄糖产生增加，胰岛素介导的糖的摄取降低；同时葡萄糖有氧氧化下降而酵解增强。糖的产生主要来源于肝糖原异生，小部分来自肾糖的异生。

### 考点 2 脂肪代谢改变

脂肪的动员及分解加速，脂肪分解产物为三酰甘油（TG）、游离脂肪酸（FFA）和甘油，成为此时供能的主要物质。儿茶酚胺是较强的脂解激素，细胞因子也参与了脂代谢的调节，如TNF和IL-1。

### 考点 3 蛋白质代谢改变

蛋白质分解程度与相伴随的炎症反应过程相关，以分解代谢为突出的代谢改变是重症患者蛋白质代谢的特点，其中骨骼肌分解可增加70%~110%。应激状态下的蛋白质裂解与再合成的转换速率增加，导致骨骼肌与内脏蛋白质的迅速消耗，瘦体重（lean body mass，LBM）大量丢失。正常状态下尿素氮排出为10~12g/d，严重应激时，尿氮排出量明显增加，每日氮丢失可达15~30g/d，甚至更高。临床上常出现负氮平衡与低蛋白血症，导致重症患者营养状况迅速下降及不同程度的营养不良。与此相伴随的是生理功能受损，人体内蛋白质含量约为11 000g，而每克蛋白原对于肌肉的功能是重要的，如呼吸肌（肋间肌与膈肌）、心肌功能和胃肠道黏膜等，导致呼吸衰竭、心力衰竭。

　　LBM是指骨骼肌（占有35%的LBM）、血浆蛋白、皮肤、骨骼与内脏器官（占LBM含量的12%）之和，它是供给机体患病期间所需氨基酸的主要储存场所。尽管血浆蛋白含量仅占LBM重量的2%，但它却能够较好地反映LBM的含量。

### 考点4 能量代谢改变

　　初始打击是决定以后能量消耗改变的主要因素，能量消耗增加，特别是静息状态下的能量消耗增加是重症患者能量代谢改变的特点。此外，重症患者还要应付损伤导致的代谢改变，以及治疗可能产生的影响。并不是所有患者的代谢率与能量消耗都是增加的。在疾病危重状态，尤其是当体内的能量与营养物质被严重消耗时，其代谢率反而会降低，存在全身炎症反应的患者能量消耗受到体温的影响，体温每增加1℃，能量消耗增加7%~10%。营养支持本身，不论是肠内还是肠外营养，以及儿茶酚胺类药物的应用均可不同程度的增加能量消耗量。而机械通气、肌松药、镇静药应用等可使能量消耗量降低。

### 考点5 电解质与微量营养素变化

　　1. 钾的缺乏　既往合并慢性消耗性疾病、营养不良以及胃肠液大量丢失等，常出现钾的缺乏。

　　2. 磷的缺乏　再喂养综合征（refeeding syndrome）：慢性营养不良患者体内磷的含量常减少，当给予营养支持后，ATP合成增加导致血磷浓度迅速降低，特别是当血磷补充不足和已存在血磷降低时容易出现。其他易导致低磷的情况有糖尿病、维生素D缺乏、酗酒和慢性肾衰竭；有些药物，如β受体激动药、利尿药、茶碱和糖皮质激素可增加磷的排泄，导致血磷降低。

　　严重的低磷血症可导致心搏骤停甚至猝死，血磷浓度低于1.0mg/dl为紧急低磷血症，应立即予以处理。

　　3. 微量元素浓度改变　危重疾病时体内的微量元素释放、异常排泄与重新分配，使其血清浓度发生变化。细胞因子参与了感染、创伤时体内微量元素的代谢调节，导致微量元素向血管外间隙转移，导致危重症患者普遍存在血清Fe、Zn、Se含量降低，而血Cu含量常升高。

## 第二节　营养支持的时机

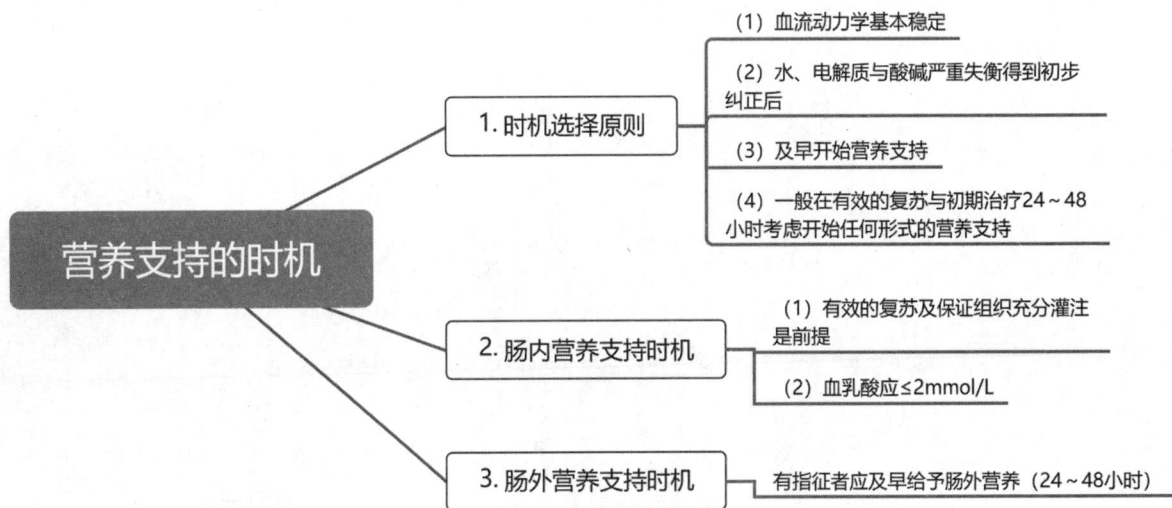

营养支持的时机

1. 时机选择原则
- （1）血流动力学基本稳定
- （2）水、电解质与酸碱严重失衡得到初步纠正后
- （3）及早开始营养支持
- （4）一般在有效的复苏与初期治疗24~48小时考虑开始任何形式的营养支持

2. 肠内营养支持时机
- （1）有效的复苏及保证组织充分灌注是前提
- （2）血乳酸应≤2mmol/L

3. 肠外营养支持时机
- 有指征者应及早给予肠外营养（24~48小时）

### 考点 1 营养支持时机选择原则

国际上多个学会颁布的营养指南均推荐，重症患者营养支持时机的选择原则是：在经过早期有效复苏使血流动力学基本稳定，不再需要积极的血管活性药物和容量维持细胞灌注与循环稳定，如非单独使用大剂量儿茶酚胺或需要再联合使用大量液体或血液制品维持；水、电解质与酸碱严重失衡得到初步纠正后及早开始营养支持。一般在有效的复苏与初期治疗24~48小时考虑开始任何形式的营养支持。

### 考点 2 肠内营养支持时机

管理良好的早期肠内营养（24~48小时开始），能够促进胃肠动力恢复和提高早期肠道喂养的耐受性与营养供给量，由此降低感染性并发症的发生率与死亡率、缩短机械通气时间与住ICU时间等效果。对于重症患者来说，有效的复苏及保证组织充分灌注是开始安全、有效肠道喂养的重要前提。对于某些仍然需要小剂量血管活性药物维持血流动力学的重症患者，开始喂养前需保证：血乳酸应≤2mmol/L，以避免早期肠内营养给存在缺血风险的患者带来不良影响甚至严重并发症。

### 考点 3 肠外营养支持时机

对于肠内营养禁忌、但有营养指征的重症患者，应及早给予肠外营养（24~48小时）。否则将加重营养不良以及营养不良相关的并发症，如血源性感染、ICU衰弱及呼吸肌功能，使患者住ICU及住院时间延长，增加医疗费用。

# 第三节　营养支持的途径

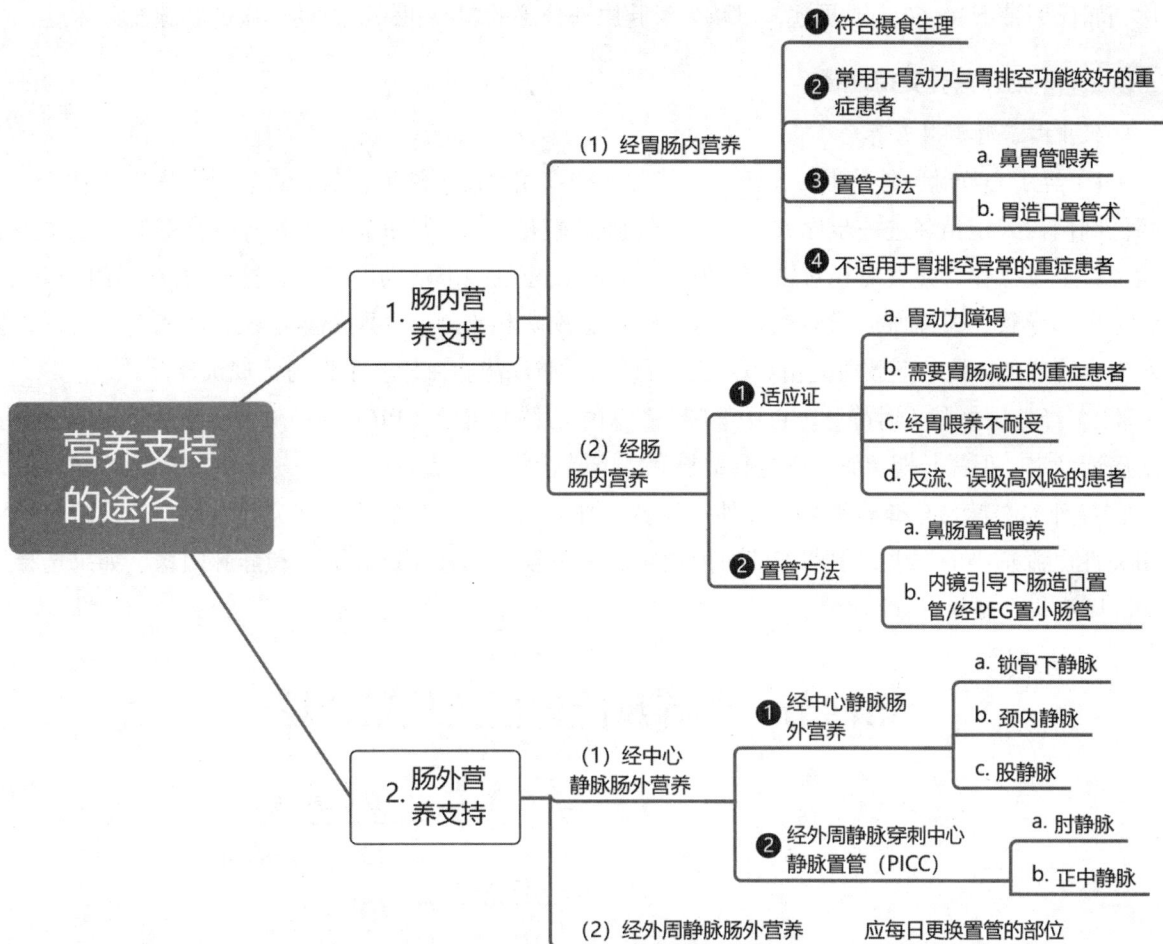

```
营养支持
的途径
├─ 1. 肠内营
│      养支持
│      ├─ (1) 经胃肠内营养
│      │       ├─ ❶ 符合摄食生理
│      │       ├─ ❷ 常用于胃动力与胃排空功能较好的重症患者
│      │       ├─ ❸ 置管方法
│      │       │       ├─ a. 鼻胃管喂养
│      │       │       └─ b. 胃造口置管术
│      │       └─ ❹ 不适用于胃排空异常的重症患者
│      └─ (2) 经肠肠内营养
│              ├─ ❶ 适应证
│              │       ├─ a. 胃动力障碍
│              │       ├─ b. 需要胃肠减压的重症患者
│              │       ├─ c. 经胃喂养不耐受
│              │       └─ d. 反流、误吸高风险的患者
│              └─ ❷ 置管方法
│                      ├─ a. 鼻肠置管喂养
│                      └─ b. 内镜引导下肠造口置管/经PEG置小肠管
└─ 2. 肠外营
       养支持
       ├─ (1) 经中心静脉肠外营养
       │       ├─ ❶ 经中心静脉肠外营养
       │       │       ├─ a. 锁骨下静脉
       │       │       ├─ b. 颈内静脉
       │       │       └─ c. 股静脉
       │       └─ ❷ 经外周静脉穿刺中心静脉置管（PICC）
       │               ├─ a. 肘静脉
       │               └─ b. 正中静脉
       └─ (2) 经外周静脉肠外营养　　应每日更换置管的部位
```

## 考点 1 肠内营养支持（enteral nutrition，EN）

1. 经胃肠内营养

（1）特点在于符合摄食生理。一般常用于胃动力与胃排空功能较好的重症患者。EN液输注时应每日停止喂养4~6小时，以恢复胃液生理酸度。

（2）置管方法：①鼻胃管喂养，置管简单，是多数患者较常选择的置管途径。②胃造口置管术，根据置管方式分为经皮内镜引导下胃造口置管法（percutaneous endoscopic gastrostomy，PEG）和经手术胃造口置管法，适用于需要较长时间（>4周）管饲的重症患者选择，可以去除鼻管，减少鼻窦感染的风险及提高置管的舒适度。

（3）由于重症患者常合并胃动力障碍，导致肠内营养耐受性降低，以及由此导致反流误吸及发生，甚至发生肺炎。

2. 经肠肠内营养　存在胃动力障碍、需要胃肠减压的重症患者（如重症胰腺炎），以及经胃喂养不耐受和反流、误吸高风险的患者（如昏迷、平卧体位患者），宜选择经小肠肠内营养。

置管方法：①鼻肠置管喂养（盲插法；X线透视引导下置管法；内镜引导下置管法；床旁电子传感仪引导下置管法，需要特殊设备及操作培训）。②内镜引导下肠造口置管（percutaneous endoscopic jejunostomy，PEJ或经PEG置小肠管，PEG/J），临床上，根据病情需要选择。

一般来说，鼻肠置管与空肠造口置管更适用于合并胃动力障碍或需要较长时间（>4周）肠内营养的患者。经鼻置管困难者，亦可行空肠造口置管的方法。重症胰腺炎患者导管的顶端应较远，最好达到屈氏韧带下30~60cm或更远，以减少对胰腺外分泌的刺激和保证早期患病的胰腺充分休息。

## 考点2 肠外营养支持途径

1. 经中心静脉肠外营养

（1）经中心静脉肠外营养：①锁骨下静脉途径：相对皮下隧道较长，位置易于固定，这些因素与降低细菌侵入定植和进一步导致导管相关性血流感染有关，是首先考虑选择的深静脉。②颈内静脉途径：易于操作，并发症相对较少。但皮下路径较短且颈部活动度较大，这些皮肤细菌的侵入、导管定植和导管相关性血流感染有关，选择时注意预防和监测。③股静脉途径：距离会阴较近，易于发生导管感染，此外下肢血流相对较慢，可诱发下肢深静脉血栓。不作为常规选择。

（2）经外周静脉（肘静脉，正中静脉）穿刺中心静脉置管（PICC）：减少感染的发生率，主要适于病情稳定，但需长期留置导管进行静脉营养支持治疗。

2. 经外周静脉肠外营养支持　经外周静脉置管降低了中心静脉置管相关并发症，以及减少了导管相关性血流感染的发生，但营养液对外周静脉刺激较大，可导致静脉炎和静脉闭塞，如果选择外周静脉则应每日更换置管部位。

# 第四节　营养风险评估及热量计算

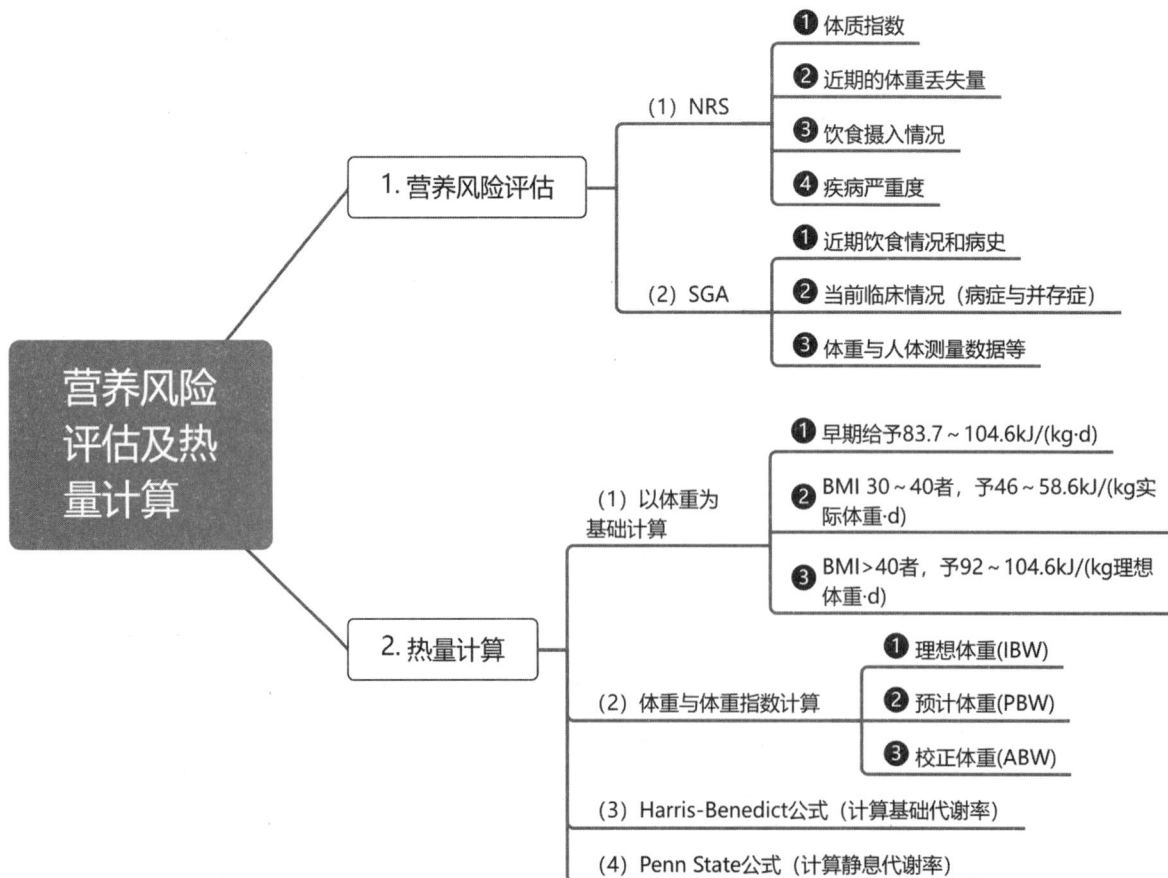

营养风险评估及热量计算

1. 营养风险评估
- （1）NRS
  - ❶ 体质指数
  - ❷ 近期的体重丢失量
  - ❸ 饮食摄入情况
  - ❹ 疾病严重度
- （2）SGA
  - ❶ 近期饮食情况和病史
  - ❷ 当前临床情况（病症与并存症）
  - ❸ 体重与人体测量数据等

2. 热量计算
- （1）以体重为基础计算
  - ❶ 早期给予83.7~104.6kJ/(kg·d)
  - ❷ BMI 30~40者，予46~58.6kJ/(kg实际体重·d)
  - ❸ BMI>40者，予92~104.6kJ/(kg理想体重·d)
- （2）体重与体重指数计算
  - ❶ 理想体重(IBW)
  - ❷ 预计体重(PBW)
  - ❸ 校正体重(ABW)
- （3）Harris-Benedict公式（计算基础代谢率）
- （4）Penn State公式（计算静息代谢率）

## 考点1 营养风险评估

1. 营养筛查

（1）NRS：欧洲肠外肠内营养协会制定的营养风险筛查（NRS-2002）是一种快速的初筛方法，涉及4个营养相关的问题：体质指数、近期的体重丢失量、饮食摄入情况和疾病严重度。

（2）主观总体评估（SGA）：是一种营养筛查备选工具，通过收集近期饮食情况和病史、当前临床情况（病症与并存症）、体重与人体测量数据等方面数据来有效评定整体的营养状态。

2. 营养不良的分类诊断

（1）与饥饿相关的营养不良：饥饿是慢性病理过程且不伴炎症。

（2）与慢性疾病相关的营养不良：疾病导致的慢性炎症反应，程度为轻到中度。

（3）与创伤或急性疾病相关的营养不良：炎症反应为急性的，程度为重度。

## 考点2 热量计算

1. 以体重为基础计算　重症患者早期处于高分解代谢状态，静息能量消耗（REE）一般在第2周左右达到高峰。不同个体、不同疾病状态和时期，能量代谢与需要是不同的，国际共识是早期给予83.7~104.6kJ/（kg·d）。重症肥胖患者（BMI>30）应掌握"允许性低热卡"的原则，即：

BMI30~40者，每日予46~58.6kJ/kg实际体重；BMI>40者，每日予92~104.6kJ/kg理想体重。

2. 体重与体质指数计算

（1）理想体重（IBW）：

男性=[身高（cm）-100）]×0.9；女性=[身高（cm）-100）]×0.85。

（2）校正体重（adjusted body weight，ABW）：如果实际体重与理想体重之差>25%，应计算ABW应计算矫正体重，并按此补充能量。ABW=IBW+0.4（实际体重-IBW）（kg）。

（3）体质指数（body mass index，BMI）：与单纯体重测定值比，BMI是一个较可靠的评价指标，较客观分析体重在不同高度的人所带来的影响，在此基础上建立统一的评价标准。BMI=体重（kg）/身高（m$^2$）

3. Harris-Benedict公式　计算基础代谢率。

$$男性BEE（kcal/24h）=66.5+13.8×wt+5×H-6.8×A$$
$$女性BEE（kcal/24h）=655+9.6×wt+1.8×H-4.7×A$$

其中，wt是以kg为单位的体重，H是以cm为单位的身高，A是患者的年龄（岁）；1kcal=4.184kJ。

应用HB公式计算的基础能量消耗通常高于实际值10%左右，并没有考虑病情与治疗带来的影响，如体温升高、呼吸做功（MV）等与能量消耗相关的功能性参数，因此，用此公式计算时需做适当调整。

4. Penn State公式　计算静息代谢率（RMR），近年来有研究采用改良的Penn State公式（penn state modified）计算能量消耗，非肥胖症患者的准确性可达到73%。

（1）Penn State公式：RMR（kcal/d）=MSJ（0.96）+T$_{max}$（167）+V$_E$（31）-6212

注：①T$_{max}$为过去24小时的最高体温（℃）；②V$_E$为分钟通气量（L/min）；③MSJ（Mifflin-St Jeor，计算REE）：

$$男性：BMR =66.47+（13.75×wt）+（5×H）-（6.76×A）$$

女性：BMR=655.1+（9.56×wt）+（1.85×H）-（4.68×A）

（2）Penn State modified：RMR（kcal/d）=MSJ（0.71）+$T_{max}$（85）+$V_E$（64）-3085

# 第五节　营养素与配方

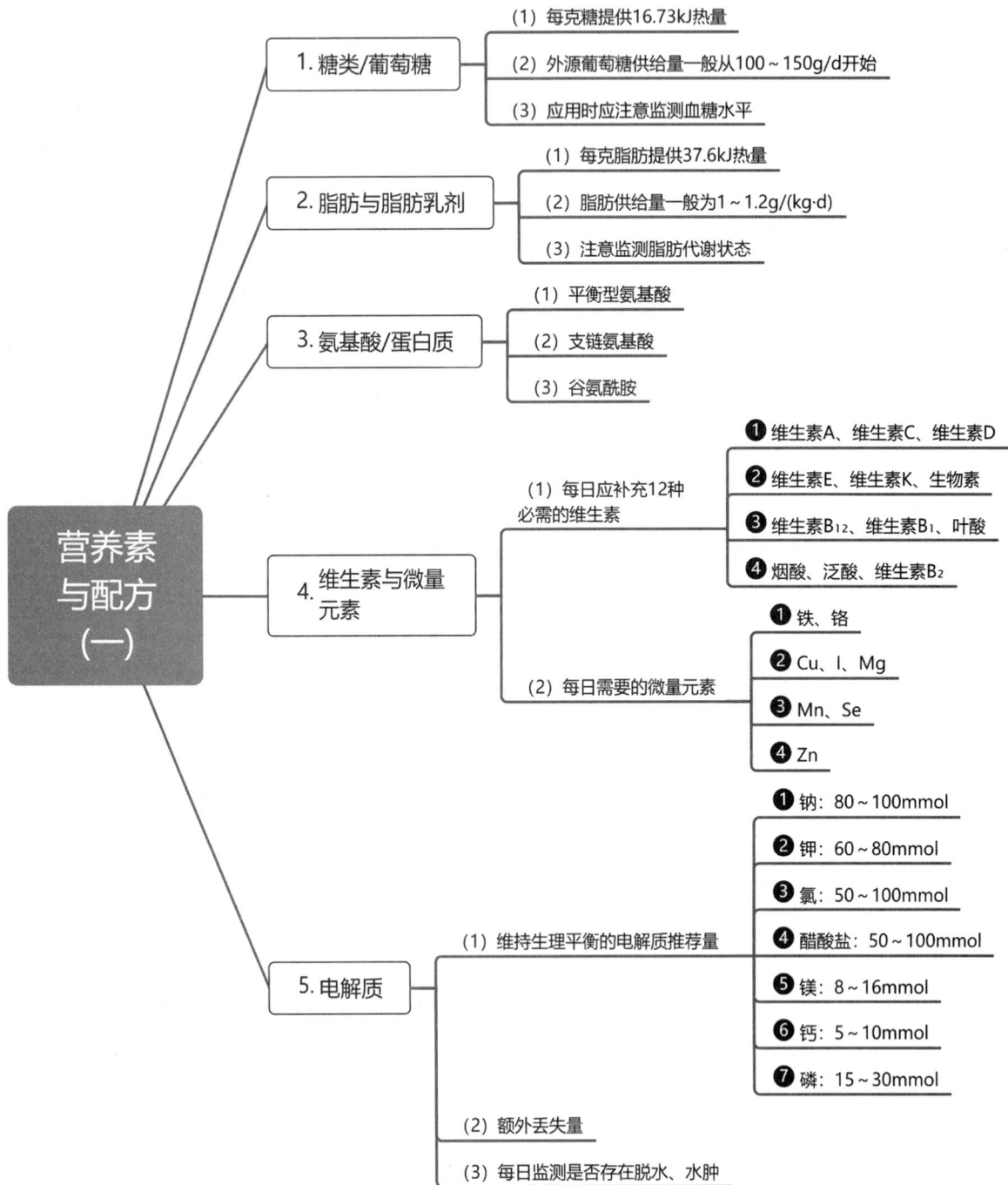

营养素与配方（一）

- 1. 糖类/葡萄糖
  - （1）每克糖提供16.73kJ热量
  - （2）外源葡萄糖供给量一般从100～150g/d开始
  - （3）应用时应注意监测血糖水平

- 2. 脂肪与脂肪乳剂
  - （1）每克脂肪提供37.6kJ热量
  - （2）脂肪供给量一般为1～1.2g/(kg·d)
  - （3）注意监测脂肪代谢状态

- 3. 氨基酸/蛋白质
  - （1）平衡型氨基酸
  - （2）支链氨基酸
  - （3）谷氨酰胺

- 4. 维生素与微量元素
  - （1）每日应补充12种必需的维生素
    - ❶ 维生素A、维生素C、维生素D
    - ❷ 维生素E、维生素K、生物素
    - ❸ 维生素B12、维生素B1、叶酸
    - ❹ 烟酸、泛酸、维生素B2
  - （2）每日需要的微量元素
    - ❶ 铁、铬
    - ❷ Cu、I、Mg
    - ❸ Mn、Se
    - ❹ Zn

- 5. 电解质
  - （1）维持生理平衡的电解质推荐量
    - ❶ 钠：80～100mmol
    - ❷ 钾：60～80mmol
    - ❸ 氯：50～100mmol
    - ❹ 醋酸盐：50～100mmol
    - ❺ 镁：8～16mmol
    - ❻ 钙：5～10mmol
    - ❼ 磷：15～30mmol
  - （2）额外丢失量
  - （3）每日监测是否存在脱水、水肿

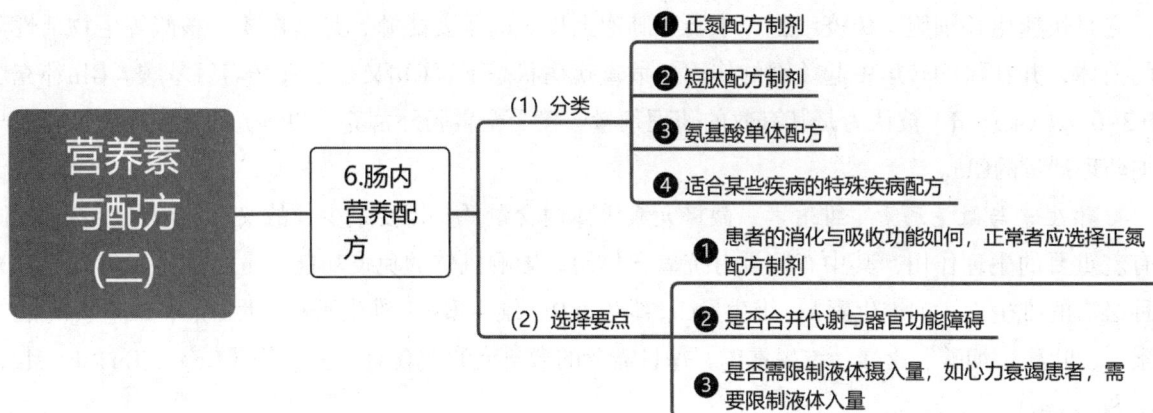

1 正氮配方制剂
2 短肽配方制剂
3 氨基酸单体配方
4 适合某些疾病的特殊疾病配方

（1）分类

6.肠内营养配方

营养素与配方（二）

（2）选择要点

1 患者的消化与吸收功能如何，正常者应选择正氮配方制剂
2 是否合并代谢与器官功能障碍
3 是否需限制液体摄入量，如心力衰竭患者，需要限制液体入量

### 考点 1　主要营养素及其需要量

1. **糖类/葡萄糖**　糖类是非蛋白质热量（non-protein calorie，NPC）的主要来源之一，葡萄糖是肠外营养时的主要糖类，也是脑神经系统、红细胞必需的能量物质，每克糖提供16.73kJ热量。外源葡萄糖供给量一般从100~150g/d开始，占NPC的50%~60%。葡萄糖：脂肪比例保持在60：40~50：50，同时应注意葡萄糖的输注速率，2.5~4mg/（kg·min）。危重患者常合并糖代谢异常和应激性高血糖，营养支持时糖类或葡萄糖的补充往往使高血糖水平进一步升高，这在肠外营养时尤其突出。因此，应注意监测血糖水平，需要时应用胰岛素控制，最高不超过9.9mmol/L（180mg/dl）。

2. **脂肪与脂肪乳剂**　脂肪是非蛋白质能量的另一部分来源，同时提供机体必需脂肪酸，参与细胞膜磷脂的构成及作为携带脂溶性维生素的载体。脂肪乳剂是肠外营养时脂肪的供给形式，每克脂肪提供37.6kJ（9kcal）热量，糖脂双能源供能有助于减轻葡萄糖的代谢负荷和营养支持中血糖升高的程度。重症患者脂肪供给量一般为1~1.2g/（kg·d），需考虑机体对脂肪的利用和代谢能力，注意监测脂肪代谢状态，如血脂水平以及肝、肾功能。高三酰甘油血症（>4~5mmol/L）不推荐使用脂肪乳剂，合并重症胰腺炎合并高脂血症、动脉粥样硬化症患者应慎用；老年患者，应降低脂肪的补充量[0.5~1.0g/（kg·d）]，每周补充一次脂肪乳剂即可达到防止必需脂肪酸缺乏的目的。可供临床选择的静脉脂肪乳剂包括长链脂肪乳剂（LCT）和中长链混合脂肪乳剂（MCT/LCT）。

3. **氨基酸/蛋白质**　肠内营养时蛋白质/氮的主要形式包含整蛋白型制剂、短肽型制剂和氨基酸型制剂，蛋白质来源常为乳清蛋白、酪蛋白和大豆蛋白，每克氮含有6.25g蛋白质。氨基酸是肠外营养时氮的来源，是合成蛋白质的底物。

（1）平衡型氨基酸：是临床常选择的剂型，含有各种必需氨基酸（essential amino acid，EAA）和非必需氨基酸，比例适当，具有较好的蛋白质合成效应。重症病人蛋白质补充量一般从1.2~2.5g/（kg·d）开始，相当于氮0.2~0.25g/（kg·d），所有高死亡率风险的重症患者应达到目标1.5~2.0g/（kg·d），接受CRRT治疗的患者应增加蛋白质摄入量至2.0~2.5g/（kg·d），BMI>30的肥胖症患者应保证充分的蛋白质补充[2~2.5g/（kg·d）]，并应维持恰当的热/氮比，即（100~150）kcal：1gN[（418.4~627.6）kJ：1g N]。

（2）支链氨基酸（branched-chain amino acid，BCAA）：是在肝外代谢的氨基酸，应用于肝功能障碍患者，有助于减轻肝代谢的负担，调整血浆氨基酸谱，防治肝性脑病。

（3）谷氨酰胺（glutamine，Gln）：是体内含量最丰富的非必需氨基酸。Gln具有重要的生理作用，它是快速生长细胞（免疫细胞、小肠和肺泡上皮）的重要能源，是蛋白质、核酸等生物活性分子的前体，并在氮的转运中起关键的作用。危重疾病状态下，Gln又是条件必需氨基酸。Gln补充二肽0.3~0.5g/（kg·d）被认为是其有效的药理剂量。接受全胃肠外营养（TPN）的重症患者推荐及早添加药理剂量的Gln。

4. 维生素与微量元素　维生素、微量元素等体内含量低、需要量少，故又称为微量营养素，同样有着重要的生理作用，其中有些具有抗氧化作用，影响机体的免疫功能。危重症患者每日应补充12种必需的维生素，即维生素A、维生素C、维生素D、维生素E、维生素K、生物素、维生素$B_{12}$、维生素$B_1$、叶酸、烟酸、泛酸、维生素$B_2$。每日需要的微量元素包含有：铁、铬（Cr）、Cu、I、Mg、Mn、Se、Zn。

5. 电解质　每日常规补充的电解质主要有钾、钠、氯、钙、镁、磷，每日维持生理平衡的电解质推荐量参考如下：钠80~100mmol，钾60~80mmol，氯50~100mmol，醋酸盐50~100mmol，镁8~16mmol，钙5~10mmol，磷15~30mmol。有额外丢失的重症患者，除补充生理剂量的电解质外，还需充分考虑到增加的额外丢失量，在监测下予以补充。血清电解质浓度测定为确定电解质的补充量提供依据。每日体重监测、液体出入量及临床检查是否存在脱水、水肿，是营养支持时容量管理的参考。

6. 肠内营养配方　肠内营养配方根据其营养素成分分为正氮配方制剂、短肽配方制剂、氨基酸单体配方，以及适合某些疾病的特殊疾病配方如糖尿病配方、肾功能障碍配方、呼吸衰竭配方、抗氧化免疫配方、高蛋白配方制剂等。不论如何，肠内营养制剂配方的选择基于以下4点：①患者的消化与吸收功能如何，正常者应选择正氮配方制剂；②是否合并代谢与器官功能障碍；③是否需限制液体摄入量，如心力衰竭患者，需要限制液体入量。

# 第六节　营养支持相关并发症

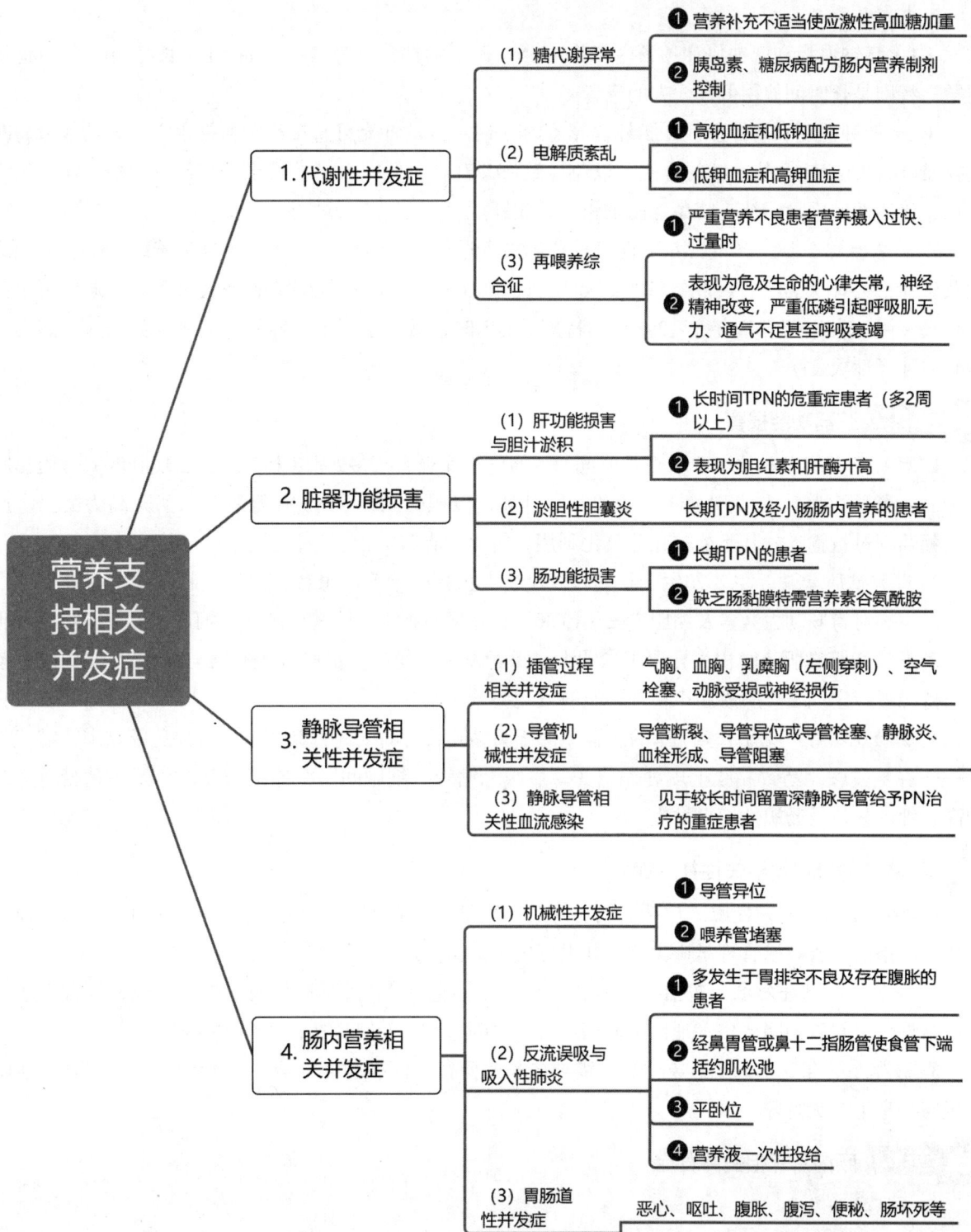

营养支持相关并发症

- **1. 代谢性并发症**
  - (1) 糖代谢异常
    - ❶ 营养补充不适当使应激性高血糖加重
    - ❷ 胰岛素、糖尿病配方肠内营养制剂控制
  - (2) 电解质紊乱
    - ❶ 高钠血症和低钠血症
    - ❷ 低钾血症和高钾血症
  - (3) 再喂养综合征
    - ❶ 严重营养不良患者营养摄入过快、过量时
    - ❷ 表现为危及生命的心律失常，神经精神改变，严重低磷引起呼吸肌无力、通气不足甚至呼吸衰竭

- **2. 脏器功能损害**
  - (1) 肝功能损害与胆汁淤积
    - ❶ 长时间TPN的危重症患者（多2周以上）
    - ❷ 表现为胆红素和肝酶升高
  - (2) 淤胆性胆囊炎　长期TPN及经小肠肠内营养的患者
  - (3) 肠功能损害
    - ❶ 长期TPN的患者
    - ❷ 缺乏肠黏膜特需营养素谷氨酰胺

- **3. 静脉导管相关性并发症**
  - (1) 插管过程相关并发症　气胸、血胸、乳糜胸（左侧穿刺）、空气栓塞、动脉受损或神经损伤
  - (2) 导管机械性并发症　导管断裂、导管异位或导管栓塞、静脉炎、血栓形成、导管阻塞
  - (3) 静脉导管相关性血流感染　见于较长时间留置深静脉导管给予PN治疗的重症患者

- **4. 肠内营养相关并发症**
  - (1) 机械性并发症
    - ❶ 导管异位
    - ❷ 喂养管堵塞
  - (2) 反流误吸与吸入性肺炎
    - ❶ 多发生于胃排空不良及存在腹胀的患者
    - ❷ 经鼻胃管或鼻十二指肠管使食管下端括约肌松弛
    - ❸ 平卧位
    - ❹ 营养液一次性投给
  - (3) 胃肠道性并发症　恶心、呕吐、腹胀、腹泻、便秘、肠坏死等

📖 **考点 1　代谢性并发症**

1. **糖代谢异常**　危重症患者发生应激性高血糖较为普遍，此时如营养补充不适当将使高血糖加重。胰岛素按比例泵入一般能够控制血糖于理想水平，密切检测有助于防止血糖过高和过低。此

外，宜采用糖尿病配方肠内营养制剂控制血糖。在严密监测下，一旦发生高渗性非酮症性高血糖应立即停止任何形式的营养支持。

2. 电解质紊乱

（1）高钠血症和低钠血症：肠内营养（EN）制剂的钠含量为24~57mmol/L，长时间EN注意低钠问题，特别是长时间使用低钠配方的患者。

（2）低钾血症和高钾血症：肠外营养（PN）时不当的补充可直接影响血钾水平，肾功能障碍时选择EN制剂时应注意其中钾的含量，以免导致血钾升高。低钾血症常见于分解代谢状态、瘦体组织消耗、代谢性碱中毒、补充胰岛素而未相应补充钾。

3. 再喂养综合征　严重营养不良患者营养摄入过快、过量时，可能发生再喂养综合征，表现为危及生命的心律失常，神经精神改变，如妄想、癫痫发作，严重低磷引起呼吸肌无力、通气不足甚至呼吸衰竭。发生于营养支持后2~4天，特别是TPN时，常见于严重营养不良患者（如癌症、高龄、酗酒、神经性厌食）。

### 考点2　脏器功能损害

1. 肝功能损害与胆汁淤积　在长时间TPN的危重症患者（多2周以上），会出现肝增大、胆囊肿大和胆汁淤积，临床上表现为胆红素和肝酶升高，以胆碱酯酶及γ-谷氨酰转肽酶升高为突出。此外，葡萄糖过量输入，其不能被充分氧化利用，转化为脂肪沉积于肝，引起脂肪肝。

2. 淤胆性胆囊炎　主要发生于长期TPN及经小肠肠内营养的患者，由于食物不经过胃及十二指肠，减少了对胃肠动力激素及缩胆囊素（CCK）等分泌的刺激，使其分泌受到抑制，可进一步导致胆囊运动下降和胆囊胆汁淤积，导致胆囊肿大，重者发生胆囊炎。定期监测肝酶与胆红素。2周以上营养支持患者应定期复查胆囊超声检测，及时发现并给予治疗。

3. 肠功能损害　见于长期TPN的患者，由于肠黏膜长时间未与食糜接触，且缺乏肠黏膜特需营养素——谷氨酰胺，易致黏膜上皮萎缩、变薄、绒毛缩短、细胞间紧密连接破坏，导致肠黏膜通透性增高、细菌易位及肠源性感染发生。

### 考点3　静脉导管相关性并发症

1. 插管过程相关并发症　包括气胸、血胸、乳糜胸（左侧穿刺）、空气栓塞、动脉受损或神经损伤。严格的置管技术管理是避免这类并发症的关键。

2. 导管机械性并发症　包括导管断裂、导管异位或导管栓塞、静脉炎、血栓形成、导管阻塞。应严格操作，置管期间严格管理，不通畅或置管时间过长须及时更换，避免重复置管。

3. 静脉导管相关性血流感染　见于需要较长时间留置深静脉导管给予PN治疗的重症患者，临床表现与处理上并无特殊。

### 考点4　肠内营养相关并发症

1. 机械性并发症

（1）导管异位：导管置入气道内。导管于胃腔内是常可抽出较多的胃液，胃液pH较低有助于判断，小肠液pH较高，且导管于小肠内时多抽不出消化液。

（2）喂养管堵塞：专用的肠内营养导管直径多较细，长时间应用已出现导管堵塞，尤其是应用高浓度配方肠内营养制剂时更易发生。喂养期间应定时温水冲洗（每4小时），或间断配合碳酸饮料冲管。

2. 反流误吸与吸入性肺炎　指胃内容物反流进入气管内，吸入性肺炎是EN最严重的并发症。误吸多发生于胃排空不良及存在腹胀的患者，尤其是昏迷、吞咽和咳嗽反射减弱的患者，对于接受机械通气的患者，反流误吸是引起呼吸机相关性肺炎的重要因素。患者吸入营养液后，其反应取决于吸入的营养液性质和量。若误吸时伴有食物颗粒进入肺内，其损害程度明显加重。

3. **胃肠道性并发症**　包括恶心、呕吐、腹胀、腹泻、便秘、肠坏死等。许多重症患者往往存在胃肠动力和功能障碍，易发生胃潴留、腹胀、腹泻等。EN不耐受更多地发生于休克（复苏后）与全身性感染患者，除与疾病本身对肠功能影响外，接受镇静与儿茶酚胺治疗的重症患者，EN的不耐受概率增高。

# 第七节　营养支持中的监测

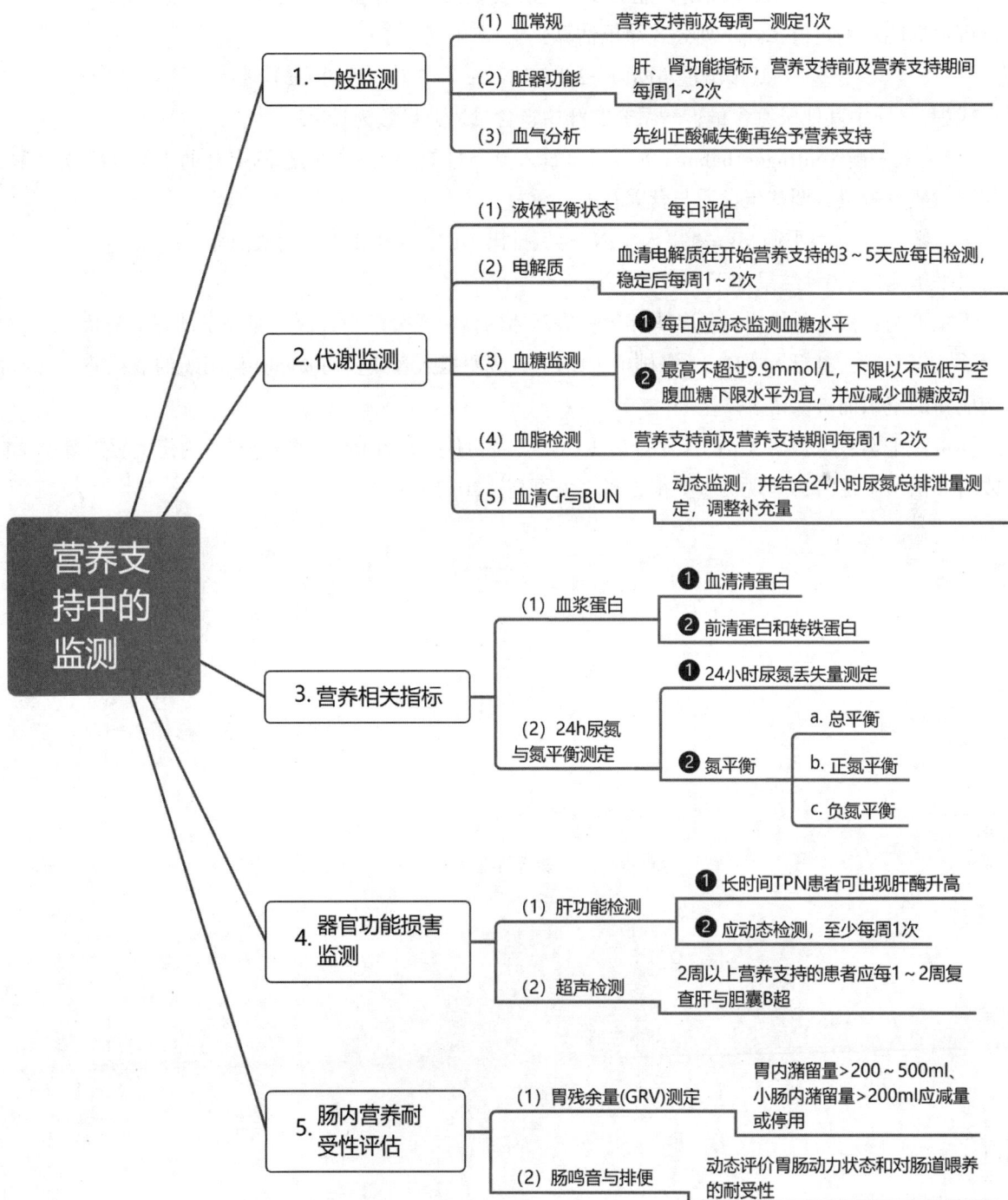

**营养支持中的监测**

- **1. 一般监测**
  - (1) 血常规　营养支持前及每周一测定1次
  - (2) 脏器功能　肝、肾功能指标，营养支持前及营养支持期间每周1～2次
  - (3) 血气分析　先纠正酸碱失衡再给予营养支持

- **2. 代谢监测**
  - (1) 液体平衡状态　每日评估
  - (2) 电解质　血清电解质在开始营养支持的3～5天应每日检测，稳定后每周1～2次
  - (3) 血糖监测
    - ❶ 每日应动态监测血糖水平
    - ❷ 最高不超过9.9mmol/L，下限以不应低于空腹血糖下限水平为宜，并应减少血糖波动
  - (4) 血脂检测　营养支持前及营养支持期间每周1～2次
  - (5) 血清Cr与BUN　动态监测，并结合24小时尿氮总排泄量测定，调整补充量

- **3. 营养相关指标**
  - (1) 血浆蛋白
    - ❶ 血清清蛋白
    - ❷ 前清蛋白和转铁蛋白
  - (2) 24h尿氮与氮平衡测定
    - ❶ 24小时尿氮丢失量测定
    - ❷ 氮平衡
      - a. 总平衡
      - b. 正氮平衡
      - c. 负氮平衡

- **4. 器官功能损害监测**
  - (1) 肝功能检测
    - ❶ 长时间TPN患者可出现肝酶升高
    - ❷ 应动态检测，至少每周1次
  - (2) 超声检测　2周以上营养支持的患者应每1～2周复查肝与胆囊B超

- **5. 肠内营养耐受性评估**
  - (1) 胃残余量(GRV)测定　胃内潴留量>200～500ml、小肠内潴留量>200ml应减量或停用
  - (2) 肠鸣音与排便　动态评价胃肠动力状态和对肠道喂养的耐受性

## 考点1 营养相关指标

1. 血浆蛋白

（1）血清清蛋白：代表体内较恒定的蛋白质含量。由于半衰期长（20天），不能用于营养评估。

（2）前清蛋白和转铁蛋白：半衰期短（分别为2天和8天），动态监测其变化有一定意义，尤其是代谢状态稳定后。

2. 24小时尿氮与氮平衡测定　每日摄入氮量与排出量之差。间接反映体内蛋白质代谢状态，可以据其了解机体代谢状态和体内蛋白质的分解量。

（1）24小时尿氮丢失量测定：能够在一定程度上反映机体蛋白质分解代谢状态。24小时氮的排出量可根据UUN测定值，经下列公式简单估算：

$$氮排出量（g/d）=24h\ UUN（g）+2（g）*+2（g）**$$

式中，*尿中其他尿氮含量；**系粪、汗中氮含量，此系数为1.5~2。

（2）氮平衡（nitrogen balance）：指每日入氮与排氮量之差。动态测定有助于了解机体代谢状态与蛋白质分解量，调整蛋白质与营养补充。

$$氮平衡NB =氮摄入（IN）-氮排出（UN）+RNL（持续氮消耗）$$

氮平衡测定的3种结果如下。

①总平衡：摄入与排出氮量基本相等，表示体内蛋白质分解与合成代谢处于动态平衡状态。

②正氮平衡：氮摄入（IN）>氮排出（UN），表明摄入氮或蛋白质除补偿组织的消耗外，尚有部分构成新的组织而被保留。

③负氮平衡：氮摄入（IN）<氮排出（UN），表明体内蛋白质分解>合成，创伤、感染等严重应激或营养供给不足时，呈现负氮平衡，氮丢失可高达20~30g/d。

# 第11章 重症感染监测与治疗

## 第一节 重症感染的相关概念

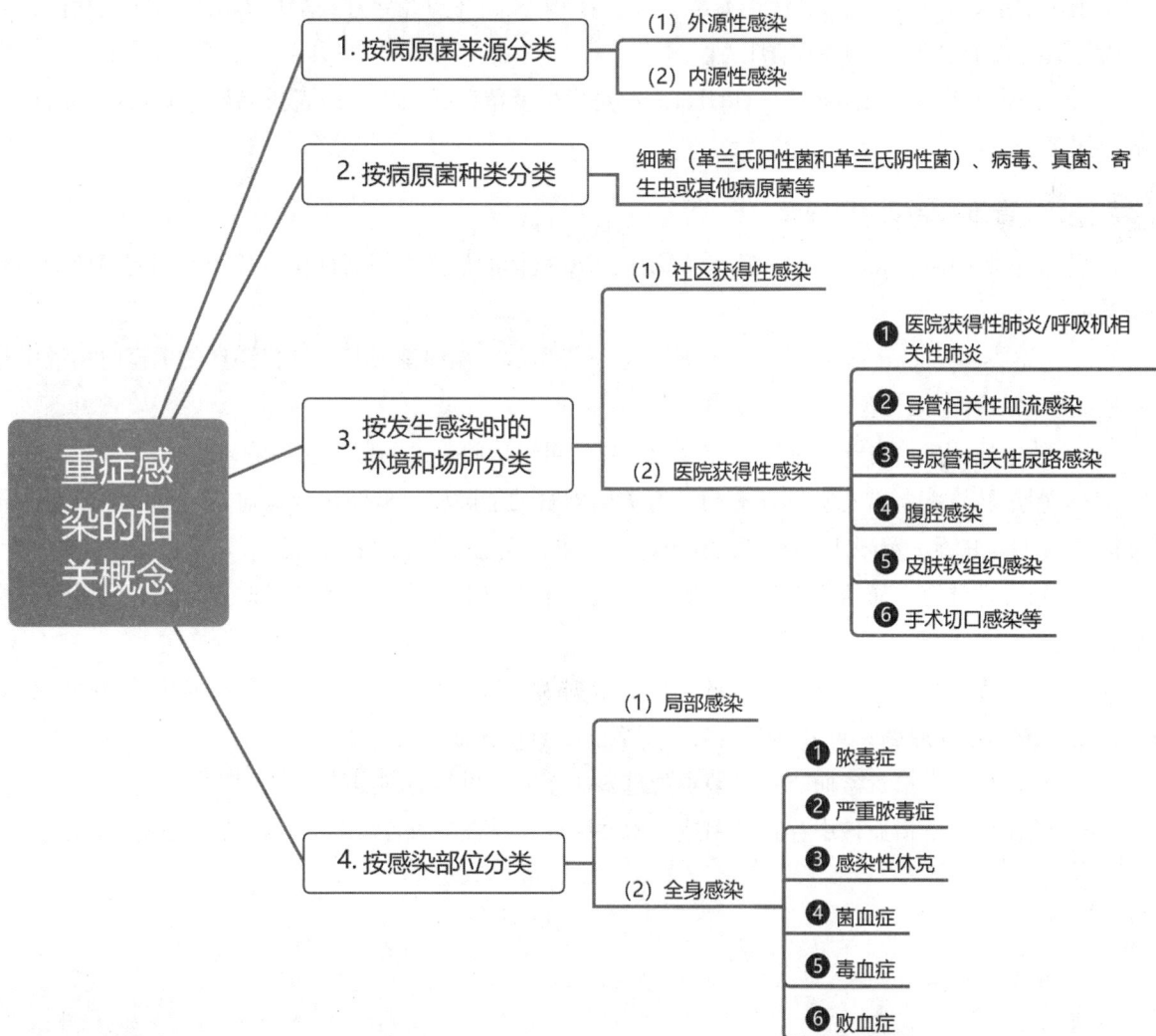

```
重症感染的相关概念
├── 1. 按病原菌来源分类
│       ├── (1) 外源性感染
│       └── (2) 内源性感染
├── 2. 按病原菌种类分类 ── 细菌（革兰氏阳性菌和革兰氏阴性菌）、病毒、真菌、寄生虫或其他病原菌等
├── 3. 按发生感染时的环境和场所分类
│       ├── (1) 社区获得性感染
│       └── (2) 医院获得性感染
│               ❶ 医院获得性肺炎/呼吸机相关性肺炎
│               ❷ 导管相关性血流感染
│               ❸ 导尿管相关性尿路感染
│               ❹ 腹腔感染
│               ❺ 皮肤软组织感染
│               ❻ 手术切口感染等
└── 4. 按感染部位分类
        ├── (1) 局部感染
        └── (2) 全身感染
                ❶ 脓毒症
                ❷ 严重脓毒症
                ❸ 感染性休克
                ❹ 菌血症
                ❺ 毒血症
                ❻ 败血症
```

### 考点 1 感染（infection）定义

感染是指病原菌侵入人体内，在组织、体液或细胞中增殖并产生炎症反应的现象。重症感染是指会导致器官功能障碍、低灌注或低血压等的感染，对ICU医护人员来说是一项严峻的挑战。

### 考点2 社区获得性感染和医院获得性感染

1. 社区获得性感染（community acquired infection，CAI）是指在医院外罹患的感染性疾病，包括具有明确潜伏期的病原菌感染而在入院后潜伏期内发病者。

2. 医院获得性感染（hospital acquired infection，HAI）又称医院感染（hospital infection），是指住院患者在医院内获得的感染，包括在住院期间发生的感染和在医院内获得、出院后发生的感染，或患者入院时已发生的直接与前次住院有关的感染（不包括入院前已开始或入院时已存在但与前次住院无关的感染）。

（1）呼吸机相关性肺炎（VAP）：指患者接受机械通气治疗48小时后至停用机械通气、拔除人工气道后48小时内发生的肺实质的感染性炎症，系接受机械通气患者最常见的HAI。

（2）导管相关性血流感染（CRBSI）：指留置血管内导管后或者拔除血管内导管后48小时内的患者出现菌血症，经外周静脉血液培养至少1次结果阳性、并与经导管头端培养出的微生物相同，且除血管导管外没有其他明确的感染灶者。

（3）导尿管相关性尿路感染（CRUTI）：是指患者留置导尿管后或者拔除导尿管后48小时内发生的泌尿系统感染。

### 考点3 局部感染和全身感染

1. 局部感染（local infection）是指病原菌侵入到机体后局限在一定部位生长繁殖引起病变的一种感染类型。

2. 全身感染（general infection）多由胞外菌感染引起，病原菌或其毒性代谢产物向全身播散引起全身性症状的一种感染类型。

（1）脓毒症：机体对于感染的失控反应所导致可以威胁生命的器官功能障碍。

（2）严重脓毒症：脓毒症并伴有与之有关的器官功能障碍、低灌注或低血压。低灌注或灌注异常可能包括（具并不一定限于）乳酸性酸中毒、少尿，或急性意识状态改变。

（3）脓毒性休克（感染性休克）：脓毒症发生了严重的循环、细胞和代谢异常，并足以使病死率显著增加。

（4）菌血症：血液中出现可生长的细菌，依据为血培养阳性。同样，如果在血中检出病毒、真菌、寄生虫或其他病原菌，可分别命名为病毒血症、真菌血症、寄生虫血症等。

（5）毒血症：大量毒素而非致病菌本身进入血液循环引起的剧烈的全身反应。

（6）败血症：泛指血液中存在细菌或毒素并引起全身性中毒症状者。因歧义多，现已弃用。

# 第二节 细菌感染的监测与治疗

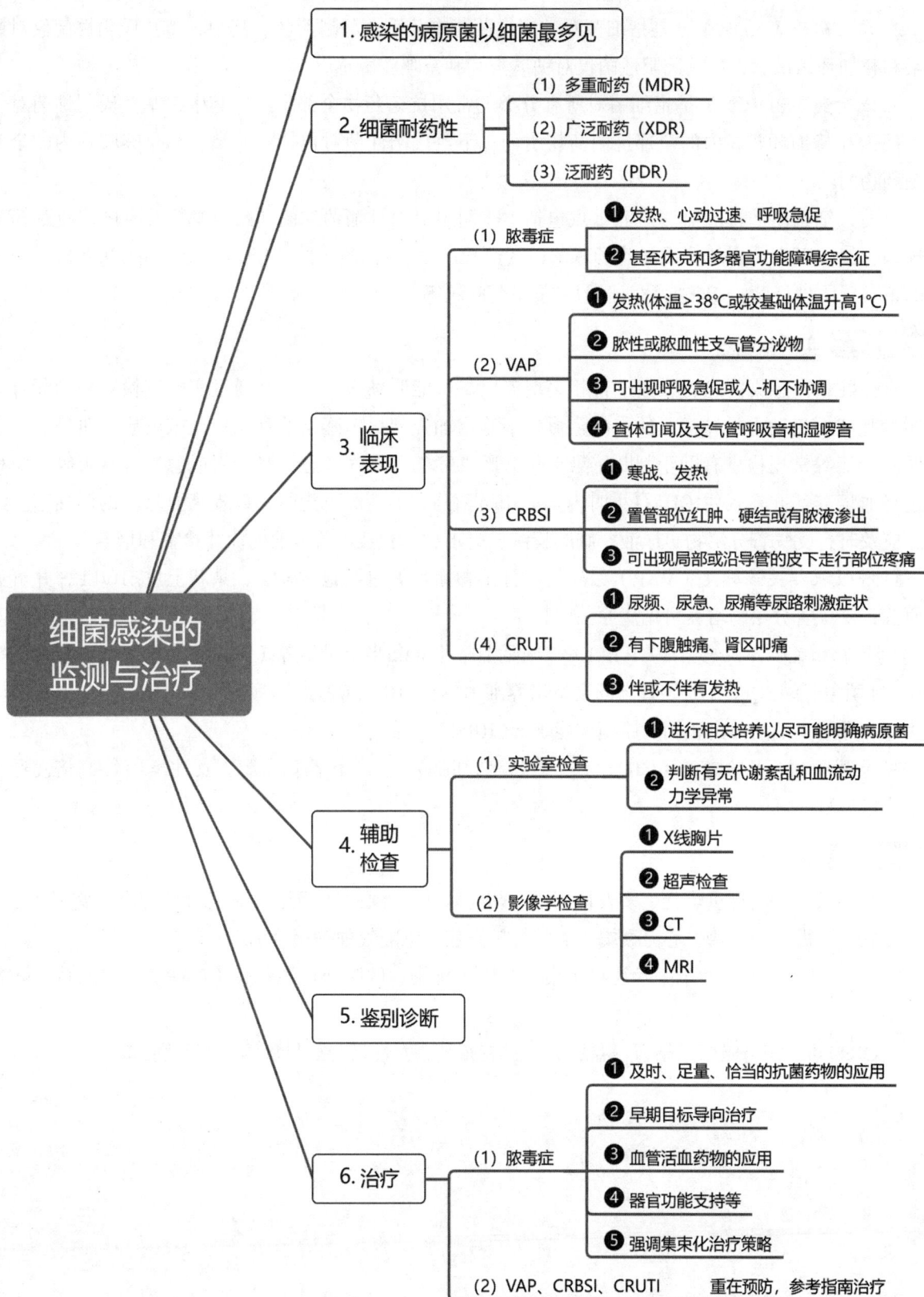

**细菌感染的监测与治疗**

- **1.感染的病原菌以细菌最多见**

- **2.细菌耐药性**
  - (1) 多重耐药（MDR）
  - (2) 广泛耐药（XDR）
  - (3) 泛耐药（PDR）

- **3.临床表现**
  - (1) 脓毒症
    - ❶ 发热、心动过速、呼吸急促
    - ❷ 甚至休克和多器官功能障碍综合征
  - (2) VAP
    - ❶ 发热(体温≥38℃或较基础体温升高1℃)
    - ❷ 脓性或脓血性支气管分泌物
    - ❸ 可出现呼吸急促或人-机不协调
    - ❹ 查体可闻及支气管呼吸音和湿啰音
  - (3) CRBSI
    - ❶ 寒战、发热
    - ❷ 置管部位红肿、硬结或有脓液渗出
    - ❸ 可出现局部或沿导管的皮下走行部位疼痛
  - (4) CRUTI
    - ❶ 尿频、尿急、尿痛等尿路刺激症状
    - ❷ 有下腹触痛、肾区叩痛
    - ❸ 伴或不伴有发热

- **4.辅助检查**
  - (1) 实验室检查
    - ❶ 进行相关培养以尽可能明确病原菌
    - ❷ 判断有无代谢紊乱和血流动力学异常
  - (2) 影像学检查
    - ❶ X线胸片
    - ❷ 超声检查
    - ❸ CT
    - ❹ MRI

- **5.鉴别诊断**

- **6.治疗**
  - (1) 脓毒症
    - ❶ 及时、足量、恰当的抗菌药物的应用
    - ❷ 早期目标导向治疗
    - ❸ 血管活血药物的应用
    - ❹ 器官功能支持等
    - ❺ 强调集束化治疗策略
  - (2) VAP、CRBSI、CRUTI　　重在预防，参考指南治疗

## 考点1　细菌耐药性

1. 多重耐药（MDR）　是指细菌对常用抗菌药物主要分类中的3类或3类以上耐药者。

2. 广泛耐药（XDR）　是指细菌对常用抗菌药物几乎全部耐药者。其中，革兰氏阴性菌仅对黏菌素和替加环素敏感；革兰氏阳性菌仅对糖肽类和利奈唑胺敏感。

3. 泛耐药（PDR）　是指细菌对所有分类的常用抗菌药物全部耐药。其中，革兰氏阴性菌对包括黏菌素和替加环素在内的全部抗菌药物耐药；革兰氏阳性菌对包括糖肽类和利奈唑胺在内的全部抗菌药物耐药。

目前，细菌耐药性的监测研究重点包括：①耐甲氧西林葡萄球菌和耐氨基糖苷类的多重耐药葡萄球菌；②耐万古霉素的多重耐药肠球菌；③产超广谱β–内酰胺酶（ESBL）、AmpC酶及碳青霉烯酶的革兰氏阴性杆菌；④非发酵菌群的多重耐药问题等。

## 考点2　实验室检查

对怀疑重症感染的患者，应进行相关培养以尽可能明确病原菌，并通过实验室检查来判断有无代谢紊乱和血流动力学异常。幼稚的多形核细胞增加强烈提示感染的存在；血电解质、肌酐、尿素氮及肝功能等常规检查有助于判断感染部位和脓毒症的并发症如急性肾衰竭或急性肝衰竭等。应积极进行血培养，并在入住ICU后1小时内未应用抗菌药物的情况下进行，以提高血培养的阳性率。此外，应及时行支气管分泌物、尿液、胸腔积液、腹水、脑脊液、关节液的涂片检查和培养。

1. 呼吸机相关性肺炎（VAP）　支气管分泌物涂片见白细胞>25/LP，鳞状上皮<10/LP，并可见病原菌；支气管分泌物培养可见病原菌生长。

2. 导管相关性血流感染（CRBSI）　国际上常用Maki半定量培养（平皿滚动法）留取导管尖端5cm、细菌生长>15CFU，或导管肉汤定量培养细菌生长>10²CFU考虑导管病原菌定植，至少一次经皮血培养和导管尖端培养出相同病原菌才能确诊CRBSI。

3. 导尿管相关尿路感染（CRUTI）　尿检白细胞男性≥5个/高倍视野，女性≥10个/高倍视野，尿培养可见病原菌。

## 考点3　鉴别诊断

1. 脓毒症　需与严重烧伤、多发性创伤、肺栓塞、急性心肌梗死、重症急性胰腺炎等鉴别。

2. VAP　需与肺栓塞、心力衰竭、支气管扩张症、纵隔气肿等相鉴别。

3. CRBSI　需与继发于手术切口感染、腹腔内感染、医院获得性肺炎（HAP）、泌尿系感染等相鉴别。

4. CRUTI　需与泌尿系结石、盆腔炎、盆腔脓肿，女性需与妇科疾病等相鉴别。

# 第三节　侵袭性真菌感染的监测与治疗

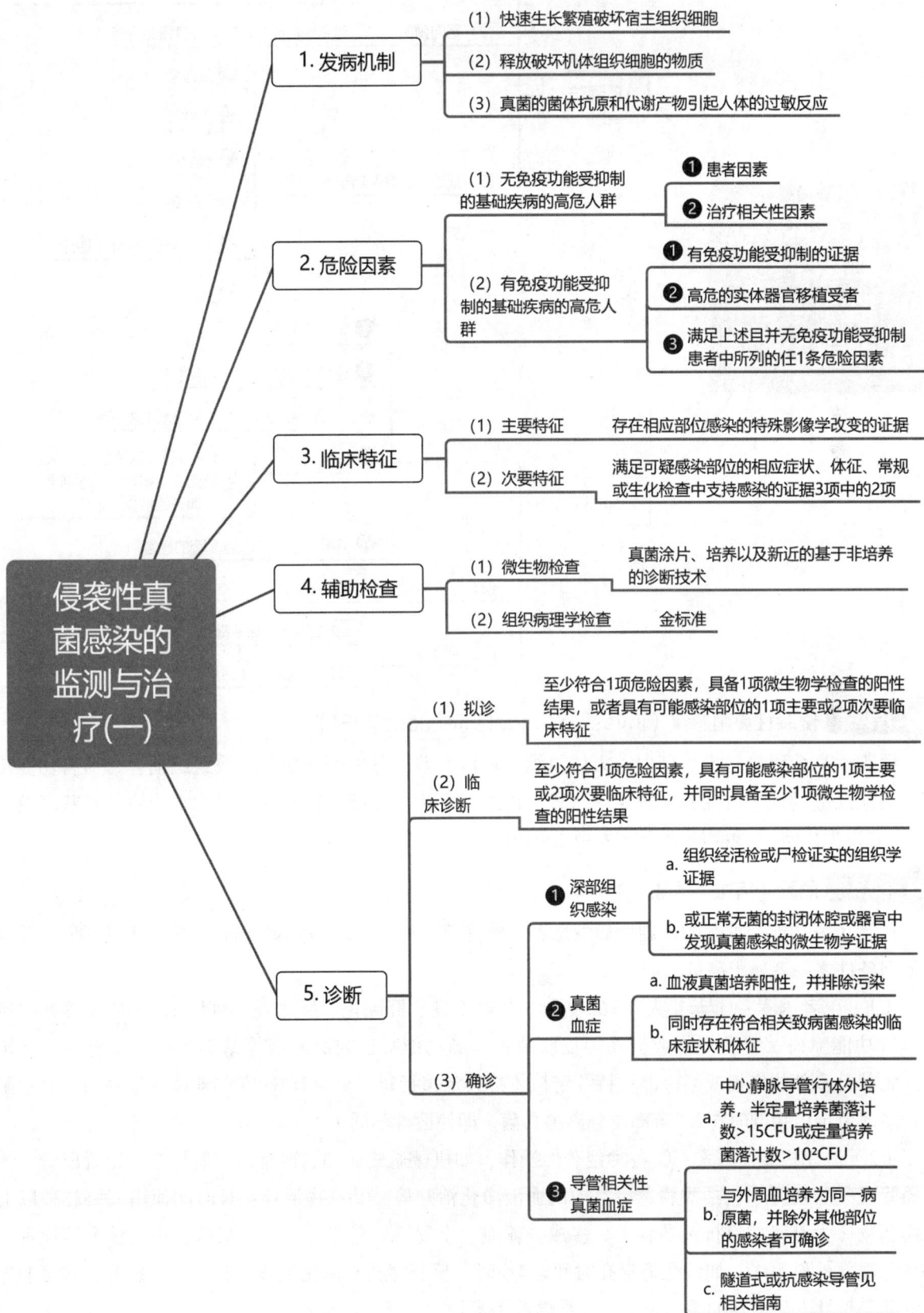

- **1. 发病机制**
  - (1) 快速生长繁殖破坏宿主组织细胞
  - (2) 释放破坏机体组织细胞的物质
  - (3) 真菌的菌体抗原和代谢产物引起人体的过敏反应

- **2. 危险因素**
  - (1) 无免疫功能受抑制的基础疾病的高危人群
    - ❶ 患者因素
    - ❷ 治疗相关性因素
  - (2) 有免疫功能受抑制的基础疾病的高危人群
    - ❶ 有免疫功能受抑制的证据
    - ❷ 高危的实体器官移植受者
    - ❸ 满足上述且并无免疫功能受抑制患者中所列的任1条危险因素

- **3. 临床特征**
  - (1) 主要特征　存在相应部位感染的特殊影像学改变的证据
  - (2) 次要特征　满足可疑感染部位的相应症状、体征、常规或生化检查中支持感染的证据3项中的2项

- **4. 辅助检查**
  - (1) 微生物检查　真菌涂片、培养以及新近的基于非培养的诊断技术
  - (2) 组织病理学检查　金标准

**侵袭性真菌感染的监测与治疗(一)**

- **5. 诊断**
  - (1) 拟诊　至少符合1项危险因素，具备1项微生物学检查的阳性结果，或者具有可能感染部位的1项主要或2项次要临床特征
  - (2) 临床诊断　至少符合1项危险因素，具有可能感染部位的1项主要或2项次要临床特征，并同时具备至少1项微生物学检查的阳性结果
  - (3) 确诊
    - ❶ 深部组织感染
      - a. 组织经活检或尸检证实的组织学证据
      - b. 或正常无菌的封闭体腔或器官中发现真菌感染的微生物学证据
    - ❷ 真菌血症
      - a. 血液真菌培养阳性，并排除污染
      - b. 同时存在符合相关致病菌感染的临床症状和体征
    - ❸ 导管相关性真菌血症
      - a. 中心静脉导管行体外培养，半定量培养菌落计数>15CFU或定量培养菌落计数>10²CFU
      - b. 与外周血培养为同一病原菌，并除外其他部位的感染者可确诊
      - c. 隧道式或抗感染导管见相关指南

```
                                                    ❶ 积极进行原发病的治疗，尽可能保护解剖生
                                   (1) 一般预防         理屏障，减少不必要的侵袭性操作
                                                    ❷ 加强对ICU环境的监控，进行分区管理，建
                                                       设隔离病房
                                   (2) 靶向预防      对免疫功能受抑制的患者预防用药
                        6.预防
                                                    ❶ 氟康唑
                                                    ❷ 伊曲康唑
                                                    ❸ 伏立康唑
                                   (3) 预防性抗真菌药物的选择
                                                    ❹ 棘白菌素类
侵袭性真
菌感染的                                               ❺ 两性霉素B脱氧胆酸盐
监测与治
疗(二)                                                ❻ 氟胞嘧啶

                                                    ❶ 预防性治疗
                                                    ❷ 经验性治疗    拟诊患者
                                                                a. 临床诊断IFI的患者
                                   (1) 抗真
                                    菌治疗原则        ❸ 抢先治疗      对有高危因素的患者开展连
                        7.治疗                                 b. 续监测，如发现阳性结果，
                                                                   立即开始抗真菌治疗
                                                    ❹ 目标治疗     确诊IFI的患者
                                   (2) 器官功能障碍与抗真菌治疗
                                                    ❶ 如手术摘除曲霉肿
                                   (3) 外科治疗
                                                    ❷ 外科清创术和引流等
```

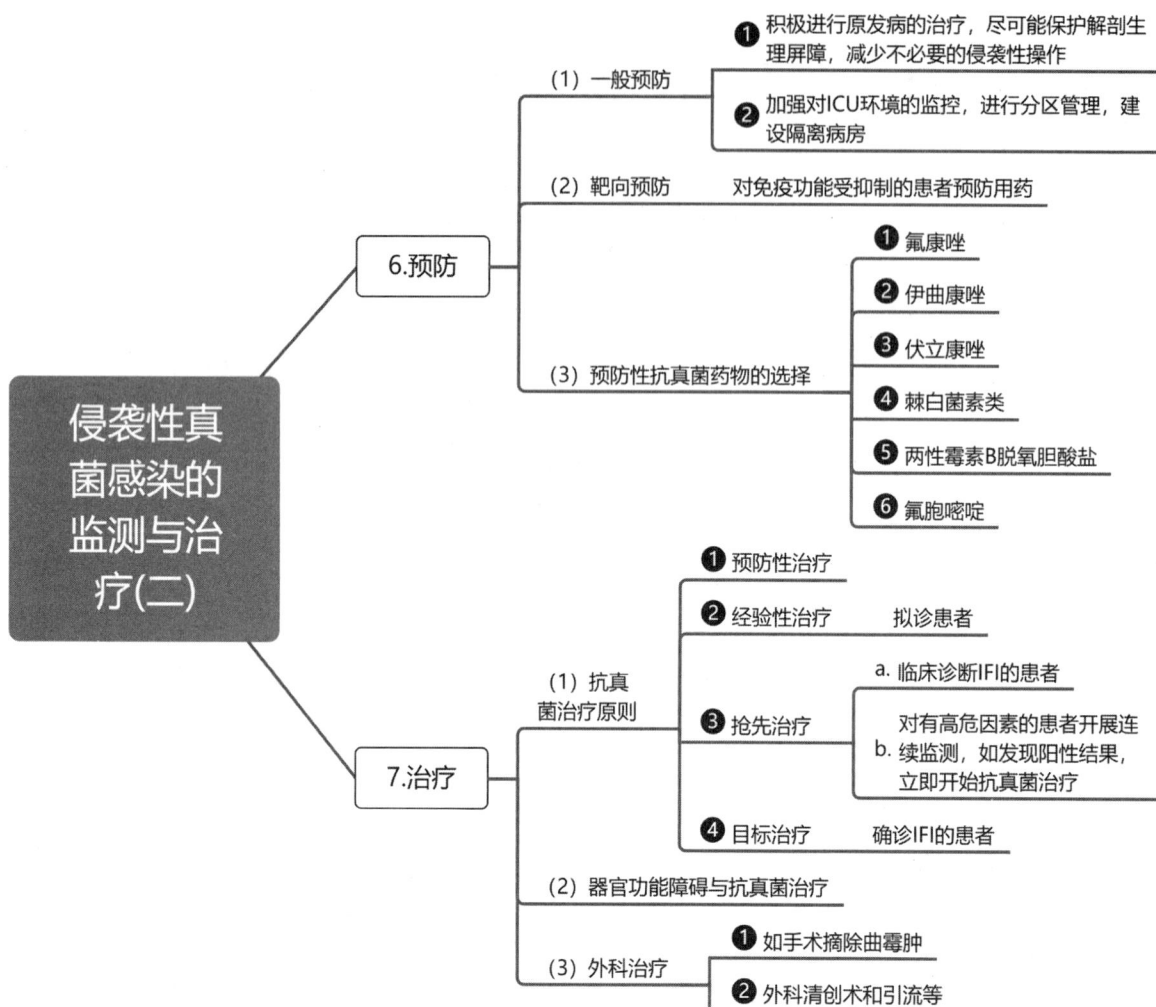

**考点 1** 侵袭性真菌感染（invasive fungal infections，IFI）

侵袭性真菌感染是指真菌侵入人体组织、血液，并在其中生长繁殖导致组织损害、器官功能障碍、炎症反应的病理改变和病理生理过程。以念珠菌为主的酵母样真菌和以曲霉为主的丝状真菌是ICU患者发生IFI常见的病原菌，分别占91.4%和5.9%。

**考点 2** 危险（宿主）因素

1. 无免疫功能受抑制的基础疾病的患者，经抗菌药物治疗72~96小时仍有发热等感染征象，并满足下列条件之一者属于高危人群。

（1）患者因素：①老年人（>65岁）、营养不良、肝硬化、胰腺炎、糖尿病、COPD等肺部疾病、肾功能障碍、严重烧伤或创伤伴皮肤缺损、肠功能减退或肠麻痹等基础疾病。②有念珠菌定植，尤其是多部位定植或某一部位持续定植（持续定植指每周至少有2次在非连续部位的培养显示阳性；多部位定植指同时在≥2个部位分离出真菌，即使菌株不同）。

（2）治疗相关性因素：①各种侵袭性操作，如机械通气>48h、血管内留置导管、留置尿管、气管插管或气管切开、包括腹膜透析在内的血液净化治疗等。②药物治疗：长时间使用3种或3种以上抗菌药物（尤其是广谱抗菌药物）、多成分输血、全胃肠外营养、任何剂量的糖皮质激素治疗等。③高危腹部外科手术，如消化道穿孔时间>24小时、反复穿孔、消化道瘘、腹壁切口裂开、有可能导致肠壁完整性发生破坏的手术及急诊再次腹腔手术等。

2. 有免疫功能受抑制的基础疾病患者［如血液系统恶性肿瘤、人类免疫缺陷病毒（HIV）感染、骨髓移植/异基因造血干细胞移植、存在移植物抗宿主病等］，当出现体温>38℃或<36℃，满足下列条件之一者属于高危人群。

（1）有免疫功能受抑制的证据（以下情况之一者）：①中性粒细胞缺乏（<0.5 × 10⁹）且持续10天以上。②之前60天内出现过粒细胞缺乏症并超过10天。③之前30天内接受过或正在接受免疫抑制药治疗或放疗（口服免疫抑制药>2周或静脉化疗>2个疗程）。④长期应用糖皮质激素[静脉或口服相当于泼尼松0.5mg/（kg·d）以上>2周]。

（2）高危的实体器官移植受者：①肝移植伴有下列危险因素。再次移植、术中大量输血、移植后早期（3天内）出现真菌定植、较长的手术时间、肾功能障碍、移植后继发细菌感染等。②心脏移植伴有下列危险因素。再次手术、巨细胞病毒（CMV）感染、移植后需要透析、病区在2个月内曾有其他患者发生侵袭性曲霉感染等。③肾移植伴有下列危险因素。年龄>40岁、糖尿病、CMV感染、移植后伴细菌感染、术后出现中性粒细胞减少症等。④肺移植伴有下列危险因素：术前曲霉支气管定植、合并呼吸道细菌感染、CMV感染、糖皮质激素治疗等。

（3）满足在无免疫功能受抑制的基础疾病的患者中所列的患者因素和治疗相关性因素中任1条危险因素。

### 考点3　临床特征

1. **主要特征**　存在相应部位感染的特殊影像学改变的证据，如侵袭性肺曲霉感染的影像学特征：早期胸膜下密度增高的结节实变影、光晕征（halo sign）、新月征（air crescent sign）、实变区域内出现空腔等。

2. **次要特征**　满足可疑感染部位的相应症状、体征、实验室检查中支持感染的证据这3项中的2项。

（1）呼吸系统：近期有呼吸道感染症状或体征加重的表现（咳嗽、咳痰、胸痛、咯血、呼吸困难、肺部湿啰音等）；呼吸道分泌物检查提示有感染，或影像学检查出现新的、非上述典型的肺部浸润影。

（2）腹部：具有弥漫性/局灶性腹膜炎的症状或体征（如腹痛、腹胀、腹泻、肌紧张、肠功能异常等），可有或无全身感染表现；腹腔引流管、腹膜透析管或腹腔穿刺液标本生化或常规检查异常。

（3）泌尿系统：具有尿频、尿急或尿痛等尿路刺激症状；下腹触痛或肾区叩击痛等体征，可有或无全身感染表现；尿液生化检查及尿沉渣细胞数异常（男性WBC>5个/HP，女性WBC>10个/HP）；留置尿管超过7天者，当出现上述症状或体征并发现尿液中有絮状团块样物漂浮或沉于尿袋时也应考虑。

（4）中枢神经系统：具有中枢神经系统局灶性症状或体征（如精神异常、癫痫、偏瘫、脑膜刺激征等）；脑脊液检查示生化或细胞数异常，而未见病原菌及恶性细胞。

（5）血流性：当出现眼底异常、心脏超声提示瓣膜赘生物、皮下结节等表现而血培养阴性时，临床能除外其他部位的感染，也应高度怀疑血流性真菌感染。

### 考点4　预防性抗真菌药物的选择

1. **氟康唑**　氟康唑对大部分非光滑、非克柔的念珠菌感染能起到有益的预防作用。通常使用口服氟康唑400mg/d，首剂可加倍（800mg）；当肌酐清除率低于25ml/min，剂量应降至200mg/d。

2. **伊曲康唑**　伊曲康唑抗菌谱广，可以覆盖到非白念珠菌和曲霉。通常使用伊曲康唑口服液400mg/d或静脉注射液200mg/d。为减少口服液的胃肠不良反应，在初始几天可采用联合应用伊曲康唑胶囊和口服液的方法，或短期应用静脉注射液后转换为口服制剂。

3. 伏立康唑　预防应用伏立康唑可减少肺移植和异基因骨髓干细胞移植等患者曲霉感染的发生，但一级和二级预防的研究尚在进行中。

4. 棘白菌素类　现已上市的棘白菌素类有卡泊芬净和米卡芬净，用于IFI的预防是有效而安全的，通常卡泊芬净和米卡芬净的剂量为每日1次，静脉滴注50mg（卡泊芬净首日应加至70mg）。

5. 两性霉素B脱氧胆酸盐　两性霉素B脱氧胆酸盐因其严重的不良反应而不适合于预防治疗，但有研究显示了小剂量两性霉素B［0.2mg/（kg·d）］有益的预防作用，目前常以两性霉素B脂质体作为替代品。危重肝移植患者应用两性霉素B脂质体可减少曲霉感染的发生率，累积剂量为1~1.5g；如同时接受肾替代治疗，剂量可用到5mg/（kg·d）。

6. 氟胞嘧啶　氟胞嘧啶的抗菌谱相对狭窄，同时有明显的不良反应，且单药应用易致耐药，故不推荐作为预防药物使用。

# 第四节　抗生素的发展史与分类

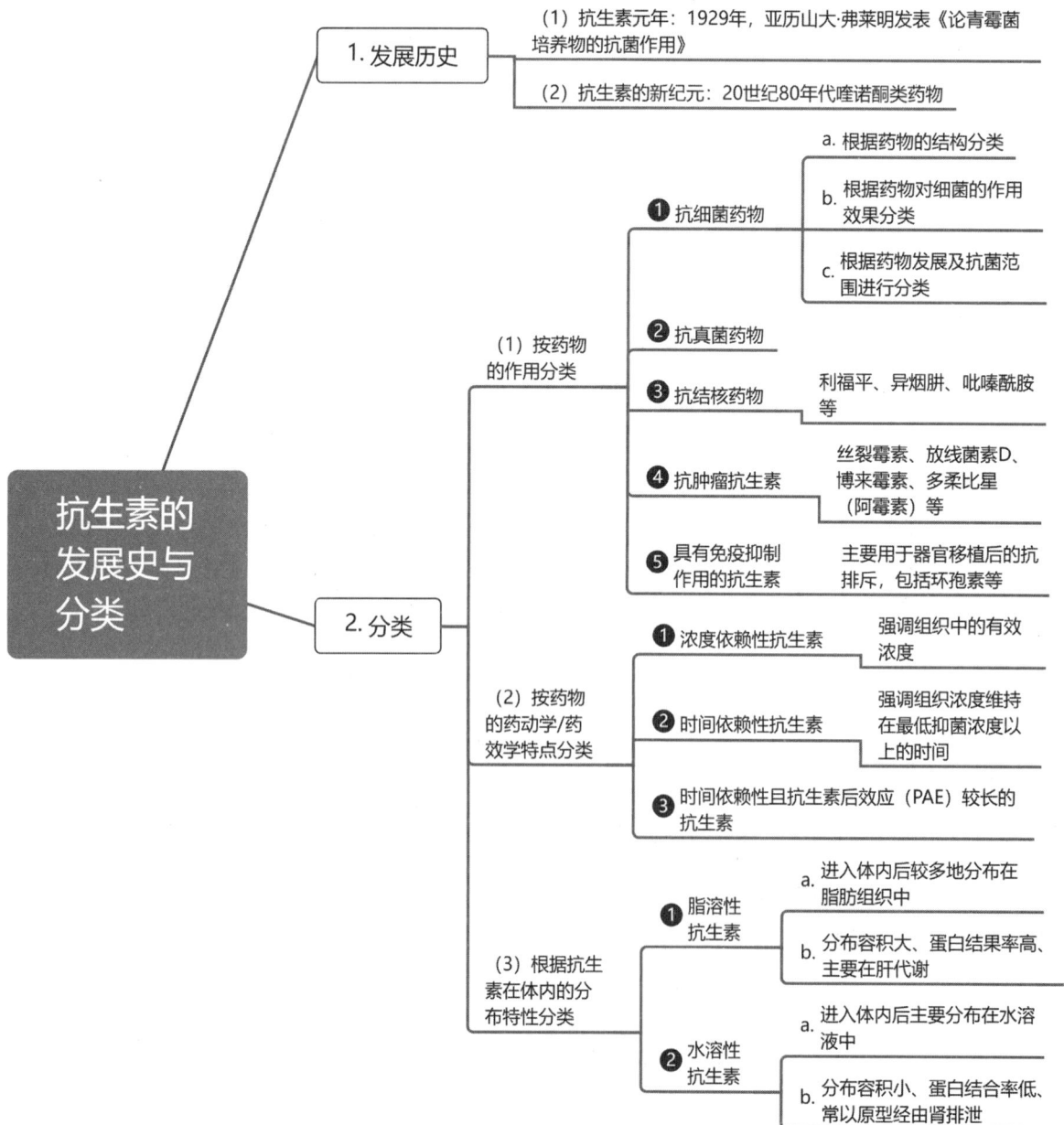

**抗生素的发展史与分类**

**1. 发展历史**
- (1) 抗生素元年：1929年，亚历山大·弗莱明发表《论青霉菌培养物的抗菌作用》
- (2) 抗生素的新纪元：20世纪80年代喹诺酮类药物

**2. 分类**

**(1) 按药物的作用分类**
- ❶ 抗细菌药物
  - a. 根据药物的结构分类
  - b. 根据药物对细菌的作用效果分类
  - c. 根据药物发展及抗菌范围进行分类
- ❷ 抗真菌药物
- ❸ 抗结核药物　利福平、异烟肼、吡嗪酰胺等
- ❹ 抗肿瘤抗生素　丝裂霉素、放线菌素D、博来霉素、多柔比星（阿霉素）等
- ❺ 具有免疫抑制作用的抗生素　主要用于器官移植后的抗排斥，包括环孢素等

**(2) 按药物的药动学/药效学特点分类**
- ❶ 浓度依赖性抗生素　强调组织中的有效浓度
- ❷ 时间依赖性抗生素　强调组织浓度维持在最低抑菌浓度以上的时间
- ❸ 时间依赖性且抗生素后效应（PAE）较长的抗生素

**(3) 根据抗生素在体内的分布特性分类**
- ❶ 脂溶性抗生素
  - a. 进入体内后较多地分布在脂肪组织中
  - b. 分布容积大、蛋白结果率高、主要在肝代谢
- ❷ 水溶性抗生素
  - a. 进入体内后主要分布在水溶液中
  - b. 分布容积小、蛋白结合率低、常以原型经由肾排泄

📝 **考点1** 相关定义

1. 抗生素（antibiotics）　主要是由细菌、真菌或其他微生物在繁殖过程中产生的一类具有杀灭或抑制微生物生长的物质，也可用人工合成的方法制造，在体内可以很小的剂量杀灭或抑制病原微生物。

2. 药动学（PK）　机体对药物产生的处置作用，包括药物在体内吸收、分布、代谢与排泄的动态变化过程。

3. 药效学（PD）　药物对机体产生的生物效应，包括机体产生疗效的治疗作用和不利于机体的不良反应。

📝 **考点2** 抗细菌药物

1. 根据药物的结构分类

（1）β-内酰胺类：临床最大的一类抗生素，是分子结构中含有β-内酰胺环的天然和半合成抗生素的总称。最初包括青霉素类和头孢菌素类。后来又有较大发展，出现了如硫酶素类、单环β-内酰胺类，β-内酰胺酶抑制药、甲氧西林（甲氧青霉素）类等。

（2）氨基糖苷类：包括链霉素、庆大霉素、卡那霉素、妥布霉素、阿米卡星（丁胺卡那霉素）等。

（3）大环内酯类：包括红霉素、吉他霉素、乙酰螺旋霉素、麦迪霉素、交沙霉素、阿奇霉素等。

（4）四环素类：包括四环素、土霉素、金霉素及多西环素（强力霉素）等。

（5）糖肽类：包括万古霉素、去甲万古霉素、替考拉宁。

（6）磺胺类：这类药物完全是人工合成。包括磺胺嘧啶、复方磺胺甲噁唑、磺胺甲噁唑、柳氮磺吡啶、甲氧苄啶等。

（7）喹诺酮类：是一类人工合成的含4-喹诺酮基本结构的药物。包括吡哌酸、诺氟沙星、氧氟沙星、左氧氟沙星、环丙沙星、依诺沙星、莫西沙星、曲伐沙星、司帕沙星等。

（8）硝咪唑类：也是合成的抗菌类药物，对各种厌氧菌具有强大作用，包括甲硝唑、替硝唑、奥硝唑等。

（9）林可酰胺类：包括林可霉素、克林霉素等，目前临床应用较少。

（10）磷霉素类：包括磷霉素，最初从链霉菌属中分离。

（11）酰胺醇类：包括氯霉素、甲砜霉素等，由于其在使用中可能造成不可逆的再生障碍性贫血、灰婴综合征、肝肾功能损害等严重不良反应，现在临床基本不再使用。

（12）其他类：包括利奈唑胺、多黏菌素B、黏菌素、杆菌肽、夫西地酸钠、新生霉素等。

2. 根据药物对细菌的作用效果分类

（1）杀菌药：通过干扰、抑制细菌的生长代谢等过程，导致细菌死亡。比较常用的有繁殖期的杀菌药包括β-内酰胺类、糖肽类及磷霉素等抗生素；静止期杀菌药包括氨基糖苷类抗生素及喹诺酮类等抗生素。

（2）抑菌药：通过抑制细菌的繁殖而达到消灭细菌的目的，它们的作用机制较多。这类药物在抗生素里也是占得比较多的，常用的有大环内酯类、四环素类、氯霉素、林可酰胺类抗生素等。

3. 根据药物发展及抗菌范围进行分类　在原有药物一定结构基础上的进行分子改造，或针对耐药机制改变药物组分，使得新的抗生素在抗菌谱和抗耐药性上有所突破，一些抗生素作为不同的分代，这主要是以青霉素、头孢菌素及喹诺酮为代表的系列抗生素，也是抗生素发展在一个时期最为迅速具体的体现。

（1）酶抑制药+抗生素的组方制剂：主要是针对β-内酰胺类耐药逐渐严重而设计的。目前常用于组方的酶抑制药包括舒巴坦、克拉维酸、他唑巴坦等，以不同的比例与青霉素类及头孢菌素进行组方，形成一类抗生素药物。包括青霉素类+酶抑制药：氨苄西林/舒巴坦、阿莫西林/克拉维酸、阿莫西林/舒巴坦、替卡西林/克拉维酸、美洛西林/舒巴坦、哌拉西林/他唑巴坦、哌拉西林/舒巴坦。头孢菌素类+酶抑制药：头孢哌酮/舒巴坦、头孢哌酮/他唑巴坦、头孢噻肟/舒巴坦、头孢曲松/舒巴坦（头孢三代+酶抑制药）。

（2）头孢菌素类

第一代头孢菌素类：主要特点是对革兰氏阳性菌包括耐药金葡菌作用强，对革兰氏阴性杆菌作用弱；对β-内酰胺酶稳定性差，可被其破坏；对肾有毒性，与氨基糖苷类或强利尿药合用毒性增加；主要用于轻、中度呼吸道和尿路感染。这类药物包括头孢氨苄、头孢唑林、头孢羟氨苄、头孢拉定、头孢噻吩、头孢噻啶、头孢硫脒。

第二代头孢菌素类：主要特点是对革兰氏阳性菌抗菌活性与一代相仿，对革兰氏阴性杆菌作用强于一代，弱于三代；对β-内酰胺酶稳定；对肾的毒性小于一代；用于治疗大肠埃希杆菌、克雷伯菌、肠杆菌等所致肺炎、胆道感染、尿路感染等。这类药物包括头孢呋辛钠、头孢克洛、头孢孟多、头孢替安等。

第三代头孢菌素类：主要特点是对革兰氏阳性菌抗菌活性弱于一、二代，对革兰氏阴性杆菌及厌氧菌作用强；对β-内酰胺酶高度稳定；对肾毒性小；用于治疗大肠埃希杆菌、肺炎克雷伯菌等所致的尿路感染及危及生命的脓毒症、脑膜炎、肺炎、骨髓炎。这类药物包括头孢噻肟、头孢曲松、头孢哌酮、头孢他啶、头孢克肟等。

第四代头孢菌素类：药物更快地透过革兰氏阴性杆菌的外膜，对青霉素结合蛋白有更高的亲合力，对细菌的β-内酰胺酶更稳定；从而对革兰氏阳性菌、革兰氏阴性菌及厌氧菌均有广谱抗菌活性，尤其对革兰氏阳性球菌有更强的抗菌活性。这类药物包括头孢吡肟、头孢克定、头孢匹罗等。

（3）喹诺酮类药物：又称吡酮酸类或吡啶酮酸类，是一类人工合成的含4-喹诺酮基本结构、对细菌DNA螺旋酶具有选择性抑制的抗生素。

第一代喹诺酮类药物：这类药抗菌谱窄，只对大肠埃希菌、痢疾杆菌、克雷伯杆菌等少数革兰氏阴性杆菌有效，口服吸收差，不良反应多，仅用于敏感菌所致的尿路感染。代表药有萘啶酸。

第二代喹诺酮类药物：这类药抗菌活性较前者提高，对产气杆菌、阴沟杆菌、肺炎克雷伯菌、流感杆菌、沙雷菌属、枸橼酸杆菌属、变形杆菌属、沙门菌属、志贺菌属等肠杆菌科细菌均有较强的抗菌活性，对不动杆菌属和铜绿假单胞菌的作用强于第一代喹诺酮。口服少量吸收，但可达到有效尿药浓度，不良反应明显减少，因此用于尿路和肠道感染。代表药有吡哌酸。

第三代喹诺酮类药物：这类药是在喹诺酮6位上加上一个氟，故亦被称为氟喹诺酮类（fluoro-quinolones）。该结构增加了脂溶性，增强了对组织细胞的穿透力，因而吸收好，组织浓度高，半衰期长，大大增加了抗菌谱和杀菌效果。除对革兰氏阴性菌的作用进一步增强外，抗菌谱扩大到金黄色葡萄球菌、肺炎球菌、溶血性链球菌、肠球菌等革兰氏阳性球菌及结核杆菌。代表药有诺氟沙星、依诺沙星、环丙沙星、氧氟沙星、洛美沙星、培氟沙星、氟罗沙星、妥舒沙星和司帕沙星等。

第四代喹诺酮类药物：这类药物除了保持第三代喹诺酮类抗菌谱广、抗菌活性强、组织穿透性好等优点外，且对革兰氏阳性菌和厌氧菌的活性作用显著强于第三代。代表药有莫西沙星、克林沙星、吉米沙星等。

### 考点3　抗真菌药物

1. 多烯烃类　代表药物为两性霉素B、制霉菌素。由于有严重的肝、肾毒性，限制了其临床应用，目前主要用于治疗口腔、阴道和皮肤的白色念珠菌感染。经结构改造过的两性霉素B脂质体对脏器的毒性反应明显下降，由于其可以覆盖包括毛霉菌在内的几乎所有的真菌，故在严重的侵袭性真菌感染时应用。

2. 唑类 代表药物有酮康唑、氟康唑、伊曲康唑、伏立康唑、泊沙康唑等，是目前临床应用最广的抗真菌药。主要用于各种念珠菌感染、隐球菌病、真菌性脑膜炎及口腔、消化道的念珠菌病，伏立康唑还可用于治疗曲霉菌感染。此类药物多有一定的肝、肾毒性。

3. 棘白菌素类 代表药物有卡泊芬净、米卡芬净等。能广泛覆盖念珠菌、曲霉菌，对大多数念珠菌具有快速杀菌作用，包括一些对唑类耐药的菌株，对于大多数曲霉菌亦有抑制作用。肝、肾毒性较低，不良反应少，但价格昂贵。

4. 烯丙胺类 代表药物有布替萘芬和特比萘芬，临床多用于浅部真菌感染。

## 第五节 抗生素的药动学与药效学

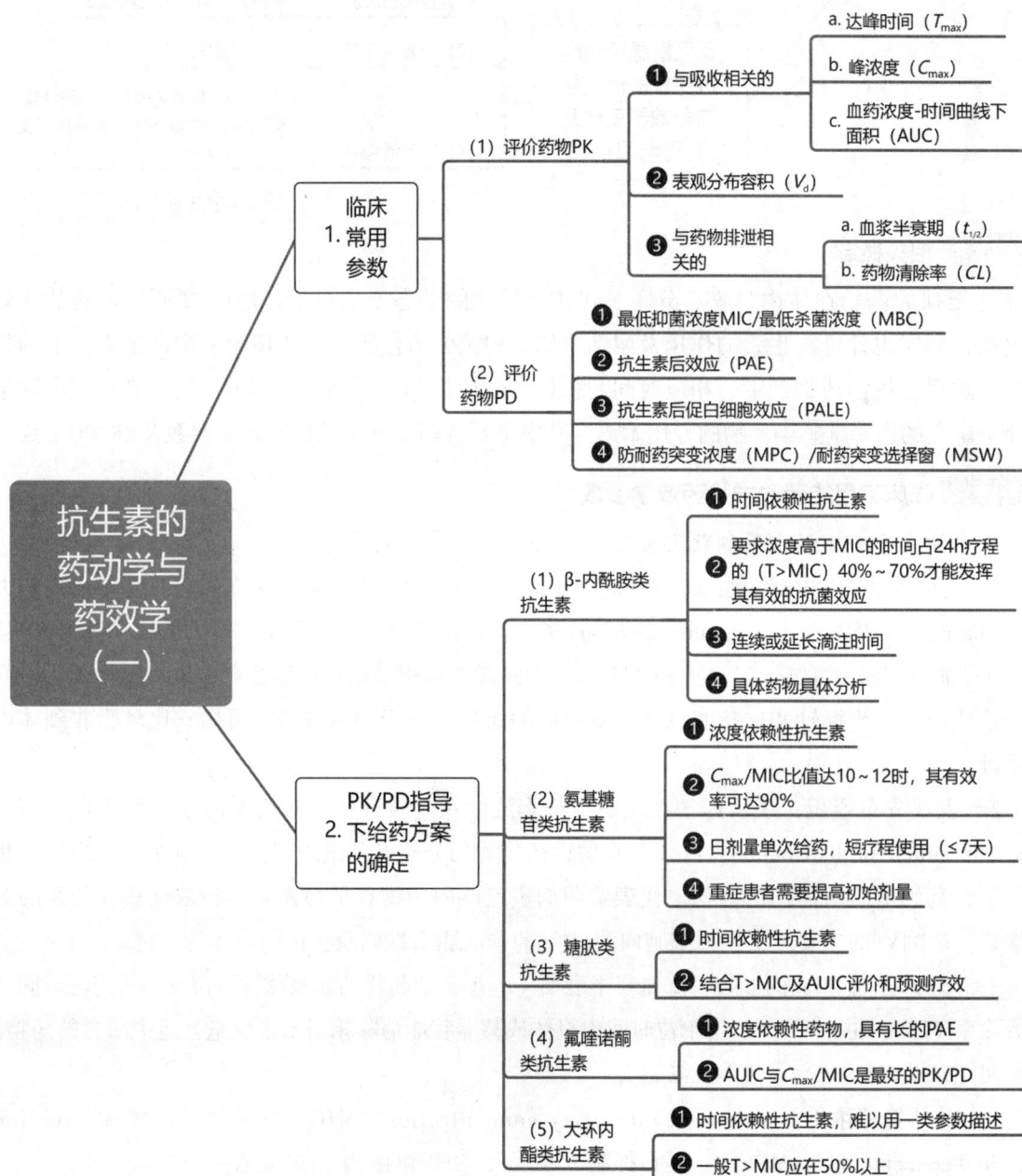

**抗生素的药动学与药效学（一）**

**1. 临床常用参数**

**(1) 评价药物PK**

① 与吸收相关的
- a. 达峰时间（$T_{max}$）
- b. 峰浓度（$C_{max}$）
- c. 血药浓度-时间曲线下面积（AUC）

② 表观分布容积（$V_d$）

③ 与药物排泄相关的
- a. 血浆半衰期（$t_{1/2}$）
- b. 药物清除率（CL）

**(2) 评价药物PD**

① 最低抑菌浓度MIC/最低杀菌浓度（MBC）

② 抗生素后效应（PAE）

③ 抗生素后促白细胞效应（PALE）

④ 防耐药突变浓度（MPC）/耐药突变选择窗（MSW）

**2. PK/PD指导下给药方案的确定**

**(1) β-内酰胺类抗生素**

① 时间依赖性抗生素

② 要求浓度高于MIC的时间占24h疗程的（T>MIC）40%~70%才能发挥其有效的抗菌效应

③ 连续或延长滴注时间

④ 具体药物具体分析

**(2) 氨基糖苷类抗生素**

① 浓度依赖性抗生素

② $C_{max}$/MIC比值达10~12时，其有效率可达90%

③ 日剂量单次给药，短疗程使用（≤7天）

④ 重症患者需要提高初始剂量

**(3) 糖肽类抗生素**

① 时间依赖性抗生素

② 结合T>MIC及AUIC评价和预测疗效

**(4) 氟喹诺酮类抗生素**

① 浓度依赖性药物，具有长的PAE

② AUIC与$C_{max}$/MIC是最好的PK/PD

**(5) 大环内酯类抗生素**

① 时间依赖性抗生素，难以用一类参数描述

② 一般T>MIC应在50%以上

```
                              ┌─ (6) 利奈唑胺 ──┬─ ❶ 时间依赖性且PAE较长
                              │                └─ ❷ T>MIC为85%, AUIC≥100%
          ┌─ 2.PK/PD指        │
          │   导下给药方 ─────┤                      ┌─ ❶ 多烯类 ──┬─ a. 浓度依赖性药物
          │   案的确定        │                      │            └─ b. Cmax/MIC
抗生素的  │                  └─ (7) 抗真菌药物 ──────┤ ❷ 唑类 ──┬─ a. 时间依赖性且半衰期和PAE较长
药动学与  │                                          │          └─ b. AUIC
药效学    ┤                                          │
(二)     │                                          └─ ❸ 棘白菌 ─┬─ a. 浓度依赖性药物
          │                                             素类      └─ b. AUIC、Cmax/最低有效浓度(MEC)
          │
          └─ 3.危重患者使用    ┌─ (1) 低蛋白血症 ── 液体外渗以及抗生素稀释
              抗生素的药动学  ┤  (2) 血管活性药物 ── 影响肾清除率
              与药效学变化及  │  (3) 肌酐清除率 ──┬─ ❶ ICU危重患者根据血肌酐计算的肌酐清除率不一定能真正反映肾功能
              影响因素        └                  └─ ❷ 影响抗生素剂量的调节
```

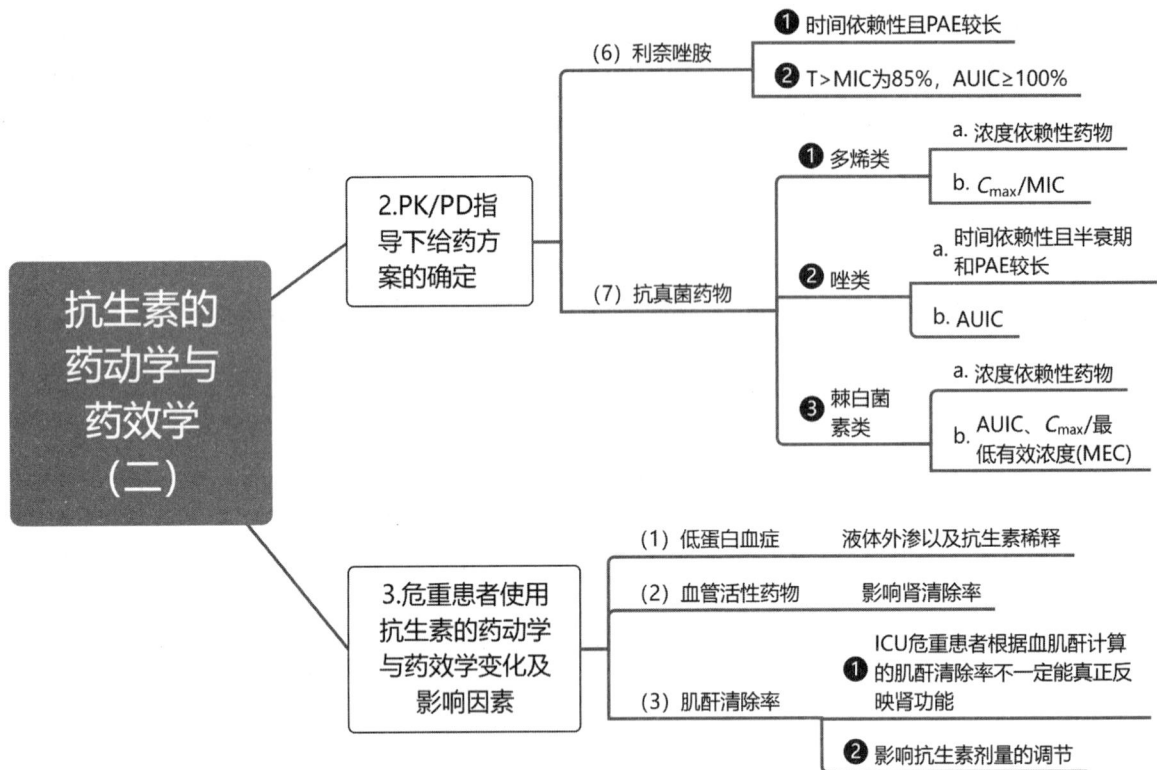

**考点1 相关概念**

PK主要研究药物在体内吸收、分布、代谢与排泄的动态变化过程，PD主要研究药物的构效及量效关系，同时也评价抗生素的作用及耐药机制。PK/PD结合能描述和预测一定剂量方案下药物的效应时间过程，揭示药物剂量、相应时间与机体的效应之间的关系。PK/PD是抗感染药理国际学会（ISAP）定义的用于抗感染药物的专用术语。其中主要有药动学参数、药效学参数及PK/PD指数。

**考点2 临床常用的药动学及药效学参数**

1. 用于评价药物PK的常用参数及意义

（1）与吸收相关的PK参数：①达峰时间（peak time，$T_{max}$）：指药物在吸收过程中出现最大血药浓度的时间。②峰浓度（peak concentration，$C_{max}$）：指药物吸收过程中的最大浓度。③血药浓度-时间曲线下面积（area under curve，$AUC$）：简称曲线下面积，给药后以血药浓度为纵坐标，时间为横坐标绘成曲线，坐标轴和这条曲线之间所围成的面积，对于同一种药物可用它比较吸收到体内药物的总量。

（2）表观分布容积：表示药物在组织、细胞液以及间质液中分布情况的参数为表观分布容积（apparent volume of distribution，$Vd$）：在假设药物均匀分布于各组织与体液，其浓度与血液中相同的条件下，药物分布所需用的容积。代表给药剂量或体内药物总量与血浆药物浓度相互关系的一个比例常数。影响Vd的主要因素包括细胞内液pH、药物的脂溶性以及蛋白结合率等。

（3）与药物排泄相关的参数：①血浆半衰期（$t_{1/2}$）：指药物的血浆浓度下降50%所需的时间。②药物清除率（clearance，$CL$）：指单位时间内机体或某器官能消除相当于多少毫升血中所含的药物。

2. 用于评价药物PD的常用参数及意义

（1）最低抑菌浓度（minimum inhibitory concentration，MIC）和最低杀菌浓度（minimum bactericidal concentration，MBC）：是指抑制（或杀灭）细菌的抗生素最低浓度。

（2）抗生素后效应（PAE）：指细菌与抗生素短暂接触，当药物清除后细菌生长仍然受到持续抑制的效应。其机制可能因药物清除后，药物在细菌靶位仍然结合而致细菌非致死性损伤、再生长时延迟。影响PAE的因素主要有细菌的种类和接种量、抗生素种类和浓度、细菌与药物接触时间、联合用药等。

（3）抗生素后促白细胞效应（post antibiotic leukocyte enhancement，PALE）：是抗生素体内PAE较长的主要机制，是细菌与抗生素短暂接触后，产生非致死性损伤，由于细菌形态改变，可增加吞噬细胞的识别、趋化和吞噬作用，从而产生抗生素与吞噬细胞协同效应，使细菌恢复再生长时间更延长。

（4）防耐药突变浓度（mutant prevention concentration，MPC）和耐药突变选择窗（mutant selection window，MSW）：着眼于控制感染的同时限制耐药突变体的选择能力。MPC是防止耐药株被选择性富集的最低抗生素浓度，MSW即是MPC与MIC之间的浓度范围。

# 第六节　细菌耐药性的类型和基本机制

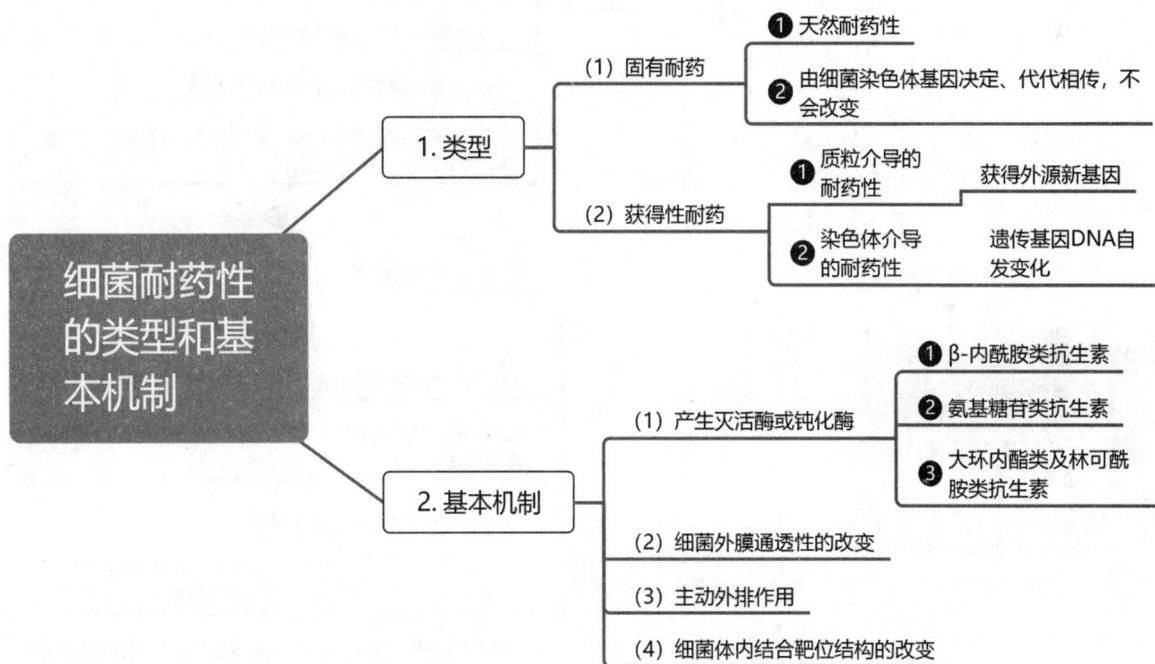

细菌耐药性的类型和基本机制

- 1. 类型
  - （1）固有耐药
    - ❶ 天然耐药性
    - ❷ 由细菌染色体基因决定、代代相传，不会改变
  - （2）获得性耐药
    - ❶ 质粒介导的耐药性 —— 获得外源新基因
    - ❷ 染色体介导的耐药性 —— 遗传基因DNA自发变化
- 2. 基本机制
  - （1）产生灭活酶或钝化酶
    - ❶ β-内酰胺类抗生素
    - ❷ 氨基糖苷类抗生素
    - ❸ 大环内酯类及林可酰胺类抗生素
  - （2）细菌外膜通透性的改变
  - （3）主动外排作用
  - （4）细菌体内结合靶位结构的改变

### 考点1　细菌耐药性的基本机制

1. 产生灭活酶或钝化酶

2. 细菌外膜通透性的改变

（1）细胞膜和细胞壁的结构发生改变，使药物难以进入细菌体内，引起细菌内药物摄取量减少而使细菌体内药物浓度下降，降低抗生素活性。

（2）细菌可黏附于固体或有机腔道表面，形成微菌落，并分泌细胞外多糖蛋白复合物将细菌包裹其中而形成膜状物，成为细菌生物膜。它可以减少抗生素渗透，吸附抗生素钝化酶，促进抗生素水解，同时让细菌代谢下降，对抗生素不敏感，并产生免疫逃逸现象，继而产生细菌耐药。

3. 主动外排作用　细菌能够运用能量依赖性主动转运，将已经进入细菌体内的抗生素泵出体外，降低了抗生素吸收速率或改变了转运途径，也导致耐药性的产生。主动外排系统主要分四大类：①主要易化超家族，与哺乳动物的葡萄糖易化转运器具有同源性；②耐药结节分化家族，包括能够泵出镉、钴和镍离子的转运蛋白；③葡萄球菌多重耐药家族，由比较小的含有4个跨膜螺旋的转运器组成；④ATP组合盒转运器，包括2个跨膜区和2个ATP结合单位。

4.细菌体内结合靶位结构的改变　细菌体内靶位结构的改变是指由于抗生素作用的靶位（如核糖体和核蛋白）发生突变或被细菌产生的某种酶修饰而使抗生素失去作用，以及抗生素的作用靶位结构发生改变而使之与抗生素的亲和力下降。

# 第七节　抗生素应用存在的问题和基本原则

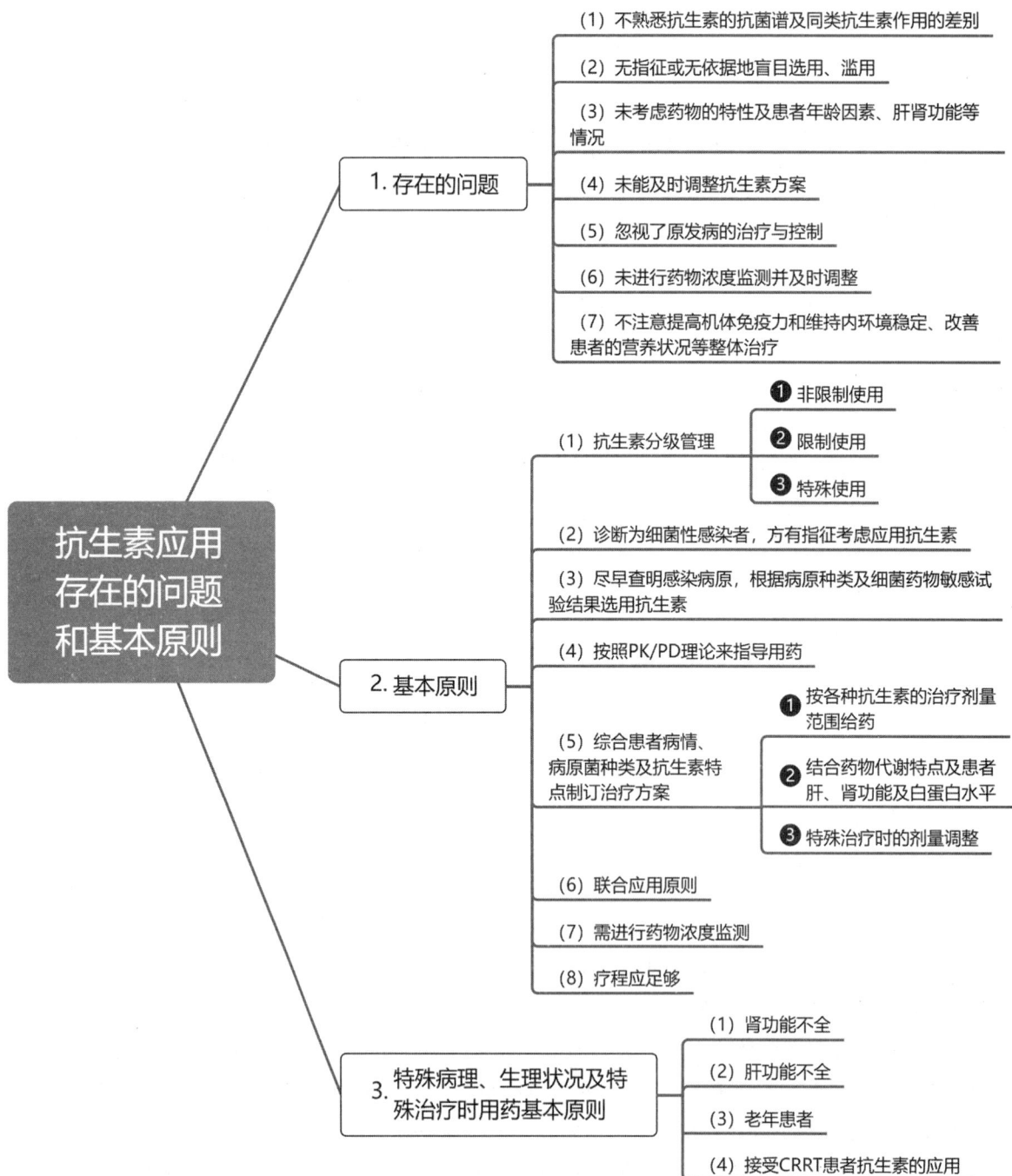

抗生素应用存在的问题和基本原则

1. 存在的问题
- (1) 不熟悉抗生素的抗菌谱及同类抗生素作用的差别
- (2) 无指征或无依据地盲目选用、滥用
- (3) 未考虑药物的特性及患者年龄因素、肝肾功能等情况
- (4) 未能及时调整抗生素方案
- (5) 忽视了原发病的治疗与控制
- (6) 未进行药物浓度监测并及时调整
- (7) 不注意提高机体免疫力和维持内环境稳定、改善患者的营养状况等整体治疗

2. 基本原则
- (1) 抗生素分级管理
  - ❶ 非限制使用
  - ❷ 限制使用
  - ❸ 特殊使用
- (2) 诊断为细菌性感染者，方有指征考虑应用抗生素
- (3) 尽早查明感染病原，根据病原种类及细菌药物敏感试验结果选用抗生素
- (4) 按照PK/PD理论来指导用药
- (5) 综合患者病情、病原菌种类及抗生素特点制订治疗方案
  - ❶ 按各种抗生素的治疗剂量范围给药
  - ❷ 结合药物代谢特点及患者肝、肾功能及白蛋白水平
  - ❸ 特殊治疗时的剂量调整
- (6) 联合应用原则
- (7) 需进行药物浓度监测
- (8) 疗程应足够

3. 特殊病理、生理状况及特殊治疗时用药基本原则
- (1) 肾功能不全
- (2) 肝功能不全
- (3) 老年患者
- (4) 接受CRRT患者抗生素的应用

**考点1　抗生素的应用总原则**

①选用适合的抗生素（最有效、不良反应最小）；②在"规定的时间内"应用足够的剂量以达到最佳的抗菌效果；③最大限度地减缓细菌耐药性的发生等。

**考点2　抗生素应用的基本原则**

1. 抗生素分级管理

（1）非限制使用：经临床长期应用证明安全、有效，对细菌耐药性影响较小，价格相对较低的抗生素。属于一线用药，临床医师可根据诊断和患者病情开具处方。

（2）限制使用：与非限制使用抗生素相比较，这类药物在疗效、安全性、对细菌耐药性影响、药品价格等某方面存在局限性，不宜作为非限制药物使用。属于二线用药，应经具有主治医师以上职称的医师同意，并签名方可使用。

（3）特殊使用：不良反应明显，不宜随意使用或临床需要倍加保护以免细菌过快产生耐药而导致严重后果的抗生素；新上市的抗生素；其疗效或安全性任何一方面的临床资料尚较少，或并不优于现用药物者；药品价格昂贵。属于三线用药，患者病情需要，具有严格临床用药指征或确凿依据，经抗感染或有关专家会诊同意，具有高级职称医师签名后方可使用。

2. 诊断为细菌性感染者，方有指征考虑应用抗生素　据患者的症状、体征及血、尿常规等实验室检查结果，初步诊断为细菌性感染者及经病原检查确诊为细菌性感染者方有指征应用抗生素。由真菌、结核分枝杆菌、非结核分枝杆菌、支原体、衣原体、螺旋体、立克次体及部分原虫等病原微生物所致的感染亦有指征应用抗生素。

3. 尽早查明感染病原，根据病原种类及细菌药物敏感试验结果选用抗生素　在抗生素使用前，先留取相应标本，送细菌培养及涂片，以尽早明确病原菌和药敏结果。抗生素品种的选用原则上应根据病原菌种类及病原菌对抗生素敏感或耐药，即细菌药物敏感试验（简称药敏）的结果而定。重症患者在送检相应标本后未知结果前，可推断最可能的病原菌，先立即给予抗生素经验性治疗，同时进行调整及治疗，并及时对局部病灶清除、脓肿的切开引流等原发病的治疗与控制，但是一般不建议局部使用抗生素。获知细菌培养及药敏结果后，对疗效不佳的患者调整给药方案，避免诱导耐药。

4. 按照PK/PD理论来指导用药　各种抗生素的PK和PD特点不同，因此各有不同的临床适应证。临床医师应根据各种抗生素的上述特点，按临床适应证正确选用抗生素。对一些特殊药物要考虑其蛋白结合率及代谢途径，并注意给药途径及方式。

5. 综合患者病情、病原菌种类及抗生素特点制订治疗方案

（1）按各种抗生素的治疗剂量范围给药：治疗重症感染和抗生素不易达到的部位的感染，选用相应感染部位浓度较高的药物，且抗生素剂量宜较大；而治疗单纯性下尿路感染时，由于多数药物尿药浓度远高于血药浓度，则可应用较小剂量。

（2）结合药物代谢特点及患者肝、肾功及白蛋白水平：不同的药物其在体内代谢途径、蛋白结合率不同，许多重症患者存在肝、肾功能不全及清蛋白低下，应根据患者年龄、肌酐清除率、清蛋白水平选用药物，并决定给药剂量、给药次数及使用疗程。

（3）特殊治疗时的剂量调整：重症患者往往合并肾功能不全，需根据肌酐清除率调整抗生素，CRRT对某些抗生素可部分清除，对行CRRT等血液净化治疗的患者，应计算CRRT治疗条件下的抗生

素剂量与未行CRRT治疗时的抗生素剂量并及时调整。

6. 联合应用原则

（1）病原菌尚未明确的严重感染，包括免疫缺陷者的严重感染。

（2）单一抗生素不能控制的需氧菌及厌氧菌混合感染，2种或以上病原菌感染。

（3）单一抗生素不能有效控制的重症感染，如感染性心内膜炎或严重脓毒症等。

（4）需长程治疗，但病原菌易对某些抗生素产生耐药性的感染，如结核病等。

（5）为降低不良反应大的抗生素的剂量，如两性霉素B与氟胞嘧啶联合治疗时，前者的剂量可适当减少，从而减少其不良反应。

联合用药通常采用2种药物联合，3种及3种以上药物联合仅适用于个别情况，如结核病的治疗。此外，必须注意联合用药后药物不良反应可能增多。

7. 需进行药物浓度监测　抗生素在重症患者体内的PK与普通患者相比存在差异，对重症患者进行抗感染治疗时，若医院情况及患者情况允许，建议进行治疗药物监测（TDM），并根据监测情况及时调整。

8. 疗程应足够　抗生素疗程因感染不同而异，对于重症患者一般宜用至培养结果阴性、体温正常、症状消退后72~96小时并结合影像资料综合判断。但脓毒症、感染性心内膜炎、化脓性脑膜炎、伤寒、骨髓炎、侵袭性真菌感染、结核病等需较长的疗程方能彻底治愈，并防止复发。

## 考点3　特殊病理、生理状况及特殊治疗时用药基本原则

1. 肾功能不全　许多抗生素在人体内主要经肾排出，其中一些抗生素具有明显的肾毒性，而重症患者大多伴随有肾功能障碍，因此，使用时根据感染的严重程度、病原菌种类及药敏试验结果等选用无肾毒性或肾毒性低的抗生素，尽量避免使用肾毒性抗生素，确有应用指征时，根据患者不全程度及抗生素在人体内排出途径调整给药剂量及方法。①一般而言主要由肝胆系统排泄或由肝代谢，或经肾和肝胆系统同时排出的抗生素用于肾功能减退者，维持原治疗量或剂量略减；②主要经肾排泄，药物本身并无肾毒性，或仅有轻度肾毒性的抗生素，肾功能减退者可应用，但剂量需适当调整；③肾毒性抗生素避免用于肾功能减退者，如确有指征使用该类药物时，需进行肾功能及血药浓度监测，据以调整给药方案，达到个体化给药；④也可按照肾功不全程度（以内生肌酐清除率为准）减量给药，疗程中需严密监测患者肾功能。

2. 肝功能不全　肝功能不全时抗生素的选用及剂量调整需要考虑肝功能减退对该类药物体内过程的影响程度，以及肝功能减退时该类药物及其代谢物发生毒性反应的可能性。①药物主要由肾排泄，肝功能不全者不需调整剂量，氨基糖苷类抗生素属此类。②主要由肝清除的药物，肝功不全时清除明显减少，但并无明显毒性反应发生，肝病时仍可正常应用，但需谨慎，必要时减量给药，治疗过程中需严密监测肝功能。红霉素等大环内酯类（不包括酯化物）、林可霉素、克林霉素属此类。③药物主要经肝或有相当量经肝清除或代谢，肝功不全时清除减少，并可导致毒性反应的发生，肝功能减退患者应避免使用此类药物，氯霉素、利福平、红霉素酯化物等属此类。④药物经肝、肾两途径清除，肝功不全者药物清除减少，血药浓度升高，同时有肾功不全者血药浓度升高尤为明显，但药物本身的毒性不大。严重肝病患者，尤其肝、肾功能同时减退的患者此类药物需减量应用，青霉素类、头孢菌素类均属此种情况。

3. 老年患者　由于老年人肾功能呈生理性减退，药物自肾排出减少，导致在体内蓄积，血药浓

度增高，容易出现药物不良反应。抗感染治疗时宜选用毒性低并具杀菌作用的抗生素，若选用主要由肾排出的抗生毒时，应按轻度肾功能不全计算给药剂量，也可用正常治疗量的1/2~2/3。

4. 接受CRRT患者抗生素的应用　ICU急性肾损伤和多器官功能障碍的患者大多数需进行CRRT，CRRT清除代谢产物同时对抗生素亦有不同程度的清除，由于重症患者本身器官功能障碍所致的PK的改变，加上CRRT不同的治疗模式和不同设备状态下患者体内抗生素的浓度变化差异很大，因此，仅根据CL来准确调整药物剂量是很困难的，但是以下原则可以遵循：①参考肾功能损伤程度调整抗生素维持量；②首次给药不需要考虑清除量，根据血浆靶目标浓度和药物分布容积来给予，对于蛋白结合率高和非肾排泄的药物也无须调整剂量；③浓度依赖抗生素，可考虑增加药物剂量，时间依赖性抗生素，可减少药物间隔时间；④进行血浆药物浓度实时监测并根据监测结果调整，尤其对于抗菌谱窄的药物如万古霉素和氨基糖苷类抗生素。

# 第12章 重症患者血液系统功能障碍的监测与治疗

## 第一节 贫血及输血治疗

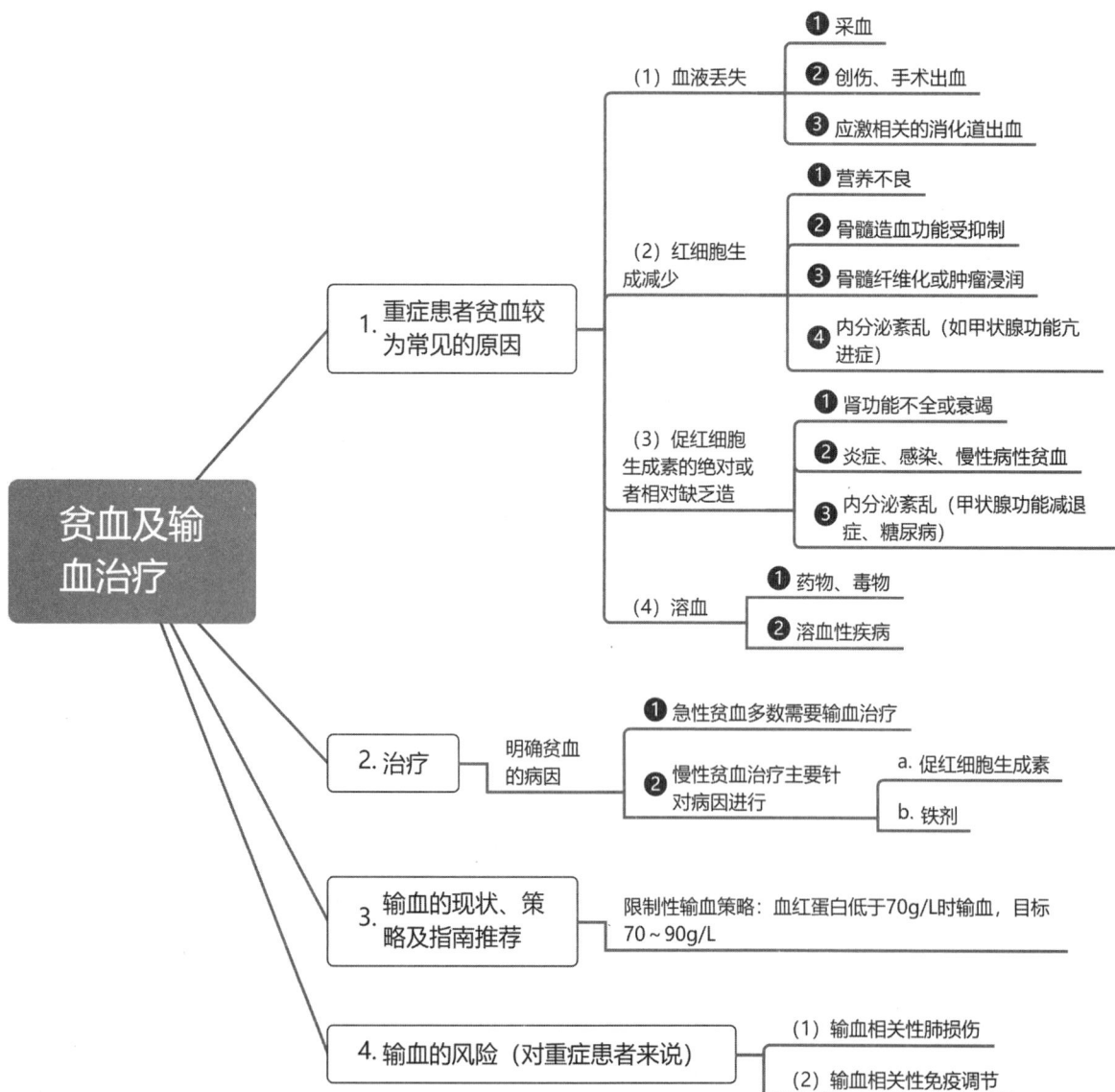

贫血及输血治疗

1. 重症患者贫血较为常见的原因
- (1) 血液丢失
  - ❶ 采血
  - ❷ 创伤、手术出血
  - ❸ 应激相关的消化道出血
- (2) 红细胞生成减少
  - ❶ 营养不良
  - ❷ 骨髓造血功能受抑制
  - ❸ 骨髓纤维化或肿瘤浸润
  - ❹ 内分泌紊乱（如甲状腺功能亢进症）
- (3) 促红细胞生成素的绝对或者相对缺乏造
  - ❶ 肾功能不全或衰竭
  - ❷ 炎症、感染、慢性病性贫血
  - ❸ 内分泌紊乱（甲状腺功能减退症、糖尿病）
- (4) 溶血
  - ❶ 药物、毒物
  - ❷ 溶血性疾病

2. 治疗 —— 明确贫血的病因
- ❶ 急性贫血多数需要输血治疗
- ❷ 慢性贫血治疗主要针对病因进行
  - a. 促红细胞生成素
  - b. 铁剂

3. 输血的现状、策略及指南推荐
- 限制性输血策略：血红蛋白低于70g/L时输血，目标70~90g/L

4. 输血的风险（对重症患者来说）
- (1) 输血相关性肺损伤
- (2) 输血相关性免疫调节

📝 **考点1** 输血的现状

重症患者血红蛋白水平一般每日平均下降约5g/L，约40%的重症患者输注了红细胞悬液，平均每个患者输注5U，输注前平均血红蛋白水平在85g/L。输注同种异体红细可以纠正ICU患者贫血，但需要输血的血红蛋白水平阈值和输血后的目标水平仍存在争议。

📝 **考点2** 输血的策略

限制性输血策略：血红蛋白低于70g/L时输血，目标70~90g/L。

📝 **考点3** 输血的指南推荐

决定是否对患者进行输血时，不仅仅要关注血红蛋白水平，还需结合患者的临床症状、体征及实验室检查。其中，最为有用的指标为乳酸水平、中心静脉血氧饱和度及血红蛋白水平，其次为疲劳、呼吸急促、苍白及心率增快等临床表现。当高乳酸水平或者乳酸水平持续升高、中心静脉血氧饱和度进行性降低时提示需增加患者的氧供应。虽然疲劳、呼吸急促、心动过速是贫血常见的临床表现，但是特异性较差，重症疾病患者常常伴有此类症状。

美国血库协会（AABB）临床输血专家组2012年就RBC输注标准做出以下推荐意见：①对于血流动力学稳定的重症住院患者，AABB推荐遵循限制性输血策略，当血红蛋白≤70g/L时应考虑进行红细胞（RBC）输注，而对于术后患者，当血红蛋白降至80g/L或以下时，或存在胸痛、直立性低血压、心动过速且输液无效或充血性心力衰竭症状时，应考虑进行RBC输注（证据等级：高；推荐强度：强）。②对于既往存在心血管疾病的血流动力学稳定的住院患者，建议遵循限制性输血策略，当血红蛋白降至80g/L或以下，或存在胸痛、直立性低血压、心动过速且输液无效或充血性心力衰竭症状时，应考虑输注RBC（证据等级：中；推荐强度：弱）。③对于存在急性冠状动脉综合征的血流动力学稳定的住院患者，AABB就现有文献无法做出推荐意见，需要更多的研究以寻找最为适宜的输血阈值（证据等级：非常低；推荐强度：不确定）。④对于血流动力学稳定的住院患者，AABB建议应根据症状和血红蛋白水平共同决定是否输注RBC（证据等级：低；推荐强度：弱）。

📝 **考点4** 输血的风险

1. 输血相关性肺损伤（transfusion-related acute lung injury，TRALI）　输血相关的急性肺损伤是一种输血相关的综合征，病理生理表现为肺部毛细血管通透性增加导致的肺水肿，临床表现为呼吸困难、寒战、发热、低氧血症，部分患者伴有低血压或高血压，通常发生在输血4小时内。据估计，发病率为1/5000例输血。发病机制尚不清楚，多数认为供体血含有针对WBC抗原的抗体或生物活性的成分，导致粒细胞或淋巴细胞活化，引起肺内皮细胞损伤。治疗措施与急性肺损伤/急性呼吸窘迫综合征相同，常需要机械通气，多数患者临床症状在48小时内明显好转。

2. 输血相关性免疫调节（transfusion-associated immune modulation，TRIM）　输血相关性免疫调节是同种异体的血液输注会导致受血者免疫状态发生的改变。反复输注含白细胞的同种异体血液引起的明显免疫抑制，这种免疫抑制反应除降低机体细胞免疫功能外，尚可增加恶性肿瘤复发、术后感染和病死率。TRIM由免疫调节及促炎反应两种机制导致的，由同种异体血浆中单核细胞、白细胞释放的可溶性生物反应介质以及血清中的HLA-Ⅰ类分子介导的；此外，血制品中蓄积的炎症因子IL-6、IL-8、TNF-α进入受血者体内引起系统性炎症反应（systemic inflammatory response syndrome，SIRS），紧接着产生代偿性抗炎性反应（compensatory anti-inflammatory response syndrome，

CARS）。外源性及CARS产生的抗炎细胞因子如转化生长因子–β（TGF–β）、IL–4、IL–10会导致受者的免疫系统处于抑制状态。此外，血小板释放的生物活性物质：纤溶酶原激活物抑制剂–1、异性基质蛋白酶抑制物–1、血管内皮生长因子、组织因子可能在TRIM中起着重要的作用。

# 第二节　血小板减少症

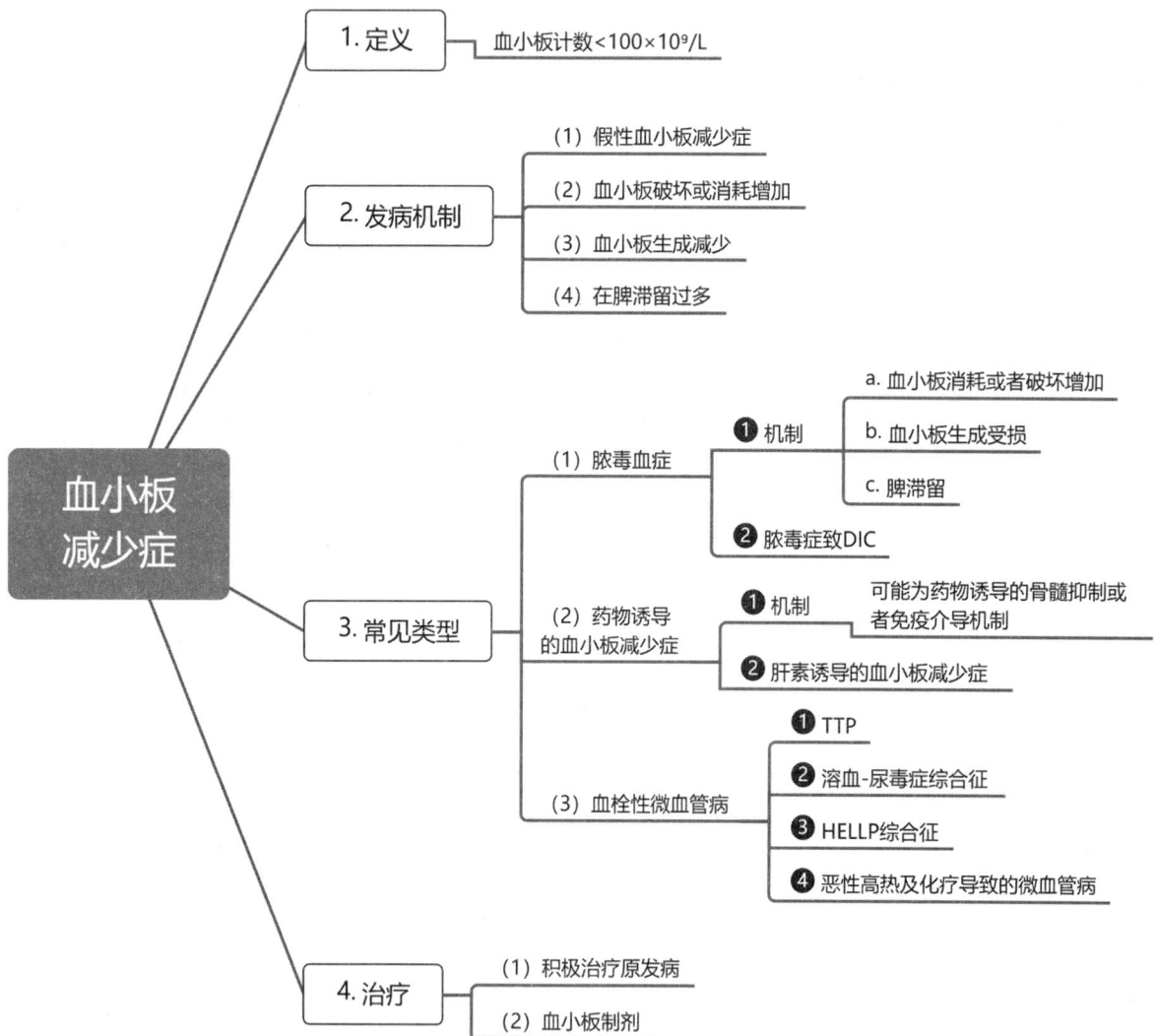

```
                          1.定义 ─── 血小板计数<100×10⁹/L

                                      (1) 假性血小板减少症
                          2.发病机制 ── (2) 血小板破坏或消耗增加
                                      (3) 血小板生成减少
                                      (4) 在脾滞留过多

                                                        ❶ 机制 ── a. 血小板消耗或者破坏增加
                                      (1) 脓毒血症                  b. 血小板生成受损
血小板                                                              c. 脾滞留
减少症                                           ❷ 脓毒症致DIC

                          3.常见类型    (2) 药物诱导   ❶ 机制 ── 可能为药物诱导的骨髓抑制或
                                      的血小板减少症              者免疫介导机制
                                                   ❷ 肝素诱导的血小板减少症

                                                   ❶ TTP
                                      (3) 血栓性微血管病 ❷ 溶血-尿毒症综合征
                                                     ❸ HELLP综合征
                                                     ❹ 恶性高热及化疗导致的微血管病

                          4.治疗 ── (1) 积极治疗原发病
                                   (2) 血小板制剂
```

📝 **考点 1** 流行病学及发病机制

血小板计数<100×10⁹/L称为血小板减少症，是ICU患者最为常见的凝血功能紊乱。血小板减少症发生率为15%~60%，在严重感染患者发生率最高，其次为创伤、手术患者，内科患者最低。

血小板减少症发病机制包括假性血小板减少症、血小板破坏或消耗增加、血小板生成减少以及在脾滞留过多：

1. 假性血小板减少症　多由于血小板在采血管内聚集导致实验室检查错误，可重新采血、检查。使用肝素化或者枸橼酸盐抗凝血过的试管。

2. 血小板破坏或消耗增加　可分为免疫性介导的和非免疫性介导两种机制。非免疫性因素导致血小板减少见于弥散性血管内凝血（DIC），免疫性机制介导的见于血栓性血小板减少性紫癜

（TTP）、HELLP综合征、Ⅱ型肝素诱导血小板减少症（HIT）以及特发性血小板减少性紫癜（ITP）。

3. 血小板生成受损　骨髓抑制（药物、毒物），严重感染，骨髓增生异常，骨髓肿瘤浸润，营养缺乏等。

4. 稀释性血小板减少　见于严重创伤，大量输注非血小板类血液制品或大量补液导致血小板被稀释。

5. 血小板分布异常　见于脾功能亢进、门脉高压症。

## 考点2　DIC发生机制

脓毒血症时血小板减少作为DIC的一个指标，脓毒症可通过以下4种机制导致DIC的发生：

1. 病原菌引起免疫反应导致内皮细胞损伤后血管内皮细胞下胶原暴露，内皮细胞及单核细胞产生组织因子可放大这一效应。

2. 组织因子途径抑制物的消耗。

3. 凝血酶调节蛋白及蛋白C功能障碍，脓毒性休克患者活化蛋白C浓度明显降低，使得局部区域低灌注状态。

4. 纤溶酶原途径的抑制。

## 考点3　肝素诱导的血小板减少症（heparin-induced thrombocytopenia，HIT）

HIT是一种免疫介导的严重并发症，分为两型：

HIT Ⅰ型：非免疫机制导致的血小板聚集，较为常见，通常发生于使用肝素1~3天后，血小板仅轻度下降，无出血、血栓形成等并发症，可自行恢复。

HIT Ⅱ型：为免疫介导的，通常发生较Ⅰ型晚，为使用肝素5~14天后，血小板下降幅度较Ⅰ型明显，为50%，常伴有出血、血栓等并发症，发生率1%~3%。

HIT诊断包括血小板功能检测及抗体检测。血小板活化试验包括：血清素释放试验、血小板聚集试验及血小板微颗粒，其中最为常用的是血小板聚集试验（PAT），较为简单；被认为是诊断HIT金标准的是血清素释放试验。血小板抗体检测可使用酶联免疫吸附法及微粒免疫凝胶法测定。一旦诊断为HIT，立即停止所有含有肝素的药物，同时开始替代抗凝血治疗。

## 考点4　血栓性微血管病

血栓性微血管病包括血栓性血小板减少性紫癜（TTP）、溶血性尿毒症综合征（hemolytic-uremic syndrome，HUS）、HELLP综合征、恶性高热及化疗导致的微血管病在内的一组疾病。共同的病理生理机制：内皮损伤导致血小板黏附、聚集，而后形成微血栓，血小板破坏和消耗增加，导致血小板减少症的发生。DIC、TTP-HUS及HELLP综合征的参数比较见下表。

| 　　　　疾病<br>参数 | DIC | TTP-HUS | HELLP综合征 |
| --- | --- | --- | --- |
| 血小板 | 降低 | 非常低 | 低至非常低 |
| 贫血 | MAHA | MAHA | MAHA |
| 破碎红细胞 | 一般有 | 总是有 | 总是有 |

续表

| 参数＼疾病 | DIC | TTP-HUS | HELLP综合征 |
|---|---|---|---|
| INR/PT | 正常或延长 | 正常 | 正常 |
| APTT | 正常或延长 | 正常 | 正常 |
| TT | 延长 | 正常 | 正常 |
| 纤维蛋白原 | 降低 | 正常 | 正常 |
| FDP | 升高 | 正常 | 正常 |
| 肝酶学检查 | 正常或轻度升高 | 正常 | 明显升高 |
| 潜在并发症 | 脓毒症、恶性肿瘤、产科合并症 | 通常为先天性、部分为妊娠或药物导致 | 通常为妊娠或产后 |
| LDH | 升高 | 明显升高 | 升高 |
| 发热 | 通常为高热 | 通常为低热 | 不定 |
| 伴随症状 | — | 腹泻、肾衰竭、中枢症状 | 蛋白尿、高血压 |

　　MAHA，微血管病性溶血性贫血；INR，国际标准化比值；PT，凝血酶原时间；APTT，活化部分凝血活酶时间；TT，凝血酶时间；FDP，纤维蛋白原降解产物；LDH，乳酸脱氢酶。

### 考点5　血小板输注

　　1. 目的　用于防止和纠正血小板减少症和血小板缺陷所造成的严重的出血或具有出血倾向的疾病。

　　2. 输注指征　当血小板计数>$100 \times 10^9$/L时，无须预防性输注；对于出血或者有出血风险的患者，目前推荐<$50 \times 10^9$/L作为输注血小板的标准；介于两者之间时需根据出血的风险权衡利弊。大量输血后血小板的输注指征：当输入约相当于2倍的浓缩红细胞时，应保持血小板计数>$50 \times 10^9$/L；对于急性失血的患者一般认为血小板不低于$50 \times 10^9$/L；对于复合外伤，建议血小板达$100 \times 10^9$/L以上。

## 第三节　获得性凝血病

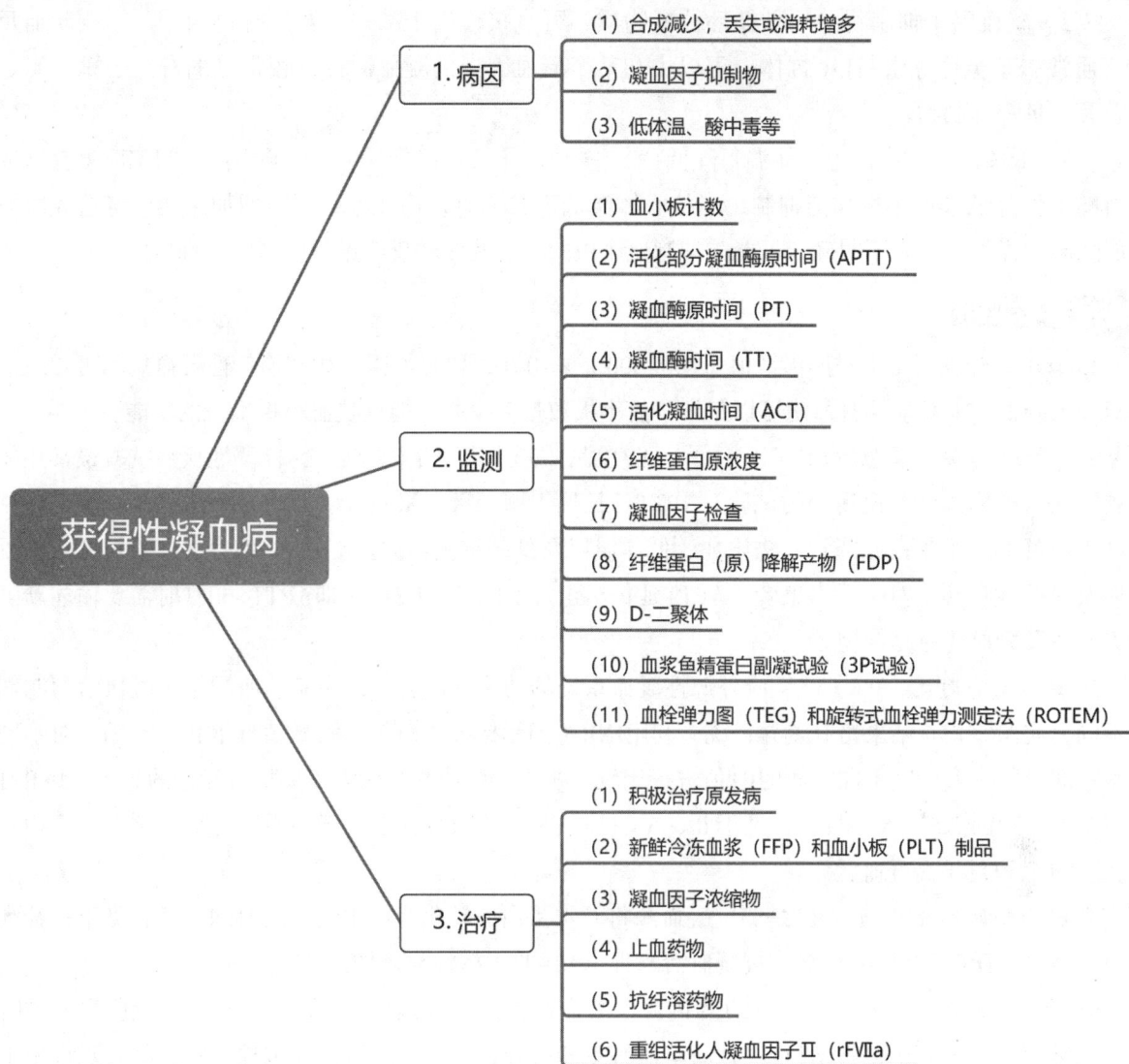

```
                                    ┌── (1) 合成减少，丢失或消耗增多
                        ┌─ 1.病因 ──┼── (2) 凝血因子抑制物
                        │           └── (3) 低体温、酸中毒等
                        │
                        │           ┌── (1) 血小板计数
                        │           ├── (2) 活化部分凝血酶原时间（APTT）
                        │           ├── (3) 凝血酶原时间（PT）
                        │           ├── (4) 凝血酶时间（TT）
                        │           ├── (5) 活化凝血时间（ACT）
                        │           ├── (6) 纤维蛋白原浓度
获得性凝血病 ───────────┼─ 2.监测 ──┼── (7) 凝血因子检查
                        │           ├── (8) 纤维蛋白（原）降解产物（FDP）
                        │           ├── (9) D-二聚体
                        │           ├── (10) 血浆鱼精蛋白副凝试验（3P试验）
                        │           └── (11) 血栓弹力图（TEG）和旋转式血栓弹力测定法（ROTEM）
                        │
                        │           ┌── (1) 积极治疗原发病
                        │           ├── (2) 新鲜冷冻血浆（FFP）和血小板（PLT）制品
                        └─ 3.治疗 ──┼── (3) 凝血因子浓缩物
                                    ├── (4) 止血药物
                                    ├── (5) 抗纤溶药物
                                    └── (6) 重组活化人凝血因子Ⅱ（rFⅦa）
```

**考点 1　获得性凝血病**（acquired coagulopathy）

重症患者发生凝血系统功能紊乱较为常见，习惯上将继发于严重疾病的获得性凝血功能紊乱统称为获得性凝血病。

1. 分类

（1）稀释性凝血病：大量输血、输液（24小时内输注全血容量或3~4小时输注50%血容量）却没有补充足够的凝血物质，造成凝血因子和血小板被稀释甚至缺乏而导致的凝血功能障碍。

（2）功能性凝血病：因低体温（<35℃）或者酸中毒使得以酶促反应为基础的凝血因子及血小板活性下降而导致的凝血功能障碍。

（3）消耗性凝血病：因血液高凝造成凝血物质大量消耗而产生的凝血功能紊乱。

2.病因

（1）获得性凝血因子缺乏：肝功能不全或维生素K缺乏造成合成减少；大量失血、DIC等造成凝血因子丢失或消耗。

（2）凝血因子抑制物：一种循环抗凝物质，可直接作用于某一特异性凝血因子，影响凝血反应，通常属于免疫球蛋白IgG抗体，可以中和某个凝血因子的凝血活性，较常见的有因子Ⅷ、Ⅺ、Ⅴ、Ⅹ、Ⅲ等抑制物。

（3）低体温、酸中毒等：体温每降低1℃，凝血因子活性降低10%，核心体温≤34℃时就会造成凝血酶活性降低和血小板功能抑制，当核心体温低于32℃时，病死率则明显增加。酸中毒造成凝血功能障碍的详细机制尚不明确，可能与抑制血小板的功能及级联反应过程中酶的活性有关。

### 考点2 监测

1. 血小板计数　正常对照参考值（100~300）×10⁹/L，稀释性凝血病和消耗性凝血病均可导致血小板计数降低，而功能性凝血病可以正常，血小板数量多少并不能反映血小板本身的功能。

2. 活化部分凝血酶原时间（APTT）　APTT是监测肝素用于治疗血栓-栓塞性疾病抗凝最常用的检查，为反映内源性凝血途径的试验。APTT延长见于Ⅷ、Ⅸ、Ⅺ、Ⅹ、Ⅱ、Ⅴ和Ⅰ因子减少，也见于肝素抗凝、纤维蛋白原降解产物增加、低体温以及低纤维蛋白原血症的患者；APTT缩短见于高凝早期及血栓性疾病。对于手术患者，APTT延长至正常上限1.5~1.8倍，即APTT>60秒时需要输注新鲜冷冻血浆及凝血酶原复合物。

3. 凝血酶原时间（PT）　反应外源性凝血系统的功能的试验。因实验室所用组织凝血活酶制剂的不同，实验室检查结果略有差异，统一利用INR（国际标准比值）将PT数值标准化，有助于对不同实验室间或同一实验室不同时间的PT值进行比较。机械瓣膜或高凝状态需要抗凝治疗的患者，INR目标值为2.0~3.0或2.5~3.5。PT延长见于Ⅱ、Ⅴ、Ⅶ、Ⅹ因子减少，也见于口服双香豆素类抗凝药物的患者。PT缩短见于高凝血状态。

4. 凝血酶时间（TT）　TT是测定凝血酶将纤维蛋白原转化为纤维蛋白的时间，延长见于：纤维蛋白原减少，DIC、高肝素血症、抗凝血酶Ⅲ（AT-Ⅲ）活性显著增高。

5. 活化凝血时间（ACT）　ACT为内源性凝血途径的筛选试验，ACT是血凝块形成所需要的时间，正常值为110~130秒。ACT是一种简单而有效的检查，可用于肝素治疗过程中的监测。延长见于凝血因子减少及抗凝物质（如肝素或纤溶产物）增加；缩短可见于高凝血早期。

6. 纤维蛋白原浓度　正常值为2~4g/L，低于1.5g/L为减少，消耗增加可导致纤维蛋白原的降低，有研究显示，纤维蛋白原在0.5~1.0g/L时可发生大出血，手术患者当应将纤维蛋白原水平至少维持在1g/L以上，目标水平为2~3.8g/L。

7. 凝血因子检查　凝血因子分析是定量反映各种凝血因子活性的特殊检查，不作为首选，通常用于难以解释的出血，输注新鲜冷冻血浆等仍不能改善的情况下，凝血因子分析常用于确诊血友病A或B（Ⅷ或Ⅸ因子缺乏）。

8. 纤维蛋白（原）降解产物（FDP）　FDP是纤维蛋白原或纤维蛋白在纤溶酶的作用下产生的多肽。通过血清分析对FDP水平进行检测，原发性和继发性纤溶活性增强时，FPD含量可明显升高。

9. D-二聚体　为纤溶酶消化交联纤维蛋白（血凝块）所产生的特异性片段，可通过血清分析进行测定。升高可见于肺栓塞、DIC患者。

10. **血浆鱼精蛋白副凝试验（3P试验）**　高凝血产生过量的纤维蛋白单体，鱼精蛋白能够使纤维蛋白单体聚合成胶体或条状物。3P试验可检出>50μg/ml的纤维蛋白单体，故具有较高的敏感性。阳性见于DIC继发纤溶。

11. **血栓弹力图（thromboelastography，TEG）和旋转式血栓弹力测定法（rotational thromboelastometry，ROTEM）**　可反映凝血过程的全貌。其检测参数可以反映凝血级联反应，血小板的功能，血小板与凝血级联反应的相互作用以及纤溶系统的状况。

### 考点3　治疗

1. **积极治疗原发病**　首先明确导致获得性凝血病的病因，消除获得性凝血病发生的诱因：如外科止血、控制感染，纠正低体温、酸中毒等。

2. **新鲜冷冻血浆（FFP）和血小板（PLT）制品**

（1）新鲜冷冻血浆（FFP）：几乎含有所有的凝血因子，可用于先天性或获得性凝血因子缺陷的治疗。

（2）血小板制剂（PLT）：对于血小板生成减少或者消耗增加者，输注血小板较为有效，但对于免疫性血小板减少症，输注血小板往往无效，需要激素或者人免疫球蛋白进行替代治疗；其他原因导致的血小板减少，如HIT，一旦诊断为HIT，立即停止所有含有肝素的药物，同时开始替代抗凝血治疗。大量输血后血小板的输注指征为：①当输入约相当于2倍的浓缩红细胞时，应保持血小板计数>$50 \times 10^9$/L；②对于急性失血的患者一般认为血小板不低于$50 \times 10^9$/L；③对于复合外伤，建议血小板达$100 \times 10^9$/L以上。目前《围手术期患者血液管理指南》推荐大手术前血小板须≥$50 \times 10^9$/L；活动性出血患者PLT须≥$75 \times 10^9$/L；而神经外科手术及多发伤患者PLT须≥$100 \times 10^9$/L。

（3）FFP、PLT、浓缩红细胞（PRBC）比例：稀释性凝血病除积极治疗病因外，指南强调早期积极输注FFP及其他成分输血，连同RBC一起输注，同时限制晶体、胶体液的输入，这个的举措被称为"止血复苏（haemostatic resuscitaion，HR）"。此外，大量输血时血小板和PRBC的比例也很重要。FFP∶PRBC和PLT∶PRBC的比值高可提高大出血患者的生存率。目前对需要大量输血的患者采用FFP∶PRBC∶PLT比例为1∶1∶1的输注策略的安全性和有效性，仍需进一步的研究来证实。

3. **凝血因子浓缩物**　冷沉淀中富含纤维蛋白原、Ⅷ因子、Ⅷ因子及vWF因子，1U冷沉淀可补充4g纤维蛋白原。

纤维蛋白原浓缩物是从健康献血者血浆中提取出来的，适用于纤维蛋白原缺乏或者纤维蛋白原减少的患者[纤维蛋白原浓度<0.5g/L（50mg/dl）]。冷沉淀及纤维蛋白浓缩液可有效提高患者纤维蛋白原的浓度。凝血酶原复合物（含有维生素K依赖的凝血因子Ⅱ、Ⅶ、Ⅸ、Ⅹ），可进行凝血因子的补充。

4. **止血药物**　止血药物可用于大出血的辅助治疗。可用于血管性假性血友病、轻症血友病A及尿毒症相关血小板减少症。

5. **抗纤溶药物**　氨基己酸、氨甲环酸适用于因纤维蛋白溶解过度所引起的出血。

6. **重组活化人凝血因子Ⅶ（rFⅦa）**　rFⅦa通过以下两种机制发挥止血作用。

（1）经典的外源性凝血途径：即组织因子途径，rFⅦa可与组织因子形成复合物，激活一系列凝血因子，发挥止血作用。

（2）非组织因子途径：rFⅦa与血管损伤处活化的血小板直接结合，激活凝血因子，产生凝血酶，形成凝血块。

rFⅦa可用于下列患者群体的出血发作及预防在外科手术过程中或有创操作中的出血：①凝血因子Ⅷ或Ⅸ的抑制物>5BU的先天性血友病患者；②预计对注射凝血因子Ⅷ或凝血因子Ⅸ，具有高记忆应答的先天性血友病患者；③获得性血友病患者；④先天性FⅦ缺乏症患者；⑤具有抗GPⅡb/Ⅲa抗体和（或）抗HLA抗体和既往或现在对血小板输注无效或不佳的血小板无力症患者。

适当的内环境是rFⅦa发挥效果所必需的，获得性凝血病患者使用rFⅦa前，应该给予纠正低体温、酸中毒。

第三篇

常见重病的管理

# 第1章 多器官功能障碍综合征

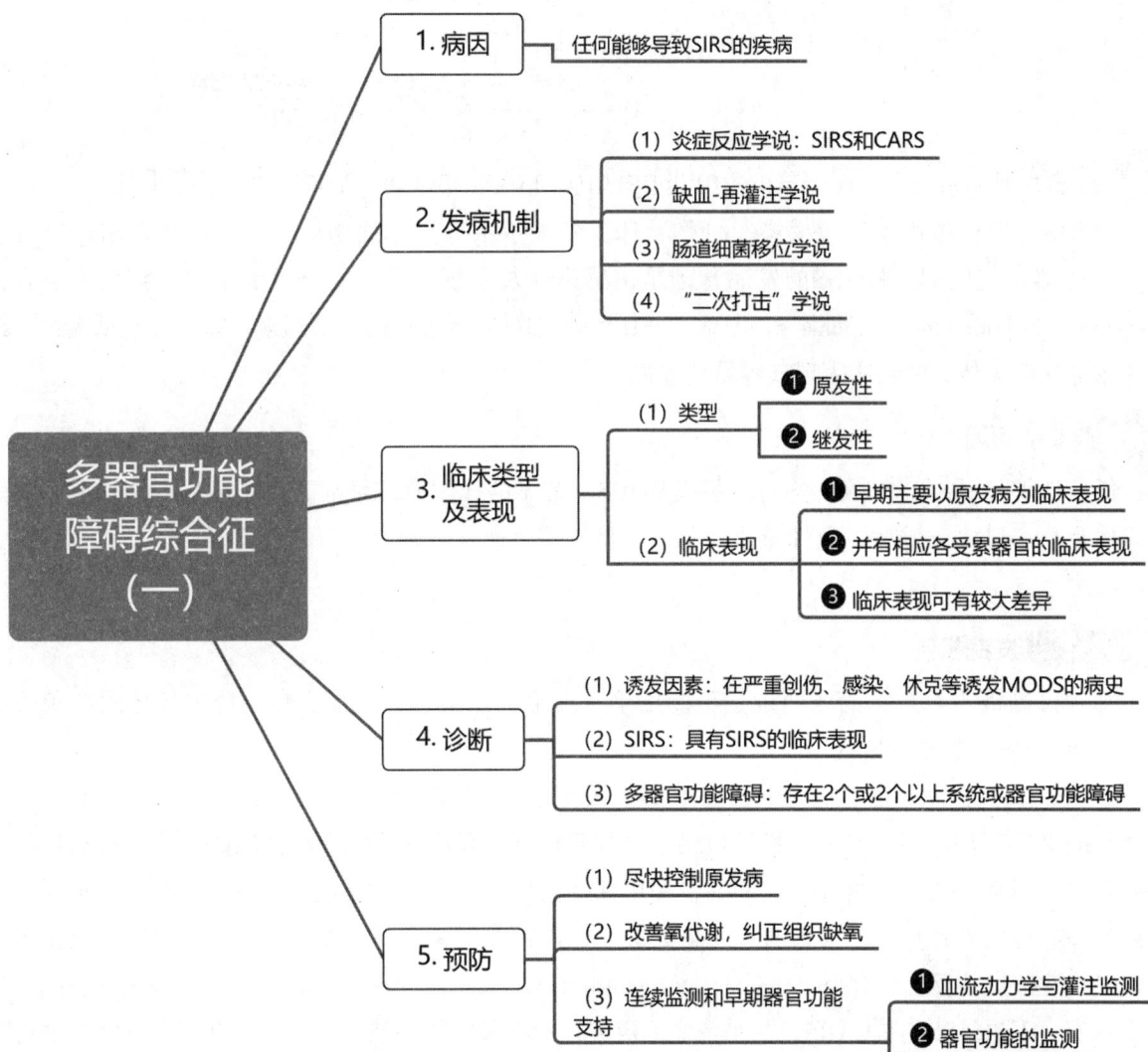

**多器官功能障碍综合征（一）**

- **1. 病因** —— 任何能够导致SIRS的疾病

- **2. 发病机制**
  - (1) 炎症反应学说：SIRS和CARS
  - (2) 缺血-再灌注学说
  - (3) 肠道细菌移位学说
  - (4) "二次打击"学说

- **3. 临床类型及表现**
  - (1) 类型
    - ❶ 原发性
    - ❷ 继发性
  - (2) 临床表现
    - ❶ 早期主要以原发病为临床表现
    - ❷ 并有相应各受累器官的临床表现
    - ❸ 临床表现可有较大差异

- **4. 诊断**
  - (1) 诱发因素：在严重创伤、感染、休克等诱发MODS的病史
  - (2) SIRS：具有SIRS的临床表现
  - (3) 多器官功能障碍：存在2个或2个以上系统或器官功能障碍

- **5. 预防**
  - (1) 尽快控制原发病
  - (2) 改善氧代谢，纠正组织缺氧
  - (3) 连续监测和早期器官功能支持
    - ❶ 血流动力学与灌注监测
    - ❷ 器官功能的监测

```
                                    ┌─ (1) 及时血流动力学复苏
                                    ├─ (2) 抗感染治疗
                                    ├─ (3) ARDS的治疗
          ┌────────┐    ┌──────┐    ├─ (4) 血糖控制
          │ 多器官功能 │────│6.治疗 │────├─ (5) 糖皮质激素的应用
          │ 障碍综合征 │    └──────┘    ├─ (6) 代谢（营养）支持
          │  （二）  │                ├─ (7) CRRT的治疗
          └────────┘                └─ (8) 免疫调理
               │         ┌──────┐
               └─────────│7.预后 │──── 病死率高，但近年来也明显降低
                         └──────┘
```

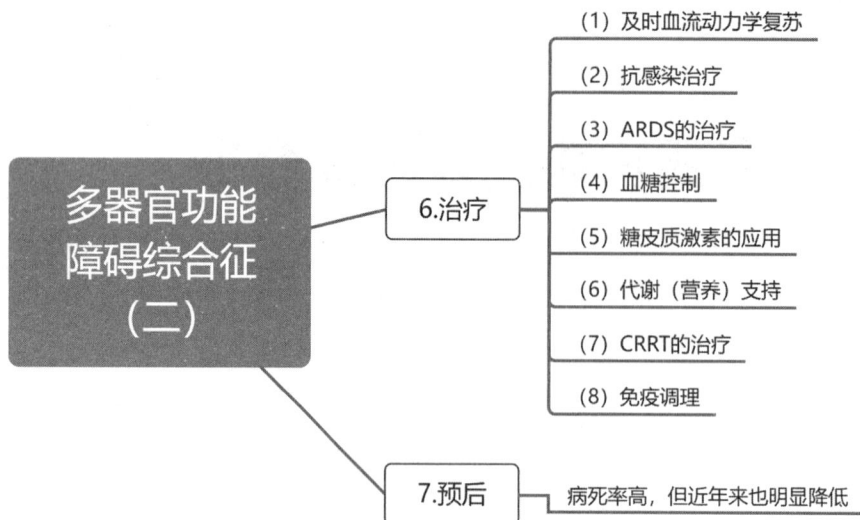

考点 1 **多器官功能障碍综合征**（multiple organ dysfunction syndrome，MODS）

　　MODS是指机体遭受严重感染、创伤、休克及大手术等急性损伤后，同时或序贯出现2个或2个以上脏器功能障碍。MODS的发病基础是由感染性及非感染性疾病导致的全身炎症反应综合征（systemic inflammatory response syndrome，SIRS）。MODS最常见的危险因素是患者存在低灌注，或合并脓毒症但无休克的临床表现，容易被忽视。

考点 2 **病因**

　　任何能够导致SIRS的疾病均可能引发MODS。常见的病因有脓毒症，严重创伤、烧伤或重大手术，休克，心肺复苏术后，急性重症胰腺炎，挤压综合征，腹膜炎，腹腔间室综合征，大量输血、补液等。

考点 3 **发病机制**

　　发病机制极为复杂，尚未明确，不能用单一理论加以解释，机体炎症反应失控导致的免疫紊乱，是MODS发生的根本原因。

　　1. 炎症反应学说　　正常情况下，机体在感染和创伤时释放一系列炎症介质，产生抗炎和促进组织修复的保护作用。与此同时，机体也迅速释放各种抗炎介质，下调炎症介质的生成，控制炎症的过度发展。炎症介质与抗炎介质之间的平衡可保持内环境稳定。当炎症介质占优势时，即出现逐级放大的瀑布样的炎性反应，对自身组织造成破坏，机体表现为SIRS。如果抗炎介质过度释放，则表现为代偿性抗炎性反应综合征（compensatory antiinflammatory response syndrome，CARS），引起免疫功能麻痹。不论SIRS还是CARS，都是炎症反应失控的结果，均能使自身组织遭到损害，并打击远隔器官，导致MODS。因此，MODS的本质不是细菌和毒素直接作用的结果，而是在炎性反应过程中，SIRS/CARS失衡，造成炎性反应失控的结果。炎症反应学说是MODS发生机制的最根本假说，已经成为MODS发病机制的基石。

　　2. 缺血-再灌注学说

　　（1）创伤、感染、休克导致微循环障碍和组织灌注不足，使组织细胞发生缺血、缺氧性损害。

　　（2）缺血-再灌注促发自由基大量释放，趋化炎症介质。

　　（3）中性粒细胞与内皮细胞的相互作用，导致组织、器官损伤。

3. 肠道细菌、内毒素移位学说　肠道内有大量的正常菌群以维持机体的肠内环境平衡。当创伤、感染、休克等原因导致肠道黏膜缺血、损伤、上皮细胞功能受损，引起肠道黏膜屏障功能障碍，使细菌或内毒素移位，导致肠源性感染，启动SIRS并进一步发展导致MODS。

4. "二次打击"学说　在MODS中，创伤、感染、休克等早期损伤作为第一次打击，激活了炎症细胞，合成和释放一系列的炎症介质，引起早期炎症反应，虽然可能不足以引起明显的临床症状，但上调了机体免疫系统，使炎症细胞处于"激活状态"。此后如果病情稳定，则炎症反应逐渐得到缓解，损伤组织得到修复。但如果机体再次遭遇致伤因素（如休克、继发严重感染），则构成第二次或第三次打击。再次打击（即使打击强度不及第一次）使已经处于"激活状态"的炎症细胞大量活化，超量释放介质，引起更为剧烈的、失控的炎症反应，导致MODS的发生。

### 考点4　临床类型及表现

1. 类型

（1）原发性MODS：为直接损伤引起的器官功能障碍，出现时间较早。

（2）继发性MODS：是在原发损伤引起SIRS后，在远隔器官发生功能障碍。此类患者多在损伤后经过治疗已进入稳定期，又受到"二次打击"而发生。

2. 临床表现　MODS早期主要以原发病为临床表现，并有相应各受累器官的临床表现，由于器官功能障碍程度、机体的反应性、化验指标特异性等因素，临床表现可有较大差异。临床上应对高危人群常规进行各器官功能的动态监测。目前认为血乳酸、碱剩余、混合静脉氧饱和度（$SvO_2$）、胃肠黏膜pH等有助于早期识别组织灌注不良。

### 考点5　临床诊断

完整的MODS诊断依据应包括诱发因素、SIRS和多器官功能障碍3个方面，即：

（1）存在严重创伤、感染、休克等诱发MODS的病史；

（2）具有SIRS的临床表现；

（3）存在2个或2个以上系统或器官功能障碍。

为了能早期诊断，采用器官功能评分标准进行连续、动态地评价器官功能，对于临床工作是十分必要的。

SIRS的诊断标准，应具备如下两项以上的临床表现：①体温>38℃或<36℃；②心率>90次/分；③呼吸频率>20次/分（自主呼吸）或$PaCO_2$<32mmHg（机械通气）；④外周血白细胞计数>$12 \times 10^9$/L或<$4 \times 10^9$/L，或幼稚杆状核白细胞>10%。

### 考点6　预防

1. 尽快控制原发病　采取积极、有效的措施，及早控制可能诱发MODS的各种原发病，阻断MODS序贯发生。只有原发病得到有效控制，才有可能防止MODS的发生。

2. 改善氧代谢，纠正组织缺氧　氧输送或微循环障碍影响氧的利用，从而造成组织缺氧，是MODS的特征之一。因此，纠正组织缺氧成为MODS重要的治疗目标。主要措施包括增加氧输送、降低全身氧耗和改善组织细胞利用氧的能力。

3. 连续监测和早期器官功能支持

（1）血流动力学与灌注监测：①血流动力学监测：前负荷中心静脉压（CVP）、肺毛细血管嵌压（PCWP）和后负荷肺循环的总阻力指数（PVRI）、体循环的总阻力指数（TPRI），心肌收缩力心排血指数（CI）、左心室每搏功能指数（LVSWI）等监测。还可通过经管道多普勒超声等监测心排血量。②混合静脉血氧饱和度监测：混合静脉血氧饱和度（SvO$_2$）或上腔静脉血氧饱和度（ScvO$_2$），是感染性休克的液体复苏治疗早期目标靶向治疗（early goal directed therapy，EGDT）的指标之一，能反映全身氧供和氧需间的关系。若SvO$_2$<70%则提示全身氧供不足，应及时进行适当治疗。但SvO$_2$和ScvO$_2$只受机体氧输送、氧消耗及氧利用等调节，它们在液体复苏中的作用尚待进一步研究。③组织灌注的监测：动脉血气中血乳酸、碱剩余也是监测微循环的重要指标。另外，胃黏膜张力测量参数，例如胃黏膜pH和PgCO$_2$能够反映胃灌注；舌下黏膜PCO$_2$（PslCO$_2$）与胃黏膜PgCO$_2$呈线性相关性；组织血氧饱和度（tissue oxygen saturation，StO$_2$）和血管阻断实验（vascular oc-clusion test，VOT）。以上指标可以连续评价局部组织氧代谢和微循环的功能，在重症患者休克复苏及临床研究中具有重要的价值。④腹内压监测：监测腹内压（IAP）预防腹腔间室综合征（ACS），尤其对于高危患者，如破裂腹主动脉瘤或腹膜后出血剖腹探查术后，急性胰腺炎的患者，均应监测IAP，防止ACS的发生，进而预防MODS的发生。

（2）器官功能的监测：①呼吸功能监测：观察呼吸的频率、节律和幅度；呼吸机械力学监测包括潮气量（$V_t$）、每分钟通气量（$V_E$）、肺泡通气量、气道压力、肺顺应性、呼吸功能。肺泡通气血流之比（$V_A/V_Q$）。血气分析包括动脉血氧分压（PaO$_2$）、二氧化碳分压（PaCO$_2$）、pH、碱剩余（BE）等。目前认为大潮气量机械通气可以导致呼吸机相关性肺损伤，甚至诱发其他远隔部位器官的功能障碍，导致MODS。因此，应根据患者情况调节最适的呼吸机参数。②肾功能监测：尿液监测包括尿量、尿比重、尿钠、尿渗透压、尿蛋白等；生化检查尿素氮、肌酐、渗透清除量、自由水清除率等。③肝功能监测：测定血清胆红素、丙氨酸氨基转移酶（ALT）、天门冬氨酸氨基转移酶（AST）等。④凝血功能监测：血小板计数、凝血时间、纤维蛋白原Ⅶ、凝血因子Ⅴ、凝血酶原等，有利于早期发现和治疗DIC。

### 考点7　治疗

MODS的治疗更强调早期和整体性治疗，及早控制病情发展。治疗的目标是把风险降到最低：采取最佳的循环和呼吸功能支持治疗；减少蛋白质的消耗，控制感染；早期营养，尽量使用肠内营养；合理使用抗生素；减少不必要的输血。

1. 及时血流动力学复苏　早期目标靶向治疗（EGDT）对于严重感染和感染性休克患者，应及早开始液体复苏。及时进行血流动力学复苏，可及早改善组织的氧供，恢复线粒体的功能，从而阻断炎症反应的进一步发展，保护脏器功能，防止MODS的发生。脓毒症休克复苏指南指出，液体复苏应在短时间内中心静脉压达8~12mmHg，平均动脉压达65mmHg，尿量>0.5ml/（kg·h）和ScvO$_2$>70%。必要时可使用血管活性药物。目前EGDT已成为临床感染性休克早期液体复苏的重要方向，但EGDT是否为液体复苏的终点尚待研究。

2. 抗感染治疗　外科感染是引起MODS的重要病因。应根据微生物种类、感染部位及药敏试验，早期、足量、足疗程使用抗菌药物。感染灶尚未明确时，应反复、细致地进行全身体检，应用血培养及各种影像学检查寻找隐匿病灶。对明确的感染灶，尽可能及时、充分引流，采取各种措施清除感染灶或使其局限。

3. ARDS的治疗　机械通气原则：将气道平台压限制在3.43kPa（35cmH$_2$O）以下；应用容量控制

的通气模式时，可选用小潮气量的肺保护性通气策略；实施肺复张。肺复张后应用合适的PEEP维持塌陷肺泡充张是改善ARDS患者氧合的重要环节。其他还有俯卧位通气、NO治疗、激素治疗、体外膜氧合（ECMO）等。

4. 血糖控制　严格控制血糖可减少活性氧（ROS）的产生，降低内皮功能障碍，对线粒体的保护作用。目前脓毒症治疗指南建议将血糖控制在180mg/dl左右。

5. 糖皮质激素的应用　目前建议在足够液体复苏的基础上仍需要使用升压药维持血压的患者，推荐使用小剂量治疗，即氢化可的松200~300mg/d，连用5~7天。

6. 代谢（营养）支持　MODS常伴有以高分解代谢为特征的代谢紊乱。表现为蛋白质、脂肪分解和糖异生增加，而糖的利用能力明显下降，称为自噬现象。机体的这种高分解代谢和外源性营养利用障碍，可以加重脏器功能障碍。因此，提倡由传统的"营养支持"向"代谢支持"转变，强调此期应为机体提供适量的营养底物以满足细胞代谢的需求，避免提供过多的营养底物，增加脏器负荷。早期肠内营养可防止肠黏膜的萎缩、减少肠内细菌移位和脓毒症的发生。谷氨酰胺、ω-3多不饱和脂肪酸等具有增强免疫功能的作用；重组人生长激素可能会改善患者的负氮平衡。

7. CRRT的治疗　CRRT作为一种器官衰竭治疗技术，为重症患者的救治提供了有效的治疗手段。但是，下列问题尚待临床进一步研究：CRRT治疗疗效的评估；CRRT治疗剂量的选择；已知在严重全身性感染时，炎症介质和抗炎介质过度释放，导致器官功能障碍乃至患者最终死亡，CRRT非选择性地清除这些介质，是否对患者都是有益处的；CRRT能清除炎症介质，对于严重感染或感染性休克有治疗作用，那么应该是开始得越早越好，甚至在肾和其他器官功能发生障碍之前，以避免发生不可逆转性功能损害，需要进一步的基础研究给予理论支持；膜的吸附也是清除炎症介质的重要途径，如何评价各种生物膜的效能、价值和不良反应显得尤为重要。

8. 免疫调理　基于"失控的炎症是导致MODS发生的根本原因"，免疫调理实质上就是对因治疗。但现有的治疗方法尚未取得很好的临床效果，有待进一步探讨、完善。

综上所述，MODS应以预防为主，早期诊断，早期治疗，采取各种有效措施控制原发病，早期给予脏器功能支持。并注意在处理脏器功能障碍时，要有整体观念，防止对其他脏器带来损害。

# 第 2 章　循环功能障碍

## 第一节　休　克

休克1-概述

1. 分类及病因
- （1）低血容量性休克
- （2）心源性休克
- （3）分布性休克
- （4）梗阻性休克

2. 病理
- （1）心脏
- （2）肺
- （3）肾
- （4）脑
- （5）胃肠道
- （6）肝

休克2-低血容量性休克（一）

1. 临床表现

2. 监测
- （1）一般临床监测：包括意识状态，皮温和色泽血压、心率、尿量等
- （2）血流动力学监测
  - ❶ 中心静脉压
  - ❷ 脉搏指示持续心排血量监测
  - ❸ 心脏超声
  - ❹ 正交偏振光谱成像技术
- （3）氧代谢监测
  - ❶ 脉搏血氧饱和度
  - ❷ 碱缺失
  - ❸ 动脉血乳酸
  - ❹ 氧输送
  - ❺ 胃黏膜pH
  - ❻ 组织血氧饱和度
- （4）实验室监测
  - ❶ 血常规
  - ❷ 凝血功能

休克2-低血容量性休克（二）

3.治疗
- (1) 病因治疗
- (2) 液体复苏
- (3) 输血治疗
- (4) 血管活性药
- (5) 纠正酸中毒
- (6) 肠黏膜屏障功能的保护
- (7) 体温控制
- (8) 限制性液体复苏

休克3-分布性休克

1. 感染性休克
- (1) 诊断
  - ❶ 临床诊断
  - ❷ 血流动力学：体循环阻力下降、心排血量正常或增加、肺循环阻力增加和心率改变
  - ❸ 病原学诊断
- (2) 监测
  - ❶ 氧代谢监测
    - a. 动脉血乳酸
    - b. 混合静脉血氧饱和度
    - c. 组织血氧饱和度
    - d. 动静脉二氧化碳分压差
    - e. 胃黏膜pH和胃肠道黏膜内$CO_2$分压
    - f. 舌下黏膜二氧化碳分压
  - ❷ 血流动力学监测　正交偏振光谱成像技术(OPS)、侧流暗视野成像(SDF)
- (1) 治疗
  - ❶ 抗感染
  - ❷ 液体复苏
  - ❸ 血管活性药物
  - ❹ 糖皮质激素
  - ❺ 积极控制血糖
  - ❻ 机械通气
  - ❼ 其他支持治疗，如透析等

2. 过敏性休克
- (1) 临床表现
- (2) 治疗
- (3) 监测：呼吸、心率、血压

3. 神经源性休克
- (1) 临床表现
- (2) 救治措施

```
                                          ┌─────────────────
                            ┌─ 1.临床表现 ─┤ (1) 心内梗阻性休克
                            │             └─ (2) 心外梗阻性休克
┌──────────┐                │
│ 休克4-梗  ├─── 2.监测
│ 阻性休克  │                │
└──────────┘                │             ┌─ (1) 解除导致梗阻的原因
                            └─ 3.治疗 ────┤
                                          └─ (2) 液体复苏与血管活性药物使用
```

```
                    ┌─ 1.基本机制：泵功能衰竭
                    │
                    ├─ 2.主要病因：心肌梗死，严重心律失常，心力衰竭等
                    │
┌──────────┐        ├─ 3.血流动力学特征：心排血量减少，中心静脉压升高，肺动脉楔压升高
│ 休克5-心  ├────────┤
│ 源性休克  │        ├─ 4.监测
└──────────┘        │
                    ├─ 5.临床表现
                    │
                    └─ 6.治疗
```

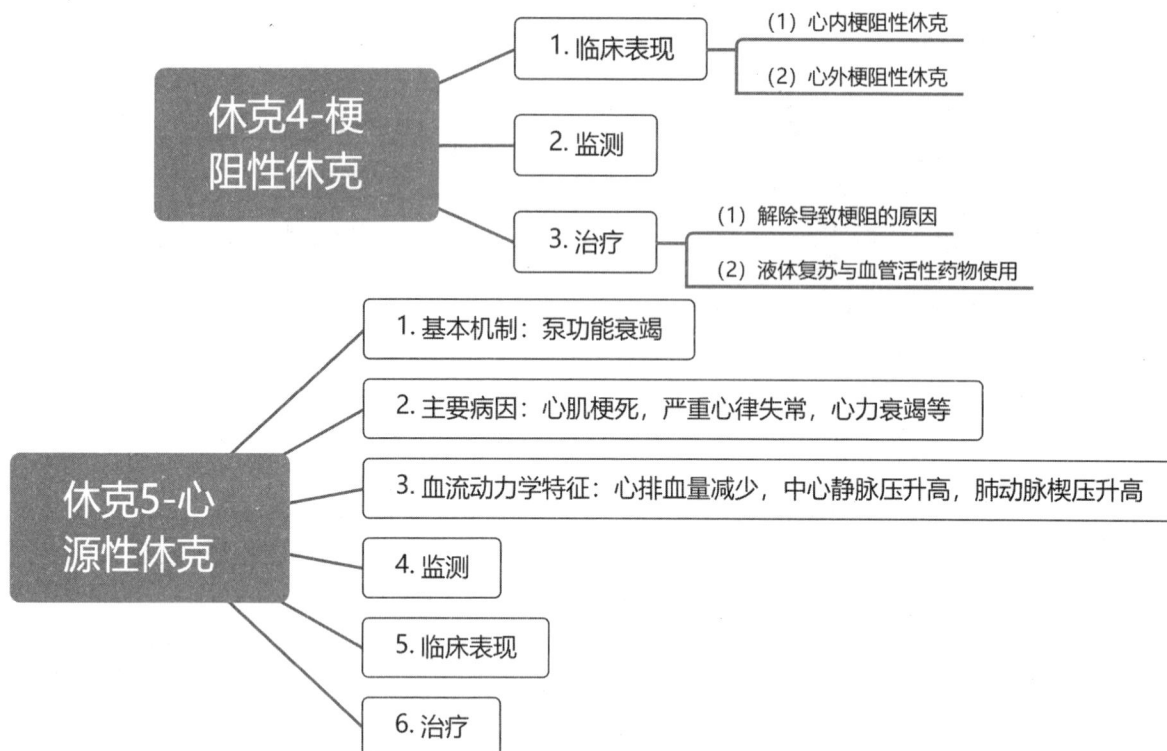

**考点 1　休克的基本概念及分类**

1. 基本概念　休克（shock）是各种强烈致病因素作用于机体，使其有效循环血量明显下降，引起组织器官灌注不足，细胞代谢紊乱和器官功能障碍的临床病理生理过程。为此，我们应把握休克的如下特征：休克是一种由多种病因引起的综合征，而不是独立的疾病；微循环障碍（microcirculation dysfunction）是休克的主要特征；休克的本质是组织细胞缺氧，血流动力学特征是有效循环血量明显降低和器官组织低灌注，其最终结果是多器官功能障碍综合征（multiple organ dysfunction syndrome，MODS）；由于休克时不仅有血流动力学的改变，同时有组织细胞的代谢改变，因此，处理好细胞的氧耗与氧供（或氧输送）的关系是休克治疗的重要基础。

2. 分类　休克有多种分类方法。多年来临床上一直是按照病因分类，如心源性休克、低血容量性休克、感染性休克、过敏性休克、神经源性休克和内分泌性休克等。这种分类病因明确，便于临床针对病因直接进行治疗。但是当血流动力学理论应用于临床后，大多数患者可以安全度过直接损害的阶段，导致休克患者死亡的主要原因不再是基础病因而是由此造成的循环功能的紊乱。并且，不同的病因导致的休克可以表现为相同的或是相近的血流动力学改变。因此，针对病因进行的休克分类就显示出明显的不足。1975年美国危重病医学之父MaxHary Weil和Shubin提出了按照血流动力学改变进行的新分类方法。按照这种分类方法，休克被分为低血容量性休克（hypovolemic shock）、心源性休克（cardiogenic shock）、分布性休克（distributive shock）、梗阻性休克（obstructive shock）4类。血流动力学分类是病因分类的补充，反映了休克的诊断和治疗是以纠正血流动力学紊乱和氧代谢障碍为目标。休克可累及各种系统。

**考点 2　休克的病因和病理**

1. 病因

（1）低血容量性休克：循环容量的丢失，各种原因引起的显性和（或）不显性容量丢失而导致

的有效循环血量减少、组织灌注不足、细胞代谢紊乱和功能受损。血流动力学表现为中心静脉压下降，肺动脉楔压下降，心排血量减少，心率加快，体循环阻力增高。

（2）分布性休克：血管收缩舒张调节功能异常。一部分由于容量血管扩张，循环血量相对不足而导致的体循环阻力正常或增高，如脊髓休克、神经节阻断等神经性损伤或麻醉药物过量等。另外一部分则是体循环阻力下降，导致血液重新分布，主要由感染引起。感染性休克是临床最常见的一类分布性休克，其发病机制复杂、病情变化迅速、病死率高，典型的血流动力学特征是心排血量正常或升高，伴体循环阻力降低。过敏性休克、神经源性休克均属于此类。

（3）心源性休克：泵功能衰竭，主要病因为心肌梗死、严重心律失常、心力衰竭、终末期心肌病、急性心肌炎等。前负荷正常，但心脏泵功能减弱或衰竭，心排血量减少导致循环灌注不良，引起组织细胞缺血缺氧。血流动力学特征是心脏泵功能衰竭导致的心排血量急剧减少，中心静脉压升高，肺动脉楔压升高，体循环阻力增高。

（4）梗阻性休克：心脏或心脏以外的原因导致心脏的主要通道受阻，回心血量降低，相对血容量不足而引起的休克症状。氧代谢的特征是心排血量减少引起氧输送减少，导致组织缺血缺氧。

2. 病理

（1）心脏：心肌纤维变性、断裂、间质水肿。DIC时，心肌微循环内血栓形成，可引起心肌的局灶性坏死。心源性休克时可见原发病的病理改变。

（2）肺：休克缺氧可使肺毛细血管扩张，内皮细胞和肺泡上皮受损，肺泡内大量液体渗出，肺组织淤血、出血、实变、间质水肿，有透明膜和毛细血管微血栓形成，肺重量与含水量明显增加，称为"休克肺"，严重时可导致急性呼吸窘迫综合征。

（3）肾：肾小管上皮细胞水肿、变性、坏死，管腔内常见大量蛋白，脱落细胞与蛋白形成管型，堵塞管腔。休克时，肾内血流重新分布，肾髓质因淤血而呈暗红色，而皮质区因肾小管缺血坏死而苍白，即所谓"休克肾"，可发生急性肾衰竭。

（4）脑：休克早期脑组织的病理改变不明显。晚期因缺血、$CO_2$潴留和酸中毒会引起脑细胞肿胀、血管通透性增高而导致脑水肿和颅内压增高，甚至脑疝。

（5）胃肠道：胃肠道黏膜缺血坏死形成溃疡。DIC时黏膜下小血管有微血栓形成。正常的胃肠道黏膜上皮细胞屏障功能受损，导致肠道内的细菌或其毒素经淋巴或肝门静脉途径侵害机体，成为细菌移位和内毒素移位，形成肠源性感染，这是导致休克继续发展和形成多器官功能障碍综合征的重要原因。

（6）肝：休克早期可见肝细胞缺血性病理改变，后期有血管内微血栓形成，肝细胞坏死，初始为局灶性坏死，以肝小叶中央区明显，严重时可出现大面积坏死。

**考点3** 不同类型休克的血流动力学指标、氧代谢-指标的监测、临床表现和处理

1. 低血容量性休克

（1）血流动力学监测

①中心静脉压（central venous pressure，CVP）和肺动脉楔压（pulmonary arterial wedge pres-sure，PAWP）：CVP反映右心室的舒张末压，是反映前负荷的指标。正常值为5~10cmH_2O（1cmH_2O=0.098kPa）。心功能正常的情况下，CVP常反映血容量的状况。连续、动态监测CVP具有重要的临床意义。PAWP用肺动脉漂浮导管（Swan-Ganz导管）来测定，反映左心室的舒张末压，

也是反映前负荷的指标，正常值为8~15mmHg（1mmHg=0.133kPa）。与CVP相比，能更准确地反映患者的容量状态。它是在临床表现难以鉴别心源性休克和非心源性休克时的重要方法，在休克治疗中可以指导补液量及心肌收缩药物的使用，调节较佳的呼吸机PEEP的压力。但近年来有较多研究表明，由于CVP和PAWP受到心脏顺应性、心脏瓣膜功能及胸腔内压力等多种因素的影响，CVP和PAWP与心脏前负荷的相关性不够密切，并不能准确反映心脏容量负荷状态。

②脉搏指示持续心排血量监测（pulse indicator continuous cardiac output，PiCCO）：PiCCO是近几年来临床广泛使用的一种血流动力学监测技术，具有简便、微创、高效比的特性。该监测仪采用热稀释法检测心排血量（cardiac output，CO）、全心舒张末期容积（global end diastolic volume，GEDV）、胸腔内血容量（intrathoracic blood volume，ITBV）、血管外肺水（extravascular lung water，EVLW）、全心射血分数（cardiac ejection fraction，GEF）、心排血量指数（cardiac function index，CFI），还可通过脉搏轮廓分析技术获得持续心排血量（PiCCO）、有创动脉压、每搏量变异度（strokevolume variation，SVV）、脉压变异率（pulse pressure variation，PPV）、全身血管阻力（systemic vas-cular resistance，SVR）等。PiCCO除了可以测量连续的心排血量，还可以测量ITBV和EVLW，而ITBV已被许多学者证明是一项可重复、敏感，且比肺动脉楔压（pulmonary artery wedge pressure，PAWP）、右心室舒张末期容积（right ventricular end diastolic volume，RVEDV）、中心静脉压（CVP）更能准确反映心脏前负荷的指标。目前的一些研究也显示，监测低血容量性休克患者SVV、PPV、EVLW、ITBV等容量指标可以反映机体容量状态，进行液体管理，可能比传统方法更为可靠有效。而相关研究也证实功能性血流动力学指标能实时、动态反映机械通气状态下患者液体复苏时机体的容量反应性，可作为指导液体治疗的指标。

③心脏超声：能够评估患者的容量状态和容量反应性，是传统有创血流动力学监测评估的有益补充，并有可能比之更加准确。一般情况下，经胸心脏超声已经可以提供足够可用的信息。在ICU，当超声图像欠佳时，经食管超声心动图（transesophageal echocardiography，TEE）可以提供理想图像，比经胸心脏超声更准确地评估心脏前负荷、心肺相互作用、上腔静脉的变异度等。

④正交偏振光谱成像技术（orthogonal polarization spectral imaging，OPS）、侧流暗视野成像（sidestream darkfield imaging，SDF）：OPS和SDF为首创的可用于器官内微循环观察的新技术，由于其能直接用于活体微循环观察，并通过半定量分析计算小血管密度（small vessel density）、灌注小血管密度（perfused small vessel density，PVD）和灌注血管比例（proportion of perfused vessels，PPV），进一步还可以计算微循环血流指数（micro-circulatory flow index，MFI）和不均质指数（heter-ogeneity index）等参数，故可用于微循环功能评价。近期，美国科学家应用SDF直接监测评估失血性休克犬微循环的变化。结果显示：随着失血的发生，微血管变量，如PPV、密度及MFI等明显降低，灌注血管密度与大血管变量、心率关系密切。OPS和SDF可以在床边直视下观察低血容量性休克患者的微循环变化，包括血管密度下降和未充盈、间断充盈毛细血管比例升高。其中对舌黏膜下微循环的检查采取的是几乎无损伤的最方便的微循环功能检测法，无论是临床研究还是动物实验均提示，OPS或SDF监测舌下微循环能反映肠道微循环灌注，故而OPS和SDF能适应临床监测的基本需求。

（2）氧代谢监测

①脉搏血氧饱和度（SpO$_2$）：主要反映氧合，但低血容量性休克患者血压低，末梢循环差，氧输送能力下降，故会影响SpO$_2$的精确性。

②碱缺失（base excess）：可反映组织低灌注时乳酸等无氧代谢产物的水平，能敏感地反映组织低灌注的程度和持续时间，及时反映休克的严重程度和复苏程度，是反映机体内环境及组织代谢状况的重要指标之一。

③动脉血乳酸（lactic acid）：正常值1~1.5mmol/L，可以直接反映无氧代谢、低灌注和休克的严重程度，是反映组织缺氧高度敏感的指标之一。休克时间越长，器官组织低灌注越严重，动脉血乳酸浓度越高。

④氧输送（oxygen delivery，$DO_2$）、氧消耗（oxygen consumption，$VO_2$）、混合静脉血氧饱和度（venous oxygen saturation，$SvO_2$）、中心静脉血氧饱和度（central venous oxygen saturation，$Sc-vO_2$）。

⑤胃黏膜pH：间接测量胃肠腔内的二氧化碳分压和动脉血的碳酸氢根浓度，反映胃肠道黏膜的血流灌注和代谢情况。

⑥组织血氧饱和度（tissue oxygen saturation，$StO_2$）和血管阻断试验（vascular occlusion test，VOT）：通过近红外光谱法（near infrared spectroscopy，NIR-S）检测组织内氧合血红蛋白与去氧合血红蛋白的比例，即可计算出$StO_2$。

（3）临床表现：低血容量性休克的发生及其程度，取决于机体循环容量丢失的量和速度。通常有大量失血、失液病史，如外伤、手术的失血，食管静脉曲张破裂出血，反复大量呕吐，腹泻，脱水，利尿等。症状体征包括精神状态改变（如烦躁不安或表情淡漠，严重者晕厥，甚至昏迷）、面色苍白、皮肤湿冷、收缩压下降（<90mmHg或较基础血压下降>40mmHg）或脉压减少（<20mmHg）、尿量<0.5ml/（kg·h），心率>100次/分等。

（4）处理：治疗低血容量性休克的基本措施是及时去除引起容量丢失的病因，但无论何种原因引起，低血容量性休克都是由于心脏前负荷不足，导致心排血量减少，从而组织灌注减少。所以治疗低血容量性休克时及时补充循环容量是刻不容缓的治疗措施。应尽可能根据容量丢失的种类选择补充液体的种类。对经充分的液体复苏后仍存在低血压或液体复苏早期存在严重低血压的患者，考虑应用血管活性药。在器官组织灌注恢复过程中酸中毒可以逐渐纠正。还要注意肠黏膜屏障功能的保护和体温的控制。在活动性出血控制前给予小容量液体复苏，在短期允许的低血压范围内维持重要脏器的基本灌注，并尽快止血，出血控制后再进行积极容量复苏。（合并颅脑损伤的严重失血性休克患者、老年患者及有高血压病史的患者应避免）。

2. 分布性休克

（1）感染性休克

①血流动力学监测。正交偏振光谱成像技术（OPS）、侧流暗视野成像（SDF）：OPS或SDF能在床边直视下观察严重感染与感染性休克患者的微循环变化。感染性休克患者微循环的主要变化是毛细血管的密度下降和未充盈、间断充盈的毛细血管比例升高；动-静脉分流增加；一部分毛细血管无血流灌注，而邻近的另一部分血管则正常灌注甚至高灌注。感染性休克的微循环可分为5种类型。

淤滞型：毛细血管处于淤滞状态，小静脉的血流正常或者血流缓慢。

无灌注/连续型：微循环的某一区域毛细血管没有血流灌注，与其邻近的另一部分毛细血管则灌注较好。

淤滞/连续型：微循环的某一区域毛细血管血流淤滞，与其邻近的另一部分毛细血管灌注正常。

淤滞/高动力型：微循环的某一区域毛细血管血流瘀滞，与其邻近的另一部分毛细血管灌注呈高动力状态，一些微小静脉也呈现高动力状态。

高动力型：微循环的各级血管均处于高动力的血流动力学状态。

但是，OPS和SDF临床应用也有局限性。因为其仅仅是确定微循环血流指数的监测方法，故不能实时监测灌流血管密度；监测所得微循环血流指数仅在具有类似经验的检查者中具有可比性；床边监测设备的分辨率与下线分析时所用的液晶屏分辨率可能不同，可导致评分差异；受舌运动和分泌的影响；操作者对舌黏膜施压不当可导致微循环血流改变。

②氧代谢监测

a.动脉血乳酸：血乳酸作为全身灌注与氧代谢的重要指标，它的升高反映了低灌注情况下无氧代谢的增加。研究表明血乳酸水平、持续时间与休克患者的预后密切相关，可作为组织灌注的良好指标。Arnold等研究发现，79%的高乳酸血症患者$ScvO_2$高于70%，提示即使$ScvO_2$达到正常，乳酸仍处于过高状态，故临床上高乳酸血症比$ScvO_2$更能反映组织灌注不足。

b.混合静脉血氧饱和度（$SvO_2$）、中心静脉血氧饱和度（$ScvO_2$）：$SvO_2$和$ScvO_2$反映组织器官摄氧状态，在临床得到广泛应用。感染性休克患者由于CO增加，氧输送相应增加，但氧消耗也是明显增加，因此$SvO_2$降低。$ScvO_2$与$SvO_2$有一定的相关性，在临床上更具可操作性，两者均可反映组织灌注状态。大量的研究提示在休克复苏早期，特别是感染性休克复苏早期，中心静脉血氧饱和度（$ScvO_2$）的降低是休克时组织灌注不足的重要表现，同时也是心排血量改变的重要诊断指标。

c.组织血氧饱和度（tissue oxygen saturation，$StO_2$）：$StO_2$可以反映全身性感染患者局部组织氧代谢状况。

d.动静脉二氧化碳分压差（central venous-arterial carbon dioxide or mixed venous-arterial carbondioxide，$Pcv\text{-}a\ CO_2$）：$Pcv\text{-}a\ CO_2$代表血液流经组织时细胞有氧代谢所产生的二氧化碳分压，其正常值≤5mmHg。$Pcv\text{-}a\ CO_2$增加提示组织低灌注而无法进行充分有效的有氧代谢。现已有较多的研究证实$Pcv\text{-}a\ CO_2$可作为EGDT的目标值，补充$ScvO_2$来用于指导复苏的目标，排除高$ScvO_2$水平，但实际患者仍存在氧供不足的现象，从而避免过早地终止复苏，导致复苏不充分，影响患者预后。

e.胃黏膜pH和胃肠道黏膜内$CO_2$分压（$PgCO_2$）：全身性感染患者胃肠道缺血发生最早，而复苏后血流恢复最迟。这些改变可以通过胃肠道黏膜pH和$PgCO_2$来反映。

f.舌下黏膜二氧化碳分压（sublingual capnometry，$PslCO_2$）：$PslCO_2$通过张力法来测定，测定原理同pHi。Povoas等研究指出，$PslCO_2$改变与组织氧合状态具有良好的相关性，随着休克的加重，$PslCO_2$升高，休克纠正，$PslCO_2$下降至正常，并且还发现$PslCO_2$与动脉血乳酸变化呈现高度一致性，与舌下血流量、内脏血流量及胃黏膜pH具有密切相关性。因此，连续性监测$PslCO_2$可作为组织低灌注的早期诊断指标，并对休克复苏具有指导意义。

③临床表现：临床上有明确的感染灶，有全身炎症反应存在，收缩压低于90mmHg或较原来基础值下降40mmHg，经积极液体复苏后1小时不能恢复或需血管活性药物维持，同时伴有器官组织灌注不良的表现，如少尿（尿量<30ml/h）或有急性意识障碍等，血培养可能有致病微生物生长。血流动力学特点为体循环阻力下降，心排血量正常或增加，肺循环阻力增加和心率的改变。

④处理：通过早期有效的抗生素使用、外科手术或介入清除感染灶、液体复苏、血管活性药物、正性肌力药物、糖皮质激素、积极控制血糖、机械通气和其他支持治疗（如透析等），在最初

6小时控制各项指标，如中心静脉压（CVP）为11~16cmH$_2$O，平均动脉压≥65mmHg，尿量≥0.5ml/（kg·h），ScvO$_2$≥70%或SvO$_2$≥65%。

（2）过敏性休克

①监测：休克严重者，密切监测呼吸、心率、血压，同时注意神志变化。

②临床表现：严重程度与机体的反应性、抗原进入量及途径有关。通常都突然发生且很剧烈，若不及时处理，常可危及生命。皮肤黏膜表现是过敏性休克最早且最常出现的症状，呼吸道阻塞症状是最主要的死亡原因，由于周围血管扩张导致有效循环血容量不足，表现出面色苍白、大汗、脉快而微弱，然后发展为四肢厥冷、发绀、血压迅速下降，脉搏消失，乃至测不到血压，最终导致心搏停止。少数原有冠状动脉粥样硬化的患者可并发心肌梗死；中枢神经系统症状往往先出现恐惧感，烦躁不安和晕厥，随着脑缺氧和脑水肿的加剧出现抽搐、昏迷等。

③处理：立即停止使用或清除可疑的过敏原或致病药物。平卧，吸氧，保持呼吸道畅通，注意保暖，就地抢救，不宜搬动，肾上腺素是过敏性休克首选特效药物，若休克持续不见好转，应及早静脉注射地塞米松或氢化可的松。H$_1$受体阻滞药（如苯海拉明、异丙嗪）能降低血管通透性，H$_2$受体阻滞药（雷尼替丁）具有对抗炎性介质损伤的作用。有窒息者，气管内插管进行人工呼吸，如喉头水肿明显，可给予环甲膜穿刺。心搏骤停者给予心肺复苏等。由于处于过敏性休克时，患者的过敏阈值甚低，可能使一些原来不过敏的药物转为过敏原。故治疗过敏性休克时用药切忌过多过滥。

（3）神经源性休克

①临床表现：患者可出现头晕、面色苍白、出汗，伴随疼痛、恶心、呕吐，或胸闷、心悸、呼吸困难等表现。

②救治措施：应予去除神经刺激因素、立即平卧，皮下或肌内注射肾上腺素，迅速补充有效血容量，应用肾上腺皮质激素，维持正常血压等。

3.梗阻性休克

（1）血流动力学监测

监测左心室前负荷的主要参数肺动脉楔压（PAWP）、中心静脉压（CVP）等，尽可能使其接近理想的范围。血流动力学特征是心排血量减少，体循环阻力（代偿性）增加，前负荷或充盈压随病因而不同。

（2）临床表现

根据梗阻部位不同分为心内梗阻性休克和心外梗阻性休克。心内梗阻性休克包括心瓣膜狭窄、乳头肌功能不全或断裂、室间隔窗孔、左心房黏液瘤或血栓等；心外梗阻性休克常见于腔静脉梗阻、心包缩窄或心脏压塞、肺栓塞、主动脉夹层动脉瘤、张力性气胸等。

患者有胸闷、烦躁不安、面色苍白、呼吸困难、皮肤湿冷甚至意识丧失，典型体征为血压突然下降、颈静脉怒张、心音低弱；张力性气胸者可有突发胸痛、呼吸困难或刺激性咳嗽，患侧胸部叩诊鼓音，听诊患侧呼吸音消失，纵隔向健侧移位等；急性肺栓塞可有呼吸困难、胸痛、咳嗽、咯血；心瓣膜狭窄可以在心脏瓣膜听诊区听到相应的杂音。

（3）处理

①立即解除导致梗阻的原因：多需采用外科或介入方式，如心包穿刺引流、剖胸探查、胸腔穿刺引流、肺栓塞溶栓治疗等。

②快速的液体复苏与血管活性药物使用：可暂时代偿心室充盈量和心排血量的降低。

4. 心源性休克

（1）临床诊断

1）病史：有急性心肌梗死、急性心肌炎、原发或继发性心肌病、严重的恶性心律失常及心脏手术等病史。

2）临床表现：早期患者烦躁不安、面色苍白，诉口干、出汗，但神志尚清；后逐渐表情淡漠、意识模糊、神志不清直至昏迷。

3）查体：心率常>120次/分。收缩压<80mmHg，脉压<20mmHg，后逐渐降低，严重时血压测不出。脉搏细弱、四肢厥冷、肢端发绀、皮肤出现花斑样改变、心音低钝。尿量<20ml/h，甚至无尿。休克晚期出现广泛性皮肤、黏膜及内脏出血，即弥漫性血管内凝血的表现以及多器官衰竭。

4）血流动力学监测：心输出量指数降低、左心室舒张末压升高等血流动力学异常。

（2）治疗

治疗目的是使心输出量达到保证组织器官有效灌注的水平，从病因治疗与对症治疗两个方面着手。

1）一般处理：绝对卧床休息，有效止痛；建立有效的静脉通道，行深静脉插管。持续4~6L/min吸氧，必要时气管插管或气管切开，人工呼吸机辅助呼吸等。

2）补充血容量

3）强心药物：儿茶酚胺类（去甲肾上腺素、肾上腺素、多巴胺等）、磷酸二酯酶抑制剂（米力农）、强心苷。

4）血管活性药物

5）辅助循环：主动脉内球囊反搏（IABP）、其他循环支持措施。

6）再灌注与血管重建：溶栓治疗、血管重建术。

7）心脏移植。

# 第二节　重症心血管的ICU处理

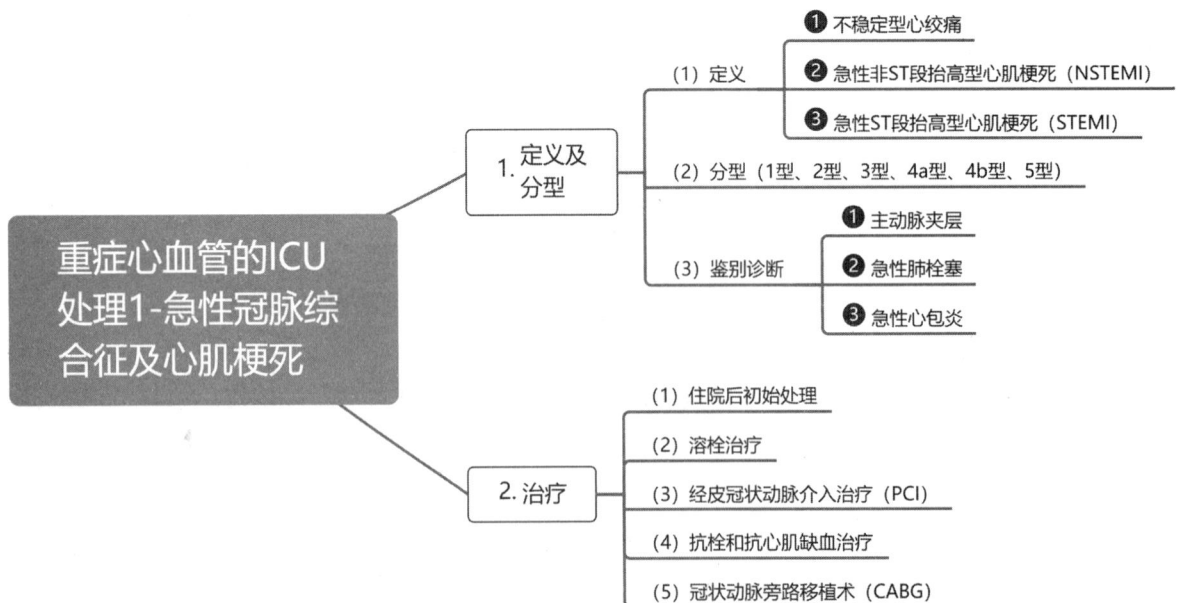

重症心血管的ICU处理1-急性冠脉综合征及心肌梗死

- 1.定义及分型
  - (1) 定义
    - ❶ 不稳定型心绞痛
    - ❷ 急性非ST段抬高型心肌梗死（NSTEMI）
    - ❸ 急性ST段抬高型心肌梗死（STEMI）
  - (2) 分型（1型、2型、3型、4a型、4b型、5型）
  - (3) 鉴别诊断
    - ❶ 主动脉夹层
    - ❷ 急性肺栓塞
    - ❸ 急性心包炎
- 2.治疗
  - (1) 住院后初始处理
  - (2) 溶栓治疗
  - (3) 经皮冠状动脉介入治疗（PCI）
  - (4) 抗栓和抗心肌缺血治疗
  - (5) 冠状动脉旁路移植术（CABG）

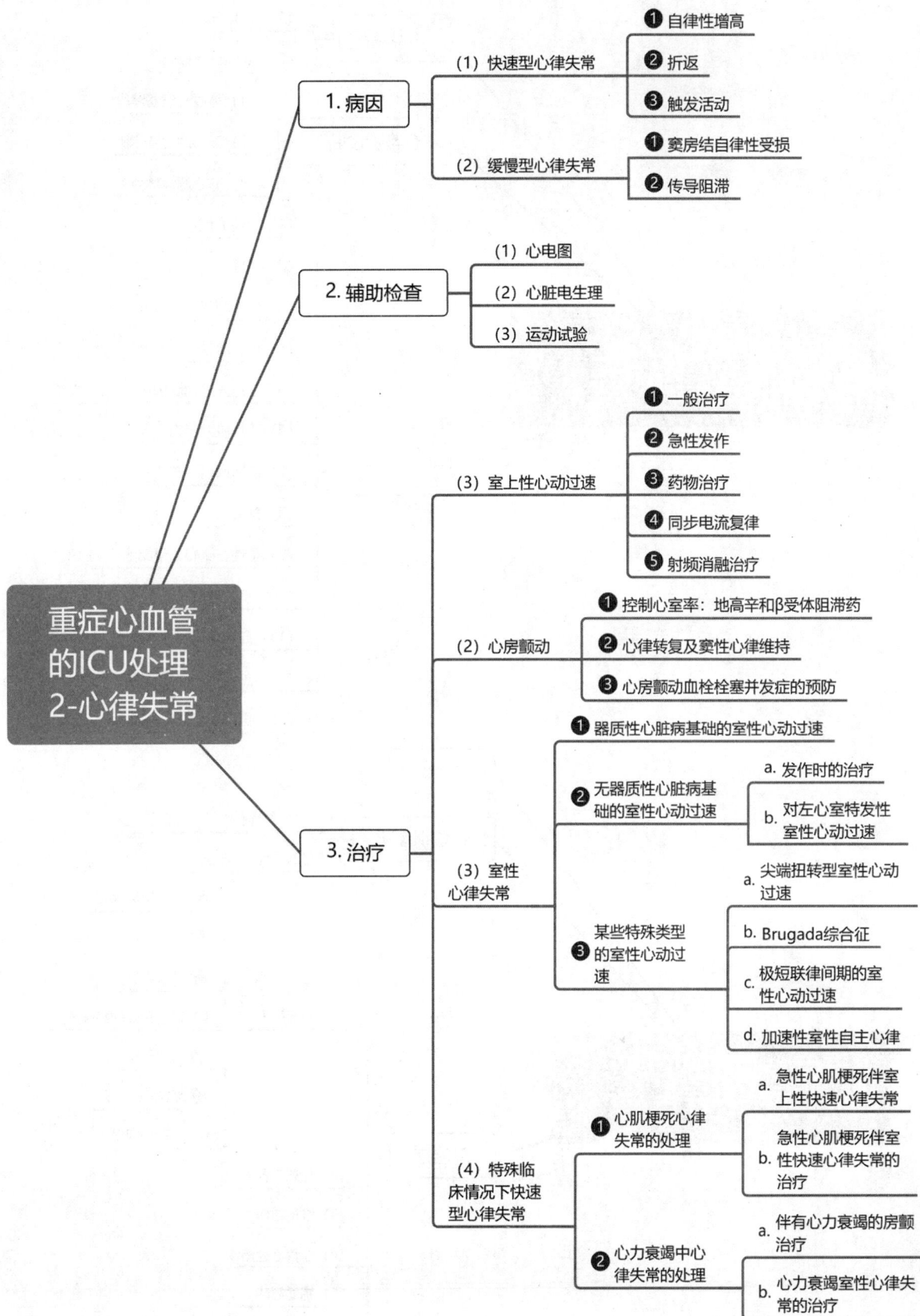

# 重症心血管的ICU处理 2-心律失常

## 1. 病因

### (1) 快速型心律失常
1. 自律性增高
2. 折返
3. 触发活动

### (2) 缓慢型心律失常
1. 窦房结自律性受损
2. 传导阻滞

## 2. 辅助检查
(1) 心电图
(2) 心脏电生理
(3) 运动试验

## 3. 治疗

### (3) 室上性心动过速
1. 一般治疗
2. 急性发作
3. 药物治疗
4. 同步电流复律
5. 射频消融治疗

### (2) 心房颤动
1. 控制心室率：地高辛和β受体阻滞药
2. 心律转复及窦性心律维持
3. 心房颤动血栓栓塞并发症的预防

### (3) 室性心律失常
1. 器质性心脏病基础的室性心动过速
2. 无器质性心脏病基础的室性心动过速
   - a. 发作时的治疗
   - b. 对左心室特发性室性心动过速
3. 某些特殊类型的室性心动过速
   - a. 尖端扭转型室性心动过速
   - b. Brugada综合征
   - c. 极短联律间期的室性心动过速
   - d. 加速性室性自主心律

### (4) 特殊临床情况下快速型心律失常
1. 心肌梗死心律失常的处理
   - a. 急性心肌梗死伴室上性快速心律失常
   - b. 急性心肌梗死伴室性快速心律失常的治疗
2. 心力衰竭中心律失常的处理
   - a. 伴有心力衰竭的房颤治疗
   - b. 心力衰竭室性心律失常的治疗

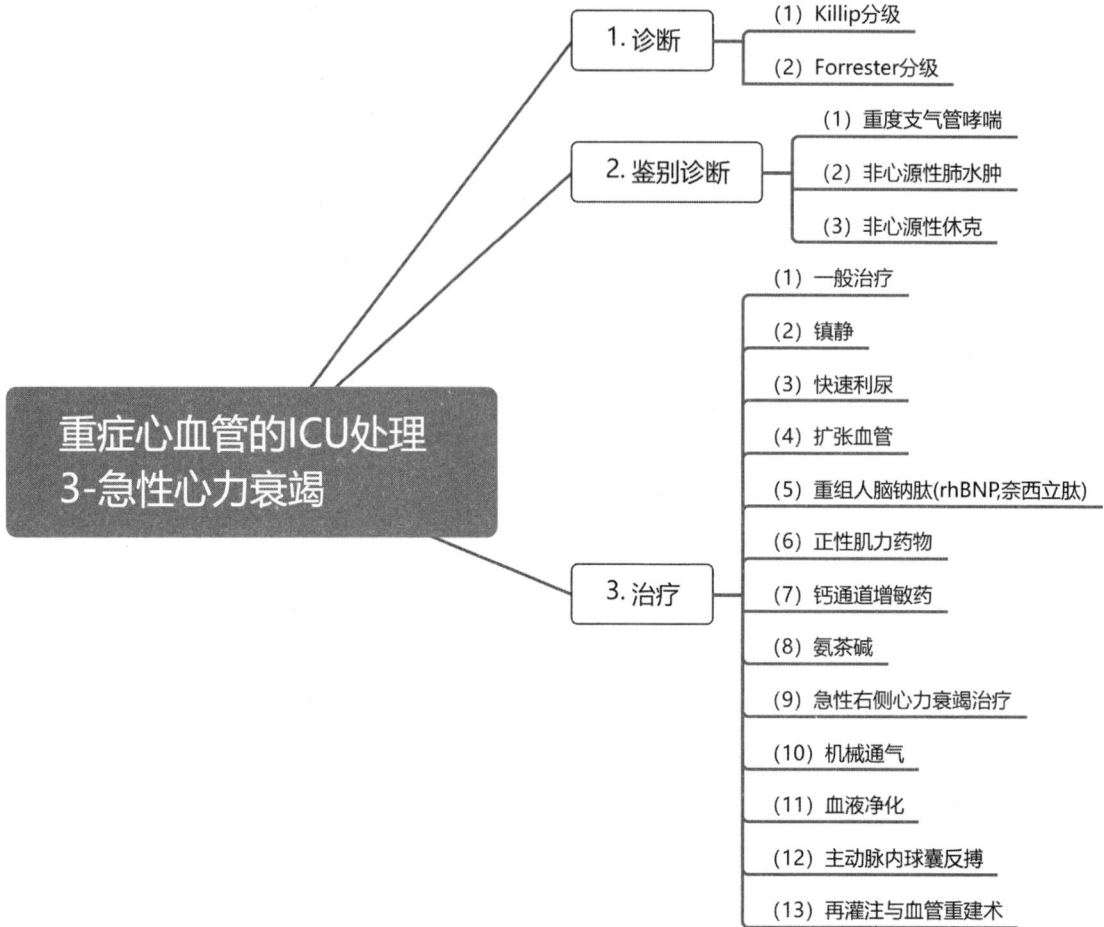

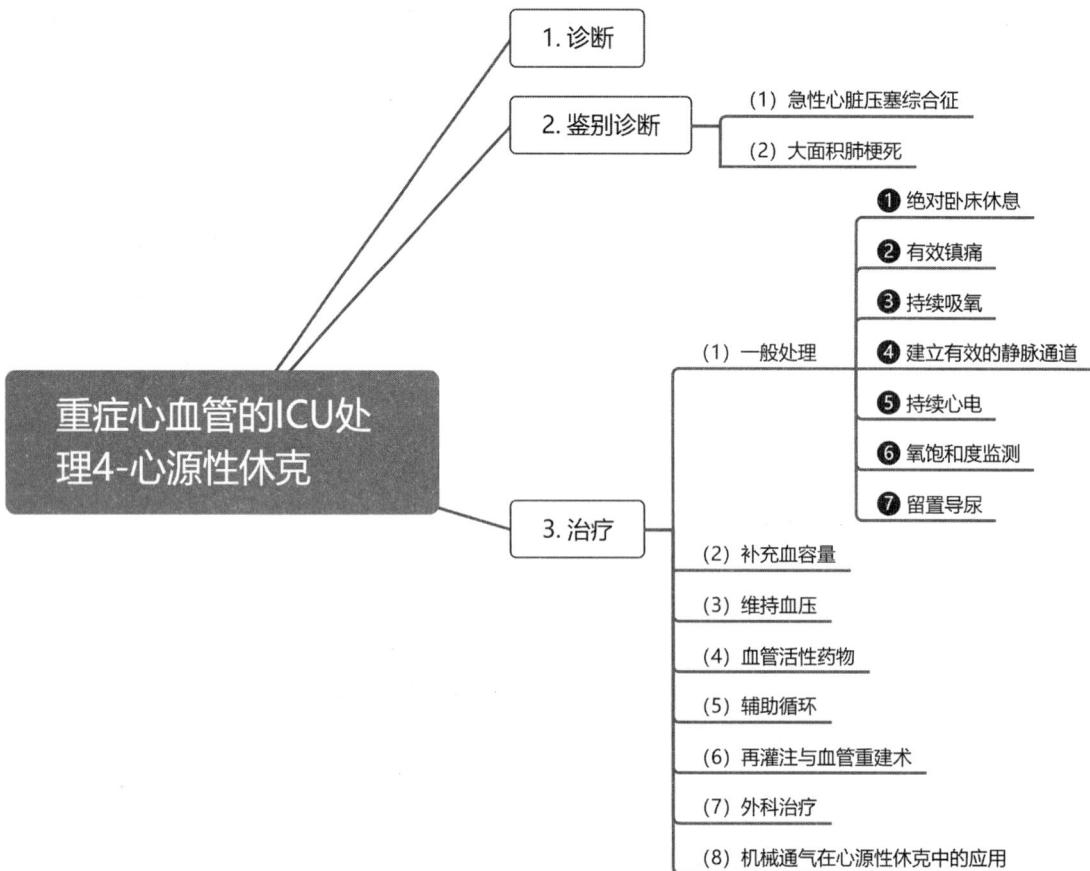

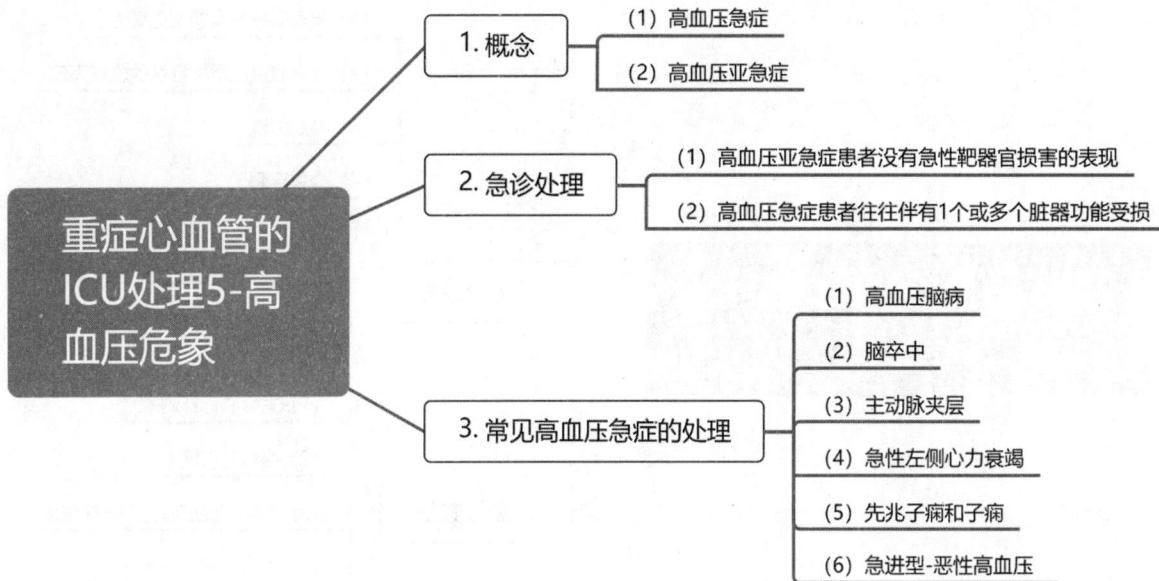

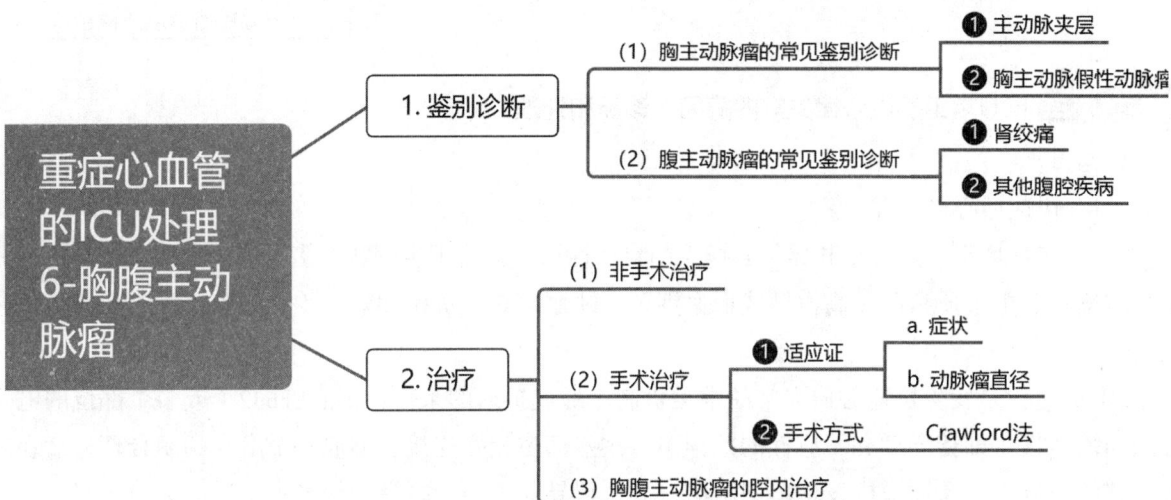

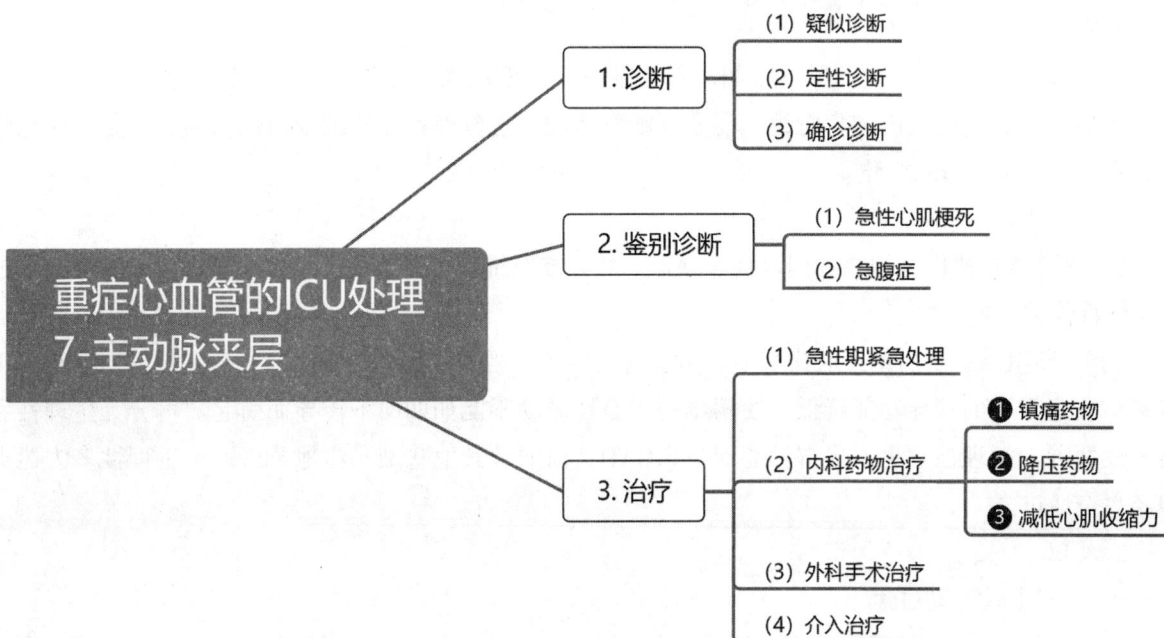

```
                                          ┌─ (1) 具有心脏压塞的常见病因
                                          │
                              ┌─ 1. 诊断 ──┼─ (2) 具有心脏压塞特征性的临床表现
                              │           │
                              │           ├─ (3) 辅助检查
                              │           │
                              │           └─ (4) 心包穿刺
                              │
┌──────────────────────┐     │           ┌─ (1) 急性右侧心力衰竭
│  重症心血管的ICU处理    │     ├─ 2. 鉴别诊断 ─┤
│  8-心脏压塞            ├─────┤           └─ (2) 急性左侧心力衰竭
└──────────────────────┘     │
                              │           ┌─ (1) 紧急心包穿刺术
                              │           │
                              │           ├─ (2) 心包腔引流术
                              │           │
                              └─ 3. 急诊救治 ┼─ (3) 剑突下经皮心包开窗探查术
                                          │
                                          ├─ (4) 开胸心脏探查术
                                          │
                                          └─ (5) 药物及其他对症支持治疗
```

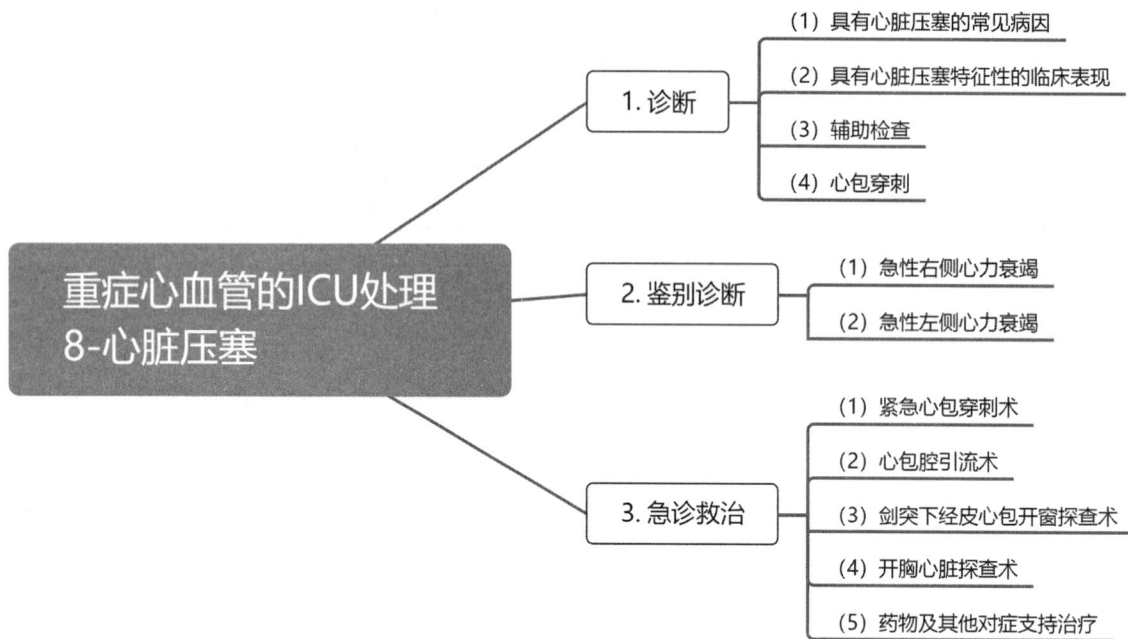

## 考点 1 ICU常见严重心律失常的病因、诊断和处理

1. 病因

（1）快速型心律失常

1）自律性增高：窦房结和异位起搏点的自律性增高，病理生理状态多发生于内源性或外源性儿茶酚胺增多、电解质紊乱（高血钙或低血钾）、缺血缺氧、机械性效应（如心脏扩大）和洋地黄药物。

2）折返：是发生快速心律失常的常见机制。形成折返的条件：①心脏的2个或多个部位的电生理的不均一性（即传导性和不应性的差异），这些部位相互连接，形成一个潜在的闭合环；②在环形通路的基础上一条通道内发生单向阻滞；③可传导通道传导缓慢，使最初阻滞的通道再兴奋，从而可完成一次折返的激动。

3）触发活动：在某些情况下，如局部儿茶酚胺浓度增高、低钾血症、高钙血症、洋地黄中毒等，在心房、心室或希氏浦肯野组织能看到触发活动。这些因素导致细胞内钙积累，引起动作电位后的除极化，称为后除极化。

（2）缓慢型心律失常

1）窦房结自律性受损：如因炎症、缺血、坏死或纤维化可导致窦房结功能衰竭引起窦性心动过缓，窦性停搏。

2）传导阻滞：窦房结及心房病变，可引起窦房传导阻滞、房内传导阻滞；房室传导阻滞是由于房室结或房室束的传导功能降低，窦房结的兴奋性激动不能如期向下传导而引起。可分为生理性和病理性两种，病理性常见于风湿性心肌炎、CAD、白喉及其他感染、洋地黄中毒；生理性多为迷走神经兴奋性过高。

2. 处理

（1）室上性心动过速

1）一般治疗：针对病因治疗，包括心力衰竭、心肌梗死、缺氧、电解质紊乱、药物中毒。可给予吸氧、镇静药及休息。

2）急性发作的处理：阵发性室上性心动过速绝大多数为旁路参与的房室折返性心动过速及慢快型房室交界区折返性心动过速，终止发作除可用刺激迷走神经的手法、药物、经食管快速心房起搏法、同步电复律法，射频消融已成为有效的根治办法。

3）药物治疗：

①腺苷或三磷腺苷静脉快速推注，往往在10~40秒能终止心动过速。

②维拉帕米静脉注射。

③普罗帕酮缓慢静脉推注。如室上性心动过速终止则立即停止给药。维拉帕米、普罗帕酮都有负性肌力作用，也都有抑制传导系统功能的不良反应，故对有器质性心脏病、心功能不全、基本心律有缓慢型心律失常的患者应慎用。

④毛花苷C静脉注射，因起效慢，目前已少用。

⑤也可考虑地尔硫䓬或胺碘酮静脉使用，但终止阵发性室上性心动过速的有效率不高。在用药过程中，要进行心电监护，当室上性心动过速终止或出现明显的心动过缓及（或）传导阻滞时应立即停止给药。

4）同步电复律：

①电复律前准备：急救药品、氧气、吸引器、气管插管、心电图机、背垫木板等。

②操作：患者仰卧（背垫木板），建立静脉通道，严密心电监护，选择以R波为主的心电示波导联。电极板上均匀涂上导电糊备用。完全清醒的病人可给予地西泮适度镇静。电极板分别放置在心尖和右胸第2肋间部位，务必使电极板紧贴胸壁避免有空隙。将除颤器充电，室上性心动过速100J左右（心房扑动50~100J，心房颤动100~150J，室性心动过速200J），若1次复律不成功可重复进行或稍增加电量，直至复律3次或电量达300J为止。按下"同步电复律"按钮，放电后立即观察示波心律，心脏听诊并做心电记录，测血压、呼吸，观察神志情况，直至完全清醒。

③并发症：转复后可能有心肌损害、窦性心动过缓、交界性逸搏及房性期前收缩；栓塞症（发生率<1%，故栓塞史者在复律前、后须抗凝血治疗）；低血压。

Ⅴ射频消融治疗：主要针对房室结双径和房室旁路折返，方法为房室旁路消融和房室结改良，房室结改良分慢径路消融或快径路消融2种方式。

（2）心房颤动

1）控制心室率：永久性房颤一般需用药物控制心室率，以避免心率过快，减轻症状，保护心功能。地高辛和β受体阻滞药是常用药物，必要时两药可以合用。

2）心律转复及窦性心律维持：

阵发性心房颤动多能自行转复。超过1年的持续性心房颤动者，心律转复成功率不高，即使转复也难以维持。心房颤动心律转复有药物转复、电复律和射频消融3种方法。电复律见效快、成功率高。电复律后需用药物维持窦律者在复律前要进行药物准备，用胺碘酮者最好能在用完负荷量后行电复律。药物转复常用Ⅰc及Ⅲ类抗心律失常药，包括胺碘酮、普罗帕酮、莫雷西嗪、索他洛尔等，一般用分次口服的方法。静脉给予普罗帕酮、依布利特、多非利特、胺碘酮终止心房颤动也有效。有器质性心脏病、心功能不全的患者首选胺碘酮。对于阵发性心房颤动及部分持续性心房颤动者或药物不能维持窦律的心房颤动可行导管射频消融。1998年对肺静脉内心肌袖诱发心房颤动的重要性的认识，已经促进了导管消融治疗心房颤动技术的进展。包括肺静脉心房的电隔离和心房内碎裂电位的消融，前者又包括肺静脉的局灶消融、节段消融、肺静脉环的消融，即刻成功率94%~100%，多达48%的患者在数日内复发。对于预激综合征经旁路前传的心房颤动或任何引起血压下降的心房颤动，立即施行电复律。无电复律条件者可静脉应用胺碘酮。

3）心房颤动血栓栓塞并发症的预防：2012年《ESC心房颤动指南》提出CHA2DS2-VASc积分系统来预测卒中风险指导抗凝血治疗，包括慢性心功能不全（1分），高血压（1分），年龄（新指南从1分增加到2分），糖尿病（1分），卒中/TIA/血栓栓塞史（2分），血管疾病（1分），年龄65~74岁（1分），女性（1分），评分>2分应给予华法林抗凝血；阿司匹林无预防血栓作用，出血风险与华法林无差异。最新的抗凝血药有利伐沙班、达比加群。

（3）室性心律失常

1）器质性心脏病基础的室性心动过速

①非持续性室性心动过速：主要针对病因和诱因，即治疗器质性心脏病和纠正如心力衰竭、电解质紊乱、洋地黄中毒等诱因，在此基础上，应用β受体阻滞药有助于改善症状和预后。对于上述治疗措施效果不佳且室速发作频繁、症状明显者可以按持续性室性心动过速用抗心律失常药预防或减少发作。

②持续性室性心动过速：发生于器质性心脏病患者的持续性室性心动过速多预后不良，容易引起心脏性猝死。除了治疗基础心脏病，必须及时治疗室性心动过速本身。对室性心动过速的治疗包括终止发作和预防复发。

终止室性心动过速：有血流动力学障碍者立即同步电复律，情况紧急（如发生晕厥、多形性室性心动过速或恶化为心室颤动）可非同步转复。药物复律需静脉给药，胺碘酮静脉用药安全有效；利多卡因会加重心功能不全，其优点是半衰期短。心率在200次/分以下的血流动力学稳定的单形室性心动过速可以置右心室临时起搏电极，抗心动过速起搏终止。

预防复发：可以排除急性心肌梗死、电解质紊乱或药物等可逆性或一过性因素所致的持续性室性心动过速是ICD的明确适应证。

2）无器质性心脏病基础的室性心动过速：亦称特发性室性心动过速，发作时有特征性心电图图形可分为：起源于右心室流出道（偶可起源于左心室流出道）的特发性室性心动过速和左心室特发性室性心动过速。药物治疗可分为以下两种情况：

①发作时的治疗。对起源于右心室流出道的特发性室性心动过速可选用维拉帕米、普罗帕酮、β受体阻滞药、腺苷或利多卡因。

②对左心室特发性室性心动过速，首选维拉帕米静脉注射。特发性室性心动过速可用射频消融根治，成功率很高。

3）某些特殊类型的室性心动过速：

①尖端扭转型室性心动过速：其发作常反复，也可能恶化为心室颤动。多见于Q-T间期延长者。Q-T间期延长综合征可以是先天的，也可以是后天获得性的。临床上获得性多见。

首先寻找并处理Q-T间期延长的原因，如血钾、镁浓度降低或药物等，停用一切可能引起或加重Q-T间期延长的药物。

采用药物终止心动过速时，首选硫酸镁，首剂2~5g静脉注射（3~5分钟），然后以2~20mg/min速度静脉滴注。无效时，可试用利多卡因、美西律或苯妥英钠静脉注射。

上述治疗效果不佳者行心脏起搏，可以缩短Q-T间期，消除心动过缓，预防心律失常进一步加重。

异丙肾上腺素能增快心率，缩短心室复极时间，有助于控制扭转型室性心动过速，但可能使部分室性心动过速恶化为心室颤动，使用时应小心，适用于获得性Q-T延长综合征、心动过缓所致扭转型室性心动过速而没有条件立即行心脏起搏者。

②Brugada综合征：患者心电图表现为右束支阻滞并$V_1$~$V_3$ ST段抬高，或仅有$V_1$~$V_3$ ST段抬高，出现类似终末R'波，并有心室颤动发作史。ICD能有效地预防心脏性猝死，在安置ICD后，可试用胺碘酮和（或）β受体阻滞药。

③极短联律间期的室性心动过速：维拉帕米能有效地终止并预防其发作，对反复发作的高危患者应安置ICD。

④加速性室性自主心律：在急性心肌梗死，特别是再灌注治疗时，其发生率可达80%以上。这是一种良性异位心律，多为一过性。由于丧失了心房同步收缩功能，原有心功能不全的患者，症状可能加重。阿托品通过提高窦性心律、夺获心室可终止这种异位室性心律。

（4）特殊临床情况下快速型心律失常

1）心肌梗死心律失常的处理：

急性心肌梗死由于缺血性心电不稳定可出现室性期前收缩、室性心动过速、心室颤动或出现加速性室性自主心律；由于泵衰竭或过度交感兴奋可引起窦性心动过速、房性期前收缩、心房颤动、心房扑动或室上性心动过速；由于缺血或自主神经反射可引起缓慢性心律失常（如窦性心动过缓）、房室或室内传导阻滞。

①急性心肌梗死伴室上性快速心律失常的治疗：a.阵发性室上性心动过速的快速心室率增加心肌耗氧量，必须积极处理。可静脉应用维拉帕米、地尔硫䓬或美托洛尔。合并心力衰竭、低血压者可用电转复或食管心房起搏治疗。洋地黄制剂有效，但起效时间较慢。b.合并心房颤动常见且与预后有关。血流动力学不稳定者，需迅速电转复治疗。血流动力学稳定的患者，以减慢心室率为首要。无心功能不全者，可用美托洛尔、维拉帕米、地尔硫䓬静脉注射，然后口服治疗；心功能不全者，首选洋地黄制剂。胺碘酮对终止心房颤动、减慢心室率及复律后维持窦性心律均有价值，可静脉用药并随后口服治疗。

②急性心肌梗死伴室性快速型心律失常的治疗

除针对疾病本身的治疗外，建议如下：a.心室颤动、血流动力学不稳定的持续性多形室性心动过速者，应迅速非同步电转复，双向波能量120~200J。b.持续性单形室性心动过速，伴心绞痛、肺水肿、低血压（收缩压<90mmHg）者，应尽早同步电转复。c.持续性单形室性心动过速不伴上述情况者，可选用静脉利多卡因、胺碘酮、索他洛尔给药治疗。d.频发室性期前收缩、室性期前收缩成对、非持续性室性心动过速者，可严密观察或胺碘酮或利多卡因治疗（<24小时）。

2）心力衰竭中心律失常的处理：心律失常的治疗必须在积极治疗心力衰竭及原发病、消除诱发因素及纠正电解质紊乱基础上进行。胺碘酮对降低心力衰竭猝死、改善生存有益，对心脏功能的抑制及促心律失常作用小，如无禁忌证，是严重心力衰竭患者室性或房性心律失常的可选治疗药物。

①伴有心力衰竭的房颤治疗。a.心房颤动可见于约20%的心力衰竭患者中，伴死亡率增加。心力衰竭伴有永久心房颤动的患者，可给予洋地黄或β受体阻滞药控制心室率。b.使阵发性心房颤动转复为窦性，对提高心功能，避免血栓栓塞及快速不规则心律均有利。胺碘酮可用于复律并维持窦性心律。c.心力衰竭伴慢性心房颤动者并发脑卒中的发生率每年可达16%；如合并其他危险因素，发生率

更高，必须同时抗凝血治疗。

②心力衰竭室性心律失常的治疗：a.对于无症状非持续性室性心动过速的患者，不主张积极抗心律失常药物治疗。b.心室颤动、血流动力学不稳定的持续性室性心动过速应立即电转复；血流动力学稳定的持续性室性心动过速，首选胺碘酮，其次利多卡因，无效者电复律。c.缺血性和非缺血性心肌病，左心室射血分数≤35%（NYHAⅡ~Ⅲ）为ICD置入的Ⅰ类指征。d.心力衰竭中室性心动过速药物治疗选择时应注意，Ⅲ类钾通道阻滞药以胺碘酮为主，可降低心脏性猝死，对总死亡降低可能有益。

### 考点2 常用抗心律失常药物的使用

1. 室上性心动过速

（1）腺苷或三磷腺苷静脉快速推注，往往在10~40秒能终止心动过速。

（2）维拉帕米静脉注射。

（3）普罗帕酮缓慢静脉推注。如室上性心动过速终止则立即停止给药。维拉帕米、普罗帕酮都有负性肌力作用，也都有抑制传导系统功能的不良反应，故对有器质性心脏病、心功能不全、基本心律有缓慢型心律失常的患者应慎用。

（4）毛花苷C静脉注射，因起效慢，目前已少用。

（5）也可考虑静脉使用地尔硫䓬或胺碘酮，但终止阵发性室上性心动过速有效率不高。在用药过程中，要进行心电监护，当室上性心动过速终止或出现明显的心动过缓及（或）传导阻滞时应立即停止给药。

2. 心房颤动

（1）控制心室率：永久性房颤一般需用药物控制心室率，以避免心率过快，减轻症状，保护心功能。地高辛和β受体阻滞药是常用药物，必要时两药可以合用。

（2）心律转复及窦性心律维持：

阵发性心房颤动多能自行转复。超过1年的持续性心房颤动者，心律转复成功率不高，即使转复也难以维持。药物转复常用Ⅰc及Ⅲ类抗心律失常药，包括胺碘酮、普罗帕酮、莫雷西嗪、索他洛尔等，一般用分次口服的方法。静脉给予普罗帕酮、依布利特、多非利特、胺碘酮终止心房颤动也有效。有器质性心脏病、心功能不全的患者首选胺碘酮。

（3）心房颤动血栓栓塞并发症的预防：2012年《ESC心房颤动指南》提出CHA2DS2-VASc积分系统来预测卒中风险指导抗凝血治疗，包括慢性心功能不全（1分），高血压（1分），年龄（2012年《ESC心房颤动指南》从1分增加到2分），糖尿病（1分），卒中/短暂性脑缺血发作（TIA）/血栓栓塞史（2分），血管疾病（1分），年龄65~74岁（1分），女性（1分），评分>2分应给予华法林抗凝血；阿司匹林无预防血栓作用，出血风险与华法林无差异。最新的抗凝血药有利伐沙班、达比加群。

3. 室性心律失常

（1）器质性心脏病基础的室性心动过速

①非持续性室性心动过速：应用β受体阻滞药有助于改善症状和预后。对于上述治疗措施效果不佳且室速发作频繁、症状明显者可以按持续性室性心动过速用抗心律失常药预防或减少发作。

②持续性室性心动过速：发生于器质性心脏病患者的持续性室性心动过速多预后不良，容易引

起心脏性猝死。除了治疗基础心脏病，必须及时治疗室性心动过速本身。对室性心动过速的治疗包括终止发作和预防复发。

终止室性心动过速：药物复律需静脉给药，胺碘酮静脉用药安全有效；利多卡因会加重心功能不全，其优点是半衰期短。

（2）无器质性心脏病基础的室性心动过速

药物治疗可分为以下两种情况。

①发作时的治疗。对起源于右心室流出道的特发性室性心动过速可选用维拉帕米、普罗帕酮、β受体阻滞药、腺苷或利多卡因。

②对左心室特发性室性心动过速，首选维拉帕米静脉注射。特发性室性心动过速可用射频消融根治，成功率很高。

（3）某些特殊类型的室性心动过速

①尖端扭转型室性心动过速：

采用药物终止心动过速时，首选硫酸镁，首剂2~5g静脉注射（3~5分钟），然后以2~20mg/min速度静脉滴注。无效时，可试用利多卡因、美西律或苯妥英钠静脉注射。

异丙肾上腺素能增快心率，缩短心室复极时间，有助于控制扭转型室性心动过速，但可能使部分室性心动过速恶化为心室颤动，使用时应小心，适用于获得性Q-T间期延长综合征、心动过缓所致扭转型室性心动过速而没有条件立即行心脏起搏者。

②Brugada综合征：在安置植入型心律转复除颤器（ICD）后，可试用胺碘酮和（或）β受体阻滞药。

③极短联律间期的室性心动过速：维拉帕米能有效地终止并预防其发作，对反复发作的高危患者应安置ICD。

④加速性室性自主心律：阿托品通过提高窦性心率、夺获心室可终止这种异位室性心律。

4.特殊临床情况下快速型心律失常

（1）心肌梗死心律失常的处理

①急性心肌梗死伴室上性快速心律失常。阵发性室上性心动过速的快速心室率增加心肌耗氧量，必须积极处理。可静脉应用维拉帕米、地尔硫䓬或美托洛尔。洋地黄制剂有效，但起效时间较慢。

可用美托洛尔、维拉帕米、地尔硫䓬静脉注射，然后口服治疗；心功能不全者，首选洋地黄制剂。胺碘酮对终止心房颤动、减慢心室率及复律后维持窦性心律均有价值，可静脉用药并随后口服治疗。

②急性心肌梗死伴室性快速心律失常的治疗。持续性单形室性心动过速不伴上述情况可选用静脉利多卡因、胺碘酮、索他洛尔给药治疗。

频发室性期前收缩、室性期前收缩成对、非持续性室性心动过速可严密观察或胺碘酮或利多卡因治疗（<24小时）。

（2）心力衰竭中心律失常的处理：胺碘酮对降低心力衰竭猝死、改善生存有益，对心脏功能的抑制及促心律失常作用小，如无禁忌证，是严重心力衰竭患者室性或房性心律失常的可选治疗药物。

①伴有心力衰竭的房颤治疗。a.心房颤动可见于约20%的心力衰竭患者中，伴死亡率增加。心力衰竭伴有永久心房颤动可给予洋地黄或β受体阻滞药控制心室率。b.使阵发性心房颤动转复为窦性，对提高心功能，避免血栓栓塞及快速不规则心律均有利。胺碘酮可用于复律并维持窦性心律。c.心力

衰竭伴慢性心房颤动者并发脑卒中的发生率每年可达16%；如合并其他危险因素，发生率更高，必须同时进行抗凝血治疗。

②心力衰竭室性心律失常的治疗：a.对于无症状非持续性室性心动过速的患者，不主张积极抗心律失常药物治疗。b.血流动力学稳定的持续性室性心动过速，首选胺碘酮，其次利多卡因。c.心力衰竭中室性心动过速药物治疗选择时应注意，Ⅲ类钾通道阻滞药以胺碘酮为主，可降低心脏性猝死，对总死亡降低可能有益。

### 考点3 急性心功能不全和急性冠状动脉综合征的诊断及治疗

1. 急性心功能不全

（1）诊断：临床常用的急性心力衰竭严重程度分级有以下2种。

①Killip分级

Ⅰ级：无心力衰竭。

Ⅱ级：有心力衰竭，肺部中下野湿啰音，可闻及奔马律，X线片见肺淤血。

Ⅲ级：严重的心力衰竭，有肺水肿，满布湿啰音。

Ⅳ级：心源性休克、低血压（收缩压≤90mmHg）、发绀、少尿、出汗。

②Forrester分级

Ⅰ级：$PCWP \leq 18mmHg$，$CI > 2.2L/(min \cdot m^2)$，无肺淤血及周围灌注不良。

Ⅱ级：$PCWP > 18mmHg$，$CI > 2.2L/(min \cdot m^2)$，有肺淤血。

Ⅲ级：$PCWP < 18mmHg$，$CI \leq 2.2L/(min \cdot m^2)$，有肺淤血和组织灌注不良。

（2）治疗：吸氧、镇静、快速利尿、扩张血管、正性肌力药物、钙通道增敏药、氨茶碱；急性右侧心力衰竭治疗需给予多巴酚丁胺或多巴胺，禁用利尿药、吗啡和硝酸甘油等血管扩张药，若有急性大块肺栓塞则以扩容、吸氧、机械通气、溶栓治疗为主。病情危重、伴随发生Ⅰ型或Ⅱ型呼吸衰竭者，对无创通气（NIV）无反应的患者，以及继发于ST段抬高型急性冠状动脉综合征所致的肺水肿需有创机械通气；血液净化可维持水、电解质酸碱平衡，清除大量炎性介质和心肌抑制因子；主动脉内球囊反搏可有效地改善心肌灌注且同时降低心肌耗氧量、增加心排血量。建议早期溶栓、急诊冠状动脉介入（PT-CA）和冠状动脉旁路移植（CABG）。

2. 急性冠状动脉综合征

（1）诊断：单纯作出急性心肌梗死的诊断是不够的，还要确定梗死的范围、左心室的功能、冠状动脉病变的严重程度，从而预测患者的转归。2007、2012年美国心脏病学会（ACC）、美国心脏协会（AHA）、欧洲心脏病学会（ESC）及世界心脏联盟（WHF）制定了"心肌梗死全球统一定义"的专家联合共识。心肌梗死定义为：心脏生物标志物（最好是肌钙蛋白）增高或增高后降低，至少有1次数值超过正常上限，并有以下至少1项心肌缺血的证据。①心肌缺血临床症状；②心电图出现新的心肌缺血变化，即新的ST段改变或左束支传导阻滞（按心电图是否有ST段抬高，分为急性ST段抬高型心肌梗死STEMI和非STEMI）；③心电图出现病理性Q波；④影像学证据显示新的心肌活力丧失或区域性室壁运动异常；⑤造影或尸检证实冠状动脉血栓形成。

（2）治疗

①住院后初始处理：立即给予吸氧和心电图、血压和血氧饱和度监测，对血流动力学稳定且无并发症的患者可根据病情卧床休息1~3天。剧烈胸痛给予有效镇痛药。

②溶栓治疗：溶栓药可选择非特异性纤溶酶原激活药或特异性纤溶酶原激活药。溶栓血管再通的间接判定指标：60~90分钟抬高的ST段至少回落50%；2小时内胸痛症状明显缓解；治疗后的2~3小时出现再灌注心律失常；TnT（I）峰值提前至发病12小时内，肌酸激酶同工酶MB（CK-MB）酶峰提前到14小时内。

③PCI治疗：对症状发病12小时内的STEMI（包括正后壁心肌梗死）或伴有新出现或可能新出现左束支传导阻滞的患者应行直接PCI。

④抗血小板治疗：阿司匹林、氯吡格雷和静脉GPⅡb/Ⅲa受体拮抗药。

⑤抗凝血治疗：普通肝素、低分子量肝素、利伐沙班和达比加群。

⑥抗心肌缺血和其他治疗：急性心肌梗死最初24~48小时静脉滴注硝酸酯类药物用于缓解持续缺血性胸痛、控制高血压或减轻肺水肿；β受体阻滞药通过降低交感神经张力、减慢心率，降低体循环血压和减弱心肌收缩力，以减少心肌耗氧量和改善缺血区的氧供需失衡，缩小心肌梗死面积，减少复发性心肌缺血、再梗死、心室颤动及其他恶性心律失常；血管紧张素转化酶抑制药（ACEI）或血管紧张素受体阻滞药（ARB）可影响心肌重构、减轻心室过度扩张而减少充盈性心力衰竭的发生，降低病死率；他汀类药物具有抗炎、改善内皮功能、抑制血小板聚集的多效性。CABGSTEMI合并心源性休克不适宜PCI者，急诊冠状动脉旁路移植术（CABG）可降低病死率。机械性并发症（如心室游离壁破裂、乳头肌断裂、室间隔穿孔）引起心源性休克时，在急性期需行CABG和相应心脏手术治疗。

### 📖 考点4　高血压危象和恶性高血压的诊断和治疗

**1. 诊断**

（1）高血压急症（hypertensive emergencies）：高血压急症是一种急性严重血压升高，伴有急性（或快速进展）靶器官（心、肾、脑）功能障碍的疾病状态。其典型临床表现为：血压>220/140mmHg，伴头痛、意识模糊、视力下降、恶心、呕吐、抽搐、肺水肿、尿少，有3级或4级高血压性视网膜病变。

（2）高血压亚急症（hypertensive urgencies）：高血压亚急症是一种血压高度升高但无进行性靶器官严重损害的临床疾病，应使血压在数小时到数天内降低，通常用口服降压药。亚急症可进一步加重或转为紧急高血压急症。

高血压急症与亚急症均可合并慢性靶器官损害，区别两者的唯一标准是血压升高的速度及有无新近发生的或急性进行性的严重靶器官损害，与高血压水平的绝对值无关。

**2. 治疗**

（1）急诊处理：高血压亚急症患者没有急性靶器官损害的表现，可口服短效降压药；高血压急症患者往往伴有1个或多个脏器功能受损，立即收入ICU进行监护，严密监测血压、尿量和生命体征的情况下，应用短效静脉降压药物，数分钟到数小时将血压降至安全水平。

（2）常见高血压急症的处理

①高血压脑病：尼卡地平、拉贝洛尔和非诺多泮等。

脑卒中：避免使用减少血流灌注的药物，脱水治疗除降低颅内压外，亦有不同程度的降压作用。

②主动脉夹层：处理详见本节导图7。

③急性左侧心力衰竭：硝普钠能够有效地扩张动脉和静脉，降低心脏前、后负荷，故推荐为急

性肺水肿的首选药物。硝普钠应该与吗啡、吸氧和祥利尿药等联合应用。

④先兆子痫和子痫：初始治疗包括扩容和硫酸镁的应用，以防止抽搐，静脉应用拉贝洛尔或尼卡地平。

⑤急进型-恶性高血压（accelerated-malignant hypertension）：ACEI及ARB是临床应用的主要降压药。

# 第三节　围术期循环障碍的处理

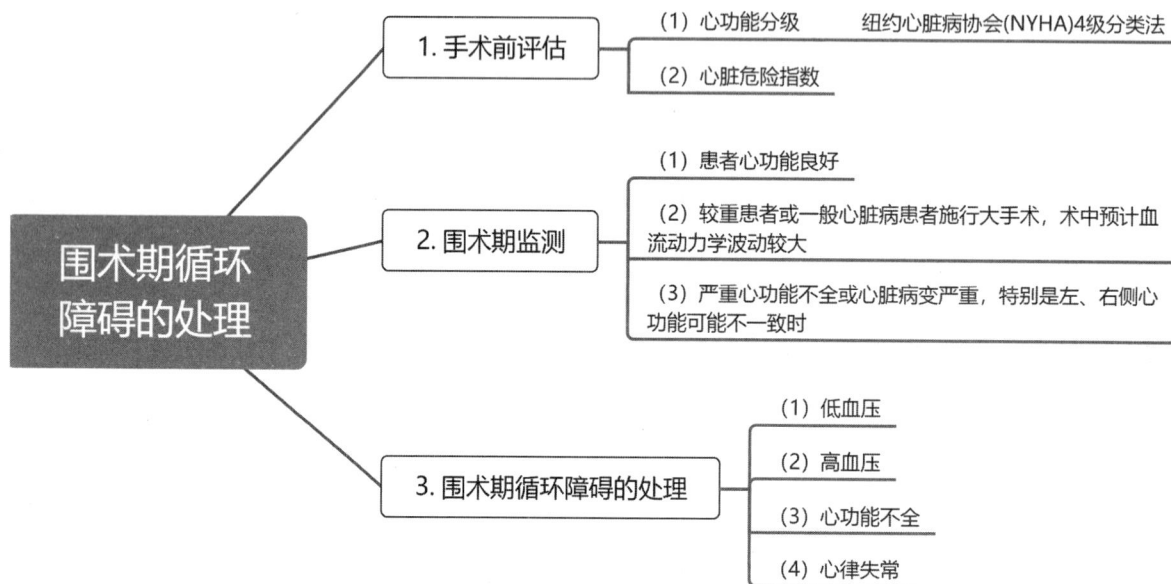

围术期循环障碍的处理
- 1. 手术前评估
  - （1）心功能分级　　纽约心脏病协会(NYHA)4级分类法
  - （2）心脏危险指数
- 2. 围术期监测
  - （1）患者心功能良好
  - （2）较重患者或一般心脏病患者施行大手术，术中预计血流动力学波动较大
  - （3）严重心功能不全或心脏病变严重，特别是左、右侧心功能可能不一致时
- 3. 围术期循环障碍的处理
  - （1）低血压
  - （2）高血压
  - （3）心功能不全
  - （4）心律失常

## 考点1　手术前评估

患者能否承受麻醉与手术，主要取决于心血管病变的严重程度和代偿功能，以及其他器官受累情况和需要手术治疗的疾病等。需要对患者做全面了解与评估。

1. 心功能分级：纽约心脏病协会（NYHA）4级分类法

Ⅰ级：体力活动不受限，无症状，日常活动不引起疲乏、心悸和呼吸困难等。

Ⅱ级：日常活动轻度受限，且可出现疲劳、心悸、呼吸困难或心绞痛，但休息后感舒适。

Ⅲ级：体力活动显著受限，轻度活动即出现症状，但休息后尚感舒适。

Ⅳ级：休息时也出现心功能不全症状或心绞痛综合征，任何体力活动将会增加不适感。

2. 心脏危险指数

（1）Goldman's多因素心危险指数见下表。

| 项目 | 内容 | 记分 |
|---|---|---|
| 病史 | 1.心肌梗死<6个月 | 10 |
| | 2.年龄>70岁 | 5 |
| 体检 | 3.第三心音、颈静脉怒张等心力衰竭征 | 11 |
| | 4.主动脉瓣狭窄 | 3 |

续表

| 项目 | 内容 | 记分 |
|---|---|---|
| 心电图 | 5. 非窦性节律，术前有房性期前收缩 | 7 |
| | 6. 持续室性期前收缩>5次/分 | 7 |
| 一般内科情况差 | 7. $PaO_2<8kPa$，$PaCO_2>6.7kPa$，$K^+<3mmol/L$，$BUN>18mmol/L$，$Cr>260\mu mol/L$，SGOT升高，慢性肝病征及非心脏原因卧床 | 3 |
| 腹内、胸外或主动脉外科 | | 3 |
| 急诊手术 | | 4 |
| 总计 | | 53分 |

（2）功能分级与心脏危险因素积分对围术期心脑脏病并发症及心脏原因死亡的关系，见下表。

| 心功能分级 | 心脏危险因素积分 | 心因死亡（%） | 危及生命的心脏并发症*（%） |
|---|---|---|---|
| I | 0~5 | 0.2 | 0.7 |
| II | 6~12 | 2.0 | 5.0 |
| III | 13~25 | 2.0 | 11.0 |
| IV | ≥26 | 56.0 | 22.0 |

*非致命心肌梗死、充血性心力衰竭和室性心动过速。

### 考点2　围术期监测

若患者心功能良好，则采用非创伤性测血压、脉搏、血氧饱和度。听诊器听心音、呼吸音以及连续心电图监测心率、心律；较重患者或一般心脏病患者施行大手术，术中预计血流动力学波动较大，除上述监测外应经皮做动脉和中心静脉置管直接连续监测动脉压和中心静脉压，并插入导尿管监测尿量和进行体温监测；严重心功能不全或心脏病变严重，特别是左、右侧心功能可能不一致时，除上述监测外，应做肺动脉压、肺毛细血管楔压和心排血量的监测。

### 考点3　围术期循环障碍的处理

1. 低血压　预防为主，然后针对病因加以纠正，参照中心静脉压或PCWP进行容量复苏。

2. 高血压　针对原因预防为主。

3. 心功能不全　改善心肌收缩力、降低心室射血阻力、减轻肺充血，改善氧合，预防严重的心律失常。

4. 心律失常　窦性心动过速需纠治病因；窦性心动过缓时若循环良好，心率在50次/分以上，则不必处理，心率慢伴血压下降则多巴胺0.5~1.0mg静脉注射，后根据血压和心率采用适当剂量静脉维持；窦房结功能低下伴有症状，需安装起搏器；室上性心动过速可使用各种方法刺激迷走神经；偶发室性期前收缩不必处理，若期前收缩超过4次/分、多源性、连续3次以上，或期前收缩发生在前一个QRS综合波接近T波峰值，首选利多卡因50~75mg静脉注射，隔20分钟可重复1次，维持1~4mg/min。

# 第3章 心肺脑复苏

## 第一节 心搏骤停的常见原因及心电图类型

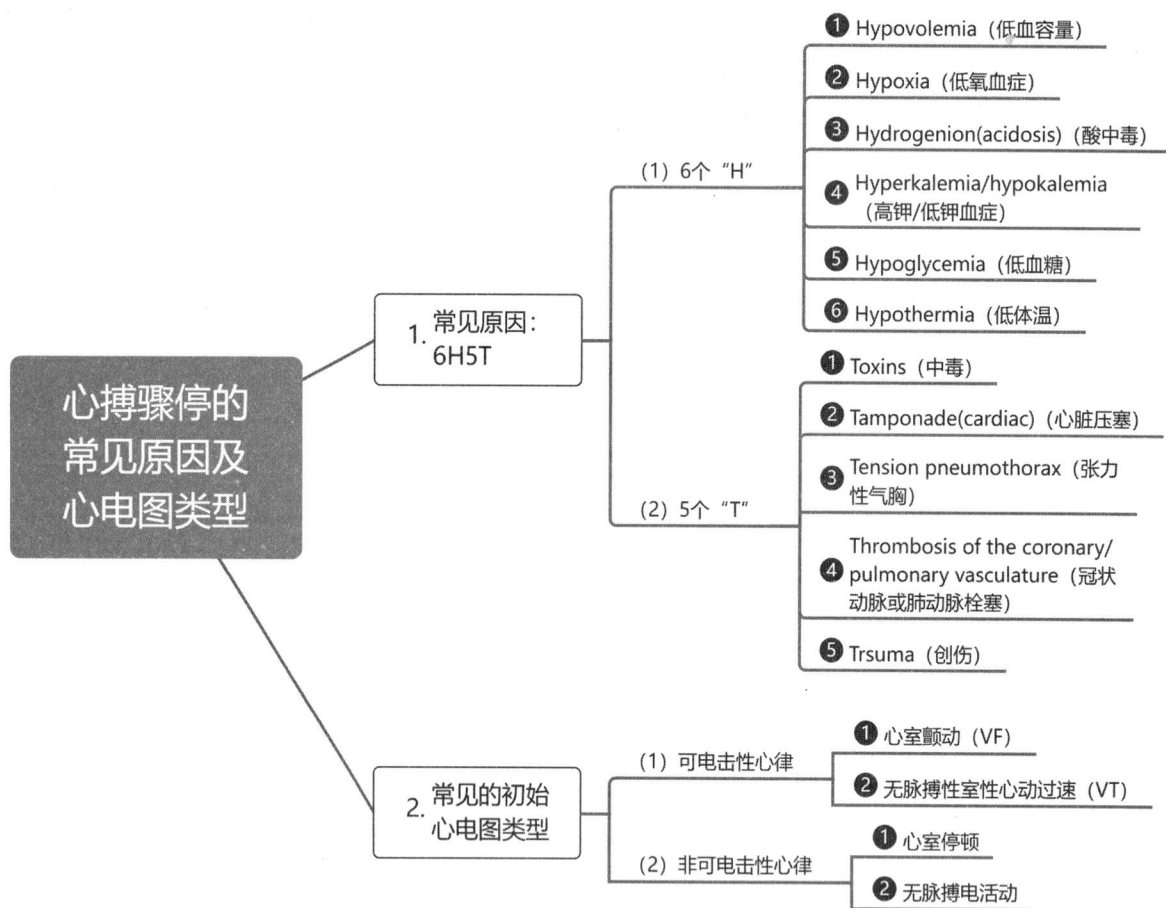

心搏骤停的常见原因及心电图类型

1. 常见原因：6H5T

(1) 6个 "H"
- ❶ Hypovolemia（低血容量）
- ❷ Hypoxia（低氧血症）
- ❸ Hydrogenion(acidosis)（酸中毒）
- ❹ Hyperkalemia/hypokalemia（高钾/低钾血症）
- ❺ Hypoglycemia（低血糖）
- ❻ Hypothermia（低体温）

(2) 5个 "T"
- ❶ Toxins（中毒）
- ❷ Tamponade(cardiac)（心脏压塞）
- ❸ Tension pneumothorax（张力性气胸）
- ❹ Thrombosis of the coronary/pulmonary vasculature（冠状动脉或肺动脉栓塞）
- ❺ Trsuma（创伤）

2. 常见的初始心电图类型

(1) 可电击性心律
- ❶ 心室颤动（VF）
- ❷ 无脉搏性室性心动过速（VT）

(2) 非可电击性心律
- ❶ 心室停顿
- ❷ 无脉搏电活动

### 考点 1 心搏骤停的心电图类型

心搏骤停后的常见的初始心电图类型包括心室颤动（VF）、无脉搏性室性心动过速（VT）、心室停顿和无脉搏电活动等。依据是否有电击除颤指征，即电击能否有效终止异常心律而恢复灌注性心律，被划分为可电击性心律和非可电击性心律2类：①可电击性心律，包括VF和无脉搏VT，发病率最高，抢救成功率也最高。抢救成功的关键是及早电击除颤和及时有效的CPR。②非可电击性心律，指心室停顿和无脉搏电活动。无脉搏电活动涵盖一组不同的无脉搏心律，即假性电机械分离、心室自主节律、心室逸搏节律及除颤后心室自主节律等。非可电击性心律普遍复苏效果不佳。

# 第二节　生存链

2010年国际复苏指南会议上，生存链得到修订，在1992年第5次心肺复苏会议上的生存链4个关键环节上增加了第5个环节。

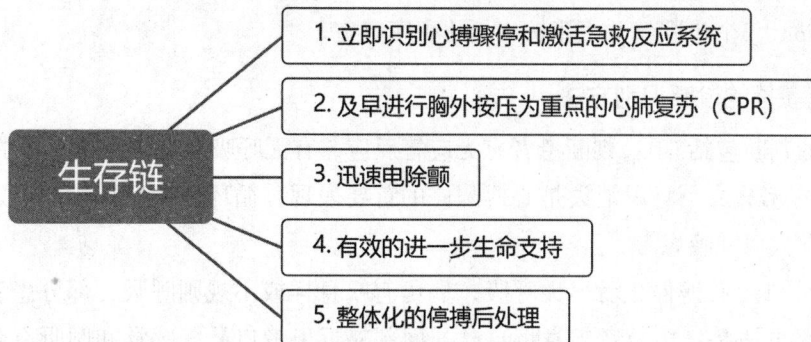

生存链
- 1. 立即识别心搏骤停和激活急救反应系统
- 2. 及早进行胸外按压为重点的心肺复苏（CPR）
- 3. 迅速电除颤
- 4. 有效的进一步生命支持
- 5. 整体化的停搏后处理

# 第三节　基本生命支持

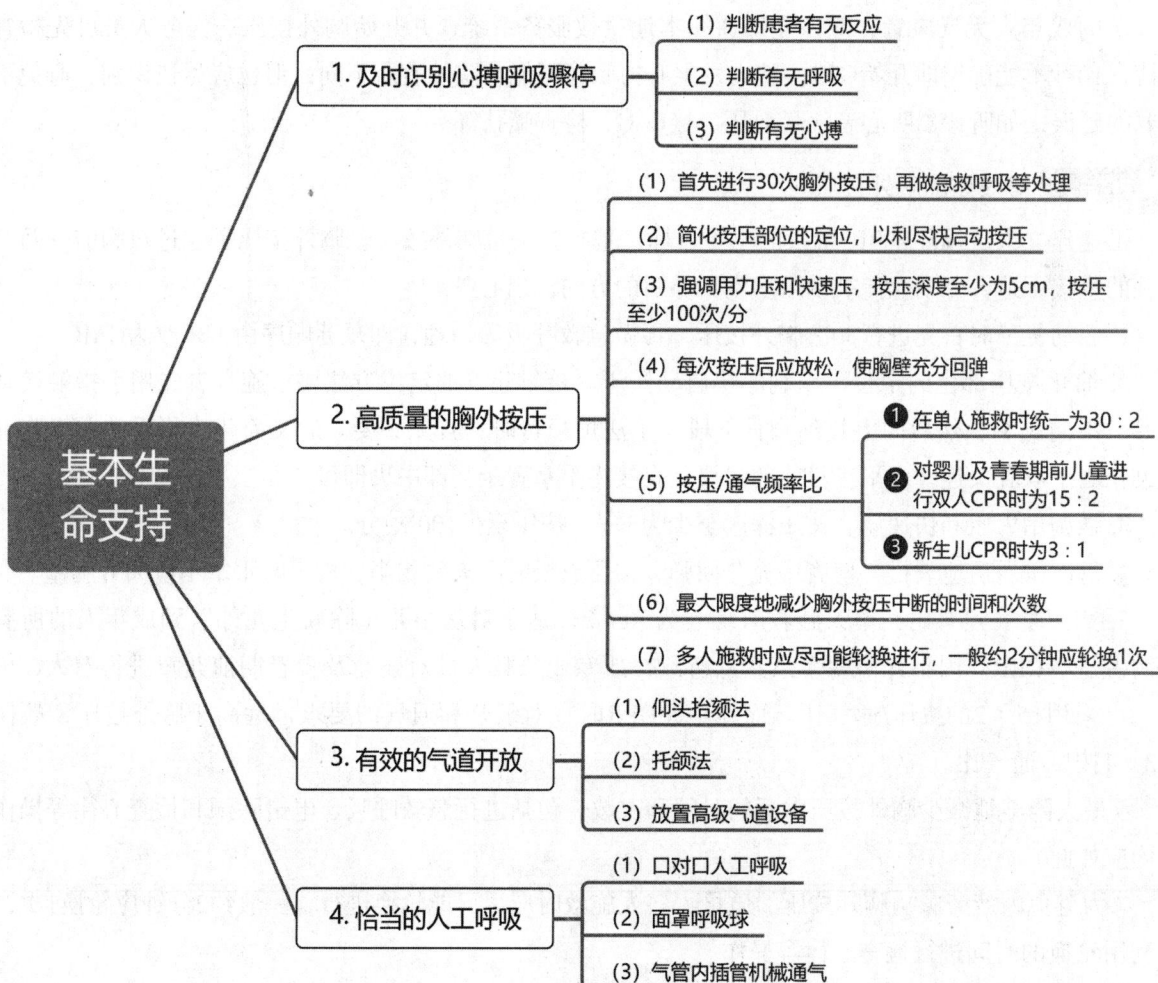

基本生命支持
- 1. 及时识别心搏呼吸骤停
  - （1）判断患者有无反应
  - （2）判断有无呼吸
  - （3）判断有无心搏
- 2. 高质量的胸外按压
  - （1）首先进行30次胸外按压，再做急救呼吸等处理
  - （2）简化按压部位的定位，以利尽快启动按压
  - （3）强调用力压和快速压，按压深度至少为5cm，按压至少100次/分
  - （4）每次按压后应放松，使胸壁充分回弹
  - （5）按压/通气频率比
    - ❶ 在单人施救时统一为30∶2
    - ❷ 对婴儿及青春期前儿童进行双人CPR时为15∶2
    - ❸ 新生儿CPR时为3∶1
  - （6）最大限度地减少胸外按压中断的时间和次数
  - （7）多人施救时应尽可能轮换进行，一般约2分钟应轮换1次
- 3. 有效的气道开放
  - （1）仰头抬颏法
  - （2）托颌法
  - （3）放置高级气道设备
- 4. 恰当的人工呼吸
  - （1）口对口人工呼吸
  - （2）面罩呼吸球
  - （3）气管内插管机械通气

## 考点1　基本生命支持（BLS）

BLS指在心搏骤停发生现场进行的抢救，基本目的是在尽快进行有效的人工循环和人工呼吸，为心脏和脑提供最低限度的血流灌注和氧供。多数情况下抢救是在没有任何医疗设备的情况下进行，即所谓的徒手CPR。将徒手CPR总结为气道开放（A，airway）、人工通气（B，breathing）和胸外按压（C，compression）3个步骤，并主张按CAB的顺序实施。

## 考点2　心搏骤停的诊断识别方法

徒手时完整的判断包括3项：判断患者有无应答反应、有无呼吸及有无心搏。要求10秒内明确。

1. 判断患者有无反应　意识消失是心搏骤停的首要表现，循环停止后10秒即可发生。判断方法是拍打或摇动，并大声呼唤患者。

2. 判断有无呼吸　心搏停止者多无呼吸，偶可有叹息样或不规则呼吸，部分患者可能有明显气道梗阻表现。判断方法是，施救者俯身将自己耳面部靠近患者口鼻，感觉和倾听有无气息，同时眼观察胸部有无隆起。判断时间不应超过10秒。

3. 判断有无心搏　判断方法触摸颈总动脉有无搏动，先用手指触摸到甲状软骨，向外侧滑到甲状旁沟，约相当于胸锁乳突肌中点内侧缘。也应在10秒内完成。

为节约时间简化BLS流程：去除"看、听和感觉"等步骤。强调对任何无呼吸或无正常呼吸（仅叹气）的成年人无反应者，应该立即通知本地急救服务系统，并开始胸外按压。医务人员可先检查脉搏，10秒不能确定即开始CPR。院内发生心搏骤停可能与院外有所不同，但也应尽快识别，避免不必要的延误，如听诊器听心音、量血压、接ECG、检查瞳孔等。

## 考点3　高质量的胸外按压

迅速建立人工循环是BLS阶段的主要目标，基本方法是胸外按压。胸外按压是通过对胸前壁乃至心脏的直接压迫，驱动血流被动沿房室瓣导引的方向流出心脏。

1. 启动复苏时首先进行30次胸外按压，再做急救呼吸等处理，即复苏顺序由ABC改为CAB。

2. 简化按压部位的定位，以利尽快启动按压。最早建议的定位方法要求施救者先用手指触摸到肋弓，滑向剑突，然后向上找到胸骨下段，手法烦琐费时，且无必要。后又简化为将手掌置于胸部中央相当于双乳头连线水平。目前的建议是直接将手掌置于胸部中央即可。

3. 强调用力压和快速压，按压深度至少5cm，按压至少100次/分。

4. 每次按压后应放松，使胸壁充分回弹，按压放松时间大致相当，放松时手掌不应离开胸壁。

5. 按压/通气频率比在单人施救时统一为30：2，适于对从小儿（除新生儿外）到成年人的所有停跳者进行CPR。因小儿停搏多系窒息所致，故专业急救人员对婴儿及青春期前儿童进行双人CPR时，可采用15：2的按压/通气比。而新生儿CPR时，对氧合和通气的要求远远高于胸外按压，故保留3：1按压/通气比。

6. 最大限度地减少胸外按压中断的时间和次数，包括进行急救呼吸、电击除颤和检查心律等操作时均应如此。

7. 为避免因疲劳影响胸外按压的质量，多人施救时应尽可能轮换进行，一般约2分钟应轮换1次，可利用轮换的时间进行检查心律等操作。

**考点4** 有效的气道开放

医务人员施救时可采用仰头抬颏法进行气道开放，即使患者头后仰，托起其下颌使颏部抬起。但对头面部创伤，可疑存在脊柱损伤的患者，此法可能加重颈部脊髓损伤。此时可尝试采用托颌法，即不使头部后仰，而是保持头颈与脊柱成一条直线，仅仅用双手抬起下颌。此法操作不易，若不能保证有效实施，即使有高位颈髓损伤风险，也应将开放气道和通气作为优先考虑，直接采用仰头抬颏法。未经训练的非医务人员施救者可不考虑气道开放，积极开始胸外按压即可。更可靠的气道开放方法是放置高级气道设备，包括气管内导管、食管气管联合导管和喉罩等。院内场合可酌情应用，但不应因此而延误胸外按压。

**考点5** 恰当的人工呼吸

现代心肺复苏强调避免过度通气。口对口人工呼吸是徒手复苏时最便捷和有效的通气方法。院内急救推荐使用面罩呼吸球进行加压人工呼吸，有条件时进行气管内插管实施机械通气。

目前建议，实施急救呼吸时每次通气时间应超过1秒，吹气量能够使胸部隆起即可。建立了应用高级气道设备且双人CPR时，每6~8秒钟通气1次（为每分钟8~10次），无须考虑与按压的比例。若施救者不愿意无把握提供标准CPR时，应鼓励进行单纯胸外按压的CPR。专业医务人员在院内施救时，应尽可能采用按压加通气的标准CPR。但是注意，对于因呼吸停止或淹溺等原因导致的心脏停搏，应该进行人工通气。

# 第四节　进一步生命支持

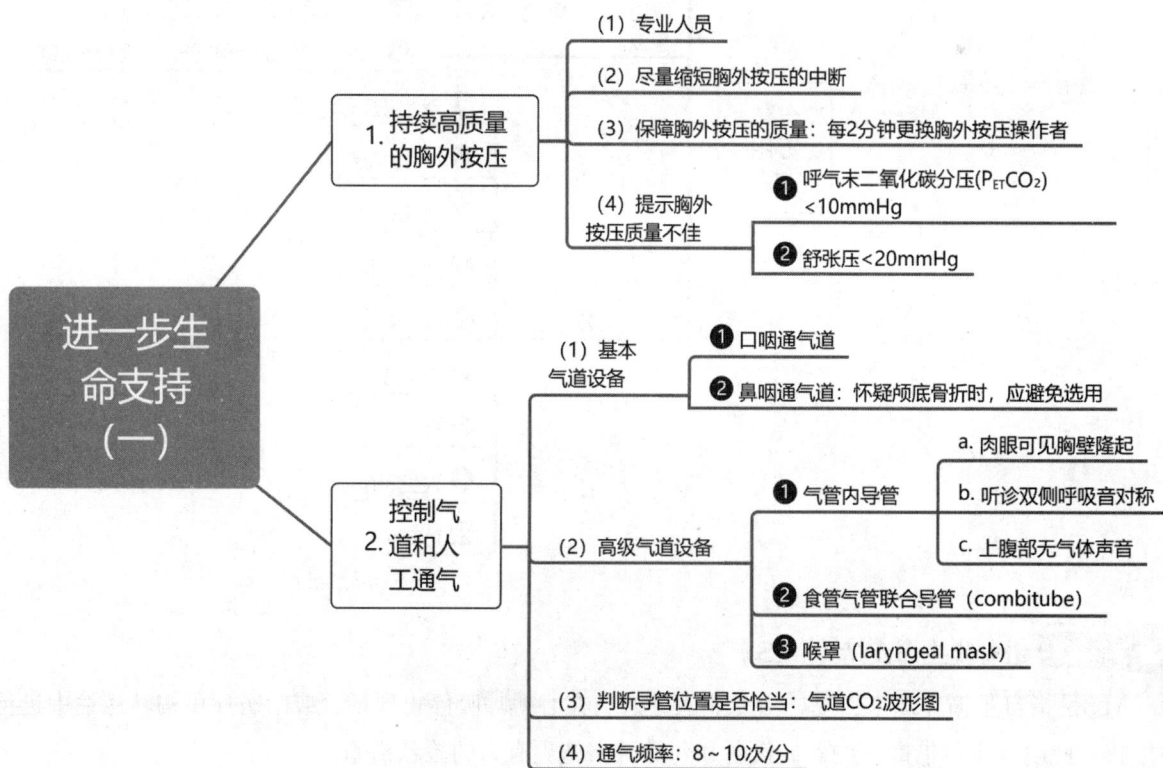

```
进一步生
命支持
（一）
├─ 1.持续高质量
│    的胸外按压
│    ├─ (1) 专业人员
│    ├─ (2) 尽量缩短胸外按压的中断
│    ├─ (3) 保障胸外按压的质量：每2分钟更换胸外按压操作者
│    └─ (4) 提示胸外
│          按压质量不佳
│          ├─ ❶ 呼气末二氧化碳分压(P_{ET}CO_2) <10mmHg
│          └─ ❷ 舒张压<20mmHg
│
└─ 2.控制气
     道和人
     工通气
     ├─ (1) 基本
     │    气道设备
     │    ├─ ❶ 口咽通气道
     │    └─ ❷ 鼻咽通气道：怀疑颅底骨折时，应避免选用
     ├─ (2) 高级气道设备
     │    ├─ ❶ 气管内导管
     │    │    ├─ a. 肉眼可见胸壁隆起
     │    │    ├─ b. 听诊双侧呼吸音对称
     │    │    └─ c. 上腹部无气体声音
     │    ├─ ❷ 食管气管联合导管（combitube）
     │    └─ ❸ 喉罩（laryngeal mask）
     ├─ (3) 判断导管位置是否恰当：气道CO_2波形图
     └─ (4) 通气频率：8~10次/分
```

(1) 最高目标是力争在心搏骤停发生后的5分钟以内开始首次电除颤

3.及时有效地体表电击除颤

(2) 除颤器的类型 ❶ 非同步体表除颤器
- a. 按使用方式
  - 手动除颤器
  - 自动体外除颤器（AEDs）
- b. 按所输出的除颤电流特征
  - 单相波除颤器
  - 双相波除颤器

(3) 适应证 VF和（或）无脉搏的VT（可电击性心律）

(4) 技术要领
- ❶ 除颤电极位置
- ❷ 除颤剂量（电击能量）
- ❸ 电击前的CPR
- ❹ 电击次数：单次电击策略

进一步生命支持（二）

(1) 迅速建立有效的用药途径
- ❶ 静脉途径
  - a. 中心静脉
  - b. 外周静脉 用药后须推注20ml生理盐水
- ❷ 骨髓腔途径：用药时与中心静脉相当
- ❸ 气管内途径：吸收迅速

(2) ALS阶段的静脉输液
- ❶ 如需要应迅速恢复血容量
- ❷ 除大出血导致的停搏外，一般不必输血

4.复苏用药

(3) 复苏药物
- ❶ 肾上腺素
- ❷ 血管加压素
- ❸ 胺碘酮
- ❹ 利多卡因
- ❺ 硫酸镁
- ❻ 阿托品
- ❼ 钙剂
- ❽ 碳酸氢钠
- ❾ 钙制剂

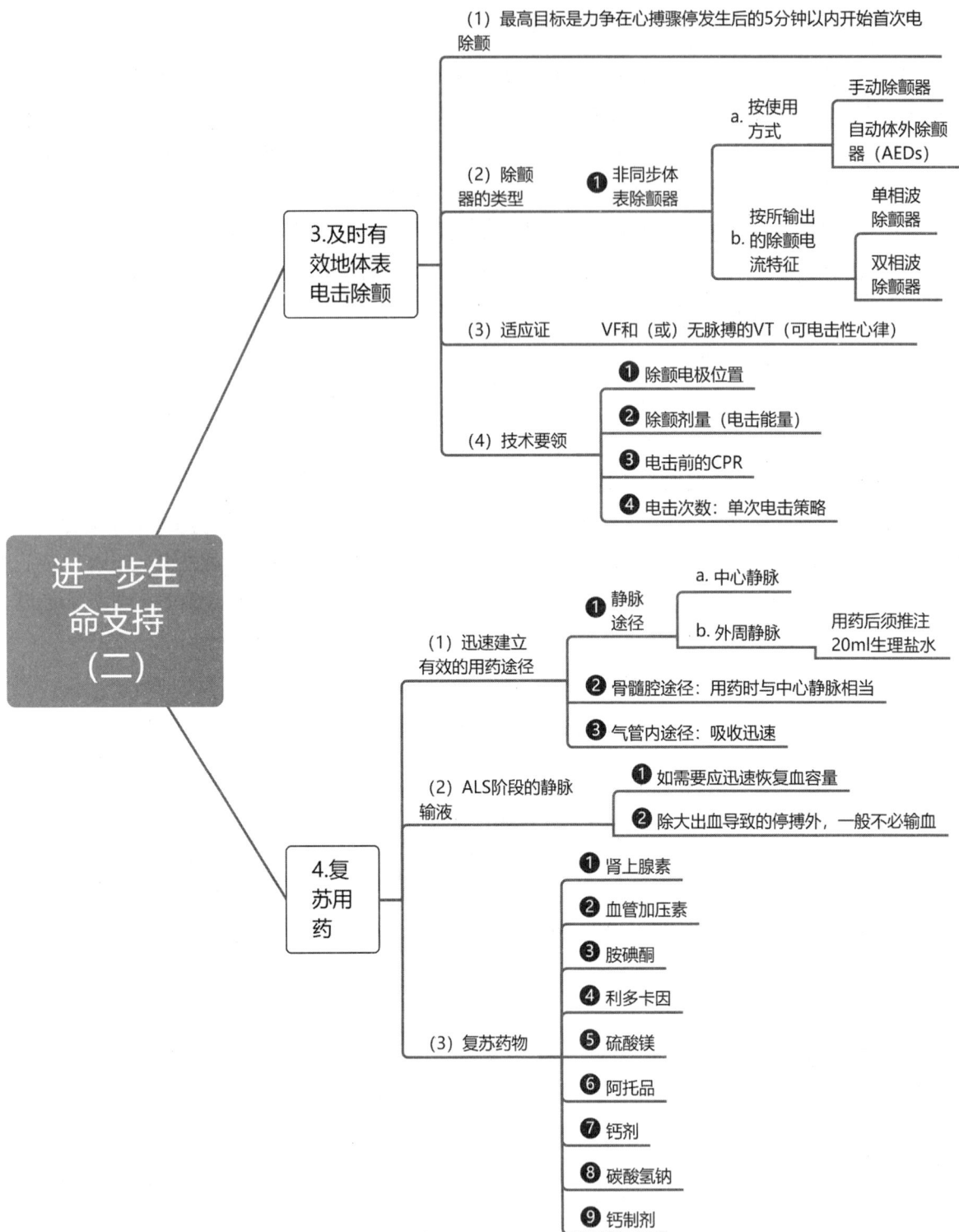

考点 1 进一步生命支持（ALS）

ALS是指自主循环仍未恢复，由专业医务人员在心搏呼吸停止现场，或向医疗机构转送途中进行的抢救。此阶段也可借助一些器械设备和药品，实施更有力的抢救措施。

### 考点 2　ALS方法

包括持续高质量的胸外按压，控制气道和人工通气，及时有效地体表电击除颤，以及复苏用药。（除颤机制是以一定能量电流瞬间通过心肌，使绝大部分心肌细胞发生同步除极化，从而恢复窦性节律。）

### 考点 3　电击除颤的技术要领

1. **除颤电极**　有手柄式和粘贴式两种，一般手动式除颤器多用手柄式电极，使用前需涂导电胶以减少与胸壁的电阻抗；自动体外除颤器（AEDs）多用粘贴式电极。两个电极并无左、右、正、负之分。最常用的电击安放部位是胸骨心尖位，电极分别置于胸骨右缘第2肋间和左第5肋间腋中线。AEDs的粘贴式电极常用前后位，电极位置分别为左侧心前区和背部左肩胛骨下角处。

2. **除颤剂量（电击能量）**　不同除颤仪和除颤波形所需要的电能不同，双相波除颤用120~200J，或采用生产厂家推荐的最佳电能。一般除颤器均在显著位置标明最佳除颤电能，不了解所使用设备的最佳剂量范围时，首次电击直接用200J，其后选用相同或更大剂量。单相波初始及后续电击均采用360J。若电击成功除颤后VF和（或）VT复发，再次电击采用先前成功除颤的电能进行。

3. **电击前的CPR**　对倒地时间5分钟以上的患者，或所有非目击下的心搏骤停者，均先进行2分钟（5个30∶2周期）的CPR再进行电除颤。院内停搏一般发生于监测下或目击下，可考虑首先进行电除颤。

4. **电击次数**　均采用单次电击策略。电除颤完毕立即恢复CPR，并以胸外按压开始，完成5个30∶2周期（约2分钟）CPR后，再停止检查是否恢复自主心律及脉搏。

### 考点 4　复苏药物

尽管目前用于心搏骤停的药物似乎能够改善短期结局，但无证据支持这些药物能改善存活率。

1. **肾上腺素**　其作用机制是通过兴奋$\alpha_1$受体，收缩外周血管，提高主动脉舒张压，从而增加冠状动脉灌注压。同时收缩颈动脉，增加脑血流量。因而对心脑复苏均有利。肾上腺素的用法是1mg静脉或骨髓腔内注射，每3~5分钟重复1次。若静脉通路未能及时建立，可通过气管导管使用肾上腺素，剂量为2~2.5mg。

2. **血管加压素**　即抗利尿激素，大剂量时刺激血管平滑肌上的$V_1$受体，产生强效缩血管作用。血管加压素可能在心室停顿的治疗时更有效。在1mg肾上腺素不能恢复自主循环时，可考虑应用血管加压素40U静脉注射。也可以用血管加压素40U代替首剂肾上腺素使用。

3. **胺碘酮**　是作用于心肌细胞膜的抗心律失常药物，通过对钠、钾和钙等离子通道的影响发挥作用。胺碘酮可用于对CPR、电击除颤和缩血管药等治疗无反应的VF和（或）无脉搏VT患者，初始剂量为300mg，用5%葡萄糖溶液稀释至20ml静脉或骨髓腔内注射，随后可追加150mg。

4. **利多卡因**　是一种相对安全的抗心律失常药，但用于心搏骤停的抢救治疗，其短期或长期效果均没有得到证实。目前仅推荐在没有胺碘酮时应用利多卡因抢救心搏骤停。顽固性VF和（或）VT而无胺碘酮可供使用时，可考虑静脉注射利多卡因100mg（1~1.5mg/kg）。若VF/VT持续存在，每隔5~10分钟追加0.5~0.75mg/kg，第1小时的总剂量不超过3mg/kg。

5. **硫酸镁**　镁缺乏时补充镁剂是有益的，但心搏骤停时常规使用镁剂的价值没有得到肯定。镁剂使用的指征包括：对电击无效的顽固性VF并可能有低镁血症；室性快速性心律失常并可能有低镁血症；尖端扭转型VT；洋地黄中毒。镁离子抑制血管平滑肌收缩，引起血管扩张和与剂量相关的低血压，通常时间短暂，对输液和缩血管药等治疗反应良好。对电击无效的顽固性VF，静脉注射硫酸镁的初始剂量为2g（8mmol），1~2分钟注射完毕，10~15分钟后可酌情重复。

6. 阿托品　是M型胆碱能受体拮抗药，可阻断迷走神经对窦房结和房室结的作用，增加窦房结自主节律性，促进房室结传导。其应用指征为：节律<60次/分的无脉搏电活动；血流动力学不稳定的窦性、房性或交界性心动过缓。成年人用法为1mg静脉注射，每3~5分钟重复1次，使心率达到60次/分以上。有资料表明，总量3mg可获得完全性的迷走神经阻滞。

7. 钙剂　仅在某些特殊情况下需及时补钙，如高钾血症、低钙血症或钙离子通道阻滞药中毒。静脉推注过快可减慢心律，导致心律失常，心搏骤停时可加快推注速度。不宜与碳酸氢钠经同一通路同时补钙。初始剂量为10%氯化钙10ml（含$Ca^{2+}$ 6.8 mmol）静脉注射，必要时可重复。

8. 碳酸氢钠　心搏呼吸停止时期间存在酸中毒，但此时酸中毒的性质为混合性的：既有呼吸性酸中毒，又有代谢性酸中毒。早期以呼吸性酸中毒为主。只有通过充分的肺泡通气才能予以纠正。而代谢性酸中毒的发生则是一个动态过程，随着停搏时间和组织低血流灌注时间延长，逐渐导致组织酸中毒和酸血症。此过程取决于心搏停止的时间和复苏期间的血流灌注水平。低血流使产生于组织的$CO_2$不能灌洗出来，加重酸中毒程度。故CPR期间控制酸碱平衡紊乱的主要手段，应该是首先提供充分的肺泡通气，同时尽可能提高组织的血流灌注水平，包括有效的胸外按压，并迅速恢复自主循环。目前主张不首先应用碳酸氢钠，只有在采取公认的有益的措施，如电除颤、心脏按压、气管插管、人工通气，及应用血管活性药等无效后才考虑使用。最初剂量为1mmol/kg静脉滴注，给药后做过度通气，以利$CO_2$排出。应根据血气分析结果考虑是否需要追加用药，避免过量应用导致医源性碱中毒。

9. 钙制剂　钙剂不宜常规用于心搏骤停的抢救，仅适用于因高钾血症、低钙血症或钙通道阻滞药中毒导致的心搏停止。用法是10%氯化钙2~4mg/kg缓慢静脉注射，可酌情间隔10分钟重复使用10%葡萄糖酸钙5~8ml。

# 第五节　复苏后处理

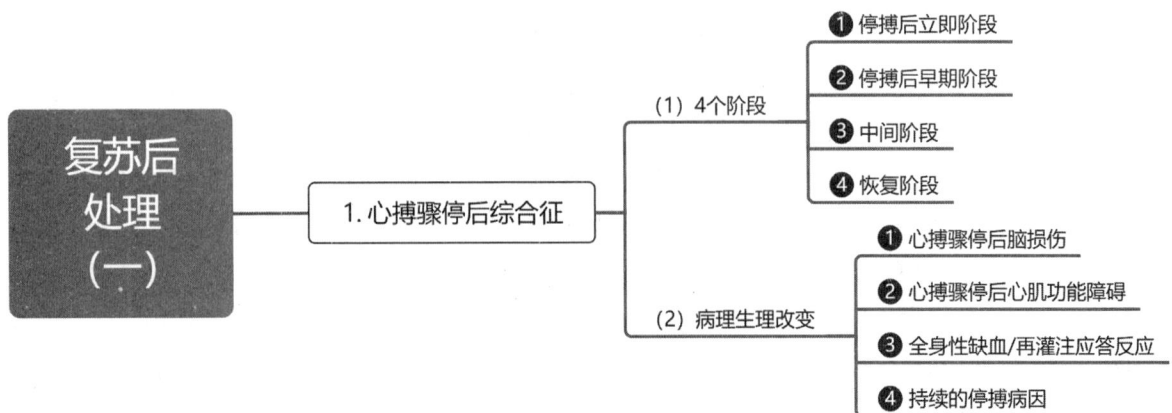

复苏后处理（一）

- 1.心搏骤停后综合征
  - (1) 4个阶段
    - ❶ 停搏后立即阶段
    - ❷ 停搏后早期阶段
    - ❸ 中间阶段
    - ❹ 恢复阶段
  - (2) 病理生理改变
    - ❶ 心搏骤停后脑损伤
    - ❷ 心搏骤停后心肌功能障碍
    - ❸ 全身性缺血/再灌注应答反应
    - ❹ 持续的停搏病因

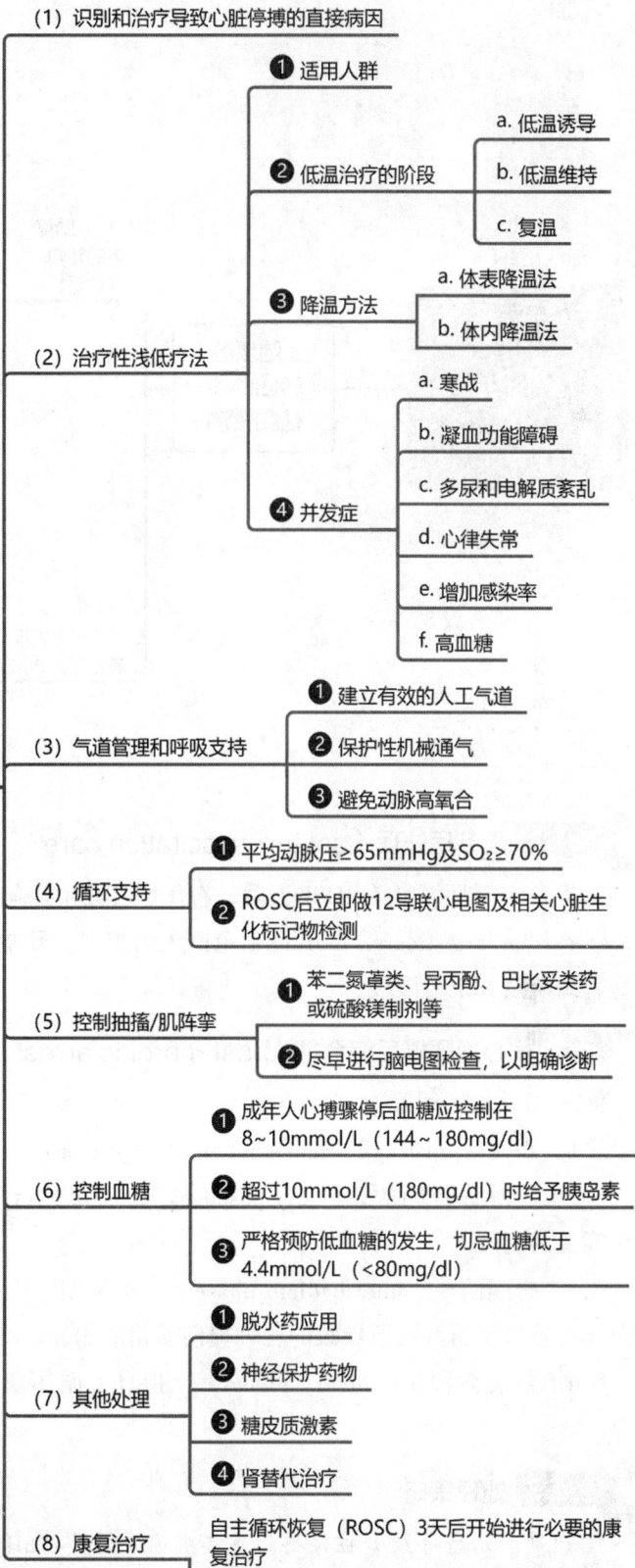

复苏后处理（二）

2.处理策略

(1) 识别和治疗导致心脏停搏的直接病因

(2) 治疗性浅低疗法
- ❶ 适用人群
- ❷ 低温治疗的阶段
  - a. 低温诱导
  - b. 低温维持
  - c. 复温
- ❸ 降温方法
  - a. 体表降温法
  - b. 体内降温法
- ❹ 并发症
  - a. 寒战
  - b. 凝血功能障碍
  - c. 多尿和电解质紊乱
  - d. 心律失常
  - e. 增加感染率
  - f. 高血糖

(3) 气道管理和呼吸支持
- ❶ 建立有效的人工气道
- ❷ 保护性机械通气
- ❸ 避免动脉高氧合

(4) 循环支持
- ❶ 平均动脉压≥65mmHg及SO₂≥70%
- ❷ ROSC后立即做12导联心电图及相关心脏生化标记物检测

(5) 控制抽搐/肌阵挛
- ❶ 苯二氮䓬类、异丙酚、巴比妥类药或硫酸镁制剂等
- ❷ 尽早进行脑电图检查，以明确诊断

(6) 控制血糖
- ❶ 成年人心搏骤停后血糖应控制在8~10mmol/L（144~180mg/dl）
- ❷ 超过10mmol/L（180mg/dl）时给予胰岛素
- ❸ 严格预防低血糖的发生，切忌血糖低于4.4mmol/L（<80mg/dl）

(7) 其他处理
- ❶ 脱水药应用
- ❷ 神经保护药物
- ❸ 糖皮质激素
- ❹ 肾替代治疗

(8) 康复治疗
- 自主循环恢复（ROSC）3天后开始进行必要的康复治疗

```
                                                          ┌─ a. 脑功能完好
                                                          │
                                                          ├─ b. 轻度脑功能残障
                                         ❶ 格拉斯哥-匹兹堡脑功 │
                                            能表现分级（CPC）├─ c. 严重脑功能残障
                                                          │
                           (1) 脑复                        ├─ d. 昏迷及植物状态
                           苏的转归                         │
                           （结局）                        └─ e. 死亡
                                         ❷ 植物性状态
复苏后                                                       ┌─ a. 判定的先决条件
处理        3.脑复苏                                         │
（三）      转归的评                                          ├─ b. 临床判定
           估和预测                       ❸ 脑死亡          │
                                                          ├─ c. 确认试验
                                                          │
                                                          └─ d. 判定时间

                                         ❶ 神经学评估：神经系统体格检查

                                         ❷ 脑电图检查
                           (2) 脑复苏
                           转归预测方法    ❸ 体感诱发电位

                                         ❹ 神经影像学检查

                                         ❺ 血及脑脊液生物标记物
```

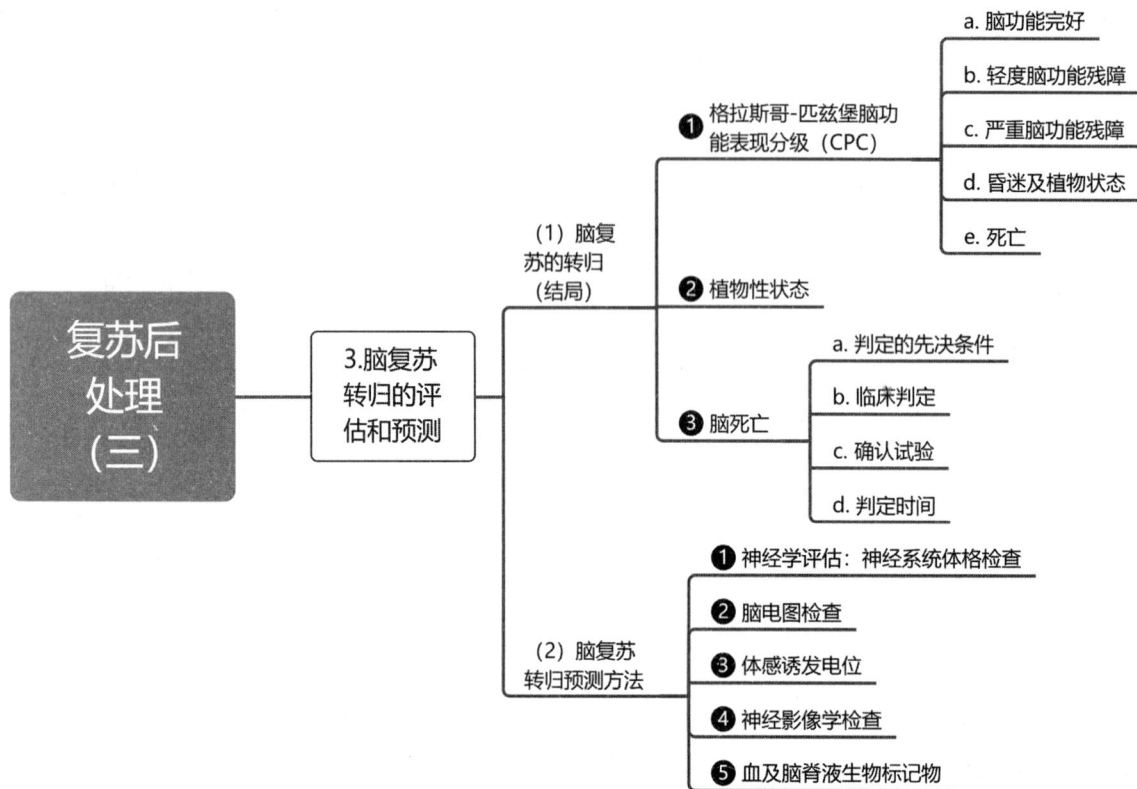

**考点 1　复苏后处理**（post-resuscitation care）

是指自主循环恢复（ROSC）后，在ICU等场所实施的综合性治疗措施。后又称心搏骤停后处理（post-cardiac arrest care），其涵盖范围大为扩展，开始于心搏骤停识别，持续到自主循环恢复，乃至患者出院及其以后阶段。

**考点 2　心搏骤停后综合征**（post-cardiac arrest syndrome，PCAS）

PCAS分为4个阶段。

（1）停搏后立即阶段（immediate postarrest phase）：从ROSC开始，至随后的20分钟内。

（2）停搏后早期阶段（early postarrest phase）：指ROSC后20分钟至6~12小时，此时实施早期干预可能最为有效。

（3）中间阶段（intermediate phase）：指早期阶段结束后，至自主循环恢复后72小时之间。此时全身性缺血及再灌注所导致的各种损伤通路依然处于激活状态，一般均应该进行积极治疗。

（4）恢复阶段（recovery phase）：指自主循环恢复3天之后，此时进行临床转归的评估比较可靠。

**考点 3　处理策略**

1. 识别和治疗导致心脏停搏的直接病因　可按"6H5T"的提示查找停搏病因并做相应的处理。而对于怀疑为急性心脑血管事件患者，应请相关专科医师会诊，以便及时采取专科干预措施。

2. 亚低温疗法（mild therapeutic hypothermia）　心搏骤停后患者容易出现高热，而高热预示不良结局。研究表明体温每升高1℃，脑代谢率增加8%左右。2015AHA心脏复苏指南建议在复苏期间，一旦出现高热均应积极控制。

（1）适用人群

①院外室颤所致心搏骤停ROSC后仍然昏迷的成年患者（即对语言指令无反应者），应降温至32~34℃，并持续12~24小时。

②院内任何原因停搏，或院外初始心律为无脉搏电活动和（或）心室停顿的ROSC后昏迷患者，也可考虑诱导低温治疗。

③ROSC后48小时内自发出现轻度低温的昏迷患者，只要体温>32℃，应避免主动升高体温。

（2）低温治疗的阶段：可分为诱导、维持和复温3个阶段。

①低温诱导，指启动降温并达到目标体温的过程。目前认为启动低温治疗越早越好，甚至有主张ROSC之前的CPR期间，或向医疗机构转运的途中便开始降温。诱导过程越短越好，迅速达到目标体温，即中心体温32~34℃（通过膀胱、食管、耳道和直肠等处测温或直接测量血温）。

②低温维持，指将体温维持于目标水平的阶段。正式推荐的维持时间是12~24小时，也有证据显示，维持48~72小时效果更佳。此阶段的管理要点是尽量减少体温波动（波动幅度最多0.2~0.5℃）。

③复温阶段，指缓慢而有控制地使体温恢复到正常的过程。复温速率控制在0.2~0.5℃/h（或<0.5~1℃/h），切忌骤然升温。研究表明，过快复温将削弱或抵消低温治疗的神经保护作用。

（3）降温方法：分为体表降温法和体内降温法两大类。前者包括使用冰毯、冰帽和冰袋敷于大动脉走行处等手段，通过降低体表温度进而降低中心体温。方法简便无创，但达到目标体温时间长，有时甚至难以达到。体内降温法包括静脉输注冷液体、冰水洗胃或直肠灌肠、血液体外循环等方法。静脉快速输注冷却到4℃的生理盐水或乳酸林格液（约30ml/kg），可使体温迅速下降，且无肺水肿等并发症，多数可以耐受。该法简便易行，在CPR现场即可实施，但需要后续采用其他降温方法才能维持低温。ICU患者应用CRRT可有效达到降温目的。

（4）并发症

①寒战：在低温治疗中甚为常见，严重寒战可影响降温效果，故应积极处理。可通过加强镇静、镇痛治疗予以缓解。

②凝血功能障碍：低温治疗可能会导致凝血功能障碍，因此在低温治疗前，要首先控制好活动性出血。

③多尿和电解质紊乱：低温可减少肾小管髓襻升支的水分重吸收而增加尿量。而多尿液容易并发低钾、低镁和低钙等电解质紊乱。故应加强水、电解质酸碱平衡的监测，并给予相应的补充和纠正。

④心律失常：体温<32℃时可出现各种类型的心律失常，轻度低温时更多见的是窦性心动过缓，可酌情处理。

⑤增加感染率：由于低温导致免疫功能下降，容易合并感染，如并发肺炎、脓毒症等，要加强感染监测和抗感染治疗。

⑥高血糖：由于低温降低了胰岛素受体的敏感性和胰岛素的分泌，所以低温治疗期间容易发生高血糖。

3.气道管理和呼吸支持

（1）建立有效的人工气道：除非短暂心搏而意识和自主呼吸恢复完善，多数心搏骤停后患者均应气管内插管控制气道及便于机械通气。ALS期间建立的临时性气道，如喉罩或食管气管联合导管等，应酌情更换为气管内插管。

（2）保护性机械通气：完全无自主呼吸或自主呼吸恢复不完善者应给予机械通气。应避免大潮气量和高气道压。应通过调整通气频率和潮气量，使血二氧化碳水平达到正常值上限，即$PaCO_2$40~45mmHg或$P_{ET}CO_2$在35~40mmHg。

（3）避免动脉高氧合：只要能够维持$SaO_2$>94%，或$PaO_2$>60mmHg，即应尽量降低吸入氧浓度。

4. 循环支持　自主循环复苏后的早期阶段大多仍然需要应用缩血管药维持血压，应该加强血流动力学监测，以及监测组织灌注情况，并通过超声心动图检查评估心肌功能。考虑到全脑缺血后可能发生脑水肿，需要更高的脑灌注压才能维持充分的脑血流，适当提高血压水平是合理的，至少不应低于患者平时的血压水平。国际复苏联络委员会（ILCOR）/美国心脏协会（AHA）2010年CPR指南建议，将治疗目标定在平均动脉压≥65mmHg及$SO_2$≥70%。

由于急性冠状动脉综合征是导致心搏骤停的最常见原因之一，在恢复自主循环后，要立即做12导联心电图及相关心脏生化标记物检测，以检查是否发生急性ST段抬高型心肌梗死，并请心血管专家会诊。对ST段抬高型心肌梗死患者，要尽快启动急性心肌梗死治疗方案，考虑冠状动脉造影与冠状动脉腔内成形术等，不具备介入治疗条件时，可进行静脉溶栓治疗。

5. 控制抽搐/肌阵挛　抽搐时脑代谢增加4倍，癫痫发作时颅内压升高，均加重脑损伤。复苏期间任何时候发生的抽搐/肌阵挛均应积极控制。可选用苯二氮䓬类、异丙酚、巴比妥类药或硫酸镁制剂等治疗，近年来较多应用异丙酚持续静脉输注。对可以存在癫痫或肌阵挛的心搏骤停后患者，应尽早进行脑电图检查，以便明确诊断。尤其应该警惕非抽搐性癫痫持续状态，此类患者并不表现为可见的抽搐，但脑电图检查可见癫痫样放电，预后更差。一般不主张常规使用肌松弛药控制抽搐和寒战，除非发生顽固性抽搐。

6. 其他处理　大脑损伤是影响心搏骤停后患者最终预后的关键因素之一。心搏骤停后的大脑损伤表现包括昏迷、癫痫、不同程度的神经功能障碍，以及脑死亡。目前的大脑保护治疗方法主要为及时充分的低温治疗、有效地控制抽搐和内环境稳态的调节。

（1）脱水药应用：大脑缺氧性损伤后可能会出现脑组织水肿，2020AHA心肺复苏指南中建议应避免使用低渗液体，以防止加重脑组织水肿，必要时需行头部CT监测颅内变化或排除颅内病因。对心搏骤停后患者，不推荐常规使用脱水药，但对于怀疑或证实存在脑水肿的患者，可考虑使用甘露醇或高渗盐水进行脱水治疗。

（2）神经保护药物：目前不推荐任何药物用于心搏骤停后综合征的脑保护目的。

（3）糖皮质激素：除非已知患者有肾上腺皮质功能不全临床病史，不主张常规使用糖皮质激素。

（4）肾替代治疗：急性肾损伤在重症患者极为常见，也常见于心搏骤停后患者。部分因严重水、电解质平衡紊乱所致心脏停搏，可能需要紧急启动肾替代治疗，而多数情况下可遵循普通重症患者肾替代治疗的指征。

7. 康复治疗　当前2020AHA心肺复苏指南建议，对经过心搏骤停后综合治疗生命体征趋于稳定存活者，可在恢复阶段（ROSC 3d后）开始进行必要的康复治疗，以促进神经功能的恢复。在脑外伤和脊髓损伤患者，高压氧有利于神经功能的恢复。而对于心搏骤停后长时间全脑缺血缺氧性损伤的脑复苏困难患者，没有直接证据表明有效。但如果生命体征稳定，不妨考虑适时进行高压氧治疗。

## 考点 4　脑复苏的转归（结局）

1. 国际上通用格拉斯哥-匹兹堡脑功能表现分级（Glasgow-Pittsburgh cerebral performance categories，CPC）

（1）脑功能完好（good cerebral performance）：患者清醒警觉，有工作和正常生活能力；可有轻度心理及神经功能缺陷、轻度语言障碍、不影响功能的轻度偏瘫或轻微脑神经功能异常。

（2）轻度脑功能残障（moderate cerebral disability）：患者清醒，可在特定环境中部分时间工作或独立完成日常活动，可存在偏瘫、癫痫发作、共济失调、构音困难、语言障碍，或永久性记忆或心理改变。

（3）严重脑功能残障（severe cerebral disability）：患者清醒，脑功能损害需依赖他人日常帮助，至少存在有限的认知力，脑功能残障的表现各异；或表现为可以行动但严重记忆紊乱或痴呆，或呈瘫痪状态而仅依赖眼睛交流，如闭锁综合征。

（4）昏迷及植物状态（coma，vegetative state）：无知觉，对环境无意识，无认知力，不存在与周边环境的语言或心理的相互作用。

（5）死亡（death）：确认的脑死亡或传统标准认定的死亡。其中脑功能完好和中度脑功能残障达2级被认定为良好神经学结局。

2. 植物性状态　植物性状态是指具有睡眠-觉醒周期、丧失自我和环境意识，但保留部分或全部下丘脑-脑干自主功能一种临床状态。可以是急慢性脑损害恢复过程中的暂时表现，也可能是不可逆性脑损害的永久性结局。植物性状态持续1个月以上称为持续植物性状态。也有认为持续3个月以上者为永久植物性状态。

植物性状态的诊断标准包括：无自我和环境意识的任何表现，不能与他人交流；对视觉、听觉、触觉或伤害性刺激，不能发生持续的、可重复的、有目的或自发的行为反应；无语言理解或表达的证据；存在具有睡眠觉醒周期的间断觉醒状态；下丘脑-脑干自主功能保留充分，足以在医疗保障和护理下存活；大、小便失禁；存在不同程度的脑神经反射（瞳孔对光反射、头-眼反射、角膜反射、前庭-眼反射和呕吐反射）和脊髓反射等。

3. 脑死亡　定义是包括脑干在内的全脑功能不可逆转的丧失，即死亡。根据原卫生部2009年《脑死亡判定标准（成年人）（修订稿）》的规定，确认脑死亡包括判定的先决条件、临床判定、确认试验和判定时间4个方面。

（1）判定的先决条件：昏迷原因明确，排除了各种原因的可逆性昏迷。

（2）临床判定，深昏迷：脑干反射全部消失，无自主呼吸（靠呼吸机维持、自主呼吸激发试验证实无呼吸）。

（3）确认试验：正中神经短潜伏期体感诱发电位（SLSEP）显示N9和（或）N13存在而P14、N18和N20消失，脑电图呈电静息，经颅多普勒超声（TCD）显示颅内前循环和后循环呈振荡波、尖小收缩波或电信号消失（3项中至少2项阳性）。

（4）观察时间：临床判定和确认试验结果均符合脑死亡判定标准者可首次判定为脑死亡，首次判定12小时后再次复查，结果仍符合脑死亡判定标准者，方可最终确认为脑死亡。

# 第 4 章 呼吸功能障碍

## 第一节 呼吸衰竭

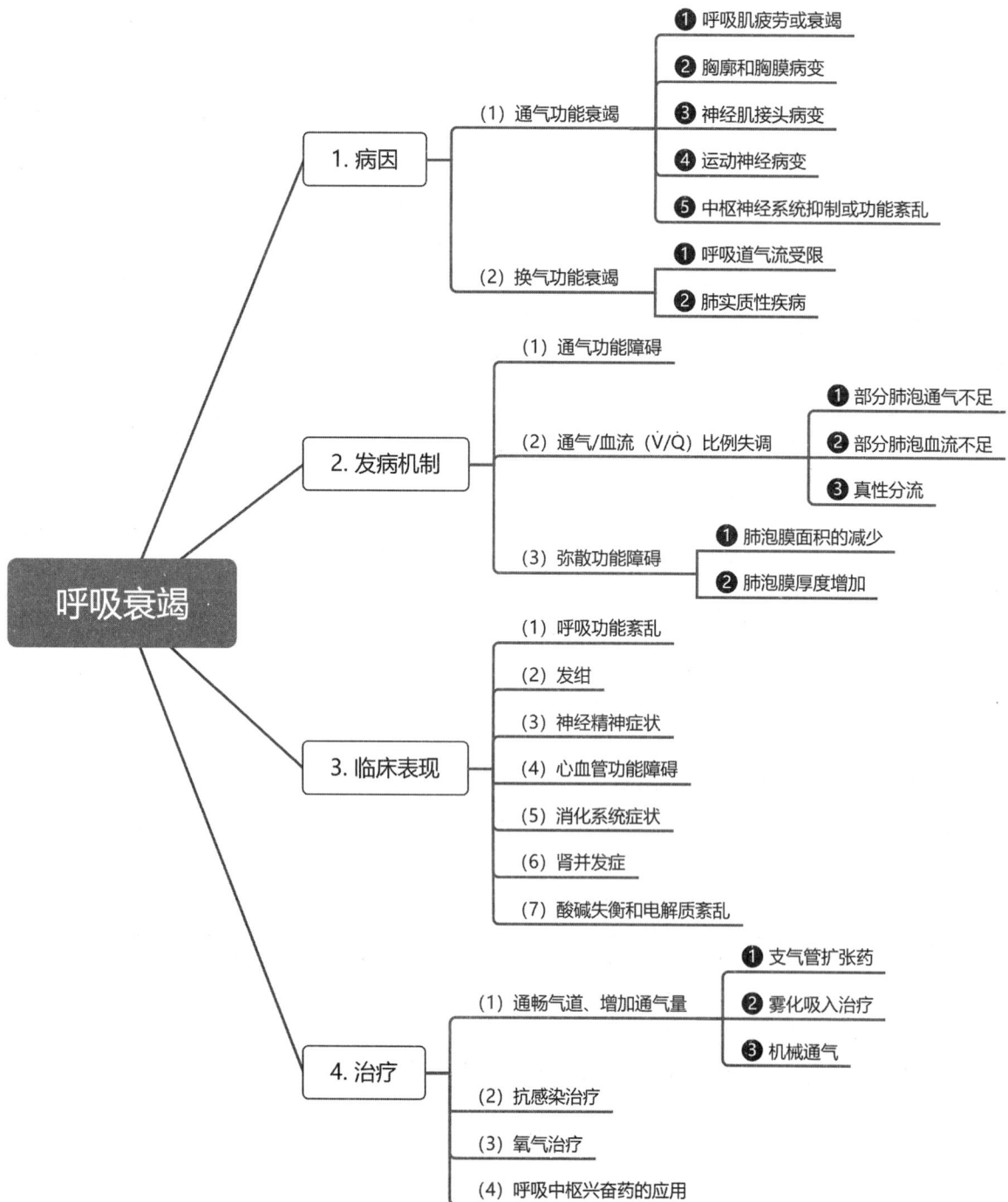

呼吸衰竭

**1. 病因**
- (1) 通气功能衰竭
  - ❶ 呼吸肌疲劳或衰竭
  - ❷ 胸廓和胸膜病变
  - ❸ 神经肌接头病变
  - ❹ 运动神经病变
  - ❺ 中枢神经系统抑制或功能紊乱
- (2) 换气功能衰竭
  - ❶ 呼吸道气流受限
  - ❷ 肺实质性疾病

**2. 发病机制**
- (1) 通气功能障碍
- (2) 通气/血流 ($\dot{V}/\dot{Q}$) 比例失调
  - ❶ 部分肺泡通气不足
  - ❷ 部分肺泡血流不足
  - ❸ 真性分流
- (3) 弥散功能障碍
  - ❶ 肺泡膜面积的减少
  - ❷ 肺泡膜厚度增加

**3. 临床表现**
- (1) 呼吸功能紊乱
- (2) 发绀
- (3) 神经精神症状
- (4) 心血管功能障碍
- (5) 消化系统症状
- (6) 肾并发症
- (7) 酸碱失衡和电解质紊乱

**4. 治疗**
- (1) 通畅气道、增加通气量
  - ❶ 支气管扩张药
  - ❷ 雾化吸入治疗
  - ❸ 机械通气
- (2) 抗感染治疗
- (3) 氧气治疗
- (4) 呼吸中枢兴奋药的应用

### 考点1 呼吸衰竭的病因

1.通气功能衰竭 通气功能取决于呼吸泵功能和呼吸负荷。呼吸泵功能主要决定于胸廓、呼吸肌，以及调节呼吸肌收缩和舒张的神经系统的功能，是影响$CO_2$排出的主要因素。呼吸泵的主要功能是保持一定的跨肺压梯度。引起通气功能衰竭的常见病因如下。

（1）呼吸肌疲劳或衰竭：气体阻力增加和肺顺应性降低导致呼吸肌过负荷。

（2）胸廓和胸膜病变：严重气胸，大量胸腔积液，连枷胸，脊柱侧后凸，血胸，上腹部和胸部术后。

（3）神经肌接头病变：重症肌无力，药物阻滞作用。

（4）运动神经病变：脊髓损伤，脊髓灰质炎，吉兰-巴雷综合征，肌萎缩侧索硬化。

（5）中枢神经系统抑制或功能紊乱：脑血管意外，病毒性脑炎，细菌性脑膜炎，药物中毒，脑水肿，颅脑损伤，中枢性通气功能不足综合征等。

2.换气功能衰竭 换气功能衰竭是各种原因引起的肺泡气体交换不足的病理状态，主要表现为动脉血氧合不足，而无明显的二氧化碳潴留。引起肺衰竭的主要病因如下。

（1）呼吸道气流受限：喉头水肿、喉痉挛、异物、肿瘤、外伤、感染等上呼吸道梗阻，以及支气管哮喘严重发作，慢性支气管炎、阻塞性肺气肿和肺心病等广泛和严重的下呼吸道阻力增加。

（2）肺实质性疾病：严重肺部感染、毛细支气管炎、间质性肺炎、肺水肿、肺栓塞和各种原因引起的肺实质损伤及急性呼吸窘迫综合征等。

### 考点2 呼吸衰竭的分类

呼吸衰竭（呼衰，respiratory failure，RF）是外呼吸功能严重障碍，以致不能进行有效的气体交换，导致缺氧伴或不伴二氧化碳潴留而引起一系列的生理功能和代谢障碍的临床综合征。其标准为海平面静息状态呼吸空气的情况下动脉血氧分压（$PaO_2$）<60mmHg，伴或不伴有动脉血二氧化碳分压（$PaCO_2$）>50mmHg。

（1）根据$PaCO_2$是否升高，可将其分为低氧血症型（Ⅰ型）呼吸衰竭和伴有低氧血症的高碳酸血症型（Ⅱ型）呼吸衰竭。

（2）根据主要发病机制不同，可分为通气性和换气性呼吸功能衰竭。

（3）根据病因的不同，可分为肺衰竭和泵衰竭。

（4）根据原发病变部位不同，可分为中枢性呼吸衰竭和外周性呼吸衰竭。

（5）根据发病的缓急，可分为慢性呼吸衰竭和急性呼吸衰竭。

### 考点3 呼吸衰竭的发病机制

呼吸衰竭包括肺通气障碍和（或）肺换气功能障碍，肺换气功能障碍又可以分为通气/血流（$\dot{V}/\dot{Q}$）比值失调和弥散障碍。

1.通气功能障碍 肺泡通气障碍的常见原因为阻塞性通气功能障碍和限制性通气功能障碍，主要见于肺实质或气道的严重疾病（如COPD）、影响呼吸中枢的疾病、抑制中枢神经系统的麻醉药或镇静药物过量、损伤呼吸肌功能的神经肌肉疾病，以及胸廓损伤。

2.通气/血流（$\dot{V}/\dot{Q}$）比例失调 正常情况下$\dot{V}/\dot{Q}$值为0.8，凡累及气道、肺泡、肺间质的肺部疾病均可导致不同程度的肺部气体分布不均和$\dot{V}/\dot{Q}$比例失调，从而引起$PaO_2$下降。常见的原因如下：

（1）部分肺泡通气不足：慢性阻塞性肺疾病、哮喘、肺水肿和肺纤维化等往往引起肺泡通气严重不均匀，病变部分通气明显减少，而血流未相应减少，使得$\dot{V}/\dot{Q}$比例显著降低，使得流经这部分肺泡的静脉血未能充分动脉化便进入动脉血内，成为功能性分流。

（2）部分肺泡血流不足：肺动脉栓塞，弥散性血管内凝血，肺血管痉挛等都可以使得肺部分血流减少或中断，$\dot{V}/\dot{Q}$比例可显著高于正常或无穷大，肺泡通气不能被充分利用，成为无效腔样通气。

（3）真性分流：正常情况下，一部分静脉血经支气管静脉和极少的肺动、静脉交通支直接流入肺静脉，即为解剖分流，这部分血液完全未经气体交换过程，属于真性分流。

3. 弥散功能障碍　弥散功能障碍指肺泡膜面积减少或肺泡膜异常增厚和弥散时间缩短而引起的气体交换障碍。气体弥散率取决于肺泡膜两侧的气体分压差，肺泡膜面积与厚度及气体的弥散常数，气体弥散量取决于血液与肺泡接触的时间。弥散障碍的常见原因如下。

（1）肺泡膜面积的减少：正常成年人肺泡总面积约为$80m^2$，面积减少50%以上时才会发生换气功能障碍。常见于肺实变，肺不张和肺叶切除等。

（2）肺泡膜厚度增加：健康人血液通过肺部毛细血管约需要0.75秒，而肺泡膜两侧的氧气仅需0.25秒即达到平衡。肺泡膜病变时，虽然弥散速度减慢，但通常不会发生血气异常。在体力负荷增加等使心排血量增加和肺血流加快时，血液和肺泡接触时间过于缩短才会导致低氧血症。

### 📝 考点4　呼吸衰竭的临床表现

1. 呼吸功能紊乱　呼吸困难和呼吸频率增快往往是临床上最早出现的重要症状，表现为呼吸费力，伴有呼吸频率加快，呼吸表浅，鼻翼扇动，辅助肌参与呼吸活动，特别是COPD患者存在气道阻塞、呼吸泵衰竭的因素，呼吸困难更为明显。有时也可出现呼吸节律紊乱，表现为叹息样呼吸等，主要见于呼吸中枢受抑制时。呼吸衰竭并不一定有呼吸困难，严重时也可以出现呼吸抑制。

2. 发绀　当$PaO_2$ 50mmHg，血氧饱和度为80%时，即可出现发绀。舌色发绀较口唇、甲床显现得更早、更明显。发绀主要取决于缺氧的程度，也受血红蛋白量、皮肤色素及心功能状态的影响。

3. 神经精神症状　轻度缺氧可有注意力不集中，定向障碍；严重缺氧者特别是伴有二氧化碳潴留时，可出现头痛、兴奋、抑制、嗜睡、抽搐、意识丧失甚至昏迷等。慢性胸肺疾病引起的呼吸衰竭急性加剧，低氧血症和二氧化碳潴留发生迅速，因此可出现明显的神经精神症状，此时可为肺性脑病。

4. 心血管功能障碍　严重的二氧化碳潴留和缺氧可引起心悸、球结膜充血水肿、心律失常、肺动脉高压、右侧心力衰竭、低血压等。

5. 消化系统症状　包括溃疡病症状，上消化道出血，肝功能异常。

6. 肾并发症　可出现肾功能不全且多为功能性，严重二氧化碳潴留、缺氧晚期可出现肾衰竭。

7. 酸碱失衡和电解质紊乱　常见的异常动脉血气和酸碱失衡类型包括：严重缺氧伴有呼吸性酸中毒，严重缺氧伴有呼酸并代谢性碱中毒，严重缺氧伴有呼酸并代谢性酸中毒，缺氧伴有呼吸性碱中毒，缺氧伴有呼碱并代碱，缺氧伴有三重酸碱失衡。

### 📝 考点5　呼吸衰竭的治疗

呼吸衰竭的治疗原则是治疗病因，去除诱因，保持呼吸道通畅，纠正缺氧，解除二氧化碳潴留，治疗与防止缺氧和二氧化碳潴留所引起的各种症状。

1. 通畅气道、增加通气量　在有效抗生素治疗基础上常采用支气管扩张药治疗和雾化吸入治疗，必要时可采用气管插管或切开以及机械通气和治疗。

（1）支气管扩张药：常用有吸入、口服用药，最好选用吸入方式给药，如沙丁胺醇、特布他林等；茶碱类的药物口服或静脉用药。

（2）雾化吸入治疗：常用湿化及雾化的药物有祛痰药（如盐酸氨溴索），支气管扩张药（如β受体激动药沙丁胺醇、特布他林），抗胆碱类药物以及糖皮质激素等。

（3）机械通气：

人工气道的选择：口、鼻面罩，经口或鼻导管插管，气管切开，尽可能采用无损伤性的方法。

机械通气包括无创机械通气（NIV）和有创机械通气。NIV是通过面罩或鼻罩与患者连接而进行的人工通气方式，临床上较常采用无创正压通气（NPPV）。NIV对Ⅱ型呼吸衰竭、心源性肺水肿所致呼吸衰竭、睡眠呼吸障碍、手术后出现的呼吸衰竭较为有效；但其他的病因（如 ARDS）所引起者则疗效不佳，对预后的帮助不大。有创机械通气是纠正严重低氧血症或二氧化碳潴留的最有效措施。

通气模式和参数的设置应根据患者的基础疾病种类、病情，以及患者的个体情况而定，应达到以下目标：达到充分的气体交换，维持合适的动脉血氧和二氧化碳水平；尽量减少机械通气对肺及其他脏器生理的影响，特别是循环系统；呼吸机与患者的呼吸努力尽量协调、一致，亦即是保持良好的同步性。

2. 抗感染治疗　反复的支气管-肺部感染即是引起慢性呼吸衰竭的重要因素，又是呼吸衰竭加重的关键所在。积极的防治感染是成功治疗呼吸衰竭的关键。有条件者应尽快留取痰培养及进行药物敏感试验，明确致病菌和选用敏感有效的抗生素。

3. 氧气治疗　临床上最常用、简便的方法是应用鼻导管吸氧，氧流量1~3L/min，有条件者也可用面罩吸氧。对慢性呼吸衰竭应采取控制性氧疗，其吸氧浓度通常为25%~33%。对于Ⅰ型呼吸衰竭的患者吸氧浓度可适当提高，尽快使其$PaO_2>60mmHg$。对于Ⅱ型呼衰的患者，宜从低浓度开始，逐渐增大吸氧浓度，其最终目标是$PaO_2>60mmHg$，而对升高的$PaCO_2$没有明显加重趋势。

4. 呼吸中枢兴奋药的应用　缺氧伴有二氧化碳潴留的患者若出现精神症状及肺性脑病时，如无机械通气条件，可以使用呼吸中枢兴奋药。不仅可以达到兴奋呼吸中枢的目的，而且可以起到清醒意识，利于祛痰作用。使用呼吸中枢兴奋药时，剂量不宜偏大，使用过程中应注意保持呼吸道通畅，必要时增加吸氧浓度。

# 第二节　急性肺损伤与急性呼吸窘迫综合征

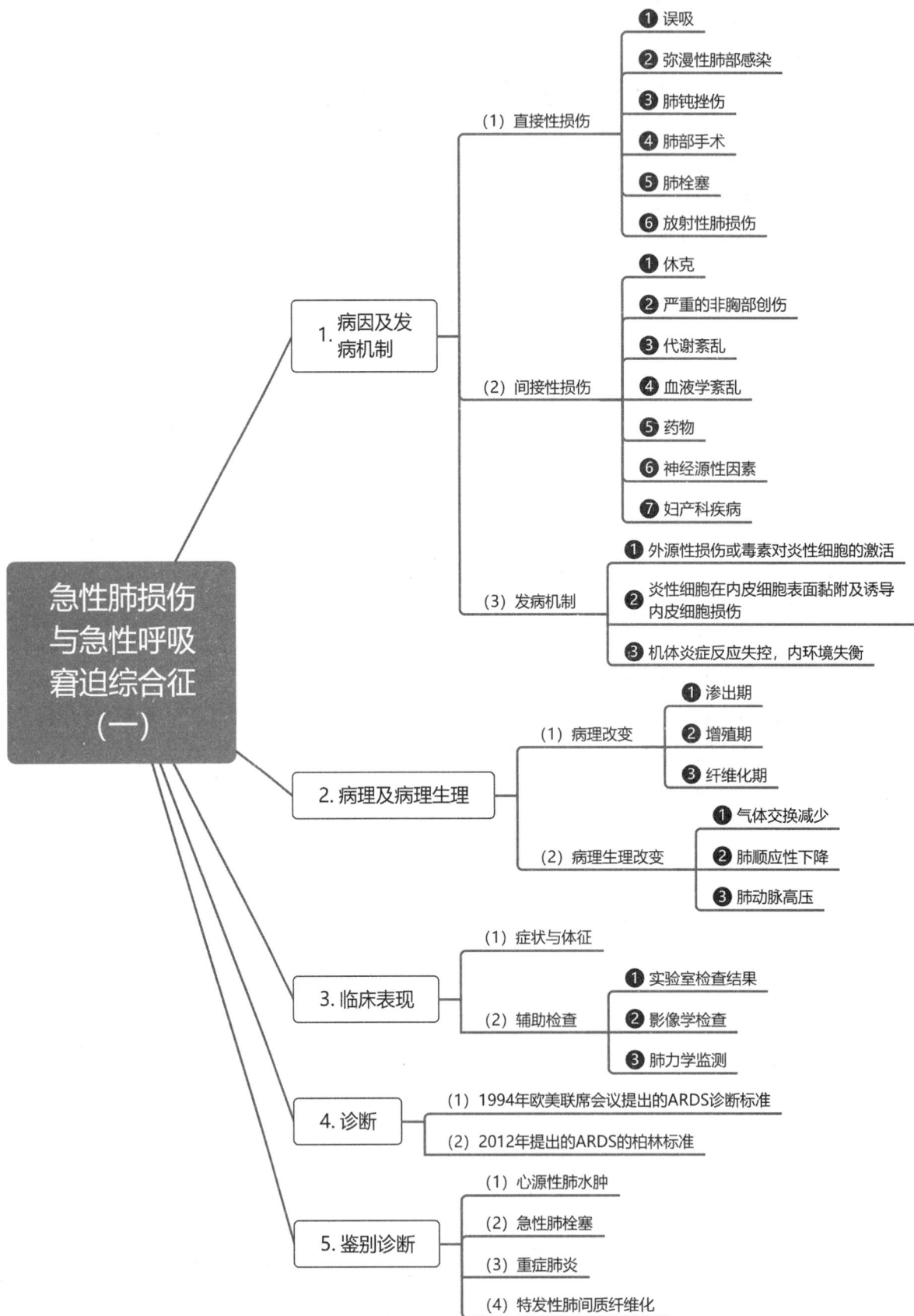

```
急性肺损伤
与急性呼吸
窘迫综合征
（一）
├─ 1.病因及发病机制
│   ├─（1）直接性损伤
│   │    ❶ 误吸
│   │    ❷ 弥漫性肺部感染
│   │    ❸ 肺钝挫伤
│   │    ❹ 肺部手术
│   │    ❺ 肺栓塞
│   │    ❻ 放射性肺损伤
│   ├─（2）间接性损伤
│   │    ❶ 休克
│   │    ❷ 严重的非胸部创伤
│   │    ❸ 代谢紊乱
│   │    ❹ 血液学紊乱
│   │    ❺ 药物
│   │    ❻ 神经源性因素
│   │    ❼ 妇产科疾病
│   └─（3）发病机制
│        ❶ 外源性损伤或毒素对炎性细胞的激活
│        ❷ 炎性细胞在内皮细胞表面黏附及诱导内皮细胞损伤
│        ❸ 机体炎症反应失控，内环境失衡
├─ 2.病理及病理生理
│   ├─（1）病理改变
│   │    ❶ 渗出期
│   │    ❷ 增殖期
│   │    ❸ 纤维化期
│   └─（2）病理生理改变
│        ❶ 气体交换减少
│        ❷ 肺顺应性下降
│        ❸ 肺动脉高压
├─ 3.临床表现
│   ├─（1）症状与体征
│   └─（2）辅助检查
│        ❶ 实验室检查结果
│        ❷ 影像学检查
│        ❸ 肺力学监测
├─ 4.诊断
│   ├─（1）1994年欧美联席会议提出的ARDS诊断标准
│   └─（2）2012年提出的ARDS的柏林标准
└─ 5.鉴别诊断
     ├─（1）心源性肺水肿
     ├─（2）急性肺栓塞
     ├─（3）重症肺炎
     └─（4）特发性肺间质纤维化
```

```
                                    ┌── (1) 病因治疗
                                    │
                                    │                    ┌── ❶ 镇静
                                    │                    ├── ❷ 肌松药
                                    │                    ├── ❸ 血流动力学监测
                                    │                    ├── ❹ 营养支持
                                    │── (2) 一般支持治疗 ──┤── ❺ 院内获得性肺炎
                                    │                    ├── ❻ DVT的预防
┌────────────┐                      │                    └── ❼ 液体管理
│ 急性肺损伤    │                6.治疗 ┤
│ 与急性呼吸   ├──────────────────────┤                    ┌── ❶ 氧疗
│ 窘迫综合征   │                      │── (3) 呼吸支持治疗 ──┤── ❷ 无创机械通气 (NIV)
│ (二)       │                      │                    └── ❸ 有创机械通气
└────────────┘                      │
                                    │                    ┌── ❶ 肺泡表面活性物质
                                    │                    ├── ❷ 抗氧化药治疗
                                    └── (4) 药物治疗 ──────┤── ❸ 吸入性血管扩张药
                                                         └── ❹ 抗感染治疗

                        7.影响预后的易感因素 ──┬── (1) 直接肺损伤因素
                                             └── (2) 间接肺损伤因素
```

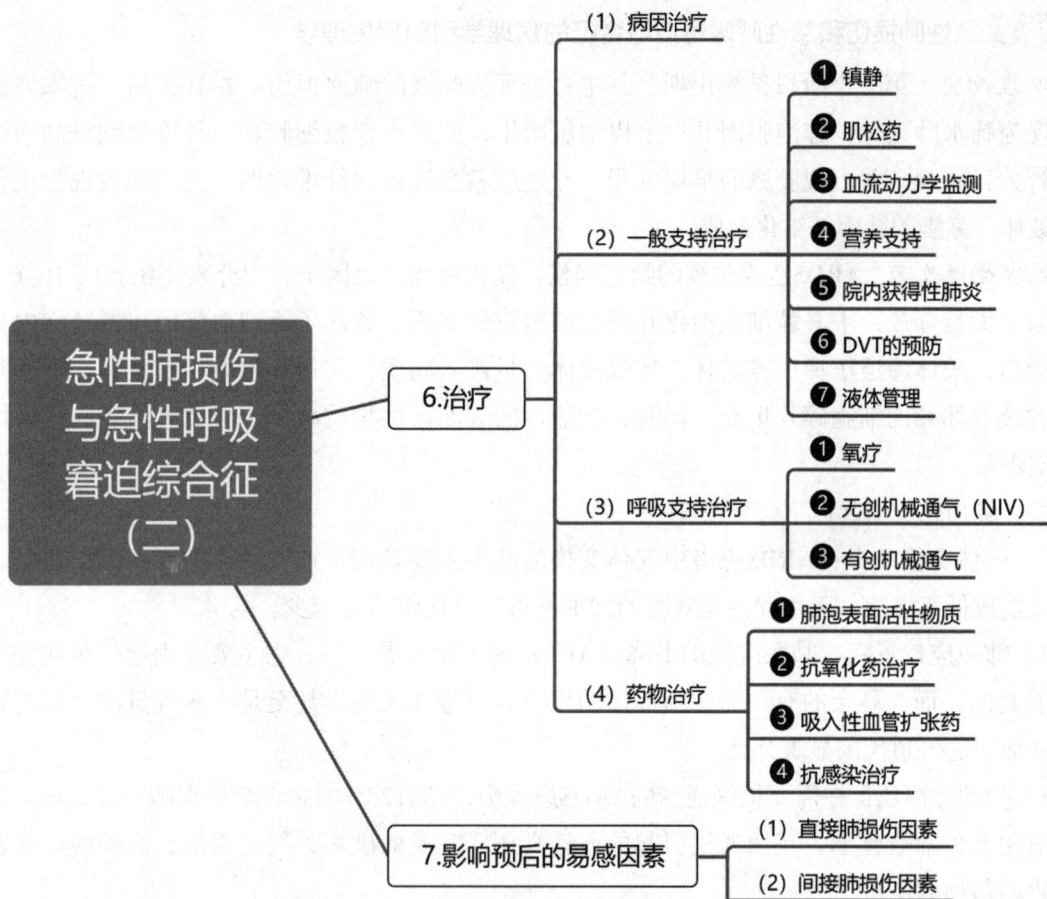

**📖 考点 1　急性肺损伤和急性呼吸窘迫综合征的概念**

急性肺损伤（ALI）：是感染、创伤后出现的以肺部炎症和通道性增加为主要表现的临床综合征，强调包括从轻到重的连续病理生理过程，ARDS是ALI的严重阶段。急性呼吸窘迫综合征（ARDS）是在严重感染、休克、创伤及烧伤等非心源性疾病过程中，肺毛细血管内皮细胞和肺泡上皮细胞损伤造成弥漫性肺间质及肺泡水肿，导致的急性低氧性呼吸功能不全或衰竭。ARDS并不是孤立的疾病，而是多脏器功能障碍在肺部的表现。

**📖 考点 2　急性肺损伤/急性呼吸窘迫综合征（ALI/ARDS）发病机制的研究进展**

ALI/ARDS发病的基础是各种原因引起的肺泡–毛细血管的损伤，是感染、创伤导致机体炎症反应失控的结果。

外源性损伤或毒素对炎性细胞的激活是ARDS的启动因素，炎性细胞在内皮细胞表面黏附及诱导内皮细胞损伤是导致 ARDS的根本原因。感染或创伤导致ARDS等器官功能损害的过程表现为2种极端，一是大量炎性介质瀑布样释放，内源性抗炎介质不足以抵消其作用，导致全身炎性反应综合征（SIRS）；另一个是内源性抗炎介质释放过多，导致代偿性抗炎反应综合征（CARS）。CARS和SIRS的失衡导致内环境失衡，引起ARDS等器官功能损害。

炎性细胞，如多形核白细胞（PMN）、单核–巨噬细胞的聚集和活化、炎性介质，如肿瘤坏死因子、白介素、血小板活化因子、花生四烯酸代谢产物等物质的合成与释放均为促进ALI和ARDS 发生发展的主要因素。

**考点3** 急性肺损伤和急性呼吸窘迫综合征的病理学和病理生理学

1. 病理改变 第一个阶段是渗出期，其主要表现为弥漫的肺泡损伤。7~10天后，进入增殖期，主要表现为肺水肿减轻，肺泡膜因Ⅱ型上皮细胞增生，间质中性粒细胞和成纤维细胞浸润而增厚，毛细血管数目减少，并出现胶原的早期沉积。有些患者会进展到纤维化期，其主要表现为正常肺部结构的破坏，弥漫的肺部纤维化形成。

2. 病理生理改变 ARDS造成弥漫的肺泡损伤，使得肿瘤坏死因子、白介素（IL）1、IL-6、IL-8等炎性因子大量释放，中心粒细胞活化并释放细胞毒性介质，破坏了毛细血管内皮及肺泡内皮，蛋白大量渗出，胶体渗透压梯度被破坏，导致液体大量渗入间质，使得肺泡腔中被大量血性的富含蛋白的水肿液及坏死的细胞碎片填充。同时，功能性的表面活性物质减少，导致肺泡表面张力增加，引起肺泡塌陷。

此外，肺损伤会引起以下病理改变：

（1）气体交换减少：ARDS患者中气体交换的减少主要是由于通气血流的不匹配引起的。生理性的分流造成低氧血症，而生理性无效腔的增加使得二氧化碳清除减少。

（2）肺顺应性下降：肺顺应性的下降是ARDS的主要特点之一。它主要是由通气少或完全不通气的肺引起的，而与剩余的有功能的肺单位的压力容积特征无关。甚至是小潮气量都会超过肺的吸气能力从而引起气道压的显著升高。

（3）肺动脉高压：在需要机械通气的ARDS患者中，超过25%的患者会出现肺动脉高压。其原因包括低氧引起的血管痉挛，正压通气引起的血管受压，间质的破坏，气道塌陷，高碳酸血症及肺动脉血管收缩药物的使用。

**考点4** 急性肺损伤和急性呼吸窘迫综合征的临床表现、诊断和鉴别诊断

1. 临床表现

（1）症状与体征、并发症

①症状：ARDS的典型症状为在起病6~72小时迅速出现的呼吸困难，并进行性加重。典型的症状为呼吸困难、发绀（比如低氧血症），呼吸窘迫的症状通常非常明显，会出现呼吸频率增快、心动过速等症状。缺氧症状以鼻导管或面罩吸氧的常规方法无法缓解。此外在疾病的后期多伴有肺部感染，表现为发热、畏寒、咳嗽和咳痰等症状。

②体征：疾病初期除呼吸频速以外，可无明显的呼吸系统体征，随着病情的进展，出现唇和指甲发绀，有的患者两肺可闻及干、湿啰音，哮鸣音，后期可出现肺实变体征，如呼吸音较低或水泡音等。

③并发症：ARDS的患者出现并发症的风险很高。有些并发症是与机械通气相关，如压力性肺损伤、医源性肺炎；还有些与疾病本身相关，如谵妄、深静脉血栓、消化道出血等。

（2）辅助检查

实验室检查结果：重要的特征表现为顽固低氧血症。动脉血氧分压降低，吸入气氧浓度>50%（$FiO_2>0.5$）时，$PaO_2$仍低于8.0kPa（60mmHg），$P_{(A-a)}O_2$显著增加，当$FiO_2=1.0$时，$PaO_2$低于46.7kPa（350mmHg），计算 QS/QT常超过30%，或$PaO_2/PAO \leq 0.2$。$PaCO_2$可正常或降低，至疾病晚期方增高。pH可升高、正常或降低，取决于是否出现低血压和代谢性酸中毒。

影像学检查：胸部X线早期可无明显变化或只表现纹理增粗，常迅速出现双侧弥漫性浸润性阴

影，且受治疗尤其通气治疗干预影响很大。CT 可以更准确地反映病变肺区域的大小，从而较准确地判定气体交换和肺顺应性病变的程度。

肺力学监测：是反映肺机械特征改变的重要手段，可通过床边呼吸功能监测仪监测。主要改变包括顺应性降低和气道阻力增加等。

2. 诊断　1994年欧美联席会议提出的ARDS诊断标准：①急性起病；②$PaO_2/FiO_2 \leqslant 200mmHg$（不管PEEP水平）；③正位X线胸片显示双肺均有斑片状阴影；④肺动脉楔压$\leqslant 18mmHg$或无左心房压力增高的临床证据。如$PaO_2/FiO_2 \leqslant 300mmHg$且满足上述其他标准则诊断为急性肺损伤。

2012年ARDS的柏林标准需满足以下标准：

（1）呼吸症状必须在已知的临床损害1周内出现，或者患者在1周内出现新的症状。

（2）X线或CT扫描示双肺致密影，并且胸腔积液、肺叶/肺塌陷或结节不能完全解释。

（3）患者的呼吸衰竭无法用心力衰竭或体液超负荷完全解释。如果不存在危险因素，则需要进行客观评估（例如超声心动图）以排除静水压相关的肺水肿。

（4）必须存在中到重度的氧合下降，定义为动脉氧合指数（$PaO_2/FiO_2$）。低氧的程度决定了ARDS的严重程度：①轻度ARDS，$PaO_2/FiO_2$为201~300mmHg，且呼气末正压（PEEP）或持续气道正压（CPAP）$\leqslant 5cmH_2O$；②中度ARDS，$PaO_2/FiO_2$为101~200mmHg，且PEEP$\geqslant 5cmH_2O$；③重度，$PaO_2/FiO_2 \leqslant 100mmHg$，且 PEEP $> 5cmH_2O$。

3. 鉴别诊断

（1）心源性肺水肿：心源性肺水肿常见于高血压性心脏病、冠状动脉硬化性心脏病、心肌病等引起的急性左心室衰竭以及二尖瓣狭窄所致的左心房衰竭，它们都有心脏病或明显其他脏器疾病史和相应的临床表现，如结合胸部X线表现胸部浸润影在中央及血管根部增宽、心电图检查以及相应脏器功能损害化验检查等，诊断一般不难。心导管肺毛细血管楔压（Paw）在左侧心力衰竭时上升（Paw>2.4kPa），对诊断更有意义。

（2）急性肺栓塞：多见于手术后或长期卧床者，血栓来自下肢深部静脉或盆腔静脉。本病起病突然，患者有呼吸困难、胸痛、咯血、发绀、$PaO_2$下降等表现。但长期卧床、手术、肿瘤病史以及深静脉血栓病史等有提示作用；心电图异常（典型者$S_1Q_{\text{III}}T_{\text{III}}$改变），放射性核素肺通气、灌注扫描等改变对诊断肺栓塞有较大意义。

（3）重症肺炎：肺部严重感染包括细菌性肺炎、病毒性肺炎、粟粒性肺结核等可引起ARDS。然而也有一些重度肺炎患者（特别如军团菌肺炎）具有呼吸困难、低氧血症等类似ARDS临床表现，但并未发生ARDS。这类疾病患者大多肺实质有大片浸润性炎症阴影，感染症状（发热、白细胞增高、核左移）明显，应用敏感抗菌药物可获治愈。

（4）特发性肺间质纤维化：有Ⅱ型呼吸衰竭表现，尤其在合并肺部感染加重时，可能与 ARDS 相混淆。患者胸部听诊有Velcro啰音，胸部X线检查呈网状、结节状阴影或伴有蜂窝状改变，病程发展较ARDS相对缓慢，肺功能为限制性通气障碍等可做鉴别。

### 考点5　急性肺损伤和急性呼吸窘迫综合征的治疗进展

其原则为纠正缺氧，提高氧输送，维持组织灌注，防止组织进一步损伤，同时尽可能避免医源性并发症，主要包括液体负荷过高、氧中毒、容积伤和院内感染。

1. 病因治疗　控制原发病（骨折固定、烧伤组织移植等），积极控制感染（有效清创、感染灶充分引流、抗生素合理选用），早期纠正休克，改善微循环。

2. 一般支持治疗

（1）镇静：对于ARDS的患者而言，镇静与镇痛可以提高患者对机械通气的耐受程度并减少氧耗。因为ARDS的患者往往需要数天或者更长时间的镇静，因此可以选择一些长效的相对便宜的药物，如劳拉西泮。因为苯二氮䓬类的药物并没有镇痛作用，因此需要加用阿片类药物（如芬太尼或吗啡）来治疗疼痛。阿片类同时也有协同作用，可以减少苯二氮类药物的用量。给药途径首选间断的静脉注射，对于需要反复给药的患者可以使用持续泵入的方式。必要时可以使用氟哌啶醇以及丙泊酚等药物。镇静深度可以应用Richmond Agitation-Sedation Scale（RASS）镇静评估量表来评价。采用每日唤醒策略，间断给药而不持续给药以及严格按照镇静、镇痛流程等方法都能够减少过度镇静，从而减少呼吸机使用时间和院内获得性肺炎的发生率。

（2）肌松药：要作为早期重症ARDS患者的常规治疗，仍需要进一步证据的支持。

（3）血流动力学监测：使用PAC（肺动脉导管）进行血流动力学监测，并不优于中心静脉导管（CVC），反而导管相关的并发症明显增加，不应该常规使用PAC对ARDS患者进行监测。

（4）营养支持：在胃肠道可用的情况下首选肠内营养，可以降低血管内感染、消化道出血的发生率，保护肠道黏膜屏障从而减少肠道菌群移位的风险。患者进行胃肠营养时，保持半卧位以减少呼吸机相关肺炎的发生率。注意避免因过度营养而产生过量的二氧化碳。

（5）院内获得性肺炎的预防：结合各个医院的药敏谱选择一种有效的可以覆盖可能的病原微生物的抗生素。机械通气的患者，尤其是对于进行胃肠营养的患者保持床头抬高，避免不必要的抗生素的使用，注意口腔的护理，及时拔管以减少机械通气的时间，避免过度镇静，避免呼吸机管路的更换等措施也非常重要。而选择性的消化道去污，持续声门下吸引，密闭吸痰装置等措施是否能够降低VAP的发生率，目前尚不确切。

（6）DVT的预防：须警惕出现PE的风险，及时予以预防。

（7）液体管理：适当利尿和限制液体输入，尤其应限制晶体液入量，保持较低前负荷，PAWP<1.6kPa，降低肺毛细血管静水压以减轻肺间质水肿。

在维持循环稳定，保证器官灌注的前提下，限制性的液体管理策略对ALI/ARDS患者是有利的。如果在对容量判断有困难时，推荐漂浮导管等加强有创血流动力学监测。

低蛋白血症是严重感染患者发生ARDS的独立危险因素，而且低蛋白血症可导致ARDS病情进一步恶化，并使机械通气时间延长，病死率也明显增加。对于存在低蛋白血症的ARDS患者，在补充人血白蛋白等胶体溶液的同时联合应用呋塞米（速尿），有助于实现液体负平衡，并改善氧合。

3. 呼吸支持治疗

（1）氧疗：患者治疗的基本目的是改善低氧血症，使动脉氧分压（$PaO_2$）达到60~80mmHg；但吸入氧浓度尽可能<60%，如吸入更高浓度氧尽可能<24小时，一旦氧合改善就应尽快调整吸入氧浓度。根据低氧血症改善的程度和治疗反应调整氧疗方式，首先使用鼻导管，当需要较高的吸氧浓度时，可采用可调节吸氧浓度的文丘里面罩或带储氧袋的非重吸式氧气面罩。ARDS患者往往低氧血症严重，常规的氧疗常难以奏效，机械通气仍然是最主要的呼吸支持手段。

（2）无创机械通气（NIV）：当ARDS患者神志清楚、血流动力学稳定，并能够得到严密监测和随时可行气管插管时，可以尝试NIV治疗。如NIV治疗1~2小时后，低氧血症和全身情况得到改善，可继续应用NIV。若低氧血症不能改善或全身情况恶化，提示NIV治疗失败，应及时改为有创通气。

应用NIV可使部分合并免疫抑制的ALI/ARDS患者避免有创机械通气，从而避免呼吸机相关肺炎

（VAP）的发生，并可能改善预后。免疫功能低下的患者发生ALI/ARDS，早期可首先试用NIV。

ALI/ARDS患者存在以下情况时不适宜应用NIV：神志不清，血流动力学不稳定，气道分泌物明显增加而且气道自洁能力不足，因脸部畸形、创伤或手术等不能佩戴鼻面罩，上消化道出血、剧烈呕吐、肠梗阻和近期食管及上腹部手术，危及生命的低氧血症。

（3）有创机械通气

①机械通气的时机选择：ARDS患者经高浓度吸氧仍不能改善低氧血症时，应气管插管进行有创机械通气。ARDS患者呼吸功明显增加，表现为严重的呼吸困难，早期气管插管机械通气可降低呼吸功，改善呼吸困难。

②肺保护性通气：由于ARDS发生后大量肺泡塌陷，肺容积明显减少，常规或大潮气量通气易导致肺泡过度膨胀和气道平台压过高，加重肺及肺外器官的损伤。小潮气量通气要求是ARDS病理生理结果的要求。应尽早采用潮气量设置为6ml/kg通气。关于通气模式选择，压力控制通气模式比容量控制模式更少产生气压伤，更易达到人机同步，可选择的模式有压力控制反比通气、压力释放通气、双相气道正压通气。

气道平台压能够客观反映肺泡内压，其过度升高可导致呼吸机相关肺损伤。推荐维持气道平台压<25~30cmH$_2$O。

由于ARDS肺容积明显减少，为限制气道平台压，有时不得不将潮气量降低，允许动脉血二氧化碳分压（PaCO$_2$）高于正常，PaCO$_2$ 50~80mmHg，即所谓的允许性高碳酸血症。颅内压增高是应用允许性高碳酸血症的禁忌证。此外合并代酸患者其酸中毒严重影响血液pH，警惕其对心血管严重抑制作用。一般主张保持pH>7.20接近7.30，否则可考虑静脉输注碳酸氢钠。

③肺复张：目前临床常用的肺复张手法包括控制性肺膨胀、PEEP递增法及压力控制法（PCV法）。其中实施控制性肺膨胀采用恒压通气方式，推荐吸气压为30~45cmH$_2$O、持续时间30~40秒。肺外源性的ARDS对肺复张手法的反应优于肺内源性的ARDS；ARDS病程也影响肺复张手法的效应，早期ARDS肺复张效果较好。值得注意的是，肺复张手法可能减少心排血量，影响患者的循环状态，还可引起气胸，实施过程中应密切监测。

④PEEP的选择：ARDS广泛肺泡塌陷不但可导致顽固的低氧血症，而且部分可复张的肺泡周期性塌陷开放而产生剪切力，会导致或加重呼吸机相关肺损伤。充分复张塌陷肺泡后应用适当水平PEEP防止呼气末肺泡塌陷，改善低氧血症，并避免剪切力，防治呼吸机相关肺损伤。因此应采用能防止肺泡塌陷的最低PEEP。

一般使用PEEP在5~15cmH$_2$O之间，合理选择目标是尽可能避免肺泡萎陷的趋势下将PEEP对机体不利影响降到最低。具体可以在维持吸入压不变的情况下，逐渐增加PEEP，观察潮气量以及循环的变化。可参照肺静态压力–容积（P–V）曲线低位转折点压力＋2cmH$_2$O来选择PEEP。

⑤自主呼吸：在循环功能稳定、人机协调性较好的情况下，ARDS患者机械通气时有必要保留自主呼吸，这有助于降低气道峰压，促使肺泡复张、气道廓清，并减少通气支持手段对循环和消化道的影响。

⑥俯卧位通气：俯卧位通气通过降低胸腔内压力梯度、促进分泌物引流和促进肺内液体移动，明显改善氧合。对于常规机械通气治疗无效的重度ARDS患者，可考虑采用俯卧位通气。具体实施可采用翻身床或人工垫枕于额、双肩、下腹和膝部。

严重的低血压休克、室性心律失常、颜面部创伤及未处理的不稳定性骨折为俯卧位通气的相对禁忌证。

⑦高频振荡通气：高频振荡通气（HFOV）是指通过往复运动的活塞泵，扬声器隔膜或旋转球的方式产生正弦波，使气管内气体产生高频往返运动，将气体主动送入和吸出气道。ARDS的患者实施HFOV的过程中，应用一定水平的驱动压，可保持肺泡持续处于膨胀状态，避免常规通气模式呼气时的肺泡塌陷，避免了肺泡反复塌陷复张导致的肺损伤，同时也避免了由于部分肺泡塌陷所致的肺内分流，有助于改善ARDS患者氧合。目前，HFOV尚不能作为ARDS的常规通气模式。对于积极的肺复张手法实施后仍难以改善其低氧血症的ARDS患者，可考虑应用HFOV。

（4）液体通气：部分液体通气是在常规机械通气的基础上经气管插管向肺内注入相当于功能残气量的全氟碳化合物，以降低肺泡表面张力，促进肺重力依赖区塌陷肺泡复张。部分液体通气能促进下垂部位或背部的肺泡复张，改善患者气体交换，增加肺顺应性，可作为严重ARDS患者常规机械通气无效时的一种选择。

（5）体外膜氧合技术（ECMO）：建立体外循环后在肺外进行气体交换可减轻肺负担、有利于肺功能恢复。

（6）"六步法"机械通气策略：2010年珍妮特（Janet）和马特海（Matthay）等归纳了重症ARDS治疗的具体步骤和实施方法，共6个步骤（简称"六步法"）。

步骤1：小潮气量肺保护性通气（6ml/kg，如果气道平台压仍高于30cmH$_2$O，则潮气量可逐渐降低至4ml/kg），测量气道平台压力。如果<30cmH$_2$O，进入步骤2a。如果>30cmH$_2$O，则进入步骤2b。

步骤2a：实施肺复张和（或）单独使用高PEEP。

步骤2b：实施俯卧位通气或高频振荡通气。

步骤3：评价氧合改善效果，静态顺应性和无效腔通气。如果改善明显则继续上述治疗。如果改善不明显，则进入步骤4。

步骤4：吸入一氧化氮；如果数小时内氧合及顺应性改善不明显，则进入步骤5。

步骤5：小剂量糖皮质激素（须权衡利弊）。

步骤6：考虑实施体外膜氧合。入选患者通气高压机械通气时间<7天。

4.药物治疗

（1）肺泡表面活性物质：ARDS患者存在肺泡表面活性物质减少或功能丧失，易引起肺泡塌陷。肺泡表面活性物质能降低肺泡表面张力，减轻肺炎症反应，阻止氧自由基对细胞膜的氧化损伤。然而在早产儿发生的ARDS中替代治疗相当有效，对于成年人效果却不明显。

（2）抗氧化药治疗：在ARDS的发生和发展过程中，活性氧自由基的产生及抗氧化屏障的部分破坏起着非常大的作用，因此，理论上抗氧化治疗应该能够改善ARDS患者的预后。有研究表明，通过肠道给ARDS患者补充EPA、γ-亚油酸和抗氧化药，可以明显缩短机械通气时间，改善生存率。补充鱼油进行抗氧化治疗依然需要进一步研究的证实，尚未纳入ARDS的常规治疗中。其他的一些抗氧化药，如利索茶碱、N-乙酰半胱氨酸也被证实对患者的临床终点没有任何的改善。

（3）吸入性血管扩张药：吸入性的血管扩张药可以选择性的舒张通气良好肺区域的血管，显著降低肺动脉压，减少肺内分流，改善通气/血流比例失调，从而改善氧合。

①NO：临床上NO吸入可以使得约60%的ARDS患者氧合改善，同时肺动脉压，肺内分流明显下降，但是对平均动脉压和心排血量无明显改变。氧合改善效果一般仅限于开始NO吸入治疗的24~48小时。但NO吸入并不能改善ARDS的病死率。目前，吸入NO并不是ARDS的常规治疗手段，在一般治

疗无效的严重低氧血症患者中可应用，可能会减少医源性肺损伤。

②前列腺素$E_1$（$PGE_1$）：为血管活性药物，同时具有免疫调节作用，可抑制巨噬细胞和中性粒细胞的活性，发挥抗炎作用，抑制血小板聚集，降低肺和体循环阻力，提高心排血量。但是PGE1没有组织特异性，静脉注射$PGE_1$会引起全身血管舒张，导致低血压。静脉注射$PGE_1$用于治疗ALI/ARDS，有研究报道吸入型$PGE_1$可以改善氧合，但这需要进一步的随机对照（RCT）研究证实。因此，只有在ALI/ARDS患者低氧血症难以纠正时，吸入$PGE_1$才作为可以考虑的治疗手段。

（4）抗感染治疗

①糖皮质激素：早期的3项多中心RCT研究发现糖皮质激素既不能预防ARDS的发生，对早期ARDS也没有治疗作用。但对于过敏原因导致的ARDS患者，早期应用糖皮质激素经验性治疗可能有效。此外，感染性休克并发ARDS的患者，如合并肾上腺皮质功能不全，可考虑应用替代剂量的糖皮质激素。

持续的过度炎症反应和肺纤维化是导致ARDS晚期病情恶化和治疗困难的重要原因。糖皮质激素能抑制ARDS晚期持续存在的炎症反应，并能防止过度的胶原沉积，阻止肺纤维化的进展，从而有可能对"晚期"ARDS有保护作用。然而，最近ARDSnet的研究结果显示糖皮质激素治疗［甲泼尼龙2mg/（kg·d），分4次静脉滴注，14天后减量］并不能降低病死率，但可明显改善低氧血症和肺顺应性，缩短患者的休克持续时间和机械通气时间。对于"晚期"ARDS患者常规应用糖皮质激素治疗也有一定争议。

②他汀类：他汀类药物能够降低促炎性细胞因子的浓度，减少间质的炎性浸润，从而改善生存率。然而，在随后的随机对照研究中，辛伐他汀组较对照组并没有显示出氧合和气道峰压的明显改善，对病死率也没有影响。其对于ARDS患者的治疗作用需要进一步的证据。

③大环内酯类药物：具有抗菌与抗炎双重效果。

（5）其他：需要注意的是，有一些曾经认为对ARDS患者的治疗有益的药物，已经被证实是无效的甚至是有害的，其中包括β受体激动药、N-乙酰半胱氨酸、丙半胱氨酸、利索茶碱、中性粒细胞弹性酶抑制药、酮康唑以及布洛芬。

## 考点6　急性呼吸窘迫综合征的预后和病死因素

有文献统计ARDS的病死率由20世纪80年代的50%~60%下降到21世纪初的30%~40%。既往治疗焦点集中于改善患者氧合，经过治疗尽管很多患者低氧血症有明显的改善，但预后并未有大幅度的改善。如在治疗最初对治疗反应良好的患者（氧合在24小时后明显改善）预后相对较好。影响病死率的首要原因是易感因素，分为：

1.直接肺损伤因素　常见为肺炎、胃内容物吸入；少见为肺挫伤、脂肪栓塞、淹溺肺栓子切除或肺移植后的再灌注性肺水肿等。

2.间接肺损伤因素　常见为脓毒症、严重创伤伴休克及大量输血液；少见为心肺转流、急性胰腺炎、输注血液制剂等。由脓毒症所致的ARDS病死率高达70%~90%，多数ARDS患者死于脓毒症或多器官功能衰竭，并非死于呼吸衰竭。肺外脏器功能的衰竭程度在很大程度上影响ARDS的预后。

# 第三节　重症肺炎

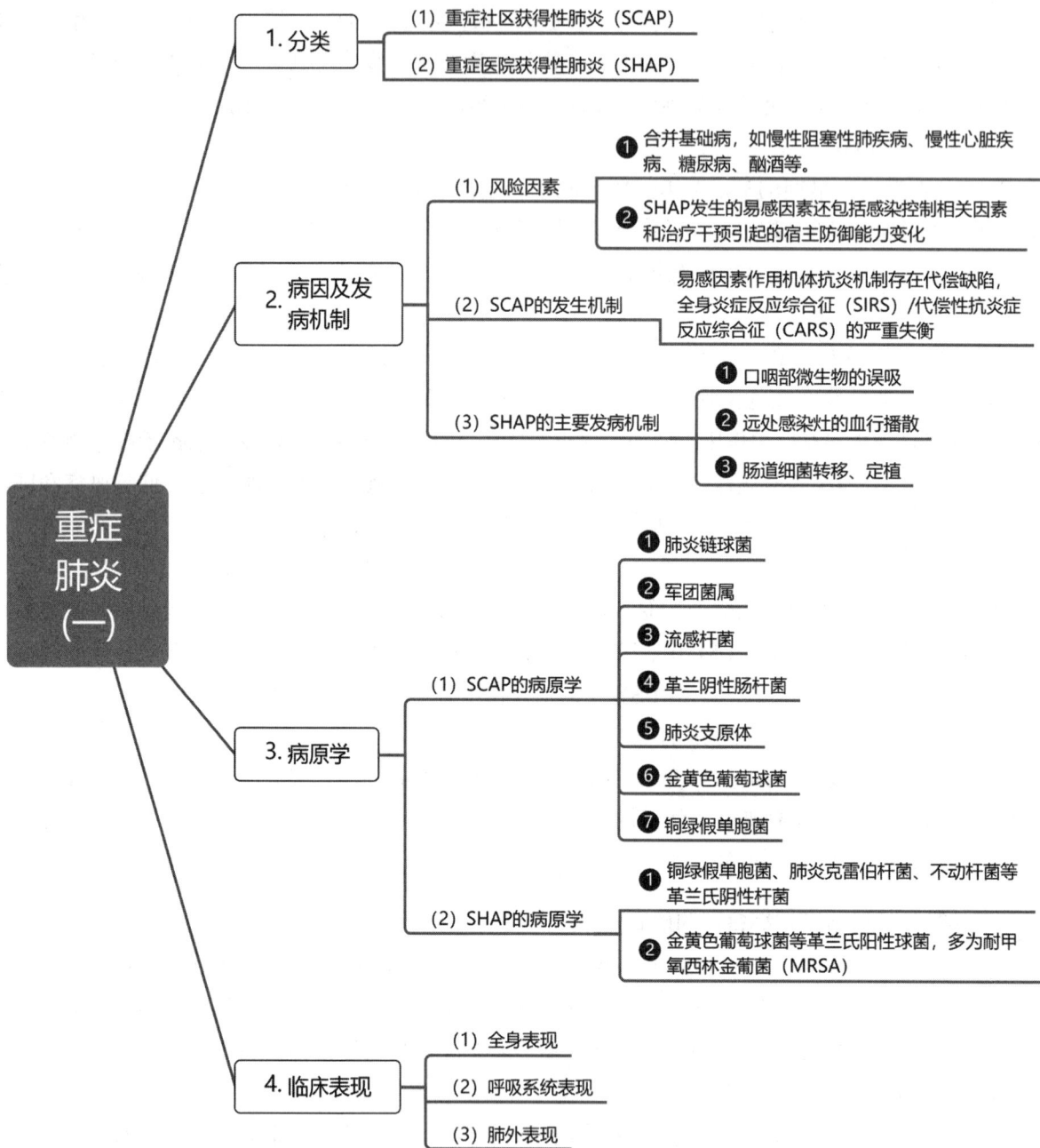

**重症肺炎（一）**

**1. 分类**
- (1) 重症社区获得性肺炎（SCAP）
- (2) 重症医院获得性肺炎（SHAP）

**2. 病因及发病机制**
- (1) 风险因素
  - ❶ 合并基础病，如慢性阻塞性肺疾病、慢性心脏疾病、糖尿病、酗酒等。
  - ❷ SHAP发生的易感因素还包括感染控制相关因素和治疗干预引起的宿主防御能力变化
- (2) SCAP的发生机制
  - 易感因素作用机体抗炎机制存在代偿缺陷，全身炎症反应综合征（SIRS）/代偿性抗炎症反应综合征（CARS）的严重失衡
- (3) SHAP的主要发病机制
  - ❶ 口咽部微生物的误吸
  - ❷ 远处感染灶的血行播散
  - ❸ 肠道细菌转移、定植

**3. 病原学**
- (1) SCAP的病原学
  - ❶ 肺炎链球菌
  - ❷ 军团菌属
  - ❸ 流感杆菌
  - ❹ 革兰阴性肠杆菌
  - ❺ 肺炎支原体
  - ❻ 金黄色葡萄球菌
  - ❼ 铜绿假单胞菌
- (2) SHAP的病原学
  - ❶ 铜绿假单胞菌、肺炎克雷伯杆菌、不动杆菌等革兰氏阴性杆菌
  - ❷ 金黄色葡萄球菌等革兰氏阳性球菌，多为耐甲氧西林金葡菌（MRSA）

**4. 临床表现**
- (1) 全身表现
- (2) 呼吸系统表现
- (3) 肺外表现

```
                                    ❶ 血常规
                    (1) 实验室检查
                                    ❷ 血气分析

                                    ❶ X线胸片
                    (2) 影像学检查
                                    ❷ 胸部CT

   5.辅助检查                        ❶ 痰、气道分泌物涂片革兰染色

                                    ❷ 痰培养

                                    ❸ 经纤支镜防污染性毛刷（PSB）、支气管肺泡
                    (3) 病原学检查       灌洗液（BAL）标本培养

                                    ❹ 军团菌检查

                                    ❺ 非典型病原体的血清学检查

                                    ❻ 真菌血清学检测

                                                        a. 1998年中华医学会呼吸病分
                                    ❶ 确立肺炎诊断          会制订的CAP诊断指南
                    (1) SCAP
                       的诊断                             b. 2007年ATS诊断标准

                                    ❷ 病情严重程度评估       a. PSI评分
   6.诊断和
重症   鉴别诊断                                            b. CURB-65
肺炎
(二)                                 ❶ 1996年ATS诊断标准
                    (2) SHAP
                       的诊断         ❷ 排除其他疾病，包括肺栓塞、肺不张、肺水肿、
                                       肺挫伤、急性呼吸窘迫综合征、肺出血等

                                    ❶ 早期、足量、强力广谱抗生素经验性治疗

                    (1) 抗感染治疗     ❷ 降阶梯治疗

                                    ❸ 根据临床治疗反应控制抗生素使用疗程以防止过度
                                       用药、减少细菌耐药发生
   7.治疗
                                    ❶ 机械通气治疗

                                    ❷ 循环支持治疗
                    (2) 器官功能支持治疗
                                    ❸ 其他重要器官功能的监护、治疗

                                    ❹ 营养支持治疗

   8.预后
```

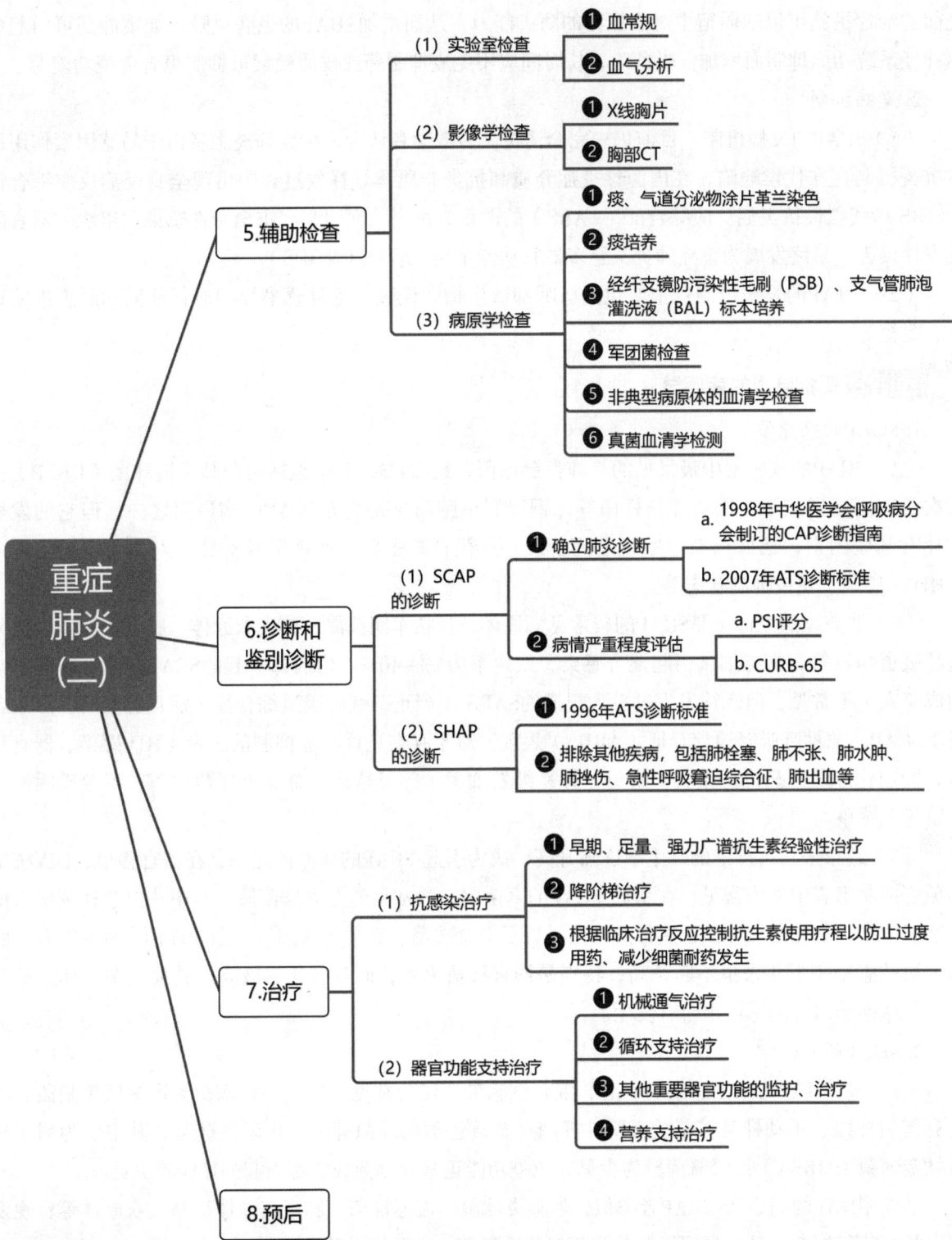

**考点 1 重症肺炎的病因及发病机制**

1. 病因 合并基础病是发生重症社区获得性肺炎（SCAP）和重症医院获得性肺炎（SHAP）的共同风险因素。几乎50%的 SCAP患者合并慢性阻塞性肺疾病（COPD），是最主要的易感因素。此外，还有慢性心脏疾病、糖尿病、酗酒等。

SHAP发生的易感因素还包括感染控制相关因素和治疗干预引起的宿主防御能力变化，住院患者

先前的治疗措施可以削弱宿主对病原菌的防御能力，从而增加SHAP的患病风险，如镇静药可引起中枢神经系统功能抑制而增加误吸危险，长时间应用免疫抑制药或皮质激素可抑制患者免疫功能等。

2. 发病机制

（1）SCAP的发病机制：目前仍未完全清楚。多数学者认为，少数肺炎患者由于易感因素作用机体抗炎机制存在代偿缺陷，在内源性炎症介质和抗炎介质诱导释放过程中出现全身炎症反应综合征（SIRS）/代偿性抗炎症反应综合征（CARS）的严重失衡，从而引起严重全身性感染和组织、器官的继发性损害，最终发展为重症肺炎甚至多器官功能不全综合征（MODS）。

（2）SHAP的发病机制：主要包括口咽部微生物的误吸、远处感染灶的血行播散和肠道细菌转移、定植等。

## 考点2　重症肺炎的病原学

1. SCAP的病原学

（1）SCAP的致病菌中最常见的是肺炎链球菌，约占1/3，其中包括耐药肺炎链球菌（DRSP）；其次是军团菌属和革兰氏阴性肠杆菌等。铜绿假单胞菌也是引起SCAP的病原菌之一，但它的发病常伴有某些因素，例如长期应用广谱抗生素、支气管扩张症、严重营养不良、人类免疫缺陷病毒（HIV）感染、免疫抑制状态等。

（2）非典型病原体也是SCAP的较常见病原体，包括军团菌属、肺炎衣原体、肺炎支原体以及某些呼吸道病毒等，常与细菌引起混合感染，发生率为5%~40%。由病毒引起的SCAP在免疫功能正常的成年人中不常见，但既往发生过较大规模的SARS（严重急性呼吸道综合征）病毒感染时，严重者可呈SCAP、急性呼吸窘迫综合征（ARDS）表现。对于存在免疫功能抑制的患者（HIV感染、器官移植、肿瘤化疗），病毒感染较为常见，并易继发细菌（肺炎球菌、金黄色葡萄球菌、革兰氏阴性肠杆菌等）感染。

（3）近年来真菌感染的发生率逐渐升高，成为引起SCAP的病原体之一，在器官移植、HIV感染等免疫抑制患者中尤为常见。在引起SCAP的真菌中，最常见的是念珠菌属，其中非白念珠菌所占比例逐渐增高，如光滑念珠菌、热带念珠菌、近平滑念珠菌、克柔念珠菌等。白念珠菌占50%左右。曲霉菌属的感染率近年来也不断升高，特别是器官移植患者，而且病死率极高。其他真菌，如新型隐球菌、球孢子菌等的感染也时有发生。

2. SHAP的病原学

（1）多数HAP为细菌感染所引起，混合性感染亦较为常见。常见的致病菌为铜绿假单胞菌、肺炎克雷伯杆菌、不动杆菌等革兰氏阴性杆菌及金黄色葡萄球菌等革兰氏阳性球菌，其中多为耐甲氧西林金葡菌（MRSA）；厌氧菌较为少见，免疫功能正常者真菌或病毒引起的HAP较少见。

早发型HAP的病原菌与CAP者类似，如肺炎球菌、流感杆菌、肺炎支原体、肺炎衣原体等；晚发型以肠杆菌科细菌多见，如铜绿假单胞菌、不动杆菌、大肠埃希菌及MRSA等。

若先前没有抗生素应用史，多重耐药的铜绿假单胞菌及其他耐药菌少见；但若先前应用抗生素者，多重耐药（MDR）铜绿假单胞菌、不动杆菌、肺炎克雷伯杆菌及MRSA的发生率明显升高。

SHAP的病原菌以高度耐药或多重耐药菌多见，抗感染治疗难度增加，预后较差。

（2）革兰氏阴性杆菌致病菌的分布在这10多年中较为稳定，只有不动杆菌从4%上升至7%。近年来MRSA的发生率显著增加，诱发因素包括先前广谱抗生素应用、皮质激素、机械通气、COPD

等。MRSA的发生率明显升高，从1997年的8%升至2003年的30%。随着近年来广谱抗生素的广泛应用，真菌的发生率也有所增加，其中真菌感染所致的HAP病死率上升尤为明显。

### 考点3 重症肺炎的临床表现

**1. SCAP的临床表现**

（1）全身表现：肺炎患者大多出现发热，一般为急性发热，热型可为稽留热或弛张热，伴或不伴畏寒、寒战。部分身体衰弱患者可仅表现为低热或不发热。其他的表现有全身不适感、头痛、肌肉酸痛、食欲缺乏、恶心、呕吐等，病情严重者可出现神志障碍或精神异常。

（2）呼吸系统表现：肺炎所致的典型临床表现以咳嗽、咳痰为主要症状，常咳黄脓痰或白黏痰，部分患者咯铁锈色痰或血痰。胸痛也是肺炎的常见表现之一，一般在深吸气或剧烈咳嗽时出现。病情严重时可有气促、呼吸困难表现，伴有唇、甲发绀等缺氧体征。SCAP者由于双肺出现弥漫性损害，导致进行性低氧血症，出现进行性呼吸困难、窘迫等ARDS的临床表现。

早期肺部体征表现为局部的异常体征，如局部叩诊呈浊至实音、触觉语颤增强、听诊可闻及肺泡呼吸音减弱、局部湿啰音等。随着病情发展至病变弥漫的SCAP时，表现为呼吸急促、窘迫，可有鼻翼翕动、发绀等明显缺氧表现，肺部体征为广泛的肺实变征，肺泡呼吸音明显减弱，而湿啰音改变多不明显。

（3）肺外表现：循环系统功能的损害较为常见，表现为顽固性休克、低血压、组织低灌注表现，一般液体复苏治疗难以纠正，须应用血管活性药物才能改善。临床研究表明，肺炎患者需进入ICU的原因主要是需机械辅助通气和因严重休克而需循环支持治疗。循环功能的损害可影响其他器官的血流灌注，促进其功能损害的发生。

肾也是较常受损的器官，表现为少尿、无尿，血清非蛋白氮（BUN）、肌酐（Cr）呈进行性升高。肾功能损害的发生可导致病情进一步加重，并可影响治疗方案的实施，致使预后更差。

其他脏器可序贯地出现不同程度的损害，如消化道、肝、血液系统、神经系统、内分泌系统等，出现相应的功能不全表现。

**2. SHAP的临床表现** HAP起病隐匿，临床表现初期可不典型，病情进展至SHAP时，肺炎症状可较明显，包括咳嗽、咳痰、呼吸困难等。患者若有基础病则一般有不同程度加重，如合并COPD者出现严重呼吸衰竭等。随着病情的进展，炎症反应亦进行性加重，可导致其他器官功能的损害，包括感染性休克、急性肾衰竭等。感染性休克是SHAP患者较常出现的临床征象，也是患者需进入ICU监护的常见原因之一。此外，因为循环功能的不稳定，致使其他器官的灌注受到影响，出现不同程度的功能损害，导致MODS的发生。

### 考点4 重症肺炎的辅助检查

**1. 实验室检查**

（1）血常规：血白细胞计数和中性粒细胞分类升高，少部分患者白细胞计数可呈下降。若累及血液系统时，可有血小板计数进行性下降，导致凝血功能障碍。

（2）血气分析：多数患者主要表现为严重低氧血症（Ⅰ型呼吸衰竭），氧合指数（$PaO_2/FiO_2$）进行性下降，甚至低于200mmHg，需进行机械通气辅助治疗。若患者存在COPD等基础疾病，血气分析可能会表现为Ⅱ型呼吸衰竭。由于严重呼吸衰竭及其他脏器功能损害（如肾功能不全），血气分析可表现为不同类型及程度的酸碱平衡失调。

2. 影像学检查

（1）X线胸片：最常应用的影像学检查方式，能够早期发现肺部炎症渗出性病灶，应常规进行检查。肺炎X线表现可为片状、斑片状、网结节状阴影，SCAP者肺部阴影进展迅速，甚至出现双肺大片实变阴影，部分患者在48小时内增加达50%以上。

（2）胸部CT：可以较准确了解肺炎的范围、肺组织实变程度，同时可早期发现肺脓肿、空洞（曲霉菌的halo征、新月征、空洞征等）等，有助于获得更多的临床信息，以便进行早期诊断和治疗。同时，CT检查等影像学检查还有利于肺炎与大量胸腔积液、肺水肿、肺结核等疾病的鉴别。

3. 病原学检查

（1）痰、气道分泌物涂片革兰染色：易于执行、廉价，但敏感度和特异性均较差，是常规的检查手段之一。

（2）痰培养：作为细菌学检查的重要手段，临床上最为常用，应尽可能在抗生素治疗前留取痰液进行检查，可提高阳性率。痰培养的阳性率较低，为40%~50%，而且常难以区分致病菌与定植菌。

（3）血培养：在疑有严重感染性疾病时常采用的病原学检查手段，结果特异性高，但阳性率也较低，约25%。近年来强调必须在抗生素应用前采集血液标本，建议每系列（set）采血2~3次，每次不少于20ml血液，并不要求在高热或寒战时采血，这样可提高阳性率，达到40%~50%。必要时可重复进行，一般2个系列已足够。

（4）经纤支镜防污染性毛刷（PSB）、支气管肺泡灌洗液（BAL）标本培养：这两种技术近年得到多数学者提倡，两者的敏感性和特异性均较高，PSB者分别为69%和95%；BAL者敏感性72%~100%、特异性69%~100%。两者的操作存在一定不良影响，需技术熟练人员操作。

（5）军团菌检查：包括尿的军团菌抗原测定、痰军团菌特殊培养或直接免疫荧光检测，以及发病初期及其后的血清军团菌抗体测定。血清直接荧光试验阳性并滴度升高、血清间接荧光试验≥1∶256或呈4倍增长有临床意义。

（6）非典型病原体的血清学检查：如肺炎支原体、衣原体等，一般在发病初期及其后2~4周采集标本。血清支原体抗体滴度升高≥1∶32或前后呈4倍升高者有临床诊断意义。

（7）真菌血清学检测：半乳甘露聚糖（GM）是真菌细胞壁特有成分，阳性者提示存在感染的可能，由于对阳性判定值尚存在争议，故敏感性及特异性的报道也有不同。对于1-3-β葡聚糖，几乎所有真菌中均存在，故阳性结果仅表明可能存在真菌感染，而不能分类；阳性判定值也存在争议，而且其与某些药物存在交叉反应而出现假阳性，因此，临床上的作用还有待更进一步观察。

### 考点5　重症肺炎的诊断和鉴别诊断

1. SCAP的诊断

诊断流程应包括以下两个步骤。

（1）确立肺炎诊断：1998年中华医学会呼吸病分会制订的《CAP诊断和治疗指南》规定，CAP的临床诊断依据包括：①新近出现的咳嗽、咳痰，或原有呼吸道疾病加重，并出现脓性痰；伴或不伴胸痛；②发热；③肺实变体征和（或）湿啰音；④WBC>10×10⁹/L或<4×10⁹/L，伴或不伴核左移；⑤胸部X线检查显示片状、斑片状浸润阴影或间质性改变，伴或不伴胸腔特别积液。以上①~④项中任何一项加第⑤项，并除外肺结核、肺部肿瘤、非感染性肺间质性疾病、肺水肿、肺不张、肺

栓塞、肺嗜酸粒细胞浸润症、肺血管炎等，可建立临床诊断。

（2）病情严重程度评估：确立肺炎诊断后，应立即评估患者病情的严重程度是否达到SCAP标准，以进入ICU治疗。目前医学界对于肺炎患者是否进入ICU（即诊断SCAP）仍然没有统一的标准。应用较广泛的肺炎严重程度评价工具有PSI评分（pneumonia severity index）和CURB-65。

PSI评分是Fine MJ等于1997年提出的，并被美国感染病协会（Infectious Diseases Society of America，IDSA）的《CAP指南》所采用。根据得分将所有肺炎患者分为Ⅱ~Ⅴ级，预测其病情严重程度以及治疗预后和病死率。PSI评分≤70为Ⅱ级，评分71~90为Ⅲ级，评分91~130为Ⅳ级，评分>130为Ⅴ级，对应各级别病死率分别为：Ⅱ级0.6%~0.7%，Ⅲ级0.9%~2.8%，Ⅳ级8.2%~9.3%，Ⅴ级27.0%~31.1%，其中Ⅳ~Ⅴ级患者的死亡风险明显升高，须住院或进入ICU治疗。这个评分系统并没有明确进入ICU的标准，多用于作为病情较轻肺炎患者的筛选；而且它的评价项目较多，虽然结果较准确，但是在临床上的操作却较为困难。

CURB-65是英国胸科协会（British Thoracic Society，BTS）最近修订的指南中采用的标准，应用较为方便，能较好地区别低死亡风险患者及明确严重患者住院或进入ICU的指征，已经有多项临床研究证实其有效性。CURB-65包括5个指标，分别是年龄、意识障碍（confusion）、血 BUN、呼吸频率（respiratory rate）、血压（BP），每个指标为1分，累积为总分。BTS的指南建议CURB-65得分达2分或以上时，可诊断为SCAP，需住院或进入ICU治疗。

（3）2007年ATS诊断标准：2007年，美国胸科协会（ATS）在公布的《社区获得性肺炎诊疗指南》中对SCAP诊断标准进行重新修订，修订后的诊断标准包括主要标准2项和次要标准9项，符合1项主要标准（需要有创机械通气治疗、需要血管活性药物治疗的脓毒性休克）或3项次要标准（呼吸频率>30次/分、$PaO_2/FiO_2<250$、双侧或多叶肺炎、意识障碍或定向力异常、BUN≥7.14mmol/L、血白细胞减少$<4×10^9/L$、血小板减少$<10×10^9/L$、体温降低，肛温<36℃、血压下降需积极液体复苏治疗）可诊断为SCAP，需进入ICU治疗。

2. SHAP的诊断　　1996年，美国胸科协会（ATS）发布的《成年人HAP诊疗指南》中首次提出了SHAP的诊断标准，主要包括以下7项。

（1）需进入ICU。

（2）呼吸衰竭（需行机械通气或$FiO_2$需超过35%以维持$SpO_2$达到90%）。

（3）X线胸片肺部渗出进展迅速、多叶肺炎或空洞形成。

（4）合并休克和（或）器官功能不全的严重全身性感染。

（5）需要血管活性药物维持血压超过4小时。

（6）尿量<20ml/h或80ml/4h。

（7）急性肾衰竭需要透析治疗。

此外，SHAP的诊断还需排除其他疾病，包括肺栓塞、肺不张、肺水肿、肺挫伤、急性呼吸窘迫综合征、肺出血等。

📑 **考点6　重症肺炎的治疗**

重症肺炎治疗策略主要分为抗感染治疗和器官功能支持治疗两部分。

1.抗感染治疗　　重症肺炎的抗感染治疗原则主要包括以下几点：①尽早进行恰当的抗生素治疗；②充分了解当地致病菌分布特点和药敏结果，参照药动学特点选用强力广谱抗生素经验性治疗，给予足够治疗剂量并提倡个体化用药；③在抗生素治疗开始前送检下呼吸道病原学标本，一旦获得可靠的培养和药敏结果，及时换用有针对性的窄谱抗生素，即"降阶梯治疗（de-escalation therapy）"；④根据临床治疗反应控制抗生素使用疗程以防止过度用药、减少细菌耐药发生，一般 SCAP 链球菌感染者推荐 10 天，军团菌为 14~21 天，非典型病原体为 14 天，金黄色葡萄球菌、革兰氏阴性肠杆菌为 14~21 天；⑤建议以下呼吸道标本培养结果作为判断最初经验性抗生素治疗是否恰当的依据。

（1）SCAP 的抗感染治疗

①对 SCAP 而言，合理运用抗生素的关键是如何将初始的经验性治疗（empiric therapy）和后续的针对性治疗（target therapy）有机结合形成一个连续的整体，并适时实现转换，即能够或可改善临床治疗效果，同时避免广谱抗生素联合治疗方案可能导致的细菌耐药。早期的经验性治疗应针对性全面覆盖所有可能的致病菌，包括非典型病原体、铜绿假单胞菌感染等，国内目前仍缺乏相关用药指南。2007 年，美国胸科协会（ATS）/感染病协会（IDSA）和英国胸科协会（BTS）制订了《SCAP 经验性抗感染治疗用药指南》。

②SCAP 中真菌感染的比例逐年升高，临床预后差，治疗上应参考目前抗真菌治疗的用药指南，根据患者临床情况选择经验性治疗、抢先治疗或针对性治疗的策略。目前应用的抗真菌药物有多烯类、唑类、棘霉素类等。

多烯类应用时间较长，普通两性霉素 B 虽然广谱、抗菌作用强，但毒性很大，重症患者难于耐受。近年研制的两性霉素 B 脂质体毒性明显减轻，且抗菌作用与前者相当，已广泛应用于临床，但费用较前者明显升高。

唑类常用的有氟康唑、伊曲康唑及伏立康唑等。氟康唑常应用于白念珠菌感染，但对非白念珠菌及真菌疗效较差或无效；伏立康唑是新一代唑类药物，对念珠菌及真菌均有强大的抗菌作用，且可透过血-脑屏障，但对结核菌无效。

棘霉素类是近年研制的新一类抗真菌药物，通过干扰细胞壁的合成而起抗菌作用。卡泊芬净是第一个棘霉素类药，已被 FDA 批准应用于临床，具有广谱、强效的抗菌作用，与唑类无交叉耐药，但对隐球菌无效。

对于病情严重、疗效差的真菌感染患者，可考虑联合用药，但需注意药物间的拮抗效应。抗真菌治疗的疗程应取决于临床治疗效果，根据病灶吸收情况而定，不可过早停药，以免复发。

（2）SHAP 的抗感染治疗：由于 SHAP 患者病情危重，致病菌常为多重耐药菌，临床上常见的有铜绿假单胞菌、不动杆菌、产超广谱 β-内酰胺酶（ESBLs）肠杆菌科细菌和 MRSA 等，故在治疗上多建议采用"猛击"方案。在获得培养结果前，早期给予广谱抗生素联合治疗，要求覆盖所有可能致病菌，推荐方案为碳青霉烯类或具有抗假单胞菌活性的 β-内酰胺类联合氨基糖苷类或喹诺酮类。在获得培养结果后，应根据药敏调整方案，选择较窄谱抗生素进行针对性治疗，即所谓的降阶梯治疗（de-escalation），以避免细菌耐药的恶化及减轻致病微生物选择的压力，避免二重感染的发生。由于 SHAP 患者病情一般较为危重，抗感染治疗的疗程应依临床疗效而定。

对于不动杆菌属泛耐株，有学者建议试用多黏菌素 B 和多黏菌素 E；耐万古霉素金黄色葡萄球菌（VRSA）、耐万古霉素肠球菌（VRE）等可选择环脂肽类等治疗，如达托霉素等，临床报道表明有一定疗效。近年推出的新药还包括替加环素，体外试验表明它不受目前所发现的细菌耐药机制的影响，但对铜绿假单胞菌属无效。

2. 器官功能支持治疗

（1）机械通气治疗：重症肺炎常引起严重的呼吸衰竭，需应用机械通气辅助治疗，包括无创通气、有创通气。通气方式的选择应根据患者的神志、分泌物情况、呼吸肌疲劳程度、缺氧程度等因素而定。

合并严重呼吸衰竭或ARDS的SCAP，应建立人工气道进行有创机械通气。目前推广应用的保护性肺通气策略，是以复张并维持实变、塌陷的肺组织开放、减少肺容积性损伤和生物性损伤为最终目标，通气方式采用低潮气量（5~8ml/kg）和高水平呼气末正压（PEEP），必要时可允许一定程度的高碳酸血症。除此之外，俯卧位通气、高频振荡通气及体外膜肺氧合（extracorporeal membrane oxygenation，ECMO）等技术的逐渐开展与成熟，为严重ARDS患者呼吸功能的改善提供了越来越多的选择。

（2）循环支持治疗：顽固性休克是重症肺炎患者进入ICU的主要原因之一，也就是感染性休克，此类休克属于血容量分布异常的休克，存在明显的有效血容量不足，治疗上首先应进行充分的液体疗法，参考拯救脓毒症运动（surviving sepsis campaign，SSC）的集束（bundle）液体复苏方案，尽早达到复苏终点：中心静脉压8~12mmHg、平均动脉压（MAP）>65mmHg、尿量≥0.5ml/（kg·h）、混合血氧饱和度（$SvO_2$）≥70%。在补充血容量后若血压仍未能纠正，应使用血管活性药物，根据病情可选择多巴胺、去甲肾上腺素等；若存在心脏收缩功能减退者，可联合应用多巴酚丁胺，同时应加强液体管理，避免发生或加重肺水肿，影响氧合功能及抗感染治疗效果。

（3）其他重要器官功能的监护、治疗：重症肺炎患者病情危重、进展迅速，通常可引起肾、消化道、肝、内分泌、血液等多器官或系统功能受到损害。在ICU治疗期间，临床上应密切监测机体各器官功能状况，持续监测重要生命体征，一旦出现病情变化，根据程度不同迅速给予有效的支持治疗措施。

（4）营养支持治疗：重症肺炎患者热量消耗大，应注重加强营养支持。疾病早期分解代谢亢进，建议补充生理需要量为主；病情逐渐稳定后则需根据患者体重、代谢情况而充分补充热量及蛋白，一般补充热量125.5~146.4kJ/kg，蛋白质1~1.5g/kg，改善营养状态，有利于病情恢复及呼吸肌力增强、撤离呼吸机。

### 考点7 重症肺炎的预后

重症肺炎患者的临床预后差、病死率高，病死原因主要包括顽固性低氧血症、顽固性休克、肺炎相关性并发症以及多器官功能衰竭。其中，SHAP病死率增加的因素还包括：菌血症（尤其是由铜绿假单胞菌或不动杆菌属细菌引起的）、MDR病原菌感染、合并其他内科疾病及不适当的抗生素治疗。早期、充分、足量抗感染治疗是影响重症肺炎患者预后的重要因素。

# 第四节　肺动脉高压

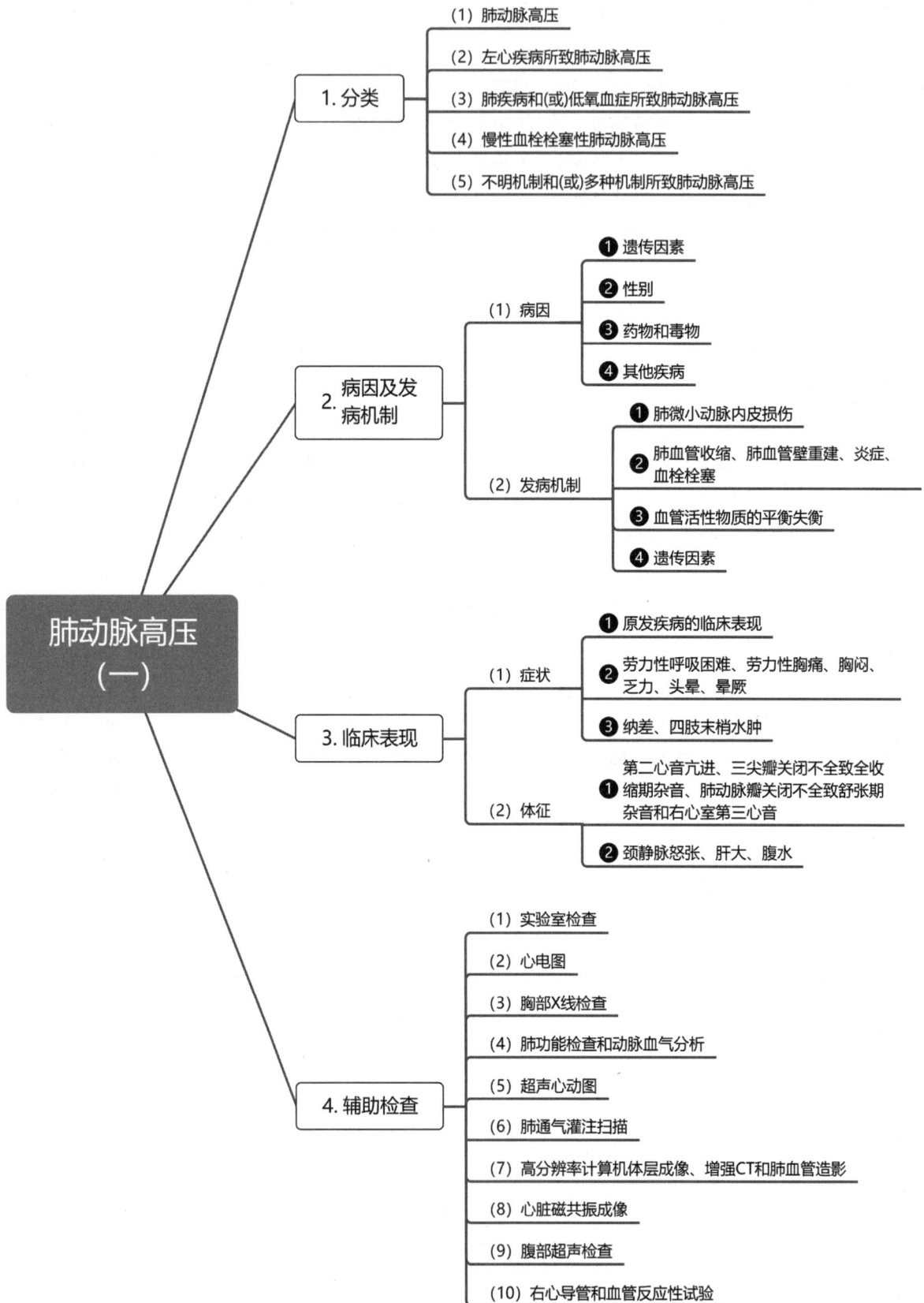

**肺动脉高压（一）**

## 1. 分类
- (1) 肺动脉高压
- (2) 左心疾病所致肺动脉高压
- (3) 肺疾病和(或)低氧血症所致肺动脉高压
- (4) 慢性血栓栓塞性肺动脉高压
- (5) 不明机制和(或)多种机制所致肺动脉高压

## 2. 病因及发病机制
- (1) 病因
  - ❶ 遗传因素
  - ❷ 性别
  - ❸ 药物和毒物
  - ❹ 其他疾病
- (2) 发病机制
  - ❶ 肺微小动脉内皮损伤
  - ❷ 肺血管收缩、肺血管壁重建、炎症、血栓栓塞
  - ❸ 血管活性物质的平衡失衡
  - ❹ 遗传因素

## 3. 临床表现
- (1) 症状
  - ❶ 原发疾病的临床表现
  - ❷ 劳力性呼吸困难、劳力性胸痛、胸闷、乏力、头晕、晕厥
  - ❸ 纳差、四肢末梢水肿
- (2) 体征
  - ❶ 第二心音亢进、三尖瓣关闭不全致全收缩期杂音、肺动脉瓣关闭不全致舒张期杂音和右心室第三心音
  - ❷ 颈静脉怒张、肝大、腹水

## 4. 辅助检查
- (1) 实验室检查
- (2) 心电图
- (3) 胸部X线检查
- (4) 肺功能检查和动脉血气分析
- (5) 超声心动图
- (6) 肺通气灌注扫描
- (7) 高分辨率计算机体层成像、增强CT和肺血管造影
- (8) 心脏磁共振成像
- (9) 腹部超声检查
- (10) 右心导管和血管反应性试验

```
                                           ❶ 确诊肺动脉高压
                          (1) 诊断
                                           ❷ 确定肺动脉高压的类型和病因

                                           ❶ 世界卫生组织（WHO）肺动脉高压
                                              严重程度分级
        5.诊断和评估
                                           ❷ 6分钟步行试验
                          (2) 评估           ❸ 心肺活动试验
                                           ❹ 脑钠肽、氨基末端脑钠肽前体
                                           ❺ 心脏肌钙蛋白T

                          (1) 基础疾病的治疗
                          (2) 一般治疗
  肺动脉高压                                  ❶ 口服抗凝血药
   （二）                                    ❷ 利尿药
                                           ❸ 地高辛
                          (3) 药物治疗       ❹ 钙通道阻滞药
        6.治疗                              ❺ 前列环素
                                           ❻ 内皮素受体拮抗药
                                           ❼ 5型磷酸二酯酶抑制药

                                           ❶ 球囊房间隔造口术
                          (4) 介入和手术治疗   ❷ 肺动脉内膜剥脱术
                                           ❸ 移植
```

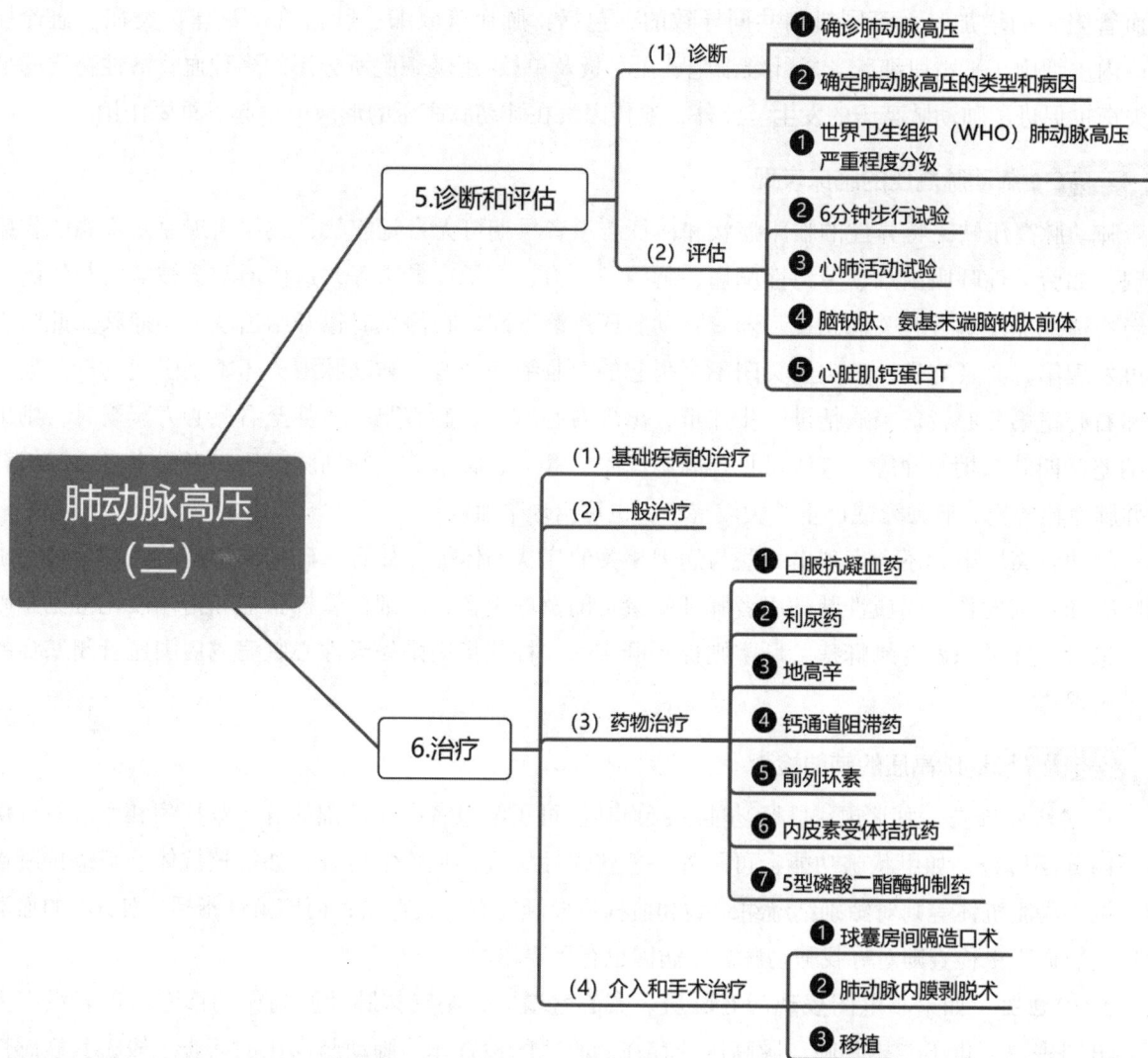

## 考点1 肺动脉高压的概念与分类

肺动脉高压（pulmonary arterial hypertension，PAH）是各种原因引起的肺动脉血管阻力增加，伴或不伴右心功能不全的一组疾病。通常认为通过右心导管测量，在静息状态下肺动脉平均压≥25mmHg，或运动时肺动脉平均压>30mmHg即为肺动脉高压。

既往根据肺动脉高压的病因和相关危险因素，将其分为原发性（特发性）肺动脉高压和继发性肺动脉高压。2008年第四届国际肺动脉高压会议根据病理生理机制、临床表现和治疗措施，分为肺动脉高压、左心疾病所致肺动脉高压、肺疾病和（或）低氧血症所致肺动脉高压、慢性血栓栓塞性肺动脉高压、不明机制和（或）多种机制所致肺动脉高压等。

## 考点2 肺动脉高压的病因及发病机制

引起肺动脉高压的病因和相关危险因素多种多样，既受遗传因素、性别、药物和毒物等影响，也常见于结缔组织病、人类免疫缺陷病毒感染、肝门静脉高压、先天性心脏病、左心疾病等。同时一些慢性疾病，如慢性阻塞性肺疾病、间质性肺病、睡眠呼吸暂停综合征等也可进展为肺动脉高压。

肺动脉高压的发病机制仍不清楚。一般认为，肺微小动脉内皮损伤是肺动脉高压的始动因素。

肺血管阻力的增加是由不同机制共同导致的，包括：肺血管收缩、肺血管壁重建、炎症、血栓栓塞、内皮细胞、平滑肌细胞、成纤维细胞、血小板及单核–巨噬细胞所分泌的多种血管活性物质的平衡失衡也促进了肺动脉高压的发生。此外，遗传因素在肺动脉高压的形成中也起了重要作用。

### 考点3 肺动脉高压的临床表现

肺动脉高压缺乏特异性的临床症状和体征。患者早期可无自觉症状，或仅出现原发疾病的临床表现，如劳力性呼吸困难、劳力性胸痛、胸闷、乏力、头晕、晕厥等，这些通常会被认为与年龄、环境不适或原发病等有关而忽视。随着肺动脉压逐渐升高，在静息时也开始出现上述症状。此时查体可发现第二心音亢进，三尖瓣关闭不全引起的全收缩期杂音，肺动脉瓣关闭不全引起的舒张期杂音和右心室第三心音。当病情进一步加重，出现右心房、右心室肥厚，甚至右侧心力衰竭时，则出现纳差、四肢末梢水肿等。查体可见颈静脉怒张、肝大、腹水等。肺动脉高压患者很少咯血，但若合并肺血栓栓塞、肺梗死或严重二尖瓣狭窄，也可出现咯血。

肺动脉高压患者还会表现出一些与病因相关的症状和体征，如有基础肺部疾病的患者会经常出现咳嗽和哮喘发作；间质性肺病患者肺部听诊可闻及爆裂音；毛细血管扩张症和指端硬化常见于硬皮病患者；如果患者有蜘蛛痣、肝掌则提示肝疾病；杵状指则是先天性心脏病或周围血管闭塞症的常见表现。

### 考点4 肺动脉高压的辅助检查

1. **实验室检查**  血常规、肝肾功能、凝血功能可了解患者有无基础的肝、肾疾病和血液系统疾病；内分泌检查，如甲状腺功能，可除外一些代谢性疾病；免疫学检查，如抗核抗体、狼疮抗凝血物、抗心磷脂抗体等则对甄别结缔组织病和血栓形成倾向有重大意义；而感染性指标，如HIV的血清学检查、血吸虫检查则对寻找肺动脉高压病因也有重要作用。

2. **心电图**  如果心电图表现为右心房、右心室增大，则支持肺动脉高压的诊断，但若没有上述心电图表现，也不能排除肺动脉高压的存在。心电图检查作为肺动脉高压的筛查手段，其敏感性（55%）和特异性（70%）均不是很高。

3. **胸部X线检查**  胸部X线检查的改变包括中心肺动脉的扩张和周围肺纹理的减少。右下肺动脉最宽处宽度在16~20mm或以上的患者提示肺动脉高压。严重患者可有右心房、右心室的扩大。胸部X线检查可帮助排除中、重度的肺部疾病或左心功能异常导致的肺静脉高压，但仍不能排除轻度肺动脉高压或肺静脉梗阻性疾病。此外，肺动脉高压的严重程度与胸部X线检查的结果也并不一致。

4. **肺功能检查和动脉血气分析**  肺功能检查和血气分析有助于区别气道或肺实质疾病。肺动脉高压患者表现为肺弥散功能障碍（一氧化碳弥散试验通常显示为预期值的40%~80%）和轻到中度肺容积减少。动脉氧分压在静息状态下是正常的或轻度降低。由于过度换气，动脉二氧化碳分压通常降低。慢性阻塞性肺疾病会导致缺氧性肺动脉高压，因为不可逆的气流受阻，肺功能和血气分析表现为残气量增加，一氧化碳弥散功能降低，二氧化碳分压正常或升高。肺容积下降伴肺弥散功能下降通常需考虑间质性肺病。多导睡眠图则可以除外睡眠呼吸暂停/低通气综合征。

5. **超声心动图**  经胸超声心动图通过测量肺动脉压，能够反映右心血流动力学变化，每一个疑似肺动脉高压患者都应进行此项检查。肺动脉压是通过三尖瓣反流峰速度来估计的，根据简化的Bernoulli公式计算肺动脉压：肺动脉收缩压=4×（三尖瓣反流峰速度）$^2$+右心房压。但是在重度三尖瓣反流患者中，容易低估或高估肺动脉收缩压，因此，肺动脉高压不能完全依赖超声心动图估计肺动脉收缩压来确诊。另外，对于无症状的轻度肺动脉高压患者，也不适宜用超声心动图估测肺动脉压。

超声心动图检查中的一些其他参数也可提示肺动脉高压的存在，包括肺动脉瓣反流速度的增加、右心室射血加速时间缩短、右心室增大、室间隔形态和功能异常，右心室壁增厚，主肺动脉扩张等。但这些参数的变化均是随疾病的进展而愈加明显，因此敏感性较差。此外，超声心动图检查还有助于寻找肺动脉高压的病因，如冠心病、房/室间隔缺损的诊断。

6. 肺通气灌注扫描　肺通气灌注扫描适用于怀疑慢性血栓栓塞性肺动脉高压的患者。肺通气灌注扫描在确诊慢性血栓栓塞性肺动脉高压时比CT的敏感性高。一个正常或低风险的肺通气灌注扫描结果排除慢性血栓栓塞性肺动脉高压的敏感性为90%~100%，特异性为94%~100%。当存在小范围通气血流不匹配，或无灌注缺损时，肺通气灌注扫描可出线假阴性结果。

7. 高分辨率计算机体层成像、增强CT和肺血管造影　高分辨率CT能够清晰地显示肺实质的影像，有助于确诊间质性肺病和肺气肿。同时对于怀疑肺静脉闭塞病的患者也有帮助，其特征表现是间质水肿，伴弥漫小叶中心模糊影及小叶间隔增厚。增强CT对确诊血栓栓塞性肺动脉高压很有帮助，其特征表现为肺血管内充盈缺损，准确性和可靠性与数字减影血管造影相同。肺血管造影也是诊断血栓栓塞性肺动脉高压的常用手段，同时还可辅助诊断血管炎和肺动、静脉畸形。

8. 心脏磁共振成像　心脏磁共振成像可直接评价右心室大小、形态、功能，还可测出每搏量、心排血量等血流动力学参数。若每搏量下降，右心室舒张末期容积增加，左心室舒张末期容积下降则提示预后不良。

9. 腹部超声检查　腹部超声检查可以除外肝硬化和肝门静脉高压。彩色多普勒超声能够提高检查的准确性。

10. 右心导管和血管反应性试验　右心导管是确诊肺动脉高压、评估对血流动力学影响、测试肺循环血管反应性的金标准。其可测量肺动脉压、右心房压、右心室压、肺毛细血管嵌顿压，通过热稀释法或Fick法还可测出心排血量。通过右心导管行血管反应性试验还能预测肺动脉高压患者长期应用钙离子拮抗药是否能获益。若平均肺动脉压下降≥10mmHg，且肺动脉压绝对值≤40mmHg，心排血量升高或不变则为阳性。

### 📝 考点 5 肺动脉高压的诊断和评估

肺动脉高压的诊断应包括两部分：①确诊肺动脉高压；②确定肺动脉高压的类型和病因。

肺动脉高压的诊断标准为静息状态下右心导管测得的肺动脉平均压≥25mmHg。

当患者出现劳力性呼吸困难、晕厥、活动耐量进行性减低等症状时，需考虑肺动脉高压的可能性。首先，结合患者是否存在肺动脉高压的危险因素，如家族史、结缔组织病、先天性心脏病、HIV感染、肝门静脉高压、溶血性贫血、曾摄入致肺动脉高压的药物或毒物等，以及病史、症状、体征和一些无创检查，如心电图、胸部X线检查、经胸超声心动图、肺功能检查、高分辨率CT等来进行初筛。因为各种类型中，左心疾病和肺疾病所致肺动脉高压最为常见，因此上述检查不但能协助诊断肺动脉高压，还能部分确定肺动脉高压的类型和病因。

若上述检查不能确诊，进一步行肺通气灌注扫描，观察到肺血管节段性充盈缺损则高度怀疑血栓栓塞性肺动脉高压，最终靠肺血管造影和右心导管来确诊。通过高分辨率CT和肺血管造影还能诊断肺静脉闭塞病和肺毛细血管瘤。若肺通气灌注扫描为阴性，则需放置右心导管测定肺动脉平均压，完善免疫学、内分泌、血液、感染相关指标检查和腹部超声，来甄别一些少见病因所致肺动脉高压。

诊断肺动脉高压后，还要对其严重程度进行评估。世界卫生组织（WHO）根据肺动脉高压患者的临床表现，参照纽约心脏学会心功能分级，将肺动脉高压严重程度分为4级。此外，还可通过6分钟步行试验（6-minute walking test，6MWT）和心肺活动试验（cardiopulmonary exercise testing，CPET）来评价肺动脉高压患者的活动耐力，与肺动脉高压患者的预后密切相关。脑钠肽（brain natriuretic peptide，BNP）和氨基末端脑钠肽前体（N-terminal pro-brain natriuretic peptide，NT-proBNP）的升高提示右心室压力超负荷，与右心功能不全和肺动脉高压患者的病死率相关，动态监测BNP和NT-proBNP的变化，可评价治疗效果，判断预后。心肌肌钙蛋白T（cardiac troponin T，cTnT）的变化也与肺动脉高压的预后有一定关系。

右心导管除了确诊肺动脉高压外，通过一些血流动力学参数的变化，如心排血量、右心房压、混合静脉血氧饱和度等，可以间接评价肺动脉高压的严重程度。结合血管反应性试验，对判断预后也有一定的帮助。超声心动图的某些参数，如心包积液量、右心房大小、三尖瓣环收缩期前移（tricuspid annular plane systolic excursion，TAPSE）对肺动脉高压也有一定的预测价值。

### 考点6　肺动脉高压的治疗

**1.治疗原则**　肺动脉高压的治疗不仅仅局限于单纯的药物治疗；而应该是一套完整的治疗策略，包括病情严重程度的评估、一般支持治疗、血管反应性的评价、治疗有效性的评价以及多种药物的联合应用。根据肺动脉高压的病因和临床类型，制订个体化治疗方案。参照肺动脉高压功能分级，选择适当的治疗药物。经规范内科治疗无效，可考虑介入或手术治疗。

**2.基础疾病的治疗**　大多数肺动脉高压的产生都是由一些其他基础疾病或相关危险因素引起的，因此，治疗相关疾病是缓解肺动脉高压进展的关键措施。如慢性阻塞性肺疾病和间质性肺病的治疗可减缓肺疾病所致肺动脉高压的进展；部分先天性心脏病和瓣膜病的早期治疗可避免发展为重度肺动脉高压；而对结缔组织病所致肺动脉高压，可选用激素和免疫抑制药。

**3.一般治疗**　肺动脉高压的患者可以进行适当的体力活动，但活动强度应限制在不引起身体不适为宜。此外，还应避免去高海拔地区，避免滥用药物，积极预防感染。若存在低氧血症（动脉血氧分压<60mmHg），可给予适当氧疗。妊娠和分娩可能会使肺动脉高压恶化，增加病死率，因此，肺动脉高压患者若需妊娠，应联合妇产科医师制定有针对性地治疗计划，适时分娩。对肺动脉高压患者还应加强健康宣教，进行心理辅导治疗。

**4.药物治疗**

（1）口服抗凝血药：当肺动脉高压患者存在静脉血栓栓塞的高危因素，如心力衰竭、久坐等，或有血栓形成倾向时，应服用口服抗凝血药。长期经静脉应用前列环素的患者也应抗凝血，否则会增加导管相关血栓形成的风险。抗凝血的目标是维持国际标准化比值（international normalized ratio，INR）在1.5~2.5（北美标准，欧洲国家推荐2.0~3.0）。但同时也需监测抗凝血的不良反应，如肝门静脉高压所致肺动脉高压，因存在食管-胃底静脉曲张，抗凝血会增加出血的风险。

（2）利尿药：肺动脉高压患者若存在失代偿性右侧心力衰竭，引起液体潴留导致中心静脉压升高、肝淤血、腹水、四肢水肿等表现，可使用利尿药。但应注意密切监测电解质和肾功能情况。

（3）地高辛：肺动脉高压患者急性期应用地高辛可增加心肌收缩力，提高心排血量。但目前对长期使用的效果还缺乏明确的结论。地高辛主要适用于伴有房性快速性心律失常的患者。

（4）钙通道阻滞药（calcium channel blockers，CCB）：理论上，应用扩血管药物可降低肺血管阻力，有研究证明大剂量钙通道阻滞药对于血管反应性试验阳性的肺动脉高压患者有治疗和预防作用。常用的CCB有硝苯地平、氨氯地平和地尔硫䓬。心率较慢时选择硝苯地平和氨氯地平，心率较快时则选用地尔硫䓬。使用CCB一般从小剂量开始，逐渐增加剂量，直至达到硝苯地平120~240mg/d、氨氯地平>20mg/d、地尔硫䓬为240~720mg/d的治疗剂量。不良反应主要为低血压和下肢水肿，因此，用药过程中需密切监测血压和心率。

（5）前列环素：是花生四烯酸的代谢产物，主要由内皮细胞产生，可通过扩张肺血管、抑制血小板聚集和细胞增生、阻止肺血管重构等作用来治疗肺动脉高压。前列环素类药物有多种剂型，包括依前列醇（epoprostenol）、伊洛前列素（iloprost，万他维）、曲前列尼尔（treprostinil）、贝前列素（beraprost）等。前列环素类的主要不良反应为面部潮红、头痛、咳嗽等。

（6）内皮素受体拮抗药（endothelin receptor antagonists，ERA）：内皮素1（endothelin-1，ET-1）具有很强的血管收缩和促平滑肌细胞分裂作用，ET-1有两种不同的受体：ETA和ETB。ERA可通过作用于这两种受体拮抗 ET-1的作用。其中波生坦是非选择性受体拮抗药，司他生坦和安倍生坦是ETA受体拮抗药。它们的主要不良反应均为肝功能损害、头晕等。

（7）5型磷酸二酯酶抑制药（phosphodiesterase type-5 inhibitors）：通过增加细胞内的cGMP浓度，舒张血管平滑肌，降低肺动脉压。常用的有西地那非（万艾可）、他达那非等。

（8）药物联合治疗：因为肺动脉高压的形成机制复杂，应用2种或2种以上药物联合治疗可能会达到更好的治疗效果。有研究证实，前列环素、ERA和5型磷酸二酯酶抑制药联合应用的效果明显好于单独用药。

5.介入和手术治疗

（1）球囊房间隔造口术（balloon atrial septostomy）：适用于经充分内科治疗，仍反复出现晕厥、右侧心力衰竭的患者，可作为肺移植的过渡治疗和姑息治疗方法。通过在心房之间制造右向左分流，增加左心排血量，降低右心房和右心室压力。但对终末期患者（右心房平均压>20mmHg，自然状态下静息时氧饱和度<80%）则不建议行此手术。

（2）肺动脉内膜剥脱术：对慢性血栓栓塞性肺动脉高压患者可行肺动脉内膜剥脱术清除血栓，恢复肺血流，降低肺动脉压。术后需终身抗凝血治疗。

（3）移植：重度肺动脉高压经充分内科治疗无效，反复出现晕厥或右侧心力衰竭，可考虑肺移植或心肺联合移植。移植后5年存活率为40%~45%。

📝 考点7 肺动脉高压的预后

肺动脉高压的预后受分类、严重程度、分级、治疗效果等影响。不同类型肺动脉高压患者的预后有所不同。特发性肺动脉高压的自然病程仅为2~3年，先天性心脏病引起的肺动脉高压病情进展则较慢。若患者合并有严重的血流动力学改变和右心室功能障碍，则预后极差。

# 第五节　肺水肿

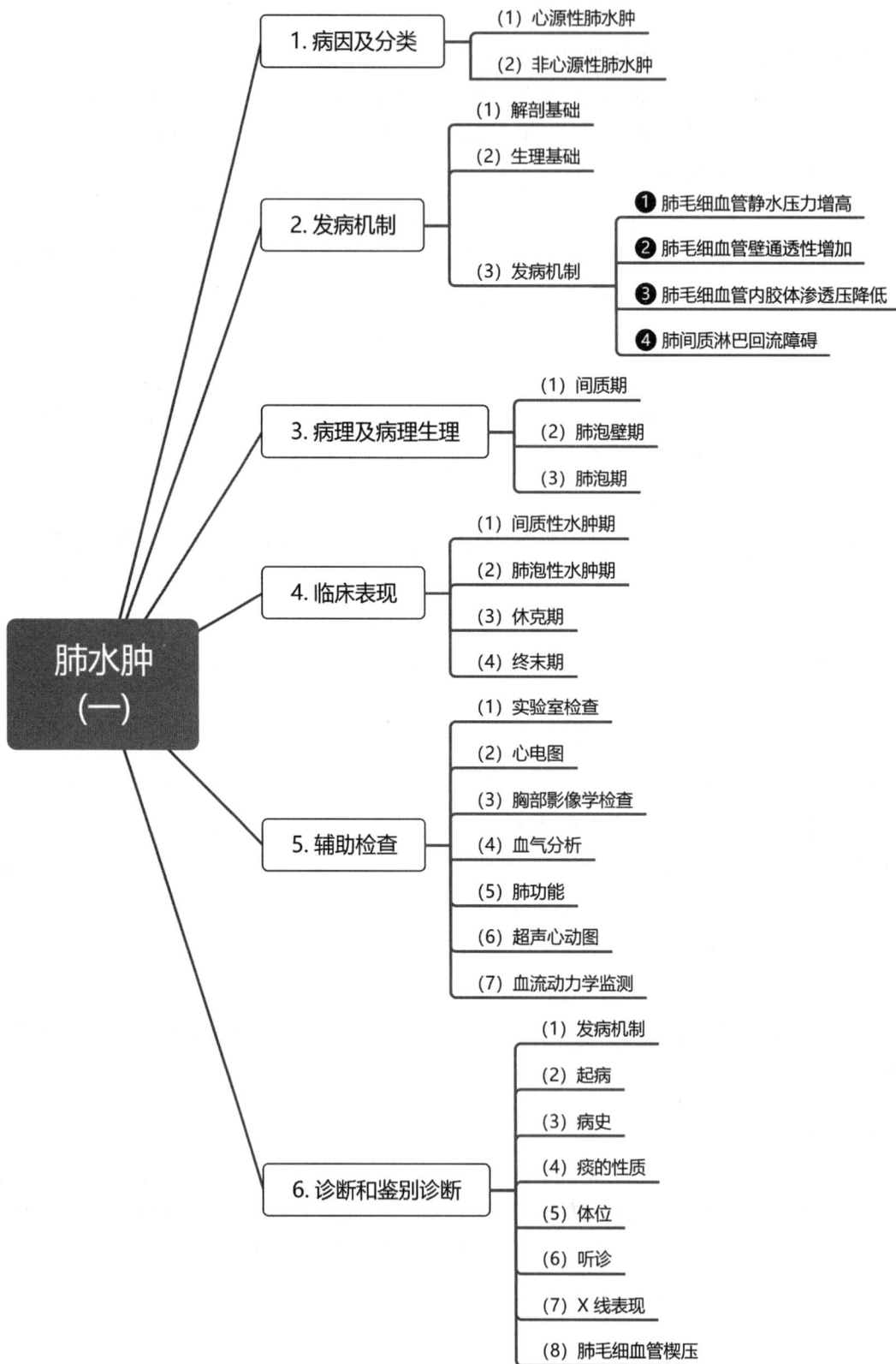

**肺水肿（一）**

- **1. 病因及分类**
  - （1）心源性肺水肿
  - （2）非心源性肺水肿
- **2. 发病机制**
  - （1）解剖基础
  - （2）生理基础
  - （3）发病机制
    - ❶ 肺毛细血管静水压力增高
    - ❷ 肺毛细血管壁通透性增加
    - ❸ 肺毛细血管内胶体渗透压降低
    - ❹ 肺间质淋巴回流障碍
- **3. 病理及病理生理**
  - （1）间质期
  - （2）肺泡壁期
  - （3）肺泡期
- **4. 临床表现**
  - （1）间质性水肿期
  - （2）肺泡性水肿期
  - （3）休克期
  - （4）终末期
- **5. 辅助检查**
  - （1）实验室检查
  - （2）心电图
  - （3）胸部影像学检查
  - （4）血气分析
  - （5）肺功能
  - （6）超声心动图
  - （7）血流动力学监测
- **6. 诊断和鉴别诊断**
  - （1）发病机制
  - （2）起病
  - （3）病史
  - （4）痰的性质
  - （5）体位
  - （6）听诊
  - （7）X 线表现
  - （8）肺毛细血管楔压

```
                                    (1) 病因治疗
                                    (2) 一般治疗
                                                    ❶ 利尿药
  ┌─────────┐                                      ❷ 血管扩张药
  │ 肺水肿   │──── 7.治疗 ────   (3) 药物治疗        ❸ 强心药
  │ (二)    │                                      ❹ 氨茶碱
  └─────────┘                                      ❺ 肾上腺皮质激素
                                    (4) 机械通气
```

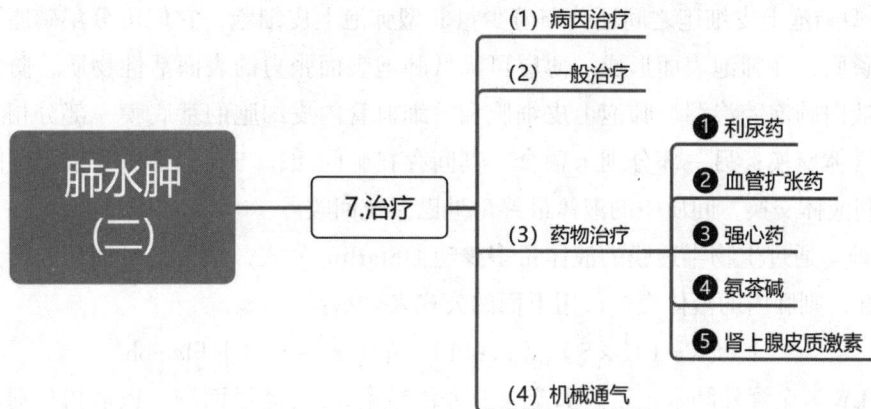

### 考点1 肺水肿的病因及分类

1. 根据病因分为两大类型

心源性肺水肿（静水压增高性肺水肿）和非心源性肺水肿（通透性增高性肺水肿）。虽然两者有不同的致病因素，但因为其临床表现相似，临床很难加以鉴别。在某些患者中，这两种因素可以同时存在，共同导致急性肺水肿的发生。

（1）心源性肺水肿：常见于心肌梗死或缺血、急性或慢性二尖瓣或主动脉瓣病变、慢性左心室功能不全急性发作、快速或慢速心律失常、心室舒张功能障碍、高血压危象等。

（2）非心源性肺水肿：非心源性肺水肿通常是由于各种原因损伤了肺泡上皮细胞或肺泡毛细血管内皮细胞，导致肺泡-毛细血管屏障受损，通透性增加所产生。如果损伤作用在肺泡上皮细胞，可直接破坏肺泡毛细血管屏障，并引发一系列炎症反应使通透性增加，如果损伤因素作用在肺泡毛细血管内皮细胞，则可引起补体激活，中性粒细胞在肺泡微血管内浸润，引发炎症反应导致通透性增加。

2. 根据发病机制又可划分为6类

（1）肺毛细血管静水压增高：输液过量、肺静脉闭塞性疾病（先天性肺静脉狭窄、纵隔肿瘤等压迫肺静脉）。

（2）肺毛细血管壁通透性增高：生物、理化物质能直接或间接损伤肺毛细血管壁，引起通透性改变，最终导致肺水肿。包括：细菌性或病毒性肺炎、放射性肺炎、吸入有害气体、急性呼吸窘迫综合征、免疫反应、尿毒症、氧中毒、弥散性血管内凝血、严重烧伤、溺水等。

（3）血浆胶体渗透压降低：如肝肾疾病、营养不良性低蛋白血症，以及其他原因导致的低蛋白血症。

（4）淋巴回流障碍：某些病变可导致肺内淋巴回流不畅引起肺水肿，如硅沉着病（矽肺）。

（5）组织间隙负压增高：大气道突然闭塞、短时间内负压抽吸气胸和大量胸腔积液，均可使肺内压骤降，形成肺泡腔负压，毛细血管内液体进入肺间质或肺泡腔，形成肺水肿。

（6）其他原因不明的肺水肿：包括高原性肺水肿、神经性肺水肿、麻醉药过量、肺栓塞、电复律、心肺转流术、肺脏移植、子痫等。

### 考点2 肺水肿的发病机制

1. 解剖基础　肺毛细血管壁由一层薄而扁平的内皮细胞组成，其连接较为疏松，允许少量液体及蛋白质通过。肺泡表面大部分为Ⅰ型肺泡上皮细胞所覆盖，这些细胞排列紧密，正常情况下液体不能透过。在Ⅰ型肺泡上皮细胞之间还分布着少量Ⅱ型肺泡上皮细胞，它们可分泌磷脂类物质，主要是二软脂酰卵磷脂，在肺泡表面形成一薄层可降低肺泡表面张力的表面活性物质，防止肺泡塌陷及肺泡周围间质液向肺泡腔渗漏。肺泡上皮细胞和毛细血管内皮细胞的基底膜一部分相互融合，有利于血与肺泡的气体交换；另一部分则未融合，其间存在肺间质，与支气管血管束周围间隙、小叶间隔等相通，以利液体交换，间质中的液体最终由淋巴系统回收。

2. 生理基础　通过生物半透膜的液体量多少遵循Starling公式，结合滤过面积、传导性和肺毛细血管膜的通透性，则肺内的液体交换可用下面的公式来表示：

$$EVLW = (L_p \times S)[(Pc - Pi) - \sigma(\pi c - \pi i)] - Flymph$$

式中，EVLW为血管外肺水，$L_p$为水流体静力传导率，S为滤过面积，Pc和Pi分别为毛细血管内和间质内静水压力，$\pi c$和$\pi i$分别为毛细血管内和间质内胶体渗透压，$\sigma$为蛋白反射系数，Flymph为淋巴流量。

蛋白反射系数$\sigma$代表了血管对蛋白的通透性。如果半透膜能够完全阻止蛋白滤过，则$\sigma$值为1.0；反之，若半透膜对蛋白的滤过没有阻力，$\sigma$值为0。因此，$\sigma$值可反映血管通透性变化如何影响渗透压梯度的变化，并最终引起肺血管内外液体的流动。肺血管内皮细胞的$\sigma$值为0.9，肺泡上皮细胞的$\sigma$值为1.0。因此，在某种程度上肺血管内皮细胞较肺泡上皮细胞容易滤出液体，导致肺间质水肿发生在肺泡水肿前。

从上述公式可以得出，若水流体静力传导率、滤过面积、毛细血管内静水压力和间质内胶体渗透压增加，其他因素不变，血管外肺水将增多，而间质内静水压力、蛋白反射系数、毛细血管内胶体渗透压和淋巴流量减少也可使血管外肺水增多。

由于重力和肺机械特性的影响，肺内各部位的毛细血管内静水压力和间质内静水压力并不均匀一致。在低于右心房水平的肺区域中，虽然毛细血管内静水压力和间质内静水压力均可升高，但毛细血管内静水压力升高的程度大于间质内静水压力升高程度，因此，肺水肿易首先发生在重力影响大的部位。

正常情况下，尽管肺毛细血管内静水压力和间质内静水压力受重力、全身容量状态等多种因素的影响，但由于存在一些自我代偿机制，使肺组织能在一定范围内维持合适的干、湿状态。这些自我代偿包括淋巴回流的增加，肺间质蛋白的稀释效应、肺间质顺应性的特性以及肺泡上皮的主动液体转运功能。

当肺毛细血管静水压力升高和通透性增加时，淋巴回流量也可增加10倍以上，以对抗液体潴留；而当毛细血管内静水压力升高引起液体滤过增多时，间质内增加的液体稀释了肺间质蛋白，降低了间质内胶体渗透压，从而抵消了一部分促进滤过因素的作用。若是因血管通透性增高引起的肺水肿，肺间质内蛋白含量也相应增加，稀释效应则不起作用。肺间质中紧密连接的凝胶结构不易变形，顺应性较差，当肺间质出现水肿时，其内部压力迅速升高，阻止肺间质水肿的加重。同时，肺间质顺应性差，间质腔扩大范围小，当排出肺间质水分的速度赶不上毛细血管滤出的速度时，易发生肺泡水肿。除此之外，Ⅱ型肺泡上皮细胞还有主动液体转运功能，可清除肺泡内的水分，减轻肺泡水肿的程度。

3. 发病机制　从Starling公式可以看出，血管外肺水的产生受多个因素的影响。常见的肺水肿发病机制如下。

（1）肺毛细血管静水压力增高：随着肺毛细血管静水压力的逐步升高，肺血管首先出现膨胀，当超出自身代偿调节范围时，即出现肺间质水肿和肺泡水肿。

（2）肺毛细血管壁通透性增加：由于毛细血管内皮细胞和肺泡上皮细胞受损，肺毛细血管壁通透性增加，蛋白和液体大量漏出至肺间质和肺泡腔，引起肺水肿。

（3）肺毛细血管内胶体渗透压降低：血浆中蛋白质的含量决定了胶体渗透压的大小。当出现低蛋白血症时，肺毛细血管内胶体渗透压下降，若比间质内胶体渗透压下降幅度大，则易出现肺水肿。

（4）肺间质淋巴回流障碍：如前述，淋巴回流是预防肺水肿发生的重要环节。当淋巴回流受阻时，易诱发肺间质甚至肺泡水肿。

此外，某些特殊类型的肺水肿也有其各自独特的发病机制。神经性肺水肿与颅脑损伤后交感神经功能紊乱有关。高原性肺水肿与缺氧引起肺小动脉痉挛相关。而复张后肺水肿是由于骤然增大的胸腔负压降低了毛细血管周围静水压，增加了滤过压力差，还使肺毛细血管开放的数量和流入的血流量增多，滤过面积和滤过系数有所增加。肺组织塌陷后表面活性物质生成减少，降低了肺泡上皮细胞的蛋白反射系数，对复张后肺水肿的发生也起了一定的作用。

## 考点3　肺水肿的病理及病理生理

肺水肿时，肺表面苍白，含水量增多，切面有大量液体渗出。显微镜下观察，可分为间质期、肺泡壁期和肺泡期。间质期是肺水肿的早期表现，液体局限在肺泡外血管和传导气道周围的疏松结缔组织中，支气管、血管周围腔隙和小叶间隔增宽，淋巴管扩张。而进入肺泡壁期，液体进一步增多，蓄积在肺泡毛细血管膜一侧，肺泡壁进行性增厚。当肺水肿发展到肺泡期时，充满液体的肺泡壁丧失环形结构，出现褶皱。

伴随着肺水肿的逐渐加重和肺表面活性物质的破坏，肺顺应性逐渐下降；肺间质和肺泡壁积聚液体导致气体弥散距离加大，肺泡内充满液体又可引起肺弥散面积减少，最终导致通气/血流比例降低，肺泡-动脉氧分压差增大，出现低氧血症。此外，因为肺间质水肿刺激呼吸感受器，出现浅快呼吸，进一步增加无效腔通气量，降低了通气效率，增加了呼吸功。当呼吸肌不能再代偿时，即出现高碳酸血症和呼吸性酸中毒。

肺水肿的进展，还会使肺间质静水压力升高，压迫附近毛细血管，增加肺循环阻力，升高肺动脉压。缺氧和酸中毒还可直接收缩肺动脉，进一步升高肺循环阻力，加重右心负荷，最终引起心功能不全。

## 考点4　肺水肿的临床表现

肺水肿常表现为急性起病，进展较快，若不及时治疗，病死率极高。典型的肺水肿根据病理变化过程，其临床表现可划分为以下4个时期。

1. 间质性水肿期　主要表现为夜间阵发性呼吸困难、大汗、口唇发绀。查体可见颈静脉怒张，双肺可闻及干啰音或哮鸣音。有时还伴有心动过速、血压升高，这是由于肺间质压力增高、气体交换功能变差，细小支气管受压变窄、缺氧引起支气管痉挛所致。

2. 肺泡性水肿期　主要表现为严重的呼吸困难，呈端坐呼吸，伴窒息感。口唇发绀加重，大汗淋漓，咳嗽，咳大量粉红色泡沫样痰。查体双肺满布湿啰音，心率明显增快。若为心源性肺水肿，心尖部第一心音减弱，可听到病理性第三心音和第四心音。

3. 休克期　短时间内大量血管内液体渗入肺间质和肺泡，出现低血容量性休克；若为心源性肺水肿，还可由于心肌收缩力减弱引起心源性休克。临床表现为意识障碍、血压下降、皮肤湿冷、少尿或无尿等。

4. 终末期　若肺水肿进行性加重，最终会导致昏迷，因心、肺功能衰竭死亡。

### 📝 考点5　肺水肿的辅助检查

1. 实验室检查　通过血液生化学检查，可了解患者有无肝、肾、胰腺功能异常和低蛋白血症，明确部分肺水肿的病因，结合毒物分析化验，还可发现有无药物中毒因素。心肌酶作为心肌细胞损伤的敏感指标，对心源性肺水肿的识别有特别重要的意义。但应注意的是，某些非心源性肺水肿，也可有心肌酶的升高。

血浆脑钠肽（brain natriuretic peptide，BNP）的分泌受心室被牵张程度和心室内压力调节。心室受牵张越重，心室内压力越高，则 BNP 分泌越多。因此，其可用于鉴别心力衰竭、容量负荷过多所致的肺水肿。但对于肾衰竭或某些不伴有心力衰竭的重症患者，其基线 BNP 水平也可升高，因此观察 BNP 的动态变化趋势对诊断静水压增高性肺水肿更有意义。

2. 心电图　对由心肌缺血、心肌梗死、恶性心律失常等病因引起的心源性肺水肿具有提示作用。

3. 胸部影像学检查　间质性水肿期的 X 线表现为肺血管纹理模糊，增多，肺门显示不清，肺野透光度减低，两下肺肋膈角区可见与胸膜垂直横向走行的 Kerley B 线，偶可见肺门周围放射状排列的 Kerley A 线。Kerley A 线和 Kerley B 线均被认为是淋巴管扩张所致。而进展到肺泡性水肿期，X 线主要表现为边界不清的片状模糊阴影相互融合，呈弥漫或局限分布；或者从肺门两侧向外扩展逐渐变淡的蝴蝶状阴影，有时可伴有少量胸腔积液。

X 线虽然是肺水肿诊断中最常用的辅助检查之一，但其也有一定的局限性：X 线的敏感性及特异性均不高，当血管外肺水含量增加 30% 以上时，X 线检查才有上述表现，因此对于轻度肺水肿，X 线可能识别不出来。另外，肺水肿和肺泡出血、痰液堵塞、支气管肺泡癌的 X 线表现类似，因此，单纯依靠 X 线检查不能区分这几类疾病。同时，X 线还不能判断血管外肺水的含量和评估肺水肿的严重程度，因此，必要时还需要行胸部 CT 和磁共振成像检查来进一步评估肺水肿。

4. 血气分析　由于肺间质和肺泡水肿、支气管痉挛等因素，使肺泡通气量降低，通气/血流比例失调，并伴有氧弥散障碍，血气分析中 $PaO_2$ 随病情发展呈进行性下降趋势。而 $PaCO_2$ 在肺水肿早期，由于通气代偿性增强，可维持正常或轻度降低；后期随着呼吸功能的下降而逐渐升高，甚至出现呼吸性酸中毒。

5. 肺功能　肺水肿早期，弥散功能下降，肺顺应性轻度下降。而后期随着肺顺应性越来越差，肺活量明显减少，呼吸功增加。

6. 超声心动图　有助于评价心脏结构、瓣膜功能、心肌收缩力等，明确肺水肿的病因。对部分舒张性心功能不全的诊断也有帮助。

7. 血流动力学监测　利用肺动脉漂浮导管和脉搏连续心排血量监测（PiCCO）可直接测定血管外肺水，定量评价肺水肿的程度。结合肺动脉漂浮导管中的肺毛细血管楔压或连续心排血量监测中的肺血管通透性指数，可进一步区分心源性肺水肿和非心源性肺水肿。另外，血流动力学监测还可得到心排血量、容量指标、外周血管阻力等参数，既可以辅助判断肺水肿的病因，还可以全面评估肺水肿的严重程度。

### 考点6　肺水肿的诊断和鉴别诊断

根据病史、症状、体征和X线表现常可对肺水肿做出明确诊断，但由于X线敏感性和特异性较差，必要时需胸部 CT 和磁共振成像来协助早期诊断和鉴别诊断。对于一些危重病例，需放置肺动脉漂浮导管或脉搏连续心排血量监测等血流动力学监测手段，以对病情做全面评估，并进行滴定式治疗。因心源性肺水肿和非心源性肺水肿在治疗上有所不同，因此应加以鉴别，见下表。

| 项目 | 心源性肺水肿 | 非心源性肺水肿 |
| --- | --- | --- |
| 发病机制 | 肺毛细血管静水压增高 | 肺毛细血管壁通透性增加 |
| 起病 | 急 | 相对较缓 |
| 病史 | 有心脏病史 | 无心脏病史 |
| 痰的性质 | 粉红色泡沫样痰 | 非泡沫痰 |
| 体位 | 端坐呼吸 | 可平卧 |
| 听诊 | 双下肺湿啰音 | 广泛分布的湿啰音 |
| X 线表现 | 从肺门两侧向外扩展的蝴蝶状阴影 | 边界不清的片状阴影，呈弥漫或局限分布 |
| 肺毛细血管楔压 | >18mmHg | <18mmHg |
| 心排血量 | 下降 | 正常或升高 |

### 考点7　肺水肿的治疗

1. 病因治疗　越早祛除肺水肿发生的始动因素，越有利于改善预后。如感染诱发者应立即应用适当抗生素；心功能不全或容量过负荷者应注意控制入量；中毒患者尽快脱离中毒环境，通过洗胃、使用解毒药等降低毒物对机体的侵害。

2. 一般治疗　心源性肺水肿患者可通过保持坐位，双足下垂，减少回心血量，缓解部分症状；对于存在低氧血症的患者，可给予氧疗，并予75%~95%乙醇雾化以消除呼吸道中的泡沫；对心源性肺水肿患者，还可予吗啡皮下或静脉注射减轻焦虑。吗啡不但通过中枢性交感抑制作用降低周围血管阻力，将血液从肺循环转移到体循环，还能松弛呼吸道平滑肌，改善通气。但需注意吗啡抑制呼吸的不良反应。

3.药物治疗

（1）利尿药：可减少循环血量，降低毛细血管静水压，升高血浆胶体渗透压，减少毛细血管滤过液体量。利尿后除引起容量不足外，还可能出现低钾血症等电解质紊乱，应注意监测。

（2）血管扩张药：起效较快，包括α受体阻滞药和血管平滑肌扩张药两大类。α受体阻滞药，如酚妥拉明，可阻断儿茶酚胺、组胺和5-羟色胺等介质的血管收缩作用，扩张肺循环和体循环的小动脉、小静脉。血管平滑肌扩张药，如硝普钠，也可扩张周围小动脉和小静脉，减少肺循环血流量，降低毛细血管静水压力，进而减轻肺水肿。血管扩张药的主要不良反应为低血压。

（3）强心药：主要适用于快速心房颤动或心房扑动诱发的肺水肿，如去乙酰毛花苷等。

（4）氨茶碱：氨茶碱对肺水肿是一把双刃剑，既可以缓解支气管平滑肌痉挛，扩张支气管，改善心肌收缩力；但同时，它又是呼吸兴奋药，可引起呼吸过速，增加呼吸肌疲劳，并增快心率，增加心脏做功。

（5）肾上腺皮质激素：具有减轻炎症反应，减少毛细血管通透性，促进表面活性物质合成，增强心肌收缩力的作用，但对肺水肿的治疗还存在争议。

4. 机械通气　当患者呼吸困难进行性加重，低氧血症或高碳酸血症难以纠正时，可考虑应用正压机械通气，包括无创正压通气和有创正压通气。机械通气可赋予胸腔正压，提高肺间质静水压，减少心排血量，降低毛细血管内静水压，减少液体滤出。

# 第六节　重症哮喘

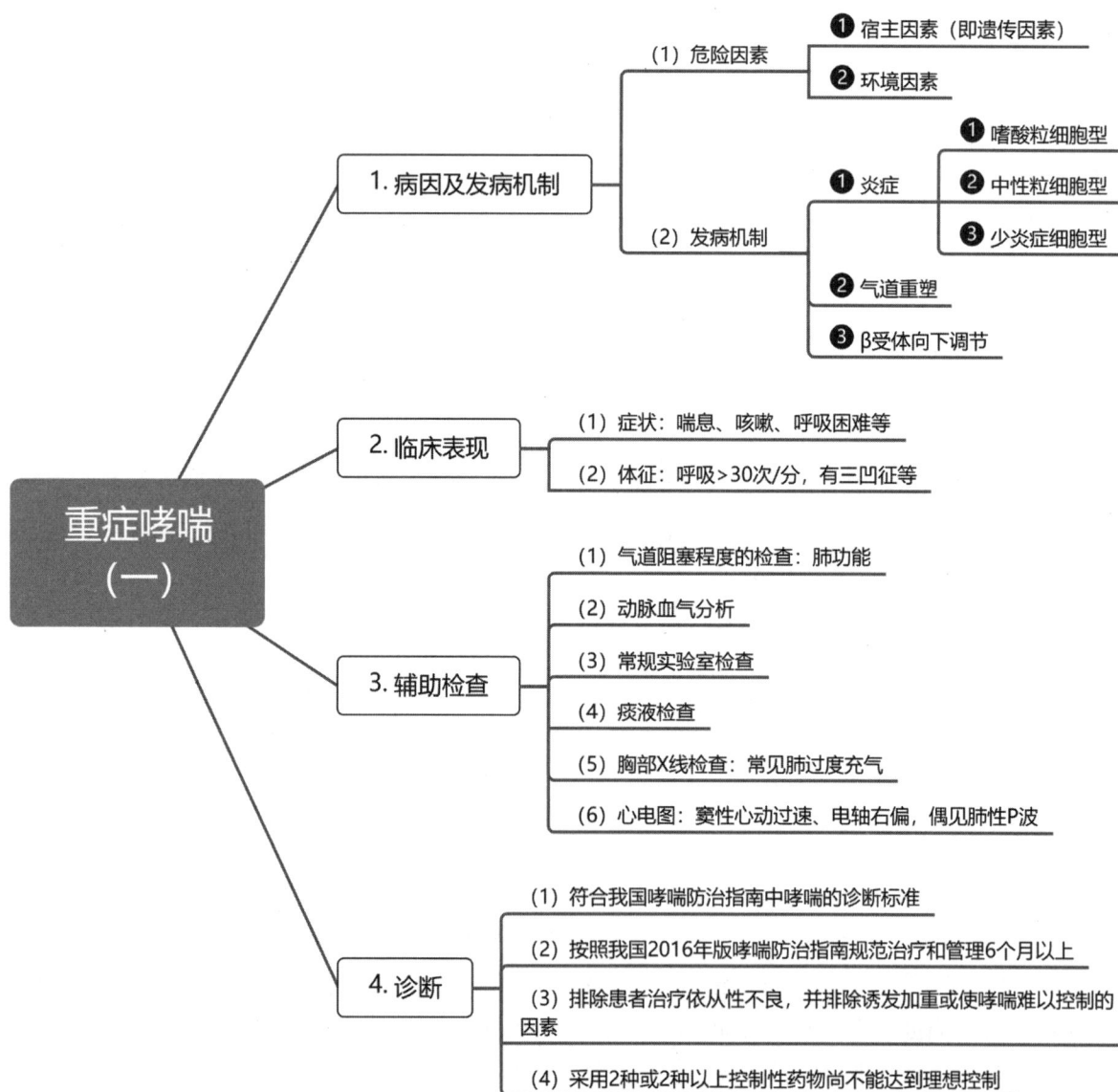

重症哮喘（一）

**1. 病因及发病机制**
- （1）危险因素
  - ❶ 宿主因素（即遗传因素）
  - ❷ 环境因素
- （2）发病机制
  - ❶ 炎症
    - ❶ 嗜酸粒细胞型
    - ❷ 中性粒细胞型
    - ❸ 少炎症细胞型
  - ❷ 气道重塑
  - ❸ β受体向下调节

**2. 临床表现**
- （1）症状：喘息、咳嗽、呼吸困难等
- （2）体征：呼吸>30次/分，有三凹征等

**3. 辅助检查**
- （1）气道阻塞程度的检查：肺功能
- （2）动脉血气分析
- （3）常规实验室检查
- （4）痰液检查
- （5）胸部X线检查：常见肺过度充气
- （6）心电图：窦性心动过速、电轴右偏，偶见肺性P波

**4. 诊断**
- （1）符合我国哮喘防治指南中哮喘的诊断标准
- （2）按照我国2016年版哮喘防治指南规范治疗和管理6个月以上
- （3）排除患者治疗依从性不良，并排除诱发加重或使哮喘难以控制的因素
- （4）采用2种或2种以上控制性药物尚不能达到理想控制

```
                                    ┌─ (1) 变应性支气管肺曲霉病（ABPA）、变应性肉芽肿血管炎
                                    │    (CSS) 等
                                    ├─ (2) 慢性阻塞性肺疾病（COPD）、支气管扩张、慢性心功能不
                                    │    全等
                    ┌─ 5. 鉴别诊断 ──┼─ (3) 对于伴有喘鸣的儿科患者，应与细支气炎、假膜性喉炎相
                    │               │    鉴别
                    │               ├─ (4) 与误吸或其他原因造成的喘鸣相鉴别
                    │               ├─ (5) 与伴有或不伴有哮喘的气胸相鉴别
                    │               └─ (6) 与心源性哮喘鉴别
                    │
                    │                                    ┌─ ❶ 长效β受体激动药
                    │                                    ├─ ❷ 新型药物
                    │               ┌─ (1) 药物治疗 ──────┼─ ❸ 糖皮质激素
                    │               │                    └─ ❹ 镇痛、镇静、麻醉及吸入麻醉药
┌─────────┐         ├─ 6. 治疗 ─────┼─ (2) 无创机械通气
│ 重症哮喘 │─────────┤               ├─ (3) 有创机械通气
│  (二)   │         │               └─ (4) 急救措施
└─────────┘         │
                    ├─ 7. 并发症 ──── 气胸、纵隔气肿、痰栓阻塞、呼吸衰竭、上消化道大出血、低血钾
                    │                 等
                    │
                    │               ┌─ (1) 常规定期复查
                    │               ├─ (2) 危险因素的评估：警惕合并有精神社会因素的患者
                    │               ├─ (3) 病情不易控制的患者应由社区医院转给专科医师处理
                    │               ├─ (4) 综合治疗为主
                    └─ 8. 预防 ─────┼─ (5) 所有第一时间接触患者的人必须会初步鉴别是否需送到急诊室
                                    │    马上治疗
                                    ├─ (6) 患者入院应该作为一个回顾整个治疗、护理方案的机会
                                    ├─ (7) 随访
                                    └─ (8) 对患者进行必要的教育和培训
```

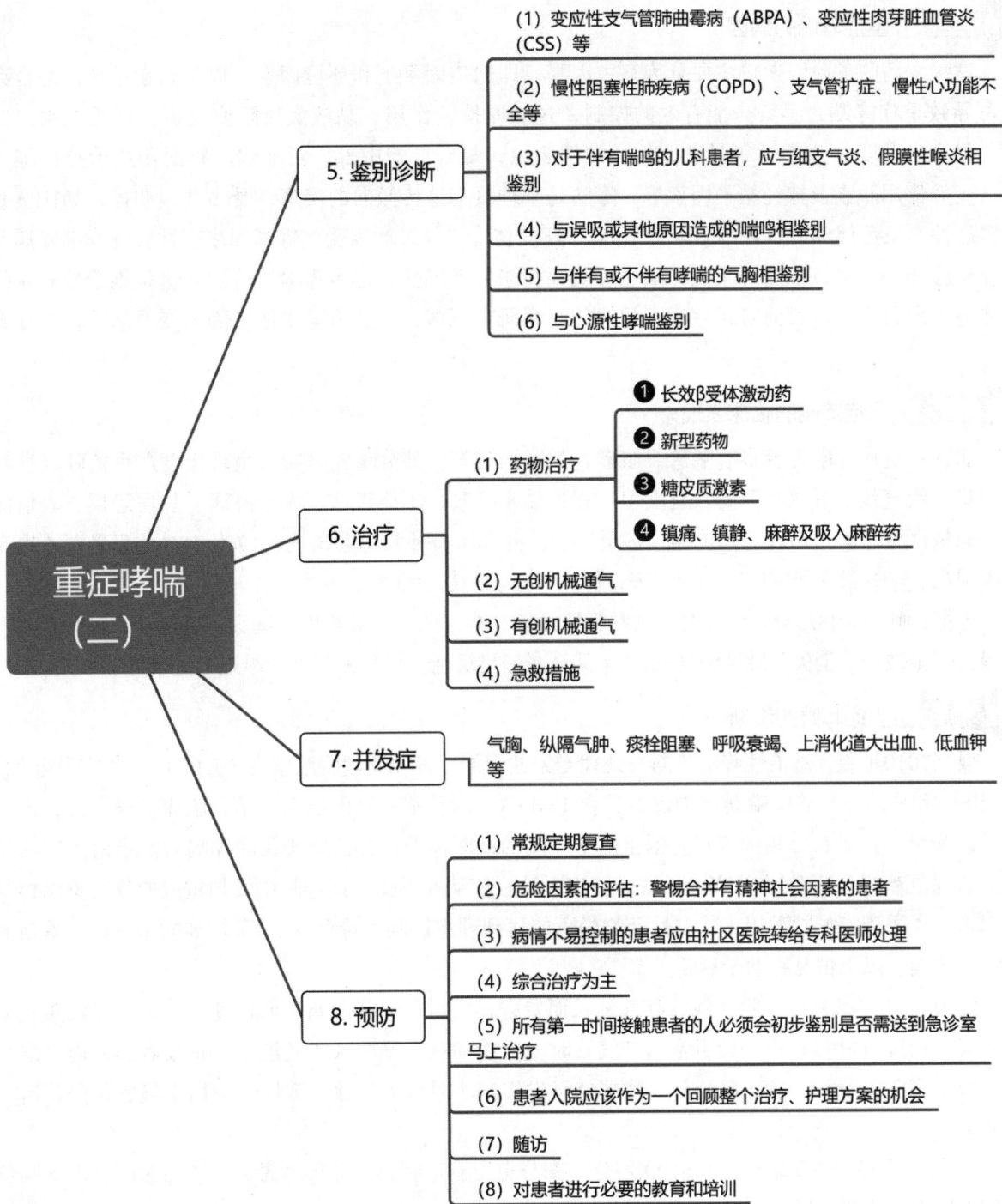

### 考点 1 重症哮喘的定义

重症哮喘又称致死性哮喘，是指支气管哮喘剧烈发作，呈持续状态，用一般支气管扩张药治疗 1 小时或 24 小时仍不能缓解，和（或）有意识障碍、呼吸及循环衰竭、脱水、酸碱失衡的一种严重情况。国外的定义为："对拟交感神经胺类药物吸入、注射或茶碱类药物的口服、直肠或静脉给药均无良好反应的严重哮喘"。成年人重症哮喘以女性患者居多，且多为肥胖，男、女之比是 1 : 4，与过敏因素关联较少。

### 考点2 重症哮喘的病因

哮喘发病的危险因素仍主要分为宿主因素（即遗传因素）和环境因素。以下因素单独或综合存在可导致重症哮喘：感染未能有效的控制，过敏原持续作用，黏液痰块阻塞气道，严重脱水，缺氧，物理、化学、生物学等过敏原的经常性刺激，复合性酸中毒，对平喘药物耐药或治疗措施不力，突然停用激素及神经精神因素等。哮喘是一种具有遗传倾向的疾病，受多基因调控，如HLA基因多态性、染色体5q的多种细胞因子基因、IgE受体、受体及激素受体等基因多态性皆与哮喘发病及治疗反应相关。可以推测，重症哮喘也可能存在遗传易感性，许多哮喘遗传因素也是难治性哮喘的重要危险因素之一。目前对重症哮喘的遗传因素研究不多，多认为与受体基因突变及基因多态性有关。

### 考点3 重症哮喘的临床表现

症状：重症哮喘患者多有喘息、咳嗽、呼吸困难等，部分重症哮喘常呈现极度严重的呼气性呼吸困难、吸气浅、呼气时相延长且费力、强迫端坐呼吸、不能讲话、大汗淋漓、焦虑恐惧、表情痛苦。病情严重患者可出现意识障碍，甚至昏迷。并非所有征象都会出现：17%~18%的患者可不出现呼吸困难。尽管没有研究咳嗽的出现率，但其为显著的前驱症状。

体征：呼吸>30次/分，呼吸时辅助呼吸肌活动，有三凹征，甚至出现胸腹矛盾运动，哮鸣音响亮弥漫，甚至减弱、消失，脉率>120次/分，甚至减慢呈缓脉。可并发气胸、纵隔气肿、呼吸衰竭。

### 考点4 重症哮喘的诊断

根据2010年版《难治性哮喘诊断与处理专家共识》，参照美国胸腔学会（ATS）、欧洲呼吸学会（ERS）和全球支气管哮喘防治创议委员会（GINA）对重症哮喘的定义，结合临床可操作性，提出以下诊断标准：①符合我国哮喘防治指南中哮喘的诊断标准；②按照《我国哮喘防治指南（2016年版）》规范治疗和管理6个月以上；③排除患者治疗依从性不良，并排除诱发加重或使哮喘难以控制的因素；④采用2种或2种以上控制性药物尚不能达到理想控制。符合以上4条标准的患者，可诊断为难治性哮喘。以下情况有助于诊断。

1. 呼气性呼吸困难　吸气浅，呼气延长而费力，发绀、大汗淋漓、面色苍白。因过度疲惫、无力呼气而使肺气肿加重或痰栓阻塞细支气管时，听诊哮鸣音反而减弱或消失，感染者肺部尚有湿啰音，或出现呼吸衰竭、意识障碍等。哮喘持续发作24小时以上或数日数周，应用支气管扩张药治疗无效。

2. 循环障碍　心率增快，常>100次/分，部分患者有奇脉，当循环障碍进一步加重时，由于胸腔内压力增高，使静脉回心血量减少，可使血压降低。

3. 脱水及酸碱平衡失调　由于长时间的哮喘持续状态，张口呼吸，多汗，进食少以及使用氨茶碱而利尿失水等，使体液消耗过多，常有不同程度的脱水。

哮喘发作时，由于过度通气，$PaCO_2$常低于正常，气管严重阻塞时，常有不同程度的低氧血症、$CO_2$潴留，如$PaCO_2$低于6.65kPa，$PaCO_2$逐渐升高伴有逐渐加重的代谢性酸中毒，提示病情严重。

4. 意识障碍　出现意识障碍是哮喘患者病情极为严重的征象，由于缺氧、$CO_2$潴留，常出现焦虑、不安、定向力障碍、精神错乱、嗜睡以至昏迷。

5. 心电图　窦性心动过速，电轴右偏，顺钟向转位、右束支传导阻滞、ST-T改变，肺型P波。

6.肺功能测定　用力肺活量（FVC）及第1秒用力呼气量（$FEV_1$）均降低，尤以$FEV_1$降低明显，$FEV_1$/FVC可降至70%以下。当$FEV_1$低于预计值的60%时，提示病情严重，$FEV_1$继续降低者，将产生高碳酸血症，患者随时有窒息危险。

7.分型　根据临床和实验室检查，临床上将哮喘分为外源性哮喘和内源性哮喘两型。

我国1984年制定的《支气管哮喘诊断分期和疗效的评定判断标准》中指出，重危哮喘的指标是：哮喘发作时哮鸣音明显减弱或消失，一般支气管扩张药无效；心电图电轴明显偏，P波高尖；血压低，奇脉；呼吸性酸中毒和（或）合并代谢性酸中毒；意识模糊，精神错乱。

目前较多学者认为，凡临床上出现以下指标，多提示病情重笃：哮喘持续状态，极度疲惫，无能力清楚地说话，中心型发绀明显；治疗中症状仍日趋严重，出现痉挛性咳嗽，呼吸困难加重；发气胸、纵隔气肿、肺不张、心力衰竭；心动过速，心率超过120次/分，血压降低，奇脉、心律失常；严重的意识障碍或精神症状；脱水、电解质紊乱及酸碱失衡，低氧血症，$PaO_2$低于6.65kPa（50mmHg），$PaO_2$逐渐升高，代谢性酸中毒，pH低于7.3；$FEV_1$明显降低，低至预计值的60%以下。

### 考点5　重症哮喘的治疗

通常，哮喘患者经过中等剂量的强有力的类固醇吸入以及长效受体激动药的使用，病情都能得到很好的控制。但有极少数的哮喘患者症状整天持续恶化或有明显的气道炎症，这些患者消耗了大量的医疗资源，且很难充分缓解。

如有以下情况需要重症监护：严重哮喘加重患者[最大呼气流速（PEFR）<50%预期]；对于不治疗效果不佳（例如PEFR增加<10%）或在治疗过程中病情恶化、呼吸骤停、神志恶化、心肌损伤需要反复进行雾化吸入治疗的患者。

1.药物治疗

（1）长效受体激动药：关于长效受体激动药（LABAs）安全性的争议一直在持续。2010年2月，美国食品和药物管理局要求对LABAS和含LABA药物进行限制性标识。需要特别关注的建议是，LABAS仅用于和其他控制类药物联用。达到控制后应立即停用LABAS，而不是在控制后仍继续使用一段时间。

（2）新型药物：一些难以控制的哮喘患者对于ICSs或者ICSs/LABAs无反应，促使人们对替代药物的研究。哮喘患者在过敏原免疫治疗之前先给予奥马佐单抗预处理，能减少全身过敏反应的发生，但是其成本效益并不好。

阻断IL-5通路是一个吸引人的理论，因为IL-5在嗜酸粒细胞的分化、激活、增殖过程中起着十分重要的作用。美泊利单抗，一种抗IL-5的人单克隆抗体，已经被成功应用于变应性肉芽肿性血管炎和嗜酸性粒细胞增多症。有研究证实该药物能减少哮喘的严重发作，并允许口服类固醇逐渐减量，但停用该药物后存在反复。MEDI-563是一种人抗IL-5受体单克隆抗体，能杀死嗜酸粒细胞和嗜碱粒细胞，机制是能增强抗体依赖的细胞介导细胞毒性，从而消耗组织和循环中的嗜酸粒细胞。它对某些成年人哮喘患者有效。

（3）糖皮质激素：糖皮质激素仍然是难控制哮喘或者哮喘严重发作时必需的治疗药物。

（4）镇痛、镇静、麻醉及吸入麻醉药：氯胺酮是一种静脉麻醉药，有镇静、镇痛、气管扩张作用，它间接刺激儿茶酚胺释放，且当剂量达到2mg/kg时，能够使重危哮喘患者气管扩张。它可用于治疗重症气管痉挛强化治疗的补充。使用吸入性麻醉药（氯烷异氟烷和恩氟烷），这些药物可降低气管痉挛、动力性过度充气及与之有关的气压损伤危险，尚有戏剧性的改善动脉血气及轻微的血流动力方面的不良作用。吸入性麻醉药的气管扩张作用时间短，易出现反弹性气管痉挛。所以在停止给予气体之前药物治疗应该达到最大化。虽然在吸入性麻醉药治疗难治性哮喘是有效的，但由于麻醉后大部分的呼吸肌瘫痪，明显降低呼气流速，所以应该小心使用。

2. 无创机械通气　对急性重症哮喘患者使用无创性通气（NIV），面罩NIV可改善肺泡通气和气体交换，改善呼吸窘迫，防止呼吸肌疲劳，降低气管插管机会。同时它能改善血流动力，而不会增加气压伤的危险或与延迟气管插管相关的并发症。若选择患者合适，NIV能够缩短哮喘的发作时间，改善肺功能。

3. 有创机械通气　插管的绝对适应证为休克或呼吸暂停；相对适应证为急性哮喘，肺功能进行性恶化，呼吸功增加导致疲劳，呼吸衰竭对强化治疗无效或神志状态改变等。机械通气的最初目的是纠正重症哮喘、低氧血症伴高$FiO_2$。机械通气中尽可能地清除分泌物和应用气管扩张药，并非要使肺泡通气恢复正常。缓解气管阻塞能够纠正高碳酸血症，重新建立较好的通气-灌注分布，使气压伤和心脏循环衰竭的发生风险显著降低。这些是治疗哮喘的保护性肺通气方法的基本概念，其目的在于降低呼吸做功，提供充分的氧合及有效的通气，通过低通气造成可耐受较高水平$PaCO_2$（或低血pH），把过度充气和正压通气造成的肺损伤降到最低，是允许性高碳酸血症或控制性低通气最重要的目标。

4. 急救措施　重症哮喘是急性哮喘加重的极端表现，早期发现气道阻塞或出现过度通气，对于提供全面的治疗方法至关重要。肺保护通气方案并不能缓解气道阻塞，但它能提供充分的氧合，降低并发症的发生，以及可能由此导致的死亡。一些急救措施则用于对强化治疗无效及应用机械通气仍出现呼吸衰竭的患者。对于重症哮喘的患者，静-静脉ECMO或无泵的人工膜肺可能是一种具有吸引力的补救治疗措施。

# 第七节　慢性阻塞性肺疾病急性加重

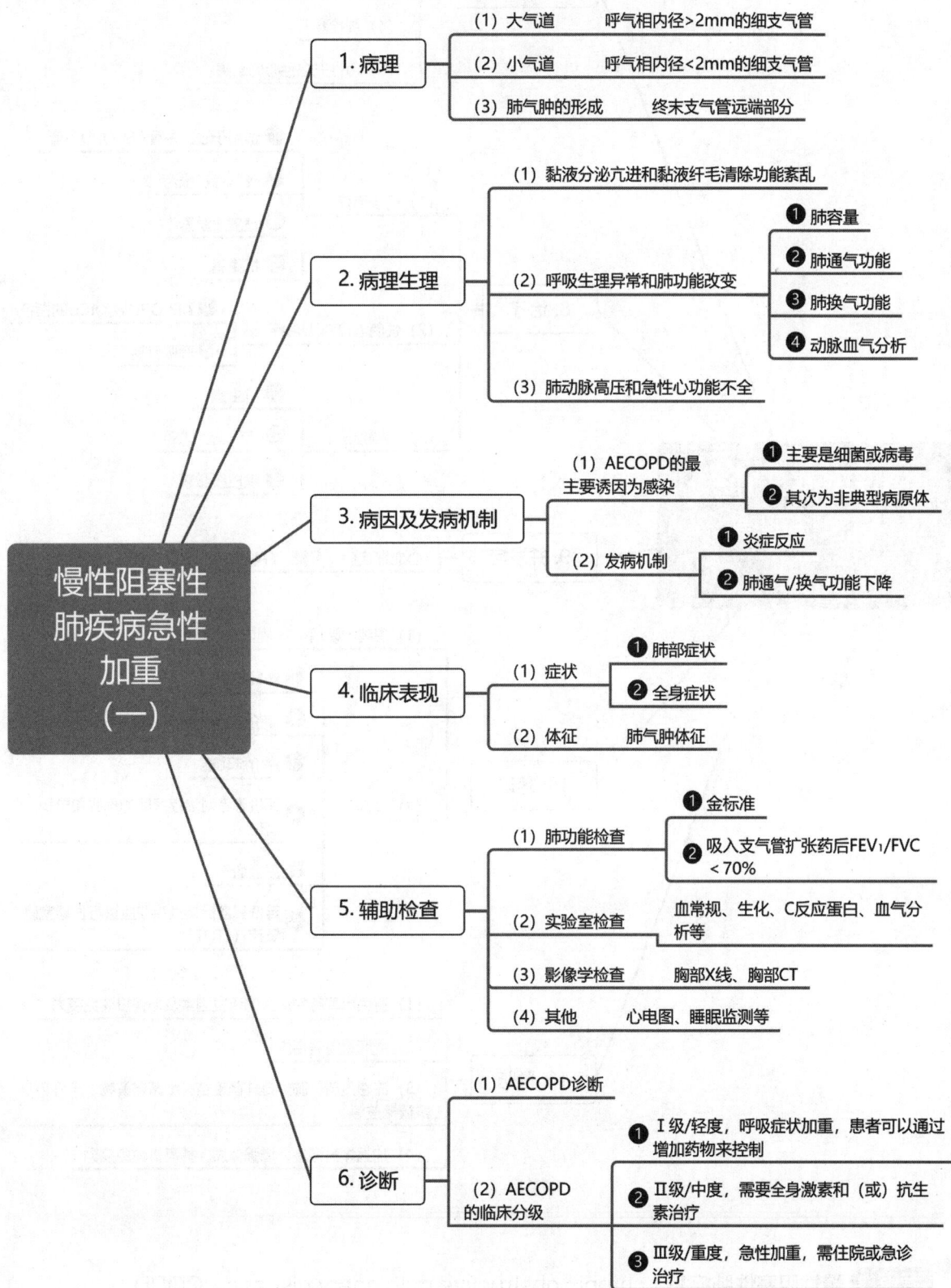

**1. 病理**
- (1) 大气道　　呼气相内径>2mm的细支气管
- (2) 小气道　　呼气相内径<2mm的细支气管
- (3) 肺气肿的形成　　终末支气管远端部分

**2. 病理生理**
- (1) 黏液分泌亢进和黏液纤毛清除功能紊乱
- (2) 呼吸生理异常和肺功能改变
  - ❶ 肺容量
  - ❷ 肺通气功能
  - ❸ 肺换气功能
  - ❹ 动脉血气分析
- (3) 肺动脉高压和急性心功能不全

**3. 病因及发病机制**
- (1) AECOPD的最主要诱因为感染
  - ❶ 主要是细菌或病毒
  - ❷ 其次为非典型病原体
- (2) 发病机制
  - ❶ 炎症反应
  - ❷ 肺通气/换气功能下降

**4. 临床表现**
- (1) 症状
  - ❶ 肺部症状
  - ❷ 全身症状
- (2) 体征　　肺气肿体征

**5. 辅助检查**
- (1) 肺功能检查
  - ❶ 金标准
  - ❷ 吸入支气管扩张药后FEV₁/FVC <70%
- (2) 实验室检查　　血常规、生化、C反应蛋白、血气分析等
- (3) 影像学检查　　胸部X线、胸部CT
- (4) 其他　　心电图、睡眠监测等

**6. 诊断**
- (1) AECOPD诊断
- (2) AECOPD的临床分级
  - ❶ I级/轻度，呼吸症状加重，患者可以通过增加药物来控制
  - ❷ II级/中度，需要全身激素和（或）抗生素治疗
  - ❸ III级/重度，急性加重，需住院或急诊治疗

**慢性阻塞性肺疾病急性加重（一）**

**7. 鉴别诊断**
- （1）支气管扩张
- （2）肺结核
- （3）弥漫性泛细支气管炎
- （4）肺栓塞
- （5）急性充血性心力衰竭

**慢性阻塞性肺疾病急性加重（二）**

**8. 治疗**
- （1）门诊治疗
  - ❶ 适用于轻、中度AECOPD患者
  - ❷ 支气管扩张药
  - ❸ 糖皮质激素
  - ❹ 抗生素
- （2）住院治疗/ICU治疗
  - ❶ AECOPD收治ICU的指征
  - ❷ 呼吸支持
- （3）药物疗法
  - ❶ 抗生素
  - ❷ 支气管扩张药
  - ❸ 糖皮质激素

**9. 并发症**
心血管疾病、感染、呼吸衰竭、自发性气胸、肺癌

**10. 随访**
- （1）患者出院后4~6周应进行随访
- （2）内容
  - ❶ 劝导戒烟
  - ❷ 评价药物疗效
  - ❸ 评价肺功能
  - ❹ 评价患者对治疗策略的理解和自我管理
  - ❺ 复查血气
  - ❻ 若低氧血症持续存在应进行长期家庭氧疗（LTOT）

**11. 预防**
- （1）避免出现急性加重的诱发因素及增强机体免疫力
- （2）戒烟是重要措施
- （3）流感疫苗、肺炎链球菌疫苗、细菌溶解物、卡介苗多糖核酸等
- （4）加强体育锻炼，增强体质，提高机体免疫力

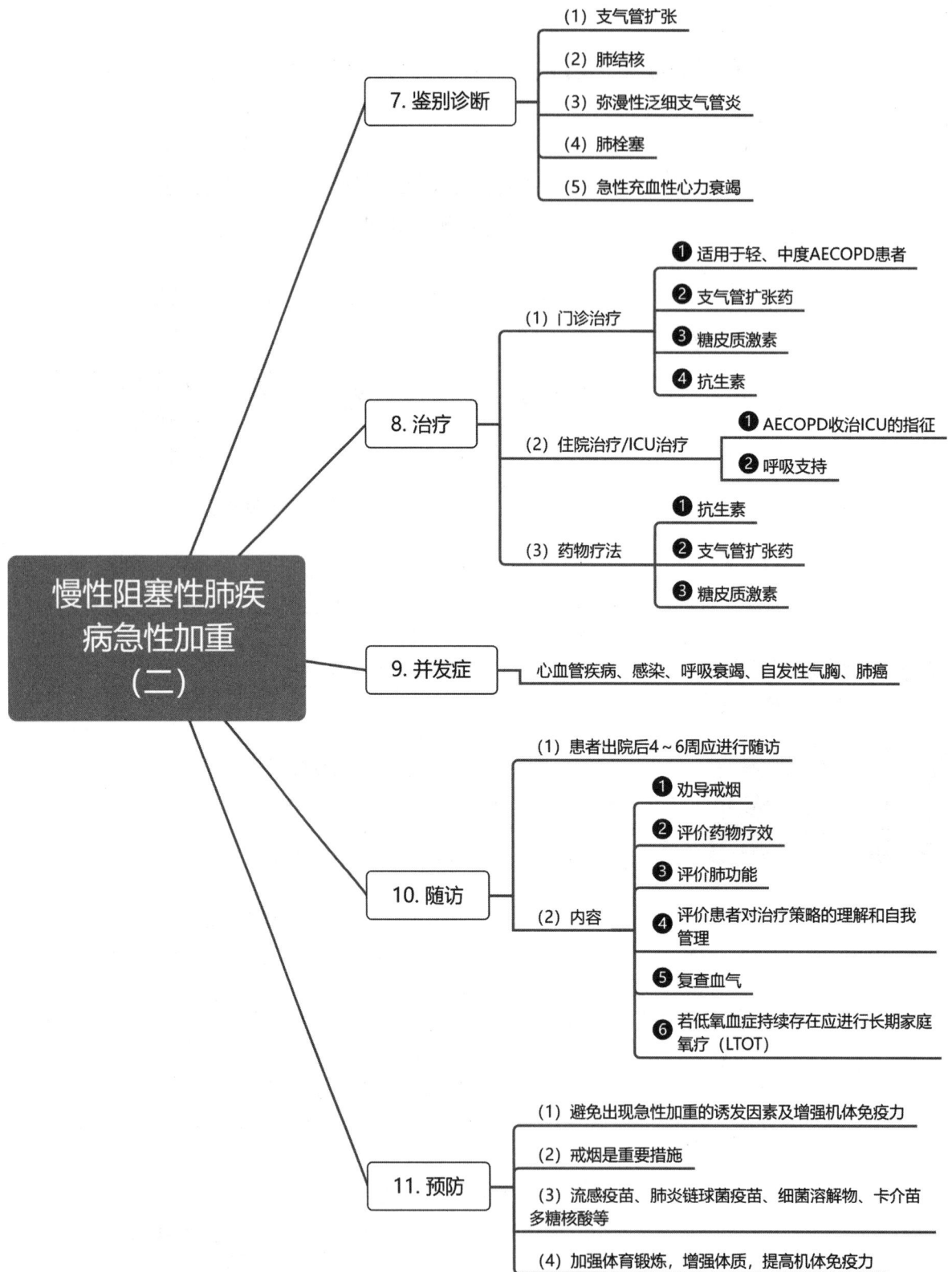

**考点 1 慢性阻塞性肺疾病**（chronic obstructive pulmonary disease，COPD）

慢性阻塞性肺疾病是一种可防治的常见疾病，其特征为持续性气流受限，并呈进行性发展，阻

塞性细支气管炎和肺气肿是引起气流受限的主要病因；其最初影响器官主要为肺，但也可引起全身性的炎症反应。临床上将COPD分为2个阶段：COPD急性期（acute exacerbations of COPD，AECOPD）和COPD稳定期（stable COPD）。AECOPD是指患者出现超越日常状况的持续恶化，并需改变基础COPD的常规用药者，通常在疾病过程中，患者短期内咳嗽、咳痰、气短和（或）喘息加重，痰量增多，呈脓性或黏脓性，可伴发热等炎症明显加重的表现。GOLD 2011版认为AECOPD是一种急性事件，特征为患者的呼吸症状加重，超过日常的波动范围，且导致药物治疗的改变。目前大多数研究仍采用Anthonisen定义和分型标准，至少具有以下3项中的2项即可诊断：①气促加重；②痰量增加；③痰变脓性。

## 考点2 病理

　　COPD包括3种重叠状态，即慢性支气管炎（气道黏液高分泌）、慢性细支气管炎（小气道疾病）和肺气肿（由于肺泡毁损导致气腔扩大）。

　　1. 大气道　指气管、支气管和呼气相内径>2mm的细支气管，主要表现为气道黏液高分泌和黏液纤毛功能障碍，常见病理改变有黏液腺增生、浆液腺管的黏液腺化生、腺管扩张、杯状细胞增生、灶状鳞状细胞化生和气道平滑肌肥大，支气管黏膜上皮细胞的纤毛发生粘连、倒伏、脱失，纤毛细胞数减少，异常纤毛的百分率明显增加，纤毛结构异常发生在干和顶部，包括纤毛细胞空泡变性、细胞膜凸出、形状改变等。

　　2. 小气道　呼气相内径<2mm的细支气管主要表现为管壁单核巨噬细胞和CD8$^+$ T淋巴细胞浸润、杯状细胞化生、平滑肌增生及纤维化，管腔扭曲狭窄、腔内不同程度黏液栓形成，管壁因肺气肿引起气道外部附着力降低。

　　3. 肺气肿的形成　肺气肿是指终末支气管远端部分（包括呼吸性细支气管、肺泡管、肺泡囊和肺泡）膨胀，并伴有气腔壁的破坏。肺气肿根据病变的分布分为小叶中央型和全小叶型肺气肿。前者主要发生在吸烟者，而后者在$\alpha_1$-AT缺乏患者更明显，目前认为2种类型在吸烟引起的阻塞性肺气肿中都可存在。

　　AECOPD发生时上述呼吸力学异常进一步加重，耗氧量和呼吸异常显著增加，不能维持有效的肺泡通气，从而造成缺氧及$CO_2$潴留。

## 考点3 病理生理

　　1. 黏液分泌亢进和黏液纤毛清除功能紊乱　黏液的分泌和清除之间保持着一种平衡，持续过多的黏液分泌会阻塞呼吸道管腔，导致气流受限。长期过多的黏液分泌又称慢性黏液高分泌。COPD患者往往合并纤毛结构、功能和黏液流变学特征的改变，这些病变引起气道黏液纤毛清除功能障碍，从而引起慢性支气管炎。气道黏液高分泌是COPD患者肺功能损失的潜在危险因素。慢性黏液腺增生对预后的影响虽不如$FEV_1$，但可使COPD患者死亡的危险性增加3~4倍。

　　2. 呼吸生理异常和肺功能改变

　　（1）肺容量：肺容积增加可引起肺过度充气，可分为静态过度充气和动态过度充气（dynamic hy-perinflation，DH），是COPD的典型特征。前者主要见于COPD后期及$\alpha_1$-AT缺乏的患者，后者则可发生于所有COPD患者，是引起肺容量增加的最常见原因，也是COPD病理生理的核心部分。DH形成机制主要与呼气受限和呼吸频率有关。COPD由于支气管壁的炎症、黏液分泌增加与痰栓形成、支气管痉挛等，使气流阻力增加，加上肺实质的破坏，使支撑小气道的肺泡隔破坏，呼气过程中由于小气道失去有效的支撑而被压缩甚至闭塞，引起呼气受限。DH在AECOPD或运动后可加剧，患者休息减慢呼吸频率后减轻。此外，DH可引起呼气末胸廓过度扩大，从而显著增加呼吸肌尤其是吸气肌的负荷，增加呼吸功。DH和肺容积增加还可膈肌低平及曲率半径增大、吸气肌纤维初长度缩短，导致COPD患者的吸气肌力量及耐力均下降，最终导致肌肉收缩力下降、疲劳甚至衰竭。上述情况在AECOPD患者中尤为明显，与气急或气急加重密切相关。

（2）肺通气功能：慢性进行性不完全可逆性气流受限是COPD的病理生理特征。小气道纤维化和狭窄、肺泡弹性回缩力降低和维持小气道开放的肺泡支持结构破坏引起不可逆阻塞；而COPD也存在不同程度的可逆阻塞，尤其是AECOPD患者合并有感染时，支气管黏膜充血水肿、黏液和浆液的渗出、平滑肌痉挛等病理特征更为明显。

（3）肺换气功能：肺泡壁膨胀破裂，肺泡面积减少及肺泡周围毛细血管广泛损害，可使弥散功能减退。由于COPD肺部病变程度不一，同一部位支气管和血管受累程度也不一致。有些肺段支气管病变严重，但肺泡毛细血管血流量减少不显著，另一些肺区的肺泡通气变化不大，但肺泡周围毛细血管受损严重，都可引起通气/血流比失调，这种情况在AECOPD更为明显。弥散功能减退和通气/血流比例失调是除通气功能障碍外导致COPD低氧血症的重要原因。

（4）动脉血气分析：COPD肺通气功能和换气功能障碍发展到一定程度（$FEV_1 < 40\%$）就会发生低氧血症和（或）二氧化碳潴留。低氧血症多发生于AECOPD，与炎症性充血、水肿、黏液分泌增多和支气管痉挛导致肺泡低通气、通气/血流比例失调有关。

3. 肺动脉高压和急性心功能不全　低氧血症引起肺小动脉痉挛是肺动脉高压最主要的病因，长期缺氧可引起肺小动脉平滑肌肥厚、内膜灶性坏死、纤维组织增生和血管狭窄，肺血管重构使得肺动脉高压不可逆。而慢性缺氧导致红细胞增多，血容量和血黏度增高也可增加肺循环阻力。由于AECOPD多发生低氧血症，可诱发上述情形加重，从而引起急性心功能不全。

### 考点4　临床表现

1. 症状

（1）肺部症状：呼吸困难加重、脓性痰增加、痰量增加。

（2）全身症状：包括有全身不适、失眠、嗜睡、疲乏、抑郁、精神错乱等。

2. 体征　AECOPD患者多表现为肺气肿体征。桶状胸，急性发作期呼吸浅快，辅助呼吸肌，如斜角肌及胸锁乳突肌参加呼吸运动，重症可见胸腹矛盾运动。剑突下心尖波动。低氧血症者可出现黏膜及皮肤发绀，伴二氧化碳潴留者可见球结膜水肿。伴右侧心力衰竭者可见下肢水肿。叩诊呈过清音，心浊音界缩小，肺肝界降低。

### 考点5　诊断

1. AECOPD诊断　任何患有呼吸困难、慢性咳嗽或多痰的患者，并且有暴露于危险因素的病史，在临床上需要考虑COPD的诊断。做出COPD的诊断需要进行肺功能检查，吸入支气管扩张药之后$FEV_1/FVC < 0.7$表明存在气流受限，即可诊断COPD。急性加重的诊断完全凭借患者的临床表现：COPD患者主诉症状[基线呼吸困难、咳嗽和（或）咳痰]发生急性改变，超过日常波动范围。

2. AECOPD的临床分级　AECOPD严重度的评估应根据患者加重前的用药史、合并疾病、症状、体检、动脉血气和其他实验室检查等综合评定。特别需要了解患者的气促、咳嗽、痰量、痰色和日间活动受限频度和发作时的严重度。2007年美国胸科学会年会（ATS）上欧美专家达成新的共识，认为AECOPD的分级为：Ⅰ级/轻度，呼吸症状加重，患者可以通过增加药物来控制；Ⅱ级/中度，需要全身激素和（或）抗生素治疗；Ⅲ级/重度，急性加重，需住院或急诊治疗。

2011年版GOLD有2种方法评估AECOPD的风险。第一，应用GOLD的肺功能分级，即GOLD 3级或4级（GOLD 3：重度，30%≤$FEV_1$%pred<50%；GOLD4：非常重度，%pred<30%）表明有高风险，这种方法较常用。第二，根据患者急性加重的病史进行判断，在过去的一年中有2次或2次以上的急性加重次数，表明具有高风险。如果当肺功能评估获得的风险分类与急性加重史获得的结果出现不一致时，则以两种方法评估所得到的风险最高的结果为准。2024年版GOLD指南提出，AECOPD的风险评估主要包括：既往急性加重史、症状和活动耐量、肺功能、并发症、生物标志物以及血嗜酸性粒细胞计数。

### 考点6 治疗

AECOPD治疗目的在于使当前加重的危害最小化，以及预防随后的病情进展。短期治疗目标在于改善症状、减少或清除细菌负荷、减轻支气管炎症反应以及尽早恢复。长期治疗目标为延长急性发作间隔时间、减慢肺功能下降速度、减缓COPD进展、提高患者生活质量以及降低社会经济负担。

1. 门诊治疗　适用于轻、中度AECOPD患者。

（1）支气管扩张药：适当增加所用支气管舒张药的剂量和频度；加用抗胆碱能药物吸入治疗，异丙托溴铵或噻托溴铵。给予较大剂量的雾化治疗，沙丁胺醇250μg，异丙托溴铵500μg或沙丁胺醇1000μg加异丙托溴铵250~500μg。

（2）糖皮质激素：全身使用糖皮质激素可促进病情缓解和肺功能的恢复；基础$FEV_1$<50%预计值，可口服泼尼松龙，每日30~40mg，疗程7~10天。

（3）抗生素：合并有脓性痰者，可酌情使用；根据不同的肺功能状态，兼顾有无铜绿假单胞菌感染的因素，及当地流行趋势选用抗生素。推荐轻、中度AECOPD患者短疗程抗生素治疗，以防止出现真菌感染。

2. 住院治疗/ICU治疗　院外治疗的AECOPD患者出现以下指征：症状显著加重，突然出现静息状态下呼吸困难；出现新的体征，如发绀、外周水肿等；原有治疗方案不能缓解；出现严重的伴随疾病；新近发生的心律失常；诊断不明、高龄患者，可考虑住院治疗。

（1）AECOPD收治ICU的指征：严重呼吸困难对初始治疗反应不佳；出现精神错乱、嗜睡、昏迷；氧疗及无创正压通气后的低氧血症不能纠正（$PaCO_2$<40mmHg），和（或）高碳酸血症恶化（$PaCO_2$>60mmHg），和（或）呼吸性酸中毒加重（pH<7.25）。

（2）呼吸支持：呼吸肌疲劳是导致呼吸衰竭的主要原因，此时予以无创正压机械通气（noninvasive positive pressure ventilation，NPPV）早期干预可获得良好疗效。痰液引流障碍或有效通气不能保障时，需建立人工气道行有创正压机械通气（invasive positive pressure ventilation，IPPV），以有效引流痰液和提供较NPPV更有效的通气。有效的NPPV治疗可在短时间内（通常为1~6h）使其pH增高、动脉血二氧化碳分压降低、呼吸困难程度下降，长时间应用可降低气管插管率，缩短住院时间。因此，NPPV可作为AECOPD的一项常规治疗手段。而早期NPPV成功率高达93%，延迟NPPV成功率则降为67%。对于出现轻中度呼吸性酸中毒（7.25<pH<7.35）及明显呼吸困难（辅助呼吸肌参与、呼吸频率>25次/分）的AECOPD患者，推荐应用NPPV。而对于严重呼吸性酸中毒的患者可在严密监测下尝试使用NPPV。气道保护能力和自主呼吸能力较差，以及无法应用面罩的患者均为NPPV

禁忌证。

对于有NPPV禁忌或使用NPPV失败的严重呼吸衰竭患者，一旦出现严重的呼吸形式、意识、血流动力学等改变，应及早插管改用IPPV。IPPV的禁忌证包括危及生命的低氧血症[$PaO_2$<50mmHg或氧合指数（$PaO_2/FiO_2$）<200mmHg]；$PaCO_2$进行性升高伴严重的酸中毒（pH≤7.20）；严重的意识障碍（如昏睡、昏迷或谵妄）；严重的呼吸窘迫症状（如呼吸频率>40次/分、矛盾呼吸等）或呼吸抑制（如呼吸频率<8次/分）；血流动力学不稳定气道分泌物多且引流障碍，气道保护功能丧失NPPV治疗失败的严重呼吸衰竭患者。一旦患者的自主呼吸有所恢复，宜尽早采用辅助通气模式，保留患者的自主呼吸，使患者的通气能力得到锻炼和恢复，为撤机做好准备。

3. 药物疗法

（1）抗生素：使用抗生素治疗AECOPD可以缩短AECOPD的病期及减轻其症状严重度，并可防止气道感染进展为肺实质感染。病情危重患者需要NPPV或IPPV均需使用抗生素，其范围必须覆盖铜绿假单胞菌。具有下列指标中任何2项应强化抗菌治疗（主要针对革兰氏阴性杆菌）：短期内急性加重发作3次以上；接受多种抗生素治疗；既往抗生素治疗无效；有机械通气病史；既往有下呼吸道革兰氏阴性杆菌定植或感染病史；长期全身激素应用；需要氧疗者；吸烟；合并有严重并发症（免疫抑制、HIV感染、恶性肿瘤等）。抗菌治疗应尽可能将细菌负荷降至最低水平以延长AECOPD的间隔时间，推荐治疗疗程为5~7天。但长期应用广谱抗生素和糖皮质激素易继发深部真菌感染，因此，应注意抗生素使用疗程；但对于使用IPPV的病情危重者或存在革兰氏阴性杆菌感染多重耐药的患者，可在预防继发深部真菌感染的前提下，适当延长抗生素的使用时间。

（2）支气管扩张药：单一吸入短效受体激动药，或短效受体激动药和短效抗胆碱能药物联合吸入，通常在急性加重时为优先选择的支气管扩张药。这些药物可以改善症状，和使用定量吸入器（MDI）和雾化吸入没有区别，但后者可能更适合于较重的患者。急性加重时长效支气管扩张药合并吸入糖皮质激素是否效果更好尚不确定。茶碱仅适用于短效支气管扩张药效果不好的患者，不良反应较常见。

（3）糖皮质激素：全身应用糖皮质激素和抗生素能够缩短康复时间，改进肺功能（$FEV_1$）和动脉血氧分压，并降低早期复发的危险性，减少治疗失败的概率和缩短住院时间。推荐口服泼尼松30~40mg/d，使用10~14天，也可以选用雾化吸入布地奈德。

4. 其他　包括维持液体平衡，特别注意利尿药的使用、抗凝血、治疗并发症、改善营养状况、积极戒烟。AECOPD是可以预防的。应戒烟，用流感疫苗和肺炎链球菌疫苗。单独应用长效支气管扩张药吸入，或长效支气管扩张药和糖皮质激素联合吸入，可减少急性加重的次数和降低住院频率。

# 第八节　大咯血

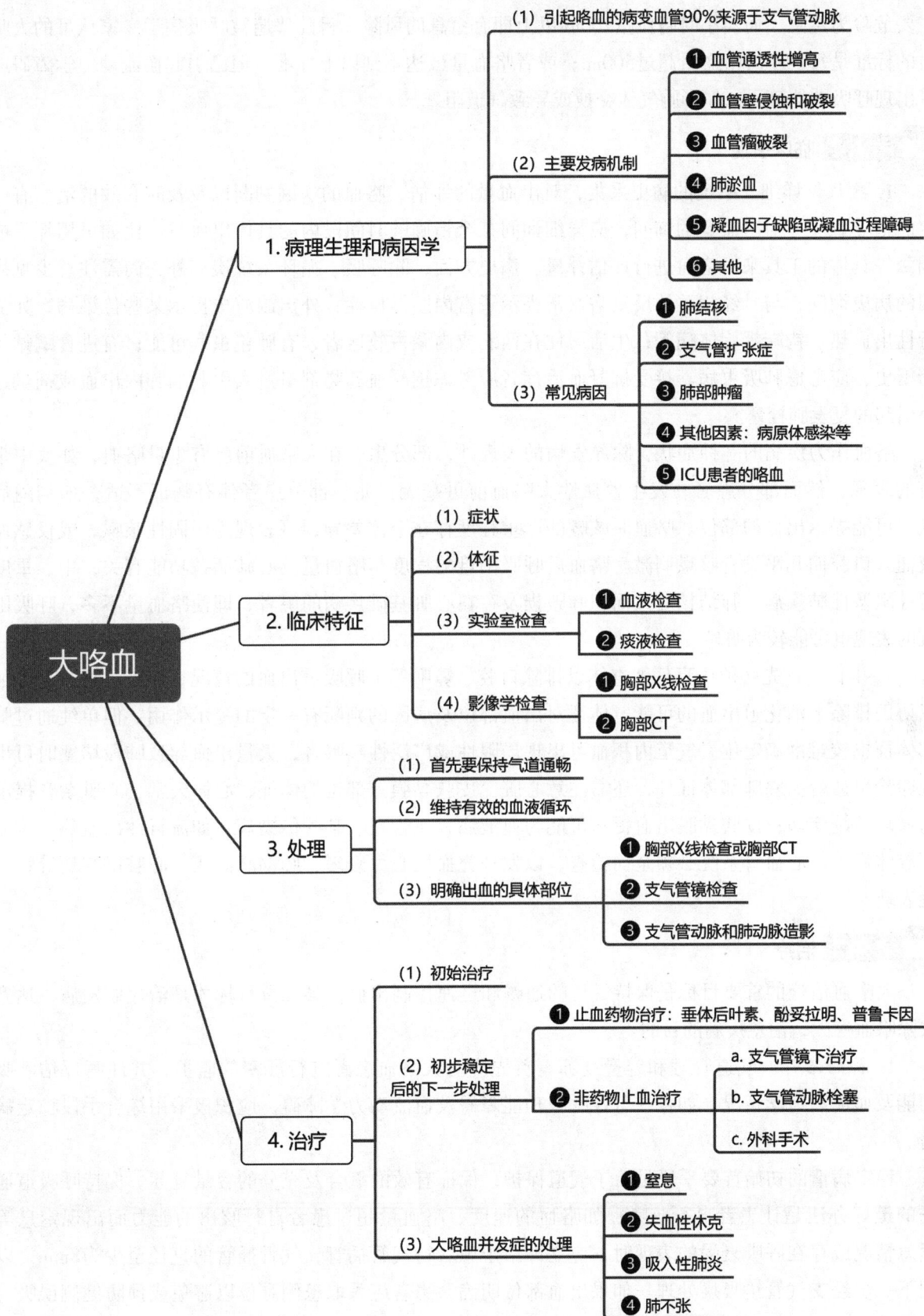

大咯血

- **1. 病理生理和病因学**
  - (1) 引起咯血的病变血管90%来源于支气管动脉
  - (2) 主要发病机制
    - ❶ 血管通透性增高
    - ❷ 血管壁侵蚀和破裂
    - ❸ 血管瘤破裂
    - ❹ 肺淤血
    - ❺ 凝血因子缺陷或凝血过程障碍
    - ❻ 其他
  - (3) 常见病因
    - ❶ 肺结核
    - ❷ 支气管扩张症
    - ❸ 肺部肿瘤
    - ❹ 其他因素：病原体感染等
    - ❺ ICU患者的咯血

- **2. 临床特征**
  - (1) 症状
  - (2) 体征
  - (3) 实验室检查
    - ❶ 血液检查
    - ❷ 痰液检查
  - (4) 影像学检查
    - ❶ 胸部X线检查
    - ❷ 胸部CT

- **3. 处理**
  - (1) 首先要保持气道通畅
  - (2) 维持有效的血液循环
  - (3) 明确出血的具体部位
    - ❶ 胸部X线检查或胸部CT
    - ❷ 支气管镜检查
    - ❸ 支气管动脉和肺动脉造影

- **4. 治疗**
  - (1) 初始治疗
  - (2) 初步稳定后的下一步处理
    - ❶ 止血药物治疗：垂体后叶素、酚妥拉明、普鲁卡因
    - ❷ 非药物止血治疗
      - a. 支气管镜下治疗
      - b. 支气管动脉栓塞
      - c. 外科手术
  - (3) 大咯血并发症的处理
    - ❶ 窒息
    - ❷ 失血性休克
    - ❸ 吸入性肺炎
    - ❹ 肺不张

## 考点1 咯血（haemoptysis）

咯血（haemoptysis）是指喉及喉以下的呼吸道任何部位的出血经口咯出的一种临床症状。咯血的主要危险为窒息，而24小时咯血量200ml以上即有窒息的风险，目前普遍被呼吸病学专家认可的大咯血的标准是每24小时咯血量超过500ml；或者咯血量虽达不到以上标准，但已引起血流动力学障碍或者出现呼吸功能障碍，如影响气体交换或导致气道阻塞。

## 考点2 临床表现

1. 症状　详细、系统的病史采集，对出血量的评估、咯血的病因判断以及及时有效的治疗有一定的指导意义。对咯血量的询问，应详细询问某个精确的时间段内的具体出血量，比如可用杯子或调羹等具体的工具来对咯血进行评估计量。病史方面，除呼吸、循环系统疾病外，尚需注意少见病因的病史询问，与月经相关的反复咯血常提示子宫内膜异位症；外出旅游史提示某些传染病，如流行性出血热、钩端螺旋体病等；生活居住在西北或内蒙古牧区者，有肺包虫病可能；有进食蝲蛄、螃蟹史，应考虑肺吸虫病。接受抗凝血治疗者应考虑抗凝血药物剂量过大引起的肺内出血或剂量过小引起的复发肺栓塞。

咯血作为疾病的一种症状，除原发病的表现外，部分患者在大咯血前已有少量咯血，如痰中带血的表现，然而部分患者在发生致命性大咯血前可毫无征兆。部分患者伴有胸部不适，如胸闷症状，可能提示出血的部位。咯血时咳嗽的严重程度存在个体差异，可表现为顽固性咳嗽，或仅感血液涌入口腔而几乎没有咳嗽刺激。咯血后呼吸困难的程度与咯血量及心肺储备功能有关，中、重度慢性阻塞性肺疾病、肺结核后大面积肺毁损及存在心脏基础疾病的患者，即使咯血量不多，呼吸困难的表现也可能较为明显。

2. 体征　首先必须认真仔细查体以排除口腔、鼻咽等上呼吸道出血的情况，还应注意腹部体征以协助排除上消化道出血的可能。体征对出血部位及病因的判断有一定的提示作用，但单纯通过肺部体征也较难准确定位。气道内积血可出现局限性或广泛性喘鸣音，大量出血导致肺段堵塞时可出现叩诊呈浊音。除肺部体征外，还需注意心脏、皮肤黏膜等部位的体征，心律失常、心脏杂音提示为循环系统疾病；皮肤黏膜出血提示可能为血液病、血管炎、某些传染病，如流行性出血热、钩端螺旋体病等。心血管系统必须全面检查，以发现充血性心力衰竭、肺动脉高压、心脏瓣膜病等特征性表现。

## 考点3 治疗

大咯血治疗的首要目标是保持气道的通畅和迅速控制出血，第二位目标才是治疗原发病，达到去除咯血病因，治愈疾病的目的。

1. 初始治疗　气道管理和容量复苏。首先应对大咯血患者进行严密的监护，并注意评估呼吸功能及血流动力学情况，如存在急性呼吸功能障碍及血流动力学障碍，应积极采用综合手段稳定病情。

稳定病情的初始首要手段是给予气道保护，保证有效的氧合及充分的容量复苏。保持呼吸道通畅的最好办法是让患者自行咳嗽；如咯血的速度、咯血量超过患者自行咳出的能力而出现窒息等紧急情况或存在呼吸衰竭的表现时，应立即给予患者行气管插管，气管插管的直径至少为8mm，以便下一步经支气管镜吸痰处理。如果出血部位明确，患者应采取患侧卧位以避免或预防健侧误吸。

也可采取单侧肺通气策略，即如有广泛地持续性出血，可将气管插管插入健侧肺的主支气管以起到保护作用。如无条件行双腔气管插管，可选择使用单腔气管插管，并经支气管镜插入左侧或右侧主支气管。如为右侧活动性出血，可在支气管镜引导下将气管插管插入左侧主支气管行左肺选择性通气；如左侧出血而选择右肺通气，因当气管插管插入右侧主支气管时易堵塞右上叶支气管开口，一般建议可在支气管镜引导下将尖端带有球囊的导管（Fogarty球囊导管）封闭左主支气管，球囊膨胀时，可贴紧左主支气管，便于气管插管，从而保证右肺通气而减少误吸的风险。行气管插管后，应对局部的血液及血块充分抽吸，以保证气体交换。

如患者存在血流动力学障碍，同时需使用晶体或血制品进行容量复苏，纠正凝血功能异常。

对潜在病因的治疗也应作为初始治疗。如对感染性疾病使用抗生素治疗，对肺结核患者抗结核治疗，对真菌感染者给予抗真菌治疗。凝血功能异常者必要时给予补充血制品，对肺泡出血者应协同肾内科专家共同处理，甚至需要免疫抑制治疗及血浆置换等。慎用镇静药及止咳药。

2. 初步稳定后的下一步处理 一旦血流动力学稳定，气道通畅及可维持有效的气体交换，下一步治疗的重点是局部止血及处理出血的源头。将患者转至专科进行治疗，并建议尽早与胸外科、放射介入科团队联合商议最佳止血及治疗方案。止血治疗主要包括止血药物治疗与非药物治疗。

（1）止血药物治疗：内科止血药物治疗可作为止血的基础治疗。一般止血药物，如氨甲环酸、维生素、酚磺乙胺、巴曲酶等的作用多为改善凝血机制、增强毛细血管及血小板功能，故主要适用于因凝血功能障碍引起的咯血。其他病因引起的咯血，临床治疗效果并不确切。临床上一般选用1~3种作用机制不同的止血药物配合应用，避免过量或过多的应用，以防患者呈高凝血状态和血栓形成。常用的止血药物如下。

①垂体后叶素：可收缩肺小动脉，使肺内血流量减少，肺循环压力降低而达到止血的效果，是治疗咯血尤其是大咯血的首选止血药。一般以5~10U垂体后叶素，加入25%葡萄糖溶液20~40ml，缓慢静脉注射；再以10~20U垂体后叶素，加入5%葡萄糖溶液250~500ml，缓慢静脉滴注维持，直至咯血停止1~2天后停用。用药期间需严格掌握药物剂量和滴速，并观察患者有无头痛、面色苍白、出汗、心悸、胸闷、腹痛、便意、血压升高等不良反应，并予以相应处理。对患有冠心病、高血压、动脉粥样硬化症、心力衰竭者及妊娠妇女均应慎用或不用。

②酚妥拉明：为α受体阻滞药，可直接舒张血管平滑肌，降低肺动静脉压、减少肺内血流量而止血。可用10~20mg酚妥拉明加入5%葡萄糖溶液250~500ml中静脉滴注，每日1次，连用5~7天。由于全身血管阻力下降，回心血量减少，应在补足血容量的基础上应用，用药时需卧床休息，注意观察血压、心率、心律等变化，并酌情调整剂量和滴速。

③普鲁卡因：通过扩张血管、降低肺循环压力而达到止血效果，尤适用于有垂体后叶素禁忌证者。使用前应做皮试，过敏者禁用。一般予普鲁卡因50mg，加入25%葡萄糖溶液20~40ml中静脉注射，视病情需要可每4~6小时重复1次；或以300~500mg加入5%葡萄糖溶液500ml，静脉滴注，每日1~2次。注射剂量过大、注射速度过快，可引起颜面潮红、谵妄、兴奋和惊厥。

（2）非药物止血治疗：如果病情稳定，应予行胸部CT检查以发现出血的部位及原因。近年来的研究表明，胸部血管CT增强扫描优于传统的血管造影术，且对是否适合或计划行支气管动脉栓塞术非常重要。支气管镜检查也经常于CT增强扫描后进行。如果病情不稳定，不适合送检CT增强扫描，应立即行支气管镜检查。大咯血时首选硬质支气管镜以方便抽吸血液或血块；如果需要，需立即行支气管镜下治疗。

①支气管镜下治疗：通过支气管镜可有多种治疗手段，支气管镜下局部止血可采用局部滴入肾上腺素（1∶20000），4℃冰盐水局部灌洗，局部使用纤维蛋白原、凝血酶或氨甲环酸等，尽管依据有限，在部分研究中也取得了一定的临床疗效。支气管镜下介入治疗技术包括支气管内球囊填塞、支架置入及支气管内置入止血网或使用凝胶修补等；气管支气管内激光治疗、冷冻治疗、短距离放射治疗等技术对肺癌患者减轻咯血有一定作用。

②支气管动脉栓塞：支气管动脉栓塞是目前应用广泛且较为成熟的技术，可使大部分患者（86%~99%）的出血得以控制。常用的栓塞材料包括聚乙烯乙醇、明胶海绵、钢圈等，以聚乙烯乙醇最为常用。因大咯血最常来源于支气管动脉系统，故动脉栓塞法常用于支气管动脉出血的治疗。在行支气管动脉栓塞前，患者需行胸主动脉造影以明确支气管动脉的解剖学情况及出血部位。支气管动脉栓塞常见的并发症为远处动脉栓塞和脊髓损伤。咯血的复发是非常常见的，复发常见的原因有：不完全性栓塞，异常血管再生或栓塞血管再通。动脉栓塞治疗对咯血是一种迅速有效的治疗手段，但不能去除病因，彻底治愈大咯血；还需采取内科或外科手段根治原发病。如曲霉肿患者发生大咯血通常需要在紧急支气管动脉栓塞术后行手术治疗。

③外科手术：紧急外科手术治疗并非大咯血的常规治疗手段，尤其不能用于全身状况较差、中重度肺功能障碍、双肺疾病及存在其他并发症者。目前肺切除手术仅用于动脉造影技术失败、支气管动脉栓塞术后大咯血复发，或者一些特殊的情况，如咯血量或患者的全身情况具有威胁生命的风险而无法转移至具备支气管动脉栓塞治疗条件的医疗机构；也可作为弥漫性或复杂性动静脉畸形、医源性肺动脉破裂、胸部外伤、其他治疗手段效果不佳的其他致命性大咯血的治疗手段。

3. 大咯血并发症的处理

（1）窒息：窒息是咯血最严重的并发症，也是患者死亡的最主要原因。一旦发现患者有明显胸闷、烦躁、原先的咯血突然减少或停止、喉部作响、呼吸浅快、大汗淋漓甚至神志不清等，即提示窒息的可能，应立即组织抢救，常用的措施包括立即将患者取头低脚高位，清除口、咽部血块，叩击胸背部使堵塞的血块咳出；用经鼻插入粗导管，吸引器吸出血液（块），并刺激咽喉部，使患者用力咳出堵塞于气管内的血液（块），如有必要应给予气管插管，通过吸引和冲洗，迅速恢复呼吸道通畅。

（2）失血性休克：咯血导致失血性休克并不常见，仅在大量咯血、患者原有血容量偏低等情况偶有发生。当患者因大量失血而出现脉搏细速、四肢湿冷、血压下降、脉压减小、尿量减少甚至意识丧失等失血性休克的临床表现时，应按照失血性休克的救治原则立即予以大量补液以容量复苏。

（3）吸入性肺炎：患者咯血后体温轻度升高（≤38℃），常为血液吸收后引起的吸收热。但如患者出现寒战、高热、咳嗽剧烈、咳浓痰，血白细胞总数和（或）中性分类增高伴或不伴核左移、X线胸片显示片状浸润影等情况，提示有合并吸入性肺炎可能，应给予积极充分的抗感染治疗及气道引流，应选用广谱强效抗生素治疗，抗菌谱应注意覆盖革兰氏阴性杆菌及厌氧菌。

（4）肺不张：引起肺不张的原因：①大量咯血，血液溢流或误吸，血块堵塞支气管；②患者大量使用镇静药、镇咳药后，咳嗽反射被抑制，或患者年老体衰、无力咳嗽，导致血液或支气管分泌物在气道内潴留。据阻塞的部位不同可引起全肺、肺叶或肺段不张，从而发生程度不同的呼吸困难和缺氧表现。其治疗首先是注意加强血液（血块）的引流，并鼓励和帮助患者咳嗽，尽可能咳出堵塞物，也可用雾化方式湿化气道，有利于堵塞物的排出，或者行支气管镜局部冲洗吸引，清除气道内的堵塞物。

# 第九节 误吸（吸入性肺炎）

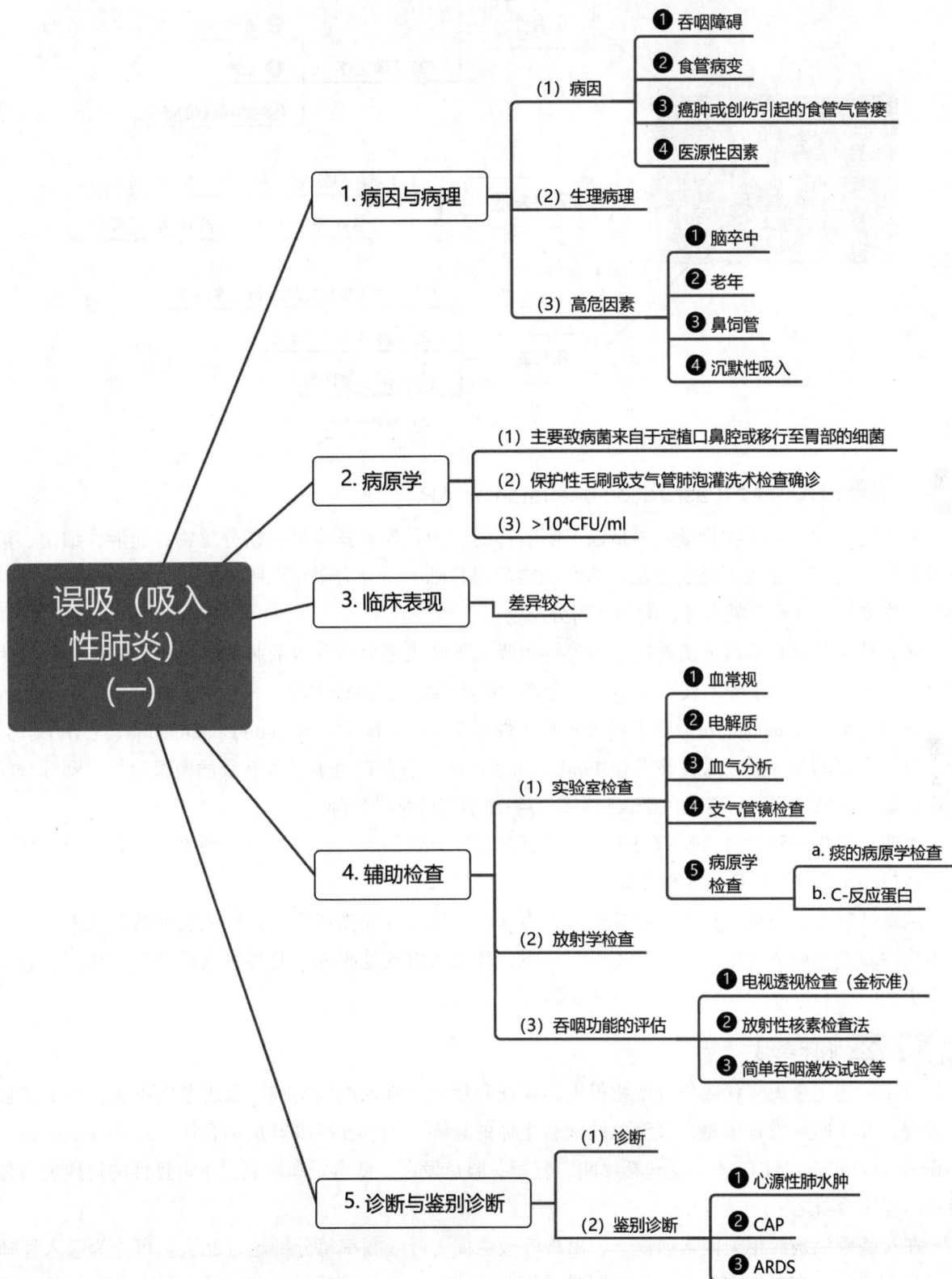

误吸（吸入性肺炎）（一）

1. 病因与病理
- (1) 病因
  - ❶ 吞咽障碍
  - ❷ 食管病变
  - ❸ 癌肿或创伤引起的食管气管瘘
  - ❹ 医源性因素
- (2) 生理病理
- (3) 高危因素
  - ❶ 脑卒中
  - ❷ 老年
  - ❸ 鼻饲管
  - ❹ 沉默性吸入

2. 病原学
- (1) 主要致病菌来自于定植口鼻腔或移行至胃部的细菌
- (2) 保护性毛刷或支气管肺泡灌洗术检查确诊
- (3) >10⁴CFU/ml

3. 临床表现
- 差异较大

4. 辅助检查
- (1) 实验室检查
  - ❶ 血常规
  - ❷ 电解质
  - ❸ 血气分析
  - ❹ 支气管镜检查
  - ❺ 病原学检查
    - a. 痰的病原学检查
    - b. C-反应蛋白
- (2) 放射学检查
- (3) 吞咽功能的评估
  - ❶ 电视透视检查（金标准）
  - ❷ 放射性核素检查法
  - ❸ 简单吞咽激发试验等

5. 诊断与鉴别诊断
- (1) 诊断
- (2) 鉴别诊断
  - ❶ 心源性肺水肿
  - ❷ CAP
  - ❸ ARDS

```
                                    ┌─(1) 介入治疗 ─┬─ ❶ 侵入性的肺部治疗方法
                            ┌─ 6.治疗 ─┤              └─ ❷ 肺泡灌洗
                            │          │              ┌─ ❶ 抗菌药物
                            │          └─(2) 药物治疗 ─┼─ ❷ 激素
   ┌──────────────┐        │                         └─ ❸ 缓解症状的措施
   │   误吸（吸入  │────────┤
   │   性肺炎）    │        │          ┌─(1) 肺部细菌感染、肺不张、肺水肿、低氧血症
   │   （二）     │────────┼─ 7.并发症 ─┤
   └──────────────┘        │          └─(2) 急性肺损伤、ARDS、肺纤维化、呼吸衰竭
                            │
                            │          ┌─(1) 口腔卫生及减少口腔分泌物误吸
                            └─ 8.预防 ──┼─(2) 减少胃内容物反流
                                       ├─(3) 吞咽功能训练
                                       └─(4) 药物治疗
```

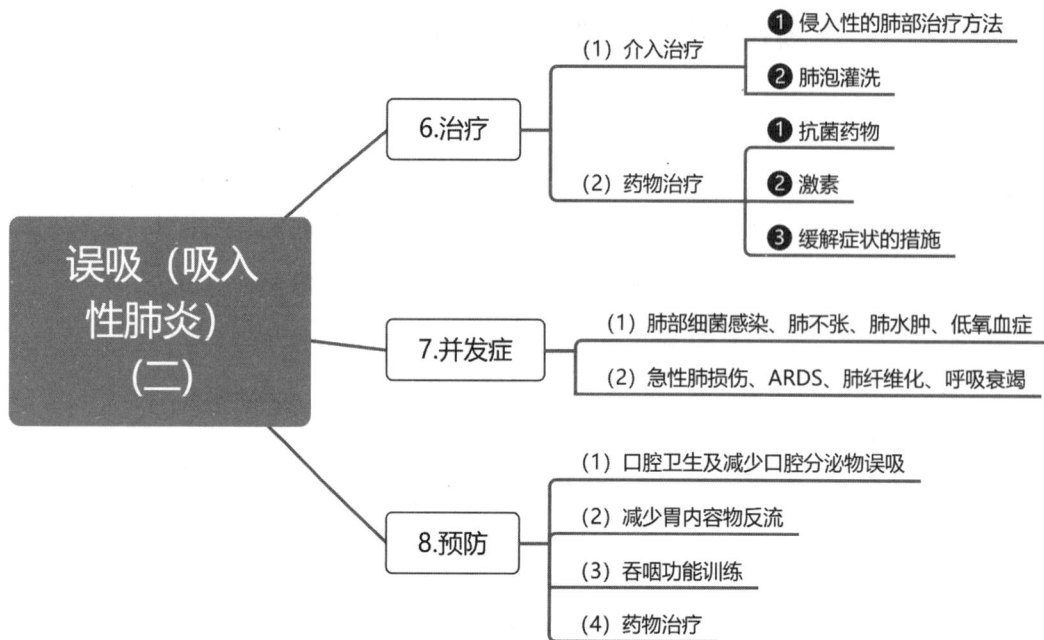

## 考点1 吸入性肺炎（aspiration pneumonia，AP）

吸入是一种将外来异物吸入声带以上咽喉部的行为。外来异物可包括分泌物、血液、细菌、液体及食物碎块等。误吸可能发生在吞咽性功能障碍基础上，分为明显误吸即在进餐时的呛咳和沉默误吸即主要发生在晚上吸入鼻、喉和牙周分泌物。

吸入性肺炎是口咽部分泌物或胃内容物被吸入下呼吸道后所导致的肺部感染过程，也被称之为"坠积性肺炎"。日本吸入性肺疾病委员会将此种疾病定义为4种类型：一般吸入性肺炎、弥漫吸入性细支气管炎、Mendelson综合征及呼吸机相关性肺炎（ventilator associated pneumonia，VAP）。其中，最为重要的是一般吸入性肺炎和Mendelson综合征。前者是由于吸入有致病菌繁殖的口咽部分泌物而引起的感染过程，后者是由于误吸胃内容物而引起的化学性肺炎。

由明显误吸导致的吸入性肺炎少见，但沉默误吸导致的医院获得性肺炎则不在少数，即使禁食或胃造口亦不能绝对避免吸入性肺炎。

沉默性吸入：当患者口部、喉部肌肉无力或咽部感觉神经损坏可导致咳嗽反射减弱或消失，以至多次少量食物吸入并进入气管但不引起咳嗽，称之为沉默性吸入，此类吸入隐匿性更高，引起的危害更大。

## 考点2 临床表现

吸入可能完全无症状或呈现变化很大的体征和症状，吸入疾病的临床表现范围很大，小至亚临床表现，如干咳和发音困难，大至急性威胁生命的衰竭，如急性呼吸窘迫综合征（acute respiratory distress syndrome，ARDS）。这包括哮喘、气短、脸色发白、低血压和缺氧。不可见性的胃性吸入是最难的临床诊断之一。

在有基础疾病的相关因素前提下，出现呼吸急促（呼吸频率每分钟超过26次）可作为吸入性肺炎的早期提示，有时伴有咳嗽、呼吸困难或异常呼吸音，常见的呼吸系统症状包括有呼吸困难、咽炎、咳嗽、胸壁疼痛、喘鸣、湿啰音、干啰音及脓痰，其他相关症状则包括有发热、缺乏活力、神志错乱、意识不清、沮丧、低营养状态、功能状态改变以及体重减轻等。而老年患者呼吸系统的症

状往往不典型，只有50%老年患者出现发热及咳嗽，此时一些看似无关紧要症状的改变则应该引起我们的重视，如神志的改变、功能状态改变以及食欲缺乏等。对于怀疑有吞咽障碍导致吸入性肺炎的患者应详细询问病史，随后有针对性地进行检查，包括实验室相关检查、影像学及纤维支气管镜检查等。

### 考点3 诊断与鉴别诊断

1. 吸入性肺炎的诊断　吸入性肺炎常发生于外伤或ICU患者，并可伴有意识状态改变（如头部外伤、乙醇或药物引起的感觉中枢、心脑血管疾病的改变）。低pH胃液的吸入或食物碎屑会导致肺炎初期，并有可能伴发细菌性肺炎而使病情加重或复杂化。无意识的胃性吸入被认为在一些难以解释的围术期肺功能紊乱中具有潜在的重要性。然而，大多数吸入性肺炎很难确诊，且常被误诊为细菌性肺炎。

吸入性肺炎细菌感染的标准为：误吸综合征后新出现的发热或患者体温有明显上升趋势；误吸综合征36~48小时X线胸片出现新的或进展的肺部渗出性病变；白细胞总数或分类的改变；出现脓痰；经气管吸出物发现细菌病原体。但需注意的是老年患者往往很难获得合格的痰标本，由于操作的不规范，易被上呼吸道定植细菌污染。

2. 吸入性肺炎的鉴别诊断

（1）心源性肺水肿：患者既往有高血压或心脏病史，常见病因包括心肌缺血（有或无心肌梗死）、慢性收缩性或舒张性心力衰竭病情恶化、二尖瓣或主动脉瓣功能不全；往往表现为在夜间睡眠中突然憋醒、被迫坐起，发作时伴有频繁咳嗽、咳泡沫样（特别是血沫样）痰，端坐后可以使症状有所缓解。心源性肺水肿患者在接受心脏检查时往往有异常发现，如可见心脏扩大、心律失常和心音异常等。奔马律是左心室舒张末压升高和左心室功能不全患者相对特异的表现。血浆脑型钠尿肽（brain natriuretic peptide，BNP）水平常用于本病与吸入性肺炎的鉴别。

（2）CAP：发热、咳痰、胸痛为本病最常见的临床症状（重症患者可有呼吸困难、缺氧、休克等表现），还常伴有肺外症状，如头痛、乏力、腹胀、恶心、呕吐、食欲缺乏等。血白细胞计数和中性粒细胞的比例通常升高。胸部X线检查示肺叶或段性实变，或呈片状或斑片状浸润影，边缘模糊不清，没有空腔形成。本病常见病原体为肺炎链球菌、流感嗜血杆菌、支原体、衣原体和病毒等。

（3）ARDS：是由于严重感染、创伤、休克等肺内外袭击而出现的以肺泡毛细血管损伤为主要表现的临床综合征。临床特点为急性起病，呼吸频速、窘迫，进行性低氧血症，可持续数周，单纯氧疗无法纠正低氧血症；影像学检查显示双肺弥漫性浸润影。

### 考点4 治疗

在临床上常见的大多数吸入物为液体状态。吸入物的成分决定了肺部实质损伤的范围和过程。肺炎的病理过程可以大致划分为2个临床阶段。阶段一涉及剧烈的咳嗽或支气管痉挛，之后迅速转入第二阶段，在接下来的4~6小时，肺部炎症开始出现。具有吸入性肺炎风险和已患有吸入性肺炎的患者需要多学科的管理和治疗方式，除了抗感染治疗，高危因素的管理及各医护专业人员（即病理学家、营养师、物理治疗师）之间的协商对于成功救治至关重要。

1. 介入治疗

（1）侵入性的肺部治疗方法：肉眼可见的吸入性疾病的患者应先固定体位，以便减少胃内容物的吸入。如为神志清醒的患者，最佳的方法是让其把头偏向一侧并在口腔和咽部插入吸管。同时，可将患者的床头抬高45°。而插管与否则取决于患者的总体精神状态、缺氧程度及血流动力学稳定程度。此外，吸入大量颗粒的病患也可能需要插管，以便随后进行的支气管镜检。对于支气管痉挛患者，可使用专用的支气管扩张药。即时发生的吸入，不提倡使用非侵入性的通气设备。根据现行的肺保护对策标准，可选用机械通气设备。

（2）肺泡灌洗：对于吸入性肺炎患者常规使用气管镜早期进行气管、支气管和肺泡灌洗可及时清除误吸物，减少支气管阻塞及酸碱化学因素对支气管黏膜的损伤，大大降低炎症反应，同时亦有助于病原学诊断以及尽早有效地纠正低氧血症和提高机械通气成功率。

2. 药物治疗

（1）抗菌药物：一旦发生吸入性肺炎，需积极认真对待。抗菌药物是细菌性吸入性肺炎的第一线治疗措施，能否选择适当的抗菌药物直接决定其治疗效果。选择药物的原则包括有吸入的临床背景，患者的病史，发生的肺炎种类（CAP、HCAP或HAP），痰涂片革兰染色结果，下呼吸道需氧菌和厌氧菌培养结果。

对于HCAP、HAP和VAP患者，可首选抗革兰氏阴性杆菌并对β-内酰胺酶稳定的药物，如哌拉西林/他唑巴坦，危重症者可选择碳青霉烯类药物。当患者体温恢复正常，血流动力学稳定并能口服药物时，给药途径可从静脉转为口服，抗菌药物的使用疗程与VAP相似，应建立在患者临床反应的基础上进行评估，一般在3~13天，平均10天。

ICU内或有携带耐药菌株高危因素的患者MRSA感染概率较高，可选用利奈唑胺或万古霉素，但为减少耐药菌株产生，建议在药敏结果的指导下使用。革兰氏阴性杆菌常可在老年人、有严重疾病和需特殊护理的人群中分离出来，该类患者可选用β-内酰胺/β-内酰胺酶抑制药的抗生素（哌拉西林/他唑巴坦和替卡西林/克拉维酸，头孢哌酮/舒巴坦钠）；并联用万古霉素、喹诺酮类（莫西沙星，左氧氟沙星）、克林霉素等药物。

（2）激素：全身性使用激素的方案因其存在较多不良反应，目前仍有所争议。根据可靠数据，不推荐激素常规用于吸入性疾病患者。仍需更多的实验数据论证非重症患者糖皮质激素的效果。

3. 缓解症状的措施　缓解症状常可采取如吸氧、化痰药物、异丙托铵/沙丁胺醇雾化等措施。吸入性肺炎患者进行吸氧治疗有利于改善低氧血症以及呼吸窘迫综合征的症状。但对于此类患者，主要是存在着呼吸道阻塞、通气不畅，血氧分压降低的同时往往伴有$CO_2$潴留，不宜高浓度吸氧，可给予持续或间断低流量吸氧，如动脉血氧分压≤55mmHg或脉搏血氧饱和度低于88%。

### 📖 考点5　预防

预防吸入性肺炎措施见下表。

| | |
|---|---|
| 经口饮食 | 监督下饮食/喂食 |
| | 检查口腔是否残留食物 |
| | 身体垂直坐好 |
| | 保持头部挺直或略向下的姿势 |
| | 避免饮食速度过快或强迫进食 |
| | 提供稠度大的食物 |

续表

| 管饲 | 观察有否恶心或腹胀等胃潴留症状 |
| | 保持床头抬高30° |
| | 饮食前测量胃残留物体积 |
| | 口腔卫生 |
| | 每日使用牙刷进行口腔护理；推荐每次饮食后漱口 |
| 吞咽治疗 | 语言病理学专家提供锻炼吞咽肌肉的个体化方案 |
| 药物治疗 | 服用胃动力药物以促进胃的排空 |
| | 服用叶酸以改善吞咽反射<br>减少胃酸分泌抑制药的使用，如质子泵抑制药（PPIs）等 |
| | 尽量避免镇静药和催眠药的使用 |

# 第十节 气 胸

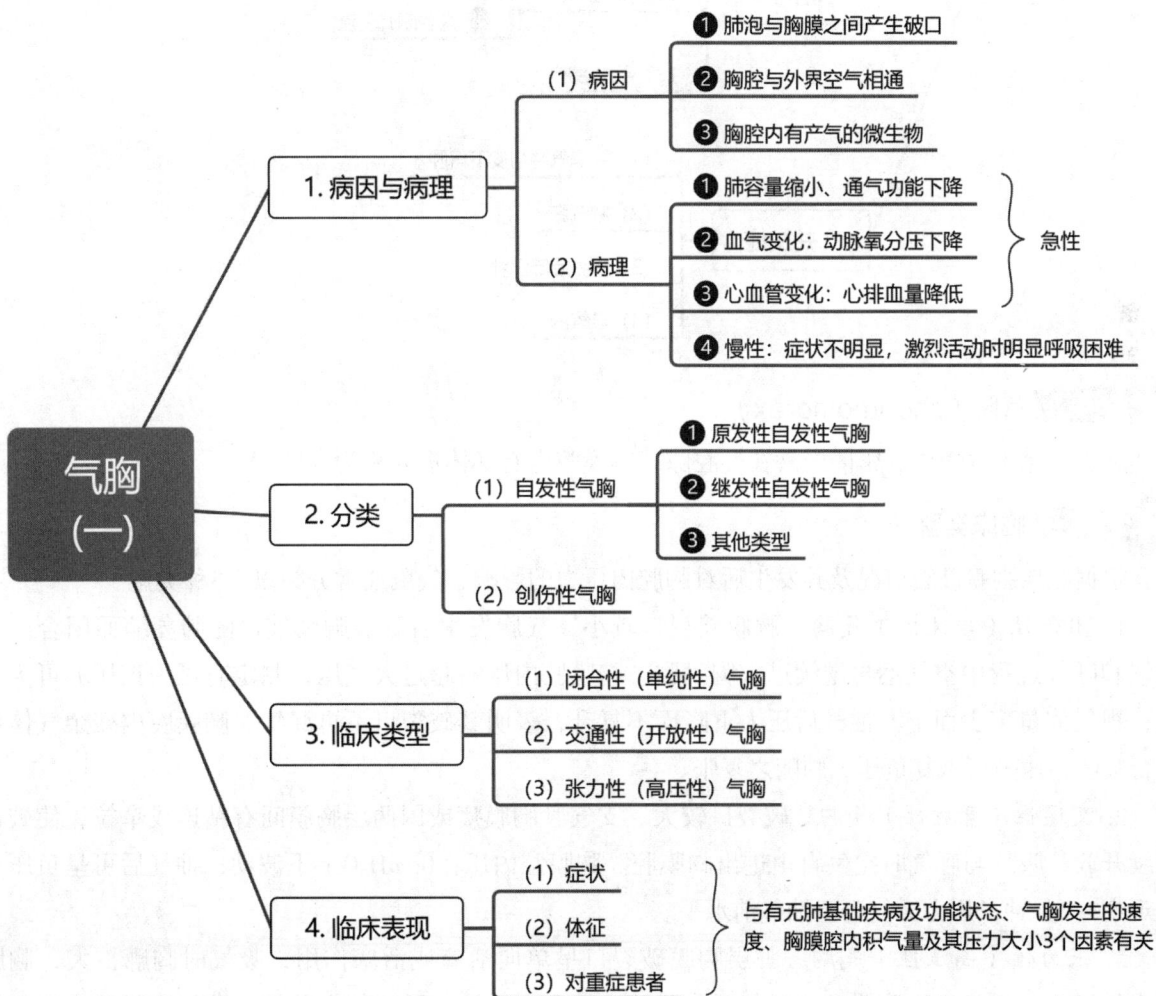

```
                                              ┌─ (1) X线胸片检查
                         ┌─ 5.辅助检查 ────────┼─ (2) 超声检查
                         │                    └─ (3) CT检查      金标准
                         │
                         │                    ┌─ (1) 临床症状、体征、影像学表现及超声检查、试验穿刺
                         │                    │─ (2) 隐匿性气胸
                         │                    │                  ❶ 慢性阻塞性肺疾病
                         │   6.诊断及鉴别诊断 ─┤                  ❷ 支气管哮喘
  ┌────────┐             │                    └─ (3) 鉴别 ───────┤ ❸ 急性心肌梗死
  │  气胸  │─────────────┤                                       ❹ 急性肺栓塞
  │  (二)  │             │                                       ❺ 肺大疱
  └────────┘             │                    ┌─ (1) 非手术治疗
                         │                    │                  ❶ 胸腔穿刺抽气
                         │   7.治疗 ──────────┤─ (2) 排气疗法 ────┤
                         │                    │                  ❷ 胸腔闭式引流
                         │                    └─ (3) 手术治疗
                         │
                         │                    ┌─ (1) 纵隔气肿与皮下气肿
                         │                    │─ (2) 脓气胸
                         └─ 8.并发症 ─────────┤─ (3) 复张后肺水肿
                                              └─ (4) 血气胸
```

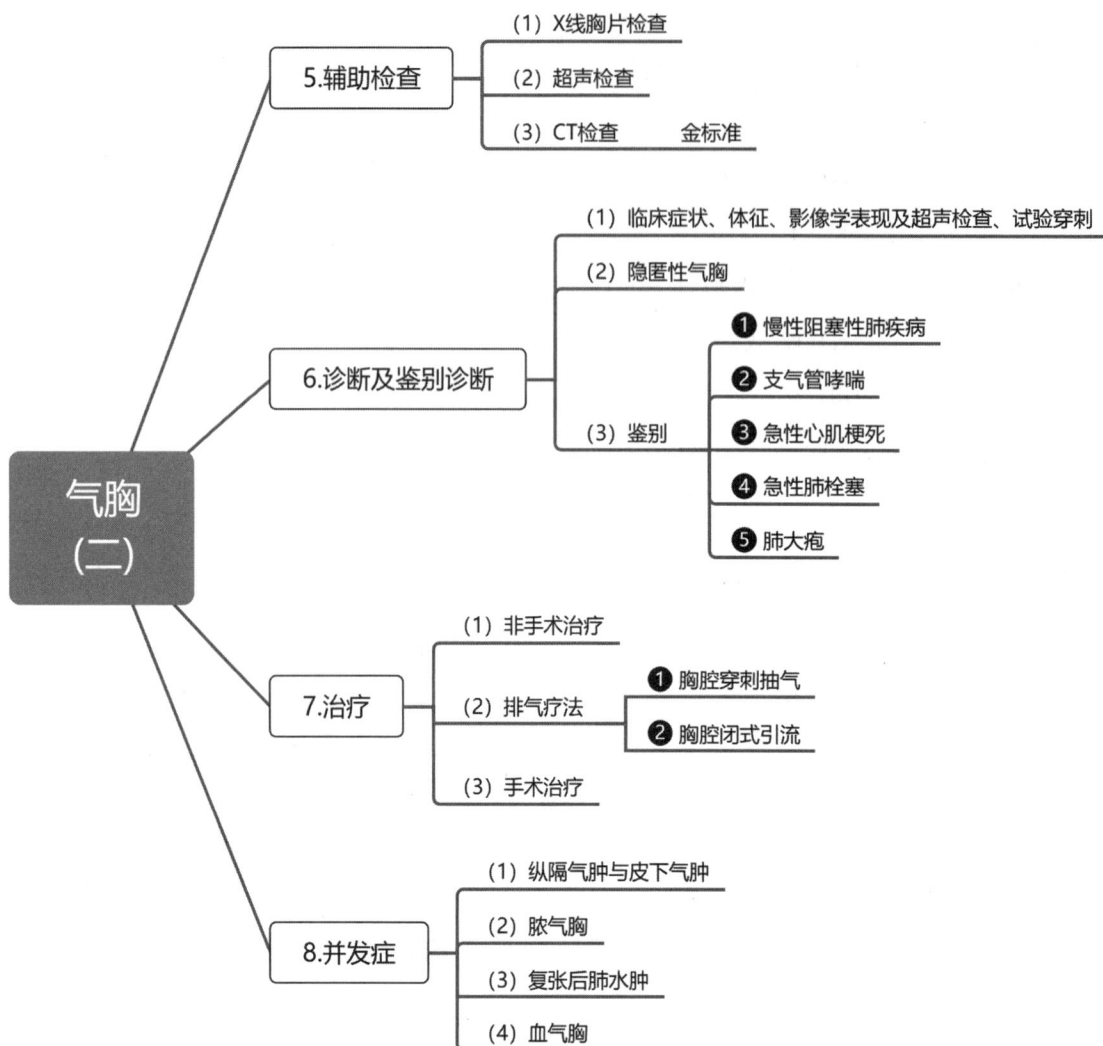

### 考点1 气胸（pneumothorax）

胸膜腔是不含气体的密闭的潜在性腔隙。胸膜腔内有气体进入称为气胸。

### 考点2 临床类型

根据脏层胸膜破裂情况及其发生后对胸腔内压力的影响，气胸通常分为以下3种类型。

1. 闭合性（单纯性）气胸　胸膜破裂口较小，气胸发生后脏层胸膜破口随肺萎缩而闭合，在吸气和呼气过程中空气不再继续进入胸膜腔。胸膜腔内压略超过大气压，测定时可为正压亦可为负压，视气体量多少而定。抽气后压力下降而不复升，表明其破裂口不再漏气。胸膜腔内残余气体可自行吸收，压力可恢复负压，肺随之复张。

2. 交通性（开放性）气胸　破裂口较大、支气管胸膜瘘或因两层胸膜间有粘连或牵拉，使破口持续开放，吸气与呼气时空气自由进出胸膜腔。胸膜腔内压在0cmH$_2$O上下波动；抽气后可呈负压，但观察2~3分钟，压力又复升至抽气前水平。

3. 张力性（高压性）气胸　脏层胸膜破裂口呈单向活瓣或活塞作用，吸气时胸廓扩大，胸膜腔内压变小，空气进入胸膜腔；呼气时胸膜腔内压升高，压迫活瓣使之关闭，致使胸膜腔内空气越积越多，胸腔内压持续升高，使肺脏受压，纵隔向健侧移位，影响心脏血液回流、心排血量下降，

通气功能受损，呼吸困难严重，有生命危险。此型气胸胸膜腔内压测定常超过$10cmH_2O$，甚至高达$20cmH_2O$，抽气后胸膜腔内压可下降，但又迅速复升，必须紧急抢救处理。

### 考点3　临床表现

气胸症状的轻重与有无肺基础疾病及功能状态、气胸发生的速度、胸膜腔内积气量及其压力大小等因素有关。若原已存在严重肺基础病损重，即使气胸量小，也可有明显的呼吸困难。

1. 症状　自发性气胸患者大多数起病急，患者突感患侧胸痛，针刺样或刀割样，持续时间短暂，继之胸闷和呼吸困难，可伴有刺激性咳嗽，系气体刺激胸膜所致。起病前部分患者可能有持重物、屏气、剧烈体力活动等诱因，但多数患者在正常活动或安静休息时发生，偶有在睡眠中发病者。

张力性气胸患者常表现为表情紧张、胸闷、挣扎坐起、烦躁不安、发绀、冷汗、脉速、虚脱、心律失常、血压下降、皮肤湿冷甚至发生意识不清、呼吸衰竭。如果不及时抢救，常导致死亡。此外，一些张力性气胸时可首先出现肺外表现，如气腹、心搏骤停等。

2. 体征　取决于积气量的多少和是否伴有胸腔积液。少量气胸体征不明显，尤其在肺气肿患者更难确定，听诊呼吸音减弱具有重要意义，部分患者可出现哮鸣音。气胸量在30%以上时，气管向健侧移位，患侧胸部隆起，呼吸运动与触觉语颤减弱，叩诊呈过清音或鼓音，心浊音界或肝浊音界缩小或消失，听诊呼吸音减弱或消失。

3. 可疑气胸患者　尤其是机械通气过程中气胸的临床表现不典型，出现以下临床表现时注意气胸可能：①机械通气期间出现病情恶化（排除原气胸引流不畅）；②呼吸困难突然或进行性加重，部分为哮喘样发作或伴刺激性咳嗽；③突然出现发绀或发绀加重，$SpO_2$迅速下降至90%以下，上调PEEP或吸气压后缺氧无好转甚至恶化；④不明原因的烦躁或意识障碍；⑤心动过速或心率下降，早期血压增高、继之迅速出现低血压，伴发绀等循环衰竭表现；⑥部分患者出现颈、胸部等处皮下气肿或患侧肺充气体征，如气管和纵隔移位，胸廓饱满而呼吸幅度小、叩诊过清音，呼吸音减弱或消失；⑦不明原因的人机对抗，高气道压和低潮气量报警或肺顺应性进行性下降，呼吸机显示气道峰压较前明显增高$10\sim20cmHg$以上，叩背吸痰、解痉等处理无好转；⑧左侧气胸时心脏顺钟向转位，心电图示$V_{1-5}$呈qS型或rS型，坐位后r波明显增高；⑨CVP明显升高，对于麻醉和昏迷患者，突发发绀、高气道压或低肺顺应性、低血压和心律失常可能是唯一的诊断线索。

### 考点4　治疗

气胸的治疗目的是排除气体、缓解症状、促进患侧肺复张、消除病因及减少复发。应根据气胸的临床表现、类型与病因、发生频次、肺压缩程度、气胸发生的速度、有无胸腔积液、原有肺功能状态及有无并发症等适当选择。治疗具体措施有非手术治疗、排气治疗、经胸腔镜手术或开胸手术、胸膜粘连术和并发症处理等。对于机械通气患者，一旦怀疑或确诊气胸则采用肺保护性通气策略，即在保证基本氧合和通气的前提下，尽量降低通气压力和潮气量，限制平台压在$30cmH_2O$以下，潮气量$4\sim8ml/kg$，适当增加频率必要时允许高碳酸血症（pH>7.25）。允许性高碳酸血症的通气策略可较快地撤离呼吸机，减少漏气和促使胸膜裂口的愈合，增加存活率。不少研究表明在实行肺保护性通气策略后气胸的发生率明显下降。

1. 非手术治疗　主要适用于首次发生的，肺萎陷在20%，症状较轻不伴有呼吸困难的自发性气胸患者，但较少应用于ICU患者。应严格卧床休息，适当给予镇静、镇痛等药物。由于胸腔内气体分压和肺毛细血管内气体分压存在压力差，每日可吸收胸腔内气体容积（胸片的气胸面积）的1.25%。持续吸氧可加快胸腔内气体的吸收，经鼻导管或面罩吸入2~3L/min的氧，可使气体吸收率提高达4.2%。非手术治疗需密切监测病情改变，尤其在气胸发生后24~48小时。如患者年龄偏大，并有肺基础疾病，其胸膜破裂口愈合慢，呼吸困难等症状严重，即使气胸量较小，也不主张采取非手术治疗。

2. 排气疗法

（1）胸腔穿刺抽气：适用于肺被压缩>20%的气胸、伴有呼吸困难症状者。每次抽气量不宜超过1000ml，每日或隔日抽气1次。张力性气胸病情危急，需要紧急处理。如果怀疑张力性气胸而又没有床旁超声，结合气道高压及临床表现、体征，不能过分依赖影像学的诊断而错失最宝贵的抢救时机，延迟治疗将导致进一步的呼吸衰竭、血流动力学不稳定。机械通气患者易并发张力性气胸将迅速出现低氧、低易引起气胸。

血压、心动过速、气道压升高、心搏骤停。张力性气胸也可能出现在心肺复苏术后、已经放置胸腔引流管（引流管打折或堵塞）的不稳定患者中。应迅速解除胸腔内正压以避免发生严重并发症，立即胸腔穿刺排气，可用粗针头迅速刺入胸膜腔以达到暂时减压的目的，减压后必须放置胸腔闭式引流管。特别是继发于气压伤的张力性气胸与患者的死亡风险显著相关，需快速诊断并紧急处理。据报道紧急处理的张力性气胸病死率为7%，而延迟30分钟至1小时则达到31%。

（2）胸腔闭式引流：是治疗气胸最常用的方法，适用于呼吸困难明显、肺压缩程度较重，交通性或张力性气胸，反复发生气胸的患者。导管固定后，另端可置于水封瓶的水面下1~2cm，使胸膜腔内压力保持在1~2cmH$_2$O，置管成功则导管持续逸出气泡，呼吸困难迅速缓解，压缩的肺可在数小时至数天内复张。对肺压缩严重，时间较长的患者，插管后应夹住引流管分次引流，避免胸腔内压力骤降产生肺复张后肺水肿。有时虽未见气泡冒出水面，但患者症状缓解不明显，应考虑为导管不通畅，或部分滑出胸膜腔，需及时更换导管或做其他处理。

原发性自发性气胸经导管引流后，即可使肺完全复张；继发性者常因气胸分隔，单导管引流效果不佳，有时需在患侧胸腔插入多根导管。两侧同时发生气胸者，可在双侧胸腔行插管引流。若经水封瓶引流后未能使胸膜破口愈合，肺持久不能复张或机械通气并发气胸患者，可在引流管加用负压吸引装置。使用低负压可调节吸引机，一般负压为-5~-18cmH$_2$O。闭式负压吸引可连续开动吸引机，如经12小时后肺仍未复张，应查找原因。如无气泡冒出，表示肺已复张，停止负压吸引，观察2~3天，经影像学和超声证实气胸未再复发后，并夹管1~2天后即可拔除引流管，用凡士林纱布覆盖手术切口。水封瓶应放在低于患者胸部的地方（如患者床下），以免瓶内的水反流进入胸腔。应用各式插管引流排气过程中，应注意严格消毒，防止发生感染。

3. 手术治疗　经内科治疗无效的气胸可为手术的适应证，主要适应于张力性气胸引流失败者、长期气胸所致肺不张者、血气胸、双侧气胸、复发性气胸、胸膜增厚致肺膨胀不全、伴巨型肺大疱或多发性肺大疱者、特发性气胸、月经性气胸等。手术治疗成功率较高，复发率低。但对于机械通气的患者和ICU中其他重患者是否使用手术治疗临床研究较少。

（1）胸腔镜直视下粘连带烙断术促使破口关闭；对肺大疱或破裂口喷涂纤维蛋白胶或α-氰基丙烯酸酯快速医用胶（医用ZT胶）；或用二氧化碳激光烧灼直径<20mm的肺大疱。电视辅助胸腔镜手术（VATS）可行肺大疱切除修补术，具有微创、安全等优点。

（2）开胸手术如无禁忌，可考虑开胸修补破口，结扎肺大疱。若肺内原有明显病变，可考虑将肺叶或肺段切除。

（3）经纤维支气管镜放置单向活瓣栓子（endo-bronchial valve，EBV）治疗气胸，使用单向活瓣支架进行，该支架具有允许远端气体和分泌物排出，阻止气体进入远端肺组织的特点。

4. 化学性胸膜固定术　由于气胸复发率高，为了预防复发，通过物理或化学方法刺激胸膜表面，产生无菌性胸膜炎症，使脏层和壁层胸膜粘连，胸膜腔闭塞、瘘口闭合，同时行胸腔闭式引流，使气胸消失。主要适应于不宜手术或拒绝手术的下列患者：①持续性或复发性气胸；②双侧气胸；③合并肺大疱；④肺功能不全，不能耐受手术者。常用硬化剂有多西环素0.5~1g、滑石粉2~8g等，用生理盐水60~100ml稀释后经胸腔导管注入，夹管1~2小时引流；或经胸腔镜直视下喷洒粉剂。胸腔注入硬化剂前，尽可能使肺完全复张，胸腔闭式引流液<200ml/d。若一次无效，可重复注药。观察1~3天，经X线透视或摄片证实气胸已吸收，可拔除引流管。

### 考点5　并发症

1. 纵隔气肿与皮下气肿　引起皮下气肿和纵隔气肿的常见原因：①由于肺泡破裂逸出的气体进入肺间质，形成间质性肺气肿。肺间质内的气体沿血管鞘可进入纵隔，甚至进入胸部或腹部皮下组织，导致皮下气肿。②张力性气胸抽气或闭式引流后，亦可沿针孔或切口出现胸壁皮下气肿，或全身皮下气肿及纵隔气肿。

当气体积聚在纵隔间隙可压迫纵隔大血管，出现干咳、呼吸困难、呕吐及胸骨后疼痛，并向双肩或双臂放射。疼痛常因呼吸运动及吞咽动作而加剧。患者发绀、颈静脉怒张、脉速、低血压、心浊音界缩小或消失、心音遥远、心尖部可听到清晰的与心搏同步的"咔嗒"声。X线检查于纵隔旁或心缘旁（主要为左心缘）可见透明带。皮下气肿及纵隔气肿随胸腔内气体排出减压而自行吸收。吸入较高浓度的氧可增加纵隔内氧浓度，有利于气肿消散。皮下积气仅存在于颈部及上胸部皮下组织，虽有呼吸困难表现，但经皮下留置粗针头排气后症状可缓解，气体不再继续迅速扩散。若纵隔积气量大、压力高，纵隔器官受压可能出现呼吸循环障碍时，可于胸骨切迹上方、锁骨上方及颈部等部位，切开皮肤减压。定时挤压排气，待原发病灶治愈，纵隔气肿明显吸收后方可拔除。对于气肿严重不能睁眼的患者，可以在局部麻醉下于眼睑和颈部的皮肤皱褶处做一些5mm长的切口，置入橡胶或硅胶引流管或引流片，缝扎固定，或者排出气体后切口敞开，外盖清洁纱布。定时挤压周围的软组织使空气排出以缓解症状。

2. 脓气胸　由金黄色葡萄球菌、铜绿假单胞菌、肺炎克雷伯杆菌、鲍曼不动杆菌、结核分枝杆菌及多种厌氧菌引起的坏死性肺炎、肺脓肿，以及干酪样肺炎可并发脓气胸，也可因胸部穿刺或肋间插管引流并发感染所致。病情多危重，常有支气管胸膜瘘形成。应多次取脓液行病原学检查及药敏试验。治疗上使用敏感抗生素，加强引流，胸腔内生理盐水冲洗，必要时行手术治疗。

3. 复张后肺水肿　多发生于抽气过多或过快时，气胸时肺被压缩，缺血缺氧损伤肺毛细血管，再加上肺迅速复张时血液迅速灌流，导致氧自由基释放，进一步损伤肺毛细血管，引起血管通透性增加，大量血管内液体进入肺间质及肺泡，引起肺水肿。临床表现为持续性咳嗽、胸闷，进一步出现咳大量白色泡沫痰或泡沫血痰。应及时处理：取半卧位，吸氧，应用利尿药利尿等治疗，一般情况下效果较好。

4. 血气胸　气胸伴有胸膜腔内出血常由胸膜粘连带内血管断裂引起，肺复张后，出血多能自行停止，若继续出血不止，应及时胸腔置管引流，监测出血量，除适当输血外，必要时开胸或经胸腔镜下结扎出血的血管。

# 第十一节　围术期患者呼吸功能管理

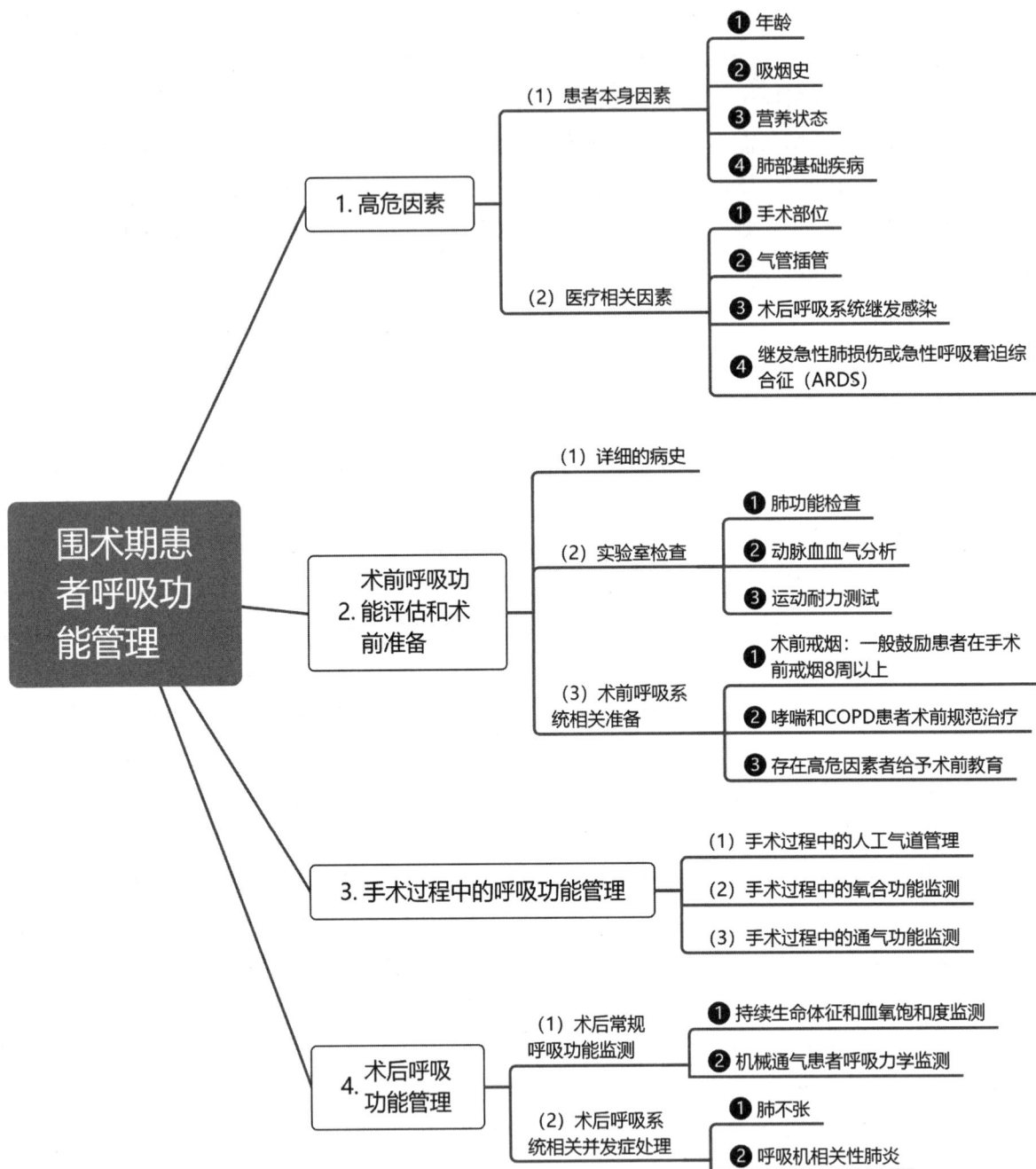

围术期患者呼吸功能管理

**1. 高危因素**
- （1）患者本身因素
  - ❶ 年龄
  - ❷ 吸烟史
  - ❸ 营养状态
  - ❹ 肺部基础疾病
- （2）医疗相关因素
  - ❶ 手术部位
  - ❷ 气管插管
  - ❸ 术后呼吸系统继发感染
  - ❹ 继发急性肺损伤或急性呼吸窘迫综合征（ARDS）

**2. 术前呼吸功能评估和术前准备**
- （1）详细的病史
- （2）实验室检查
  - ❶ 肺功能检查
  - ❷ 动脉血气分析
  - ❸ 运动耐力测试
- （3）术前呼吸系统相关准备
  - ❶ 术前戒烟：一般鼓励患者在手术前戒烟8周以上
  - ❷ 哮喘和COPD患者术前规范治疗
  - ❸ 存在高危因素者给予术前教育

**3. 手术过程中的呼吸功能管理**
- （1）手术过程中的人工气道管理
- （2）手术过程中的氧合功能监测
- （3）手术过程中的通气功能监测

**4. 术后呼吸功能管理**
- （1）术后常规呼吸功能监测
  - ❶ 持续生命体征和血氧饱和度监测
  - ❷ 机械通气患者呼吸力学监测
- （2）术后呼吸系统相关并发症处理
  - ❶ 肺不张
  - ❷ 呼吸机相关性肺炎

## 考点 1　术后呼吸系统相关并发症处理

1. 肺不张　引起术后肺不张的常见原因包括：①由于麻醉药和肌松药的应用，抑制了患者的咳嗽反射和咳嗽力量，术后疼痛使患者害怕咳嗽，致使分泌物滞留气道，堵塞相应支气管引起肺不张；②胸廓手术后部分限制了胸廓的运动；③腹部手术后肠麻痹造成腹胀，膈肌位置上移，压迫下肺组织造成肺不张。

肺不张会导致通气/血流比例失调，患者临床表现主要为低氧血症。

除了术前做好准备和术中做好气道管理外，术后应早期鼓励患者自主咳嗽、深呼吸以及胸部物理治疗。主动的咳嗽除了可以尽早排出滞留的气道分泌物以外，对于肺部手术患者还可以促进排出支气管内残血，以及促进胸腔内残气的排出，保持良好的肺复张。在近期一个腹部血管外科术后患者的随机临床对照研究中显示，使用鼻罩间歇进行持续气道内正压（CPAP）可以减少肺不张，有效降低出现低氧血症、肺部感染和重新气管插管通气的概率。

2. 呼吸机相关性肺炎  麻醉手术过程中的气管插管及部分术后患者需要继续呼吸机支持的情况都是发生呼吸机相关性肺炎的高危因素。

早期呼吸机相关性肺炎（术后48~72小时发生）的常见病原菌：包括大肠埃希菌、阴沟肠杆菌、变性杆菌、肺炎克雷伯杆菌、流感嗜血杆菌、肺炎链球菌、甲氧西林敏感的金黄色葡萄球菌。首选药物可以考虑β-内酰胺/β-内酰胺酶抑制药，第二代头孢菌素，氟喹诺酮类药物。

# 第5章 肾功能障碍

## 第一节 急性肾损伤

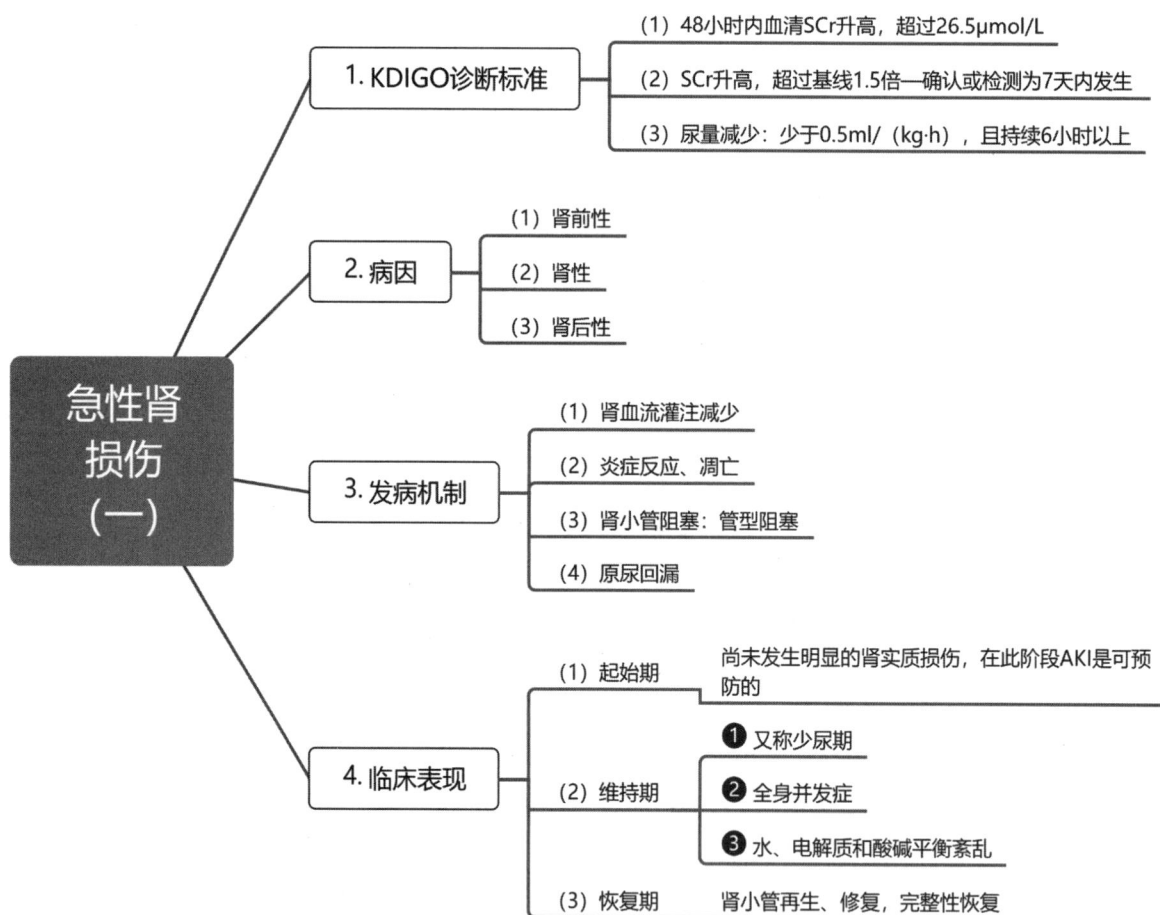

**急性肾损伤（一）**

### 1. KDIGO诊断标准
- （1）48小时内血清SCr升高，超过26.5μmol/L
- （2）SCr升高，超过基线1.5倍—确认或检测为7天内发生
- （3）尿量减少：少于0.5ml/（kg·h），且持续6小时以上

### 2. 病因
- （1）肾前性
- （2）肾性
- （3）肾后性

### 3. 发病机制
- （1）肾血流灌注减少
- （2）炎症反应、凋亡
- （3）肾小管阻塞：管型阻塞
- （4）原尿回漏

### 4. 临床表现
- （1）起始期：尚未发生明显的肾实质损伤，在此阶段AKI是可预防的
- （2）维持期
  - ❶ 又称少尿期
  - ❷ 全身并发症
  - ❸ 水、电解质和酸碱平衡紊乱
- （3）恢复期：肾小管再生、修复，完整性恢复

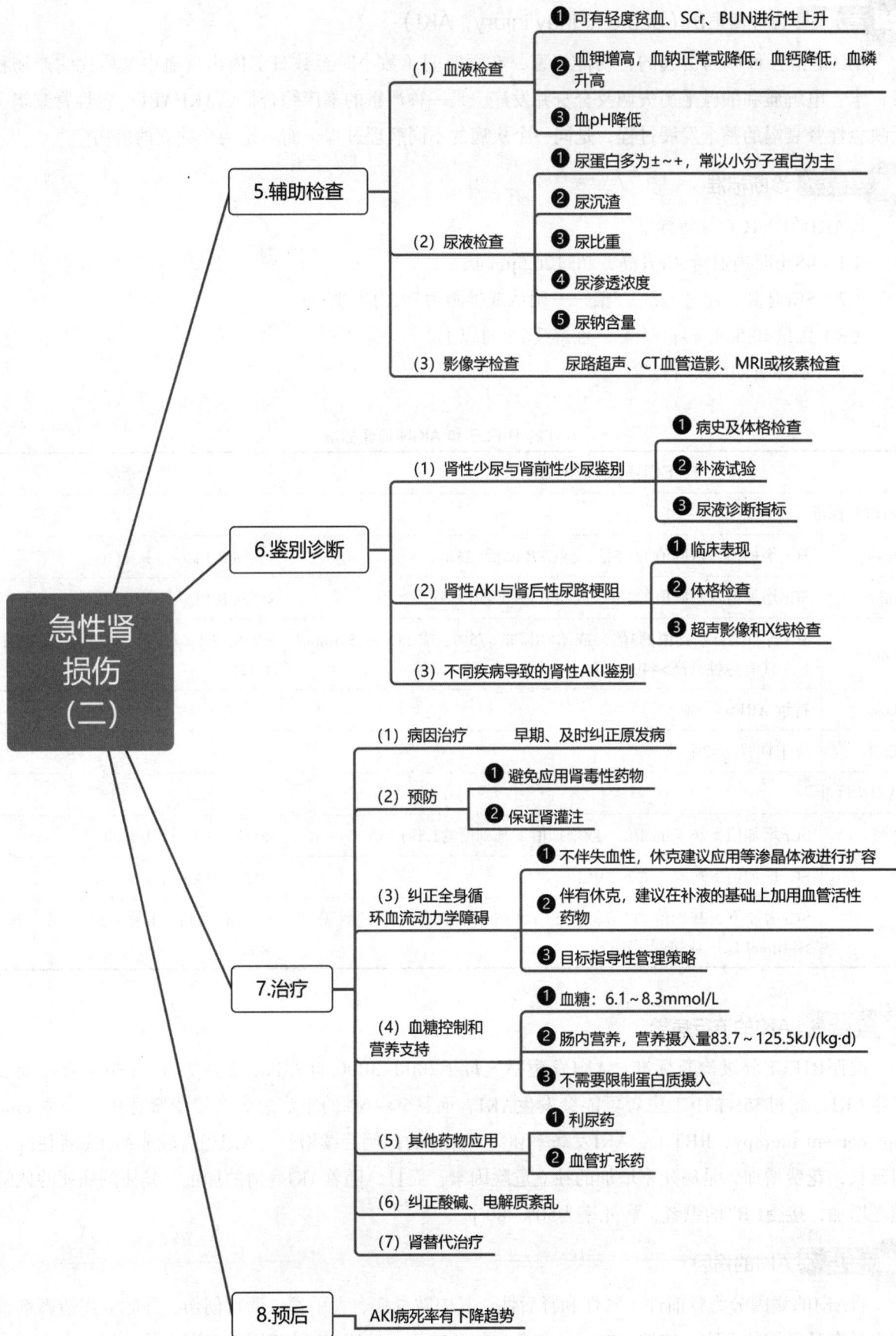

# 急性肾损伤（二）

## 5.辅助检查

### （1）血液检查
- ❶ 可有轻度贫血、SCr、BUN进行性上升
- ❷ 血钾增高，血钠正常或降低，血钙降低，血磷升高
- ❸ 血pH降低

### （2）尿液检查
- ❶ 尿蛋白多为±～+，常以小分子蛋白为主
- ❷ 尿沉渣
- ❸ 尿比重
- ❹ 尿渗透浓度
- ❺ 尿钠含量

### （3）影像学检查
尿路超声、CT血管造影、MRI或核素检查

## 6.鉴别诊断

### （1）肾性少尿与肾前性少尿鉴别
- ❶ 病史及体格检查
- ❷ 补液试验
- ❸ 尿液诊断指标

### （2）肾性AKI与肾后性尿路梗阻
- ❶ 临床表现
- ❷ 体格检查
- ❸ 超声影像和X线检查

### （3）不同疾病导致的肾性AKI鉴别

## 7.治疗

### （1）病因治疗
早期、及时纠正原发病

### （2）预防
- ❶ 避免应用肾毒性药物
- ❷ 保证肾灌注

### （3）纠正全身循环血流动力学障碍
- ❶ 不伴失血性，休克建议应用等渗晶体液进行扩容
- ❷ 伴有休克，建议在补液的基础上加用血管活性药物
- ❸ 目标指导性管理策略

### （4）血糖控制和营养支持
- ❶ 血糖：6.1～8.3mmol/L
- ❷ 肠内营养，营养摄入量83.7～125.5kJ/(kg·d)
- ❸ 不需要限制蛋白质摄入

### （5）其他药物应用
- ❶ 利尿药
- ❷ 血管扩张药

### （6）纠正酸碱、电解质紊乱

### （7）肾替代治疗

## 8.预后
AKI病死率有下降趋势

### 考点1 急性肾损伤（acute kidney injury，AKI）

AKI是指各种原因引起的肾功能损害，在短时间（数小时至数日）内出现血中氮质代谢产物积聚，水、电解质和酸碱平衡失调及全身并发症，是一种严重的临床综合征。AKI/ARF（急性肾衰竭）反映急性肾衰竭的整个发展过程，是同一个疾病的不同病理过程，而不是两个独立的疾病。

### 考点2 诊断标准

1. AKI的KDIGO诊断标准

（1）48小时内血清SCr升高，超过26.5μmol/L；

（2）SCr升高，超过基线1.5倍——确认或推测为7天内发生；

（3）尿量<0.5ml/（kg·h），且持续6小时以上。

2. RIFLE和AKIN诊断标准

AKI 的 RIFLE 和 AKIN 诊断标准

| SCr指标/GFR 指标 | | 尿量指标 |
|---|---|---|
| **RIFLE 标准** | | |
| Risk | SCr 增加值≥基础值的1.5倍，或GFR 降低>25% | <0.5ml/（kg·h）×6h |
| Injury | SCr 增加值≥基础值的2倍，或GFR 降低>50% | <0.5ml/（kg·h）×12h |
| Failure | SCr增加值≥基础值的3倍，或 GFR降低>75%，或 SCr≥354μmol/L，伴有急性升高>44μmol/L | <0.3ml/（kg·h）×24h，或无尿×12h |
| Loss | 持续 ARF>4 周 | |
| ESRD | 终末期肾病>3个月 | |
| **AKIN 标准** | | |
| 1期 | SCr 增加值≥26.4μmol/L，或增加值≥基础值的1.5~1.9倍 | <0.5ml/（kg·h）×6h |
| 2期 | SCr 增加值≥基础值的2~2.9倍 | <0.5ml/（kg·h）×12h |
| 3期 | SCr增加值≥基础值的3倍，或 SCr≥354μmol/L，伴有急性升高>44μmol/L，或接受了RRT | <0.3ml/（kg·h）×24h，或无尿×12h |

### 考点3 AKI的流行病学

按照RIFLE分级诊断标准，AKI发病率为每年2000~3000/百万人，2%~7%的住院患者可能会发生AKI，超过35%的ICU患者可能会发生AKI，而且5%~6%的重症患者会接受肾替代治疗（renal replacement therapy，RRT），AKI发病率和需要RRT的比例持续增长。AKI患者较非AKI患者住院时间延长，花费增加，是病死率增加的独立危险因素，而且，随着AKI病情的加重，其住院病死的风险随之增加，接受RRT的患者，病死率为50%~80%。

### 考点4 AKI的病因

将AKI的病因分为肾前性、肾性和肾后性，其中脓毒症、大手术、严重创伤、静脉应用造影剂及应用具有肾毒性的药物，如抗生素、化疗药，如顺铂等。虽然AKI的病因是多因素的，但脓毒症一直是AKI的首要原因，占50%以上，而且脓毒症患者10%~50%发生AKI。

### 考点5 AKI的临床表现

AKI临床病程典型可分为3期。

1. **起始期** 此期患者常遭受一些打击，例如低血压、缺血、脓毒症和肾毒素等，但尚未发生明显的肾实质损伤，在此阶段AKI是可预防的。但随着肾小管上皮细胞发生明显损伤，GFR进一步下降，临床上AKI综合征的表现变得明显，则进入维持期。

2. **维持期** 又称少尿期。典型的为7~14天，也可短至数天，长至4~6周。GFR处于低水平，少尿为突出表现（也有的患者不出现少尿，称为非少尿型AKI），同时出现以下一系列表现。

（1）AKI的全身并发症：

①消化系统症状，如食欲缺乏、恶心、呕吐、腹胀、腹泻等，严重者可有消化道出血；②呼吸系统症状，因容量过负荷，可出现呼吸困难、咳嗽、胸闷等症状。

③循环系统症状，因容量过负荷，出现高血压、心力衰竭、肺水肿表现，因毒素滞留、电解质紊乱、贫血及酸中毒引起各种心律失常及心肌病变。

④神经系统症状，出现意识障碍、躁动、抽搐、谵妄、昏迷等尿毒症脑病的表现。

⑤血液系统症状，可有出血倾向及轻度贫血。

（2）水、电解质和酸碱平衡紊乱：①代谢性酸中毒；②高钾血症；③低钠血症；④还可以有低钙、高磷血症，但远不如慢性肾衰竭时明显。

3. **恢复期** 肾小管再生、修复，肾小管完整性恢复。GFR逐渐恢复正常或接近正常范围，少尿型患者开始出现多尿表现。通常持续1~3周，继而逐渐恢复。与GFR相比，肾小管上皮细胞功能（溶质和水的重吸收）恢复相对延迟，常数月才能恢复。少数患者可最终遗留不同程度的肾结构和功能缺陷，进入慢性肾病期。

### 考点6 AKI的鉴别诊断

首先应明确是否是在慢性肾病的基础上合并AKI，慢性肾病表现为双肾缩小、贫血、尿毒症面容、肾性骨病和神经病变等；其次应除外肾前性和肾后性原因；在确定为肾性因素后，还要鉴别是肾小球、肾小管还是间质性病变引起。

1. **肾性少尿与肾前性少尿鉴别**

（1）病史及体格检查：有无肾前性因素，如体液或血容量降低所致低血压、充血性心力衰竭、严重肝病；有无肾性因素，如严重烧伤、创伤性休克、感染性休克、应用肾毒性药物治疗等。体格检查有助于鉴别诊断。

（2）补液试验：若考虑存在容量不足，可以补充一定量的液体，如复方氯化钠溶液或生理盐水250~500ml，观察尿量的变化，如果尿量增多，提示是肾前性因素起着一定作用；但是，即使通过补液试验，患者尿量没有增加，除了考虑是肾性因素外，还要考虑可能存在心功能障碍所导致的有效循环不足，而这些患者的AKI可能要获益于限液和利尿。

（3）尿液诊断指标：

鉴别肾前性及肾性 AKI 的尿液诊断指标

| 诊断指标 | 肾前性 | 肾性 | 诊断指标 | 肾前性 | 肾性 |
|---|---|---|---|---|---|
| 尿沉渣 | 透明管型 | 棕色颗粒管型 | 尿钠浓度（mmol/L） | ≤20 | >40 |
| 尿比重 | >1.020 | <1.010 | 肾衰指数 | <1 | >1 |
| 尿渗透压[mOsm/（kg·H₂O）] | >500 | ≤300 | 尿钠排泄分数（%） | <1 | >1 |

肾衰指数=尿Na/（尿Cr/血Cr）；尿钠排泄分数=［（尿钠/血钠）/（尿肌酐/血肌酐）］×100%

2. 肾性AKI与肾后性尿路梗阻　AKI鉴别有结石、肿瘤或前列腺肥大病史患者，突发完全无尿或间歇性无尿；肾绞痛，胁腹或下腹部疼痛；肾区叩击痛阳性；膀胱出口处梗阻等所导致的膀胱区膨胀，均提示可能存在尿路梗阻的可能。超声影像和X线检查可帮助诊断。

3. 不同疾病导致的肾性AKI鉴别　可根据各种疾病所具有的特殊病史、临床表现、化验异常及对药物治疗的反应做出鉴别诊断。肾活检常可帮助鉴别。

### 考点7　AKI的治疗

1. 病因治疗　早期、及时纠正原发病是AKI治疗的根本。

2. 预防　避免AKI发生、发展，是改善AKI危重患者预后的最有效手段。因此，应尽可能地避免应用肾毒性药物，如万古霉素、阿米卡星、造影剂和乙酰水杨酸类药物，尤其是那些具有发生AKI高危因素的患者，如高龄、糖尿病、充血性心力衰竭和慢性肾病。保证肾灌注是预防AKI的关键，在进行容量、血流动力学管理时，应该进行实时监测，在保证灌注时要警惕容量过负荷。

3. 纠正全身循环血流动力学障碍　对于AKI患者和具有发生AKI高危因素的患者，应该密切监测患者的血流动力学状态，以避免低血压加重肾损伤。在血流动力学管理中，应该密切滴定液体和血管活性药物的应用。

（1）如果不存在失血性休克，建议应用等渗晶体液进行扩容，而不是人血白蛋白和人工胶体。

（2）如果伴有休克，建议在补液的基础上加用血管活性药物，对于感染性休克，首选去甲肾上腺素，合并心功能不全者，可去甲肾上腺素与多巴酚丁胺联合应用，不建议应用多巴胺。血管加压素在那些对去甲肾上腺素抵抗的难治性休克中的优势越来越明显。

（3）对于那些感染性休克和具有高危因素的围术期患者，建议应用目标指导性管理策略，如早期目标指导性治疗（early goal directed therapy，EGDT），优化血流动力学和氧合指标，防止AKI发生和进展。

4. 血糖控制和营养支持

（1）对于危重患者，建议应用胰岛素控制血糖，目标为6.1~8.3mmol/L。

（2）AKI患者，建议优先使用肠内营养，营养摄入量83.7~125.5kJ/（kg·d）。

（3）不需要限制蛋白质摄入，对于那些没有高分解代谢的、非透析患者，建议蛋白质摄入量0.8~1.0g/（kg·d）；接受RRT的患者，1.0~1.5g/（kg·d）；需用持续肾替代治疗（continuous renal re-placement therapy，CRRT）的患者，可达到1.7g/（kg·d）。

5. 其他药物应用

（1）利尿药：不建议应用利尿药来预防AKI的发生，利尿药应该用于那些伴有容量过负荷的患者。

（2）血管扩张药：不建议应用小剂量多巴胺以及非诺多泮、心房尿钠肽来扩张肾血管、预防和治疗AKI。

6. 纠正酸碱、电解质紊乱　详见第7章。

7. 肾替代治疗（RRT）

（1）RRT开始和终止的时机：威胁生命的高钾血症、代谢性酸中毒、尿毒症性心包炎是开始RRT的绝对指征，而且在出现这些并发症之前尽早开始RRT会降低病死率，但是最佳时机仍然不能确定。无论是哪一人群的重症患者，"尿量的减少、液体正平衡的量、非肾脏器衰竭的程度"等临床指标较其他指标相对可靠。其中，"非AKI重症患者"可能会获益于更早期RRT，如重症感染、急性肝衰竭等。另外，终止RRT的时机也没有固定的指标，而需要根据患者的临床表现做出决定。

（2）对于那些血流动力学不稳定的患者，建议应用CRRT。

（3）RRT的治疗剂量：如果应用间断或延长RRT，应该保证每周尿素清除指数（Kt/V）达到3.9，如果应用连续性肾替代治疗（CRRT），应该保证废液流速达到20~25ml/（kg·h）。

（4）抗凝血：对于那些没有出血风险的患者，如果是间断RRT，建议应用普通肝素或低分子量肝素，如果是CRRT，建议应用局部枸橼酸抗凝血，如果有禁忌证，可以应用普通肝素或低分子量肝素抗凝血；如果有出血的高危因素，建议应用局部枸橼酸抗凝血。

# 第二节　围术期肾功能支持

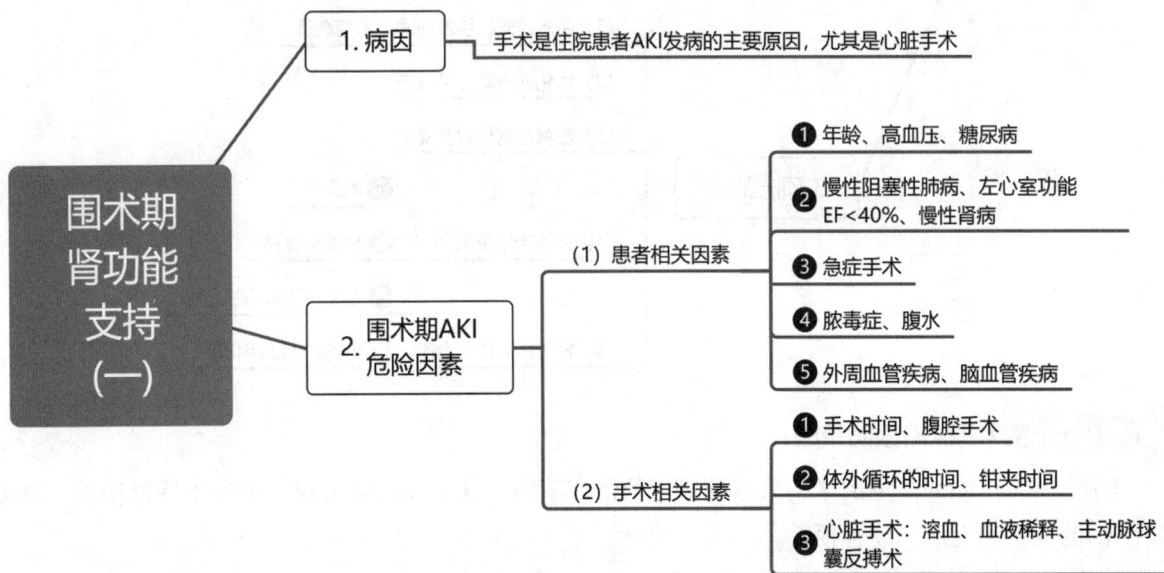

围术期肾功能支持（一）

- 1. 病因 —— 手术是住院患者AKI发病的主要原因，尤其是心脏手术
- 2. 围术期AKI危险因素
  - （1）患者相关因素
    - ❶ 年龄、高血压、糖尿病
    - ❷ 慢性阻塞性肺病、左心室功能EF<40%、慢性肾病
    - ❸ 急症手术
    - ❹ 脓毒症、腹水
    - ❺ 外周血管疾病、脑血管疾病
  - （2）手术相关因素
    - ❶ 手术时间、腹腔手术
    - ❷ 体外循环的时间、钳夹时间
    - ❸ 心脏手术：溶血、血液稀释、主动脉球囊反搏术

围术期肾功能支持(二)

2.围术期AKI危险因素

(3) 普通外科手术AKI危险评分指数

❶ 危险因素
- a. 年龄≥65岁
- b. 男性
- c. 充血性心力衰竭
- d. 高血压
- e. 轻度或中度肾功能障碍（术前血肌酐>106μmol/L)
- f. 急性期腹水
- g. 糖尿病患者口服降糖药或胰岛素治疗
- h. 急症手术
- i. 腹腔手术

❷ 分级
- a. Ⅰ级: 0~2个危险因素
- b. Ⅱ级: 3个危险因素
- c. Ⅲ级: 4个危险因素
- d. Ⅳ级: 5个危险因素
- e. Ⅴ级: ≥6个危险因素

3.预防策略
- (1) 手术方式、手术时间、术前准备
- (2) 优化血流动力学状态
- (3) 血糖控制和营养支持
- (4) 其他药物应用
  - ❶ 利尿药
  - ❷ 血管扩张药
  - ❸ 避免应用肾毒性药物
- (5) 预防性肾替代治疗,不建议预防性应用RRT

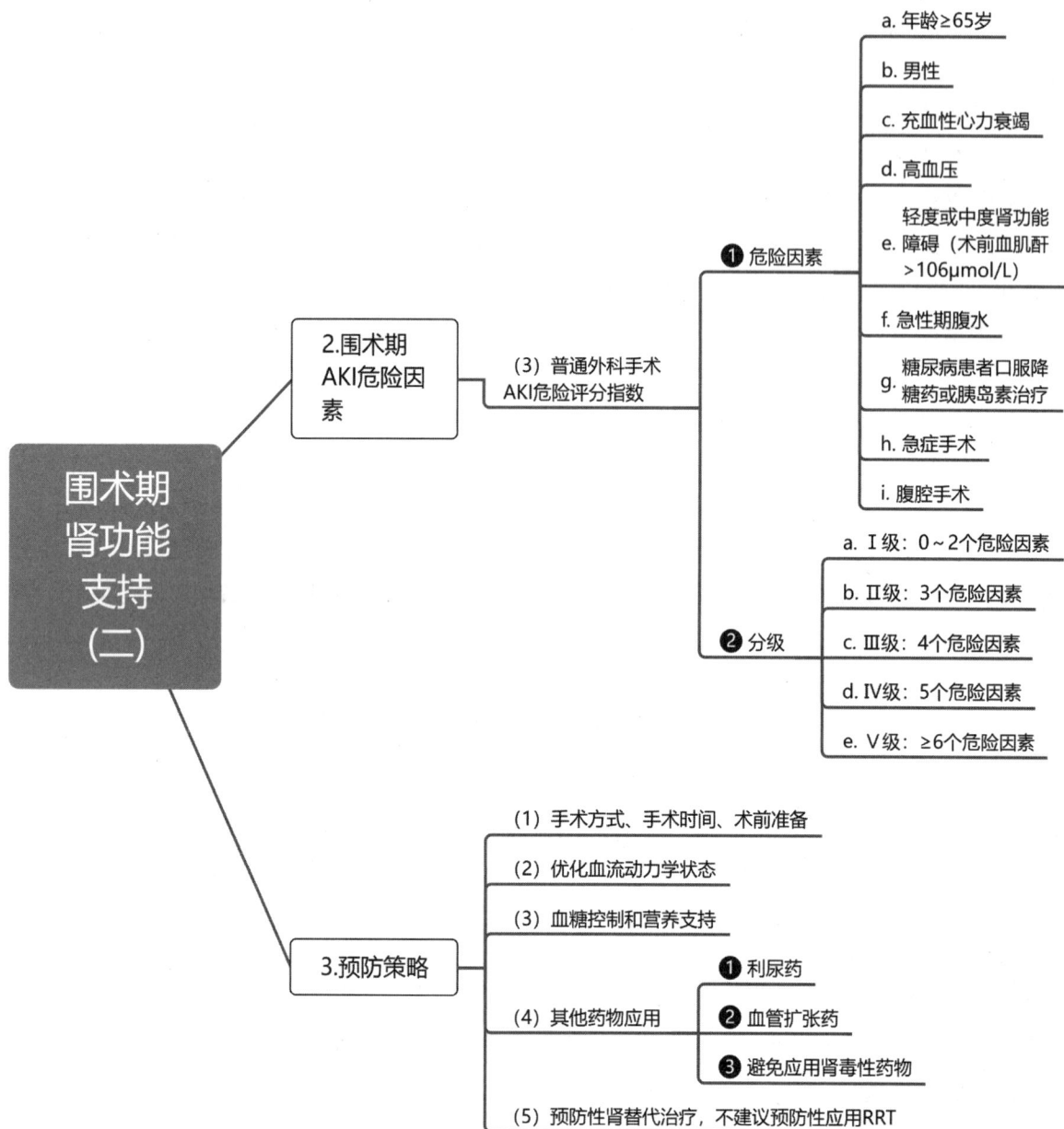

## 考点 1 围术期AKI预防策略

识别围术期AKI的高危因素,采取针对性的治疗策略。其中预防是关键,通过支持肾功能,预防术后AKI的发生和发展,改善预后。

1. 手术方式、时机选择　根据患者危险程度,权衡手术的风险与获益,选择手术方式,尽量选择创伤较小的手术,尽量缩短手术时间,做好充分的术前准备。

2. 优化血流动力学状态　保证肾灌注是主要的预防手段。应该密切监测血流动力学状态,应用目标指导性管理策略,优化血流动力学状态和氧供,滴定式地管理液体和血管活性药物的应用,如果不存在失血性休克,建议应用等渗晶体液进行扩容,而不是人血白蛋白和人工胶体。如果伴有休克,建议在补液的基础上加用血管活性药物,对于感染性休克,首选去甲肾上腺素,合并心功能不全者,可去甲肾上腺素与多巴酚丁胺联合应用,不建议应用多巴胺。血管加压素在那些对去甲肾上腺素抵抗的难治性休克中的优势越来越明显。

3. **血糖控制和营养支持**　可以应用胰岛素控制血糖，目标为6.1~8.3mmol/L，避免大的血糖波动和低血糖。不应限制蛋白摄入，并给予合理的营养支持，营养摄入量83.7~125.5kJ/（kg·d）。

4. **其他药物应用**

（1）利尿药：不建议应用利尿药来预防AKI的发生，利尿药应该用于那些伴有容量过负荷的患者。

（2）血管扩张药：不建议应用小剂量多巴胺及非诺多泮、心房钠尿肽等来扩张肾血管，预防和治疗AKI。

（3）尽可能地避免应用肾毒性药物，如万古霉素、阿米卡星、造影剂和乙酰水杨酸类药物等。

5. 预防性肾替代治疗，不建议预防性应用RRT。

# 第6章　消化系统功能障碍

## 第一节　急性胃肠功能障碍

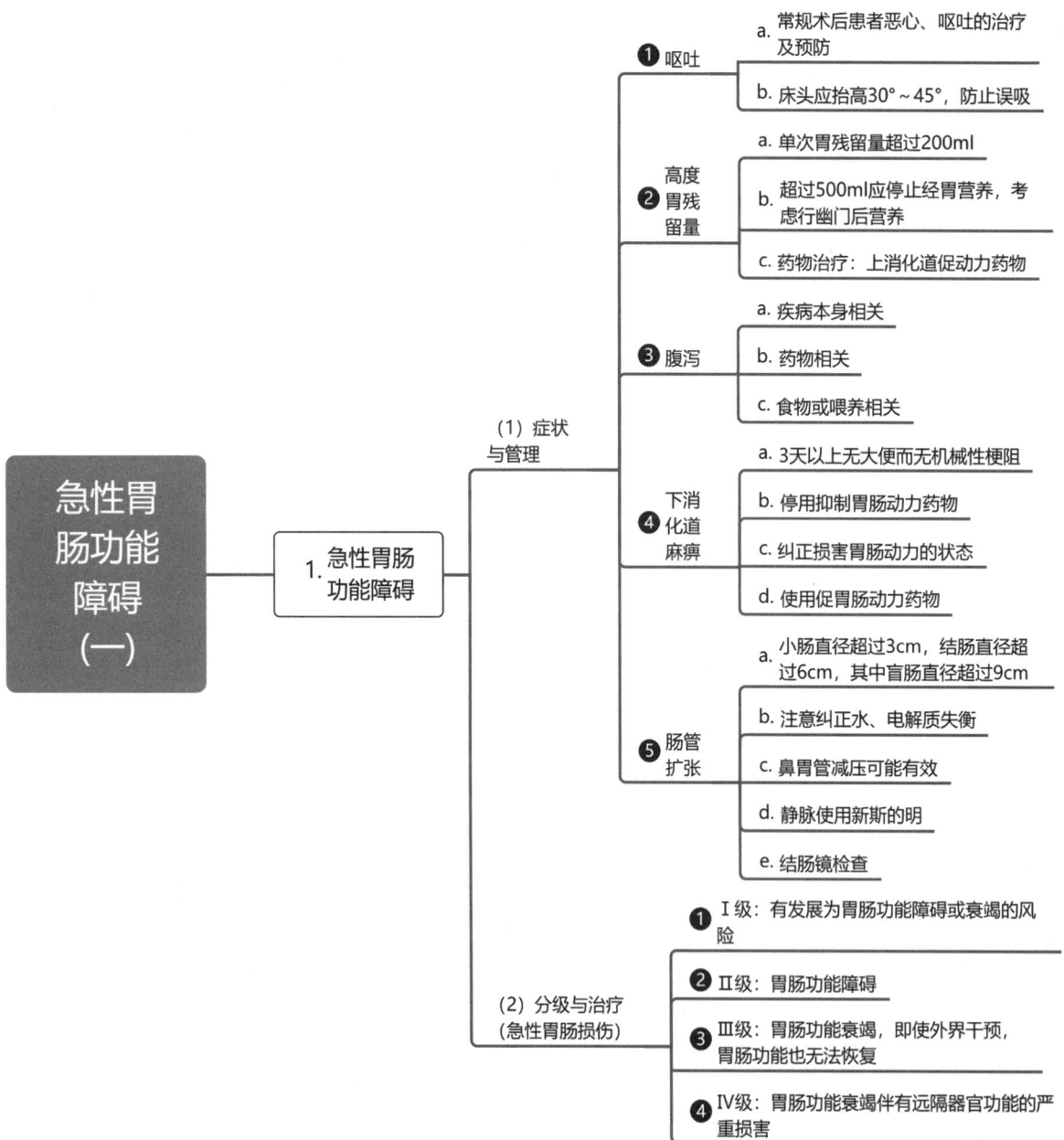

急性胃肠功能障碍（一）

1. 急性胃肠功能障碍

**（1）症状与管理**

❶ 呕吐
- a. 常规术后患者恶心、呕吐的治疗及预防
- b. 床头应抬高30°~45°，防止误吸

❷ 高度胃残留量
- a. 单次胃残留量超过200ml
- b. 超过500ml应停止经胃营养，考虑行幽门后营养
- c. 药物治疗：上消化道促动力药物

❸ 腹泻
- a. 疾病本身相关
- b. 药物相关
- c. 食物或喂养相关

❹ 下消化道麻痹
- a. 3天以上无大便而无机械性梗阻
- b. 停用抑制胃肠动力药物
- c. 纠正损害胃肠动力的状态
- d. 使用促胃肠动力药物

❺ 肠管扩张
- a. 小肠直径超过3cm，结肠直径超过6cm，其中盲肠直径超过9cm
- b. 注意纠正水、电解质失衡
- c. 鼻胃管减压可能有效
- d. 静脉使用新斯的明
- e. 结肠镜检查

**（2）分级与治疗（急性胃肠损伤）**

❶ Ⅰ级：有发展为胃肠功能障碍或衰竭的风险

❷ Ⅱ级：胃肠功能障碍

❸ Ⅲ级：胃肠功能衰竭，即使外界干预，胃肠功能也无法恢复

❹ Ⅳ级：胃肠功能衰竭伴有远隔器官功能的严重损害

急性胃肠功能障碍（二）

- 2.急性消化道出血
  - （1）诊断
    - ❶ 出血部位的初步判断
      - a. 根据有无呕血
      - b. 胃管引流液
      - c. 确诊主要依靠内镜检查
    - ❷ 出血量估计：根据呕血和黑粪的量，最有价值的是观察血流动力学变化
    - ❸ 对出血是否停止的判定
    - ❹ 病因诊断方法
      - a. 内镜检查
      - b. 腹部血管造影
      - c. 放射性核素扫描
      - d. 其他
  - （2）治疗
    - ❶ 立即输血补液
    - ❷ 应用制酸剂
    - ❸ 食管静脉曲张破裂大出血：三腔双囊管压迫止血
    - ❹ 凝血机制障碍的患者：促进凝血
    - ❺ 紧急内镜检查，内镜下止血
    - ❻ 明确止血部位：上消化道内镜、结肠镜、小肠镜、DSA
    - ❼ 抗溃疡药物
- 3.肠道菌群失调
  - （1）肠道共生菌的意义
    - a. 定殖抵抗
    - b. 营养
    - c. 免疫调理
    - d. 黏液产生
  - （2）发病机制
    - ❶ 危重症患者应激时儿茶酚胺的释放，自主神经的激活导致的相关激素的分泌导致肠道内致病菌过度增长
    - ❷ 抗生素的使用、不恰当的营养支持和其他治疗引起患者的应激
    - ❸ 重症患者SIRS的发生会导致肠蠕动的减弱
    - ❹ 重症患者肠道内专性厌氧菌减少机制
      - a. 局部微环境的高氧
      - b. 肠壁组织的低灌注

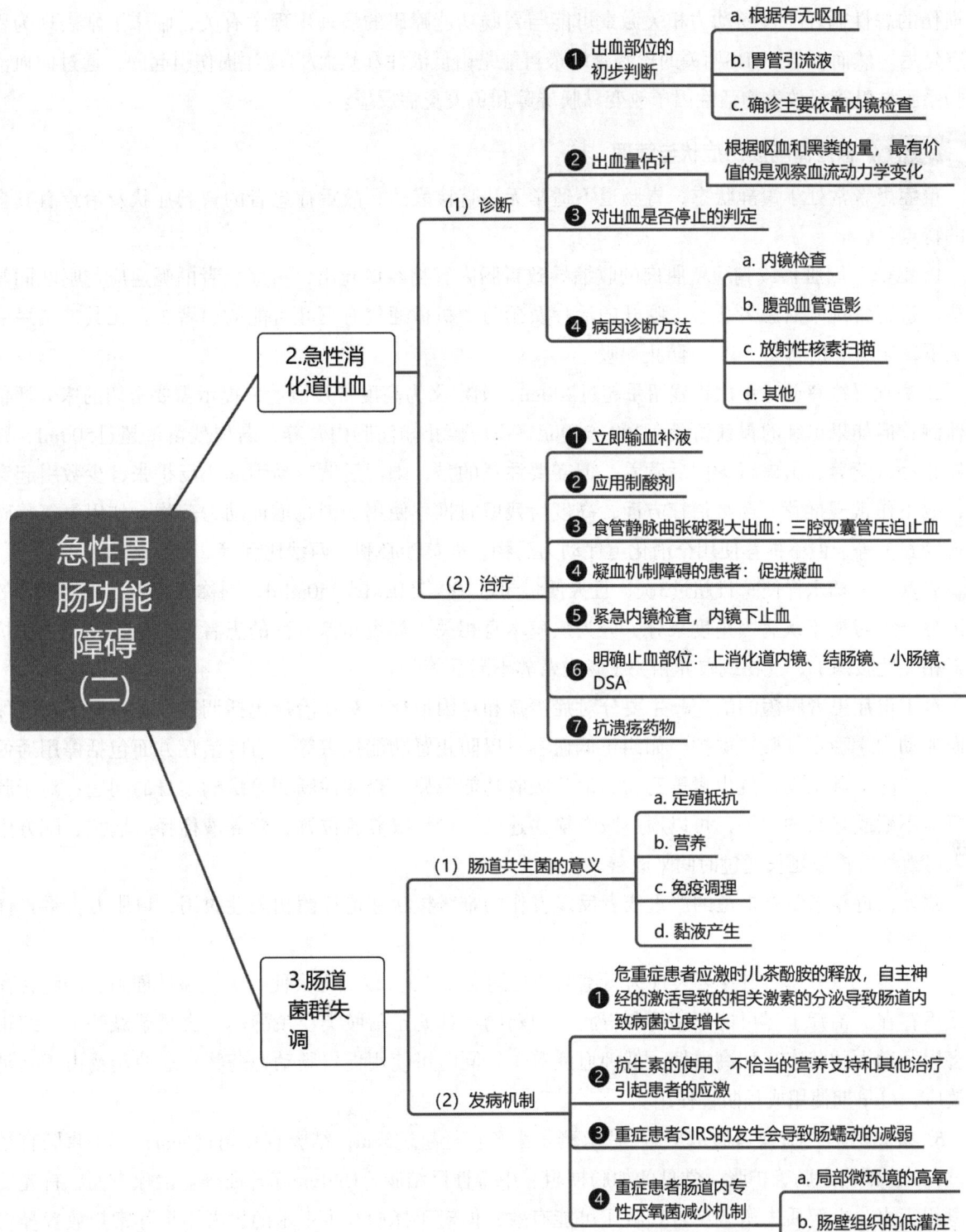

### 考点 1 急性胃肠功能障碍

胃肠功能障碍或衰竭（gastrointestinal dysfunction or failure）：用于描述ICU患者各种胃肠道症状（如腹泻、呕吐）及诊断（如胃肠炎、腹腔高压）。急性胃肠功能障碍（AGI）是指急性病引起的危重患者的胃肠功能障碍。

胃肠功能衰竭是器官损伤的直接后果，或继发于灌注不足。炎症反应可能会放大低灌注和胃肠

道损伤的恶性循环。胃肠动力相关激素可能与胃肠功能障碍的病理生理学有关，临床上常表现为胃排空延迟。然而，与MODS相关的胃肠衰竭最可能是由低灌注和缺血/再灌注损伤引起的，通过向血液和肠系膜淋巴管释放生物活性因子改变黏膜屏障和免疫炎症反应。

### 📝 考点2　急性胃肠损伤症状与管理

重症患者常处于镇静状态，胃肠道不适常无法直接表达，故重症患者的胃肠症状及治疗有其自己的特点：

1. 呕吐　因脏器或胸腹壁肌肉的收缩导致胃肠内容物经口吐出，重症患者的呃逆应与呕吐同等对待。进行常规术后患者恶心、呕吐的治疗及预防。机械通气有呕吐可能的患者，在无其他禁忌的情况下，床头应抬高30°~45°，防止误吸。

2. 高度胃残留量　单次胃残留量超过200ml，则定义为高度胃残留量，提示需要密切的床旁评估及监测；但如果单纯的胃残留量在200~500ml，不应停止输注肠内营养；若胃残留量超过500ml，则应停止经胃营养，考虑行幽门后营养。但需要注意的是，幽门后营养易引起小肠扩张，少数引起穿孔，故不作常规推荐。药物治疗方面，高度胃残留时推荐使用上消化道促动力药物，如甲氧氯普胺（胃复安）等，但不推荐使用全消化道促动力药物，如莫沙必利、西沙比利等。

3. 腹泻　稀水样便每日超过3次，且大便量超过200~250g/d或250ml/d，则称为腹泻。重症患者的腹泻分类更习惯于从病因角度来分，分为疾病本身相关（如短肠综合征的患者）、药物相关（如抗生素相关性腹泻）、食物或喂养相关（肠内营养不耐受等）。

对于重症患者腹泻的治疗，主要分对症治疗和对因治疗。对症治疗包括调整水电解质平衡、保证血流动力学稳定及脏器保护，如纠正低血容量以防止肾功能损害等。对因治疗方面包括停用通便药、山梨醇、乳果糖、抗生素等药物；治疗吸收功能障碍、炎症性肠病等疾病本身的问题；对于肠内营养不耐受导致的腹泻，可以通过减慢输注速度、调整喂养管位置、营养液稀释后输注、配方中加入可溶性纤维以延长通过时间来改善。

此外，近年来常有报道的严重或者反复发作的难辨梭状芽孢杆菌相关性腹泻，口服万古霉素优于甲硝唑。

4. 下消化道麻痹　其主要表现为肠道蠕动功能受损，3天以上无大便而无机械性梗阻，肠鸣音存在或不存在。治疗上尽可能停用抑制胃肠动力药物（如儿茶酚胺类、镇静药、类罂粟碱等），纠正损害胃肠动力的状态（如高血糖、低钾血症等），同时可使用促胃肠动力药物。通便药物由于其延迟效应，可早期使用或预防性使用。

5. 肠管扩张　CT或者腹部X线平片上测得小肠直径超过3cm，结肠直径超过6cm，其中盲肠直径超过9cm，则称为肠管扩张。常见的如肠梗阻、中毒性巨结肠、Ogilvie综合征等。治疗方面，首先要注意纠正水、电解质失衡，鼻胃管减压可能有效，但对于择期开腹手术的患者不推荐常规放置鼻胃管。排除机械性梗阻后，对于盲肠直径超过10cm而在24小时内无缓解，应考虑静脉使用新斯的明；若非手术治疗24~48小时仍无效，推荐行结肠镜检查；非手术治疗联合结肠镜检查应持续48~72小时，除非结肠直径进一步进展至12cm以上。

### 📝 考点3　急性胃损伤分级与治疗

2012年欧洲危重病学会的腹部问题工作小组将AGI分为4级。

Ⅰ级：有发展为胃肠功能障碍或衰竭的风险，表现为胃肠功能的部分受损，例如腹部手术后第1

天的恶心、呕吐、肠鸣音减弱，休克早期的肠蠕动减少。这种胃肠损伤多为暂时性的、自限性的，常伴随一般情况的好转而消失，无须特殊处理，推荐损伤后24~48小时内开始行早期肠内营养。

Ⅱ级：胃肠功能障碍，表现为急性发生的胃肠道症状，胃肠道的消化吸收功能受损，需要外界干预才能满足机体对营养物质和水分的需求，如胃轻瘫伴高度胃残留或反流、下消化道麻痹、腹泻、腹高压1级（腹内压12~15mmHg）、肉眼可见胃内容物或粪便内有血、喂养不耐受[72小时内的喂养尝试仍然不能通过肠内途径达到每日20kcal/（kg·BW）的喂养目标]。治疗方面主要是治疗腹腔高压，促进胃肠动力的恢复及高度胃残留的处理。

Ⅲ级：胃肠功能衰竭，即使外界干预，胃肠功能也无法恢复。表现为持续性的肠内喂养不耐受，治疗后仍无法改善，可能导致MODS的持续及加重，如持续性的胃肠麻痹、出现肠管扩张或进一步加重、腹高压进展为Ⅱ级（腹内压15~20mmHg）、腹腔灌注压<60mmHg。治疗方面主要包括腹腔高压的监测及靶向性治疗，同时注意排除腹部可能存在的其他问题，如胆囊炎、腹膜炎、肠缺血等，定时尝试小剂量肠内营养；在住入ICU的前7天，若肠内营养无法达到目标热卡量，不推荐使用肠外营养来补充，因为其可能会增加院内感染的发生率。

Ⅳ级：胃肠功能衰竭伴有远隔器官功能的严重损害，直接或立即威胁生命，同时加重MODS及休克，如肠管缺血坏死，胃肠道出血导致失血性休克，需要减压的腹腔间室综合征（abdominal compartment syndrome，ACS）、Ogilvie syndrome等，应立即开腹手术或其他急诊干预以挽救生命，无有效的非手术治疗方案。

## 考点4 急性消化道出血诊断

1. 出血部位的初步判断　①根据有无呕血；②胃管引流液；③确诊主要依靠内镜检查。

2. 出血量估计　根据呕血和黑粪的量，包括胃内血液经胃管等引流出的量，对判定出血量有一定的作用，但最有价值的是观察血流动力学变化。

目前比较公认的消化道"大出血"定义为：明显的出血（呕血、肉眼看到的出血、胃管吸出"咖啡样"液体，便血或黑粪），同时出血24小时内收缩压下降20mmHg以上；心率增加20次/分以上；坐位时收缩压下降10mmHg以上；或血红蛋白下降20g/L（2g/dl）以上，并且输血后测定的血红蛋白数值不高于所输血的单位数减20g/L（2g/dl）。

3. 对出血是否停止的判定

（1）反复呕吐或频繁排黑粪；生命体征不平稳，心率增快；肠鸣音活跃；经胃管或三腔二囊管监测出血情况，用数千毫升冰水冲洗后，液体仍呈鲜红色或颜色变浅后又呈鲜红色，提示活动性出血。

（2）排便间隔时间延长，黑粪由稀转干；生命体征转平稳；胃管引流液颜色越来越浅或无色说明出血停止。

4. 病因诊断方法

（1）内镜检查是急性上消化道出血的首要诊断工具，尤其是在血流动力学不稳定的时候。

（2）腹部血管造影，通常用于原因不明的反复消化道出血，或活动性出血且出血量大。

（3）放射性核素扫描，通过标记红细胞扫描方法，可观察到血管内有放射性核素标记的血液渗至血管外，出血速度仅0.5ml/min即能诊断。

（4）其他，对反复黑粪急性上消化道出血内镜不能确定出血原因，选择性消化道钡剂透视，小肠气钡双重造影，胶囊内镜及小肠镜的检查等。

### 考点5 急性消化道出血的治疗

1. 立即输血补液，维持正常的血液循环。

2. 应用制酸剂迅速提高胃内pH，使之≥6，创造胃内止血必要的条件。

3. 对于食管静脉曲张破裂大出血的患者，可迅速放置三腔双囊管压迫止血；压迫12~24小时后如胃管冲洗不见活动性出血，可松掉牵拉，观察24小时如未再出血即可放气拔管。同时应用血管加压素+硝酸甘油、垂体后叶素或生长抑素及其类似物降低肝门静脉压力。建议12小时内行内镜检查。

4. 对合并有凝血机制障碍的患者，可输注血小板悬液、凝血酶原复合物等，以及其他促进凝血的药物。

5. 对药物不能控制病情者，应立即行紧急内镜检查，以明确诊断，并可在内镜下行止血治疗，内镜下治疗有：胃镜下喷洒去甲肾上腺素液、孟氏液、凝血酶及进行电凝血、激光、弹夹、微波治疗GV破裂出血，内镜下硬化剂注射治疗等。常规不推荐行二次内镜检查，除非出现再次出血。

6. 对于出血部位不明确的急性消化道出血，应先行上消化道内镜检查，若阴性，则行结肠镜检查，若仍为阴性，则行小肠镜检查；若内镜结果均为阴性，应行DSA检查明确出血部位后，行动脉血管栓塞治疗。若经内镜及介入检查不能明确出血部位或止血，则应行手术治疗，术中行内镜或血管造影检查，以明确出血部位，并行相应治疗。

7. 对消化性溃疡大出血或应激性溃疡患者，在出血停止后，应继续应用抗溃疡药物，直至溃疡愈合。

# 第二节　急性肝衰竭

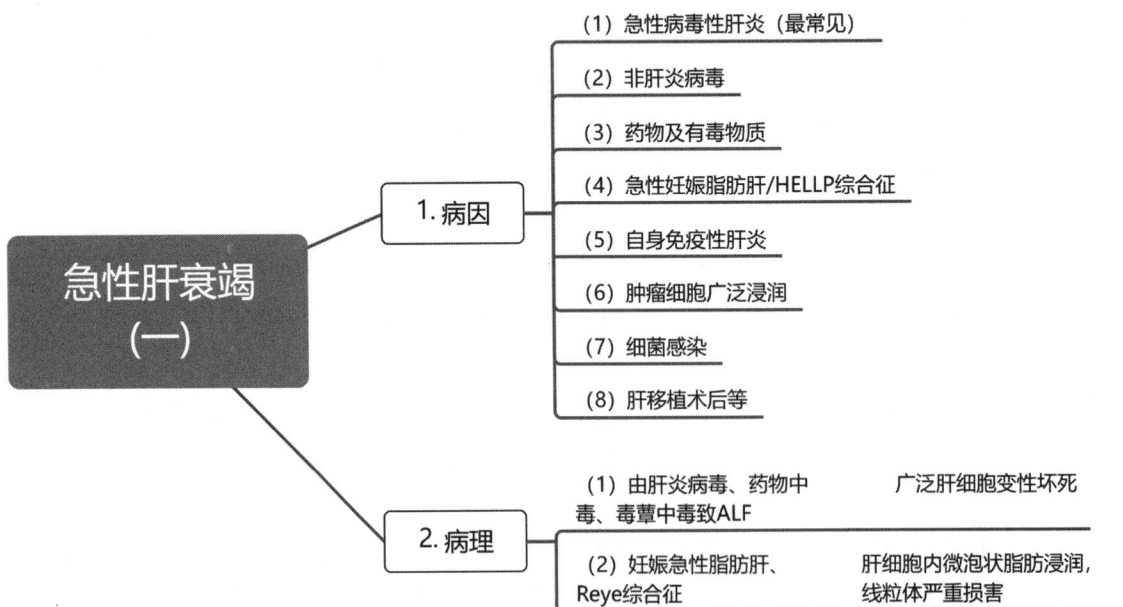

急性肝衰竭（一）

1. 病因
- (1) 急性病毒性肝炎（最常见）
- (2) 非肝炎病毒
- (3) 药物及有毒物质
- (4) 急性妊娠脂肪肝/HELLP综合征
- (5) 自身免疫性肝炎
- (6) 肿瘤细胞广泛浸润
- (7) 细菌感染
- (8) 肝移植术后等

2. 病理
- (1) 由肝炎病毒、药物中毒、毒蕈中毒致ALF —— 广泛肝细胞变性坏死
- (2) 妊娠急性脂肪肝、Reye综合征 —— 肝细胞内微泡状脂肪浸润，线粒体严重损害

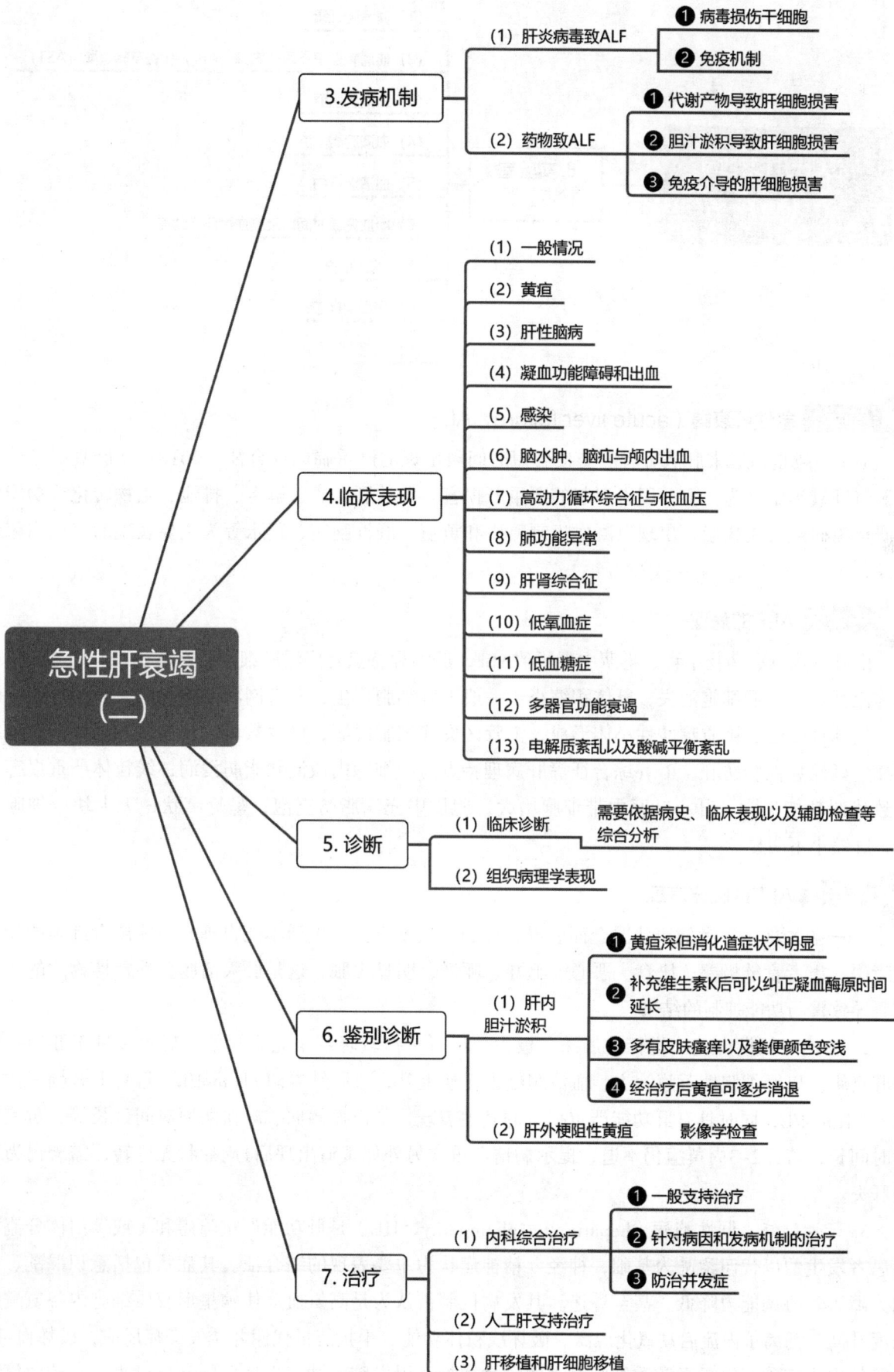

急性肝衰竭
（二）

**3.发病机制**
- （1）肝炎病毒致ALF
  - ❶ 病毒损伤干细胞
  - ❷ 免疫机制
- （2）药物致ALF
  - ❶ 代谢产物导致肝细胞损害
  - ❷ 胆汁淤积导致肝细胞损害
  - ❸ 免疫介导的肝细胞损害

**4.临床表现**
- （1）一般情况
- （2）黄疸
- （3）肝性脑病
- （4）凝血功能障碍和出血
- （5）感染
- （6）脑水肿、脑疝与颅内出血
- （7）高动力循环综合征与低血压
- （8）肺功能异常
- （9）肝肾综合征
- （10）低氧血症
- （11）低血糖症
- （12）多器官功能衰竭
- （13）电解质紊乱以及酸碱平衡紊乱

**5. 诊断**
- （1）临床诊断　　需要依据病史、临床表现以及辅助检查等综合分析
- （2）组织病理学表现

**6. 鉴别诊断**
- （1）肝内胆汁淤积
  - ❶ 黄疸深但消化道症状不明显
  - ❷ 补充维生素K后可以纠正凝血酶原时间延长
  - ❸ 多有皮肤瘙痒以及粪便颜色变浅
  - ❹ 经治疗后黄疸可逐步消退
- （2）肝外梗阻性黄疸　　影像学检查

**7. 治疗**
- （1）内科综合治疗
  - ❶ 一般支持治疗
  - ❷ 针对病因和发病机制的治疗
  - ❸ 防治并发症
- （2）人工肝支持治疗
- （3）肝移植和肝细胞移植

```
                                    ┌─ (1) 血清胆红素
                                    ├─ (2) 血清转氨酶谷丙转氨酶（ALT）和谷草转氨酶（AST）
                                    ├─ (3) 血清胆固醇
  ┌─────────────┐    ┌────────┐    ├─ (4) 血清胆碱酯酶
  │  急性肝衰竭  │────│ 8.实验室 │────├─ (5) 血清清蛋白
  │    （三）    │    │  检查   │    ├─ (6) 凝血酶原时间以及凝血酶原活动度
  └─────────────┘    └────────┘    ├─ (7) 凝血因子
                                    ├─ (8) 病毒型标志物
                                    └─ (9) 血氨
```

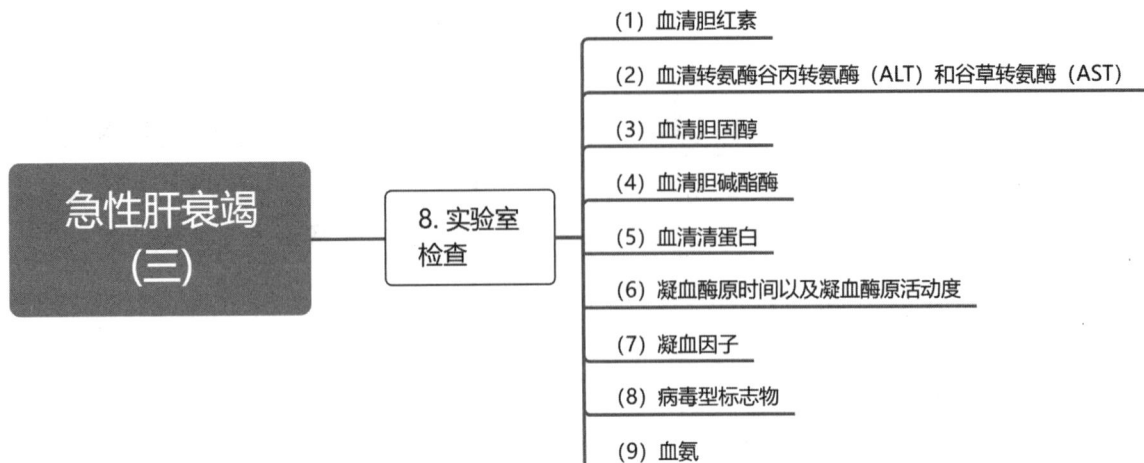

### 考点 1 急性肝衰竭（acute liver failure，ALF）

ALF一般是指原来肝病患者肝受损后短时间内出现的严重临床综合征。2018年《肝衰竭诊治指南》将肝衰竭定义为：多种因素引起的严重肝损害，导致肝合成、解毒、排泄、生物转化等功能发生严重障碍或者失代偿，出现以凝血机制障碍和黄疸、肝性脑病、腹水等为主要表现的一组临床综合征。

### 考点 2 ALF的病理

由肝炎病毒、药物中毒、毒蕈中毒所致ALF，肝病理特点是广泛肝细胞变性坏死，肝细胞大块或者弥漫性坏死，肝细胞消失，肝体积缩小，一般无肝细胞再生，多有网状结构塌陷，残留肝细胞肿胀、气球样变性、胞质嗜酸性小体形成，汇管区炎症细胞浸润，极少数可表现为多发局灶性肝细胞坏死。妊娠急性脂肪肝、Reye综合征等肝病理特点为肝细胞内微泡状脂肪浸润，线粒体严重损害，而致代谢功能失常，肝小叶至中带细胞增大，胞质中充满脂肪空泡，呈蜂窝状，无大块肝细胞坏死，肝缩小不明显。

### 考点 3 ALF的临床表现

1. 一般情况　患者健康状况全面衰退，虚弱、极度乏力、生活不能自理，反映患者细胞能量代谢障碍。患者食欲极差，厌食、恶心、呕吐、呃逆，明显腹胀，这是肝灭活肠源性毒性物质的功能障碍导致胃肠功能抑制的结果。

2. 黄疸　短期内黄疸进行性加深，极少数患者黄疸较轻甚至完全缺如，后者多见于Ⅱ型暴发性肝衰竭。以肝细胞性黄疸为主，血清胆红素迅速上升，总胆红素>171μmol/L，每日上升幅度往往>17~34μmol/L，同时具有肝功能严重损害的其他表现，如出血倾向、凝血酶原时间延长等，黄疸持续时间长，若经2~3周黄疸仍不退，提示病情严重，另外如黄疸出现后1周症状无好转，需警惕为重型肝炎。

3. 肝性脑病　肝性脑病（hepatic encephalopathy，HE）是肝功能严重障碍和（或）门体分流术后患者发生的以代谢紊乱为基础，神经、精神症状为主要表现的综合征。其症状包括意识混乱、定向力障碍、协调能力降低，甚至昏迷。其发病机制被认为是高氨血症使脑星形胶质细胞内谷氨酰胺浓度升高、钙离子内流启动氧化应激、破坏线粒体功能、干扰能量代谢并诱发炎症反应，破坏血-脑屏障使内皮细胞、脑星形胶质细胞对水通透性增加，引发脑水肿。炎症反应又反过来升高脑内氨浓度，增加其中枢神经系统毒性，而锰是参与上述过程的重要组成成分，故目前公认为高氨血症和炎症反应的协同作用导致星形胶质细胞肿胀，进而引起脑水肿导致HE。除此之外，在众多因素的协同作用下，导致星形胶质细胞发生肿胀，使胶质细胞与神经元之间的神经递质传递障碍，引发HE的神经、精神症状。其临床表现因原有肝病的类型、肝细胞损害的程度、起病的缓急及不同的诱因而有所不同。

肝性脑病一般分为4期，Ⅰ~Ⅱ期属轻度、可逆转；Ⅲ~Ⅳ期属重度、难逆转、预后差。最早出现性格改变，其次是行为改变。早期还出现昼夜睡眠颠倒的现象，说明中枢神经系统兴奋与抑制处于紊乱状态，预示肝性脑病即将发生。扑翼样震颤可出现在肝性脑病的早期、中期、昏迷前期，是一种相对特异的体征，具有早期诊断意义。震颤亦可见于舌、下颚及面部肌肉的微细震颤。随着病情的进展，可发生智力改变，表现为定向力障碍、人物概念不清、计算能力减退。随后出现意识障碍，开始处于昏睡状态，但对刺激有反应，各种反射均可引出。若患者进入昏迷期，各种反应、发射均消失。

4. 凝血功能障碍和出血　ALF时，严重的凝血功能障碍可导致出血，出血的发生率50%~80%。最常见的是皮肤黏膜出血和胃肠道出血，还可出现注射或穿刺部位渗血，紫癜，瘀斑，牙龈、结膜、胃肠道、泌尿生殖道、肺、肾、腹膜后出血，甚至颅内大出血。大多数凝血因子和抗凝血因子在肝合成，同时许多凝血活性因子及其抑制物也在肝代谢。因此，凝血功能障碍的转归主要取决于肝细胞损害的程度，一些凝血指标和抗凝血指标具有判断预后的意义。ALF患者由于肝细胞坏死导致合成凝血因子（特别是Ⅱ、Ⅴ、Ⅶ、Ⅸ、Ⅹ等因子）减少。临床上通过检测凝血酶原时间（PT）和因子Ⅴ作为诊断、判断预后及疗效评价的指标。通常凝血功能障碍的程度与上述这些指标的降低程度成正比。另外，ALF时抗凝血酶Ⅲ（AT-Ⅲ）合成减少，清除可溶性凝血物功能降低，激活物功能减退，可导致原发纤溶；由于脾大、消耗性凝血和骨髓抑制导致血小板的数量减少，单核巨噬细胞系统对衰老血小板的清除作用衰退导致血小板的质量减退；毛细血管脆性增加。DIC伴局部继发性纤溶，血浆内血浆素和其激活物质均降低，均可导致出血。

5. 感染　ALF时由于患者免疫功能低下、患者昏迷以及肠道屏障功能下降，常易并发感染；另外，侵袭性操作和广谱抗菌药物和免疫抑制药的应用增加了继发感染的机会。引起感染的致病菌主要是革兰氏阳性球菌，其次是革兰氏阴性杆菌。主要感染部位为呼吸系统及泌尿系统，其次为胆道、肠道等，最严重的感染为全身性感染与自发性腹膜炎。

6. 脑水肿、脑疝与颅内出血　脑水肿是ALF较常见的并发症。其典型临床表现为血压持续升高，瞳孔异常变化，呼吸不规则，视盘水肿。发生Ⅲ级或Ⅳ级肝性脑病者，80%以上可发生脑水肿。严重脑水肿可导致脑疝。脑水肿临床表现具有颅内压（ICP）升高和脑功能障碍的表现，与肝性脑病的临床表现有重叠，难以区分，易漏诊。肝性脑病合并脑水肿时，患者可出现烦躁不安、激动、肌张力增高，较单纯肝性脑病多见，若出现瞳孔、呼吸改变、抽搐或癫痫发作，应警惕脑疝发生。ALF晚期可发生颅内出血，可导致患者呼吸循环骤停而猝死。因此，一旦发生原因不明的心搏呼吸骤停，应考虑颅内大出血的可能。

7. 高动力循环综合征与低血压　高动力循环综合征表现为心排血量增加、皮肤温暖、末梢毛细血管搏动明显、脉搏洪大、外周血管阻力降低、低血压、脉压增大和循环时间缩短。其血流动力学特点为：心排血量增加、射血分数增大、全身血管扩张、外周血管阻力降低、通过组织的血流量增高和内脏血容量增加。这种高排低阻状态并不能改善组织的氧代谢。高动力循环的机制十分复杂，概括起来主要与肝内组织结构的破坏引起肝内血流短路、肺内血管结构改变形成肺内动静脉瘘、系统性血管结构异常导致门腔静脉短路、门肺血流短路、扩血管物质代谢障碍和释放增多导致的循环扩血管物质含量增高等有关。各种循环短路导致循环中扩血管物质含量增高，而大量扩血管物质的持续作用导致各种循环短路的开放，因此形成恶性循环。当收缩压低于90mmHg时为低血压，对缩血管药物的敏感性降低，因此，对ALF患者的低血压要提高警惕。

8.肺功能异常　常见的主要有肺部继发感染和肺水肿，其他有肺内出血、肝肺综合征和肝性胸腔积液、肺不张、支气管胸膜瘘、气胸和纵隔气肿等。免疫功能低下且呼吸道分泌物排出不畅是引起肺部继发感染的基础因素，常可引起细菌和真菌感染。由于肺内分流明显增多，肺内血管异常扩张，肺静脉压增加及神经源性因素等参与肺水肿的发生；另外还可见急性心源性肺水肿。部分患者由于凝血功能障碍可发生肺内出血，临床表现呼吸困难、严重低氧血症、血痰、肺部湿啰音、肺野弥漫性浸润阴影。大出血时可引起窒息而危及生命。肝肺综合征是肝衰竭终末期因肺部血流动力学改变，出现肺功能严重障碍，50%失代偿患者的临床表现为在严重肝病终末期，肺部血管异常扩张，肺通气/血流比值失调，出现不同程度的$PaO_2$降低、杵状指和高动力循环的表现。80%~90%的患者因肺内动静脉短路、肺内血管异常扩张、肺水肿、肺弥散容积缩小，患者由平卧位改为直立位时，在重力作用下大量血液滞留于肺底异常扩张的血管床，$PaO_2$可降低10%以上；平卧时呼吸困难可缓解。

9.肝肾综合征　ALF并发肾血流动力学改变及肾功能异常者占50%~80%，表现为肌酐清除率<40ml/min、肾小球滤过率<10ml/min、血清肌酐>133μmol/L、稀释性低钠血症（<130mmol/L）、少尿（<400ml/d）或无尿（<100ml/d），称为肝肾综合征。大部分患者归因于功能性肾衰竭，另有部分患者归因于急性肾小管坏死，少数为肾前性氮质血症，如内脏大出血、脱水、低血压等。

肝肾综合征的主要诊断标准：①血清肌酐>133μmol/L或24小时肌酐清除率<40ml/min，提示肾小球滤过率降低；②能排除其他同时存在的病因，即休克、严重感染、大量失液（如大量利尿、腹腔穿刺放腹水）、应用肾毒性药物等；③停用利尿药并补充1.5L的血浆扩容，肾功能无持续改善；改善的指标：血清肌酐≤133μmol/L或24h肌酐清除率≥40ml/min；④蛋白尿<500mg/d，影像学检查证实无尿道梗阻或肾实质性疾病；以上4项是确定诊断的必备条件。

次要诊断标准：①尿量<500ml/d；②尿钠<10mmol/L；③尿渗透压>血浆渗透压；④尿红细胞<50/HP；⑤血清钠<130mmol/L。晚期肝病患者除可引起肝肾综合征之外，还可引起急性肾小管坏死，或因利尿、放腹水、消化道出血等引起的肾前性氮质血症，难以区分，需仔细鉴别。

10.低氧血症　ALF患者组织缺氧的主要原因是高乳酸血症及代酸；动静脉分流时动脉血氧通过动静脉短路绕过组织细胞直接回流而导致组织细胞缺氧；肝内毛细血管堵塞，血流不畅，对氧的摄取与利用障碍；长期缺氧导致患者的呼吸中枢受抑制可导致高碳酸血症。

11.低血糖症　当肝细胞大量坏死时，糖原分解减少和糖异生作用障碍，可导致部分患者出现低血糖症，严重者可出现休克或昏迷。

12.多器官功能衰竭（MOF）　ALF时常引起MOF，其原因复杂，概括起来与下列几个因素有关：①全身炎症反应失控。②肝细胞功能障碍，清除功能降低，对血管活性物质和毒性物质灭活减少。③细胞碎片及血管内皮细胞损伤等引起微循环障碍。

13.其他　电解质紊乱以及酸碱平衡紊乱，以呼吸性酸中毒和低钾血症常见。亦可见高钾血症、其他类型酸碱平衡紊乱。

## 考点5 实验室检查

1. **血清胆红素** 血清胆红素进行性上升，总胆红素>171μmol/L，每日上升幅度往往>17~34μmol/L。

2. **血清转氨酶** 丙氨酸氨基转移酶（ALT）和天门冬氨酸氨基转移酶（AST）常明显升高，尤以后者升高明显。AST/ALT对估计预后有意义，存活者比值在0.31~2.26，平均为1.73，当出现血清胆红素明显上升而氨基转移酶下降，即胆酶分离，对暴发性肝衰竭的诊断及预后有重要意义。

3. **血清胆固醇** 正常范围为2.83~6.00mmol/L，如低于2.6mmol/L则提示预后不良。

4. **血清胆碱酯酶** 肝衰竭时胆碱酯酶活性下降。

5. **血清白蛋白** 最初可在正常范围，若进行性下降则提示预后不良。

6. **凝血酶原时间（PT）和凝血酶原活动度（PTA）** 是目前最常用的估计肝细胞功能的指标之一，但需排除维生素K缺乏导致的PT延长，发病数天内即可有PT延长以及PTA下降。

7. **凝血因子** II、V、VII、IX、X等因子明显减少。

8. **病毒型标志物** 肝炎病毒标记物，如甲型、乙型、丙型、戊型病毒及其他病毒抗体的检查有助于病因的诊断。

9. **血氨** 肝性脑病时血氨值升高。

## 考点5 ALF的诊断

1. **临床诊断** ALF的临床诊断需要依据病史、临床表现以及辅助检查等综合分析而定：急性起病，2周内出现II度及以上肝性脑病并有以下表现者：①极度乏力，并有明显畏食、腹胀、恶心、呕吐等消化道症状；②短期内黄疸进行性加深；③出血倾向明显，PTA≤40%，且排除其他原因；④肝进行性缩小。

2. **组织病理学表现** 组织病理学检查在肝衰竭的诊断、分类以及预后判定上具有重要价值，但由于肝衰竭患者凝血功能极差，实施肝穿刺具有一定的风险，因此在临床工作中应特别注意。急性肝衰竭时，肝细胞呈现一次性坏死，坏死面积≥肝实质的2/3，或者大块坏死，或桥接坏死，伴存活肝细胞严重变性，肝窦网状支架不塌陷或者非完全性塌陷。

## 考点6 ALF的治疗

1. **内科综合治疗** 目前肝衰竭的内科治疗尚无特效药物和手段。原则上强调早期诊断、早期治疗，根据不同病因采取相应的综合治疗措施，并积极防治各种并发症。

（1）一般支持治疗：①卧床休息，减少体力消耗，减轻肝负担，避免外界刺激。②加强病情监护，密切观察患者精神状态、神志、血压、尿量。保留导尿管以测定每小时尿量，留置深静脉导管监测中心静脉压，动脉插管连续监测血压和采集血标本。病情进一步恶化需要机械通气者常常需要更进一步的血流动力学监测。③高糖类、低脂、适量蛋白饮食；进食不足者，每日静脉补给足够的液体和维生素，保证每日6276kJ（1500kcal）以上总热量。④积极纠正低蛋白血症，补充白蛋白或新鲜血浆并酌情补充凝血因子。⑤注意纠正水、电解质及酸碱平衡紊乱，特别要注意低钠、低氯、低钾血症和碱中毒。⑥注意消毒，隔离加强口腔护理，预防医院内感染发生。

（2）针对病因和发病机制的治疗

①针对病因治疗或特异性治疗：针对病因采取不同治疗措施。对于HBV复制活跃的病毒性肝炎肝衰竭患者，目前多主张早期采取有效的抗病毒治疗，以阻止HBV复制，继而阻止免疫病理损伤。

中华医学会感染病学分会和中华医学会肝病学分会《肝衰竭诊疗指南》（2006年）推荐：对HBV-DNA阳性的肝衰竭患者，在知情同意的基础上可尽早酌情使用核苷类似物，如拉米夫定、阿德福韦酯、恩替卡韦等，但应注意后续治疗中病毒变异和停药后病情加重的可能。对于药物性肝衰竭，应首先停用可能导致肝损害的药物；对乙酰氨基酚中毒所致者给予N-乙酰半胱氨酸（NAC）治疗。最好在肝衰竭出现前即口服药用炭加NAC静脉滴注。毒蕈中毒根据欧美的临床经验可应用水飞蓟素或青霉素。

②免疫调节治疗：目前对于肾上腺皮质激素在肝衰竭治疗中的应用尚存在不同意见。非病毒感染性肝衰竭，如自身免疫性肝病及急性酒精中毒（严重酒精性肝炎）等是其适应证。其他原因所致的肝衰竭早期，若病情发展迅速且无严重感染、出血等并发症者，可酌情使用。为调节肝衰竭患者机体的免疫功能、减少感染等并发症可酌情使用胸腺素 $\alpha_1$ 等免疫调节药，它对T淋巴细胞功能可能有双向调整作用，同时可增强抑制肝炎病毒的复制。静脉用免疫球蛋白，具有免疫替代和免疫调节的双重治疗作用，对于预防和控制肝衰竭患者发生各类感染和减少炎症反应具有重要作用，目前多推荐使用。

③促肝细胞生长治疗：为减少肝细胞坏死，促进肝细胞再生，可酌情使用促肝细胞生长素和前列腺素 $E_1$ 脂质体等药物，但疗效尚需进一步确认。

④其他治疗：可应用肠道微生态调节药、乳果糖或拉克替醇，以减少肠道细菌易位或内毒素血症；酌情选用改善微循环药物及抗氧化药，如NAC和还原型谷胱甘肽等治疗。

（3）防治并发症

①肝性脑病：祛除诱因，如严重感染、出血及电解质紊乱等，限制蛋白饮食，应用乳果糖或拉克替醇口服或高位灌肠，可酸化肠道，促进氨的排出减少肠源性毒素吸收；视患者的电解质和酸碱平衡情况酌情选择精氨酸、鸟氨酸门冬氨酸等降氨药物；酌情使用支链氨基酸或支链氨基酸、精氨酸混合制剂以纠正氨基酸失衡。

②脑水肿：有颅内压增高者，给予高渗性脱水药，如20%甘露醇或甘油果糖，但肝肾综合征患者慎用；袢利尿药一般选用呋塞米，可与渗透性脱水药交替使用。

③肝肾综合征：药物治疗包括内脏血管收缩药物以及扩张肾动脉的药物，目前扩张肾动脉的药物已不推荐使用，内脏血管收缩药物包括3类，即垂体后叶素类似物（鸟氨酸加压素、特利加压素）；生长抑素类似物（奥曲肽）；$\alpha$ 肾上腺素受体激动药物（去甲肾上腺素）。特利加压素联合人血白蛋白应用可明显改善Ⅰ型肝肾综合征患者的肾小球滤过率，增加肌酐清除率，但急性肝衰竭患者慎用特利加压素以免因脑血流量增加而加重脑水肿。另外，可给予大剂量袢利尿药冲击，可用呋塞米持续泵入，限制液体入量，24小时总入量不超过尿量加500~700ml。

④感染：肝衰竭患者容易合并感染，常见原因是机体免疫功能低下、肠道微生态失衡、肠黏膜屏障作用降低及侵袭性操作较多等。肝衰竭患者常见感染包括自发性腹膜炎、肺部感染和败血症等。感染的常见病原体为大肠埃希菌等革兰氏阴性杆菌、葡萄球菌、肺炎链球菌、厌氧菌、肠球菌等细菌及假丝酵母菌等真菌。一旦出现感染，应首先根据经验用药，选用强效抗生素或联合应用抗生素，同时可加服微生态调节药。尽可能在应用抗生素前进行病原体分离及药敏试验，并根据药敏结果调整用药同时注意防治二重感染。

⑤出血：对肝门静脉高压性出血患者，为降低肝门静脉压力，首选生长抑素类似物，也可使用垂体后叶素或联合应用硝酸酯类药物，可用三腔管压迫止血，或行内镜下硬化剂注射或套扎治疗止

血；内科非手术治疗无效时，可急诊手术治疗。对弥散性血管内凝血患者，可给新鲜血浆、凝血酶原复合物和纤维蛋白原等补充凝血因子。血小板显著减少者可输注血小板，可酌情给予小剂量低分子量肝素或普通肝素，对有纤溶亢进证据者可应用氨甲环酸或氨甲苯酸（止血芳酸）等抗纤溶药物。

2. 人工肝支持治疗　人工肝是指通过体外的机械、理化或生物装置清除各种有害物质，补充必需物质，改善内环境，暂时替代衰竭肝的部分功能的治疗方法，能为肝细胞再生及肝功能恢复创造条件或等待机会进行肝移植。人工肝支持系统分为非生物型、生物型和混合型3种。非生物型人工肝已在临床广泛应用并被证明确有一定疗效。目前应用的非生物型人工肝方法包括血浆置换（plasma exchanges，PE）、血液灌流（hemoperfusion，HP）、血浆胆红素吸附（plasma bilirubin absorption，PBA）、血液滤过（hemofiltration，HF）、血液透析（hemodialysis）、清蛋白透析（albumin dialysis，AD）、血浆滤过透析（plasma diafiltration，PDF）和持续性血液净化疗法（continuous blood purification，CBP）等。由于各种人工肝的原理不同，因此，应根据患者的具体情况选择不同方法单独或联合作用：伴有脑水肿或肾衰竭时可选用PE联合CBP、CHF或PDF，伴有高胆红素血症时可选用PBA或PE；伴有水、电解质紊乱时，可选用HD或AD。注意人工肝治疗操作的规范化。生物型及混合生物型人工肝不仅具有解毒功能，而且还具备部分合成和代谢功能，是人工肝发展的方向，现正处于临床研究阶段。

3. 肝移植和肝细胞移植　肝细胞移植是对获得完整正常的肝或手术切下的部分肝组织，进行体外分离纯化，将分离纯化的肝细胞植入体内，恢复或重建肝功能的一种手段。肝移植是治疗晚期肝衰竭最有效的治疗手段，肝移植有多种手术方式。其适应证如下。

（1）各种原因所致的中晚期肝衰竭，经积极内科和人工肝治疗效果欠佳。

（2）各种类型的终末期肝硬化。绝对禁忌证包括：①难以控制的全身性感染；②肝外有难以根治的恶性肿瘤。

（3）难以戒除的酗酒或吸毒合并严重的心脑肺等重要器官器质性病变。

（4）难以控制的精神疾病。相对禁忌证包括：①年龄>65岁；②肝恶性肿瘤伴肝门静脉主干癌栓或转移；③合并糖尿病、心肌病等预后不佳的疾病；④胆道感染所致的败血症等严重感染，人类免疫缺陷病毒（HIV）感染；⑤明显肝门静脉血栓形成等解剖学异常等。

# 第三节　重症胰腺炎

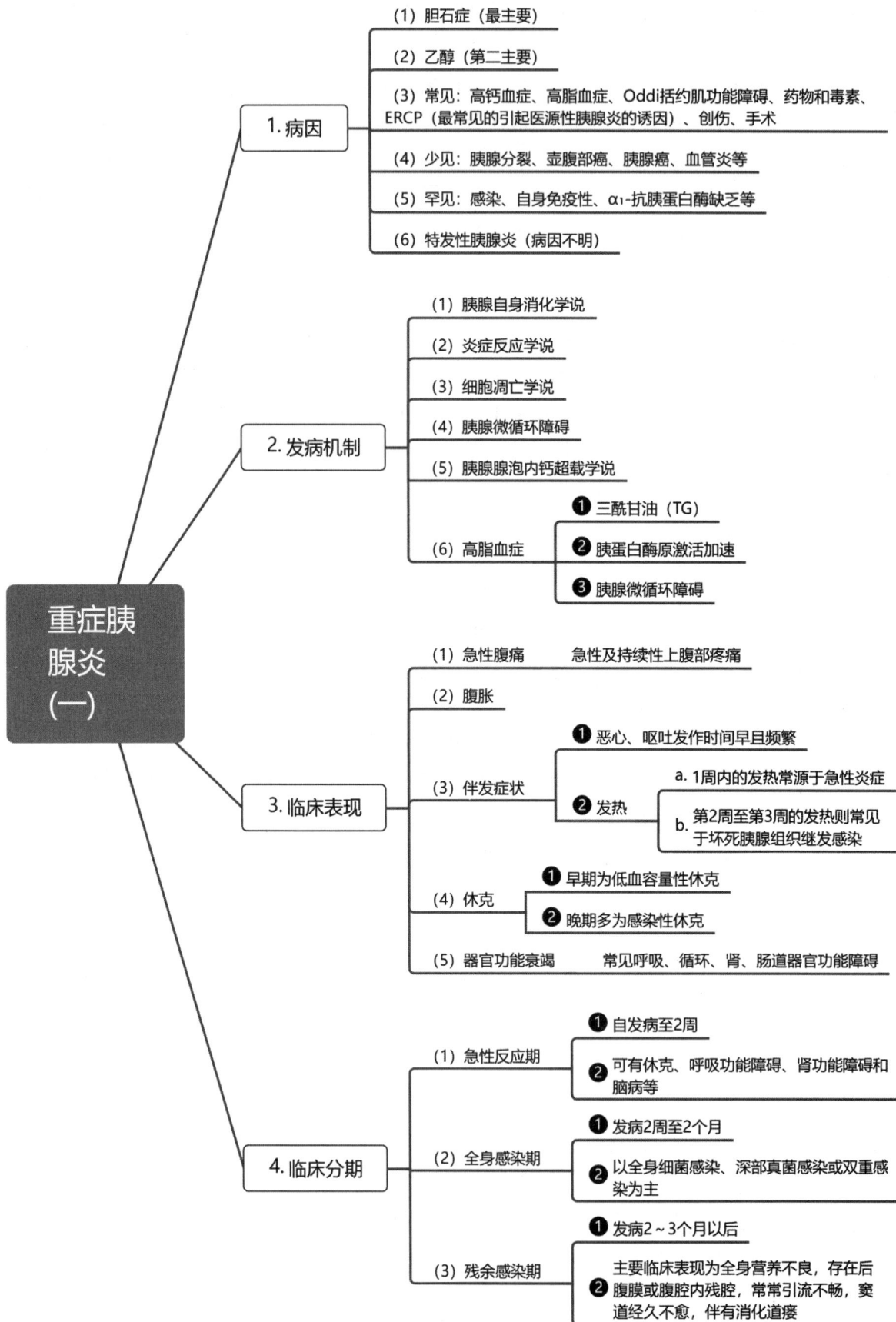

**1. 病因**
- (1) 胆石症（最主要）
- (2) 乙醇（第二主要）
- (3) 常见：高钙血症、高脂血症、Oddi括约肌功能障碍、药物和毒素、ERCP（最常见的引起医源性胰腺炎的诱因）、创伤、手术
- (4) 少见：胰腺分裂、壶腹部癌、胰腺癌、血管炎等
- (5) 罕见：感染、自身免疫性、$\alpha_1$-抗胰蛋白酶缺乏等
- (6) 特发性胰腺炎（病因不明）

**2. 发病机制**
- (1) 胰腺自身消化学说
- (2) 炎症反应学说
- (3) 细胞凋亡学说
- (4) 胰腺微循环障碍
- (5) 胰腺腺泡内钙超载学说
- (6) 高脂血症
  - ❶ 三酰甘油（TG）
  - ❷ 胰蛋白酶原激活加速
  - ❸ 胰腺微循环障碍

**重症胰腺炎（一）**

**3. 临床表现**
- (1) 急性腹痛　　急性及持续性上腹部疼痛
- (2) 腹胀
- (3) 伴发症状
  - ❶ 恶心、呕吐发作时间早且频繁
  - ❷ 发热
    - a. 1周内的发热常源于急性炎症
    - b. 第2周至第3周的发热则常见于坏死胰腺组织继发感染
- (4) 休克
  - ❶ 早期为低血容量性休克
  - ❷ 晚期多为感染性休克
- (5) 器官功能衰竭　　常见呼吸、循环、肾、肠道器官功能障碍

**4. 临床分期**
- (1) 急性反应期
  - ❶ 自发病至2周
  - ❷ 可有休克、呼吸功能障碍、肾功能障碍和脑病等
- (2) 全身感染期
  - ❶ 发病2周至2个月
  - ❷ 以全身细菌感染、深部真菌感染或双重感染为主
- (3) 残余感染期
  - ❶ 发病2~3个月以后
  - ❷ 主要临床表现为全身营养不良，存在后腹膜或腹腔内残腔，常常引流不畅，窦道经久不愈，伴有消化道瘘

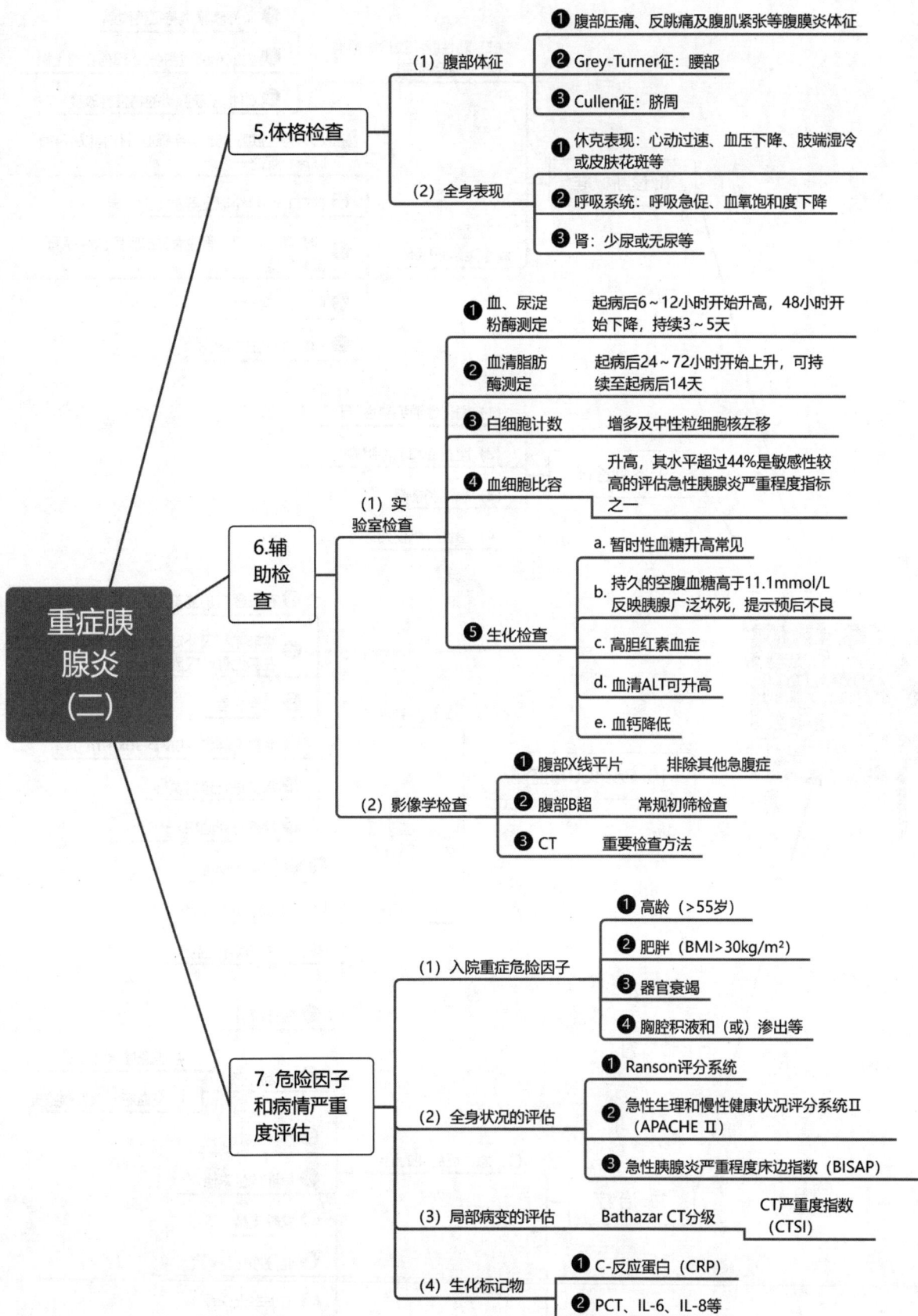

```
                                                                    ❶ 腹部压痛、反跳痛及腹肌紧张等腹膜炎体征

                                              (1) 腹部体征       ❷ Grey-Turner征：腰部

                                                                ❸ Cullen征：脐周
                    5.体格检查

                                                                ❶ 休克表现：心动过速、血压下降、肢端湿冷
                                                                   或皮肤花斑等
                                              (2) 全身表现       ❷ 呼吸系统：呼吸急促、血氧饱和度下降

                                                                ❸ 肾：少尿或无尿等


                                                                ❶ 血、尿淀      起病后6~12小时开始升高，48小时开
                                                                   粉酶测定      始下降，持续3~5天

                                                                ❷ 血清脂肪      起病后24~72小时开始上升，可持
                                                                   酶测定        续至起病后14天

                                                                ❸ 白细胞计数    增多及中性粒细胞核左移

                                              (1) 实            ❹ 血细胞比容    升高，其水平超过44%是敏感性较
                                                 验室检查                       高的评估急性胰腺炎严重程度指标
                                                                               之一

                                                                               a. 暂时性血糖升高常见
重症胰           6.辅
腺炎             助检                                                          b. 持久的空腹血糖高于11.1mmol/L
(二)            查                                                               反映胰腺广泛坏死，提示预后不良

                                                                ❺ 生化检查      c. 高胆红素血症

                                                                               d. 血清ALT可升高

                                                                               e. 血钙降低


                                                                ❶ 腹部X线平片    排除其他急腹症
                                              (2) 影像学检查     ❷ 腹部B超        常规初筛检查

                                                                ❸ CT            重要检查方法


                                                                ❶ 高龄（>55岁）

                                              (1) 入院重症危险因子  ❷ 肥胖（BMI>30kg/m²）

                                                                ❸ 器官衰竭

                                                                ❹ 胸腔积液和（或）渗出等


                                                                ❶ Ranson评分系统
                    7. 危险因子
                    和病情严重                   (2) 全身状况的评估   ❷ 急性生理和慢性健康状况评分系统Ⅱ
                    度评估                                            （APACHE Ⅱ）

                                                                ❸ 急性胰腺炎严重程度床边指数（BISAP）

                                                                                        CT严重度指数
                                              (3) 局部病变的评估   Bathazar CT分级            （CTSI）

                                                                ❶ C-反应蛋白（CRP）
                                              (4) 生化标记物
                                                                ❷ PCT、IL-6、IL-8等
```

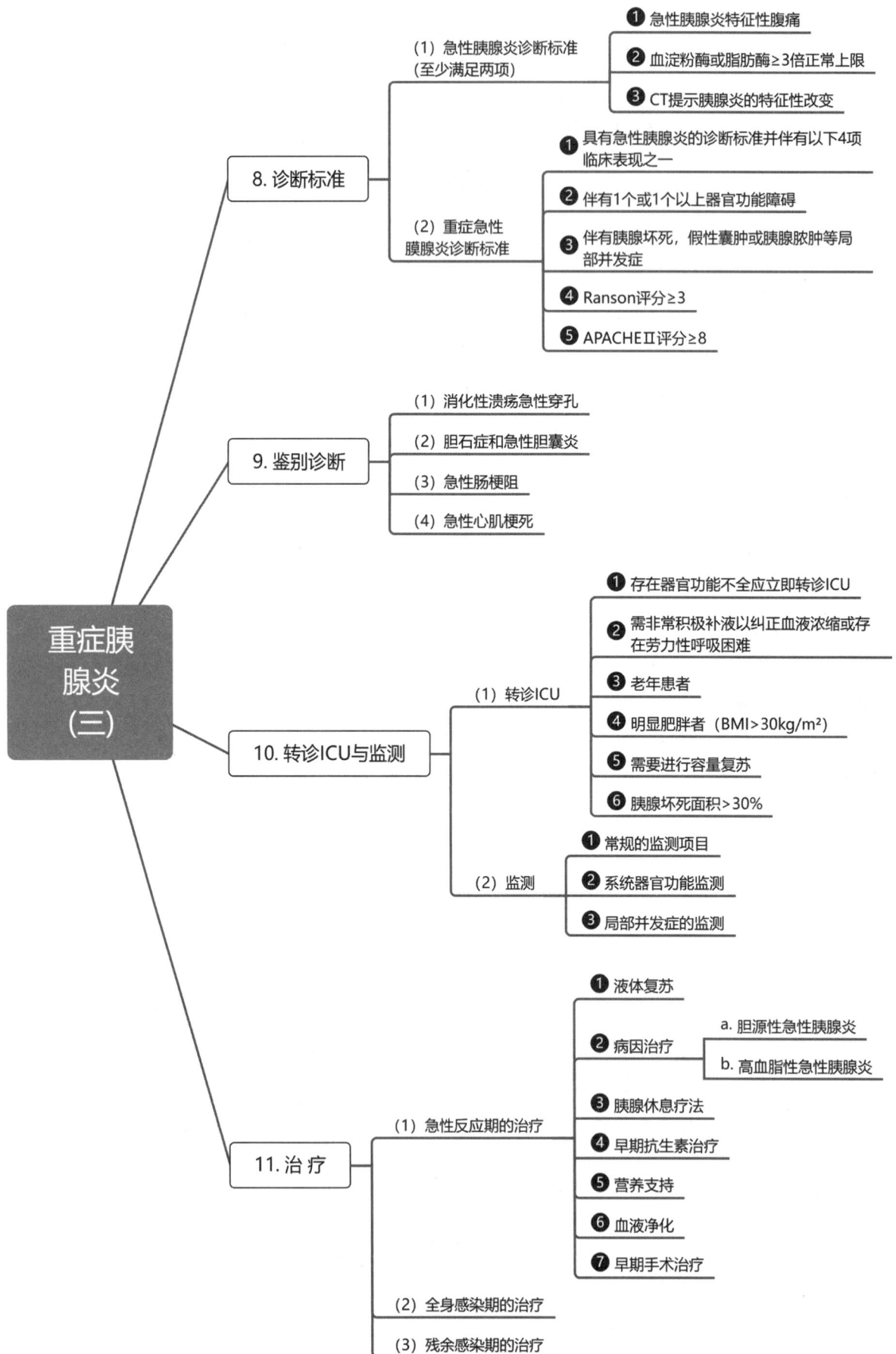

## 重症胰腺炎（三）

### 8. 诊断标准

**(1) 急性胰腺炎诊断标准（至少满足两项）**
- ❶ 急性胰腺炎特征性腹痛
- ❷ 血淀粉酶或脂肪酶≥3倍正常上限
- ❸ CT提示胰腺炎的特征性改变

**(2) 重症急性胰腺炎诊断标准**
- ❶ 具有急性胰腺炎的诊断标准并伴有以下4项临床表现之一
- ❷ 伴有1个或1个以上器官功能障碍
- ❸ 伴有胰腺坏死，假性囊肿或胰腺脓肿等局部并发症
- ❹ Ranson评分≥3
- ❺ APACHE II评分≥8

### 9. 鉴别诊断
- (1) 消化性溃疡急性穿孔
- (2) 胆石症和急性胆囊炎
- (3) 急性肠梗阻
- (4) 急性心肌梗死

### 10. 转诊ICU与监测

**(1) 转诊ICU**
- ❶ 存在器官功能不全应立即转诊ICU
- ❷ 需非常积极补液以纠正血液浓缩或存在劳力性呼吸困难
- ❸ 老年患者
- ❹ 明显肥胖者（BMI>30kg/m²）
- ❺ 需要进行容量复苏
- ❻ 胰腺坏死面积>30%

**(2) 监测**
- ❶ 常规的监测项目
- ❷ 系统器官功能监测
- ❸ 局部并发症的监测

### 11. 治疗

**(1) 急性反应期的治疗**
- ❶ 液体复苏
- ❷ 病因治疗
  - a. 胆源性急性胰腺炎
  - b. 高血脂性急性胰腺炎
- ❸ 胰腺休息疗法
- ❹ 早期抗生素治疗
- ❺ 营养支持
- ❻ 血液净化
- ❼ 早期手术治疗

**(2) 全身感染期的治疗**

**(3) 残余感染期的治疗**

## 考点1　急性胰腺炎（acute pancreatitis，AP）

AP是指多种病因引起的胰酶激活，继以胰腺组织自身消化、水肿、出血甚至坏死的炎症反应为主要特征，伴或不伴有其他器官功能改变的疾病。临床以急性上腹痛、恶心、呕吐、发热和血胰酶增高等为特点。轻症急性胰腺炎（mild acute pancreatitis，MAP）临床多见，病情常呈自限性，一般不遗留后遗症。重症急性胰腺炎（severe acute pancreatitis，SAP）病情凶险，常继发感染、休克、器官衰竭等多种并发症，病死率高。

## 考点2　胰腺炎的诊断标准

1. 急性胰腺炎诊断标准　需满足以下3项中至少2项：①急性胰腺炎特征性腹痛；②血淀粉酶或脂肪酶≥3倍正常上限；③CT提示胰腺炎的特征性改变。

2. SAP的诊断标准　具有急性胰腺炎的诊断标准并伴有以下4项临床表现之一：

①伴有1个或1个以上器官功能障碍；②伴有胰腺坏死，假性囊肿或胰腺脓肿等局部并发症；③Ranson评分≥3；④APACHE Ⅱ评分≥8。

## 考点3　重症胰腺炎的鉴别诊断

急性胰腺炎需与以下疾病相鉴别。

1. 消化性溃疡急性穿孔　有较典型的溃疡病史，腹痛突然加剧，腹肌紧张，肝浊音界消失，X线透视见膈下有游离气体等可鉴别。

2. 胆石症和急性胆囊炎　常有胆绞痛史，疼痛位于右上腹，常放射到右肩部，Murphy征阳性，血及原淀粉酶轻度升高，B超及X线胆管造影可明确诊断。

3. 急性肠梗阻　腹痛为阵发性，腹胀，呕吐，肠鸣音亢进，有气过水声，无排气，可见肠型。腹部X线可见气-液平面。

4. 急性心肌梗死，尤其下壁心肌梗死　有冠心病史，突然发病，有时疼痛限于上腹部。心电图显示，心肌梗死图像，血清心肌酶升高。血、原淀粉酶正常。

## 考点4　重症胰腺炎的治疗

1. 急性反应期的治疗

（1）液体复苏：由于血管内液体大量丢失至第3间隙，加上呕吐、禁食等因素，往往存在循环内血容量的显著降低。积极的静脉液体补充对于纠正低血容量至关重要。低血容量可累及胰腺微循环，也是坏死性胰腺炎发生的主要原因。血容量减少导致血液浓缩［血细胞比容（Hct）≥44%］、心动过速、低血压、尿量少和肾前性氮质血症。现有大量试验证据显示早期的积极补液和改善氧供可防止或最小化胰腺坏死并提高生存率。因此，SAP早期液体复苏应将Hct下降作为重要的治疗目标。

液体复苏的过程，除根据血压、尿量、四肢末梢温度等常规指标外，还需要根据血乳酸、碱剩余等指标的动态变化了解容量状态及有创血流动力学监测，如中心静脉压、肺动脉楔压等评估容量状态。在容量复苏的过程中注意监测氧合及膀胱压等改变。

（2）病因治疗：尽快明确病因，设法去除病因。

①胆源性急性胰腺炎：首先要鉴别有无胆管梗阻病变。凡伴有胆管梗阻者，一定要及时解除梗阻。首选经纤维十二指肠镜下行Oddi括约肌切开取石及鼻胆管引流，或联合腹腔镜胆囊切除，或做

开腹手术，包括胆囊切除、胆总管探查，明确胆总管下端有无阻塞。若无胆管梗阻者先行非手术治疗，待病情缓解尽早进一步诊断和治疗。

②高血脂性急性胰腺炎：早期监测血脂水平，治疗的关键是迅速降低血三酰甘油水平；通常认为血清三酰甘油高于4.4mmol/L，应该慎用脂肪乳剂；药物治疗可以采用小剂量低分子量肝素和胰岛素，能够激活脂蛋白酶脂肪酶，加速乳糜微粒降解，显著降低血三酰甘油（TG）值，加速乳糜微粒的降解；对重症高TG血症性胰腺炎可采取血浆置换（PE）。

（3）胰腺休息疗法：如禁食、胃肠减压、抑酸和抑制胰酶分泌及胰蛋白酶抑制治疗。

（4）早期抗生素治疗：大多SAP起病时为无菌性炎症，早期应用抗生素的目的不是治疗而是预防胰腺感染。目前SAP抗生素早期预防应用原则包括以下几方面：胆源性胰腺炎或SAP应常规使用抗生素；抗菌谱为革兰氏阴性菌和厌氧菌为主；脂溶性强、有效透过血胰屏障；预防性抗生素应用的时间不宜过长，一般持续10~14天，以防在病程中期发生多重耐药菌感染和机会性感染。

（5）营养支持：SAP早期的代谢特点主要表现为，静息能耗（REE）增加（可达1.5倍），出现高分解代谢，患者很快出现严重负氮平衡和低蛋白血症。肠内营养能维护肠道结构和肠黏膜屏障的完整性，从而有助于降低感染性并发症发生率、缩短住院时间及降低病死率。因此，早期经空肠途径的肠内营养是最佳的营养途径。遵循以下几个原则：要求将空肠营养管置于屈氏韧带以远30~60cm处；给予氨基酸和短肽为氮源、低三酰甘油的预消化制剂较为适宜，胰酶不足时可添加外源性胰酶制剂；急性应激期营养支持应掌握"允许性低热卡"原则[83.7~104.6kJ/（kg·d）]。

若肠内营养5~7天不能或预计不能达到热卡需求，需要添加肠外营养，SAP患者输注脂肪乳剂并非禁忌，但应该严密监测血脂水平，通常认为血清三酰甘油高4.4mmol/L，应该慎用脂肪乳剂；进行肠外营养时应当添加>0.30 g/kg的丙氨酰-谷氨酰胺双肽。

（6）血液净化：目前仍有较大的争议。血液净化能将过多的抗炎、促炎症介质滤出，减轻炎症介质引起的SIRS效应，对脏器功能有明显的保护作用、稳定内环境、更好的液体管理、减轻组织间隙水肿，改善氧合、降低腹腔内压力。

（7）早期手术治疗：SAP早期一般不主张手术治疗，手术指征包括，SAP同时存在肠系膜梗死和坏疽性胆囊炎；弥漫性腹膜炎诊断不确定；胆管梗阻或急性化脓性胆管炎ERCP治疗无效；急性腹腔间室综合征非手术治疗无效。

2. 全身感染期的治疗

①根据细菌培养及药敏试验，选择敏感的抗生素。②结合临床征象做动态CT监测，明确感染灶所在部位。对感染病灶，进行积极的手术处理是控制感染的关键之一。③加强全身支持治疗，维护脏器功能和内环境稳定。④在病情尚未缓解时，继续采用空肠营养支持；饮食恢复一定要在病情缓解后逐步进行。⑤肠穿孔及腹腔大出血需及时处理

残余感染期的治疗后腹膜残腔敞开引流；继续强化全身支持疗法，加强营养支持，改善营养状况。

# 第四节　腹腔间室综合征

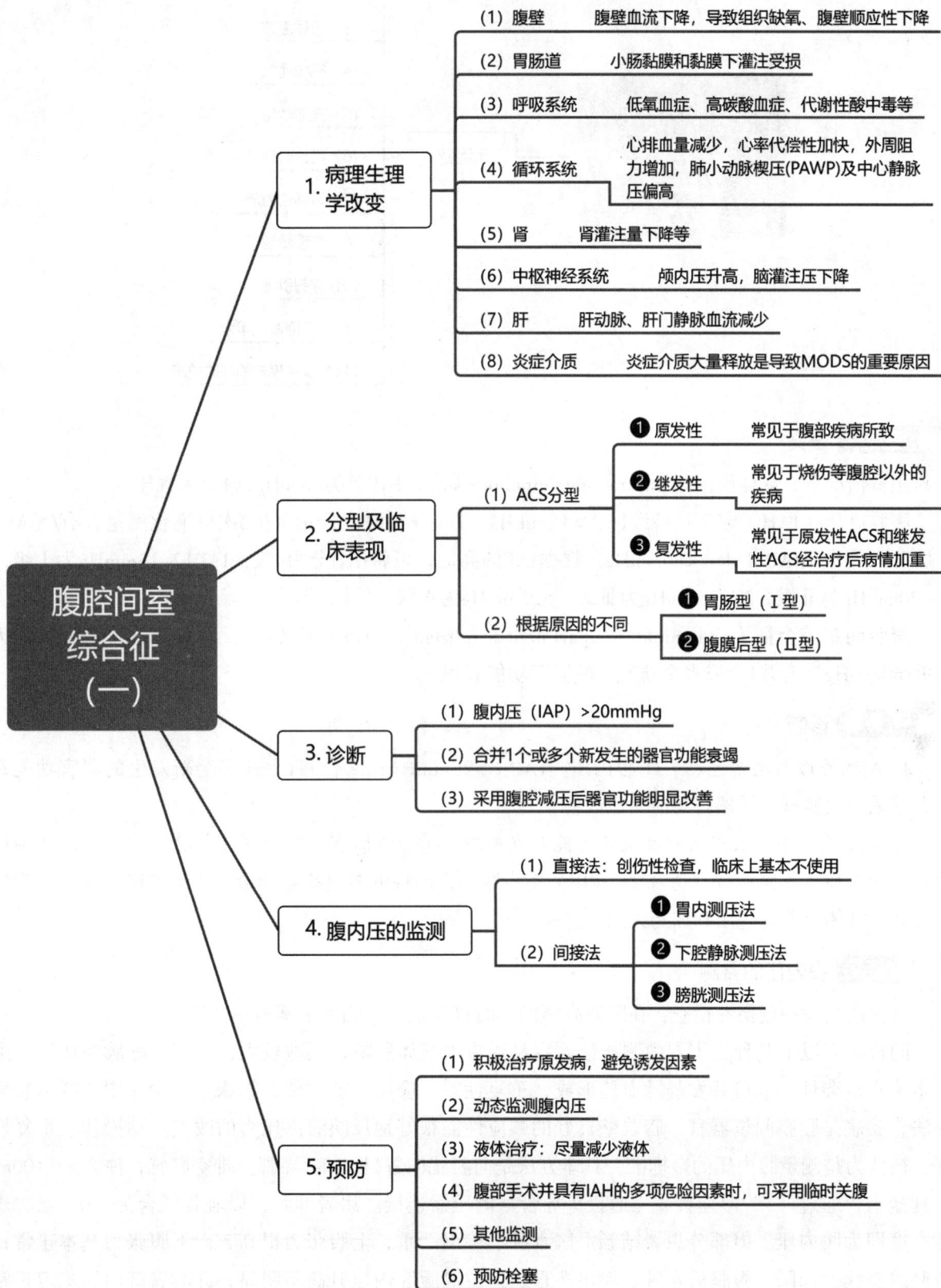

- **1.病理生理学改变**
  - (1) 腹壁　　腹壁血流下降，导致组织缺氧、腹壁顺应性下降
  - (2) 胃肠道　　小肠黏膜和黏膜下灌注受损
  - (3) 呼吸系统　　低氧血症、高碳酸血症、代谢性酸中毒等
  - (4) 循环系统　　心排血量减少，心率代偿性加快，外周阻力增加，肺小动脉楔压(PAWP)及中心静脉压偏高
  - (5) 肾　　肾灌注量下降等
  - (6) 中枢神经系统　　颅内压升高，脑灌注压下降
  - (7) 肝　　肝动脉、肝门静脉血流减少
  - (8) 炎症介质　　炎症介质大量释放是导致MODS的重要原因

- **2.分型及临床表现**
  - (1) ACS分型
    - ❶ 原发性　　常见于腹部疾病所致
    - ❷ 继发性　　常见于烧伤等腹腔以外的疾病
    - ❸ 复发性　　常见于原发性ACS和继发性ACS经治疗后病情加重
  - (2) 根据原因的不同
    - ❶ 胃肠型（Ⅰ型）
    - ❷ 腹膜后型（Ⅱ型）

- **3.诊断**
  - (1) 腹内压（IAP）>20mmHg
  - (2) 合并1个或多个新发生的器官功能衰竭
  - (3) 采用腹腔减压后器官功能明显改善

- **4.腹内压的监测**
  - (1) 直接法：创伤性检查，临床上基本不使用
  - (2) 间接法
    - ❶ 胃内测压法
    - ❷ 下腔静脉测压法
    - ❸ 膀胱测压法

- **5.预防**
  - (1) 积极治疗原发病，避免诱发因素
  - (2) 动态监测腹内压
  - (3) 液体治疗：尽量减少液体
  - (4) 腹部手术并具有IAH的多项危险因素时，可采用临时关腹
  - (5) 其他监测
  - (6) 预防栓塞

**腹腔间室综合征（一）**

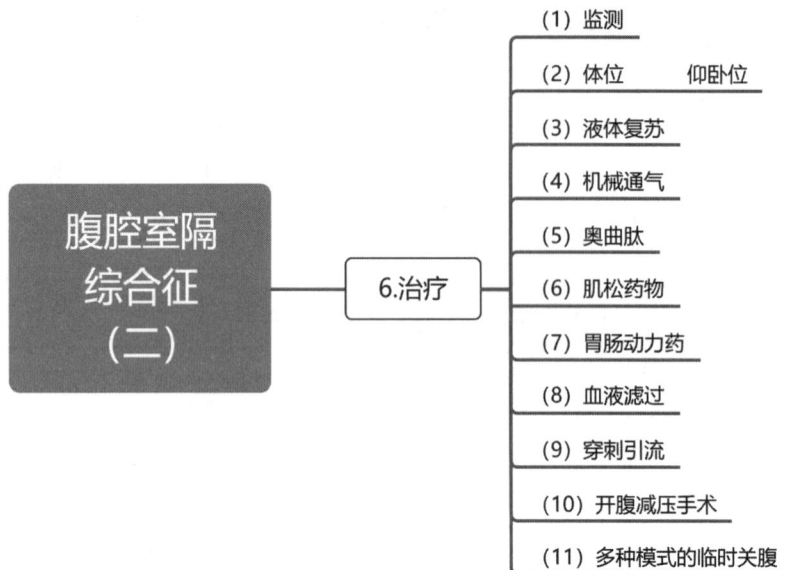

```
                                      ┌─ (1) 监测
                                      │
                                      ├─ (2) 体位        仰卧位
                                      │
                                      ├─ (3) 液体复苏
                                      │
                                      ├─ (4) 机械通气
                                      │
┌─────────────┐                       ├─ (5) 奥曲肽
│  腹腔室隔   │                       │
│  综合征     │────── 6.治疗 ─────────┼─ (6) 肌松药物
│   (二)      │                       │
└─────────────┘                       ├─ (7) 胃肠动力药
                                      │
                                      ├─ (8) 血液滤过
                                      │
                                      ├─ (9) 穿刺引流
                                      │
                                      ├─ (10) 开腹减压手术
                                      │
                                      └─ (11) 多种模式的临时关腹
```

### 考点1 定义

正常情况下，人体腹内压（intra-abdominal pressure，IAP）为0mmHg到1个大气压。

腹腔高压（IAH）定义：持续IAP≥12mmHg，在4~6小时内分别至少3次标准化测量，有/无APP（腹腔灌注压=MAP-IAP）<60mmHg。根据IAP的高低，可将IAH分为4级：IAP12~15mmHg为Ⅰ级，16~20mmHg为Ⅱ级，21~25mmHg为Ⅲ级，>25mmHg为Ⅳ级。

腹腔间室综合征（abdominal compartment syndrome，ACS）定义：持续IAP≥20mmHg，有/无APP<60mmHg，合并1个或多个新发生的器官功能衰竭。

### 考点2 诊断

1. ACS的诊断通常包括　①腹内压（IAP）>20mmHg；②合并1个或多个新发生的器官功能衰竭；③采用腹腔减压后器官功能明显改善。

2. 临床上有下述表现者往往提示可能存在ACS　①急性腹胀和腹壁紧张；②液体复苏后心率加快和（或）血压下降；③气道峰压（PIP）逐步增加，出现低氧血症必须增加吸氧浓度；④出现少尿或无尿，液体复苏后应用利尿药无效。

### 考点3 腹内压的监测

直接法是一种创伤性检查，在腹腔高压操作时存在危险，临床上基本不使用。

间接法有以下几种：①胃内测压法，容易受胃内气体影响，误差较大；②下腔静脉测压法，由于本法有侵袭性，偶可并发静脉血栓形成，重复性差，应用不够方便，临床上较少应用；③膀胱测压法，膀胱是腹膜间位器官，膀胱壁良好的顺应性能很好地反映腹内压力的改变。易操作、重复性好，被认为是测量腹内压的金标准。具体方法是向膀胱内置1根Foley导管，排空膀胱，注入50~100ml生理盐水，通过"T"形连接或三通接头导管与测压器连接。患者仰卧，以耻骨联合为"0"点，水柱高度即为腹内压。但部分患者结肠上区水肿、渗出严重，上腹张力很高，而下腹张力基本正常；或胰腺炎病变局限，腹膜后水肿、渗出严重，但游离腹腔内压升高不明显，此时膀胱内压测定正常不能排除ACS的存在，必须结合临床和其他检查才能明确诊断。

## 考点4　治疗

**1. 监测**　ICU内进行监护与治疗，常用措施包括生命体征、IAP和血流动力学的监测。

**2. 体位**　腹内压的监测患者一般取仰卧位。常用床头抬高预防吸入性肺炎的发生，但这种体位的改变反而可以增加IAP，床头提高≥20°腹内压增高2mmHg。ARDS患者采取俯卧位通气同样会增加腹内压。

**3. 液体复苏**　一般情况下，PAWP和中心静脉压（CVP）升高，心排血量（CO）下降，提示液体过多，应予立即利尿。但在IAH/ACS时则相反，要求给予液体输入，而不是利尿。

**4. 机械通气**　由于气管内压力升高，患者易发生高碳酸血症、肺泡萎陷、功能残气量下降、肺内分流升高。因此，要求降低患者的潮气量，并采用压力控制机械通气，推荐使用呼气末正压（PEEP）。

**5. 奥曲肽**　使用奥曲肽不仅可减少胃肠道消化液分泌从而降低IAP，还可以通过抑制中性粒细胞浸润而减轻腹内脏器再灌注时的氧化损伤。

**6. 肌松药物**　通过松弛腹壁来降低IAP，尽管近期效果较好，但患者此后可死于严重的感染和心肺并发症。

**7. 胃肠动力药**　肠梗阻时肠腔内的气体和液体会导致腹内压升高和ACS的发生。胃肠动力药，如红霉素、甲氧氯普胺（胃复安）、新斯的明可以帮助清空肠内容物和减少腹腔容积。但至今为止，仍未有明确获益的循证医学证据。

**8. 血液滤过**　床旁血液滤过治疗ACS取得好的效果。通过对流或吸附，血液滤过可降低炎症介质浓度和减轻机体炎症反应；同时通过超滤作用可减轻腹腔内脏器和腹壁水肿，从而可以降低IAP。

**9. 穿刺引流**　患者存在明显的腹腔内积液时可在CT或超声的引导下进行腹腔穿刺。存在明显的腹膜后液体积聚时，也可腹膜后穿刺引流。

**10. 开腹减压手术**　分为3个阶段；①打开腹腔，控制出血和（或）腹腔污染，腹部临时封闭；②主要是恢复重要器官的生理功能，给予有效复苏、复温；③待生理功能正常，处理好伤口即最终闭合腹腔。

**11. 多种模式的临时关腹**　①毛巾钳夹封法；②波哥大袋法；③聚丙烯网；④真空辅助技术。真空辅助技术其优点是使腹腔与外界隔开，对肠管起到了保温、保湿作用，减少腹壁和肠道之间粘连的形成，有助于更好延期腹腔闭合；持续的负压利于炎症和水肿的消退，大大减少换药次数，也减少院内感染发生率；负压提高组织灌注，促进局部血流量和组织氧合，并刺激肉芽组织的形成，加速伤口愈合。

# 第五节　消化系统相关重症的ICU处理

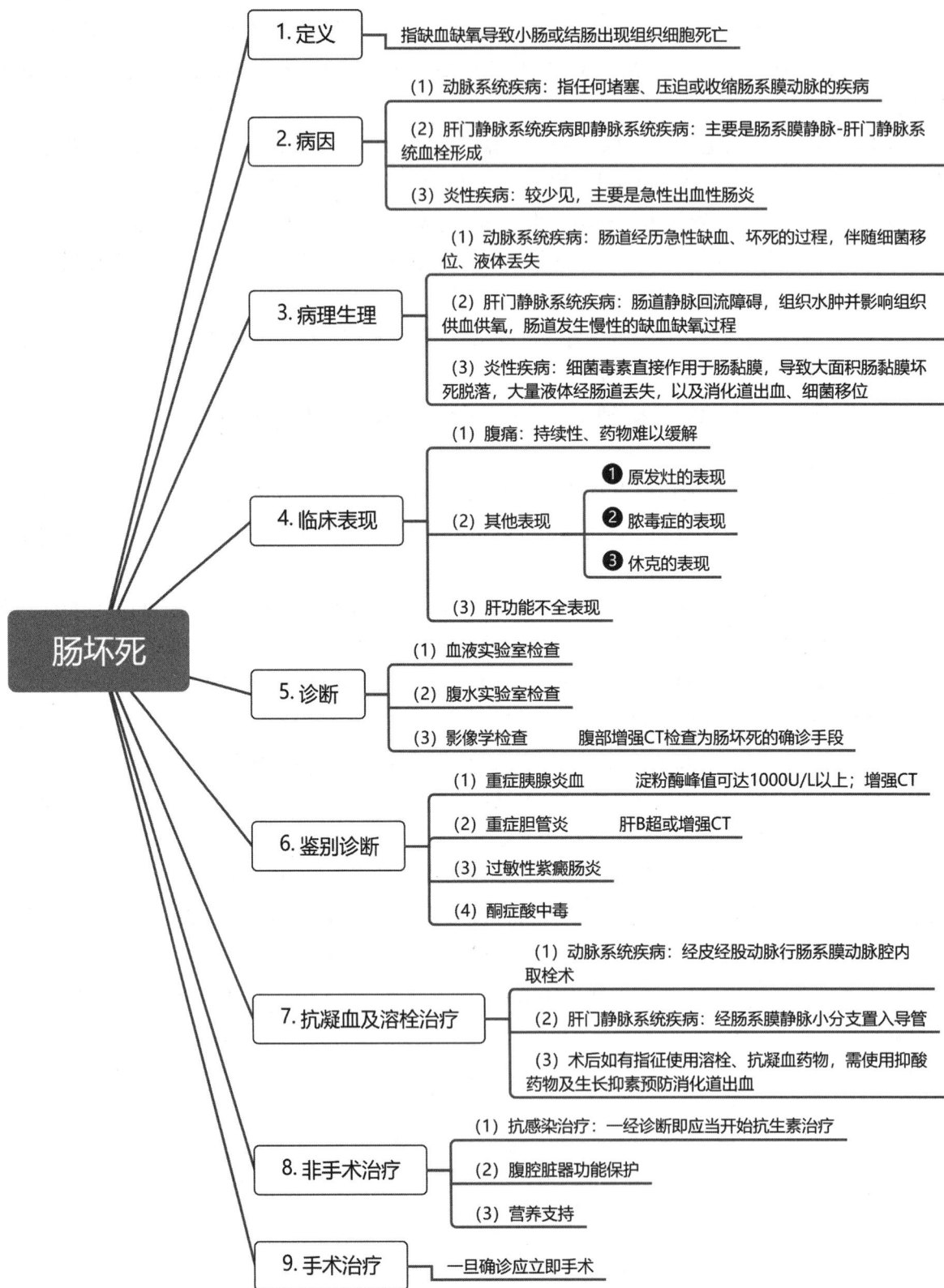

**肠坏死**

**1. 定义** —— 指缺血缺氧导致小肠或结肠出现组织细胞死亡

**2. 病因**
- (1) 动脉系统疾病：指任何堵塞、压迫或收缩肠系膜动脉的疾病
- (2) 肝门静脉系统疾病即静脉系统疾病：主要是肠系膜静脉-肝门静脉系统血栓形成
- (3) 炎性疾病：较少见，主要是急性出血性肠炎

**3. 病理生理**
- (1) 动脉系统疾病：肠道经历急性缺血、坏死的过程，伴随细菌移位、液体丢失
- (2) 肝门静脉系统疾病：肠道静脉回流障碍，组织水肿并影响组织供血供氧，肠道发生慢性的缺血缺氧过程
- (3) 炎性疾病：细菌毒素直接作用于肠黏膜，导致大面积肠黏膜坏死脱落，大量液体经肠道丢失，以及消化道出血、细菌移位

**4. 临床表现**
- (1) 腹痛：持续性、药物难以缓解
- (2) 其他表现
  - ❶ 原发灶的表现
  - ❷ 脓毒症的表现
  - ❸ 休克的表现
- (3) 肝功能不全表现

**5. 诊断**
- (1) 血液实验室检查
- (2) 腹水实验室检查
- (3) 影像学检查　　　　腹部增强CT检查为肠坏死的确诊手段

**6. 鉴别诊断**
- (1) 重症胰腺炎血　　　淀粉酶峰值可达1000U/L以上；增强CT
- (2) 重症胆管炎　　　肝B超或增强CT
- (3) 过敏性紫癜肠炎
- (4) 酮症酸中毒

**7. 抗凝血及溶栓治疗**
- (1) 动脉系统疾病：经皮经股动脉行肠系膜动脉腔内取栓术
- (2) 肝门静脉系统疾病：经肠系膜静脉小分支置入导管
- (3) 术后如有指征使用溶栓、抗凝血药物，需使用抑酸药物及生长抑素预防消化道出血

**8. 非手术治疗**
- (1) 抗感染治疗：一经诊断即应当开始抗生素治疗
- (2) 腹腔脏器功能保护
- (3) 营养支持

**9. 手术治疗** —— 一旦确诊应立即手术

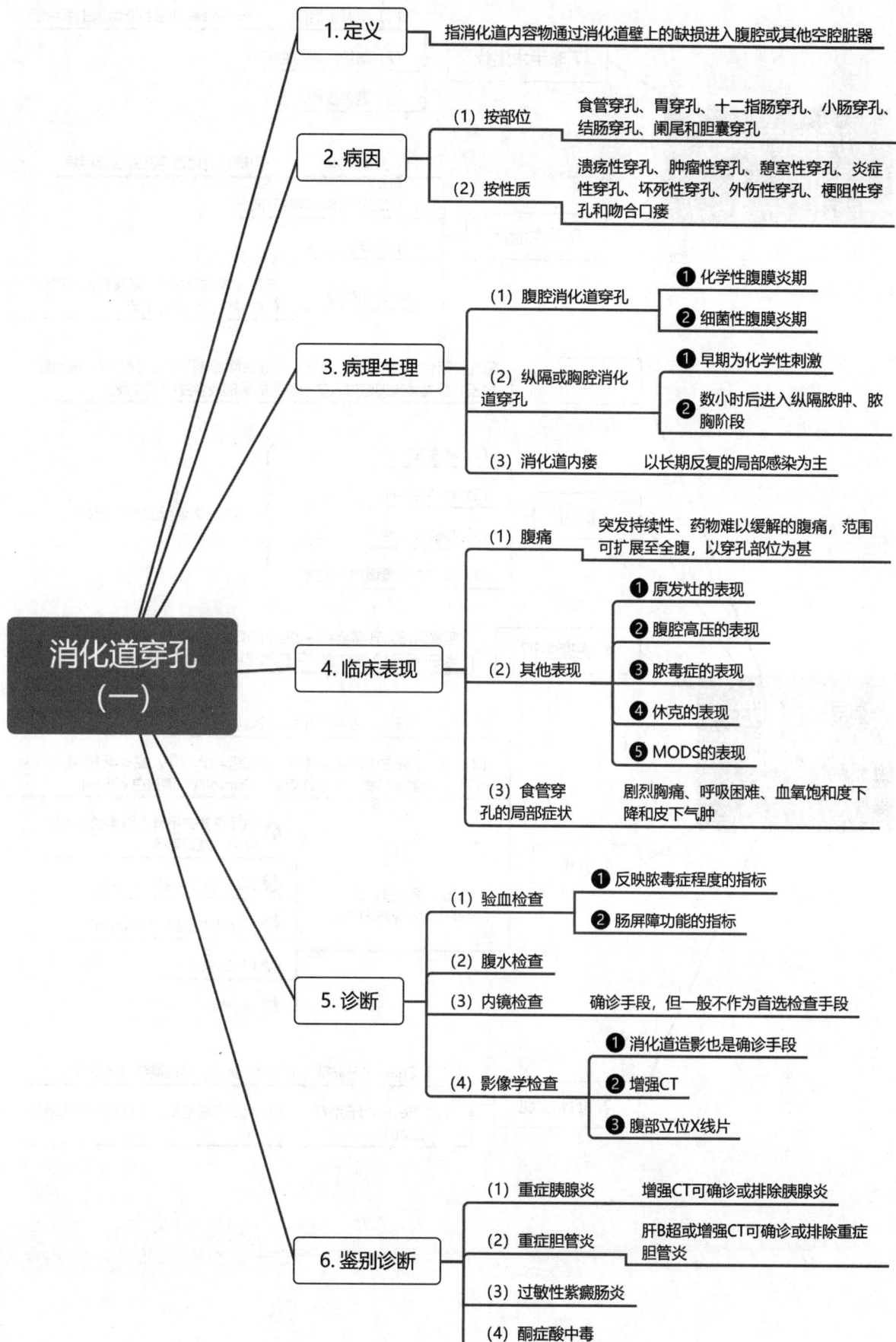

## 消化道穿孔（一）

**1. 定义** —— 指消化道内容物通过消化道壁上的缺损进入腹腔或其他空腔脏器

**2. 病因**
- （1）按部位 —— 食管穿孔、胃穿孔、十二指肠穿孔、小肠穿孔、结肠穿孔、阑尾和胆囊穿孔
- （2）按性质 —— 溃疡性穿孔、肿瘤性穿孔、憩室性穿孔、炎症性穿孔、坏死性穿孔、外伤性穿孔、梗阻性穿孔和吻合口瘘

**3. 病理生理**
- （1）腹腔消化道穿孔
  - ❶ 化学性腹膜炎期
  - ❷ 细菌性腹膜炎期
- （2）纵隔或胸腔消化道穿孔
  - ❶ 早期为化学性刺激
  - ❷ 数小时后进入纵隔脓肿、脓胸阶段
- （3）消化道内瘘 —— 以长期反复的局部感染为主

**4. 临床表现**
- （1）腹痛 —— 突发持续性、药物难以缓解的腹痛，范围可扩展至全腹，以穿孔部位为甚
- （2）其他表现
  - ❶ 原发灶的表现
  - ❷ 腹腔高压的表现
  - ❸ 脓毒症的表现
  - ❹ 休克的表现
  - ❺ MODS的表现
- （3）食管穿孔的局部症状 —— 剧烈胸痛、呼吸困难、血氧饱和度下降和皮下气肿

**5. 诊断**
- （1）验血检查
  - ❶ 反映脓毒症程度的指标
  - ❷ 肠屏障功能的指标
- （2）腹水检查
- （3）内镜检查 —— 确诊手段，但一般不作为首选检查手段
- （4）影像学检查
  - ❶ 消化道造影也是确诊手段
  - ❷ 增强CT
  - ❸ 腹部立位X线片

**6. 鉴别诊断**
- （1）重症胰腺炎 —— 增强CT可确诊或排除胰腺炎
- （2）重症胆管炎 —— 肝B超或增强CT可确诊或排除重症胆管炎
- （3）过敏性紫癜肠炎
- （4）酮症酸中毒

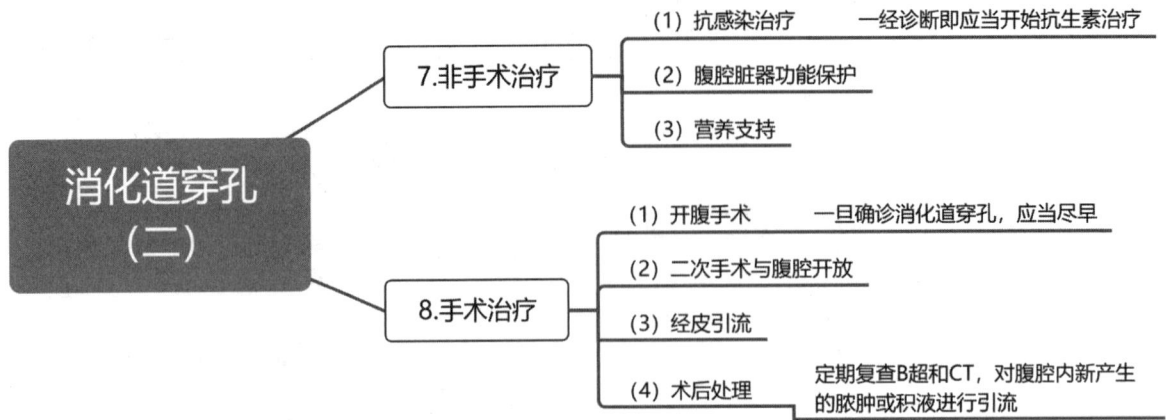

消化道穿孔（二）

**7. 非手术治疗**
- （1）抗感染治疗　一经诊断即应当开始抗生素治疗
- （2）腹腔脏器功能保护
- （3）营养支持

**8. 手术治疗**
- （1）开腹手术　一旦确诊消化道穿孔，应当尽早
- （2）二次手术与腹腔开放
- （3）经皮引流
- （4）术后处理　定期复查B超和CT，对腹腔内新产生的脓肿或积液进行引流

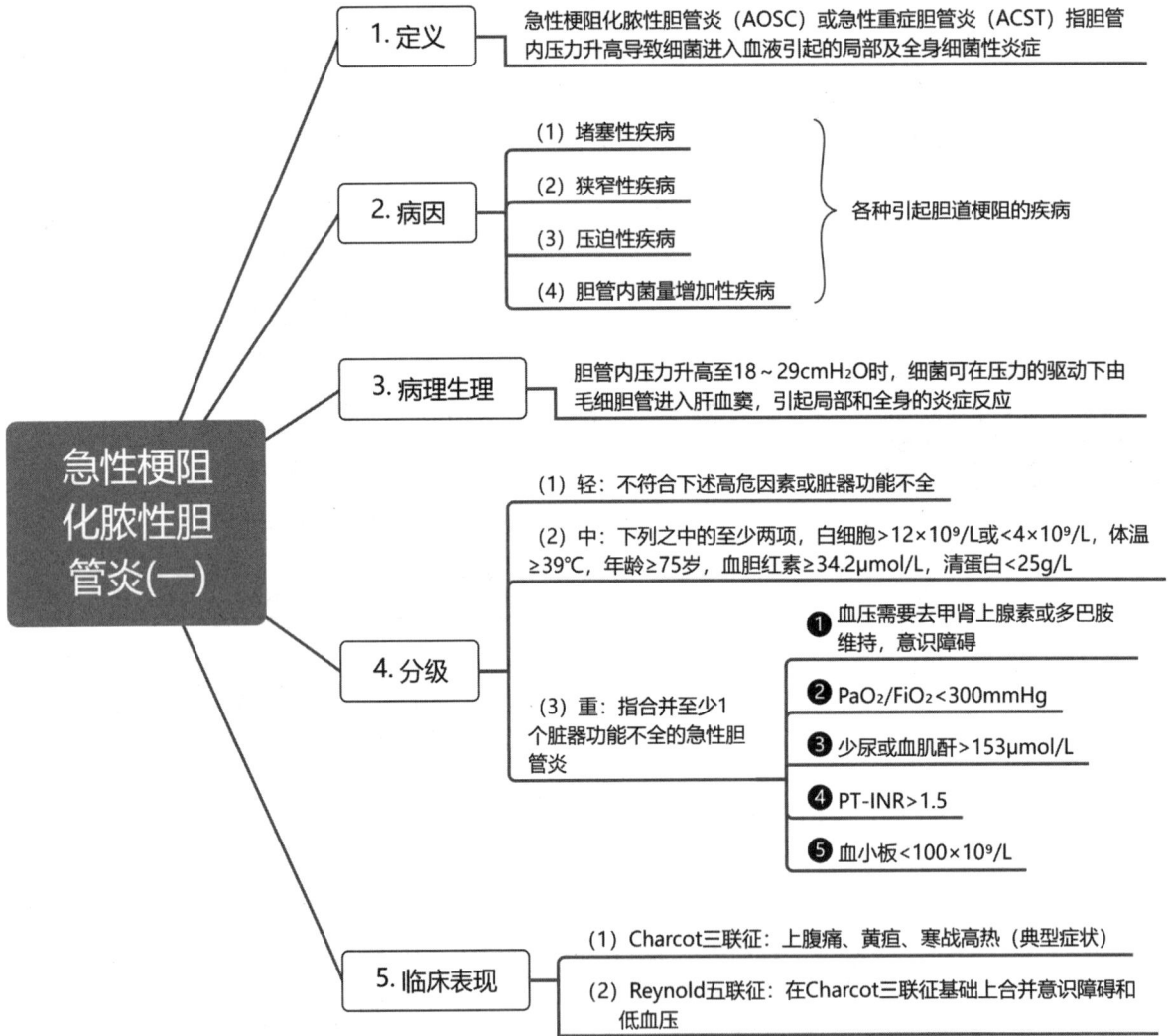

急性梗阻化脓性胆管炎(一)

**1. 定义**　急性梗阻化脓性胆管炎（AOSC）或急性重症胆管炎（ACST）指胆管内压力升高导致细菌进入血液引起的局部及全身细菌性炎症

**2. 病因**
- （1）堵塞性疾病
- （2）狭窄性疾病
- （3）压迫性疾病
- （4）胆管内菌量增加性疾病

　各种引起胆道梗阻的疾病

**3. 病理生理**　胆管内压力升高至18～29cmH$_2$O时，细菌可在压力的驱动下由毛细胆管进入肝血窦，引起局部和全身的炎症反应

**4. 分级**
- （1）轻：不符合下述高危因素或脏器功能不全
- （2）中：下列之中的至少两项，白细胞>12×10$^9$/L或<4×10$^9$/L，体温≥39℃，年龄≥75岁，血胆红素≥34.2μmol/L，清蛋白<25g/L
- （3）重：指合并至少1个脏器功能不全的急性胆管炎
  - ❶ 血压需要去甲肾上腺素或多巴胺维持，意识障碍
  - ❷ PaO$_2$/FiO$_2$<300mmHg
  - ❸ 少尿或血肌酐>153μmol/L
  - ❹ PT-INR>1.5
  - ❺ 血小板<100×10$^9$/L

**5. 临床表现**
- （1）Charcot三联征：上腹痛、黄疸、寒战高热（典型症状）
- （2）Reynold五联征：在Charcot三联征基础上合并意识障碍和低血压

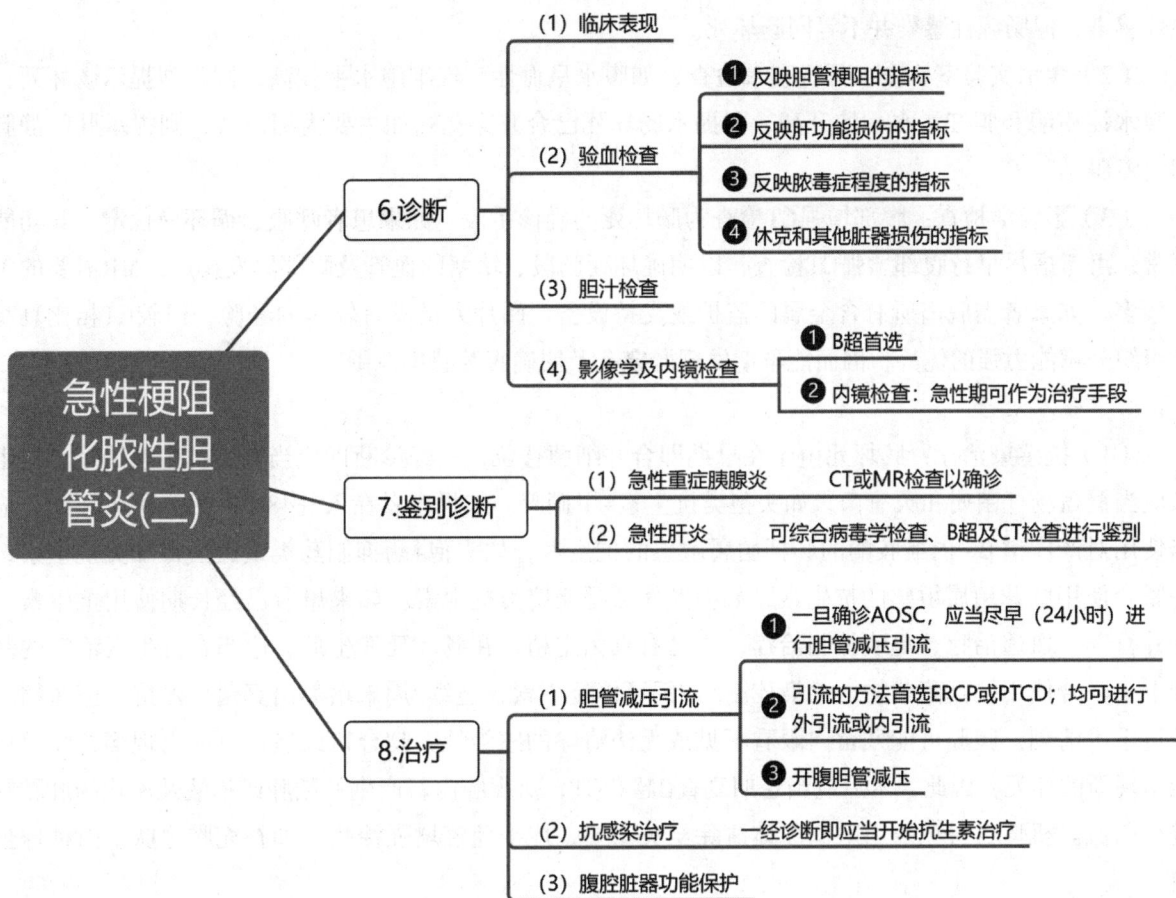

```
                            ┌─ (1) 临床表现
                            │
                            │                       ┌─ ❶ 反映胆管梗阻的指标
                            │                       │
                            │                       ├─ ❷ 反映肝功能损伤的指标
                            │  (2) 验血检查 ─────────┤
                ┌─ 6.诊断 ──┤                       ├─ ❸ 反映脓毒症程度的指标
                │           │                       │
                │           │                       └─ ❹ 休克和其他脏器损伤的指标
                │           │
                │           ├─ (3) 胆汁检查
                │           │
                │           │                       ┌─ ❶ B超首选
                │           └─ (4) 影像学及内镜检查 ─┤
┌───────────┐   │                                   └─ ❷ 内镜检查：急性期可作为治疗手段
│ 急性梗阻  │   │
│ 化脓性胆  ├───┤            ┌─ (1) 急性重症胰腺炎      CT或MR检查以确诊
│ 管炎(二)  │   ├─ 7.鉴别诊断┤
└───────────┘   │            └─ (2) 急性肝炎           可综合病毒学检查、B超及CT检查进行鉴别
                │
                │                                  ┌─ ❶ 一旦确诊AOSC，应当尽早（24小时）进
                │                                  │     行胆管减压引流
                │           ┌─ (1) 胆管减压引流 ────┤  ❷ 引流的方法首选ERCP或PTCD；均可进行
                └─ 8.治疗 ──┤                       │     外引流或内引流
                            │                       └─ ❸ 开腹胆管减压
                            │
                            ├─ (2) 抗感染治疗        一经诊断即应当开始抗生素治疗
                            │
                            └─ (3) 腹腔脏器功能保护
```

📝 **考点 1** **肠坏死**

**1. 临床表现**

（1）腹痛：肠道血供中止后，肠道肌层痉挛，因此持续性、药物难以缓解的腹痛是肠坏死的首发表现。引起肠坏死的病因通常已有腹痛、腹胀、呕吐等腹部症状，当腹痛症状程度加重，或变为持续性时，应当考虑肠坏死的可能性。如果肠坏死系动脉性疾病所致，腹痛程度可在起病初期就达到高峰，而消化道出血、脓毒症症状也可在起病初期就出现。如果病因为肝门静脉性疾病，腹痛程度可在起病后较长时间才加重。

（2）其他表现：如果在原先症状的基础上，合并如下表现时，也应当考虑合并肠坏死：①原发灶的表现，如消化道出血、血性腹水、腹膜炎；②脓毒症的表现如高热、寒战；③休克的表现，如烦渴、尿少、意识障碍、肢端皮肤冰冷。

（3）肝功能不全表现：肝门静脉性疾病由于肝门静脉血流减少，可出现肝功能不全的表现，如黄疸、肝性脑病、大量腹水。

**2. 诊断**　肠坏死并非一独立疾病，而是各种导致肠缺血的疾病发展到一定程度的结果，因此，需要结合前述的病因、原发灶表现、脓毒症和休克表现，并根据如下检验检查指标综合诊断。

（1）血液实验室检查：应包括凝血功能，以明确机体有无高凝血状态，溶栓或抗凝血治疗有无禁忌；反映脓毒症程度的指标，如白细胞、中性粒细胞比例、PCT、CRP、IL-6、内毒素、血病原体培养等；休克的指标，如乳酸、碱剩余、$ScvO_2$、$SvO_2$等；肝功能指标，如胆红素、肝酶等；有条件的单位还应包括肠屏障功能的指标，如血淀粉酶、D-乳酸、二胺氧化酶。需注意上述指标可提示肠源性感染，但肠源性感染并不等同肠坏死。

（2）腹水实验室检查：可行腹水检查，如腹水呈血性、红细胞水平较高，则强烈提示肠坏死；如腹水淀粉酶和胆红素水平均升高，则提示肠坏死已合并穿孔；如主要为漏出液，则提示肝门静脉回流障碍。

（3）影像学检查：腹部增强CT检查为肠坏死的确诊手段。如果患者呼吸、循环尚稳定，肾功能正常，可考虑尽早行腹部增强CT检查，以明确坏死肠段、堵塞的血管及腹部原发疾病。MR需要的条件较多，如患者需脱离所有含金属的监护或支持设备，阅片人员需有较多的经验，但较CT相比具有软组织分辨能力强的优势，因而能早期发现肠穿孔及明确腹腔感染范围。

3. 非手术治疗

（1）抗感染治疗：肠坏死由于在早期即合并细菌移位，一经诊断即应当开始抗生素治疗。抗生素应当覆盖肠杆菌属和厌氧菌，如头孢类抗生素+甲硝唑。如果患者在入院48小时后发生肠坏死，应当使用对产广谱β-内酰胺酶的肠杆菌属敏感的抗生素，如头孢+酶抑制药类或碳氢霉烯类抗生素，并联合使用肠球菌属敏感的抗生素，如糖肽类或噁唑烷类抗生素。如果患者已经长期使用抗生素、肠外营养、血透治疗、免疫抑制治疗，或已有真菌定植，在肠坏死发生后，应当在抗生素治疗的基础上，联合使用抗真菌药物。感染控制3~7天可停抗生素，连续2周未培养出真菌可停抗真菌药物。经过手术清创，腹腔可能残留肉眼看不见或无法清除的感染灶，吻合口或造口可能出现瘘，肠道可能出现新的坏死，因此，术后应当定期复查B超和CT，对腹腔内新产生的脓肿或积液及液化的肝脓肿进行引流。机体自身免疫力对病原体清除至关重要，应予免疫增强治疗，如补充胸腺肽、丙种球蛋白。

（2）腹腔脏器功能保护：肠坏死通常合并多种类型的休克，肠道和肝的血供和微循环已经受影响，因此，应当保证腹腔的灌注以避免肠道、肝损伤加重。一方面应当通过氧疗、机械通气、输血、液体复苏、正性肌力药物和血管活性药物等方法纠正低氧血症、贫血和低血压，另一方面通过增加血浆胶体渗透压、限制液体入量、腹腔引流、胃肠减压、肛管排气等方法降低腹腔压力和肠腔压力。对于肝门静脉血栓形成的患者，在保证腹腔灌注的前提下，可使用护肝药物改善肝细胞功能，并且尽量避免使用具有肝毒性的药物。

（3）营养支持：在血供未恢复正常的情况下，肠内营养会增加肠道的氧耗、加重缺血。因此，肠坏死术后呼吸、循环系统稳定，腹腔压力下降，影像学检查提示肠道血供正常、未见吻合口或造口，肛门或造口排气排便恢复后，可开始肠内营养。肠内营养应当从短肽或氨基酸类配方开始，并添加谷氨酰胺及短链脂肪酸，以保证肠黏膜上皮细胞的营养、促进其再生。如果引起肠坏死的病因是肝门静脉血栓形成，在开始肠内营养后，仍应继续使用抑酸药物以预防消化道出血；肠内营养应当添加支链氨基酸、中链脂肪乳、谷氨酰胺以保护肝功能。

4. 手术治疗　一旦确诊肠坏死，应当尽早行急诊手术，切除坏死和缺血肠段，并冲洗腹腔，充分引流，吻合血供正常的肠管。如果腹腔感染严重，肠管吻合口难以生长，可将血供正常的肠管行腹壁造口，此法可在术后继续观察肠黏膜的血供情况，但消化液丢失可能较多，需及时补充水电解质。

术中判断肠管血供正常的方法：可直接观察肠系膜缘动脉搏动、肠管蠕动和颜色以判断肠管血供是否正常，也可行术中血管彩超或静注荧光素法。如仍难以判断，可在肠系膜动脉主干内注射罂粟碱、依前列醇并观察肠管血供、蠕动是否恢复，如能够恢复则留置肠系膜动脉导管以备术后继续灌注此类药物。如仍难以判断，可将可疑肠管置于腹腔外以备术后观察，或术后12~36小时行再次腹腔探查。

### 考点2 消化道穿孔

**1. 临床表现**

（1）腹痛：消化道穿孔后，由于化学性及细菌刺激腹膜，患者主要表现为突发持续性、药物难以缓解的腹痛，范围可扩展至全腹，以穿孔部位为甚。有些引起穿孔的病因，如肠梗阻、肠坏死，穿孔前已有腹痛、腹胀、呕吐等症状，当腹痛症状程度突然加重，或范围扩大，或变为持续性时，应当考虑穿孔的可能性。

（2）其他表现：老年人、肥胖患者、镇静镇痛患者及昏迷患者腹痛程度可能较轻，因此，合并如下表现时，也应当考虑合并穿孔：①原发灶的表现，如压痛、反跳痛、肝浊音区消失、皮下气肿；②腹腔高压的表现，如腹胀、腹围急剧增加、下肢及会阴水肿；③脓毒症的表现，如高热、寒战；④休克的表现，如烦渴、尿少、意识障碍、肢端皮肤冰冷；⑤MODS的表现，如气促、血氧饱和度下降、血压下降、心率增快和心律失常。

（3）食管穿孔的局部症状：剧烈胸痛、呼吸困难、血氧饱和度下降和皮下气肿。

**2. 诊断** 消化道穿孔需早期诊断，明确穿孔部位。除了前述的原发灶、脓毒症、休克和MODS表现外，消化道穿孔的诊断还可以结合如下的检验检查指标综合判断，但不能因为检验检查而耽误治疗时机。

（1）验血检查：应包括反映脓毒症程度的指标，如白细胞、中性粒细胞比例、降钙素原（PCT）、C-反应蛋白（CRP）、白介素-6（IL-6）、内毒素、血病原体培养等；休克的指标，如乳酸、碱剩余等；肠屏障功能的指标，如血淀粉酶、D-乳酸、二胺氧化酶。需注意上述指标可提示肠源性感染，但肠源性感染并不等同消化道穿孔。

（2）腹水检查：可行口服或鼻饲亚甲蓝溶液检查，如果在胸腔或腹腔引流液中发现颜色变蓝，可基本明确消化道穿孔诊断，此法在上消化道穿孔尤为适用；由于亚甲蓝溶液在小肠吸收，因此，用于下消化道穿孔诊断价值有限。进一步的腹水检查可初步定位穿孔部位，例如Whipple术后通过引流液淀粉酶、胆红素水平和pH初步判断是哪一个吻合口发生渗漏，结肠术后根据引流液涂片细菌量初步判断有无结肠吻合口瘘。

（3）内镜检查：内镜检查是消化道穿孔的确诊手段，具有直观、可同时行病理检查及留置引流管或营养管的优点，适用于食管、胃、十二指肠及结直肠穿孔的检查，但操作费时、对检查人员经验要求较高，且操作过程中需向消化道内注入气体，本身可引起或加重消化道穿孔，亦不能进行穿孔修补，故一般不作为首选检查手段。少数病例，如食管支气管瘘，可通过内镜检查同时置入生物蛋白胶堵塞瘘口。

（4）影像学检查：消化道造影也是穿孔的确诊手段，适用于全消化道。如果患者呼吸、循环尚稳定，可考虑尽早行消化道造影检查，以明确穿孔诊断及部位；造影剂可选用稀释10~20倍的碘普罗胺注射液，注射部位、速度及液量根据拟诊的穿孔部位而定。增强CT有助于鉴别其他急腹症及发现腹腔积液和脓肿，可明确诊断游离气体较多的消化道穿孔，对于无游离气体的消化道穿孔则诊断价值有限。腹部立位X线片亦可明确诊断膈下游离气体较多的消化道穿孔。MR需要的条件较多，如患者需脱离所有含金属的监护或支持设备，读片人员需有较多的经验，但较CT相比具有软组织分辨能力强的优势，因而能早期发现穿孔部位及明确腹腔感染范围。

3. 非手术治疗

（1）抗感染治疗：消化道穿孔一经诊断即应当开始抗生素治疗。抗生素应当覆盖肠杆菌属和厌氧菌，如头孢类抗生素+甲硝唑。如果患者在入院48小时后发生穿孔，应当使用对产ESBL的肠杆菌属敏感的抗生素，如头孢菌素+酶抑制药类或碳氢霉烯类抗生素，并联合使用肠球菌属敏感的抗生素如糖肽类或噁唑烷类抗生素。如果患者已经长期使用抗生素、肠外营养、血透治疗、免疫抑制治疗，或已有真菌定植，在穿孔发生后，应当在抗生素治疗的基础上，联合使用抗真菌药物。感染控制3~7天可停抗生素，连续2周未培养出真菌可停抗真菌药物。机体自身免疫力对病原体清除至关重要，应予免疫增强治疗，如补充胸腺肽、丙种球蛋白。

（2）腹腔脏器功能保护：消化道穿孔通常合并多种类型的休克，腹腔脏器的血供和微循环已经受影响，因此，应当保证腹腔的灌注以避免脏器损伤加重。一方面应当通过氧疗、机械通气、输血、液体复苏、正性肌力药物和血管活性药物等方法纠正低氧血症、贫血和低血压，另一方面通过增加血浆胶体渗透压、限制液体入量、腹腔引流、胃肠减压、肛管排气等方法降低腹腔压力和肠腔压力。

（3）营养支持：消化道穿孔修补或造口后，为减轻消化液对修补部位或吻合口的腐蚀作用，控制腹腔压力，早期需使用抑酸药物及生长抑素减少消化液分泌，必要时联用消化道减压。待腹腔感染控制、腹腔压力下降，未出现新的消化道穿孔，呼吸、循环系统稳定，肛门或造口排气排便恢复后，可开始肠内营养。对于空肠或以上的消化道穿孔，肠内营养的给药部位应当在穿孔部位远端；对于回肠或以下的消化道穿孔，肠内营养的给药部位应当位于上消化道，并选用不含纤维素的制剂，以减轻远处穿孔部位的压力。肠内营养应当添加谷氨酰胺及短链脂肪酸，以保证肠黏膜上皮细胞的营养、促进其再生。肠内营养的热量可逐渐增加，达到全量后可逐渐停止肠外营养并逐渐过渡到经口进食，期间需密切注意患者的耐受情况，既要考虑营养需求，又要根据耐受情况调整肠内营养速度，因为腹腔感染可导致麻痹性肠梗阻，腹腔粘连可导致机械性肠梗阻，都可明显降低患者对肠内营养的耐受力，导致消化道内压力的增加甚至再次出现穿孔。

4. 手术治疗

（1）开腹手术：一旦确诊消化道穿孔，应当尽早：①终止消化道内容物继续通过瘘口；②清除已经通过瘘口的消化道内容物；③清除并引流感染灶。开腹手术能同时、彻底地达到这3个目的。因此，对于血供较丰富的消化道穿孔，如食管、胃、十二指肠，即使腹腔感染较重，也应当争取一期修补。对于血供较差的消化道，如小肠、结肠，由于瘘口修补后愈合困难，可将瘘口置于腹壁外，利用腹壁肌层丰富的血供及相对清洁的环境，促进瘘口愈合。对于造口困难的消化道，如胆管或粘连严重的肠道，修补后再次穿孔的发生率极高，可在缩小瘘口的同时经瘘口放入引流管进行外引流以减轻腹腔感染，同时在相应的消化道管腔内留置引流管以减轻消化道内容物对瘘口的压力。修补或造瘘后应彻底冲洗腹腔，在感染部位及穿孔周围放置引流管。

（2）二次手术与腹腔开放：少数情况下，消化道穿孔经手术治疗不能控制感染灶，无法修补穿孔部位或进行造瘘，患者仍处于严重的脓毒症休克状态，应采取暂时关腹措施，待脓毒症休克状态得到控制、腹腔感染开始局限，再进行二次开腹手术以彻底清除感染灶及恢复肠道连续性。如合并重度腹腔高压（腹腔压力>25mmHg）或腹壁大面积缺损，可采取腹腔开放措施，术后争取1周内关腹以避免继发感染。

（3）经皮引流：少数消化道穿孔，在内容物外漏已局限包裹形成脓肿时，可考虑不进行非大手术治疗，仅做穿刺引流，必要时联合消化道减压及局部冲洗，例如阑尾脓肿、食管穿孔形成纵隔脓肿等。如果消化道穿孔后漏出物及腹腔感染不能局限，不进行手术治疗、仅做穿刺引流可导致腹腔感染反复、病情迁延不愈，此时穿刺引流应只作为控制感染的辅助手段。

（4）术后处理：经过手术清创或经皮引流，腹腔可能残留肉眼看不见或无法清除的感染灶，修补部位及造瘘口周围可能再次出现穿孔，因此，术后应当定期复查B超和CT，对腹腔内新产生的脓肿或积液进行引流。

### 📝 考点3 急性梗阻化脓性胆管炎（AOSC）或急性重症胆管炎（ACST）

急性梗阻化脓性胆管炎是指胆管内压力升高导致细菌进入血液引起的局部及全身细菌性炎症，由于细菌及毒素进入血液的量较大，是最凶险的消化系统重症。

1. 临床表现　AOSC的典型症状包括上腹痛、黄疸、寒战高热，即Charcot三联征。上腹痛的程度：阻塞性疾病>狭窄性疾病>压迫性疾病；胆囊病变>胆总管病变>肝内胆管病变。肝区压痛而其他腹部缺乏阳性体征是AOSC与其他急腹症鉴别的要点。黄疸见于大部分患者，在肝内胆管病变，或胆肠吻合术后、胆总管支架/引流管置入术后患者可不明显。如果在Charcot三联征基础上合并意识障碍和低血压，则称为Reynold五联征。

2. 治疗

（1）胆管减压引流：一旦确诊AOSC，应当尽早（24小时内）进行胆管减压引流。引流的方法首选经内镜逆行胰胆管成像（ERCP）或经皮肝穿刺胆道引流（PTCD）；ERCP和PTCD均可进行外引流或内引流。①ERCP：优势包括可进行十二指肠乳头切开、可进行取石操作，胆总管引流成功率高，风险包括可能加重胆管炎及诱发胰腺炎。②PTCD：优势包括可作为胆总管无法通过时的替代措施，以及操作对患者的刺激较小，风险包括胆总管引流成功率低，可能引起胆汁性腹膜炎及腹腔出血、增加住院时间。③开腹胆管减压：一般情况下不作为首选，但适用于胆管解剖改变、不能进行ERCP或PTCD的情况，如胆管空肠吻合术后的患者。

（2）抗感染治疗：AOSC一经诊断即应当开始抗生素治疗。抗生素的选择应首先考虑病原体的敏感程度，再考虑胆汁内浓度。使用抗生素前尽快留取胆汁及血液病原体培养，并根据培养结果进行抗生素降阶梯治疗。

选用抗生素时还需结合本单位细菌流行病学、之前使用何种抗生素及患者肝、肾功能等情况。社区获得性AOSC主要致病菌为大肠埃希菌、肺炎克雷伯菌及肠球菌，而院内获得性，如胆肠吻合术后反流性胆管炎、胆管支架堵塞所致的AOSC，致病菌需考虑MRSA、VRE及假单胞菌属。

根据急性胆管炎和胆囊炎的抗生素治疗（东京指南2018版），对于轻度急性胆管炎，可选用头孢第一或第二代抗生素，如头孢唑林、头孢美洛，或氨苄西林舒巴坦；对于中、重度急性胆管炎，可选用头孢三/四代抗生素+甲硝唑，或氨苄西林舒巴坦/哌拉西林他唑巴坦+甲硝唑，或喹诺酮+甲硝唑，或碳氢霉烯类抗生素进行治疗。

轻度胆管炎抗生素疗程可持续3天，中、重度胆管炎抗生素疗程需持续7天，并根据体温、CRP、白细胞水平及菌血症是否消除决定是否停用抗生素。由于胆管内压力增加程度与细菌入血量成正比，应予生长抑素抑制胆汁分泌从而降低胆管内压力。机体自身免疫力对病原体清除至关重要，应予免疫增强治疗，如补充胸腺肽、丙种球蛋白。

（3）腹腔脏器功能保护：AOSC通常合并感染性休克，腹腔脏器特别是肝、肾的血供和微循环已经受影响，因此，应当保证腹腔的灌注以避免脏器损伤加重。

一方面应当通过氧疗、机械通气、输血、液体复苏、正性肌力药物和血管活性药物等方法纠正低氧血症、贫血和低血压，另一方面通过增加血浆胶体渗透压、限制液体入量、胃肠减压、肛管排气等方法降低腹腔压力和肠腔压力。在保证腹腔灌注的前提下，可酌情使用护肝药物，如多烯磷脂酰胆碱、谷氨酰胺以促进肝细胞修复，以及通过肠内营养、维生素$K_1$促进肝合成功能恢复。肠内或肠外营养制剂应补充支链氨基酸及中链脂肪乳，以减轻肝负担。定期复查肝B超或CT，如果发现液化的肝脓肿应当及时引流。

## 第六节 肝移植围术期管理

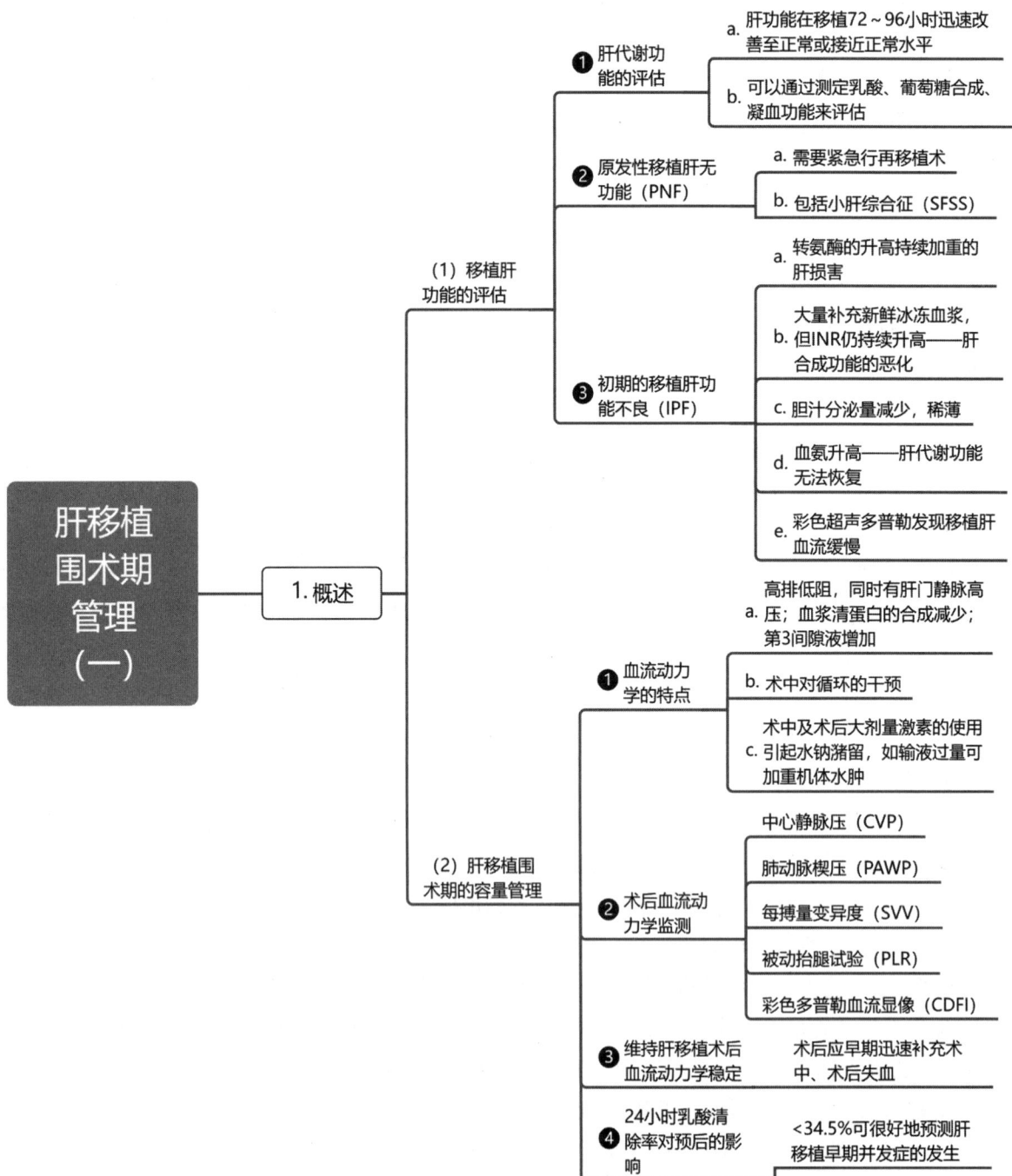

肝移植围术期管理（一）

**1. 概述**

**(1) 移植肝功能的评估**

❶ 肝代谢功能的评估
- a. 肝功能在移植72~96小时迅速改善至正常或接近正常水平
- b. 可以通过测定乳酸、葡萄糖合成、凝血功能来评估

❷ 原发性移植肝无功能（PNF）
- a. 需要紧急行再移植术
- b. 包括小肝综合征（SFSS）

❸ 初期的移植肝功能不良（IPF）
- a. 转氨酶的升高持续加重的肝损害
- b. 大量补充新鲜冰冻血浆，但INR仍持续升高——肝合成功能的恶化
- c. 胆汁分泌量减少，稀薄
- d. 血氨升高——肝代谢功能无法恢复
- e. 彩色超声多普勒发现移植肝血流缓慢

**(2) 肝移植围术期的容量管理**

❶ 血流动力学的特点
- a. 高排低阻，同时有肝门静脉高压；血浆清蛋白的合成减少；第3间隙液增加
- b. 术中对循环的干预
- c. 术中及术后大剂量激素的使用引起水钠潴留，如输液过量可加重机体水肿

❷ 术后血流动力学监测
- 中心静脉压（CVP）
- 肺动脉楔压（PAWP）
- 每搏量变异度（SVV）
- 被动抬腿试验（PLR）
- 彩色多普勒血流显像（CDFI）

❸ 维持肝移植术后血流动力学稳定
- 术后应早期迅速补充术中、术后失血

❹ 24小时乳酸清除率对预后的影响
- <34.5%可很好地预测肝移植早期并发症的发生

# 肝移植围术期管理（二）

## 1. 概述

### （3）肝移植围术期的器官功能支持

❶ 呼吸系统
- a. 机械通气（术后ICU的标准支持治疗）
- b. 人工通气时多采用PEEP促进肺氧合
- c. 一般术后12～36小时停机拔除气管插管

❷ 泌尿系统
- a. 避免过量液体负荷
- b. 尿量记录非常重要
- c. 减少肾毒性药物的使用
- d. 必要时可考虑透析治疗

❸ 凝血系统
- a. PT、APTT如延长至2倍正常值时应予纠正
- b. 腹腔内出血：抗休克的同时剖腹探查，控制出血，清理血块
- c. Budd-Chiari综合征存在高凝血状态，术后应当使用抗凝血药

❹ 神经系统
- a. 控制术后高渗透压高血钠
- b. CRRT
- c. 免疫抑制药物调整
- d. 脑出血的预防：Plt>50×10⁹/L
- e. 积极预防脑桥中央髓鞘溶解症（CPM）
- f. 预防性使用抗生素

❺ 消化系统
- 早期应常规使用预防应激性溃疡药物

### （4）肝移植术后营养支持

- a. 需加强代谢及肝功能监测
- b. 热量提供可从20～25kcal/（kg·d）开始，糖脂比6∶4或5∶5
- c. 严密监测血糖及血脂的代谢
- d. 适当提高补充的营养底物密度
- e. 蛋白质供给量1～1.5g/（kg·d）
- f. 密监测血清电解质的浓度
- g. 肠内营养（EN）是肝移植术后的最佳营养途径

肝移植围术期管理（三）

2. 肝移植围术期感染

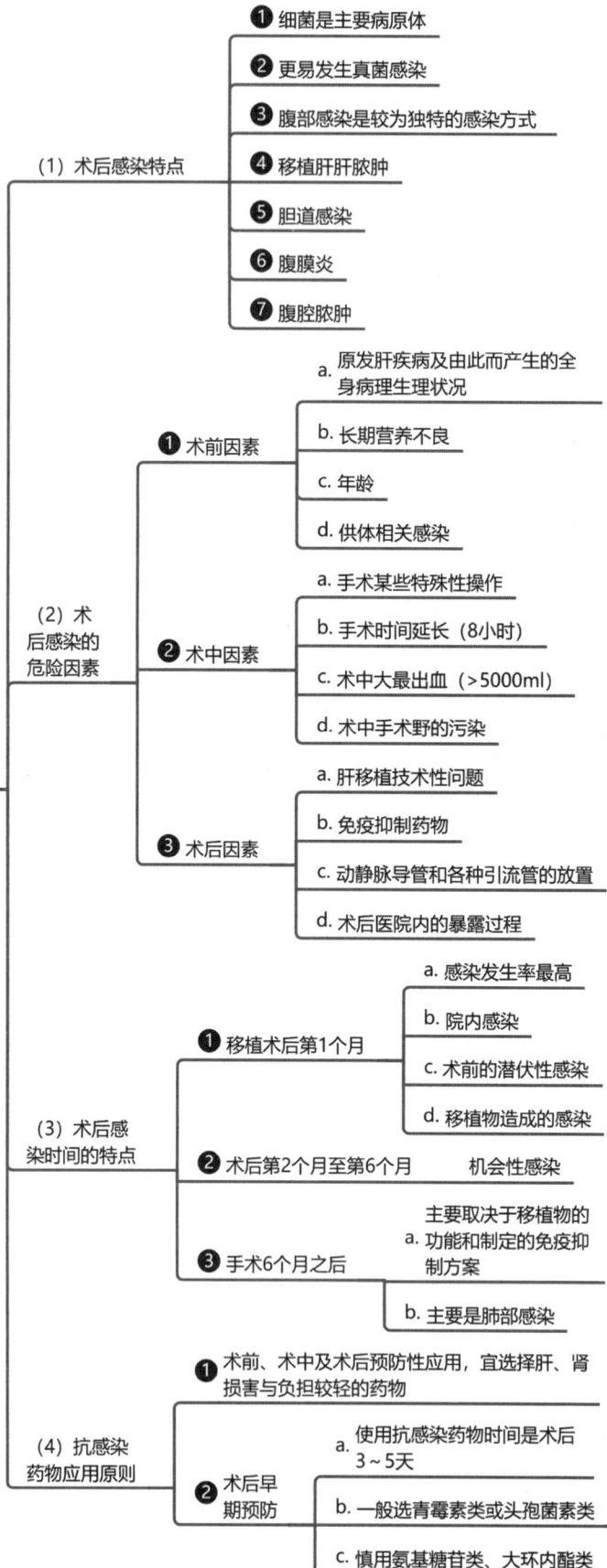

**(1) 术后感染特点**
- ❶ 细菌是主要病原体
- ❷ 更易发生真菌感染
- ❸ 腹部感染是较为独特的感染方式
- ❹ 移植肝肝脓肿
- ❺ 胆道感染
- ❻ 腹膜炎
- ❼ 腹腔脓肿

**(2) 术后感染的危险因素**
- ❶ 术前因素
  - a. 原发肝疾病及由此而产生的全身病理生理状况
  - b. 长期营养不良
  - c. 年龄
  - d. 供体相关感染
- ❷ 术中因素
  - a. 手术某些特殊性操作
  - b. 手术时间延长（8小时）
  - c. 术中大量出血（>5000ml）
  - d. 术中手术野的污染
- ❸ 术后因素
  - a. 肝移植技术性问题
  - b. 免疫抑制药物
  - c. 动静脉导管和各种引流管的放置
  - d. 术后医院内的暴露过程

**(3) 术后感染时间的特点**
- ❶ 移植术后第1个月
  - a. 感染发生率最高
  - b. 院内感染
  - c. 术前的潜伏性感染
  - d. 移植物造成的感染
- ❷ 术后第2个月至第6个月　机会性感染
- ❸ 手术6个月之后
  - a. 主要取决于移植物的功能和制定的免疫抑制方案
  - b. 主要是肺部感染

**(4) 抗感染药物应用原则**
- ❶ 术前、术中及术后预防性应用，宜选择肝、肾损害与负担较轻的药物
- ❷ 术后早期预防
  - a. 使用抗感染药物时间是术后3~5天
  - b. 一般选青霉素类或头孢菌素类
  - c. 慎用氨基糖苷类、大环内酯类

```
                                                    ❶ 提高早期诊断率

                                                    ❷ 发现更有效、毒性更低的药物

                                                                a. 再移植

                        2. 肝移植围    (5) 术后真                 b. 肌酐水平>176μmol/L
                        术期感染      菌感染的预防                     (2.0mg/dl)
                                                    ❸ 预防应用
                                                      抗真菌药      c. 胆管空肠吻合术
    肝移植
    围术期                                                      d. 应用>40U的血制品
    管理
    (四)                                                      e. 移植后3天内真菌菌落形成

                                                    (1) 血流动力学监测

                                                    (2) 供肝功能

                                                    (3) 凝血功能监测

                        3. 肝移植术后ICU的监测与治疗      (4) 出入量监测

                                                    (5) 神经系统

                                                    (6) 呼吸系统

                                                    (7) 肾功能监测

                                                    (8) 腹部情况
```

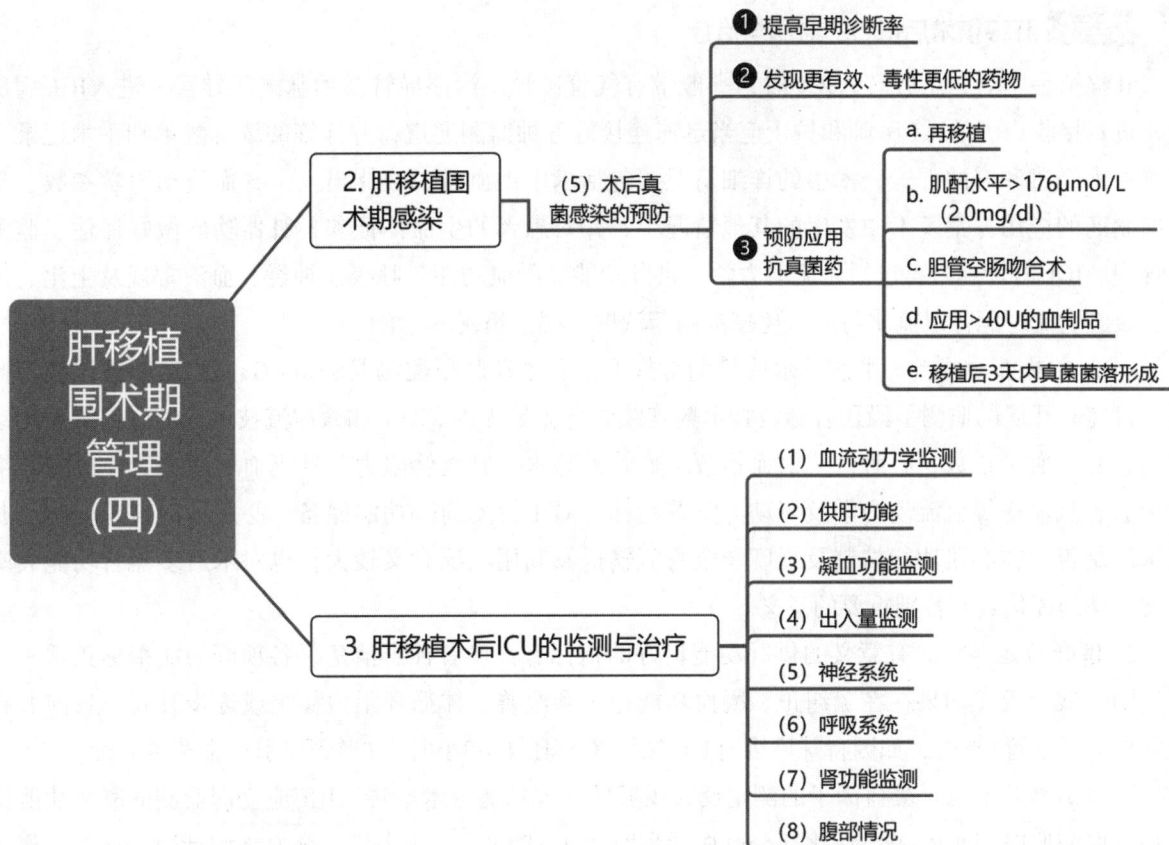

### 考点1 肝移植围术期感染

1. 肝移植围术期的抗感染药物应用原则　术前、术中及术后预防性应用抗感染药物，宜选择肝、肾损害与负担较轻的药物，多用头孢类或青霉素类（加酶抑制剂型）。慎用氨基糖苷类、磺胺类、大环内酯类。术后早期，在无明确临床感染证据与感染危险因素的情况下，预防性使用抗感染药物时间是术后3~5天。

2. 肝移植术后经验性抗感染药物的应用　经验应用抗感染药物宜选择对肝、肾损害较轻的药物，一般选青霉素类或头孢菌素类（慎用氨基糖苷类、大环内酯类）。

方案1：如肝移植受体无各项危险因素，经验性预防感染药物可选用氨苄西林、哌拉西林、三代头孢（头孢曲松、头孢他啶等）。手术当天术前30分钟静脉滴注1次抗感染药物。如手术时间延长，术中每3~4小时加用1次。预防性使用时间是术后3~5天。

方案2：如肝移植受体出现危险因素1项以上，经验性预防感染药物可选用加酶抑制的抗生素（如氨苄西林+克拉维酸、哌拉西林+他唑巴坦、头孢哌酮+舒巴坦）、四代头孢菌素（头孢吡肟），须加用抗真菌药物（氟康唑）。手术当天术前使用1次抗感染药物，术中每3~4小时加用1次，预防性使用时间是术后3~5天。

方案3：如肝移植受体出现危险因素中的感染性并发症，经验性预防感染药物可选用加酶抑制的抗感染药物（如替卡西林+克拉维酸、哌拉西林+他唑巴坦、头孢哌酮+舒巴坦）或四代头孢菌素（头孢吡肟）。须加用抗真菌药物（氟康唑）。手术前应使用抗菌药物进行有效控制。手术开始前使用1次抗感染药物，术中每3~4小时加用1次，术后根据感染是否得到控制决定使用抗感染药物的时间。此类患者宜在术前及时明确病原微生物及药物敏感试验结果，以利于手术后准确选用抗感染药物。

### 考点2 肝移植术后ICU的监测与治疗

　　肝移植手术后，患者转入ICU时，一般带有气管插管、漂浮导管及动脉测压导管。进入ICU病房后，负责接收患者的ICU医师和护士应当迅速连接好各种监测通道，并详细阅读麻醉单和手术记录，了解手术经过和麻醉方式，术中的详细情况（包括术中出血量、液体出入量、血流动力学参数、免疫抑制药的应用方案及术中发生的其他情况），并对患者的生命体征和各脏器功能做好评估、监测和管理。ICU内管理内容包括血流动力学、供肝功能、凝血功能、呼吸、神经、血液常规及生化、代谢、腹腔引流、胆汁引流质与量、免疫抑制药浓度、感染情况等。

　　1. 血流动力学监测　术前及术后早期常规保留有创动脉压监测及Swan-Ganz肺动脉漂浮导管监测，目前新开展的监测手段还有脉波指示剂连续心排血量（PiCCO）和微截流技术，通过监测平均动脉压、心排血量指数、心脏每搏射血指数、血管外肺水、肺血管阻力、外周血管阻力、左心室收缩功指数、氧输送等血流动力学及氧动力学等指标，对了解术前心功能储备、心脏前后负荷变化、判断术后是否存在心肌功能抑制及程度、全身氧输送及利用状况意义较大，也对术后多器官功能衰竭的发生率的评估具有特别重要的意义。

　　2. 供肝功能　术后有意义的供肝功能良好的指标有：患者神志清楚、各项肝功能指标正常、术前代谢性酸中毒（如果存在）纠正、凝血功能稳定和改善、体循环阻力稳定或逐步升高。目前肝移植常规均不留置T形管，如因特殊原因有T形管留置，则24~48小时内T形管应引出金黄色胆汁。

　　3. 凝血功能监测　凝血因子的测定反映供肝的合成功能。术毕转入ICU应立即监测的凝血功能指标是凝血酶原时间（PT）、活化部分凝血活酶时间（APTT）、血小板、全血细胞计数、D-D二聚体和纤维蛋白降解产物。

　　4. 出入量监测　有效循环血容量及每小时出入量、腹腔引流量监测，了解腹腔内液体丢失及有无持续性出血情况，术后"第3间隙"血容量丢失较常见，计量时应予以考虑。

　　5. 神经系统　包括知觉水平，脑神经反射及感觉功能，除此以外还应监测意识状态、定向力、瞳孔、生理反射和病理反射的变化。这些监测对于确定患者是否存在有暴发性肝衰竭极其重要。

　　6. 呼吸系统　包括动脉血气分析、经皮氧饱和度、呼吸频率等监测。动脉血气分析显得尤其重要。持续经皮氧饱和度监测对评估呼吸功能变化也很有价值，但是必须注意末梢循环差、严重黄疸或血管内感染对经皮氧饱和度测定的干扰。在呼吸机上可以监测到呼吸频率、气道压力的峰值和每分钟通气量。自主呼吸的出现是患者从麻醉状态开始复苏以及脑干功能良好的证据。气道压力增加提示肺顺应性降低，常见于术后肺间质水肿或胸腔积液。有时也可以由于腹腔张力过高影响膈肌活动所致。每分钟通气量增加提示通气无效腔增加和二氧化碳产生增加，无效腔增加可能的原因是肺梗死或低血容量；二氧化碳增加可以是复温的结果，而二氧化碳减少常发生于移植肝无功能、肝动脉血栓形成、超急性排斥引起的肝梗死等情况。

　　7. 肾功能监测　肾功能通过尿量、血浆尿素氮、肌酐、血肌酐清除率的监测来判定。术后肾功能影响因素要注意到3个方面：低有效循环血容量、环孢素或他克莫司毒性作用及术前存在的肾功能不全。

　　8. 腹部情况　各引流管内容物每24小时统计1次，若引流量偏多，每小时计量1次，并监测血红蛋白的变化情况。术后第1天常规行床边彩色多普勒超声检查，观察有无胸腔积液、腹腔积液、肝大小、胆管情况，行多普勒超声检查观察肝动脉和肝门静脉的血流情况，术后1周内可复查肝彩超，之后视具体情况选择性行彩色多普勒超检查。

# 第7章 内分泌系统功能障碍

## 第一节 重症相关内分泌功能障碍

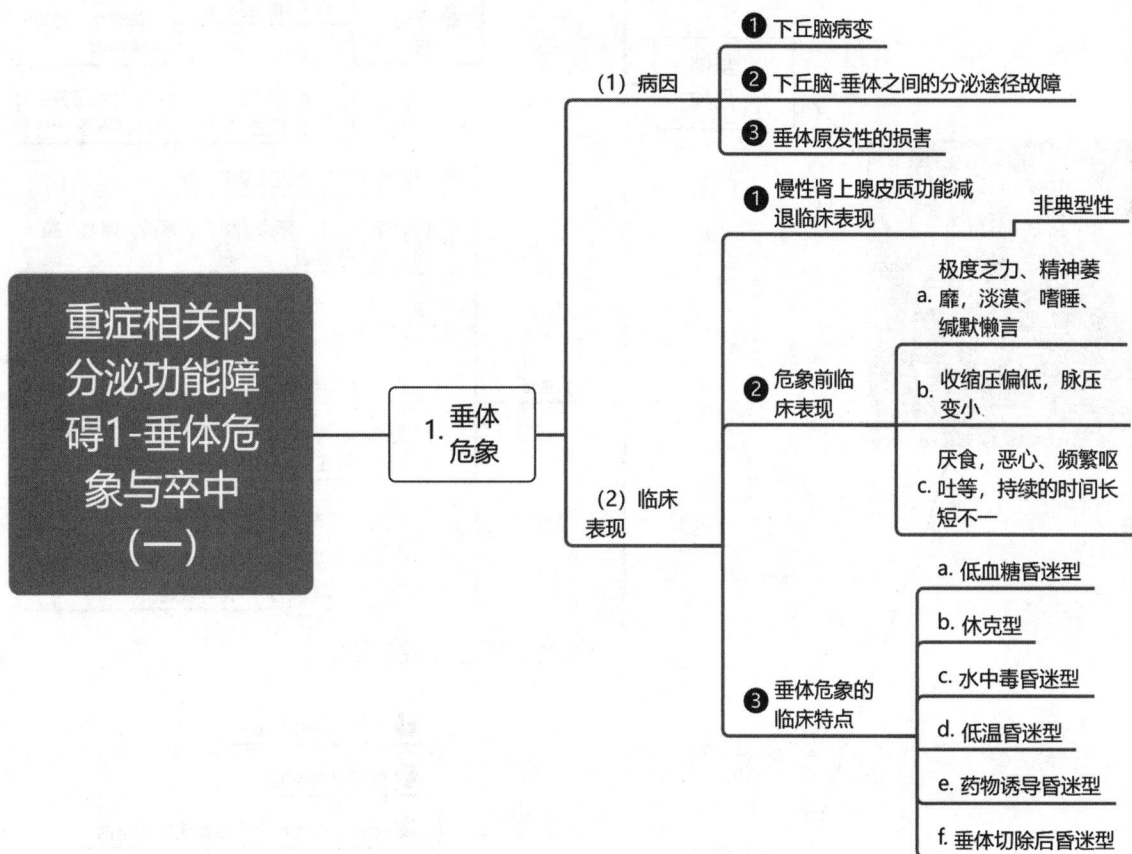

重症相关内分泌功能障碍1-垂体危象与卒中（一）

- 1. 垂体危象
  - （1）病因
    - ❶ 下丘脑病变
    - ❷ 下丘脑-垂体之间的分泌途径故障
    - ❸ 垂体原发性的损害
  - （2）临床表现
    - ❶ 慢性肾上腺皮质功能减退临床表现
      - 非典型性
    - ❷ 危象前临床表现
      - a. 极度乏力、精神萎靡，淡漠、嗜睡、缄默懒言
      - b. 收缩压偏低，脉压变小
      - c. 厌食，恶心、频繁呕吐等，持续的时间长短不一
    - ❸ 垂体危象的临床特点
      - a. 低血糖昏迷型
      - b. 休克型
      - c. 水中毒昏迷型
      - d. 低温昏迷型
      - e. 药物诱导昏迷型
      - f. 垂体切除后昏迷型

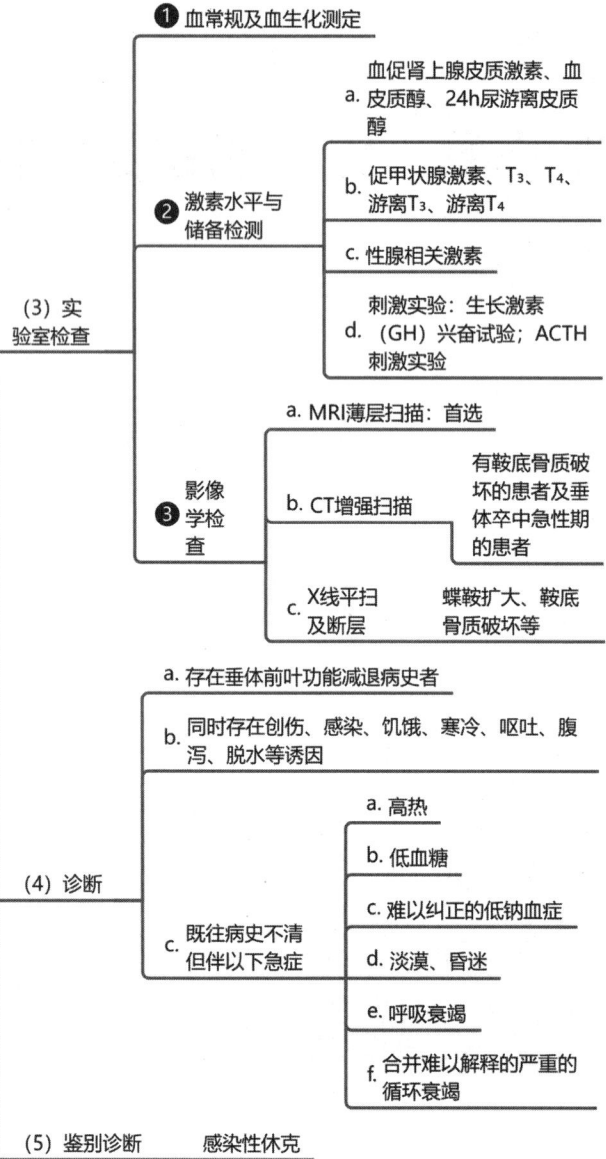

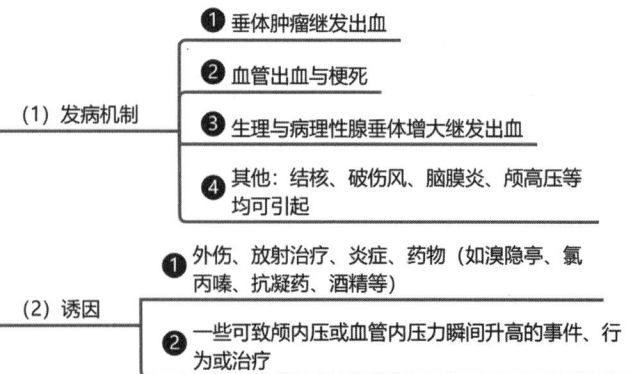

重症相关内分泌功能障碍1-垂体危象与卒中（三）

2.垂体卒中
- （3）临床表现
  - ❶ 突然发生的颅内压升高症状或脑膜刺激症
  - ❷ 蝶鞍邻近组织受压症状和体征
  - ❸ 并发症　甲状腺、肾上腺、性腺等功能减退，累及下丘脑者可出现尿崩症
- （4）实验室检查　影像学检查
  - ❶ 颅脑X线平片
  - ❷ 脑CT平扫
  - ❸ 脑血管造影
  - ❹ MRI检查
- （5）诊断
  - ❶ 病史和体格检查
  - ❷ 临床特征
    - a. 突然头痛并伴有呕吐和脑膜刺激征
    - b. 突然出现视力障碍
    - c. 可有垂体危象征象

3.垂体危象与卒中治疗
- （1）激素替代治疗
- （2）快速纠正低血糖
- （3）纠正水、电解质紊乱和酸碱失衡
- （4）诱因治疗
- （5）原发垂体疾病治疗

重症相关内分泌功能障碍2-甲状腺危象（一）

1.诱因与发病机制
- （1）甲状腺激素的浓度突然增加
  - ❶ 感染
  - ❷ 应激刺激
  - ❸ 甲状腺功能亢进症手术前未得到控制
  - ❹ 手术挤压、放射治疗损伤
  - ❺ 不适当停用碘剂药物
  - ❻ 不合适的停用治疗甲状腺功能亢进症药物等
- （2）应激状态下致肾上腺皮质功能衰竭
- （3）应激状态下儿茶酚胺浓度升高
- （4）机体对甲状腺激素的耐力降低

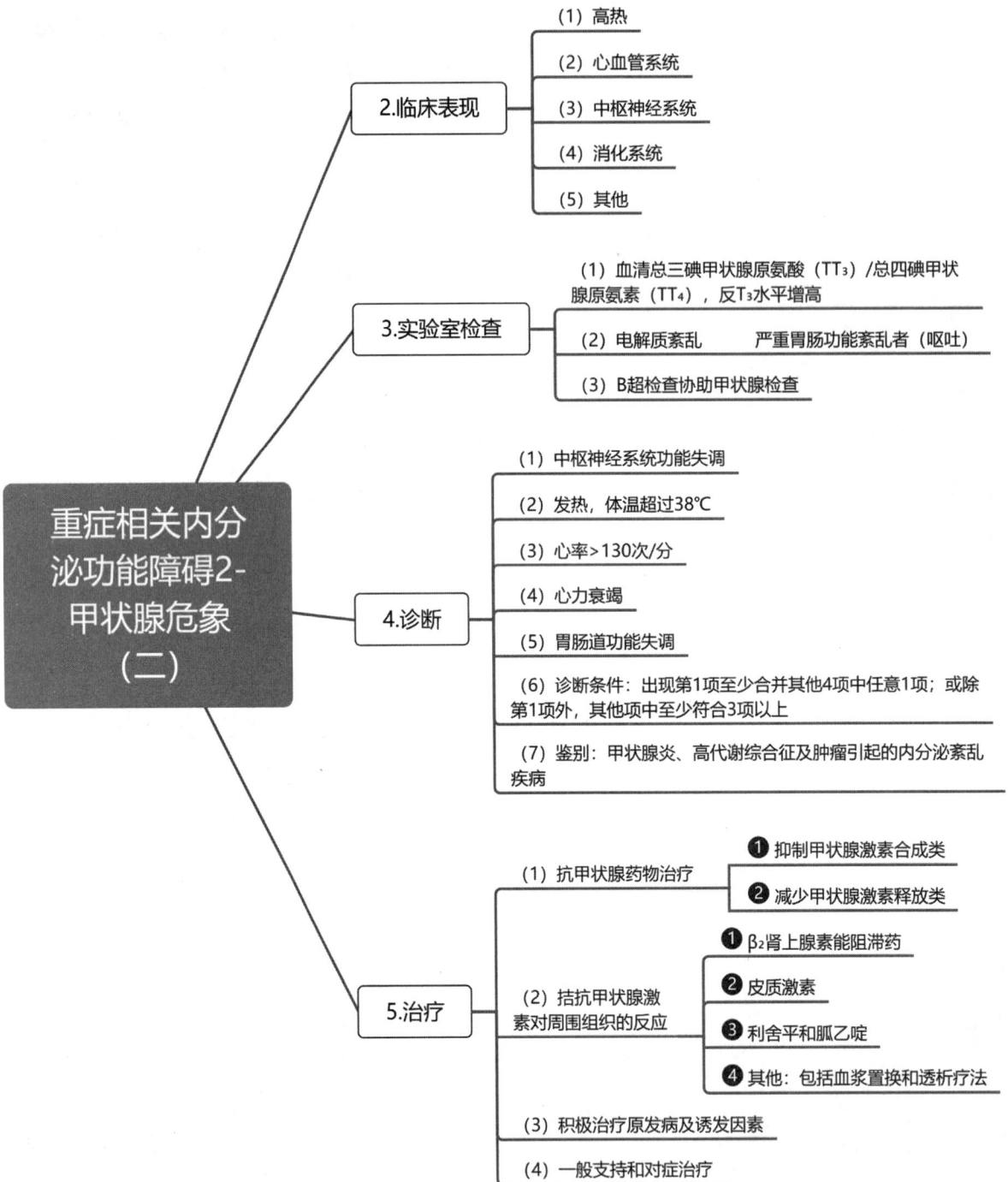

## 2.临床表现

- (1) 高热
- (2) 心血管系统
- (3) 中枢神经系统
- (4) 消化系统
- (5) 其他

## 3.实验室检查

- (1) 血清总三碘甲状腺原氨酸（TT$_3$）/总四碘甲状腺原氨素（TT$_4$），反T$_3$水平增高
- (2) 电解质紊乱　　严重胃肠功能紊乱者（呕吐）
- (3) B超检查协助甲状腺检查

**重症相关内分泌功能障碍2-甲状腺危象（二）**

## 4.诊断

- (1) 中枢神经系统功能失调
- (2) 发热，体温超过38℃
- (3) 心率>130次/分
- (4) 心力衰竭
- (5) 胃肠道功能失调
- (6) 诊断条件：出现第1项至少合并其他4项中任意1项；或除第1项外，其他项中至少符合3项以上
- (7) 鉴别：甲状腺炎、高代谢综合征及肿瘤引起的内分泌紊乱疾病

## 5.治疗

- (1) 抗甲状腺药物治疗
  - ❶ 抑制甲状腺激素合成类
  - ❷ 减少甲状腺激素释放类
- (2) 拮抗甲状腺激素对周围组织的反应
  - ❶ β$_2$肾上腺素能阻滞药
  - ❷ 皮质激素
  - ❸ 利舍平和胍乙啶
  - ❹ 其他：包括血浆置换和透析疗法
- (3) 积极治疗原发病及诱发因素
- (4) 一般支持和对症治疗

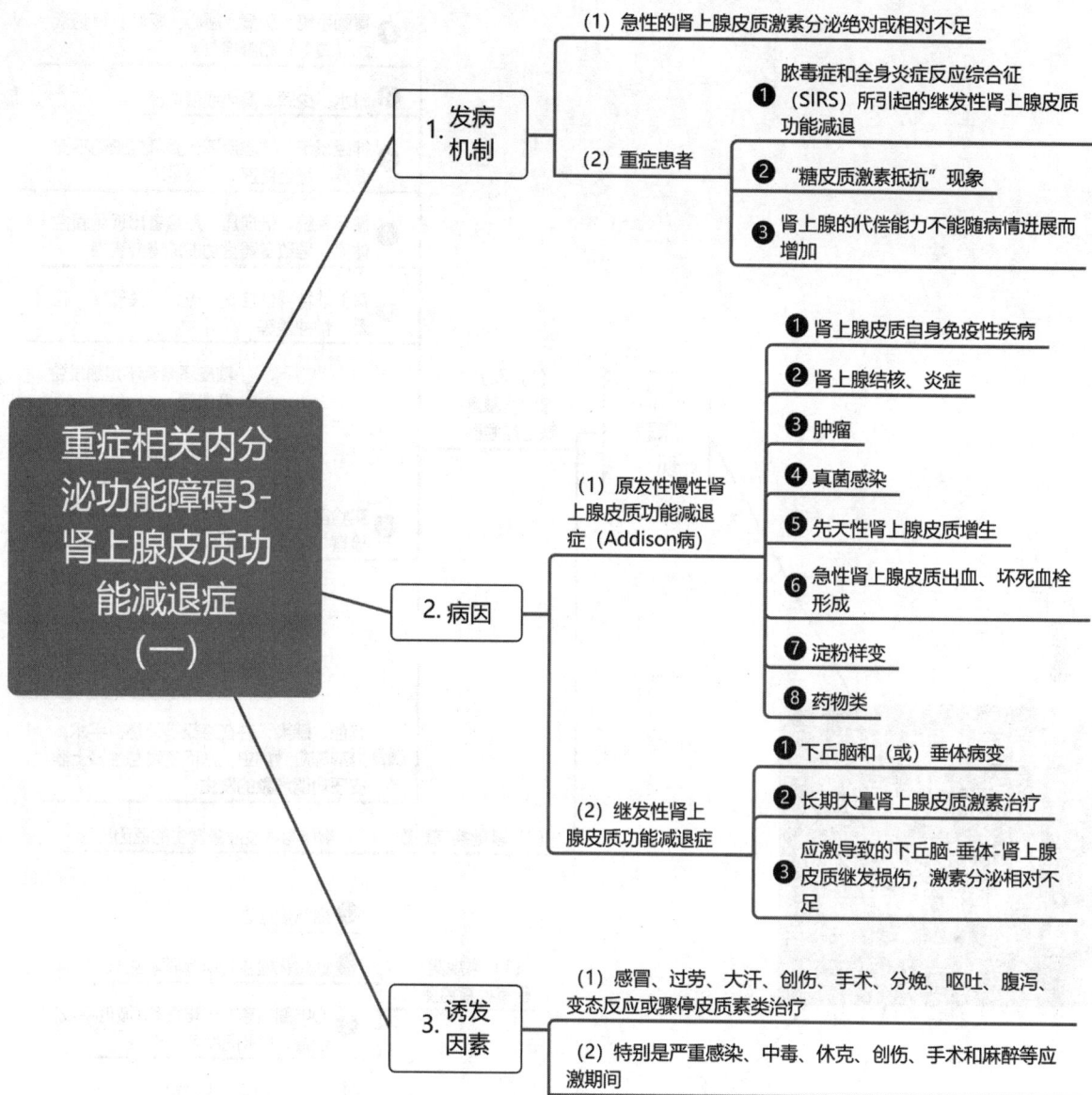

重症相关内分泌功能障碍3-肾上腺皮质功能减退症（一）

1. 发病机制
- （1）急性的肾上腺皮质激素分泌绝对或相对不足
- （2）重症患者
  - ❶ 脓毒症和全身炎症反应综合征（SIRS）所引起的继发性肾上腺皮质功能减退
  - ❷ "糖皮质激素抵抗"现象
  - ❸ 肾上腺的代偿能力不能随病情进展而增加

2. 病因
- （1）原发性慢性肾上腺皮质功能减退症（Addison病）
  - ❶ 肾上腺皮质自身免疫性疾病
  - ❷ 肾上腺结核、炎症
  - ❸ 肿瘤
  - ❹ 真菌感染
  - ❺ 先天性肾上腺皮质增生
  - ❻ 急性肾上腺皮质出血、坏死血栓形成
  - ❼ 淀粉样变
  - ❽ 药物类
- （2）继发性肾上腺皮质功能减退症
  - ❶ 下丘脑和（或）垂体病变
  - ❷ 长期大量肾上腺皮质激素治疗
  - ❸ 应激导致的下丘脑-垂体-肾上腺皮质继发损伤，激素分泌相对不足

3. 诱发因素
- （1）感冒、过劳、大汗、创伤、手术、分娩、呕吐、腹泻、变态反应或骤停皮质素类治疗
- （2）特别是严重感染、中毒、休克、创伤、手术和麻醉等应激期间

重症相关内分泌功能障碍3-肾上腺皮质功能减退症（二）

**4.临床表现**

（1）肾上腺皮质激素缺乏症候群

❶ 胃肠系统：厌食、恶心、呕吐、胃肠紊乱（腹泻）和腹痛

❷ 脱水、少尿、高热或低体温

❸ 神经系统：神志淡漠、委靡或躁动不安、谵妄，甚至昏迷

❹ 循环系统：低血压；严重者出现顽固性休克，导致多器官功能障碍或衰竭

❺ 其他非特异性症状：无力、关节痛、眩晕、精神差等

❻ 实验室检查
- a. 糖皮质激素不足易发生低血糖
- b. 盐皮质激素、抗利尿激素不足可使尿中钠和水排泄增多，发生低钠血症
- c. 器官功能障碍或衰竭等相应指标升高
- d. 血和尿中游离皮质醇绝对或相对降低

❼ 其他：感染，并在感染、外伤、手术、麻醉等应激病史，从而诱发急性肾上腺皮质功能危象的发生

（2）基础疾病表现　　常作为诱发危象发生的诱因出现

**5.诊断与监测**

（1）常规实验室检查监测
- ❶ 血常规检查
- ❷ 血生化检查：电解质紊乱
- ❸ 心电图检查：低电压和T波低平或倒置，Q-T间期可延长

（2）肾上腺皮质激素及其代谢产物筛选与监测
- ❶ 血清皮质醇水平测定
- ❷ 血清ACTH基础值测定
- ❸ 血清肾素及醛固酮水平或尿皮质醇水平
- ❹ ACTH（兴奋）刺激试验

（3）其他　　腹部X线片、B超、CT扫描检查等

**6.肾上腺危象的治疗**

（1）补充糖皮质激素

（2）补充盐皮质激素

（3）纠正脱水和电解质紊乱

（4）病因与并发症处理
- ❶ 抗休克治疗
- ❷ 积极寻找诱发因素予以积极处理
- ❸ 针对原发病的治疗

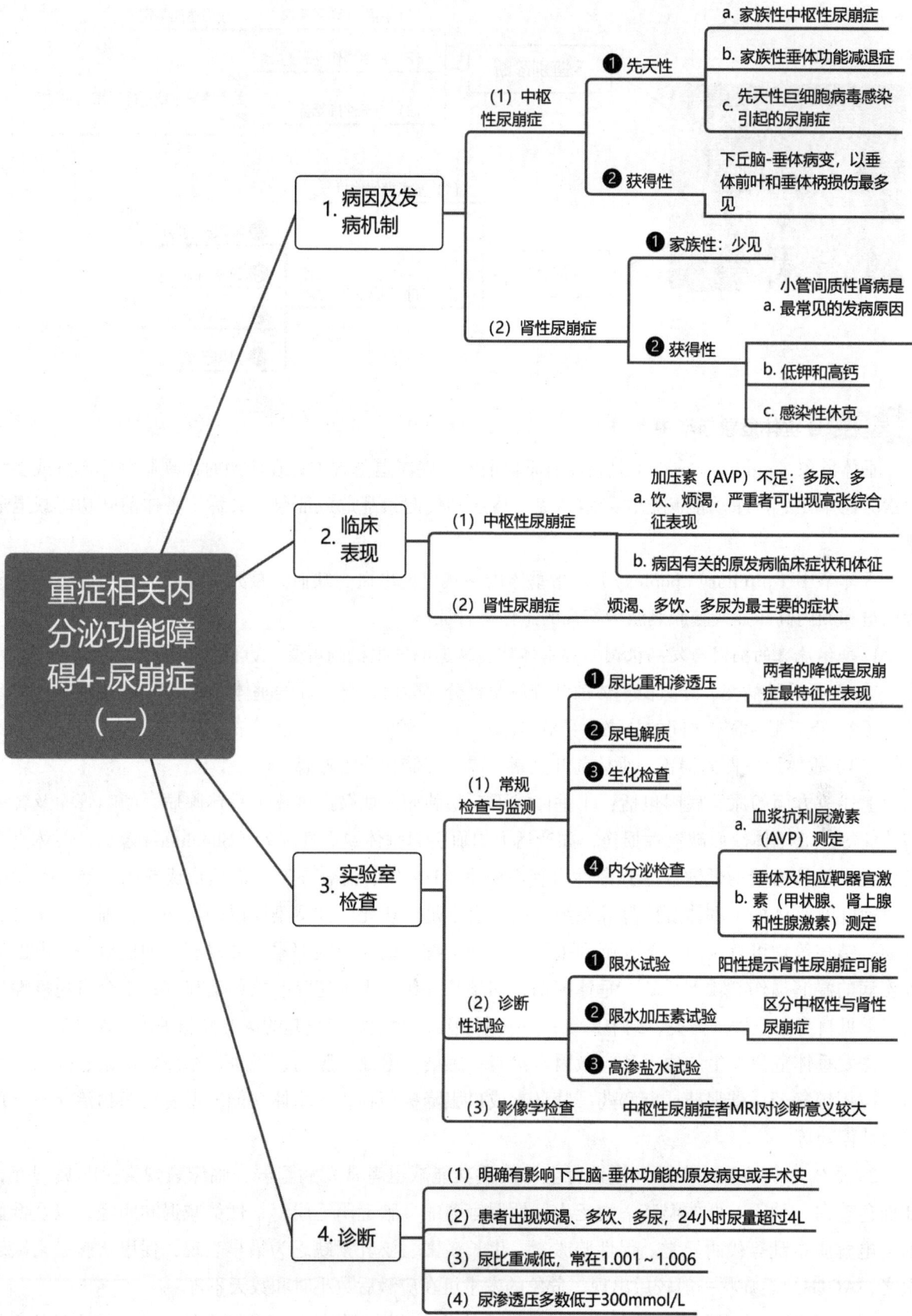

重症相关内分泌功能障碍4-尿崩症（一）

1. 病因及发病机制
- (1) 中枢性尿崩症
  - ❶ 先天性
    - a. 家族性中枢性尿崩症
    - b. 家族性垂体功能减退症
    - c. 先天性巨细胞病毒感染引起的尿崩症
  - ❷ 获得性
    - 下丘脑-垂体病变，以垂体前叶和垂体柄损伤最多见
- (2) 肾性尿崩症
  - ❶ 家族性：少见
  - ❷ 获得性
    - a. 小管间质性肾病是最见的发病原因
    - b. 低钾和高钙
    - c. 感染性休克

2. 临床表现
- (1) 中枢性尿崩症
  - a. 加压素（AVP）不足：多尿、多饮、烦渴，严重者可出现高张综合征表现
  - b. 病因有关的原发病临床症状和体征
- (2) 肾性尿崩症
  - 烦渴、多饮、多尿为最主要的症状

3. 实验室检查
- (1) 常规检查与监测
  - ❶ 尿比重和渗透压
    - 两者的降低是尿崩症最特征性表现
  - ❷ 尿电解质
  - ❸ 生化检查
  - ❹ 内分泌检查
    - a. 血浆抗利尿激素（AVP）测定
    - b. 垂体及相应靶器官激素（甲状腺、肾上腺和性腺激素）测定
- (2) 诊断性试验
  - ❶ 限水试验
    - 阳性提示肾性尿崩症可能
  - ❷ 限水加压素试验
    - 区分中枢性与肾性尿崩症
  - ❸ 高渗盐水试验
- (3) 影像学检查
  - 中枢性尿崩症者MRI对诊断意义较大

4. 诊断
- (1) 明确有影响下丘脑-垂体功能的原发病史或手术史
- (2) 患者出现烦渴、多饮、多尿，24小时尿量超过4L
- (3) 尿比重减低，常在1.001～1.006
- (4) 尿渗透压多数低于300mmol/L

```
                                    ┌─ (1) 溶质性利尿疾病      尿渗透压测定
                          5.鉴别诊断 ├─ (2) 颈髓损伤性尿崩症
┌─────────────┐          │          └─ (3) 原发性烦渴症      因渴感异常或精神异常引起过度
│  重症相关内  │          │                                 饮水
│ 分泌功能障   │──────────┤
│ 碍4-尿崩症   │          │          ┌─ (1) 激素替代治疗
│    (二)     │          │          │                    ❶ 噻嗪类利尿药
└─────────────┘          └─ 6.治疗  ┤                    ❷ 氯磺丙脲
                                    └─ (2) 非抗利尿激素类 ─┤
                                                           ❸ 卡马西平
                                                           ❹ 氯贝丁酯
```

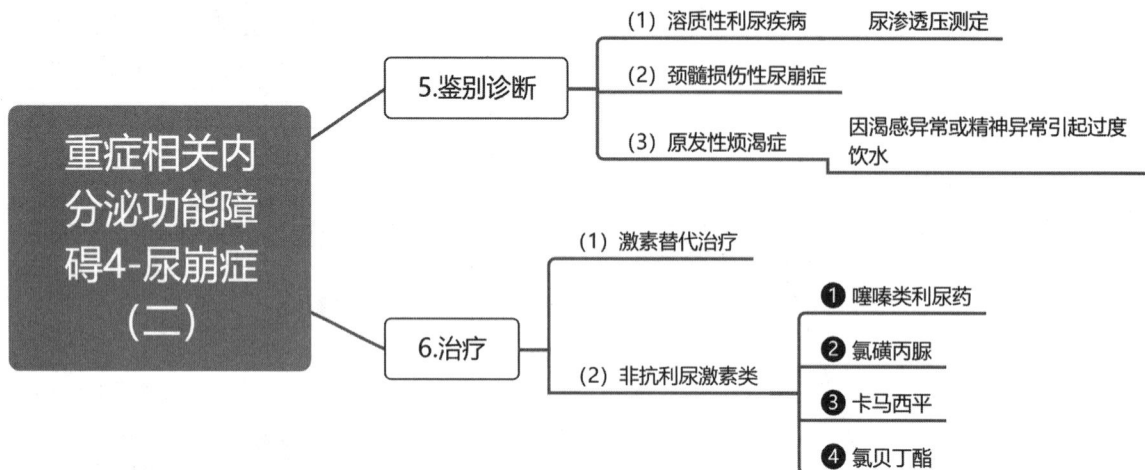

📝 **考点 1** **垂体危象与卒中**

垂体危象（pituitary crisis）是在原有垂体前叶功能减退基础上，在应激时出现腺垂体部分或多种激素分泌不足，严重功能减退，导致休克、昏迷和代谢紊乱危急征象，又称"垂体前叶功能减退危象"。

垂体卒中（pituitary apoplexy），指垂体内突然出现出血、缺血、梗死、坏死、并引起突发性鞍旁压迫和颅内高压症或脑膜刺激为特征的急性综合征。

1. **垂体危象的病因与发病机制**　腺垂体功能减退的发生机制可受三方面因素影响：

（1）下丘脑病变，导致促垂体前叶释放激素分泌障碍，继发性的垂体功能障碍。

（2）下丘脑-垂体之间的分泌途径故障。

（3）垂体原发性的损害，垂体前叶激素合成、存储和分泌障碍。

上述三方面的原发病因包括：①垂体或下丘脑肿瘤，如鞍区肿瘤、垂体腺瘤、颅咽管瘤及各种转移瘤等。②垂体缺血缺氧性损伤，如产后大出血引起垂体缺血性坏死（Sheehan综合征），休克患者可继发垂体血管的低灌注、弥散性血管内凝血（DIC）、血管痉挛、血栓形成或闭塞等，易发生垂体前叶及垂体柄（垂体肝门静脉系统）的供血不足或坏死。③感染与浸润性病变，细菌、病毒、真菌、结核等均可直接破坏下丘脑和垂体。一些全身性疾病的脑部累及或浸润，如白血病、淋巴瘤等疾病的浸润损伤。④下丘脑、垂体损伤，如颅脑外伤、手术切除、放射治疗等；⑤全身免疫性疾病，常见自身免疫性垂体炎、结节病等；⑥长期糖皮质激素治疗引起的医源性腺垂体功能减退。

诱发垂体危象发生的原因和应激因素常有：感染、呕吐、腹泻、脱水、寒冷、饥饿、外伤、手术、应用镇静药、催眠药或麻醉药、胰岛素或口服降糖药物，腺垂体功能减退者的药物治疗不合理或突然停药等。

2. **垂体危象的临床表现**　慢性肾上腺皮质功能减退者常发病隐匿，临床表现常呈非典型性，如面色苍白、怕冷、低体温、消瘦乏力；性器官萎缩、腋毛阴毛脱落、性欲减退和闭经，以及低血糖、电解质紊乱等代谢异常。促性腺激素、生长激素、泌乳素缺乏为最早表现，促甲状腺激素缺乏次之，ACTH缺乏症状一般较后出现。危象的发生可在应激后数小时和数天不等。

（1）危象前临床表现：某些诱因导致腺垂体功能减退症状较隐袭和缺少特异性，应注意危象前临床症状。一些患者表现极度乏力、精神萎靡，淡漠、嗜睡、缄默懒言。收缩压偏低，脉压变小。厌食，恶心、频繁呕吐等，持续的时间长短不一。

（2）垂体危象的临床特点：由于垂体前叶受损范围不同，受影响的激素种类和水平不一，从而表现出单项或多项激素分泌功能低下或缺乏，并引起相应靶器官功能减退的临床表现，随诱发因素不同而表现出不同的临床类型。

①低血糖昏迷型：多因进食过少、饥饿、感染、注射胰岛素，或因高糖饮食及注射大量葡萄糖后，引起内源性分泌导致低血糖而发病。以低血糖为主要临床症状，严重者烦躁不安、晕厥、昏迷，甚至癫痫样发作及低血压。该类患者由于氢化可的松不足，肝糖原储备少，胰岛素敏感性增加，加上甲状腺功能不足，极易出现严重低血糖昏迷。

②休克型：患者常因缺乏多种激素，致机体抵抗力低下，易发生感染。因感染诱发者，表现为高热、血压过低，甚至休克。同时，可发生水钠代谢紊乱，出现严重低钠血症，容量降低，直立性低血压，虚脱，循环衰竭，甚至昏迷与休克等，后者又被称为"失钠昏迷型"。

③水中毒昏迷型：垂体前叶功能减退患者原本存在排水障碍，一旦进水过多，水潴留，细胞外液稀释至低渗，易引起水中毒。因细胞水肿可导致一系列神经系统症状，如衰弱无力、食欲缺乏、呕吐、精神错乱、昏迷、抽搐等。此外，出现低钠血症及血细胞比容降低。

④低温昏迷型：该类患者在冬季多感到神志模糊，当暴露在寒冷中，可诱发昏迷，伴有较低体温难以测出。

⑤药物诱导昏迷型：垂体功能低下的患者对镇静药、麻醉药的敏感性增加，一般剂量即可使患者陷入长时期的昏睡乃至昏迷。甚至出现长时间的昏睡。药物包括苯巴比妥类、吗啡、氯丙嗪等。

⑥垂体切除后昏迷型：易发生于垂体切除前已有功能低下的部分患者。切除后诱发昏迷的原因可以有因功能低下不能耐受手术严重刺激，或局部损伤，或手术前后的电解质紊乱诱发等。患者表现为术后神志不能恢复，可持续数天至数周不等。上述临床类型可混合并存。

3. 垂体危象与卒中治疗原则　一经发现有垂体危象或垂体卒中的临床征象，应诊断检查与抢救同时进行，争取时间快速缓解病情。

（1）激素替代治疗：应综合考虑临床发病的轻重缓急、诱发因素、应激程度确定给药剂量，一般每6小时静脉氢化可的松100mg。情况危急者，可用50%葡萄糖溶液60ml，加琥珀氢考100mg缓慢静脉滴注。继后第2~3天，根据病情和机体对激素的反应，减量为200~100mg。1周左右，可视病情稳定情况逐渐减量，视病情缓解可改为口服氢化可的松40mg或泼尼松10mg，分2次给药维持。危象期过后，应予适量靶腺激素长期替代治疗。包括肾上腺皮质激素生理维持剂量。对于合并甲状腺功能减退者，补充甲状腺激素，应从小剂量开始，递增至需要的维持或替代剂量。

（2）快速纠正低血糖：立刻静脉给予50%葡萄糖溶液40~100ml，尔后以10%葡萄糖溶液500~1000ml维持，治疗和防止低血糖。

（3）纠正水、电解质紊乱和酸碱失衡：多数患者存在水电解质紊乱，尤其有低钠、水中毒者，应给予及时处理。及时纠正容量不足等因素。

（4）诱因治疗：休克者应及时选择血管活性药物治疗；对感染者应清除感染病灶和积极有效的抗感染治疗；低体温者应予保暖；有精神障碍者必要时给予抗精神药物或镇静治疗。慎用或禁用可能诱导危象的镇静、镇痛、麻醉类药物等。低钠患者，除皮质激素外，需静脉补充钠盐。

（5）原发垂体疾病治疗：包括内科药物缓解和外科手术干预治疗，如水肿者给予降颅压治疗；出血患者给予止血药物；如严重颅压增高、视力减退、昏迷、病情进行性恶化者，应手术干预减压和原发病的外科手术治疗或放射治疗等。

📝 **考点 2** 甲状腺功能亢进危象（thyroid storm）

甲状腺功能亢进危象简称甲状腺危象，指未得到及时和充分的治疗的甲状腺功能亢进症患者，因应激或多种诱因引起甲状腺激素分泌异常增多，导致甲状腺功能亢进症病情突然加剧，机体出现严重的代谢亢进并衰竭的急性状态。

1. 临床表现

（1）高热：体温可急骤升高，在39℃以上，大汗淋漓，皮肤潮红。严重者皮肤苍白或脱水。

（2）心血管系统：由于心脏对甲状腺的敏感性相关，可表现心律失常，常见心动过速（140~160/min以上）、心房纤颤、心房扑动；脉压增大；心力衰竭，甚至发生肺水肿。严重者血压下降，休克。

（3）中枢神经系统：如烦躁、焦虑、谵妄、嗜睡、精神异常，甚至昏迷。检查可有震颤。

（4）消化系统：如食欲极差、恶心、呕吐频繁、腹痛、腹泻。

（5）其他：病后体重锐减，肝可增大，肝细胞功能衰竭，出现黄疸者预示预后不良。多数患者表现为弥漫性甲状腺增大。

少数患者的临床症状和体征很不典型，突出的特点是表情淡漠、嗜睡、反射降低、低热、乏力、心率慢、脉压小及恶病质，甚至昏迷。为"淡漠型"甲状腺危象，较为罕见。

2. 治疗原则　甲状腺危象一旦确诊，应尽快争取时间治疗。治疗原则是积极纠正严重的甲状腺毒症，包括抑制甲状腺激素合成，抑制以合成甲状腺激素的释放，拮抗甲状腺激素在外周的作用，和防治基础疾病和诱发因素。重症患者保护应给予机体脏器支持，并防治器官功能衰竭。

（1）抗甲状腺药物治疗

①抑制甲状腺激素合成类：确诊后尽快使用特异性大剂量的抗甲状腺药物。首选丙硫氧嘧啶（PTU），首剂600mg；或甲巯咪唑（他巴唑）（MMI）60mg，随后PTU 200mg或MMI 20mg每6~8小时1次，口服后胃管内灌注。甲状腺功能正常后维持剂量PTU 50~100mg或MMI 5~10mg，每日2次。

②减少甲状腺激素释放类

碘剂：大剂量碘剂可迅速阻断甲状腺激素释放。常用口服复方碘溶液（Lugol液），首剂每小时30~60滴，随后每6~8小时5~10滴。或碘化钠1.0g+5%葡萄糖盐水500ml静脉滴注，每日1~3g。病情缓解后减量，通常使用7天。

锂剂：对碘过敏者，可改用碳酸锂0.5~1.5g/d，分3次口服。

（2）拮抗甲状腺激素对周围组织的反应

①$\beta_2$肾上腺素能阻滞药：主要通过抑制儿茶酚胺与组织中$\beta$肾上腺素能受体之间的作用，减轻周围组织对儿茶酚胺作用，可迅速有效地控制甲状腺危象的病程进展。$\beta$受体阻滞药同时对缓解兴奋、降低心率、解除痉挛、纠正精神行为异常、发抖、腹泻、发热和多汗有好处。适用于无心功能不全者。常用药物有：普萘洛尔，剂量需根据情况决定，危象时一般每6小时口服40~80mg，或静脉缓慢滴注2mg，能持续作用数小时，可重复使用。心率常在用药后数小时内下降，继而体温，精神症状，甚至心律失常也均可有明显改善。严重的甲状腺毒症患者可发展为高排出量的充血性心力衰竭，$\beta$受体阻滞药可进一步减少心排血量。但对有心脏储备不全，心脏传导阻滞，心房扑动，支气管哮喘等患者，应慎用或者禁用。而使用洋地黄制剂心力衰竭已被纠正，在密切观察下可以使用普萘洛尔。

②皮质激素：甲状腺危象时肾上腺皮质激素的需要量增加，对有高热或休克者应加用肾上腺皮质激素，肾上腺皮质激素还抑制$T_4$转换为$T_3$。此外，甲状腺功能亢进症患者糖皮质激素代谢加速，肾上腺存在潜在的储备功能不足，在应激情况下，继发代偿分泌更多的皮质激素，于是导致皮质功能衰竭。皮质激素的用量相当于氢化可的松200~300mg/d。

③利舍平和胍乙啶：消耗组织内的儿茶酚胺，大量时有阻断作用，减轻甲状腺功能亢进症在周围组织的表现。常用剂量为每日1~2mg/kg，分3次口服，24小时后显效。利舍平的剂量为1~2mg，每6~8小时肌内注射1次。使用过程中需注意观察心率及血压变化。

④其他：包括血浆置换和透析疗法，均可迅速有效降低循环中甲状腺激素水平，减低全身反应。

（3）积极治疗原发病和诱发因素：有感染者给予有效抗生素治疗。引起危象的其他病因给予相应的处理。因特殊情况，甲状腺功能亢进症患者不能实施甲状腺原发病提前控制，而必须实施手术时，应先使用大剂量抗甲状腺药物及β受体阻滞药，争取短期准备后再行手术。手术中应严密监测生命体征。

（4）一般支持和对症治疗

①全身支持治疗。保证足够热量摄入及体液，特别对脱水、腹泻、大汗淋漓患者，应评估失水、电解质紊乱状态，及时予以纠正。

②解热镇静。对高热患者实施物理降温，必要时实施人工冬眠治疗。使用退热药物应注意避免使用水杨酸制剂，因其可竞争性的与甲状腺素结合蛋白结合，而使游离$T_3$、$T_4$水平升高，并可使代谢加快。烦躁应给予静脉注射地西泮。

③心力衰竭和心律失常的积极处理。伴随心力衰竭肺水肿患者给予利尿或洋地黄。

④其他对症治疗措施等。

### 考点3　肾上腺皮质功能减退症

急性肾上腺皮质功能减退症指机体在遭受内、外环境的应激刺激时，由于体内肾上腺皮质激素绝对或相对供给不足而出现的肾上腺皮质功能急性衰竭所致症候群，又称肾上腺危象（adrenal crisis）。临床表现为神志淡漠、萎靡、烦躁、谵妄，甚至昏迷、休克。

1. 发病机制　肾上腺危象的主要发病机制是急性的肾上腺皮质激素分泌绝对或相对不足。因正常人体在应激时，皮质醇分泌量是基础分泌量的5~10倍，以适应机体应激反应的需要。但如果病理情况下，应激中不能释放和提供足够量的皮质激素时，就会出现急性肾上腺功能不全、减退，甚至危象的发生。这些病理情况常与存在原发或继发性、急性或慢性的肾上腺皮质功能减退密切相关。

重症患者发生肾上腺危象的主要机制可能与以下几点有关：①脓毒症和全身炎症反应综合征（SIRS）所引起的继发性肾上腺皮质功能减退。②"糖皮质激素抵抗"现象：其发生机制与全身性感染或创伤应激状态下，高浓度的促炎因子，如IL-2、IL-4、IL-8或TNF-α可以在不同类型的细胞中诱导皮质醇受体的表达，从而导致继发性皮质醇抵抗的发生。重症患者对激素的"抵抗现象"涉及信号传导的全部过程，包括：受体前水平皮质醇向炎症部位转运障碍和炎症部位GCS代谢障碍；受体水平皮质醇有受体数量减少，功能障碍和受体基因变异等影响。③肾上腺的代偿能力不能随病情进展而增加。这种继发于严重疾病的非正常合成与分泌状态，并最终导致肾上腺皮质代偿不足或代偿耗竭者称为相对性皮质功能不全（relative adrenal insufficiency，RAI）。

2. 病因

（1）原发性慢性肾上腺皮质功能减退症，或称Addison病

40%~70%的患者能提供相关原发病史。病因包括：①肾上腺皮质自身免疫性疾病，占70%~80%。与本病有关的病史有甲状旁腺功能减退、甲状腺功能减退症或甲状腺功能亢进症、糖尿病、恶性贫血、慢性肝炎、重症肌无力、类风湿关节炎、干燥综合征、白癜风与斑秃等。②肾上腺结核、炎症。③肿瘤，尸检发现27%~40%为恶性转移肿瘤，原发性肾上腺肿瘤较少。④真菌感染。⑤先天性肾上腺皮质增生。⑥急性肾上腺皮质出血、坏死血栓形成（可因局部感染或全身性感染致肾上腺静脉细菌性血栓形成）、全身出血性疾病（如出血热）、严重烧伤和DIC等引起。⑦淀粉样变。⑧药物类：与阻止类固醇合成或导致皮质功能减退有关，包括：酮康唑、甲地孕酮（剂量>160mg/d）、甲羟孕酮、氨鲁米特（氨苯哌酮）、米托坦（氯苯二氯乙烷）、美替拉酮（甲吡酮）、依托咪酯和大剂量的氟康唑（剂量≥400mg）。原发性慢性肾上腺功能减退症，因肾上腺产生肾上腺素、醛固酮，或同时存在2种激素障碍，HPA轴功能存在，因此，原发性常以低皮质醇为特征，血清ACTH升高。而高ACTH分泌增多又造成其他类同化学结构的激素分泌增多，例如黑色素刺激激素，致使皮肤、黏膜的高色素沉着。同时，患者易出现直立性低血压、低钠血症、高钾血症、代谢性酸中毒等。

（2）继发性肾上腺皮质功能减退症

常见病因包括：①下丘脑和（或）垂体病变，例如肿瘤、颅内感染、创伤、手术切除、放射治疗等；②长期大量肾上腺皮质激素治疗，垂体-肾上腺皮质受重度反馈抑制或呈萎缩，功能处于低下状态；③应激导致的下丘脑-垂体-肾上腺皮质继发损伤，激素分泌相对不足。继发性者的特征为皮质醇分泌低下，血浆ACTH浓度正常或降低。糖皮质激素不足和低ACTH浓度可导致低血压、低钠血症，而血清钾和氢离子浓度正常。无色素沉着症，醛固酮和性腺激素均正常。

3. 诱发因素　在上述肾上腺绝对和相对功能不全的基础上，常由应激原，如感冒、过劳、大汗、创伤、手术、分娩、呕吐、腹泻、变态反应或骤停皮质素类治疗病情反加重，特别是严重感染、中毒、休克、创伤、手术和麻醉等应激期间，出现肾上腺皮质激素水平的绝对或相对供给不足而导致本症。

4. 诊断与监测　根据病史、症状和体征以及相应辅助检查作出临床诊断。但肾上腺危象的临床取决于HPA轴缺少和诱发因素的严重性。对于不典型患者，尤其是起病急，合并多种基础疾病者应详细询问病史，进行仔细的体格检查，分析和判断，以免延误治疗时机。

（1）常规实验室检查监测

①血常规检查：与感染相关的白细胞总数升高，淋巴细胞及嗜酸粒细胞偏高。与脱水相关的血液浓缩现象。

②血生化检查：电解质紊乱是该病的辅助诊断部分。低钾血症或高钾血症、低钠血症、低血糖、血尿素氮轻度增高，轻度酸中毒以及血皮质醇总量降低等。

③心电图检查：低电压和T波低平或倒置，Q-T间期可延长。

（2）肾上腺皮质激素及其代谢产物筛选与监测

①血清皮质醇水平测定：正常范围在138~662nmol/L（5~24μg/dl）。非应激状态下基础皮质醇<82.8nmol/L（3μg/dl）；应激状态下，随机血清皮质醇<690nmol/L（25μg/dl），提示存在肾上腺皮质功能不全可能。

②血清ACTH基础值测定：帮助原发与继发性肾上腺功能减退症进行鉴别诊断。结果判定：原发性肾上腺皮质功能危象者明显增高，多超过55pmol/L（250pg/ml），常介于88~440pmol/L（400~200pg/ml）（正常值1.1~11pmol/L，即5~50pg/ml），而继发性肾上腺皮质功能危象者血浆ACTH浓度极低。

③血清肾素及醛固酮水平或尿皮质醇水平：继发性者分泌不受影响，原发性降低。

④ACTH（兴奋）刺激试验：对可疑肾上腺皮质功能不全者，可采用ACTH刺激试验，其刺激后增加的差值，反应肾上腺皮质的储备功能，用于发现轻型慢性肾上腺皮质功能危象症患者，并帮助对原发性与继发性慢性肾上腺皮质功能减退鉴别。试验快捷，简单易于操作，不受干扰，可信度较好，不良反应较少。方法：①普通剂量（又称高剂量，HD-ACTH）（兴奋）刺激试验，静脉给予促肾上腺皮质激素（ACTH）250μg，分别抽取注射前，注射后30分钟、60分钟的血样，检测皮质醇浓度。②低剂量（兴奋）刺激试验（LD-ACTH），用于处于应激或疾病状态下的衰弱或有相关肾上腺皮质功能不全症状的患者。即将ACTH 250μg稀释到250ml盐水内，抽取1μg/ml静脉注射。同样测定试验前60分钟血浆皮质醇浓度。试验结果判定原则：原发性肾上腺功能减退者对刺激试验无反应或反应轻微；继发性刺激试验后皮质醇反应性升高，但达不到正常水平。其中，对试验剂量反应正常不能排除肾上腺功能减退，因急性发作患者肾上腺皮质对ACTH分泌减低后的重新调节可继续3周的时间，ACTH抵抗者可以是正常反应。并且，试验是直接刺激肾上腺腺体，绕过下丘脑和垂体，如果这些腺体存在障碍的患者可能会出现试验失误。由于危重时期的病理生理的复杂性，患者的应激程度不同，影响因素较多，现有对危重患者的临床研究结果差距较大，围绕现有的诊断阈值争议较大，至今尚没有得到满意的或认同的肾上腺皮质功能衰竭血清学诊断标准。多数学者认为，随机血清皮质醇浓度<412nmol/L（15μg/dl）可直接确立断；>662nmol/L（24μg/dl）诊断的可能性较小；对412~662nmol/L（15~24μg/dl）的患者，建议实施ACTH刺激试验，若刺激试验的反应<248.4nmol/L（9μg/dl），提示肾上腺功能衰竭，而>248.4nmol/L（9μg/dl）可排除。血肾素及醛固酮：皮质醇激素缺乏与醛固酮减少相关联。

（3）其他：腹部X线片、B超、CT扫描检查等均可帮助原发病的定位与定性诊断。

5. 肾上腺危象的治疗　急性肾上腺功能减退或危象一经拟诊须紧急治疗，不必等待化验结果回报，以免贻误救治时机。拟诊脓毒症休克的患者24~48小时内应用肾上腺皮质激素，越早越有益。

（1）补充糖皮质激素：迅速补充足量皮质激素是治疗危象的关键措施之一。首选具有糖皮质和盐皮质激素的活性的氢化可的松。剂量视病情轻重和治疗反应而定。推荐剂量：氢化可的松200~300mg/d。分次3~4次给药：每6小时50mg，或每8小时100mg；或首剂50~100mg/30min，随后10mg/h持续输注。氢化可的松应当与盐水、葡萄糖溶液同时给予。病情稳定后减量，一般为氢化可的松20~40mg，或泼尼松5~10mg/d。但应注意病情反跳。

（2）补充盐皮质激素：选用具备水盐调节作用的琥珀酸钠氢化可的松或醋酸可的松，或者有低血钠症，可增加氟氢可的松，可在病情好转并能进食时改服9α-氟氢可的松0.05~0.2mg/d。严重慢性肾上腺皮质功能低减或双肾上腺全切除后的患者需长期服维持量。应用盐皮质激素期间要注意有无水肿、高血压和高血钠等潴钠、潴水药物过量的不良反应。

（3）纠正脱水和电解质紊乱：在严重肾上腺危象时，脱水很少超过总体液的10%，估计液体量的补充为正常体重的6%左右。补液量尚需根据个体的脱水程度、年龄和心脏情况而定。由于肾上腺皮质功能减退的患者，肾排泄水负荷的能力减退，因此，液体输入的总量和速度均需掌握，不能过量和过速，以防诱发肺水肿。及时纠正高钾血症，低钾血症、低血糖和酸中毒等。

（4）病因与并发症处理：①抗休克治疗。②应积极寻找诱发因素予以积极处理，如合并感染时应选用有效、适量的抗生素，及时引流、扩创清除感染灶。积极处理其他诱因；停止和禁用可能诱发本病的用药。③针对原发病的治疗，激素替代治疗等。

**6. 糖皮质激素抵抗综合征的诊断与治疗**　糖皮质激素抵抗综合征（GRS）是一种以外周血淋巴细胞GR亲和力下降为特点、以高皮质醇血症为主要表现的临床综合征。由于缺乏典型的临床表现，实验室指标的判断又受到诸多因素的影响，因此GRS的诊断较为困难，尤其是继发性GRS更是临床面临的难题。

原发性GRS的主要鉴别诊断就是Cushing综合征，最主要的区别在于后者HPA轴的昼夜分泌节律消失，血中糖皮质激素（GCS）的分泌不能被小剂量地塞米松所抑制，对低血糖刺激试验的反应消失，同时有特征性的体貌特征和发育特点。

### 考点4 尿崩症（diabetes insipidus，DI）

尿崩症是由于下丘脑-垂体功能低下，血管加压素（vasopressin，VP）又称抗利尿激素（antidiuretic hormone，ADH）分泌不足（又称中枢性尿崩症）；或肾对血管加压素反应缺陷（又称肾性尿崩症）而引起的一组症候群，主要表现为多尿、烦渴/低比重尿和低渗尿。

**1. 临床表现**　中枢性尿崩症者主要有两方面临床表现，一方面因AVP不足引起的多尿、多饮、烦渴，甚至严重者可出现高张综合征表现；另一方面则是与病因有关的原发病临床症状和体征，例如，颅内肿瘤者可有头痛、呕吐，甚至意识障碍等。下丘脑-神经垂体系统损伤（外伤或手术）者的尿崩症可有3种表现形式，即一过性、长时间和永久性多尿表现。一过性尿崩症状出现很快，多在颅脑手术后当日出现的多尿、尿崩，占50%~60%，多数患者数日内可自行缓解。根据出现的时间不同分为急性尿崩症和迟发性尿崩症。根据症状出现的时间分为一过性和持久性尿崩症。一些患者具有上述多种临床表现，即损伤后4~5天，持续以尿量增多和尿渗透压降低为主；继后损伤后5~7天，患者尿量突然下降而尿渗透压升高；随后出现低渗性多尿，持续数周或成为永久性尿崩症。后者的发生率占2%~10%。一般，第一阶段与损伤引起神经性休克使AVP停止释放或释放出无生物活性的AVP有关；中间与AVP从受损变性的神经元漏出有关，此时给予患者水负荷或输注低渗盐水并不能增加尿量和尿渗透压，如切除神经垂体与相关的下丘脑核团则无此症状。

肾性尿崩症患者的临床表现与中枢性尿崩症极为相似，烦渴、多饮、多尿为最主要的症状。家族性肾性尿崩症的症状较获得性肾性尿崩症为重，常有显著的低渗性多尿。如饮水受限，患者可出现严重的高张综合征。夜尿增多，但夜间症状较白天为轻。获得性肾性尿崩症者除上述症状外，还有原发肾疾病的表现。

**2. 诊断**　临床上，诊断尿崩症的标准有：①明确有影响下丘脑-垂体功能的原发病史或手术史；②患者出现烦渴、多饮、多尿，24小时尿量超过4L；③尿比重减低，常在1.001~1.006；④尿渗透压多数低于300mmol/L（正常为600~800mmol/L）。根据病史、体征和诱因不同，再进一步进行中枢性或肾性尿崩症相应的病因学检查与诊断。

**3. 治疗**　中枢性尿崩症的治疗中，轻度尿崩症可不予以药物治疗，补充液体和纠正电解质紊乱即可；中度以上尿崩症患者，及时补液、补充电解质，避免高张或休克的发生，同时还需要激素替代或改善症状性用药治疗。

（1）激素替代治疗：激素替代治疗对中枢性尿崩症疗效较好，主要制剂有：①垂体后叶素，5~10U皮下注射，作用可维持4~6小时。②水剂抗利尿激素，5~10U皮下注射，可6~8小时重复给药。③油剂鞣酸抗利尿激素（垂体后叶粉），每毫升含5U，1次0.3ml肌内注射，作用时间较长（可维持36~72小时）。起始剂量宜小，从1次0.1ml开始，逐渐递增，避免过量。用药后应密切观察尿量，严防水中毒。上述AVP制剂皆有促进血管平滑肌和支气管平滑肌收缩的作用，可升高血压，合并高血压、冠心病和哮喘的患者应酌减剂量。④去氨加压素（DDAVP）（弥凝），为AVP的衍生物，其半衰期为AVP的3倍，抗利尿升压活性可达3000∶1。成年人起始剂量为1次50μg，2次/日，最主要的不良反应是水中毒，因剂量偏大所致，可用呋塞米解除。

（2）非抗利尿激素类

①噻嗪类利尿药，主要用于治疗肾性尿崩症，治疗尿崩症的机制尚未完全阐明，推测与以下因素有关：抑制磷酸二酯酶，使集合管细胞内cAMP水平升高，从而提高集合管对水的通透性；增加NaCl的排泄，造成$Na^+$的负平衡，导致血浆渗透压下降，从而减轻口渴感，减少饮水，使细胞外液容量降低，尿量遂减少。常用药为氢氯噻嗪，25mg/次，2~3次/日，可使尿量减少50%。如果期间同时限制钠的摄入，可增强疗效。应注意长期可引起低钾血症、高尿酸血症以及糖耐量减退。

②氯磺丙脲，为口服降糖类药物，其抗尿崩症的机制亦不清楚，可能与氯磺丙脲增强集合管细胞腺苷酸环化酶活性并抑制磷酸二酯酶，使细胞内cAMP水平升高，集合管对水的通透性增高有关。此外，氯磺丙脲可通过抑制$PGE_2$的合成，降低AVP的拮抗作用，来发挥抗利尿作用。用法：200~300mg，每日1次。

③卡马西平，为抗惊厥药，该药可促进AVP分泌，还可增加肾对AVP的敏感性到达治疗。用法：0.1~0.2g/次，2~3次/日，其疗效与剂量有关。该药与噻嗪类利尿剂、氯贝丁酯配伍应用可提高疗效，有严重心、肝、肾疾病患者慎用。

④氯贝丁酯，为降血脂药，对尿崩症也有效。该药通过促进AVP分泌而发挥作用，主要用于部分性中枢性尿崩症治疗。0.5~0.75g/次，3次/日。应注意胃肠道反应和肝损害。

单一用药常不能完全控制肾性尿崩症的症状，近年主张联合用药。常见的联合方案有：噻嗪类利尿药加螺内酯、噻嗪类利尿药加前列腺素合成抑制药、前列腺素合成抑制药加去氨加压素。联合用药可增加疗效，避免低血钾等不良反应。

```
重症相关内
分泌障碍5-
危重症患者        1. 血糖监测 ─┬─ ❶ 首选动脉血监测血糖
的血糖调控              ├─ ❷ 动脉血气分析
                       ├─ ❸ 连续血糖监测（CGM）
                       ├─ ❹ 间隔时间不应超过1小时
                       └─ ❺ 定量测定HbA1c水平

                2. 血糖控 ─┬─ ❶ 非糖尿病危重患者：6.1~7.8mmol/L
                   制目标   ├─ ❷ 糖尿病危重患者：6.1~11.1mmol/L
                           ├─ ❸ 严重脑损伤（SBI）患者：尽早测量空腹血糖和糖化血红蛋白水平
                           ├─ ❹ 脓毒症患者 ─┬─ 目标上限为10.0~11.1mmol/L
                           │                └─ 目标下限为3.9~4.4mmol/L
                           ├─ ❺ 急性胰腺炎（SAP）患者：7.8~10.0mmol/L
                           ├─ ❻ 手术患者：7.8~10.0mmol/L
                           ├─ ❼ 严重烧伤患者：6.1~7.8mmol/L
                           └─ ❽ 药物性高血糖

                3. 低血糖发作的监测与控制

                4. 应激性高血糖 ─┬─ （1）发病机制
                                 └─ （2）胰岛素的使用    1U /ml
```

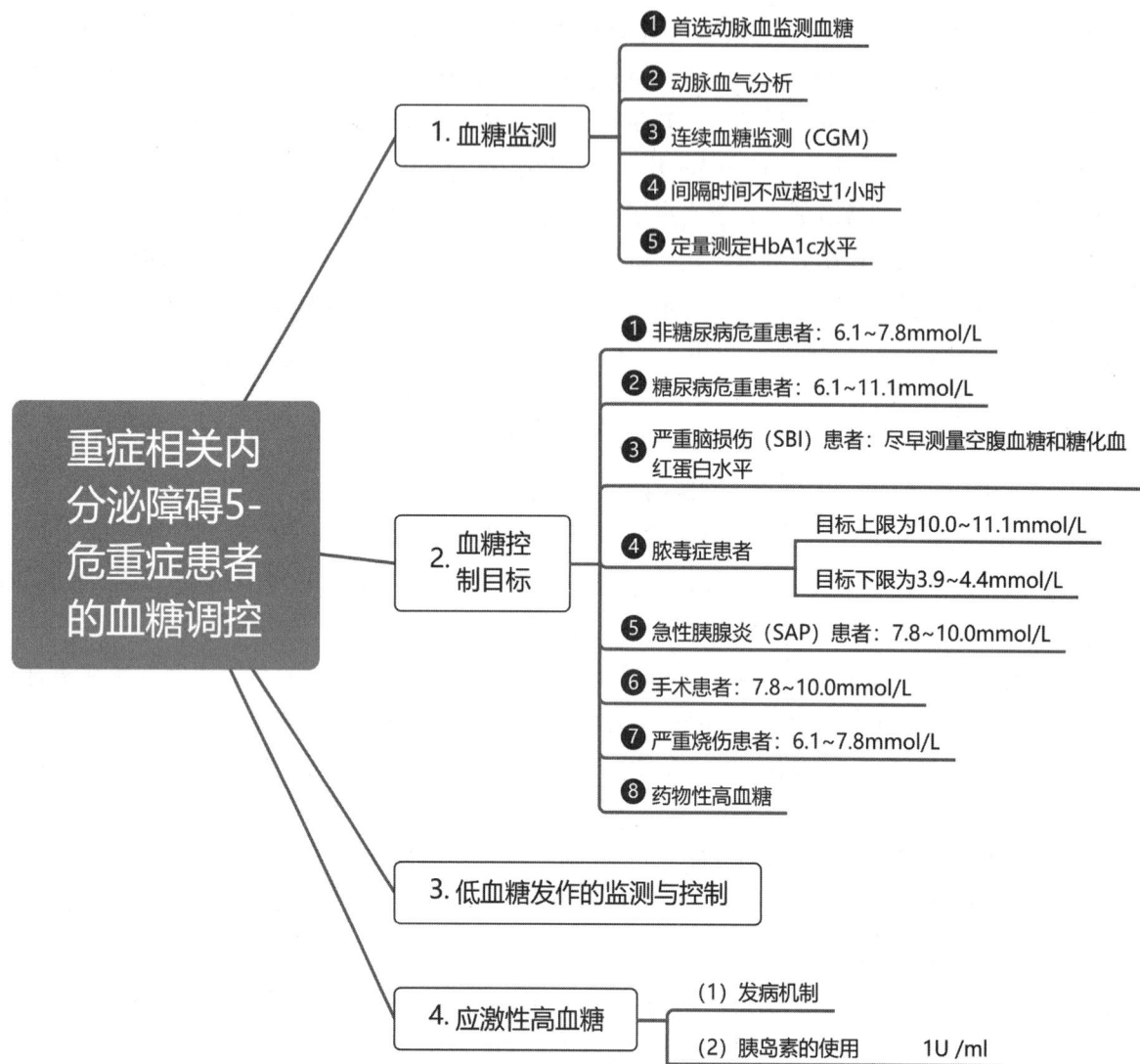

## 考点5 危重症患者的血糖调控

病理性应激常导致危重患者出现高血糖、低血糖、血糖变异性增加等血糖异常，导致并发症增加和预后不良。因此，有必要适当地监测、管理和控制血糖水平，以防止低血糖相关的不良事件。床边血糖监测方法的安全性和准确性至关重要。

1. 重症患者的血糖监测

如果有动脉导管可用，在危重患者中首选动脉血监测血糖。如果没有动脉导管，建议从静脉导管取血（2+级，弱推荐）。连续血糖监测（CGM）可用于监测血糖剧烈漂移的危重患者的血糖（2+级，弱推荐）。动脉血气分析仪比血糖仪更准确地监测动脉血糖（2+级，弱推荐）。建议对于新入院的危重患者或危重患者持续胰岛素输注直至血糖水平和胰岛素注射率稳定的患者，血糖监测间隔时间不应超过1小时（2级+，弱推荐）。危重患者在入住ICU时，除测量血糖水平外，还应定量测定HbA1c水平，以充分评估患者的病前代谢状态，对预测患者预后具有重要的临床意义。

血糖变异系数是指血糖水平在一定时间内的波动，可以反映动态变化。血糖差值（GLUdif）、平均血糖值（GLUave）和血糖标准差（GLUsd）采用给定治疗时间点的初始血糖值和多个血糖值计算，血糖变异系数计算为GLUcv=GLUsd × 100/GLUave。低变异性甚至轻微高血糖的患者可能比严格控制血糖但血糖变异性高的患者有更好的结果。建议制订胰岛素治疗方案来控制危重患者的高血糖，以达到适当的血糖控制和最小化可变性。应注意绝对血糖水平和血糖变异性的变化，以尽量减少血糖波动，减少病死率。

2. 重症患者的血糖控制目标

非糖尿病危重患者维持血糖水平在6.1~7.8 mmol/L（2级+，弱推荐），对糖尿病危重患者不那么严格的血糖控制（6.1~11.1 mmol/L）（2+级，弱推荐）。糖尿病危重患者比非糖尿病患者更能耐受较高的血糖水平。

严重脑损伤（SBI）：对于没有糖尿病史的SBI患者，建议尽早测量空腹血糖和糖化血红蛋白水平，以筛查糖尿病或糖尿病前期状态（2级+，弱推荐）。

脓毒症患者：血糖目标上限为10.0~11.1 mmol/L（2+级，弱推荐），血糖目标下限为3.9~4.4 mmol/L（2+级，弱推荐）。

急性胰腺炎（SAP）患者：目标血糖水平为7.8~10.0 mmol/L，建议从≥10.0 mmol/L的阈值开始胰岛素治疗。

手术患者：非糖尿病危重患者在大手术后控制高血糖，避免低血糖，降低血糖变异性（2级+，弱推荐）。术后血糖维持在7.8~10.0 mmol/L（1+级，强烈推荐）。

严重烧伤患者：及时接受血糖干预，采取有效措施控制高血糖（2+级，弱推荐）。严重烧伤患者应避免血糖过度变化（1+级，强烈推荐），将随机血糖水平维持在6.1~7.8 mmol/L（2级+，弱推荐）。

药物性高血糖的血糖管理：对于接受糖皮质激素治疗的住院患者，建议降低严格的血糖目标。降糖治疗应随糖皮质激素剂量的变化而调整。

3. 危重患者低血糖的监测与控制

危重患者低血糖发作的早期识别：危重患者意识受损或在麻醉镇静下机械通气，当出现心率加快、血压降低、脉压增宽、出汗等不能由其他原因解释的症状时，应考虑低血糖的可能性。应立即进行血糖检测以确认诊断。

低血糖高危危重患者应每1~2小时监测一次血糖水平，低血糖危重患者应在葡萄糖治疗后15分钟内监测一次血糖，直至血糖稳定在目标范围内（2+级，弱推荐）。

使用胰岛素期间出现低血糖的患者，应立即停止胰岛素输注，并静脉滴注15~20g葡萄糖，以免损害神经系统。葡萄糖应进一步给予，直到血糖水平在目标范围内。同时，应避免医源性高血糖（2+级，弱推荐）。

4. 应激性高血糖

（1）发病机制

应激性高血糖是机体应对强烈（病理、生理及心理）应激时的保护性反应，但临床上往往由于应激过强或机体代偿能力下降而失度。人体的某些细胞主要依靠葡萄糖供能，而这些细胞往往是生命活动的关键细胞，例如神经细胞、红细胞等。生理状态下，人体内的葡萄糖约有25%~50%是由以脑组织为主的神经系统所利用的。因此，在机体遇到各种生理、病理甚至心理应激时，为了保证上述关键细胞维持基本生命功能，机体会主动下调肝脏和肌肉等外周组织的胰岛素受体，降低其对胰岛素的敏感性而减少合成糖原，从而以较高的血糖水平保证上述关键细胞的能量供应。

（2）胰岛素的使用

建议配制胰岛素输注溶液，胰岛素浓度为1U/ml。胰岛素吸附对治疗的影响可以通过用20ml胰岛素溶液灌管来降低。

胰岛素使用的过渡方案：建议危重患者在停止静脉输注胰岛素后转为皮下注射胰岛素以维持血糖稳定。在实施胰岛素使用的过渡方案时，必须考虑同时改变其他医疗或营养方案。当危重患者出现胰岛素抵抗时，建议二甲双胍联合胰岛素（2+级，弱推荐）。

重症高血糖患者建议肠内营养，并优先考虑糖尿病专用配方（2+级，弱推荐）。危重患者合并高血糖使用肠外营养时，专家建议葡萄糖输注速率不应超过5mg/（kg·min）。肠外营养治疗期间单独静脉注射胰岛素来控制高血糖。

# 第二节　严重内分泌紊乱的ICU管理

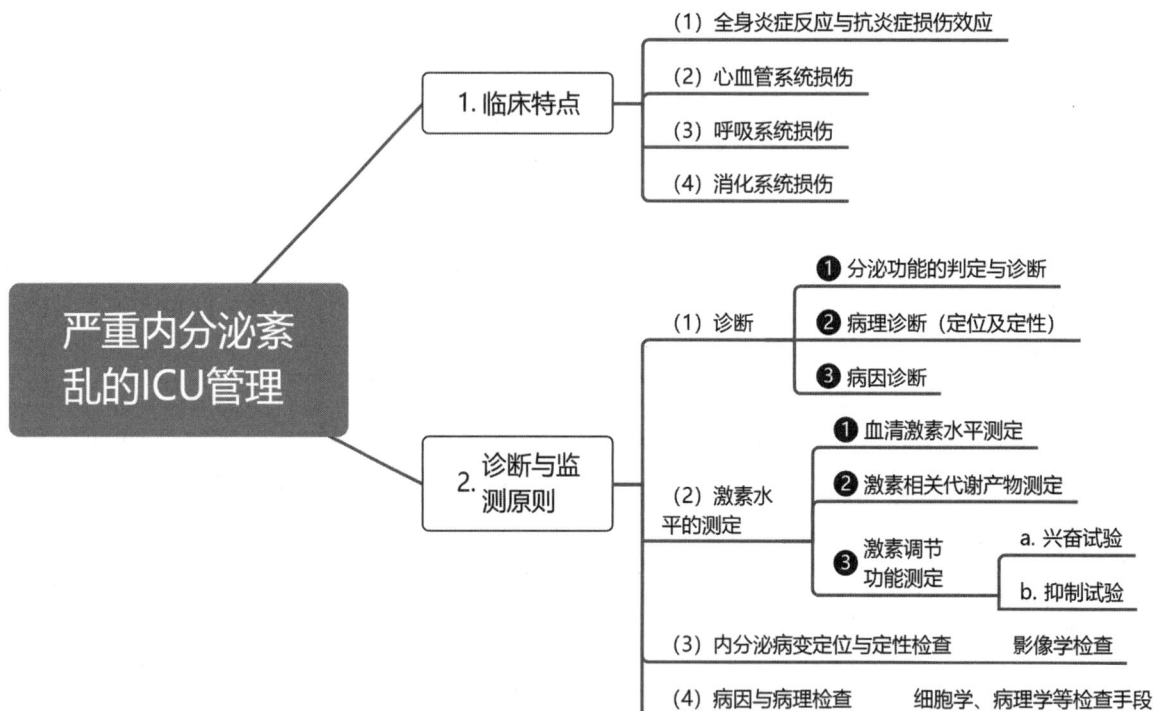

## 考点 1 临床特点

除了存在内分泌紊乱特异性典型或不典型临床症状与体征外，应激与损伤会引起一系列相关的非特异性临床效应与特点。严重内分泌紊乱患者的临床表现可能错综复杂，可有特异的典型或不典型内分泌紊乱临床症状和体征证据，但更多患者同时又表现出许多非特异性临床症状与体征，严重者直接以休克或昏迷形式出现，如不能早期、及时识别与诊断，将很快危及生命。因此，临床医师应对下列情况提高内分泌紊乱诊断的意识：①老年患者；②有慢性基础疾病患者，包括结核、肿瘤、结缔组织疾病，以及免疫系统疾病患者；③长期服用激素与免疫抑制药者；④不明原因的乏力、消瘦和发热患者；⑤查体发现不能解释的皮肤色素沉着、毛稀疏者；⑥不明原因，或难以解释的电解质紊乱者；⑦反复、不明原因的低血糖；⑧经常性晕厥，或低血压患者；⑨休克患者，经扩容、血管活性药物纠正，仍存在的顽固性循环衰竭患者。

## 考点2 诊断与监测原则

在重症临床中，多数内分泌异常或紊乱的患者以原发病加重或并发症的形式就诊，由于部分患者可因原发内分泌腺体病变进展隐袭，其相应靶器官功能障碍（分泌减退或亢进）的临床症状和体征表现不明显，常因发展到严重程度或遭受应激后诱发加重后才就诊。同时，可能会受病情的严重程度影响而掩盖原发病临床症状与体征。因此，详细询问相关病史，细致而全面体格检查均可帮助提醒临床医生去考虑诊断或需排除可能。

完整的内分泌疾病的诊断步骤应包括：内分泌功能的判定与诊断，病理诊断（定位及定性），和病因诊断3个方面。

1. 激素水平的测定

（1）血清激素水平测定：在临床疑似患者的内分泌紊乱后，首先应对相应的激素水平进行检测。尽管现代实验室技术的发展使血清激素水平测定的敏感度和特异度大幅度提高，从而使以前临床曾经广泛用于诊断的内分泌刺激与抑制试验大为减少，仍然强调应将激素水平测定结果与临床症状和体征相结合，综合性做出判断。正常人群激素水平为正态曲线，对于测定位于超出上、下的个体而言，应当结合临床症状，同时联合测定血清相应靶器官促激素水平和伴随分泌的激素水平，例如TSH与$T_4$，LH与睾酮，ACTH与皮质醇，PTH与血钙等。必要时可进一步考虑实施内分泌兴奋或抑制试验来协助判断。另外，也需注意区分体液中游离型（多有生物活性）激素与结合型（多无生物活性）激素，这样才能正确地评价测定结果。

（2）激素相关代谢产物测定：是为帮助判断相应内分泌病变与激素之间的关系，包括血糖、尿糖与胰岛素水平，血钙与PTH水平等。

（3）激素调节功能测定：利用内分泌调节轴系正回馈和负反馈原理，给予相应刺激或抑制制剂（激素、促激素或激素生物合成药），测定血或尿中相关激素水平，藉以了解相应靶腺体内分泌的功能状况，如亢进或减退。①兴奋试验：用于检查腺体对促激素的反应，有助于明确内分泌减退状态。②抑制试验：用于检查回馈抑制功能，有助于检查因垂体或靶腺体过多激素分泌状态。在重症患者中应注意排除，如肾上腺皮质激素等激素类治疗药物的干扰与影响。

2. 内分泌病变定位与定性检查　影像学检查是帮助确定内分泌病变的主要手段。高解析度CT和MRI对脑垂体、肾上腺皮质或髓质腺体肿瘤有较好的优势。B超有益于甲状腺、胰腺、肾上腺、卵巢、睾丸，以及腹腔异位内分泌肿瘤的探查。放射性核素有助于甲状腺和肾上腺肿瘤定性参考诊断。

3. 病因与病理检查　包括细胞学、病理学等检查手段，为确定病变的性质，例如甲状腺针刺活检在确定慢性淋巴细胞性甲状腺炎（桥本病），甲状腺癌方面有一定价值。

## 第一节　重症相关的中枢神经系统功能障碍

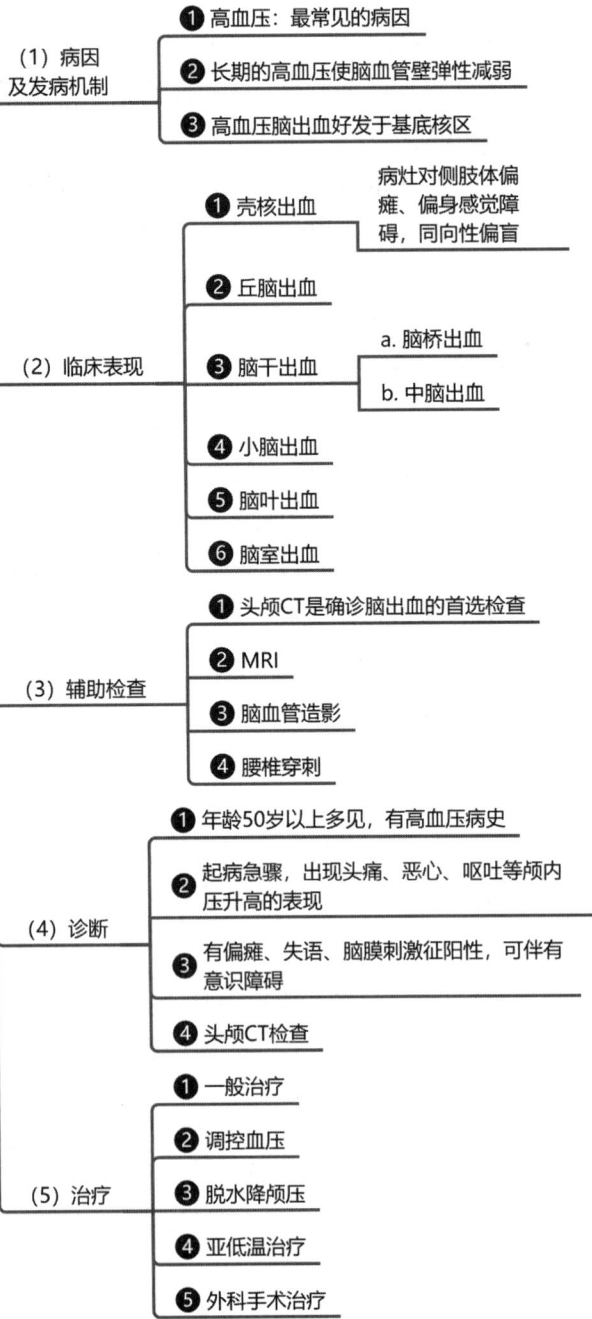

重症相关的中枢神经系统功能障碍1-脑血管意外（二）

2.蛛网膜下腔出血

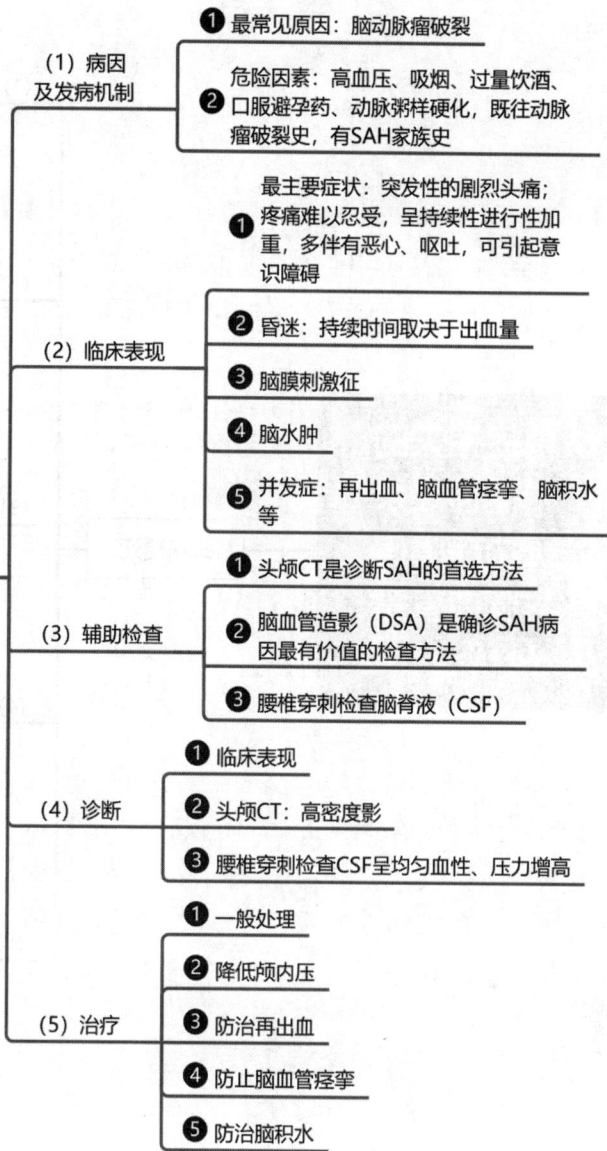

（1）病因及发病机制
- ❶ 最常见原因：脑动脉瘤破裂
- ❷ 危险因素：高血压、吸烟、过量饮酒、口服避孕药、动脉粥样硬化，既往动脉瘤破裂史，有SAH家族史

（2）临床表现
- ❶ 最主要症状：突发性的剧烈头痛；疼痛难以忍受，呈持续性进行性加重，多伴有恶心、呕吐，可引起意识障碍
- ❷ 昏迷：持续时间取决于出血量
- ❸ 脑膜刺激征
- ❹ 脑水肿
- ❺ 并发症：再出血、脑血管痉挛、脑积水等

（3）辅助检查
- ❶ 头颅CT是诊断SAH的首选方法
- ❷ 脑血管造影（DSA）是确诊SAH病因最有价值的检查方法
- ❸ 腰椎穿刺检查脑脊液（CSF）

（4）诊断
- ❶ 临床表现
- ❷ 头颅CT：高密度影
- ❸ 腰椎穿刺检查CSF呈均匀血性、压力增高

（5）治疗
- ❶ 一般处理
- ❷ 降低颅内压
- ❸ 防治再出血
- ❹ 防止脑血管痉挛
- ❺ 防治脑积水

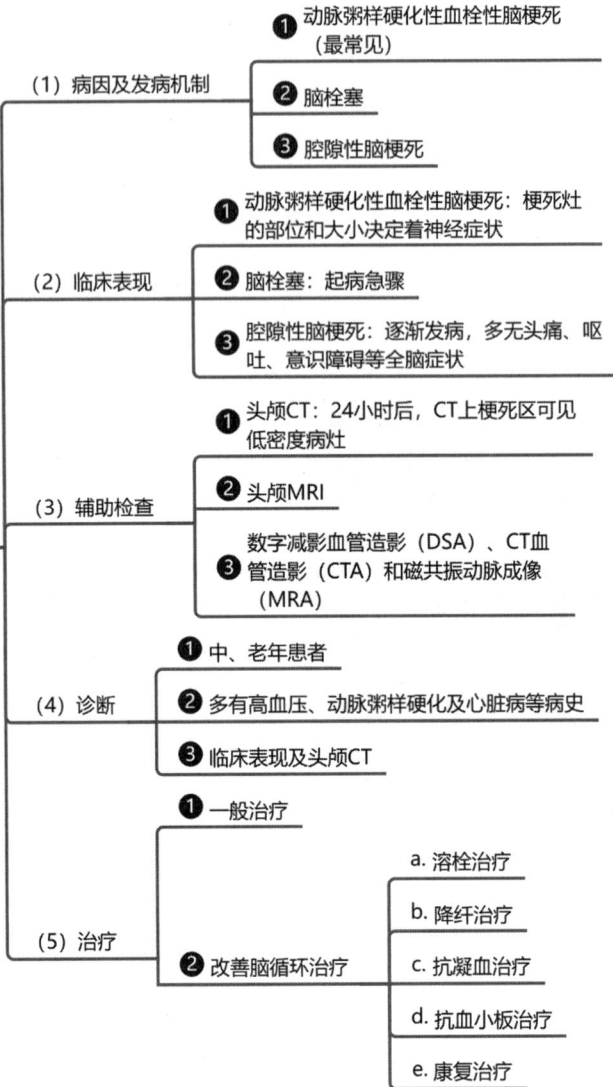

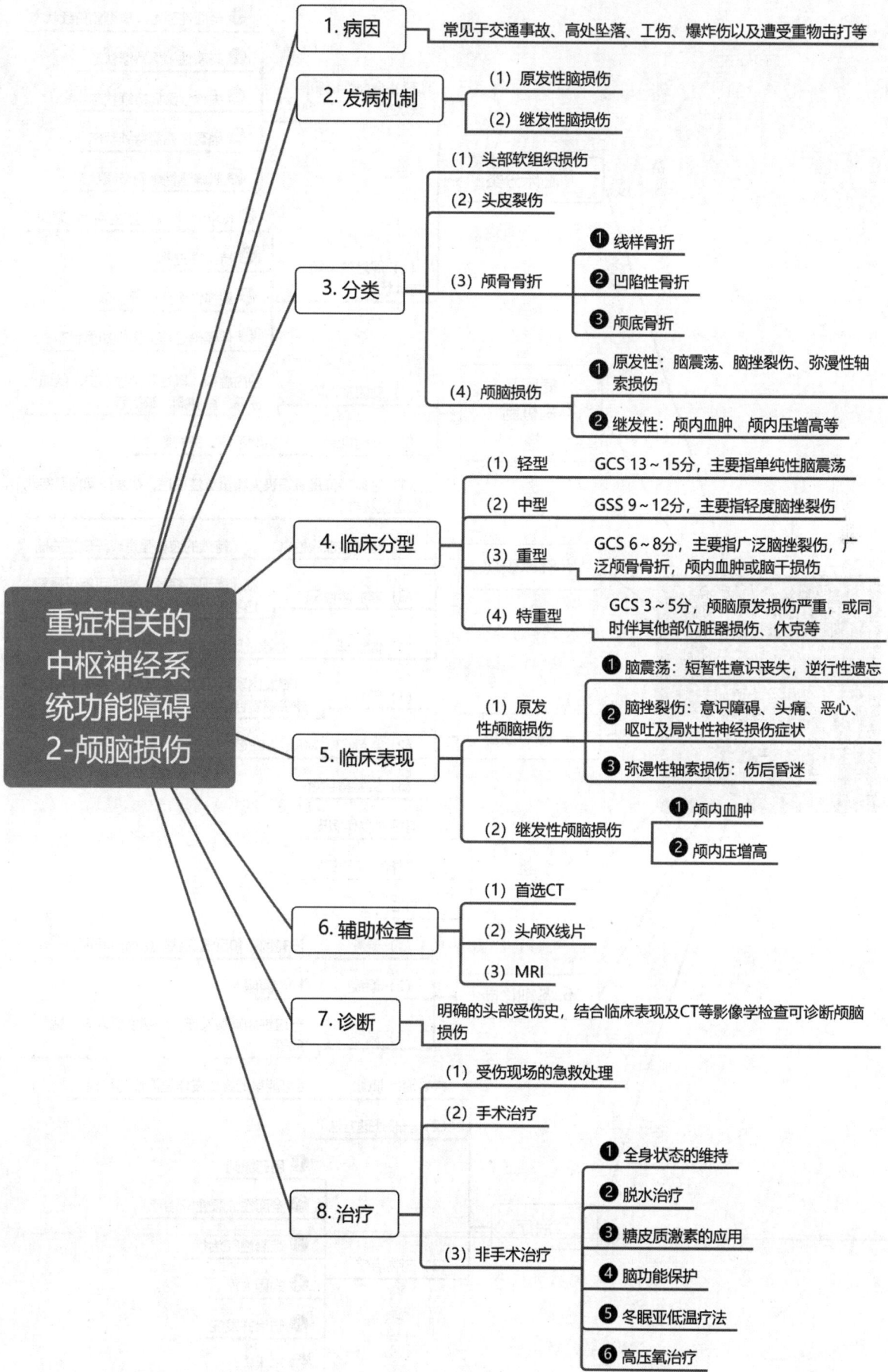

1. 病因 —— 常见于交通事故、高处坠落、工伤、爆炸伤以及遭受重物击打等

2. 发病机制
- (1) 原发性脑损伤
- (2) 继发性脑损伤

3. 分类
- (1) 头部软组织损伤
- (2) 头皮裂伤
- (3) 颅骨骨折
  - ❶ 线样骨折
  - ❷ 凹陷性骨折
  - ❸ 颅底骨折
- (4) 颅脑损伤
  - ❶ 原发性：脑震荡、脑挫裂伤、弥漫性轴索损伤
  - ❷ 继发性：颅内血肿、颅内压增高等

**重症相关的中枢神经系统功能障碍 2-颅脑损伤**

4. 临床分型
- (1) 轻型 —— GCS 13~15分，主要指单纯性脑震荡
- (2) 中型 —— GSS 9~12分，主要指轻度脑挫裂伤
- (3) 重型 —— GCS 6~8分，主要指广泛脑挫裂伤，广泛颅骨骨折，颅内血肿或脑干损伤
- (4) 特重型 —— GCS 3~5分，颅脑原发损伤严重，或同时伴其他部位脏器损伤、休克等

5. 临床表现
- (1) 原发性颅脑损伤
  - ❶ 脑震荡：短暂性意识丧失，逆行性遗忘
  - ❷ 脑挫裂伤：意识障碍、头痛、恶心、呕吐及局灶性神经损伤症状
  - ❸ 弥漫性轴索损伤：伤后昏迷
- (2) 继发性颅脑损伤
  - ❶ 颅内血肿
  - ❷ 颅内压增高

6. 辅助检查
- (1) 首选CT
- (2) 头颅X线片
- (3) MRI

7. 诊断 —— 明确的头部受伤史，结合临床表现及CT等影像学检查可诊断颅脑损伤

8. 治疗
- (1) 受伤现场的急救处理
- (2) 手术治疗
- (3) 非手术治疗
  - ❶ 全身状态的维持
  - ❷ 脱水治疗
  - ❸ 糖皮质激素的应用
  - ❹ 脑功能保护
  - ❺ 冬眠亚低温疗法
  - ❻ 高压氧治疗

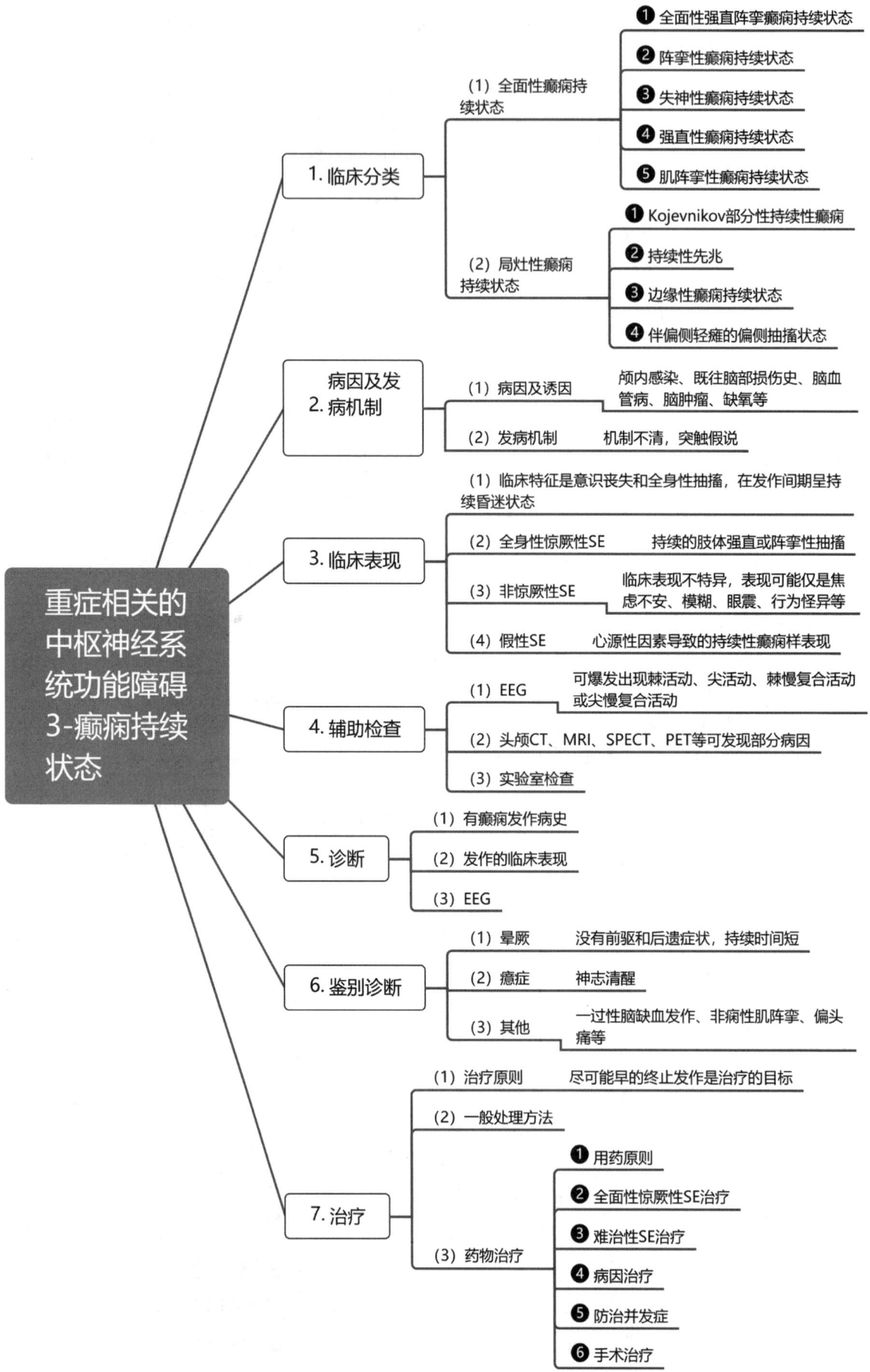

## 1.临床分类

### (1) 全面性癫痫持续状态
❶ 全面性强直阵挛癫痫持续状态
❷ 阵挛性癫痫持续状态
❸ 失神性癫痫持续状态
❹ 强直性癫痫持续状态
❺ 肌阵挛性癫痫持续状态

### (2) 局灶性癫痫持续状态
❶ Kojevnikov部分性持续性癫痫
❷ 持续性先兆
❸ 边缘性癫痫持续状态
❹ 伴偏侧轻瘫的偏侧抽搐状态

## 2.病因及发病机制
(1) 病因及诱因　颅内感染、既往脑部损伤史、脑血管病、脑肿瘤、缺氧等
(2) 发病机制　机制不清，突触假说

## 3.临床表现
(1) 临床特征是意识丧失和全身性抽搐，在发作间期呈持续昏迷状态
(2) 全身性惊厥性SE　持续的肢体强直或阵挛性抽搐
(3) 非惊厥性SE　临床表现不特异，表现可能仅是焦虑不安、模糊、眼震、行为怪异等
(4) 假性SE　心源性因素导致的持续性癫痫样表现

## 重症相关的中枢神经系统功能障碍3-癫痫持续状态

## 4.辅助检查
(1) EEG　可爆发出现棘活动、尖活动、棘慢复合活动或尖慢复合活动
(2) 头颅CT、MRI、SPECT、PET等可发现部分病因
(3) 实验室检查

## 5.诊断
(1) 有癫痫发作病史
(2) 发作的临床表现
(3) EEG

## 6.鉴别诊断
(1) 晕厥　没有前驱和后遗症状，持续时间短
(2) 癔症　神志清醒
(3) 其他　一过性脑缺血发作、非痫性肌阵挛、偏头痛等

## 7.治疗
(1) 治疗原则　尽可能早的终止发作是治疗的目标
(2) 一般处理方法
(3) 药物治疗
❶ 用药原则
❷ 全面性惊厥性SE治疗
❸ 难治性SE治疗
❹ 病因治疗
❺ 防治并发症
❻ 手术治疗

重症相关的中枢神经系统功能障碍4-中枢神经系统感染

- **1. 病因及发病机制**
  - （1）细菌性脑膜炎常见病原体
    - ❶ 肺炎链球菌（老年人）
    - ❷ 脑膜炎双球菌（儿童和青少年）
    - ❸ 流感嗜血杆菌（婴幼儿）
  - （2）传播途径：血性播散、血管扩散和经脑脊液通路
  - （3）基本病理改变：软脑膜炎、脑膜血管充血和炎性细胞浸润
- **2. 临床表现**
  - （1）常有全身或局部感染
  - （2）脑膜刺激征
  - （3）颅内压增高
  - （4）局灶症状：偏瘫、失语
  - （5）其他症状：皮疹
- **3. 辅助检查**
  - （1）血常规　外周血白细胞计数增加，以中性粒细胞为主
  - （2）脑电图检查　无特征性改变，为弥漫性慢波
  - （3）影像学检查　头颅CT和MRI主要用于鉴别诊断
  - （4）脑脊液检查　压力升高，外观浑浊或呈脓性等
- **4. 诊断**
  - 结合临床表现、体格检查、辅助检查可明确诊断
- **5. 鉴别诊断**
  - 病毒性脑膜炎、结核性脑膜炎和隐球菌脑膜炎
- **6. 治疗**
  - （1）针对病原菌的药物治疗
  - （2）激素治疗
  - （3）对症支持治疗

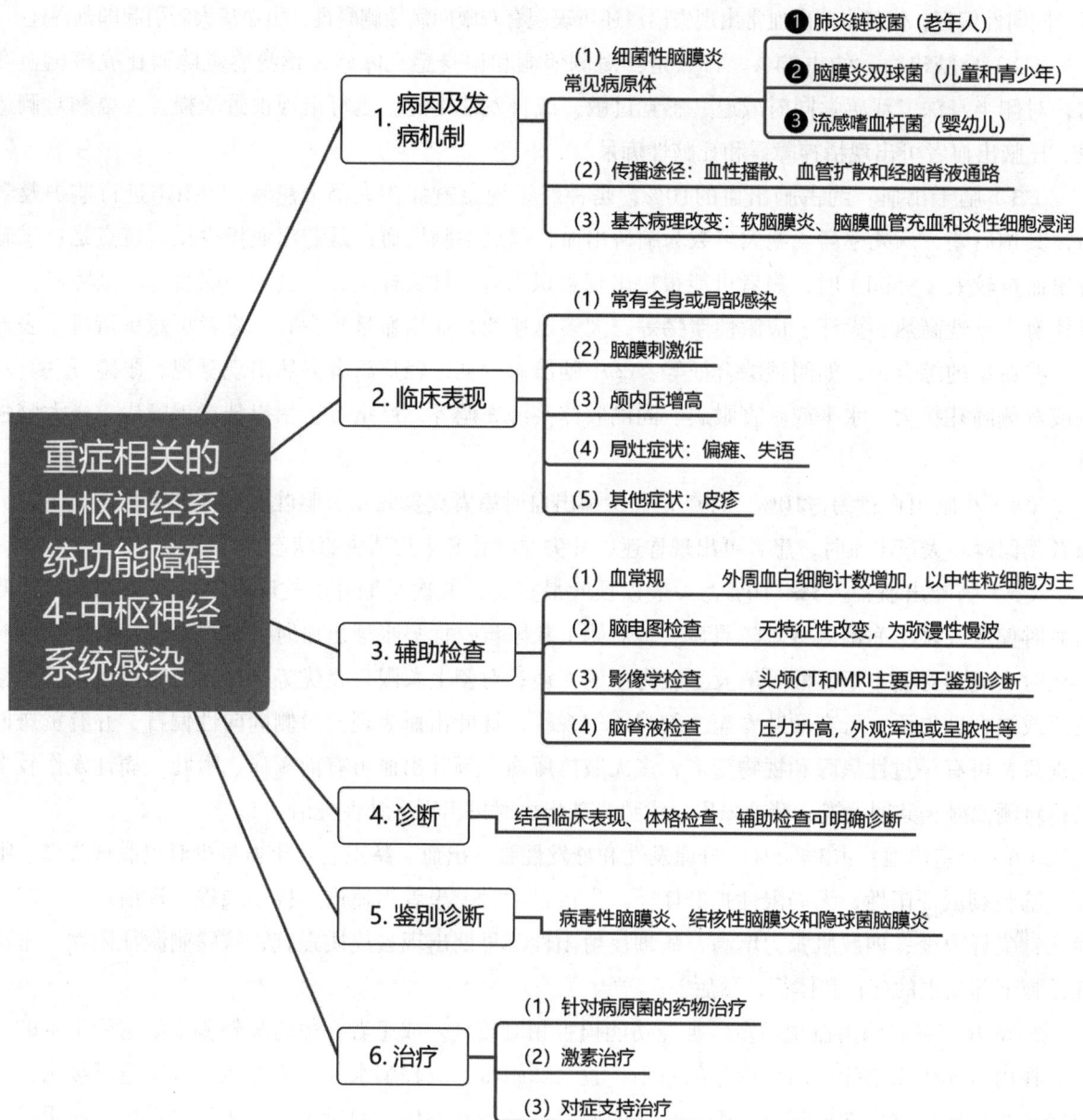

### 考点1　脑血管意外

脑血管意外又名脑卒中，是一种突然起病的脑血液循环障碍性疾病，指因各种诱因引起脑内动脉破裂、闭塞或狭窄，从而造成的急性脑血液循环障碍。

### 考点2　脑出血（intracerebral hemorrhage，ICH）

脑出血是指原发性非外伤性脑实质内出血，也称自发性脑出血，占急性脑血管病的20%~30%，急性期病死率为30%~45%。在脑出血中大脑半球出血约占80%，脑干和小脑出血约占20%，其中出血量较大的大脑半球出血及脑干出血在ICU中比较常见。

1. 临床表现　年龄50岁以上，有高血压病史者易发生脑出血，多见于活动或情绪激动时突发起病，发病后症状在数分钟至数小时进行性发展，主要表现为头痛、呕吐、感觉异常、意识障碍、非对称性肢体功能障碍等，临床表现的轻重主要取决于出血量和出血部位。

（1）壳核出血：是最常见的出血部位，占50%~60%。特点是：出现病灶对侧肢体偏瘫、偏身感觉障

碍，同向性偏盲，优势半球出血常出现失语。还可表现有双眼向病灶侧凝视，出血量大者引起即刻昏迷。

（2）丘脑出血：约占24%。特点是：对侧偏瘫和偏身感觉障碍，偏身感觉障碍比壳核出血突出，对侧半身深、浅感觉同时减退、感觉过敏，或自发性疼痛。也可出现视野缺损、失语和对侧忽视。丘脑出血者可出现精神障碍和丘脑性痴呆。

（3）脑干出血：约占脑出血的10%，是神经系统急重症，大部分患者需在ICU进行监护及救治，其预后差，病死率高。绝大多数为脑桥出血，偶见中脑出血，延髓出血极少见。特点是：①脑桥出血量较大（>5ml）时，患者可能很快出现意识障碍、针尖样瞳孔、去皮质强直、呼吸障碍，并可伴有中枢性高热、大汗、应激性溃疡等，大多迅速死亡。出血量较少时，患者可意识清醒，表现为一些典型的综合征，如闭锁综合征等。②中脑出血少见，轻症患者突然出现复视、眼睑下垂、一侧或双侧瞳孔扩大、水平或垂直眼震、同侧肢体共济失调等，严重者很快出现意识障碍、去大脑强直。

（4）小脑出血：约占10%，特点是：少量出血时患者突发眩晕、呕吐、肢体共济失调、眼震，患者无偏瘫。大量出血时，患者可出现昏迷、针尖样瞳孔和去皮质强直状态。

（5）脑叶出血：占5%~10%，一般以顶叶最多见，其次是颞叶、枕叶及额叶。特点是：顶叶出血时偏瘫较轻，而偏侧感觉障碍显著；对侧下象限盲；优势半球出血时可出现混合性失语。颞叶出血时表现为对侧中枢性面舌瘫及上肢为主的瘫痪；对侧上象限盲；优势半球出血时可出现感觉性失语或混合性失语；可有颞叶癫痫、幻嗅、幻视等。枕叶出血表现为对侧同向性偏盲，并有黄斑回避现象，可有一过性黑矇和视物变形，多无肢体瘫痪。额叶出血可有前额痛、呕吐、痫性发作较多见；对侧偏瘫、共同偏视、精神障碍；优势半球出血时可出现运动性失语。

（6）脑室出血：占3%~5%，分原发性和继发性脑室出血。特点是：出血量少时仅表现头痛、呕吐、脑膜刺激征阳性、无局限性神经体征。出血量大时，患者迅速进入昏迷或昏迷逐渐加深，双侧瞳孔针尖样改变，四肢肌张力增高，病理反射阳性，早期出现去皮质强直，脑膜刺激征阳性，常出现丘脑下部受损的症状和体征，预后差。

2. 治疗　患者脑出血量不多，神经功能损害相对较轻，或患者一般情况较差不能耐受手术的，可选择内科非手术治疗。内科治疗的原则：脱水降颅压，减轻脑水肿；调控血压，防止继续出血；减轻血肿造成的继发性损害；促进神经功能恢复；防治并发症。而对于高血压脑出血的外科手术治疗的最终目的是清除血肿，减轻脑组织受压，尽量保证患者的神经功能，预防相应并发症。

（1）一般治疗。卧床休息，保持呼吸道通畅，吸氧，预防感染，营养支持，对症治疗等。

（2）调控血压。血压过高时，容易增加再出血、增加颅内压的危险性，应根据血压、颅内压、年龄、出血原因、发病时间等情况及时控制血压。脑出血患者不要急于降压，应先进行脱水、降颅压治疗后，再根据血压情况控制血压。

（3）脱水降颅压。减轻脑水肿：应用甘露醇、呋塞米（速尿）、人血白蛋白和甘油果糖等脱水，剂量根据出血量、出血部位和颅内压情况而定，监测肾功能、保持出入量和电解质平衡。

（4）亚低温治疗。ICU可通过冰帽、冰毯、物理降温的方法达到理想的治疗体温。

（5）外科手术治疗。①适应证：目前认为，患者如无意识障碍则多不需手术；有明显意识障碍、脑疝尚不明显时，外科治疗优于内科；深昏迷患者、双瞳孔扩大、生命体征趋于衰竭者，内、外科治疗均不理想。大脑出血量>30ml，小脑出血量>10ml者需手术治疗；还可根据患者出血后意识障碍情况分为Ⅰ~Ⅴ级，Ⅰ级一般不需手术，Ⅴ级病情处于晚期也无法手术，Ⅱ~Ⅳ级需要手术治疗，Ⅱ级患者若一般情况可，也可首选内科非手术治疗，根据病情变化再决定是否手术，Ⅳ级患者若短时间内出血量大，进展快，脑疝形成时间长，则无法手术；另外，位置表浅的出血一般多可手术，而较为深部的出血如脑干出血可非手术治疗。②常用的手术方式：开颅清除血肿、穿刺抽吸血肿、脑室穿刺引流血肿等。

### 📝 考点3　蛛网膜下腔出血（subarachnoid hemorrhage，SAH）

蛛网膜下腔出血是指脑底部或脑表面血管破裂后，血液流入蛛网膜下腔引起相应临床症状的一种脑卒中，又称为原发性蛛网膜下腔出血。继发性蛛网膜下腔出血是指脑实质内出血、脑室出血、硬膜外或硬膜下血管破裂血液流入蛛网膜下腔。

1. 临床表现　蛛网膜下腔出血的临床表现取决于出血量、积血部位、脑脊液循环受损程度等。突发性的剧烈头痛是SAH的最主要症状，疼痛难以忍受，呈持续性进行性加重，多伴有恶心、呕吐，可引起意识障碍。脑动脉瘤破裂时患者可突发昏迷，昏迷持续时间取决于出血量。约10%脑动脉瘤破裂出血者可有癫痫发作。

发病数小时后可见脑膜刺激征，部分患者可出现偏瘫、失语、脑神经麻痹、感觉缺失、记忆力丧失和感觉障碍等，随后出现脑水肿，导致进展性的占位效应，有时需要外科处理。部分患者，特别是老年患者头痛、脑膜刺激征等临床表现常不典型，精神症状可较明显。

本病常见的并发症为再出血、脑血管痉挛、脑积水等。发病48小时内再出血风险最大，入院时昏迷、高龄、女性及收缩压超过170mmHg的患者再出血的风险较大。脑血管痉挛一般发生在SAH后3~5天。脑积水多发生在出血后1周内。

2. 治疗　目的是预防其再出血、脑血管痉挛及脑积水等并发症，降低病死率和致残率。

（1）一般处理：绝对卧床，密切监测生命体征和神经系统体征的变化；保持气道通畅，维持呼吸、循环、内环境稳定。必要时给予镇静、镇痛，避免用力和情绪波动，预防癫痫的发生。

（2）降低颅内压：对颅内压增高者，适当限制液体入量，应用脱水剂如甘露醇、呋塞米、甘油果糖等。

（3）防治再出血：①安静休息，镇静、镇痛。②控制血压。如果平均动脉压>120mmHg或收缩压>180mmHg，可在密切监测血压下应用降压药物，但应注意重症监护的重要性，避免降压过低而增加病死率。③抗纤溶药物。早期手术夹闭动脉瘤者，术后不必应用止血药物，延期手术或不能手术者，应用抗纤溶药物，防止再出血，常用氨基己酸和氨甲苯酸（止血芳酸），但应用该类药物可能增加脑缺血的发生。④外科手术：是解除动脉瘤的最好方法，也是预防再出血的最重要方法。目前多主张在发病72小时内手术。

（4）防止脑血管痉挛：①扩容、升压、血液稀释治疗；动脉瘤夹闭术后，补充晶体液和胶体液，维持CVP在8~10mmHg，必要时使用升压药物如多巴胺、去甲肾上腺素等；在ICU进行有创或无创血压、颅内压以及CVP的密切监护至关重要。②早期应用钙离子拮抗药：常用尼莫地平。③早期手术治疗：外科手术去除动脉瘤，清除血凝块，可减轻血管痉挛。

（5）防治脑积水：①内科药物治疗。②脑室穿刺CSF外引流术。适用于SAH后脑室积血扩张或形成铸型，内科治疗后症状仍进行性加重，伴有意识障碍者。③脑脊液分流术。慢性脑积水经内科治疗不可逆转，头CT或MRI显示脑室明显扩大者，需及时行脑室-腹腔或脑室-心房分流手术。

## 考点4 脑梗死（cerebral infarction）

脑梗死又称缺血性脑卒中（cerebral ischemic stroke），是指因脑部血液循环障碍，缺血、缺氧所导致的局部脑组织的缺血性坏死或软化。它包括动脉粥样硬化性血栓性脑梗死、脑栓塞和腔隙性脑梗死等。其中大面积的脑梗死及脑干梗死在ICU较常见，致死率及致残率均较高，应密切注意。

1. 临床表现

（1）动脉粥样硬化性血栓性脑梗死常见于中老年患者，常于安静状态或睡眠中发病。梗死灶的部位和大小决定着神经症状，如偏瘫、偏身感觉障碍等。病情严重时，如较大面积的脑梗死或脑干梗死，患者出现意识障碍，逐渐或发病即可昏迷，预后较差，应尽快送入ICU进行密切监护及抢救，以期提高患者的生存率。

（2）脑栓塞起病急骤，症状常在发病数秒或数分钟达高峰，多有各种心脏病病史，如为非心源性脑栓塞，则有相关的病史。患者多有意识障碍，常伴发癫痫，脑的局限性神经症状取决于闭塞血管的部位、程度和侧支循环形成的情况。

（3）腔隙性脑梗死多见于高血压病史的中、老年人，逐渐发病，多无头痛、呕吐、意识障碍等全脑症状，相对来说较上两者轻。

2. 治疗

（1）一般治疗：包括稳定生命体征，保持呼吸道通畅，吸氧，控制血压，控制血糖，降颅压治疗，脑保护治疗，以及亚低温、高压氧等治疗。

（2）改善脑循环治疗。①溶栓治疗：适应证：18~80岁；发病4.5小时内（重组组织型纤溶酶原激活药，rt-PA）或6小时内（尿激酶UK）；脑功能损害的体征比较严重，持续时间超过1h；头颅CT已排除脑出血且没有早期大面积脑梗死影像学改变；无出血倾向者。禁忌证：既往有颅内出血；近3个月有脑梗死、心肌梗死史、脑外伤史；近3周内有胃肠或泌尿系统出血；近2周内进行过大的外科手术；近1周内有在不易压迫止血部位的动脉穿刺。严重心、肝、肾功能不全或严重糖尿病患者。体检发现有活动性出血或外伤的证据。收缩压>180mmHg或舒张压>100mmHg。口服抗凝药，48小时内接受过肝素治疗。血小板计数低于$100 \times 10^9$/L。溶栓方法：尿激酶100万~150万U，溶于生理盐水100~200ml，持续静脉滴注30分钟，rt-PA 0.9mg/kg（最大剂量为90mg）静脉滴注，其中10%在最初1min内静脉推注，其余持续滴注60分钟。②降纤治疗：在早期（12小时内）可选用，降解血中纤维蛋白原、抑制血栓形成。常用药物为巴曲酶、去纤酶、安克洛酶等。③抗凝血治疗：常用药物为肝素、低分子量肝素等。④抗血小板治疗：无禁忌证的不溶栓者应尽早应用抗血小板治疗，可选用阿司匹林。溶栓患者在溶栓24小时后予抗血小板治疗。⑤康复治疗：病情稳定后即可进行，目标是减轻脑卒中引起的功能缺损，提高患者的生存质量。

## 考点5 颅脑损伤（head injury）

颅脑损伤是指外界暴力作用于人体头颅部引起的损伤。它是外伤导致患者死亡或残疾的首要原因，包括头部软组织损伤、颅骨骨折和脑损伤等，其中脑损伤后果最为严重，应特别注意。

1. 临床分型

轻型：Glasgow昏迷评定量表（GCS）13~15分，主要指单纯性脑震荡，可伴有或无颅骨骨折。表现为昏迷时间在30分钟以内，有轻微头痛、头晕症状，神经系统和脑脊液检查无明显异常。

中型：GSS 9~12分，主要指轻度脑挫裂伤，可伴有或无颅骨骨折以及蛛网膜下腔出血，无脑受压者。表现为昏迷时间不超过12小时，有轻微的神经系统阳性体征，基本生命体征有轻微变化。

重型：GCS 6~8分，主要指广泛脑挫裂伤，广泛颅骨骨折，颅内血肿或脑干损伤。表现为深昏迷，昏迷时间在12小时以上，意识障碍逐渐加重或再次出现昏迷，有明显神经系统阳性体征，基本生命体征有明显变化。

特重型：GCS 3~5分，颅脑原发损伤严重，或同时伴其他部位脏器损伤、休克等。表现为伤后立即深昏迷，去皮质强直，双侧瞳孔散大，生命体征严重紊乱或呼吸已近停止及已有脑疝晚期表现。

2. 临床表现

（1）原发性颅脑损伤：①脑震荡是指非穿通性脑损伤而引起的一种意识改变，症状包括短暂性意识丧失，逆行性遗忘，神经系统及头部CT检查无异常。②脑挫裂伤多发生于头部的突然减速性损伤，患者可以出现意识障碍、头痛、恶心、呕吐及局灶性神经损伤症状，CT表现为脑组织内有高低混杂的密度影。③弥漫性轴索损伤常见于头旋转性加速或减速伤，表现为伤后昏迷。在CT上没有明显颅内血肿等占位性病变，而中线部位脑肿胀严重。

（2）继发性颅脑损伤：①颅内血肿包括硬膜外血肿、硬膜下血肿、脑内血肿及脑室内血肿等。血肿量少者没有意识障碍，仅有头痛症状；血肿量大者会出现意识障碍、瞳孔改变等局灶性神经损伤体征及头痛、恶心、呕吐等。CT可见颅内有高密度影。②颅内压增高可由颅内血肿、脑肿胀、脑水肿等引起。患者有头痛、恶心、呕吐，严重者有视盘水肿及意识障碍、展神经麻痹等症状。颅脑损伤后患者出现意识障碍、面色苍白、四肢松软等表现，或伴有呼吸浅快、血压下降，数分钟后逐渐恢复正常。若持续性低血压应注意有无复合伤，内出血等情况。

3. 治疗

（1）受伤现场的急救处理：保持患者呼吸道通畅，必要时建立人工气道，人工或机械辅助呼吸。伤口止血，建立静脉通路，输液，防治休克。迅速地全身检查，以明确是否存在多发伤，确定优先处理的顺序等。

（2）手术治疗：重度颅脑损伤的手术治疗至关重要，它直接影响着患者的生命及预后。对于颅内有占位病变，如硬膜外、下或脑内血肿的患者，伴有以下指征单侧瞳孔扩大者，务必及时手术：有局部脑受压症状；中线移位>5mm；ICP>25mmHg；有脑疝的征象者。而对于广泛性脑挫裂伤，病情持续恶化，颅高压危象者，可考虑行去大骨瓣减压术。危重患者如有双瞳孔散大、去皮质强直及呼吸停止者，手术多无益。弥漫性轴索损伤、弥漫性脑肿胀，应在密切观察下采用非手术治疗，当出现症状恶化时可采取与广泛脑挫裂伤相似处理方式。

（3）非手术治疗：颅脑损伤的非手术治疗主要包括全身状态的维持和降低颅内压。

①全身状态的维持：头部抬高10°~20°，有助于静脉血液回流。昏迷患者应建立人工气道，估计昏迷超过3~5天者可考虑行气管切开，尽早放置胃管，行胃肠减压；通过引流的胃液，及时发现胃黏膜出血病变；给予胃肠道进食，以保护胃肠黏膜屏障功能，预防应激性溃疡。

②脱水治疗：脑水肿是构成颅内压增高的主要因素之一，所以控制脑水肿的发生和发展是降低颅内压关键之一。可应用甘露醇、呋塞米、人血白蛋白和甘油果糖等脱水，剂量根据患者的脑水肿情况及全身状态而定。

③糖皮质激素的应用：糖皮质激素具有抑制氧自由基导致的脂质过氧化反应；稳定膜的离子通道；抑制磷脂酶$A_2$，减少花生四烯酸的释放，有利于脑脊液重吸收，最终产生抗水肿作用。

④脑功能保护：应用脑代谢功能活化药，如吡硫醇、甲氯芬酯和胞磷胆碱等，具有复活及增强

脑代谢，适度地刺激脑神经功能，改善脑血流作用。应用神经生长因子，具有促神经突起生长和神经元细胞数目增多作用。神经节苷脂具有保持膜结构功能，对钙离子具有高度亲和力，减少钙离子内流；调节营养因子，促进神经再生，减少病灶周围细胞死亡和调节神经递质功能。

⑤冬眠亚低温疗法：冬眠亚低温疗法除可使脑血流量下降，脑体积缩小，颅内压降低外，还可以降低脑代谢率，增加脑缺氧的耐受性，改善细胞通透性防止脑水肿发生发展。利用冬眠合剂及冰毯冰帽进行降温。

⑥高压氧治疗：颅脑外伤患者在生命体征稳定的前提下，排除颅内活动性出血，早期高压氧治疗是一个重要原则。最佳治疗时间为伤后3天内。高压氧通过改善病灶区脑组织缺氧，减轻脑水肿、降低颅内压力，纠正缺氧，促进代谢而恢复神经电位活动；促进侧支循环的形成，保持损伤病灶周围的缺血半影区的神经细胞产生脑保护作用。

### 考点6　癫痫持续状态（status epilepticus，SE）

癫痫持续状态是一种以持续的癫痫发作为特征的病理状况，是威胁生命的神经科急危重症。经典的SE定义是指发作活动持续30分钟或者间断发作30分钟以上且发作间期无意识恢复。新的SE定义："超过大多数这种发作类型患者的发作持续时间后，发作仍然没有停止的临床征象，或反复的癫痫发作，在发作间期中枢神经系统的功能没有恢复到正常"。但在临床实际操作中，Lowenstein等国外学者提倡将SE定义为发作时间超过5分钟以上的癫痫发作或2次或2次以上发作，发作间期无意识恢复。

1. 临床表现　SE的临床特征是意识丧失和全身性抽搐，在发作间期呈持续昏迷状态，部分患者可伴有发热、大汗、发绀、口吐白沫、小便失禁等。发病后患者常有昏迷、瞳孔散大、对光反射减弱或消失，病理反射可阳性。患者可因为持续抽搐导致脑水肿、吸入性肺炎、自主功能障碍如心动过速和高热、代谢紊乱等危及患者生命或遗留永久性神经功能损害。

（1）全身性惊厥性SE：主要表现为持续的肢体强直或阵挛性抽搐，伴随有完全意识丧失、尿失禁、舌咬伤、瞳孔散大、对光反射消失、角膜反射消失、病理反射可引出。临床症状常随着发作的持续，而变得不再明显。随着时间的推移发作逐步演变为微小的神经证候：眼球偏移、微弱眼震、轻微的下颌、嘴唇、手指、眼睑颤搐，甚至仅有脑电活动而无临床体征。也可以演进为非惊厥性癫痫状态。

（2）非惊厥性SE：是指持续或几乎持续癫痫脑电发作至少30分钟，而无躯体的抽搐。因临床表现不特异，诊断相当困难，表现可能仅是焦虑不安、模糊、眼震、行为怪异等。

（3）假性SE：由于心源性因素导致的持续性癫痫样表现，并非真正的SE。典型特点：肢体怪异的不协调运动，意识未受损，脑电图监测正常。

2. 治疗

（1）治疗原则：尽可能早的终止发作是治疗的目标。治疗病因，避免和治疗并发症，同时还要避免复发。

（2）一般处理方法：对癫痫持续状态的患者应做紧急处理。首先应保证呼吸道通畅，吸氧，当呼吸功能受影响时应行气管插管、机械通气；建立通畅的静脉输液通路；常规监护生命体征，如呼吸、心脏、血压、血氧等；对症治疗，维持生命体征和内环境的稳定；血常规及生化检查，血气分析、抗癫痫药血药浓度监测等。

（3）药物治疗：①用药原则：药物治疗的目的是迅速控制癫痫发作，终止发作是治疗的关键，一般应在SE发生的30分钟内终止发作。选用合适的抗癫痫药的原则是：最好经静脉用药；选用药物应该快速通过血-脑屏障；在脑内维持时间长。目前多主张快速、按照顺序应用清除半衰期较短的抗惊厥药物。②全面性惊厥性SE治疗：一线治疗，首选速效的苯二氮䓬类药物；二线治疗，在应用苯二氮䓬类药物无效后，选用苯妥英钠或苯巴比妥可能有效。③难治性SE治疗：难治性癫痫持续状态是指持续的癫痫发作，对早期应用的地西泮、苯妥英钠、苯巴比妥等无效，连续1小时以上者。其治疗的目的就是迅速终止发作，最常用的药物是戊巴比妥、异丙酚、咪达唑仑。④病因治疗：确定病因和进行病因治疗。在处理发作的同时就应开始积极寻找诱因或病因，并及时做相应的处理。在成年人，SE最常见的原因是长效抗癫痫药（ADE）使用不规则或依从性差，儿童先天性异常和感染是最常见原因。避免使用加重或诱发癫痫发作的药物，如亚胺培南、喹诺酮类抗炎药物、部分抗精神病药物及兴奋性神经营养药等。⑤防治并发症：癫痫发作频繁容易导致脑水肿，在检查患者血压、出入量、内环境前提下适度脱水降颅压治疗。必要时应预防性应用抗感染治疗。⑥手术治疗：对药物治疗无效的难治性癫痫，可考虑手术治疗。

### 考点7 中枢神经系统感染

中枢神经系统感染是各种病原微生物侵犯脑或脊髓实质、被膜和血管等，引起急、慢性炎症性（或非炎症性）疾病。中枢神经系统感染包括脑膜炎（脑膜或脊膜的炎症），脑炎（中枢神经系统受到细菌、病毒感染），脑膜脑炎（脑实质和脑膜都受累）。

细菌性脑膜炎（bacterial meningitis）是由化脓性细菌感染所致的脑脊膜炎症，病变常累及脑膜、蛛网膜下腔和脑实质，是严重的颅内感染性疾病，老年人和儿童好发。

1. 临床表现 化脓性脑膜炎（化脑）：起病急骤，高热伴畏寒、寒战，全身酸痛等毒血症状，部分婴儿及少数成年人可有呕吐、腹泻等胃肠道症状、精神萎靡、嗜睡、烦躁等。

（1）常有全身或局部感染：发热、寒战、上呼吸道感染等表现。

（2）脑膜刺激征：颈项强直、克尼格征、布鲁津斯基征阳性，但新生儿、老年人或昏迷患者常不明显。

（3）颅内压增高：剧烈头痛、呕吐、意识障碍。

（4）局灶症状：部分患者可有偏瘫、失语。

（5）其他症状：皮疹（脑膜炎双球菌）：红色斑丘疹、瘀点。

2. 治疗

（1）针对病原菌的药物治疗：用药原则是及早使用抗生素，在没有确定病原菌之前应用广谱抗生素（头孢曲松或头孢噻肟），确定病原体后使用对应的敏感抗生素。

①肺炎球菌：首选头孢曲松或头孢噻肟。对青霉素敏感者使用青霉素，成年人剂量为2000万U/d，儿童为40万U/（kg·d），分次静脉滴注。

②脑膜炎双球菌：首选头孢曲松2g/d，静脉滴注。也可选用青霉素。

③流感嗜血杆菌：首选氨苄西林治疗。

（2）激素治疗3~5天，抑制炎性细胞因子释放、稳定血-脑脊液屏障。

（3）对症支持治疗：颅内压增高者给予脱水降颅压治疗，高热给予降温，惊厥患者给予抗癫痫药物治疗。

# 第二节　神经重症的ICU管理

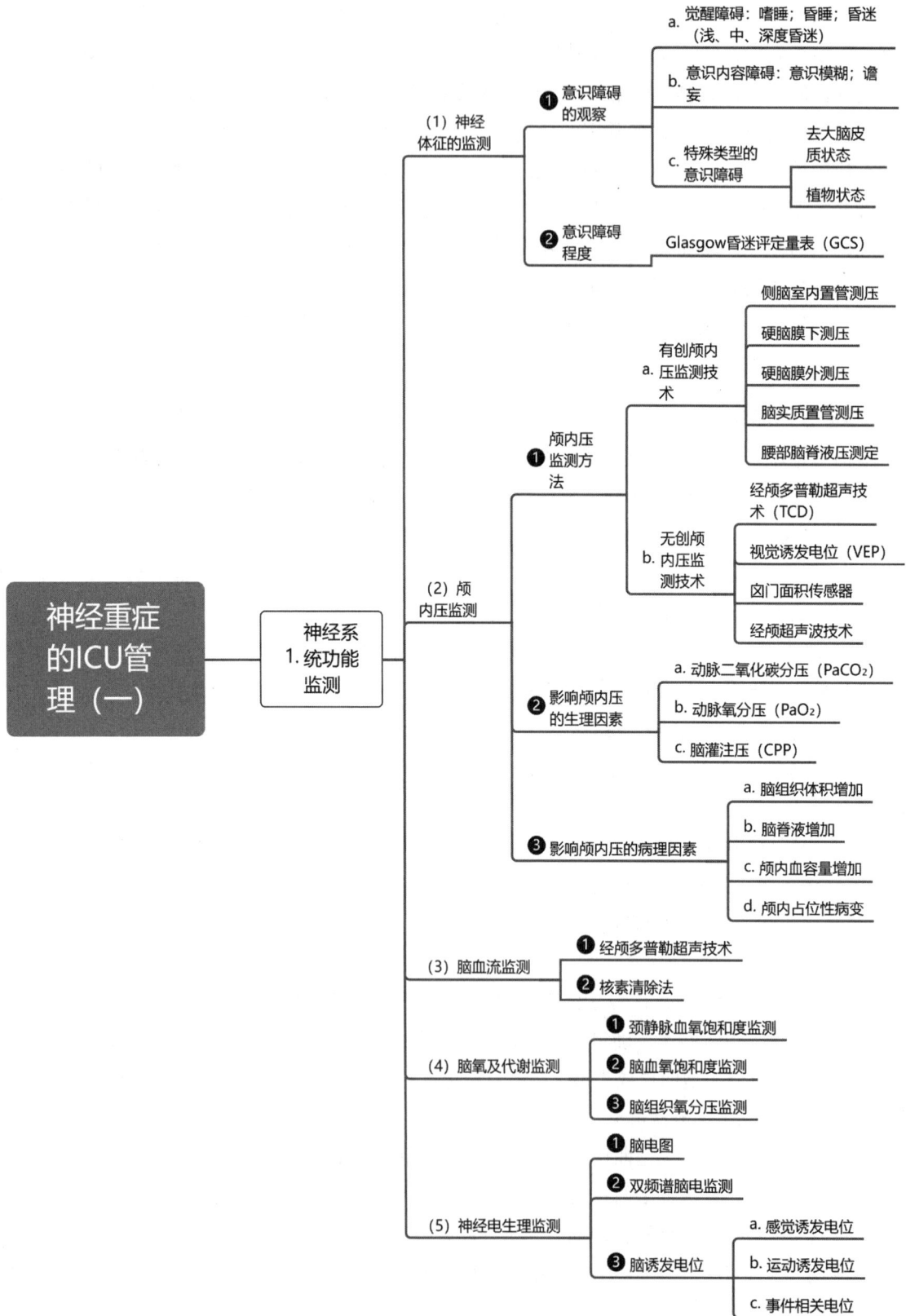

神经重症的ICU管理（一）
└─ 神经系统功能监测 1.
　├─ （1）神经体征的监测
　│　├─ ❶ 意识障碍的观察
　│　│　├─ a. 觉醒障碍：嗜睡；昏睡；昏迷（浅、中、深度昏迷）
　│　│　├─ b. 意识内容障碍：意识模糊；谵妄
　│　│　└─ c. 特殊类型的意识障碍
　│　│　　　├─ 去大脑皮质状态
　│　│　　　└─ 植物状态
　│　└─ ❷ 意识障碍程度
　│　　　└─ Glasgow昏迷评定量表（GCS）
　├─ （2）颅内压监测
　│　├─ ❶ 颅内压监测方法
　│　│　├─ a. 有创颅内压监测技术
　│　│　│　├─ 侧脑室内置管测压
　│　│　│　├─ 硬脑膜下测压
　│　│　│　├─ 硬脑膜外测压
　│　│　│　├─ 脑实质置管测压
　│　│　│　└─ 腰部脑脊液压测定
　│　│　└─ b. 无创颅内压监测技术
　│　│　　　├─ 经颅多普勒超声技术（TCD）
　│　│　　　├─ 视觉诱发电位（VEP）
　│　│　　　├─ 囟门面积传感器
　│　│　　　└─ 经颅超声波技术
　│　├─ ❷ 影响颅内压的生理因素
　│　│　├─ a. 动脉二氧化碳分压（$PaCO_2$）
　│　│　├─ b. 动脉氧分压（$PaO_2$）
　│　│　└─ c. 脑灌注压（CPP）
　│　└─ ❸ 影响颅内压的病理因素
　│　　　├─ a. 脑组织体积增加
　│　　　├─ b. 脑脊液增加
　│　　　├─ c. 颅内血容量增加
　│　　　└─ d. 颅内占位性病变
　├─ （3）脑血流监测
　│　├─ ❶ 经颅多普勒超声技术
　│　└─ ❷ 核素清除法
　├─ （4）脑氧及代谢监测
　│　├─ ❶ 颈静脉血氧饱和度监测
　│　├─ ❷ 脑血氧饱和度监测
　│　└─ ❸ 脑组织氧分压监测
　└─ （5）神经电生理监测
　　　├─ ❶ 脑电图
　　　├─ ❷ 双频谱脑电监测
　　　└─ ❸ 脑诱发电位
　　　　　├─ a. 感觉诱发电位
　　　　　├─ b. 运动诱发电位
　　　　　└─ c. 事件相关电位

神经重症的ICU管理（二）

2.神经重症的ICU护理

（1）观察要点
- ❶ 密切监测生命体征变化
- ❷ 密切监测意识及瞳孔变化
- ❸ 密切观察有无脑疝的前兆
- ❹ 观察肢体活动情况

（2）护理要点
- ❶ 保持呼吸道通畅、人工气道的护理
- ❷ 绝对卧床，抬高床头15°~30°
- ❸ 体温变化，超过38.5℃给予物理降温
- ❹ 血肿腔引流管的护理
- ❺ 肠内营养
- ❻ 皮肤护理
- ❼ 保持大便通畅
- ❽ 口腔护理、预防感染
- ❾ 定时翻身
- ❿ 心理护理

（3）并发症的护理
- ❶ 肺部感染、离子紊乱、循环不稳定、心律失常
- ❷ 泌尿系感染
- ❸ 肌肉挛缩、关节变形
- ❹ 深部静脉血栓
- ❺ 压疮

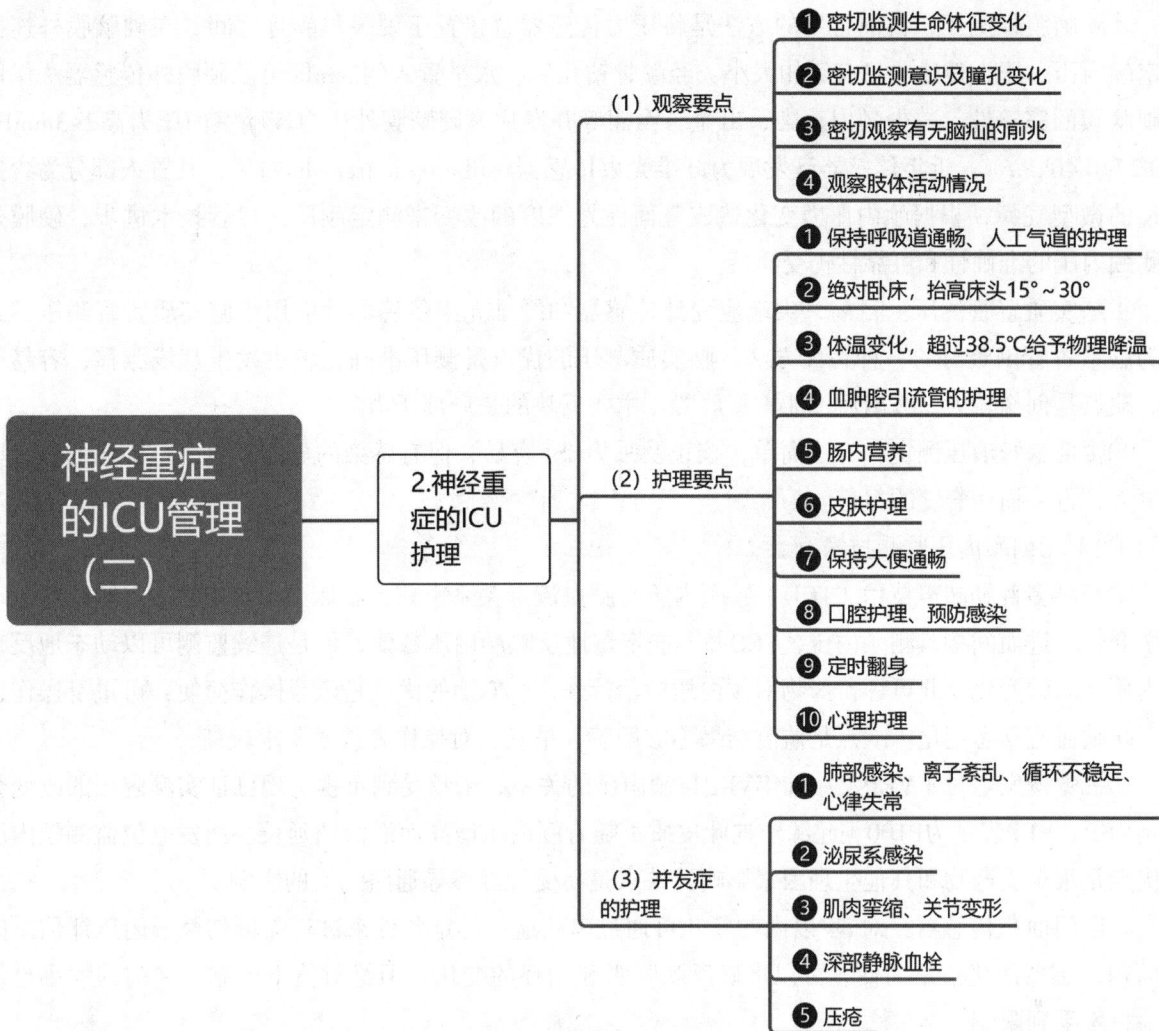

## 考点1 颅内压监测

颅内压（intracranial pressure，ICP）是指颅腔内容物（脑组织、脑脊液和血液）对颅腔壁产生的压力，由脑室或脊髓蛛网膜下腔导出的脑脊液（CSF）压表示。当颅内压持续>15mmHg（2.00kPa）时，称颅内压增高，持续>40mmHg（5.33kPa）时，称重症颅内压增高。

1. *颅内压监测方法*　颅内压（ICP）监测方法可分为有创监测和无创监测，动态监测ICP对于颅脑疾病的诊断、治疗和判断预后都有很重要的意义。

（1）有创颅内压监测技术

①侧脑室内置管测压：是最标准的方法，无菌条件下钻孔，将硅胶管插入侧脑室，通过与脑外压力换能器连接可测得颅内压。此法测压准确可靠，可以间断释放脑脊液以降低颅压，同时又可经导管取脑脊液样品及注药，具有诊断和治疗价值。缺点是属有创性监测，易并发颅内感染、颅内出血、脑脊液漏和脑组织损伤等；置管时间一般不超过1周；在脑室移位或压迫时，置管困难或置管不能。气泡、血液、组织可能堵塞导管。

②硬脑膜下测压：颅骨钻孔，打开硬脑膜，拧入中空螺栓至蛛网膜表面，螺栓内注入液体，然后外接压力传感器监测颅内压，又称脑表面压力测定。此法导管置入简单，测压准确，但硬脑膜开放，增加了颅内感染、颅内出血、脑脊液漏和脑组织损伤的机会，现已很少应用。

③硬脑膜外测压：目前常用的方法是将压力传感器直接置于硬膜与颅骨之间，在硬脑膜外连接测定颅内压。压力传感器只有纽扣大小，经颅骨钻孔后，水平置入约2cm即可。硬膜外传感器法保留了硬脑膜的完整性，减少颅内感染、出血、癫痫等并发症。硬脑膜外压力较脑室内压力高2~3mmHg（0.27~0.40kPa）。近年传感器已发展为纤维光束传感器（fiberoptic transducer），其置入部分为含探测镜的微型气囊，根据颅内压力变化造成镜面反光强度的改变来测定颅压。尽管技术进步，硬膜外监测颅内压的准确性和可靠性仍受质疑。

④脑实质置管测压：目前，尖端应变计传感器和纤维光束传感器被应用于脑实质置管测压，并作为脑室置管困难时的一种替代方法。脑实质测压的优点是测压准确，较少发生基线漂移，容易固定。缺点是创伤较大，拔出后不能重新放置。主要反映的是局部压力。

⑤腰部脑脊液压测定：方法简单，校正及采集CSF容易，但有感染的可能，对已有脑疝的患者风险更大，也有损伤脊髓的报道。

（2）无创颅内压监测技术

①经颅多普勒超声技术（TCD）：颅内压与脑血流量关系密切，临床上可通过TCD观察脑血流动力学变化，进而间接监测颅内压，TCD并不能定量地反映颅内压数值，但是连续监测可以动态地反映颅内压增高的变化，并可评价药物对颅内压的治疗作用。TCD的优点是床旁操作简便，可重复操作，能反映脑血流动态变化。缺点是监测结果不够敏感、精确，对操作者技术要求较高。

②视觉诱发电位（VEP）：近年VEP与颅内压的关系越来越受到重视。现已证实颅内压的改变会影响VEP。VEP表现为P100（起源于枕叶皮质）随着颅内压增高而潜伏期延长。诱发电位监测颅内压的优点是很少受药物和其他生理因素影响。缺点是易受神经传导通路病变的影响。

③囟门面积传感器：对1岁以内的婴儿可通过囟门这一特定条件来进行无创伤性颅内压评估。囟门面积传感器的优点是简便，可以准确反映呼吸和循环的变化，但绝对值不可靠，囟门的大小也使这一技术受到限制。

④经颅超声波技术：将声波探头置于大脑双侧颞叶，向大脑发射超声波。颅内压升高和脑组织弹性的变化将改变声波的速度。研究发现，颅内压的变化确实导致声波速度的同步变化。但两者的相关性及准确性还需进一步研究。

### 考点2　脑血流监测

1. **经颅多普勒超声技术**　经颅多普勒超声（transcranial Doppler ultrasound，TCD）是将脉冲多普勒技术与低发射频率相结合，从而使超声波能够穿透颅骨较薄的部位进入颅内，直接获得脑底血管多普勒信号，进行脑底动脉血流速度的测定。TCD最突出的特点是可以无创伤、连续、动态地监测脑血流动力学。TCD测定的是脑动脉的血流速度，而不是脑血流量（CBF）。脑血流速度的变化能较准确地反映脑血流量的变化，并能间接反映脑血流量的自动调节能力和对二氧化碳的反应性。

TCD已经广泛应用于临床，可诊断脑血管狭窄和闭塞、脑血管畸形、脑血管痉挛、脑动脉血流中微栓子的监测。TCD能准确地反映颅内高压，对颅内压增高进行连续监测，可指导降颅压治疗和评价治疗效果。脑死亡患者有特征性TCD改变，可以作为颅内循环停止和脑死亡的一种支持性诊断方法。

2. **核素清除法**　颈动脉内或静脉内注射或吸入核素Xe，通过头部闪烁探测器测定放射性示踪剂从组织中的清除率，得出时间-放射性强度变化曲线，即清除曲线。Xe的扩散及清除的速率，主要取决于CBF，根据曲线计算CBF。该方法既能测量全脑，又能测量局部脑血流。静脉法和吸入法核素用量比动脉法大，需要解决核素的再循环和脑外组织污染的技术问题，由于需要测定呼出气Xe曲线，所以不适于肺部疾病患者。Xe注射法为有创操作，不能重复应用，也不作为临床监测项目。

单光子发射计算机断层扫描（SPECT，简称ECT），利用电子计算机辅助的旋转型探测系统，测得许多断层图像上的rCBF。

其他可床旁实施的脑血流监测技术还包括动静脉氧差法、近红外光光谱法、激光多普勒血流测定法、热弥散血流测定法等。

### 考点3　脑氧及代谢监测

1. 颈内静脉血氧饱和度监测　颈内静脉血氧饱和度（jugular bulb venous oxygen saturation，$SjvO_2$）监测技术是最早出现的脑代谢相关检测手段，通过颈内静脉逆行置管，测量颈静脉球部以占一侧大脑半球混合静脉血氧饱和度，反映脑氧供及氧需求之间的关系，间接提示脑代谢状况。

$SjvO_2$监测的方法有2种，一种是间断抽血行血气分析得到氧饱和度，另一种是将光纤探头插入颈内静脉直接测定。$SjvO_2$的正常值是55%~75%，有时高达85%，其变化与脑的氧摄取呈负相关。脑氧摄取增加，$SjvO_2$下降，$SjvO_2$<50%提示大脑氧供不足以维持代谢需要，造成这种情况的原因可能是脑血流降低时没有相应的脑氧耗的降低，也可能是动脉血氧含量降低所致。供应给脑代谢需要的氧量增加时，$SjvO_2$可增高至75%以上。在脑严重充血和脑死亡等患者中，$SjvO_2$升高，原因可能与脑氧代谢下降及动静脉分流有关。

$SjvO_2$监测可反映脑氧供需平衡，当脑氧消耗、全脑缺血缺氧的症状体征尚未表现出来时，往往$SjvO_2$已有下降，从而可以发现短暂、早期的脑缺血缺氧，为早期诊断和治疗提供依据。

2. 脑血氧饱和度监测　脑血氧饱和度监测的基本原理是利用血红蛋白对可见近红外线有特殊吸收光谱的特性。将探头固定在人额部头皮，根据入射光在颅骨和脑组织的不同反射，可连续无创监测脑血氧饱和度（$rScO_2$）。

脑血氧饱和度是局部脑组织混合血氧饱和度，但由于脑血容量中70%~80%成分来自静脉血，所以主要反映大脑静脉血氧饱和度，可反映脑氧的供需平衡。目前认为$rScO_2$的正常值为64%±3.4%，当低于55%时，提示异常，<35%系脑组织严重缺氧性损害。

影响$rScO_2$的因素主要有缺氧、颅内压（ICP）升高、灌注压（CPP）下降。$rScO_2$是脑缺氧非常敏感的指标，当大脑缺氧或脑血流发生轻度改变时，$rScO_2$就可以发生变化。脑电图也可以反映脑缺氧，但它是缺氧的继发改变，所以敏感性低于脑氧饱和度。$rScO_2$与ICP相关性研究发现，ICP>25mmHg的颅脑损伤患者，$rScO_2$明显降低，而且吸入高浓度氧$rScO_2$没有变化，说明ICP升高可以导致脑循环障碍，出现脑组织缺氧性改变。

脑血氧饱和度仪由于80%的信号来源于静脉血，所以在低血压、脉搏搏动减弱、低温甚至心搏骤停等情况下使用不受限制。

3. 脑组织氧分压监测　脑组织氧分压（partial pressure of brain tissue oxygen，$PbtO_2$）是直接反映脑组织氧合状态的指标，它通过放置在脑局部的探头直接测量脑组织的氧分压，一般认为$PbtO_2$的正常范围是16~40mmHg。10~15mmHg提示轻度脑缺氧，<10mmHg则为重度缺氧。

目前监测$PbtO_2$使用的方法有LICOX和Neurotrend-7监测仪，LICOX监测仪可以监测$PbtO_2$和脑温（BT）；Neurotrend-7除可监测$PbtO_2$和脑温（BT）外，还可监测脑组织二氧化碳分压和pH。$PbtO_2$是一种新型的脑氧代谢监测手段，其临床应用价值有待进一步探索。

### 考点4 神经电生理监测

脑电生理监测包括脑电图（electroencephalogram，EEG）、脑电双频谱指数监测、诱发电位、肌电图等。

1. 脑电图　脑电图显示的是脑细胞群自发而有节律的生物电活动，是兴奋性和抑制性突触后电位的总和。由于脑电活动与新陈代谢活动相关，因此，也受到代谢活动因素的影响，例如氧摄取、皮质血流量、pH等。

ECG的临床应用：用于脑缺血、脑缺氧的监测；用于脑功能判断与预测预后；用于癫痫的诊断、分类和病灶的定位；能帮助区别脑部器质性或功能性病变、弥散性或局限性损害；对于昏迷患者，ECG有助于了解中枢神经系统功能，可帮助判断病情和预后。

目前分析采用的是频域法脑电图，较为先进且精确，能保留原始脑电波的所有信息。

2. 脑电双频谱指数监测　双频谱分析是应用非线性相位锁定原理对原始ECG波形进行处理并量化的持续脑电图监测技术，能反映大脑皮质功能状况。把双频谱分析的参数与其他一些EEG参数（如暴发抑制、波幅等）结合，并进行数学运算，最后形成以0~100数据表示的双频指数（bispectral index，BIS），由小到大相应代表深度意识抑制和清醒状态。脑电双频谱指数监测是目前以脑电来判断镇静水平和监测麻醉深度的最为准确的一种方法，但低血糖、低血容量、低体温及中枢神经系统的疾病会导致BIS值下降。

3. 脑诱发电位　脑诱发电位（cerebral evoked potential，EP）是中枢神经系统在感受外在或内在各种刺激过程中产生的生物电活动，该检查可测定脑电活动，了解脑功能状态。诱发电位与特定的脑组织解剖结构密切相关，可以确定1个或数个厘米以内的神经传导缺失。诱发电位不受麻醉药物的影响，亦很少受代谢因素的影响。

（1）诱发电位的分类：依受检神经性质划分以下几种类型。

①感觉诱发电位。主要有躯体感觉、听觉和视觉3种，以电脉冲刺激诱发躯体感觉诱发电位（so-matosensory evoked potential，SEP），以特定声音刺激诱发听觉诱发电位（auditory evoked potential，AEP），以闪光或图形翻转刺激诱发视觉诱发电位（visual evoked potential，VEP）。

②运动诱发电位（motor evoked potential，MEP）。电流或磁场经颅骨或椎骨刺激人大脑运动皮质或脊髓所记录到的肌肉动作电位，称为运动诱发电位。

③事件相关电位。人脑对某一刺激信息进行认知加工时，在头皮记录到的电位变化，称为事件相关电位（event-related potential ERP）。

依分析时间划分为短潜伏期诱发电位、中潜伏期诱发电位和长潜伏期诱发电位。

（2）临床应用：①监测神经系统的结构和功能的完整性；②监测脑功能，判断脑功能损伤程度及预后；③判断脑梗死和脑外伤者的预后；④脑死亡的判断。

临床上，短潜伏期躯体感觉诱发电位（SLSEP）、脑干听觉诱发电位（BAEP）、闪光或模式翻转视觉诱发电位（FVEP，PRVEP）已较成熟地用于辅助诊断，其他种类的EP尚处研究开发或临床初步应用阶段。

# 第9章 凝血系统功能障碍

## 第一节 血栓栓塞性疾病的ICU管理

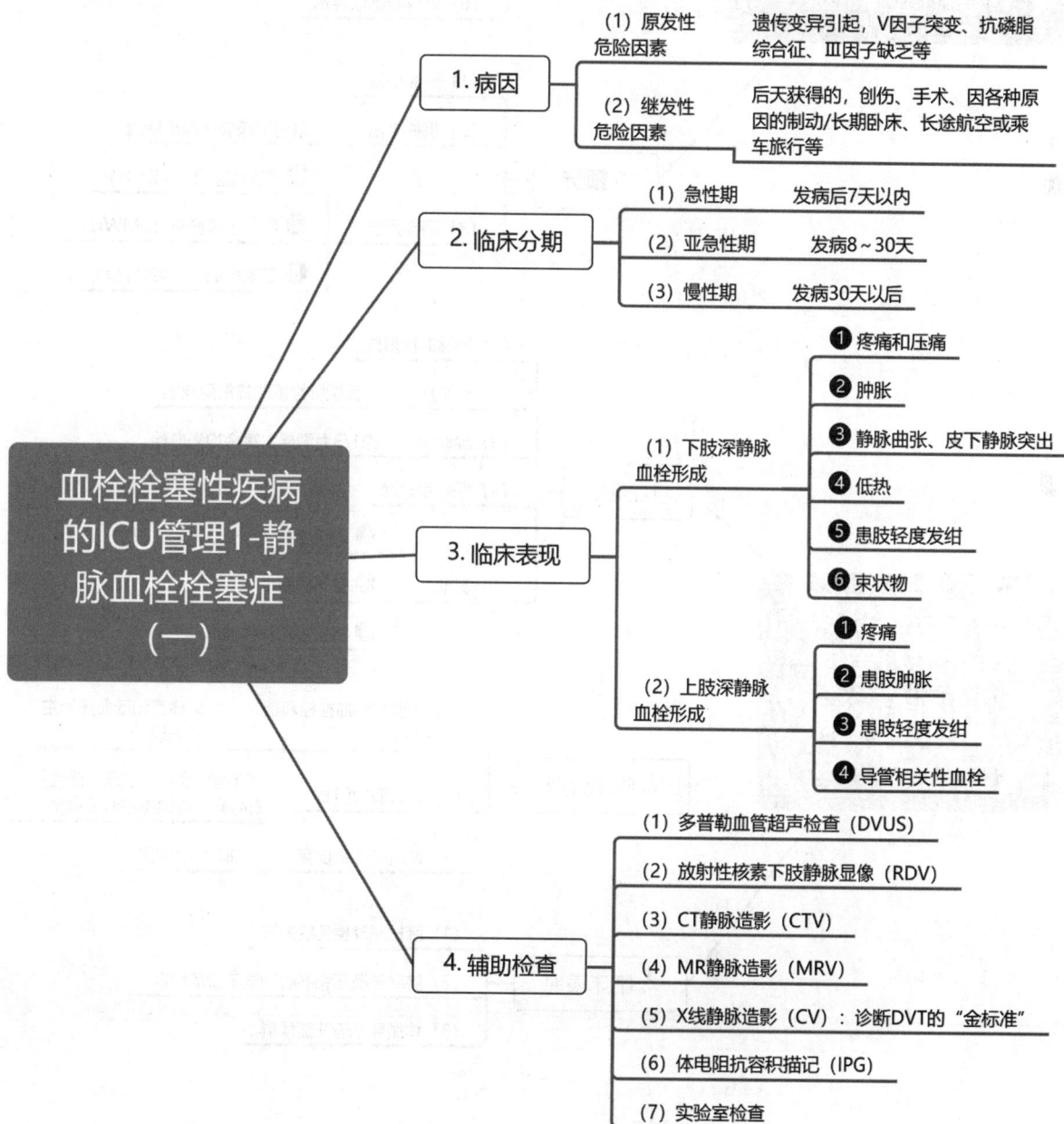

血栓栓塞性疾病的ICU管理1-静脉血栓栓塞症（一）

- 1. 病因
  - (1) 原发性危险因素：遗传变异引起，V因子突变、抗磷脂综合征、Ⅲ因子缺乏等
  - (2) 继发性危险因素：后天获得的，创伤、手术、因各种原因的制动/长期卧床、长途航空或乘车旅行等

- 2. 临床分期
  - (1) 急性期：发病后7天以内
  - (2) 亚急性期：发病8～30天
  - (3) 慢性期：发病30天以后

- 3. 临床表现
  - (1) 下肢深静脉血栓形成
    - ❶ 疼痛和压痛
    - ❷ 肿胀
    - ❸ 静脉曲张、皮下静脉突出
    - ❹ 低热
    - ❺ 患肢轻度发绀
    - ❻ 束状物
  - (2) 上肢深静脉血栓形成
    - ❶ 疼痛
    - ❷ 患肢肿胀
    - ❸ 患肢轻度发绀
    - ❹ 导管相关性血栓

- 4. 辅助检查
  - (1) 多普勒血管超声检查（DVUS）
  - (2) 放射性核素下肢静脉显像（RDV）
  - (3) CT静脉造影（CTV）
  - (4) MR静脉造影（MRV）
  - (5) X线静脉造影（CV）：诊断DVT的"金标准"
  - (6) 体电阻抗容积描记（IPG）
  - (7) 实验室检查

血栓栓塞性疾病的ICU管理1-静脉血栓栓塞症（二）

**5.治疗**
- (1) 一般治疗　　早期活动，避免用力排便
- (2) 抗凝血治疗
  - ❶ 初始抗凝血治疗：普通肝素（UFH）、低分子量肝素（LMWH）
  - ❷ 长期抗凝血治疗：华法林
- (3) 加压疗法　　30～40mmHg齐膝弹力袜
- (4) 下腔静脉滤器（IVCF）
- (5) 减少血栓策略
  - ❶ 全身性溶栓
  - ❷ 导管介导的溶栓术（CDT）
  - ❸ 经皮导管取栓术（PMT）
- (6) 外科静脉取栓术

**6.预防**
- (1) 一般措施
- (2) 机械方法　　增进下肢静脉血液回流
- (3) 药物预防
  - ❶ 低剂量肝素（LDUH）
  - ❷ 低分子量肝素（LMWH）
  - ❸ 口服抗凝药：如华法林

血栓栓塞性疾病的ICU管理2-急性肺栓塞（一）

**1.病因**
- (1) 静脉血栓形成
- (2) 心脏病　　我国肺栓塞的最常见原因
- (3) 肿瘤　　约1/3为瘤栓，其余均为血栓
- (4) 妊娠和分娩
- (5) 其他
  - ❶ 脂肪栓塞
  - ❷ 空气栓塞
  - ❸ 寄生虫和异物栓塞

**2.临床分型**
- (1) 大面积肺血栓栓塞症（PTE）　　以休克和低血压为主要表现
- (2) 次大面积PTE　　不伴有全身性低血压，而合并右心室功能障碍或心肌损伤
- (3) 低风险性肺栓塞　　排除以上两种

**3.临床表现**
- (1) 肺栓塞及梗死症候群
- (2) 肺动脉高压和右心功能不全症候群
- (3) 体循环低灌注症候群

血栓栓塞性疾病的ICU管理2-急性肺栓塞（二）

**4.辅助检查**

(1) 动脉血气分析　　常表现为低氧血症，低碳酸血症，肺泡-动脉血氧分压差增大

(2) 心电图　　多见的表现包括$V_1 \sim V_4$的T波改变和ST段异常

(3) 胸部X线平片　　肺动脉高压征象、肺栓塞征象、肺梗死、胸膜改变，患侧横膈抬高

(4) 超声心动图　　划分次大面积PTE的依据

(5) 血浆D-二聚体（D-dimer）　　对急性PTE有较大的排除诊断价值（低于500μg/L）

(6) 核素肺通气/灌注扫描　　❶ 首选方法之一　❷ 呈肺段分布的肺灌注缺损，并与通气显像不匹配

(7) 螺旋CT和电子束CT造影　　PTE的确诊手段

(8) 磁共振成像（MRI）

(9) 肺动脉造影　　有创性检查，PTE诊断的经典与参比方法

**5.诊断及鉴别诊断**

(1) 疑似诊断
(2) 确定诊断
(3) 成因和危险因素的诊断
(4) 鉴别诊断

**6.治疗**

(1) 一般处理
(2) 呼吸支持治疗
(3) 循环支持治疗
(4) 溶栓治疗
(5) 抗凝血治疗
(6) 介入治疗
(7) 急性肺栓塞置入下腔静脉滤器

**7.预防**

(1) 机械预防措施　　加压弹力袜、间歇序贯充气泵和下腔静脉滤器

(2) 药物预防措施　　小剂量肝素皮下注射、低分子量肝素和华法林

```
                                          (1) 卒中病史

                                          (2) 短暂性脑缺血发作或体循环栓塞的病史

                        ┌ 1. 高危因素 ┤   (3) 年龄>75岁

                        │                 (4) 中度或重度左心室功能受损和（或）充血性
                        │                     心力衰竭
血栓栓塞性疾病           │
的ICU管理3-心  ┤         │                 (5) 高血压病史或糖尿病
房颤动血栓栓塞           │
                        │                 (1) 有高危因素的口服华法林抗凝血
                        │
                        │                    ❶ 严重的并发症是栓塞
                        │                                              a. 复律前口服华法
                        │                                                 林3周
                        │                               电复律
                        └ 2. 预防 ┤        ❷ 或者药    b. 复律成功后再口服
                                            物复律         华法林4周
                                    (2) 复律
                                                          c. 维持INR在2.0~3.0

                                                          a. 复律前应使用肝素或
                                                             者低分子肝素
                                            ❸ 紧急电    b. 复律成功后加用华法
                                               复律         林

                                                          c. 目标INR为2.5；范围
                                                             2.0~3.0

                                            ❹ 食管内超声检查（TEE）辅助复律
```

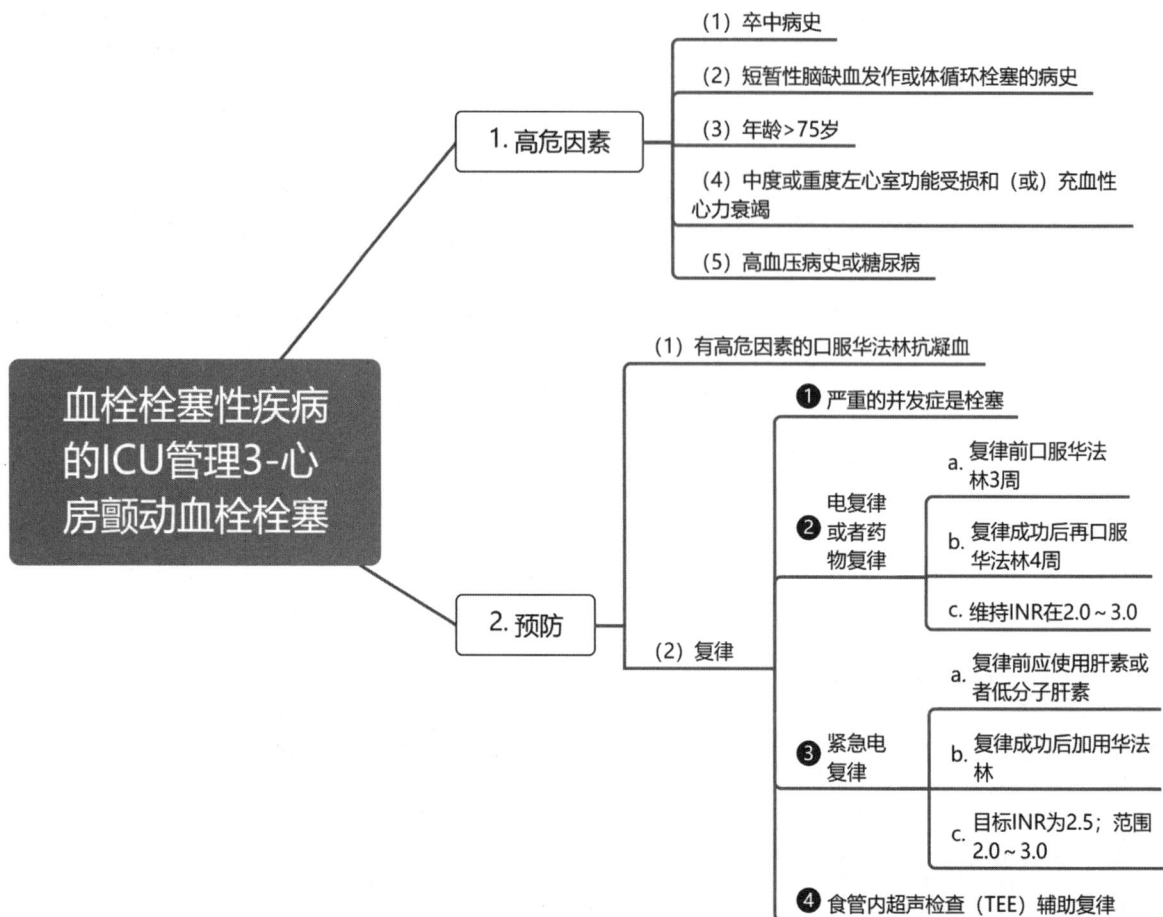

**考点 1　血栓栓塞性疾病**

　　血栓栓塞性疾病是各种内在和外在因素导致动脉和静脉血管内血栓形成和（或）栓塞，并导致组织和器官功能受损的病理过程。血栓栓塞性疾病包括动脉粥样硬化血栓性疾病和静脉血栓栓塞性疾病，动脉粥样硬化血栓性疾病涉及冠状动脉、脑动脉和外周动脉；静脉血栓栓塞性疾病（VTE）包括深静脉血栓形成（DVT）和肺栓塞（PE）。

　　血栓形成的三要素为血管壁改变、血液性质的改变以及血流的变化。动脉容易形成血小板血栓，动脉血栓的治疗应以抗血小板为主；静脉管腔大、压力低、血液流速缓慢、剪切应力小，血小板不易聚集，但易于触发、激活、启动内源性凝血系统，形成纤维蛋白血栓，其中血小板成分相对少，静脉系统血栓的治疗应主要以抗凝血为主。

**考点 2　静脉血栓栓塞症（VTE）**

1. 临床表现

（1）下肢深静脉血栓形成的临床表现

①疼痛和压痛：发生率分别为66%~91%和56%~82%，疼痛一般在下肢深静脉阻塞处远端明显，久站或行走时肿痛加重。发生在小腿的DVT及血管腔没有完全阻塞的DVT，常缺乏临床症状而不被察觉；下肢近端DVT、上肢DVT或血管腔完全被阻塞时，患肢出现突然肿胀、疼痛或压痛。对有病变的深静脉周围触诊时常有局限性压痛，加压腓肠肌也有压痛；有13%~48%的DVT患者Homans征阳性（伸直患肢将踝关节急速背曲时可引起腓肠肌疼痛）。

②肿胀：单侧小腿、踝部肿胀为小腿DVT常见的征象，当患肢腓肠肌部位（测定部位位于胫骨粗隆下10cm）周径比对侧增粗超过1cm时，表明至少有腘静脉和胫静脉系统受阻。当小腿深静脉血栓延伸到股静脉、髂静脉时，会有股部肿胀。

③静脉曲张、皮下静脉突出：常因深静脉受阻后浅静脉代偿所引起，常发生在患侧病变深静脉周边。

④低热：体温一般不超过38.5℃，如出现高热提示合并感染，如蜂窝织炎或淋巴管炎。

⑤患肢轻度发绀。

⑥束状物：邻近体表的深静脉如股静脉血栓形成时，常可在局部扪及静脉内的条索状血栓。

（2）上肢深静脉血栓形成的临床表现：与下肢DVT相比，上肢DVT相对少见，但随着锁骨下静脉插管等操作的开展，近年来其发生呈上升趋势，以右侧多见。上肢DVT可导致上腔静脉综合征及深静脉血栓形成后综合征，使上肢长期伤残，最严重的并发症是肺血栓栓塞症（PTE），甚至可导致死亡。上肢DVT可在发病后24小时内出现临床症状和体征。

①疼痛：麻木不适、疼痛、活动受限和沉重感，范围取决于血管受累情况。

②患肢肿胀：多在患肢疼痛后发生，肿胀可向上方扩展，并随用力而加重，患肢抬高或休息后肿胀可减轻。

③患肢轻度发绀：非凹陷性水肿及上臂、胸壁的皮下侧支静脉扩张。

④导管相关性血栓：因涉及较短的静脉段或未引起血管完全阻塞，DVT发展缓慢，因此患肢肿胀可不明显，但从导管抽血时可能阻力较大，不易抽出。

2.治疗　急性期治疗目的在于预防PTE，减轻血栓后并发症，缓解症状。

（1）一般治疗：对于急性DVT患者，如可能，推荐早期活动优于卧床休息。在此期间，避免用力排便以防血栓脱落导致PTE。

（2）抗凝血治疗：充分抗凝血预防DVT和PTE进一步发展，这是最基本的治疗手段。适应证为临床表现和实验室检查一旦怀疑VTE，应立即使用肝素或LMWH，序贯华法林3~6个月抗凝治疗，而不能待确定诊断；已确诊的静脉血栓形成。

①初始抗凝血治疗

普通肝素（UFH）：静脉注射，先以3000~5000U或按80U/kg的负荷剂量静脉注射，继以18U/（kg·h）的剂量进行维持；最初24小时每4~6小时测定APTT，根据APTT调整用量，使APTT在正常对照1.5~2.5倍范围。达稳定治疗水平后，改为每天测定APTT一次。不良反应为出血和肝素诱发的血小板减少症。

低分子量肝素（LMWH）：无需实验室监测。皮下注射，每日1~2次，按体重给药。极度肥胖（体重>100kg）、极度消瘦（体重<40kg）及肾功能不全患者按体重给药的剂量要减少；内生肌酐清除率<30ml/分时应慎用。

②长期抗凝血治疗

华法林：主要通过抑制维生素K依赖的凝血因子合成而发挥抗凝血作用，同时也可抑制维生素K依赖的抗凝血因子蛋白C、蛋白S，长期抗凝治疗的成本-效益比最佳。口服华法林应作为成年人DVT患者的一线长期抗凝血治疗。应用华法林最初的4~5天必须与注射用抗凝血治疗重叠5天以上，一般情况下，首次剂量3~5mg，以后每日剂量根据国际标准化比率（INR）调节，当连续2天测定的INR达到2.5（2.0~3.0），或PT延长至1.5~2.5倍时，即可停用肝素，单独口服华法林治疗。应用华法林必须注意与其他药物相互作用以及含维生素K食物的摄入，定期监测INR。

抗凝血治疗疗程：对于自发性深静脉血栓的初次发作患者，推荐使用维生素K拮抗药至少3个月。推荐在3个月抗凝血后，所有患者应该评估长期治疗的风险/效益比。对于初次的自发性近心端DVT患者，如果没有出血的危险因素而且可以进行良好的抗凝血监测，推荐长期用药。对于自发性的初发的单独远心端DVT，建议3个月抗凝血足够，而不是无限期的治疗。

复发性DVT，或危险因素持续存在如恶性肿瘤、易栓症、抗心磷脂酶抗体综合征或V因子缺乏、慢性栓塞性肺动脉高压、深静脉血栓后综合征、下腔静脉滤器置放后均应终身抗凝血。

（3）加压疗法：DVT患者应考虑穿30~40mmHg齐膝弹力袜治疗。在严重下肢水肿早期，建议应用齐膝弹力袜，并序贯充气加压治疗。

（4）下腔静脉滤器（IVCF）：多个指南推荐IVCF的指征是存在抗凝血绝对禁忌证的DVT或PTE患者、抗凝血失败及抗凝血过程中发生DVT或PTE的患者。IVCF长期放置可使下肢DVT发生率升高，因此可通过应用临时IVCF，在危险因素解除时及时移除，以减少并发症的发生。

（5）减少血栓策略

①全身性溶栓：髂股静脉血栓的全身性溶栓效果差。成年人DVT患者不建议常规全身性溶栓治疗。确需溶栓者，应将患者转运至具备血管内溶栓的医疗机构。

②导管介导的溶栓术（CDT）：髂股静脉的血栓，通过导管将溶栓药物送到血栓局部可达到更理想的效果。不同的溶栓药物，其有效性和安全性方面并无差异。推荐重组组织型纤溶酶原激活药和尿激酶。

③经皮导管取栓术（PMT）：如果术者有较好的技术，患者的病情允许，对于某些急性髂股静脉血栓患者（如症状时间<7天，全身功能良好，预期寿命>1年），建议可手术取栓减轻急性症状和PTS。如果这些患者没有出血的高风险，建议CDT优于手术取栓。除非有溶栓禁忌证，不推荐单独使用经皮导管取栓术。

（6）外科静脉取栓术：急性髂股静脉血栓患者有CDT或CDT联合PMT禁忌证或未成功者，可选择静脉取栓术，需要有经验的医师操作。

3. 预防

（1）一般措施：因DVT与手术创伤及外伤关系密切，故手术时，在邻近四肢或盆腔静脉周围的操作应轻巧，避免静脉内膜损伤；卧床时应抬高患肢；术后鼓励患者多做踝关节、腓肠肌和股四头肌活动或被动运动；并嘱多作深呼吸及咳嗽动作。尽可能早期下床活动。对年老、癌症或心脏病患者在胸腔、腹腔或盆腔大手术后，股骨骨折后，以及产后妇女应更为重视。ICU的患者多处于镇静中或活动能力差，更加需要被动运动，定期翻身，变换体位。对镇静的患者要注意其镇静深度，间断唤醒。有静脉留置导管的患者要注意护理，防止血栓。

（2）机械方法：主要目的是增进下肢静脉血液回流。包括压力梯度长袜，间歇充气加压装置和静脉足泵等。

（3）药物预防：对于不存在高出血风险的ICU患者来说，临床一般推荐应用抗凝血药预防DVT的发生。

①低剂量肝素（LDUH）：外科手术中已证实LDUH皮下注射可明显降低DVT、PE的发生率以及总病死率。

②低分子量肝素（LMWH）：外科手术患者中已证实LMWH皮下注射对降低DVT、PE的发生率

及总病死率的效果同LDUH。

③口服抗凝药（如华法林）：华法林是目前国内外最常用的长效抗凝血药，也是目前唯一在临床上使用的维生素K挂号抗药（VKA），是DVT长期抗凝血治疗的主要药物。但因患者使用该药后疗效的个体差异大，需要根据凝血指标指导用药，且其起效慢，从开始使用至达到良好而稳定的凝血状态约需2周，因此，华法林不用于ICU患者急性期DVT的预防。

对于存在中度DVT风险并除外高出血风险的ICU患者，应采取用LMWH或UFH预防。对于存在DVT高风险的ICU患者，宜采用LMWH预防。绝大多数情况下ICU患者并不存在抗凝血治疗的禁忌证。如果患者确实存在抗凝血治疗的绝对禁忌证，则应选择机械方法预防。一旦高出血风险降低，应开始药物预防或联合机械预防方法。

严重脓毒症患者应预防DVT，除非有禁忌证（如血小板减少症，严重凝血机制紊乱，活动性出血，近期颅内出血）。推荐应用小剂量普通肝素或低分子量肝素。存在应用肝素禁忌证的脓毒症患者推荐使用机械性预防措施，例如逐级加压长筒袜或间断加压装置，除非有禁忌证。对极高危患者，如严重脓毒症、有DVT病史、创伤或矫形外科手术，建议应联合使用药物和机械性措施，除非有禁忌证或不适用。对极高危患者建议选用LMWH。

（4）DVT预防的禁忌证

①药物预防：

绝对禁忌证：被证实的活动性大出血或致命性出血。

相对禁忌证：临床可疑但无法证实的出血——引起血红蛋白明显变化或需要输血。

②机械预防：

绝对禁忌证：双下肢创伤、皮肤/肌肉/骨移植或肢体大手术。

相对禁忌证：不能耐受机械预防方法者。

### 考点3　急性肺栓塞

1.临床表现　按照病理生理改变所累及的器官系统不同，可将PTE的临床表现分为3个主要临床症候群：

（1）肺栓塞及梗死症候群：突发呼吸困难、喘息、咯血和胸膜炎性胸痛等，查体可见发绀、哮鸣音、局限性细湿啰音，以及胸膜炎和胸腔积液的相应体征。

（2）肺动脉高压和右心功能不全症候群：体循环淤血如水肿、肝区肿胀疼痛等是其主要临床表现。查体时可见下肢或全身不同程度的水肿、颈静脉怒张、右心扩大、肺动脉第二心音亢进、三尖瓣收缩期反流性杂音和肝大压痛等。

（3）体循环低灌注症候群：晕厥、心绞痛样疼痛、休克和猝死等。

2.诊断及鉴别诊断

（1）PTE的疑似诊断

①对存在危险因素，特别是并存多个危险因素的病例，需有较强的诊断意识。主要有提示作用的易患因素包括：DVT、骨折、颅脑脊柱外科手术、心脏搭桥手术、脑血管意外和经静脉操作等。②临床症状、体征，特别是在高危病例出现不明原因的呼吸困难、胸痛、右心功能不全、晕厥和休克，或伴有单侧或双侧不对称性下肢肿胀、疼痛等对诊断具有重要的提示意义。③结合心电图、X线胸片、动脉血气分析等基本检查，可以初步疑诊PTE或排除其他疾病。④D-二聚体检测，目前主要

用其作为PTE的排除诊断指标。⑤超声检查主要包括心脏超声和下肢静脉超声。可以迅速得到结果并可在床旁进行，虽一般不能作为确诊方法，但对于提示PTE诊断和排除其他疾病具有重要价值，宜列为疑诊PTE时的一项优先检查项目。

（2）PTE的确定诊断：主要依靠以下临床影像学技术：①CT肺血管造影（CTPA）；②核素肺通气/灌注扫描检查或单纯灌注扫描；③磁共振肺血管造影（MRPA）；④肺动脉造影。在疑似PTE的患者应安排上述检查，其中1项阳性即可明确诊断。

（3）PTE的成因和危险因素的诊断

①DVT的确诊手段包括肢体电阻抗容积描记（IPG）、超声检查、核素或X线静脉造影、MRI等。②寻找VTE的危险因素。无论患者单独或同时存在PTE与DVT，应针对该例情况进行临床评估并安排相关检查以尽可能地发现其危险因素，并据以采取相应的预防或治疗措施。

（4）鉴别诊断

①呼吸困难、咳嗽、咯血、呼吸频率增快等呼吸系统表现为主的患者多被诊断为其他的胸肺疾病如肺炎、胸膜炎、支气管哮喘、支气管扩张、肺不张、肺间质病等。

②以胸痛、心悸、心脏杂音、肺动脉高压等循环系统表现为主的患者易被诊断为其他的心脏疾病如冠心病（心肌缺血、心肌梗死）、风湿性心脏病、先天性心脏病、高血压病、肺源性心脏病、心肌炎、主动脉夹层等和内分泌疾病如甲状腺功能亢进症。

③以晕厥、惊恐等表现为主的患者，有时被诊断为其他心脏或神经及精神系统疾病，如心律失常、脑血管病、癫痫等。

3. 治疗　主要治疗目标是预防PE的再发，对于血流动力学稳定的患者，进一步的治疗还包括清除血栓。

（1）一般处理：对高度疑诊或确诊PTE的患者，应进行严密监护，监测呼吸、心率、血压、静脉压、心电图及血气的变化，对大面积PTE可收入重症监护治疗病房（ICU）；为防止栓子再次脱落，要求绝对卧床，并注意不要过度屈曲下肢；保持大便通畅，避免用力；对于有焦虑和惊恐症状的患者应予安慰并可适当使用镇静药；胸痛者可予镇痛药；对于发热、咳嗽等症状可给予相应的对症治疗；为预防肺内感染和治疗静脉炎可使用抗生素。

（2）呼吸支持治疗：对有低氧血症的患者，采用经鼻导管或面罩吸氧。当合并严重的呼吸衰竭时，可使用经鼻（面）罩无创性机械通气或经气管插管行机械通气。应避免做气管切开，以免在抗凝血或溶栓过程中发生局部大量出血。应用机械通气中需注意尽量减少正压通气对循环的不利影响。可以采用小潮气量策略或压力限制型通气方式等。合并有支气管痉挛时，可应用氨茶碱等支气管扩张药。

（3）循环支持治疗：循环衰竭为急性肺栓塞患者的死亡原因之一。急性大面积肺栓塞所致休克属心外梗阻性休克。急性大面积肺栓塞时，由于右心室后负荷急剧增加及右心室缺血，导致右侧心力衰竭；另外，由于右心室容量增加而使左心室充盈减少。对于出现右心功能不全，心排血量下降，但血压尚正常的病例，可予具有一定肺血管扩张作用和正性肌力作用的多巴酚丁胺；若出现血压下降，可增大剂量或使用其他血管加压药物，如去甲肾上腺素。多巴酚丁胺可以联合应用去甲肾上腺素。有关PE液体支持的研究很少，有限的研究表明液体支持在没有右心室过负荷或缺血的患者中使用可以增加心排血量。

（4）溶栓治疗：溶栓治疗可使肺栓塞患者及早恢复肺灌注、缓解症状、降低机械通气、减少右心室损伤、提高运动耐力，并有效预防肺栓塞复发及提高生存率。但溶栓可能带来一些潜在危害，包括非致命性、致命性出血（颅内出血）增加。

溶栓的绝对禁忌证包括脑出血病史、结构性颅内血管疾病、颅内恶性肿瘤、3个月内缺血性脑卒中、主动脉夹层、活动性出血和有出血倾向者、近期椎管或脑外科手术、近期严重闭合性头部或整形手术史。相对禁忌证包括年龄>75岁、近期使用抗凝血药、妊娠、无须加压包扎的血管穿刺、心肺复苏术后、近期（2~4周）内脏出血史、极高危高血压、高血压未控制者、痴呆、近期（3周内）重大手术史等。

急性大面积肺栓塞患者，如其出血风险较低，可考虑溶栓治疗。急性次大面积肺栓塞患者，伴临床不良预后证据，包括新近血流动力学不稳定、恶化性呼吸功能不全、严重右心室功能不全及大面积心肌梗死，且可考虑溶栓。低风险肺栓塞患者不建议溶栓治疗；急性次大面积肺栓塞患者如无临床症状恶化，或仅有轻度右心室功能不全、灶性心肌坏死及原因未明的心搏骤停者，不建议溶栓治疗。

常用的溶栓药物有尿激酶（UK）、链激酶（SK）和重组组织型纤溶酶原激活剂（rt-PA）。溶栓方案与剂量如下。

①UK：负荷量4400U/kg，静脉注射10min，随后以2200U/（kg·h）持续静脉滴注12小时；另可考虑2小时溶栓方案：20 000U/kg持续静脉滴注2小时。

②SK：负荷量250 000U，静脉注射30分钟，随后以100 000U/h持续静脉滴注24小时。链激酶具有抗原性，故用药前需肌内注射苯海拉明或地塞米松，以防止过敏反应。链激酶6个月内不宜再次使用。

③rt-PA：50~100mg持续静脉滴注2小时（rt-PA 50mg持续静脉滴注2小时为我国标准治疗方案）。国外推荐10mg静推后再90mg持续静脉滴注超过2小时。

使用UK、SK溶栓期间勿同时使用肝素。但以rt-PA溶栓治疗结束后，应继续使用肝素。使用UK、SK溶栓治疗结束后，应每2~4小时测定1次凝血酶原时间（PT）或活化部分凝血时间（APTT），当其水平低于正常值的2倍，即应重新开始规范的抗凝血治疗。

经导管直接置于肺动脉溶栓可能利于早期再灌注，但是比较全身静脉溶栓并没有显示出优势。

（5）抗凝血治疗：为PTE和DVT的基本治疗方法，可以有效地防止血栓再形成和复发，同时由于内源性纤维蛋白溶解机制溶解已形成的血栓。但不能直接溶解已经存在的血栓。目前临床上应用的抗凝血药物主要有普通肝素、低分子量肝素和华法林等。

对确诊肺栓塞而无禁忌证患者，应尽早抗凝血治疗，通常给予低分子量肝素皮下注射，或在严密监测下静脉、皮下注射普通肝素。对肝素诱导血小板减少症者，应使用其他抗凝血治疗如达肝素钠、来匹卢定、阿加曲班及比伐卢定等。中高危肺栓塞患者，在确诊后即给予抗凝血治疗。

适应证：不伴肺动脉高压及血流动力学障碍的急性PTE和非近端肢体DVT，对于临床或实验室检查高度疑诊PTE而尚无确诊者，或已经确诊DVT但尚未治疗者，如无抗凝血治疗禁忌证，均应立即开始抗凝血治疗，同时进行下一步的确诊检查。

禁忌证：活动性出血、凝血机制障碍、血小板减少、严重的未控制的高血压及严重肝、肾功能不全及近期手术史、妊娠头3个月以及产前6周、亚急性细菌性心内膜炎、心包渗出、动脉瘤。当确诊有急性PTE时，上述情况大多数属于相对禁忌证。

①肝素的推荐用法：负荷剂量按80U/kg静脉注射，继之以18U/（kg·h）持续静脉滴注。肝素钠

持续静脉滴注是首选方法，可避免肝素钠血浓度出现高峰和低谷，减少出血性并发症。肝素的用药原则应快速、足量和个体化。研究显示早期（24小时内）应用肝素抗凝血治疗可以降低VTE的再发率。

肝素的主要不良反应是出血和伴血栓形成的肝素相关性血小板减少症（HIT）。在使用肝素时要密切监测。在开始治疗后的最初24小时内每4~6小时测定APTT，根据APTT调整剂量，尽快使APTT达到并维持于正常值的1.5~2.5倍。达稳定治疗水平后，改每天测定APTT 1次。在使用肝素的第3~5天必须复查血小板计数。若较长时间使用肝素，尚应在第7~10天和14天复查。

低分子量肝素（LMWH）的推荐用法：LMWH是普通肝素经化学处理或酶解法处理获得的分子量较小的组分制品。其分子量为3000~7000（平均5000）道尔顿。国内上市的LMWH有达肝素钠（法安明，fragmin）和低分子量肝素钙（速避凝，fraxiparine）等。根据体重给药（anti Xa），U/kg或mg/kg。不同低分子量肝素的剂量不同，每日1~2次，皮下注射。对于大多数病例，按体重给药是有效的，不需监测APTT和调整剂量，但对过度肥胖者或孕妇宜监测血浆抗Xa因子活性，并据以调整剂量。除无须常规监测APTT外，在应用低分子量肝素的前5~7天内亦无须监测血小板数量。当疗程长于7天时，需开始每隔2~3天检查血小板计数。

肝素钠和低分子量肝素钠的异同：两者的抗凝血疗效并无显著差异。静脉应用肝素钠比低分子量肝素钠能更快地发挥抗凝血作用，故对于急性大面积肺血栓栓塞症，希望尽快扭转病情者，或用于起始负荷剂量时，应首选肝素钠。由于肝素钠在肝中被肝素钠酶所代谢，所以，对于严重肾衰竭患者优于低分子量肝素钠。而低分子量肝素钠抗凝血因子Xa的活性强，由其引起的血小板减少和出血并发症少，无需实验室监测，对于急性非大面积肺栓塞患者，低分子量肝素钠的使用方法和安全性优于肝素钠，但低分子量肝素钠由肾清除，对于肾功能不全，特别是肌酐清除率低于30ml/min的患者须慎用。

肝素或低分子量肝素须至少应用5天，直到临床情况平稳。对大面积PTE或髂股静脉血栓，肝素约需用至10天或更长。

②重组水蛭素（lepirudin）和其他小分子血栓抑制药：重组水蛭素较肝素抗凝血作用更为有效。对合并有血小板减少的VTE和HIT的病例，可使用重组水蛭素和其他小分子血栓抑制药抗凝血。一般先予重组水蛭素抗凝血，直到血小板数升至$100 \times 10^9$/L时再予华法林治疗。

③华法林：华法林是双香豆素类口服抗凝血药，是维生素K的拮抗药。可以在肝素/低分子量肝素开始应用后的第1~3天加用口服抗凝药华法林，初始剂量为3~5mg/d。由于华法林需要3~5天才能发挥全部作用，因此与肝素/低分子量肝素需至少重叠应用4~5天，当连续2天测定的国际标准化比率（INR）达到2.5（2.0~3.0）时，或PT延长至1.5~2.5倍时，即可停止使用肝素/低分子量肝素，单独口服华法林治疗，使用华法林时应监测凝血酶原时间。应根据INR或PT调节华法林的剂量。在达到治疗水平前，应每日测定INR，其后2周每周监测2~3次，以后根据INR的稳定情况每周监测1次或更少。若行长期治疗，约每4周测定INR并调整华法林剂量1次。

抗凝血治疗的持续时间因人而异。一般口服华法林的疗程至少为3~6个月。部分病例的危险因素短期可以消除，例如服雌激素或临时制动，疗程可能为3个月即可；对于栓子来源不明的首发病例，需至少给予6个月的抗凝血；对复发性VTE、合并肺源性心脏病或危险因素长期存在者，如癌症、抗心脂抗体综合征、抗凝血酶Ⅲ缺乏症、易栓症等，抗凝血治疗的时间应更为延长，达12个月或以上，甚至终身抗凝血。妊娠的前3个月和最后6周禁用华法林，可用肝素或低分子量肝素治疗。产后和哺乳期妇女可以服用华法林。育龄妇女服用华法林者需注意避孕。

华法林过量易致各种出血，INR高于3.0一般无助于提高疗效，但出血的机会增加。华法林所致出血可以用维生素K拮抗。严重出血时可输注新鲜全血或新鲜冷冻血浆。偶见消化道反应、麻痹性肠梗阻、肝功能损害。大量口服甚至会出现大范围皮肤坏疽，微血管病或溶血性贫血，一次性剂量过大尤其危险。

此外还有依诺肝素、达肝素、亭扎肝素、阿加曲班、磺达肝素等抗凝血药物。

（6）介入治疗：大面积肺栓塞且有溶栓禁忌者，在条件允许时可考虑行导管碎栓术、抽吸术或外科取栓术。在接受溶栓治疗后，病情仍不稳定的大面积肺栓塞患者，可考虑导管碎栓术、抽吸术或外科取栓术。大面积肺栓塞患者，无法行溶栓治疗，或溶栓治疗后病情仍不稳定者，建议转诊行导管碎栓术、抽吸术或外科取栓术，并尽可能保证转运过程安全。急性次大面积肺栓塞患者，如有临床预后不良证据，包括新出现的血流动力学不稳定、持续恶化的呼吸功能不全、严重右心室功能不全及大面积心肌坏死，考虑行导管碎栓术、抽吸术或外科取栓。急性次大面积肺栓塞患者，伴轻度右心室功能不全及灶性心肌坏死，如无临床恶化表现，不建议行导管碎栓术、抽吸术或外科取栓术。

（7）急性肺栓塞置入下腔静脉滤器：已确诊急性肺栓塞、下肢深静脉血栓形成的成年患者，如有抗凝血治疗禁忌证或活动性出血，应接受下腔静脉滤器置入术。下腔静脉滤器置入患者，在抗凝血治疗禁忌及活动性出血解除后，应重新抗凝血治疗。置入可回收下腔静脉滤器患者，要对滤器回收时间进行评估。急性肺栓塞经抗凝血治疗后仍再发者，建议置入永久性下腔静脉滤器。急性肺栓塞合并下肢深静脉血栓形成时，存在抗凝血治疗禁忌证时，建议置入永久性下腔静脉滤器。急性肺栓塞合并下肢深静脉血栓形成时，存在短期内抗凝血治疗禁忌证者，建议置入可回收式下腔静脉滤器。急性肺栓塞合并心肺储备功能较差者，也可考虑置入下腔静脉滤器。急性肺栓塞患者行抗凝血及溶栓治疗时，不建议常规置入下腔静脉滤器。

# 第二节　创伤性凝血病

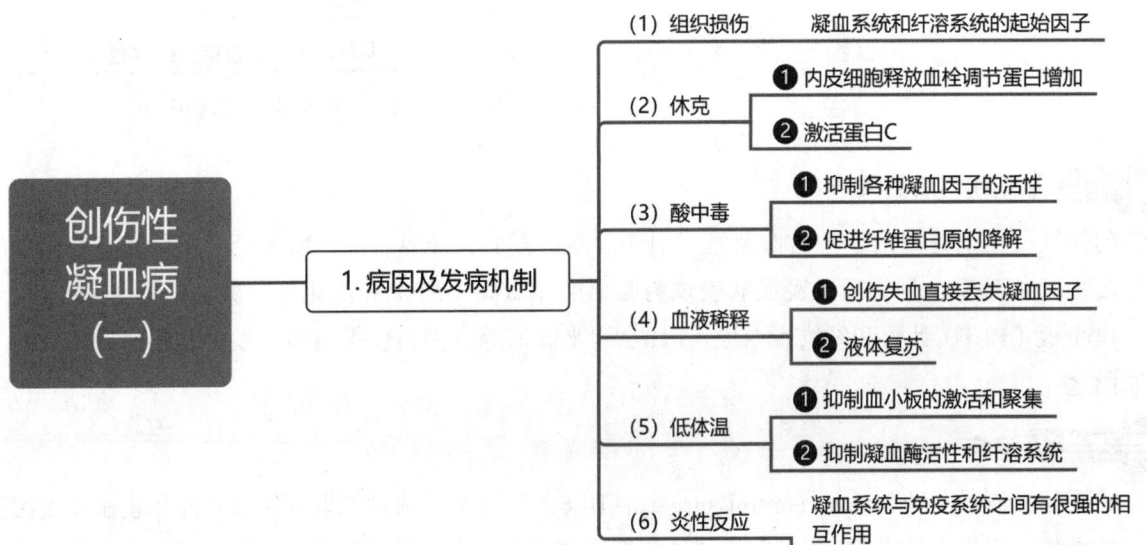

```
创伤性            （1）组织损伤 ── 凝血系统和纤溶系统的起始因子
凝血病
（一）                        ❶ 内皮细胞释放血栓调节蛋白增加
          （2）休克
                             ❷ 激活蛋白C

                             ❶ 抑制各种凝血因子的活性
          （3）酸中毒
                             ❷ 促进纤维蛋白原的降解
    1.病因及发病机制
                             ❶ 创伤失血直接丢失凝血因子
          （4）血液稀释
                             ❷ 液体复苏

                             ❶ 抑制血小板的激活和聚集
          （5）低体温
                             ❷ 抑制凝血酶活性和纤溶系统

          （6）炎性反应 ── 凝血系统与免疫系统之间有很强的相互作用
```

```
                                    (1) 首先要重视早期识别高危因素

                                    (2) 缺乏特异性症状、体征，临床可根据创伤部位的出血情况
                                        进行判断

                                                          ❶ 血小板计数

                                                          ❷ 凝血酶原时间（PT）（INR）

                                                          ❸ 活化部分凝血时间（APTT）

                                    (3) 凝血、纤溶等相                ❹ 纤维蛋白原（FIB）
                                        关指标的检测
                        2.诊断与监测                              ❺ D-二聚体

                                                          ❻ 纤维蛋白降解产物（FDP）

                                                          ❼ 可间隔2～4小时重复检测

                                    (4) 体温和酸中毒的监测

                                    (5) 动脉血乳酸、碱剩余的监测
    创伤性
    凝血病                            (6) 血栓弹力图（TEG）
     (二)
                                    (7) 血清钙离子浓度

                                    (1) 积极止血

                                    (2) 及时、恰当地纠正休克

                                    (3) 体温监测

                                                          ❶ 纠正贫血

                                                          ❷ 大量出血的患者应早期使用冻融的新
                                                             鲜冰冻血浆

                        3.治疗                                 ❸ 输注血小板以维持其计数＞50×10⁹/L

                                    (4) 出血和凝血病的处理         ❹ 输注纤维蛋白原或冷沉淀

                                                          ❺ 抗纤溶药物

                                                          ❻ 大量输血时监测钙离子浓度

                                                          ❼ 使用活化Ⅶ因子(rFVa)
```

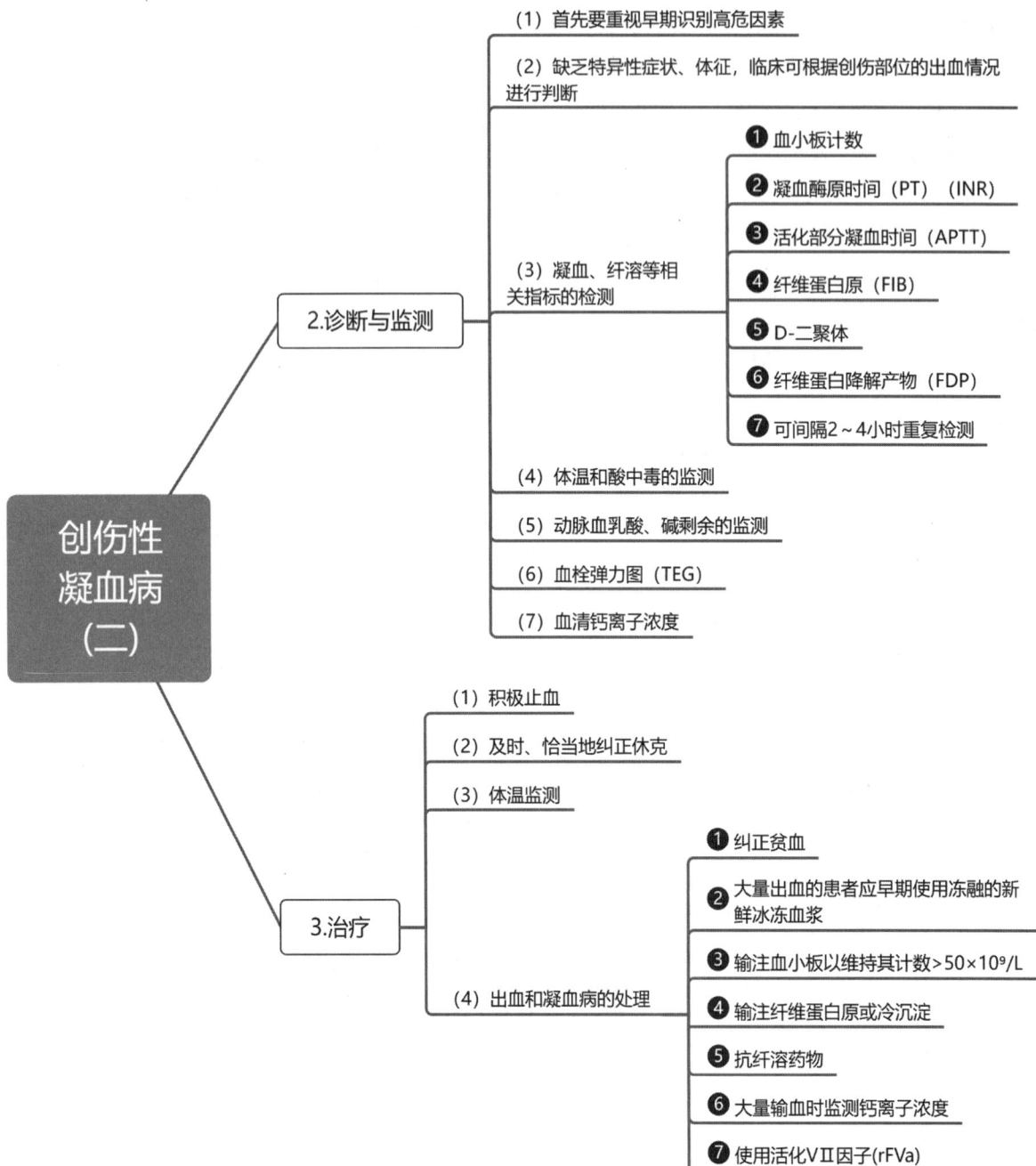

**考点 1 创伤性凝血病**

创伤性凝血病是指由于大出血及组织损伤后激活凝血、纤溶、抗凝血途径，在创伤早期出现的急性凝血功能紊乱。创伤后的凝血病表现为凝血酶原时间（PT）和活化部分凝血时间（APTT）延长、血小板（PLT）计数和纤维蛋白原（FIB）水平降低等。创伤性凝血病的发生是创伤后死亡的主要原因之一。

**考点 2 治疗**

"损伤控制外科（damage control surgery，DCS）"理论强调对严重创伤患者简化止血和去污染手术的操作，将患者转入ICU积极救治"致死性三联征"，在患者内环境改善后再施行确定性手术。

随着对创伤后凝血病认识的加深，近年来在相应的处理上也较以往更为积极和时间提前，并提出了"损伤控制复苏（damage control resuscitation，DCR）"的概念。DCR的主要内容包括：①允许性低血压复苏；②识别和预防低体温；③纠正酸中毒；④早期立即纠正凝血病。强调在创伤早期、实施DCS的同时就应该积极采取措施来纠治凝血病。

1. 积极止血　处理原发创伤，控制活动性出血，避免继续失血而加重休克、酸中毒和血液稀释。要积极采取各种辅助检查手段，按照标准的创伤评估方案，尽快确定出血部位。对外出血可使用局部加压包扎、填塞压迫、使用止血带、必要时结扎血管等方法止血。活动性内出血应尽快行血管介入或手术止血，切不可一味地为等待血流动力学稳定而丧失手术机会。尽量实施DCS策略，以简单的方法在最短时间内实现止血和去污染。

2. 及时、恰当地纠正休克　休克是创伤性凝血病发生的关键诱因，要及时纠正。对于活动性出血，在实施确定性手术止血之前进行"限制性液体复苏"可以明显减少失血量和并发症，提高救治成功率。但对于合并颅脑和脊髓损伤、缺血性心脏病、伤后时间过长者应该除外。对老年患者需要慎重，若存在高血压病史，由于基础血压可能不明确，为限制性液体复苏的禁忌证。在液体的选择上，为防止高氯性酸中毒，宜使用氯离子浓度接近生理水平的乳酸林格液，避免使用高氯的生理盐水和林格液，以减少凝血病程度和出血量。液体复苏的初始阶段宜选用晶体液，可考虑使用高张液体。在确切手术止血后，要积极纠正隐匿性休克，防治组织低灌注和酸中毒。

3. 体温监测　防治低体温并避免由低体温诱导的凝血功能障碍。注意保温的同时对液体或血液制品使用前进行加热，使用简易输液加热器，也有专门的动静脉转流体外加温装置可实现快速复温。对特殊病例可考虑使用体外复温设备。

4. 出血和凝血病的处理　积极选择合适的血液制品，补充凝血底物，对于创伤大出血的患者应该尽早输入血浆，建议在输首剂红细胞的同时就给予。

（1）纠正贫血：对于大量出血的患者约只有2%需要大量输血，一般将输血的标准定为Hb≤80g/L或者出现症状（胸痛、直立性低血压或心率过快、充血性心力衰竭）。一般将血红蛋白浓度维持在70~80g/L（7~9g/dl）。除了对血小板的迁移有流变学作用外，红细胞有助于血栓素的产生。

（2）对于大量出血的患者，应早期使用冻融的新鲜冰冻血浆。推荐的起始剂量为10~15ml/kg。然后根据凝血功能和其他血液制品的输注量来决定进一步输注的剂量。增加血浆与红细胞输注的比例，达到1:1时可能改善患者预后。

（3）输注血小板以维持其计数$>50 \times 10^9$/L。对于严重大出血或伴有创伤性脑损伤的多发伤患者，要将血小板计数维持在$100 \times 10^9$/L以上。输注的起始剂量为4~8U血小板或1U全血的血小板成分。

（4）如果出血明显且血栓弹力图表现为功能性纤维蛋白原缺乏或血浆纤维蛋白原低于1.5~2.0g/L，应输注纤维蛋白原或冷沉淀。一次给予纤维蛋白原推荐的起始剂量为3~4g。冷沉淀的起始剂量为50mg/kg，相当于给予体重70kg的成年人输15~20U。重复剂量根据血栓弹力图或实验室评估纤维蛋白原水平。相对于其他血液制品，纤维蛋白原或冷沉淀治疗无特殊风险，需要注意的是过敏反应和变态反应。

（5）对出血的创伤患者考虑使用抗纤溶药物。应对所有患者监测纤溶功能，对于明确存在纤溶亢进的患者应给予抗纤溶药物。氨甲环酸的建议剂量是首剂10~15mg/kg，随后每小时1~5mg/kg；或者氨基己酸100~150mg/kg，随后15mg/（kg·h）。如果有可能应根据血栓弹力图指导抗纤溶治疗。一且出血得到有效控制，应停止使用抗纤溶药物。

（6）推荐大量输血时监测钙离子浓度。大量输血后如果钙离子浓度低或心电图提示存在低钙血症可补充氯化钙溶液。

（7）对于钝性损伤患者，如果采取常规措施控制出血并积极使用血液制品后仍然持续存在大出血，推荐使用活化Ⅶ因子（rFⅦa）。

## 第三节　弥散性血管内凝血

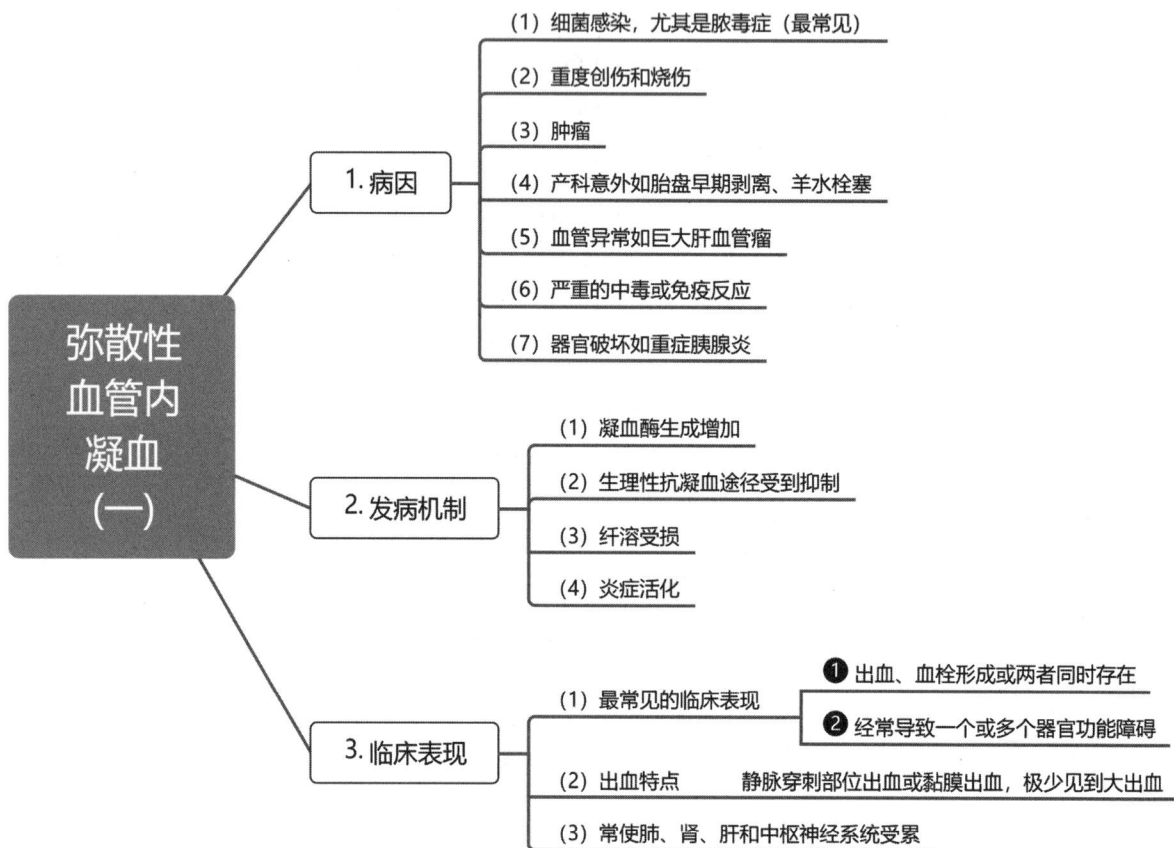

**弥散性血管内凝血（一）**

- **1. 病因**
  - （1）细菌感染，尤其是脓毒症（最常见）
  - （2）重度创伤和烧伤
  - （3）肿瘤
  - （4）产科意外如胎盘早期剥离、羊水栓塞
  - （5）血管异常如巨大肝血管瘤
  - （6）严重的中毒或免疫反应
  - （7）器官破坏如重症胰腺炎

- **2. 发病机制**
  - （1）凝血酶生成增加
  - （2）生理性抗凝血途径受到抑制
  - （3）纤溶受损
  - （4）炎症活化

- **3. 临床表现**
  - （1）最常见的临床表现
    - ❶ 出血、血栓形成或两者同时存在
    - ❷ 经常导致一个或多个器官功能障碍
  - （2）出血特点　　静脉穿刺部位出血或黏膜出血，极少见到大出血
  - （3）常使肺、肾、肝和中枢神经系统受累

弥散性血管内凝血（二）

**4.辅助检查**

(1) 实验室检查

❶ 凝血时间和凝血因子：凝血因子水平降低

❷ 血小板：血小板减少，需连续监测

❸ 末梢血涂片：外周血破碎红细胞异常

❹ 纤维蛋白相关的标记物：D-二聚体和纤维蛋白降解产物（FDP）

❺ 生理性凝血抑制药：凝血持续活化的指标，可有下降

❻ 纤溶的标志物：组织型纤溶酶原激活物（t-PA）和尿激酶型纤溶酶原激活物（u-PA）

❼ DIC的分子标记物：判断凝血活化的程度，特异性差

❽ 血栓弹力图（TEG）：提供体外凝血状况的全部信息

❾ 活化部分凝血活酶试验双相波形分析：检测极低密度脂蛋白和C反应蛋白的复合物早期诊断DIC

(2) DIC评分标准

❶ JMHW标准：高度特异性

❷ ISTH标准：更容易在床边应用

❸ JAAM标准：高度敏感性

**5.诊断和鉴别诊断**

(1) 存在引起DIC的基础疾病

(2) 临床表现和实验室检查相结合

(3) DIC评分标准有助于早期诊断和判断进展

(4) 鉴别诊断：有出血表现的疾病，如大失血维生素K缺乏、肝功能不全等

**6.治疗**

(1) 去除病因，积极治疗原发病

(2) 替代治疗

(3) 抗凝血治疗

❶ 肝素

❷ 抗凝血酶

❸ APC

❹ TFPI

❺ 抗纤溶制剂

❻ 血栓调节蛋白

❼ 抗细胞因子治疗

❽ 其他制药：活化的重组凝血因子Ⅶ（rFⅦa）

**7.预后**

病死率波动范围大

**考点 1 弥散性血管内凝血**（disseminated intravascular coagulation，DIC）

弥散性血管内凝血是一种由多种基础病变所致的临床综合征，以血管内凝血系统激活至弥漫性毛细血管内微血栓形成及继发性纤溶亢进为特征，最终可出现广泛出血和多器官功能障碍综合征（multiple organ dysfunction syndrome，MODS）。

**考点 2 DIC的病因及发病机制**

1. 病因　引起DIC的原因很多，其中细菌感染，尤其是脓毒症是导致DIC的最常见原因，占30%~50%。此种凝血系统的活化是由病原微生物细胞膜的成分（脂多糖或内毒素）介导或细菌外毒素如葡萄球菌的α溶血素，通过活化促炎细胞因子导致全身炎症反应。其次为重度创伤和烧伤。约15%的恶性肿瘤患者发生DIC。超过50%的产科意外如胎盘早期剥离、羊水栓塞会合并DIC。血管异常如巨大肝血管瘤，主动脉瘤以及严重的中毒或免疫反应（蛇咬伤、药物、溶血性输血反应和移植物排斥反应）均可以导致DIC。

2. 发病机制　DIC的特点主要是急性全身性凝血活化，导致血管内纤维蛋白聚集形成血栓，影响不同器官血液供应，从而发生多器官功能障碍。同时，进行性凝血消耗体内血小板和凝血因子，导致弥散性出血。DIC的特征性表现是凝血酶的过度生成和失调控，主要的发病机制有以下4点：凝血酶生成增加、生理性抗凝血途径受到抑制、纤溶受损和炎症活化。

（1）凝血酶生成增加：DIC时主要是外源性凝血途径活化生成凝血酶。脓毒症时，单核细胞和内皮细胞表达组织因子（tissue factor，TF），与凝血因子Ⅶ（factor Ⅶ，F Ⅶ）连接并使其活化。TF/F Ⅶa复合物使FX活化进一步启动凝血级联反应。在内毒素血症动物模型的研究中，阻断TF/F Ⅶa途径可以完全抑制凝血酶的生成，但并没有完全阻断全身性凝血的活化。

（2）生理性抗凝途径受到抑制：凝血酶体内生成过程受3个途径调节：抗凝血酶调节凝血酶/FX a、活化蛋白C（activated protein C，APC）调节F V和FⅧ、组织因子途径抑制药（tissue factor pathway inhibitor，TFPI）调节TF/F Ⅶa水平。

（3）纤溶受损：菌血症和内毒素血症中，内皮细胞释放纤溶酶原激活物增加，导致纤溶系统迅速活化。然而，这种早期纤溶活性亢进很快受到血浆中PAI-1的增加而抑制。

（4）炎症活化：凝血和炎症同时活化，活化的凝血蛋白刺激内皮细胞生成促炎细胞因子。炎症因子和介质导致凝血活化，凝血酶和其他的丝氨酸蛋白酶与细胞膜表面的相应受体相互作用进一步加重炎症反应。且蛋白C具有抗炎的作用，蛋白C系统受到抑制导致促炎状态。因此，炎症和凝血相互作用，形成恶性循环进一步使反应扩大，导致全身凝血活化并失调。

**考点 3 DIC的临床表现**

DIC最常见的临床表现是出血、血栓形成或两者同时存在，经常导致一个或多个器官功能障碍。出血特点是静脉穿刺部位出血或黏膜出血，仅在极少部分DIC患者可见到大出血。DIC很容易影响器官功能，通常使肺、肾、肝和中枢神经系统受累。首先，许多器官病理检查存在纤维蛋白沉积，表现为血管内血栓形成，伴有不同程度的缺血和坏死，并和器官功能障碍密切相关。显性DIC患者活检发现小血管内弥散性出血，出血性坏死，微血栓形成，在中动脉或大动脉和静脉内血栓形成。其次，动物研究表明，内毒素血症或菌血症导致肾、肺、肝和脑血管内纤维蛋白沉积，凝血状态好转后器官功能改善，病死率下降。脓毒症同时发生DIC的患者病死率是没有发生DIC患者的2倍。

急性DIC：是最常见的DIC形式，出血表现明显并持续进展。有些患者可以见到肢端发绀或坏死，为末梢血管发生栓塞的表现。

慢性DIC：由于较弱的刺激或间断的刺激导致。凝血因子和血小板的破坏和产生处于平衡，因此DIC处于代偿阶段。最常见于宫内死胎、腺癌、巨大血管瘤和某些类型的血管炎。患者可能在不常见部位发生反复瘀斑或轻度出血和血栓性静脉炎。

### 考点4　DIC的诊断

DIC的诊断以临床表现和实验室检查相结合。存在引起DIC的基础疾病，临床出现多发性出血倾向（至少3个非相关部位的出血）、多发性微血管栓塞的症状和体征及早期出现肺、肝、肾、脑等器官功能不全的表现、不易以原发病解释的休克。结合经典的实验室检查如PT、APTT延长，FDP、D-D增加，血小板降低，纤维蛋白原降低，血浆中凝血因子（如V和Ⅷ）降低，凝血抑制药（如抗凝血酶和蛋白C）水平降低。更特异的实验是监测可溶型纤维蛋白和凝血酶生成情况，如凝血酶原活化片段F1+2或TAT升高，但并不是所有实验室都可以检测。多项检查结果综合判断。DIC评分标准有助于早期诊断和判断进展。

### 考点5　DIC的治疗

导致DIC病因和临床表现的异质性使治疗异常困难。因此，DIC的治疗要注意个体化，包括去除潜在疾病、支持和替代治疗、终止血管内凝血过程。

1. 去除病因，积极治疗原发病　由于DIC通常是由一些基础疾病所诱发，因此积极治疗或去除这些潜在病变是DIC治疗的关键。有些患者原发病好转后DIC会自动好转，如由于重症感染或脓毒症引起的DIC，应用合适足量的抗生素或外科引流后，DIC可以随之好转。

2. 替代治疗　替代治疗是治疗严重出血和凝血指标明显异常的DIC患者的主要手段，目的是替代消耗的血小板、凝血因子和生理性抑制药，防止出血或避免出血进一步加重。补充凝血因子和血小板不能单纯依赖于实验室检查结果，仅当患者有活动性出血，或需要侵入性操作，或有出血并发症发生的危险时给予补充。血小板计数<20×10⁹/L或<50×10⁹/L伴有严重出血的患者输5~10U血小板可以使血小板计数增加（20~30）×10⁹/L，最终升高至50×10⁹/L。存在DIC相关的出血并且纤维蛋白原水平低于100mg/dl，考虑按照15~20ml/kg比例输注新鲜冰冻血浆，也可以输注纤维蛋白原（总剂量2~3g）或冷沉（0.1U/kg）。

3. 抗凝血治疗

（1）肝素：肝素在DIC中的应用存在争议。理论上肝素可以阻断纤维蛋白的生成和DIC的进程，但实际上，这种效应很小，对活动性出血的患者，肝素可以加重出血。证实肝素有效的样本量小，使用适应证有限：①恶性肿瘤慢性DIC；②临床以血栓栓塞为主要表现如暴发性紫癜患者肢端坏死、肢端缺血或静脉血栓形成；③胎死宫内伴有低纤维蛋白原血症；④急性早幼粒细胞白血病开始化学治疗之前；⑤巨大血管瘤大量出血；⑥替代治疗后血小板计数和凝血状况无改善，持续出血的患者，提示处于持续消耗状态。此时，肝素可抑制凝血酶生成降低凝血因子消耗，然后给予替代治疗才会生效。在应用肝素的同时替代治疗很重要，并需连续监测血小板计数、PT、APTT和纤维蛋白原水平。用法是15U/（kg·h）持续应用或每小时应用300~500U。近年开始使用低分子量肝素，有研究表明与普通肝素比较降低器官衰竭的发生，且更安全。发生DIC的重症患者应用低分子量肝素预防静脉血栓很有必要，除非发生静脉血栓的比率极其高。在出血风险很高的患者，仍考虑应用普通肝素，因其半衰期短，并有拮抗药。

（2）抗凝血酶：抗凝血酶是一种天然的抗凝剂，是凝血酶的抑制剂，DIC时凝血酶大量生成早期消耗抗凝血酶。DIC的随机研究中，抗凝血酶明显改善症状并快速改善凝血指标。抗凝血酶是预测脓毒症患者预后和28d病死率的独立危险因素。但对抗凝血酶的临床研究结论并不一致。

（3）APC：DIC时蛋白C系统受损，因此理论上外源性应用APC可能有作用。APC是天然的抗凝剂，发挥对脓毒症患者抗凝血和抗炎的作用。但临床研究结论不一，且存在出血风险，目前不推荐用于治疗严重脓毒症或DIC。

（4）TFPI：由于DIC是主要是外源性凝血途径活化，理论上抑制组织因子可以阻断内毒素导致的凝血酶的生成。Ⅱ期临床研究证实TFPI有降低脓毒症患者28d全因病死率的倾向，同时改善器官功能，但没有统计学差异。Ⅲ期临床研究对病死率无影响。

（5）抗纤溶制剂：如氨基己酸或氨甲环酸。DIC时纤溶亢进，因此抗纤溶制剂可能有效。然而，DIC纤溶亢进状态继发于过度血栓形成，是机体对失控的凝血酶大量生成的代偿反应。如果没有控制血管内凝血，单纯阻断纤溶，就会引起不可逆性血栓形成损害重要脏器，如肺、肝和肾。因此，抗纤溶制剂必须在抗凝血后使用。但在大量出血对替代治疗无效的患者或处于纤溶极度亢进的疾病（如前列腺癌、Kasabach-Merritt综合征、急性早幼粒细胞白血病）可能有效。

（6）血栓调节蛋白：在内皮细胞表面表达，与凝血酶连接介导蛋白C的活化。血栓调节蛋白的抗凝血特性依赖于凝血酶产生的数量，因此理论上，与其他抗凝血药相比其可以减少出血。

（7）抗细胞因子治疗：由于在脓毒症或大创伤时，组织炎症是DIC的主要机制，一些研究者在小鼠模型中应用抗选择素抗体和肝素阻断白细胞/血小板黏附和凝血，结果有效。另有一些研究者对脓毒症患者应用IL-10，一种抗炎细胞因子，可以调节凝血的活化，完全阻断内毒素导致的凝血活化。但脓毒症患者应用抗肿瘤坏死因子的单克隆抗体结果并不理想。

（8）其他制药：DIC出血严重且对其他治疗无反应的患者可以应用活化的重组凝血因子Ⅶ（rFⅦa）。注射60~120μg/kg，2~6小时后重复使用，经证实有效治疗DIC顽固性出血的患者。

# 第10章　重症感染

## 第一节　医药获得性肺炎/呼吸机相关性肺炎

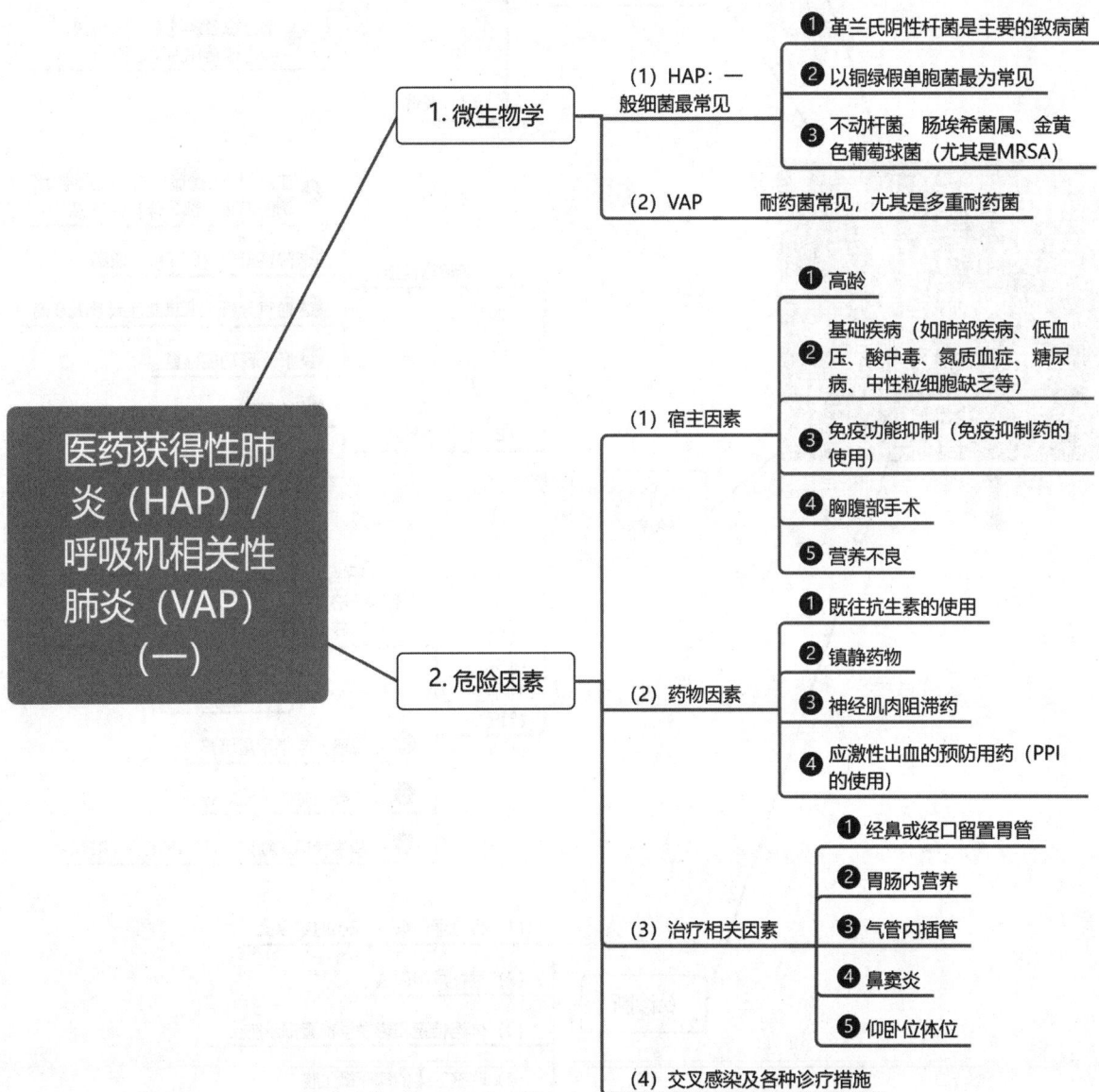

医药获得性肺炎（HAP）/呼吸机相关性肺炎（VAP）（一）

- 1. 微生物学
  - (1) HAP：一般细菌最常见
    - ❶ 革兰氏阴性杆菌是主要的致病菌
    - ❷ 以铜绿假单胞菌最为常见
    - ❸ 不动杆菌、肠埃希菌属、金黄色葡萄球菌（尤其是MRSA）
  - (2) VAP　耐药菌常见，尤其是多重耐药菌
- 2. 危险因素
  - (1) 宿主因素
    - ❶ 高龄
    - ❷ 基础疾病（如肺部疾病、低血压、酸中毒、氮质血症、糖尿病、中性粒细胞缺乏等）
    - ❸ 免疫功能抑制（免疫抑制药的使用）
    - ❹ 胸腹部手术
    - ❺ 营养不良
  - (2) 药物因素
    - ❶ 既往抗生素的使用
    - ❷ 镇静药物
    - ❸ 神经肌肉阻滞药
    - ❹ 应激性出血的预防用药（PPI的使用）
  - (3) 治疗相关因素
    - ❶ 经鼻或经口留置胃管
    - ❷ 胃肠内营养
    - ❸ 气管内插管
    - ❹ 鼻窦炎
    - ❺ 仰卧位体位
  - (4) 交叉感染及各种诊疗措施

3.发病机制
- (1) 口咽部微生物的误吸
- (2) 直接吸入含有细菌的微粒
- (3) 远处感染灶的血行播散
- (4) 致病菌穿透肺组织或从邻近部位经膈肌或胸壁传播（罕见）
- (5) 胃肠道细菌移位（尚有疑问）

4.临床表现
- (1) 咳嗽、咳痰、脓性痰、发热伴或不伴胸痛等表现
- (2) VAP还有
  - ❶ 原有呼吸道症状加重
  - ❷ 气道分泌物的量及性质变化，出现脓性或血性痰
  - ❸ 部分患者病情重、进展快，会迅速转化为重症肺炎
- (3) 其他

医药获得性肺炎（HAP）/ 呼吸机相关性肺炎（VAP）（二）

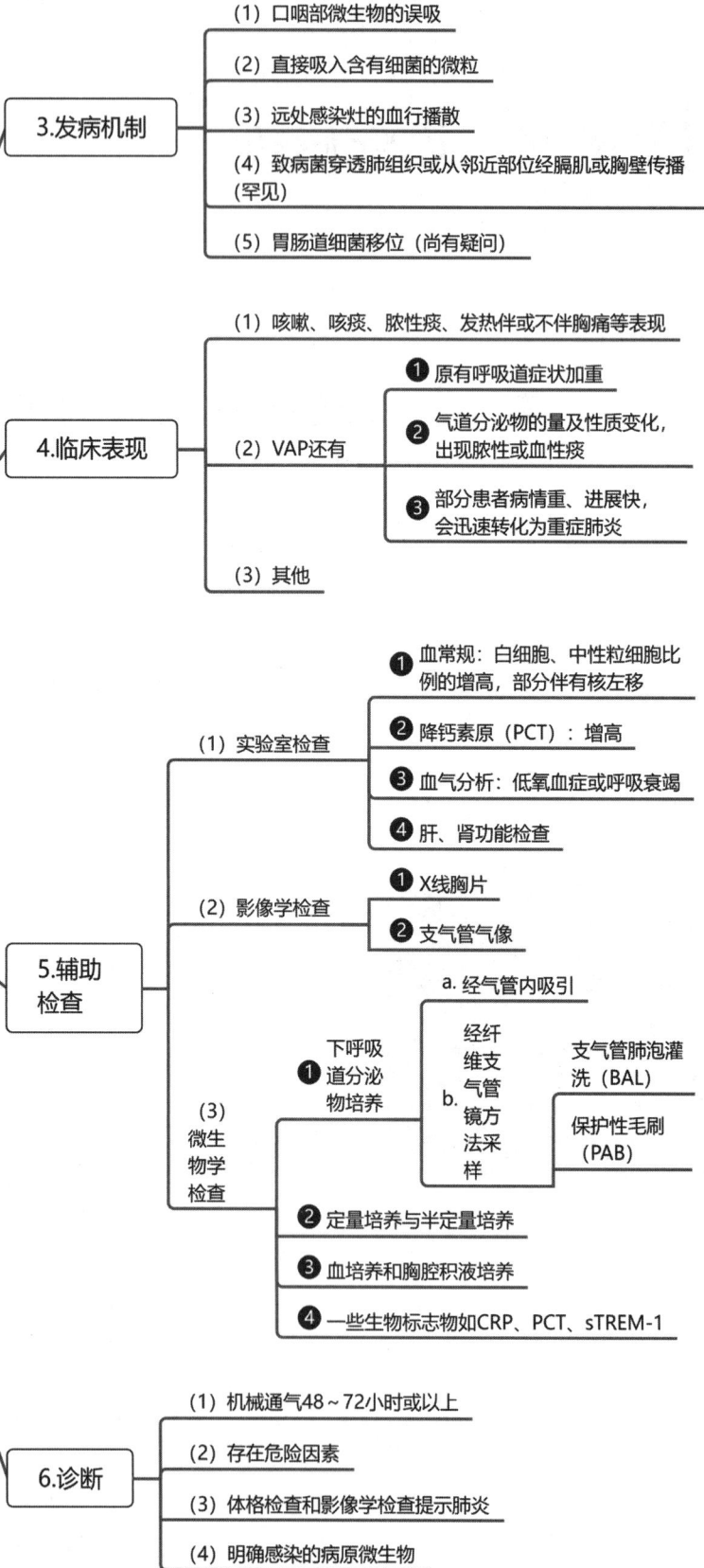

5.辅助检查
- (1) 实验室检查
  - ❶ 血常规：白细胞、中性粒细胞比例的增高，部分伴有核左移
  - ❷ 降钙素原（PCT）：增高
  - ❸ 血气分析：低氧血症或呼吸衰竭
  - ❹ 肝、肾功能检查
- (2) 影像学检查
  - ❶ X线胸片
  - ❷ 支气管气像
- (3) 微生物学检查
  - ❶ 下呼吸道分泌物培养
    - a. 经气管内吸引
    - b. 经纤维支气管镜方法采样
      - 支气管肺泡灌洗（BAL）
      - 保护性毛刷（PAB）
  - ❷ 定量培养与半定量培养
  - ❸ 血培养和胸腔积液培养
  - ❹ 一些生物标志物如CRP、PCT、sTREM-1

6.诊断
- (1) 机械通气48～72小时或以上
- (2) 存在危险因素
- (3) 体格检查和影像学检查提示肺炎
- (4) 明确感染的病原微生物

```
                              ┌─ (1) 初始经验性抗生素治疗
                   ┌─ 7.治疗 ─┤─ (2) 降阶梯治疗
                   │          ├─ (3) 停药时间
                   │          └─ (4) 抗生素的其他应用方式
医药获得性肺       │
炎（HAP）/         │                              ❶ 半卧位
呼吸机相关性       │                              ❷ 持续声门下吸引
肺炎（VAP）────────┤          ┌─ (1) 非药物性      ❸ 气管插管途径：经口气管内插管
（三）             │          │   预防措施         ❹ 银被膜导管
                   │          │                   ❺ 其他措施：尽早拔管等
                   └─ 8.预防 ─┤
                              │                   ❶ 口腔去污染
                              └─ (2) 药物预防       ❷ 避免滥用抗生素
                                  措施             ❸ 限制制酸药物的应用
                                                   ❹ 粒细胞缺乏的发热患者使用抗生素
```

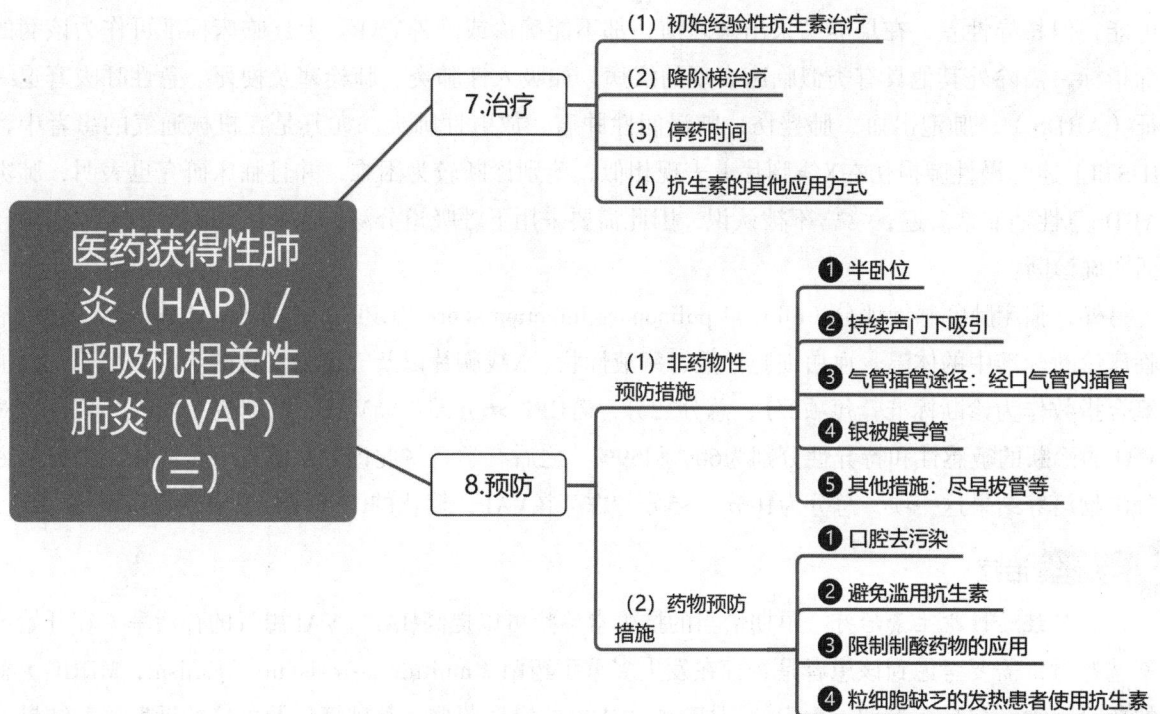

## 考点1 医院获得性肺炎/呼吸机相关性肺炎

医院获得性肺炎（hospital-acquired pneumonia，HAP）是指入院48小时后发生的肺炎，且入院时痰培养阴性。居于常见医院获得性感染的第1位。呼吸机相关性肺炎（ventilator-associated pneumonia，VAP）是指气管插管48~72小时出现的肺炎，是使用机械通气患者中最常见的HAP。根据发生时间的不同，VAP分为早发型和晚发型，早发型VAP是指机械通气后48小时至5天发生的VAP，晚发型VAP是指机械通气5天以后出现的VAP，前者多由敏感菌，如肺炎链球菌、流感嗜血杆菌、甲氧西林敏感金黄色葡萄球菌等导致的感染，多重耐药菌（MDR）感染常见于后者，如耐甲氧西林葡萄球菌（methicillinresistant staphylococcus aureus，MRSA），产碳青霉烯酶或产超广谱β-内酰胺酶的肺炎克雷伯杆菌和鲍曼不动杆菌，铜绿假单胞菌等。同时，晚发型VAP是VAP预后不良的判断指标之一。

## 考点2 临床表现

HAP临床表现与其他肺炎类似，变化较大，早期症状及体征可不明显。常见症状为：咳嗽、咳痰、脓性痰、发热伴或不伴胸痛等表现，而VAP患者除发热外，常表现为原有呼吸道症状加重，气道分泌物的量及性质变化，出现脓性或血性痰，部分患者病情重、进展快，会迅速转化为重症肺炎。该病临床症状不典型，重症者可仅表现为呼吸频率增快，氧饱和度下降等。肺部听诊可以闻及散在的中、小水泡音，多见于肺底，也可闻及干啰音和痰鸣音。一般很难见到肺实变的体征。合并肺不张时可出现患侧呼吸音消失，气管向患侧移位。并发胸腔积液者，患者胸部叩诊浊音，语颤减弱，呼吸音减弱。

## 考点3 诊断

VAP的诊断包括：机械通气48~72小时或以上；存在危险因素；体格检查和影像学检查提示肺炎；明确感染的病原微生物。

临床诊断标准为X线胸片出现新的浸润阴影或原有浸润阴影增大，并且同时具有下列3项中的2项或2项以上：①体温>38℃；②白细胞计数增高或降低；③脓痰的出现。临床诊断标准可考虑VAP

的可能，但特异性差，在培养结果出来之前，都不能确诊或除外VAP。上述临床标准可作为该病的初筛指标，需除外其他具有类似临床表现的疾病，如吸入性肺炎、肺栓塞及梗死、急性呼吸窘迫综合征（ARDS）、肺泡出血、肺挫伤、肺浸润性肿瘤、放射性肺炎。尤其是在机械通气的患者中，ARDS和上述弥漫性肺损伤在X线胸片上表现相似，鉴别诊断较为困难，并且临床研究也表明，肺炎在ARDS急性期非常普遍，常常不被认识，因此需要采用下呼吸道分泌物涂片、培养等确定致病菌，从而明确诊断。

另外，临床肺部感染评分（clinical pulmonary infection score，CPIS）有助于VAP的诊断，它包括了临床诊断标准中的体温、血白细胞计数、痰液性状、X线胸片以及气道分泌物的半定量培养，并加入氧合指数作为诊断标准，每项2分，总分12分，若CPIS>6分即诊断VAP，在研究中发现，该评分对于VAP的诊断的敏感性和特异性分别为60%和59%。之后有学者将此评分系统进一步简化，去掉气道内分泌物培养结果这一项，总分为10分，>5分考虑存在VAP，简化的CPIS评分更便于临床评估。

## 考点4 治疗

1. 初始经验性抗生素治疗　早期恰当的抗生素治疗可以提高HAP、VAP患者的存活率。在开始抗生素选择时，需要考虑到该患者是否存在发生多重耐药菌（multidrug-resistant organism，MDRO）感染的危险因素，包括：近期抗生素使用情况、ICU内的定植菌群、基础疾病及可信的近期培养结果。并且留取下呼吸道标本及血标本进行培养。若患者存在MDRO感染的危险因素，应选择广谱抗生素及多药联合治疗，一旦使用抗生素前留取的培养结果回报后，应根据药敏实验选择敏感抗生素治疗。另外VAP的发生时间对于经验性抗生素治疗亦有重要参考意义。对于已知危险因素且无多药耐药的早发型VAP患者，可选择头孢曲松或喹诺酮类药物治疗；对于存在多药耐药危险因素的晚发性VAP患者应选择具有抗假单胞菌活性的头孢菌素、碳青霉烯或β-内酰胺类/β-内酰胺酶抑制药加上抗假单胞菌活性的氟喹诺酮类或氨基糖苷类治疗，对于耐甲氧西林金黄色葡萄球菌（MRSA）患者，可选择氨基糖苷类加上利奈唑胺或万古霉素治疗。

目前有临床研究证实，并非所有耐药菌感染患者均需要联合用药，联合用药并不能降低病死率或提高临床治愈率，反而可能会导致过度治疗及伴随的二重感染及药物的不良反应。因此，在VAP治疗时，需根据当地的细菌耐药情况，选择合适的抗生素进行单药治疗，若细菌耐药率很高，则可能需要使用2种及其以上的抗生素以保证最大限度覆盖可能的致病菌，如治疗铜绿假单胞菌感染时仍建议联合β-内酰胺和氨基糖苷类抗生素。

2. 降阶梯治疗　在微生物学检查结果回示后，使用敏感抗生素进行降阶梯治疗，从而减少不必要的广谱抗生素使用，降低耐药率。对于微生物结果阴性，临床高度考虑VAP患者，经验性抗感染治疗疗程的选择目前并无指南推荐，部分研究发现，经验性抗感染治疗VAP的患者使用抗生素疗程8天与15天比较，病死率、住院时间以及机械通气时间并无显著差异，且对于VAP复发患者，8天组发生多重耐药菌感染的病例少于15天疗程组，因此，对于接受适当的初始经验性抗生素治疗的呼吸机相关性肺炎患者，使用抗生素疗程为8天。

3. 停药时间　感染症状及体征缓解或排除感染因素后，即可停用经验性抗生素治疗。

4. 抗生素的其他应用方式　有研究提及可气管内注入或雾化抗生素治疗VAP，但研究证明，与静脉给药相比，气管内注入或雾化使用抗生素的方式并不能改善患者预后，并且，局部给药还可能导致细菌耐药率的升高，故不推荐气管内注射及雾化使用抗生素。

# 第二节　导管相关性感染

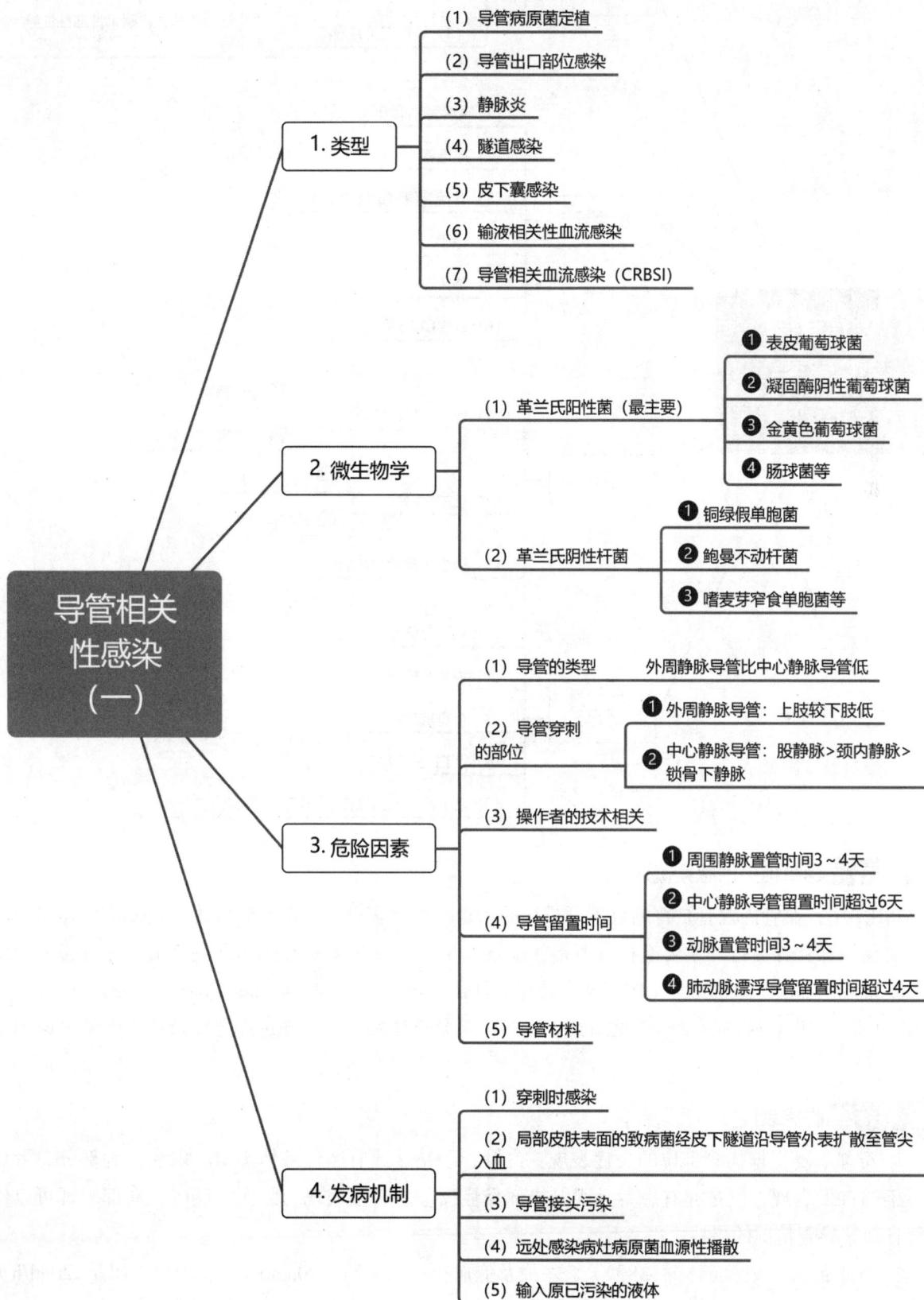

**1. 类型**
- (1) 导管病原菌定植
- (2) 导管出口部位感染
- (3) 静脉炎
- (4) 隧道感染
- (5) 皮下囊感染
- (6) 输液相关性血流感染
- (7) 导管相关血流感染（CRBSI）

**2. 微生物学**
- (1) 革兰氏阳性菌（最主要）
  - ❶ 表皮葡萄球菌
  - ❷ 凝固酶阴性葡萄球菌
  - ❸ 金黄色葡萄球菌
  - ❹ 肠球菌等
- (2) 革兰氏阴性杆菌
  - ❶ 铜绿假单胞菌
  - ❷ 鲍曼不动杆菌
  - ❸ 嗜麦芽窄食单胞菌等

**导管相关性感染（一）**

**3. 危险因素**
- (1) 导管的类型　外周静脉导管比中心静脉导管低
- (2) 导管穿刺的部位
  - ❶ 外周静脉导管：上肢较下肢低
  - ❷ 中心静脉导管：股静脉>颈内静脉>锁骨下静脉
- (3) 操作者的技术相关
- (4) 导管留置时间
  - ❶ 周围静脉置管时间3~4天
  - ❷ 中心静脉导管留置时间超过6天
  - ❸ 动脉置管时间3~4天
  - ❹ 肺动脉漂浮导管留置时间超过4天
- (5) 导管材料

**4. 发病机制**
- (1) 穿刺时感染
- (2) 局部皮肤表面的致病菌经皮下隧道沿导管外表扩散至管尖入血
- (3) 导管接头污染
- (4) 远处感染病灶病原菌血源性播散
- (5) 输入原已污染的液体

```
                                    (1) 局部表现    红肿、硬结，或有脓性液体渗出、触痛
                    5.临床表现        (2) 全身表现    感染性休克的表现
                                    (3) 导管相关并发症              感染性心内膜炎、感染性血栓性静
                                                                脉炎等

                                    (1) 导管培养原则
                                    (2) 血培养
                                    (3) 导管病原菌定植的条件
                    6.诊断           (4) 拟诊
                                    (5) 临床诊断
导管相关                              (6) 确诊CRBSI的条件
性感染
（二）
                                                        ❶ 拔出导管
                                    (1) 血管内导管的处理
                                                        ❷ 不拔导管的情况
                    7.治疗                               ❶ 经验性治疗
                                    (2) 抗生素治疗
                                                        ❷ 目标性治疗
                                    (3) 抗生素药物封管治疗

                                    (1) 培训与管理
                                    (2) 置管及护理
                    8.预防           (3) 全身抗生素预防
                                    (4) 严格无菌操作
                                    (5) 若无严格无菌操作，导管留置不宜超过48小时
```

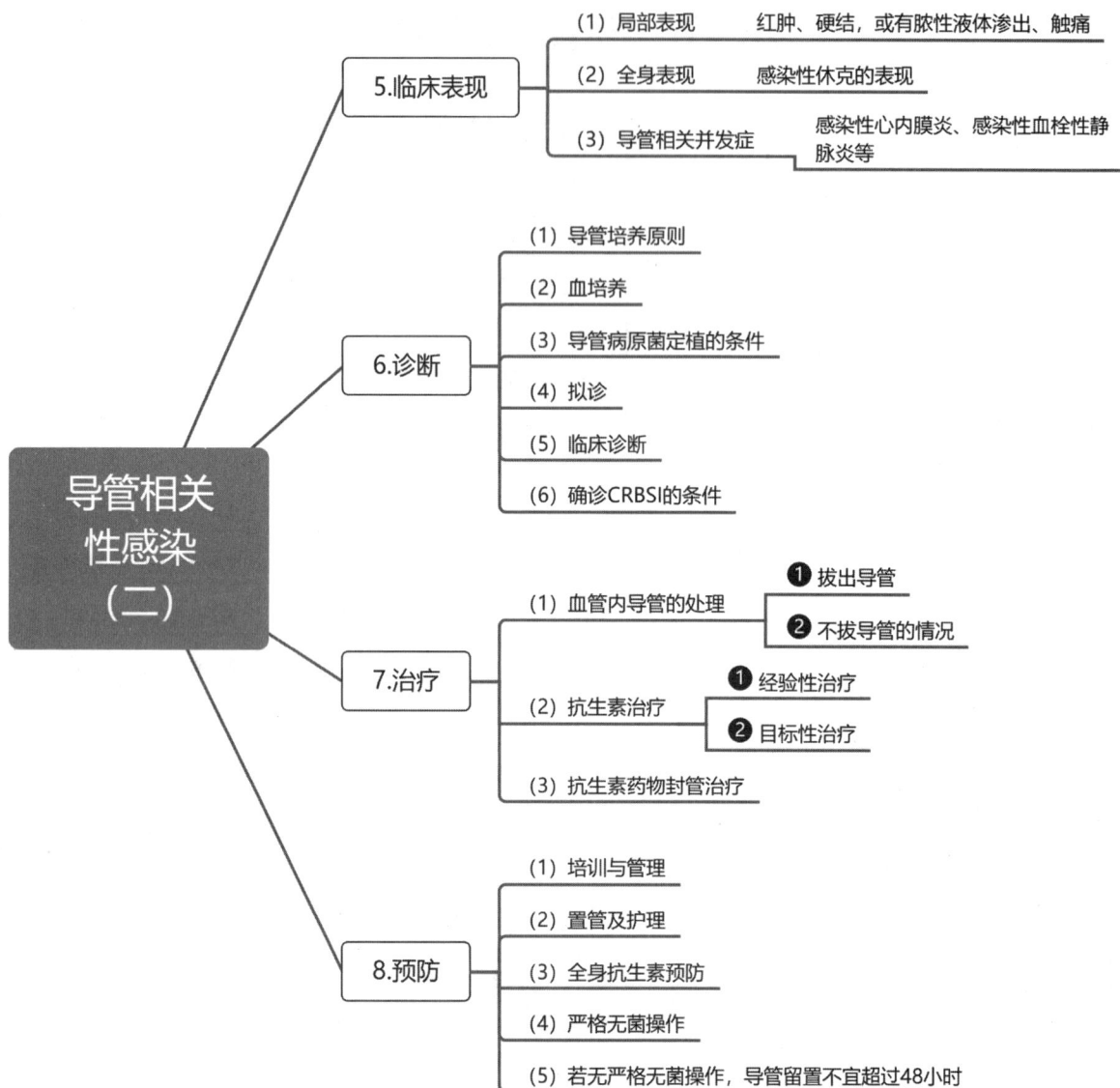

**考点 1 导管相关性感染概述**

在ICU中，血管内置管是普遍且不可或缺的治疗手段，多种形式的导管成为血流动力学监测、静脉输液及静脉营养支持的主要途径，但是，随之产生的导管相关并发症亦日益突出。导管相关性感染（catheter-related infection，CRI）及导管相关性血流感染（catheter-related blood stream infection，CRBSI）是ICU患者院内感染中常见的感染之一，是导致住院患者出现重症感染及死亡的常见原因之一。

**考点 2 临床表现**

1. 局部表现　即插管部位的炎症表现：红肿、硬结，或有脓性液体渗出、触痛。为部分患者导管感染的首发表现，但是亦有患者无明显局部炎症反应，直接表现为菌血症反应。局部表现可以作为每日观察导管情况的指标之一。

2. 全身表现　发热（体温>38℃），寒战及低血压（收缩压≤90mmHg）、少尿（尿量<20ml/h）等感染性休克的表现。

3.导管相关并发症　感染性心内膜炎、感染性血栓性静脉炎、骨髓炎和其他迁徙性病灶。

### 考点3　诊断

1.导管培养原则

（1）如果怀疑患者存在CRBSI，应该先留取血培养标本后拔出导管，并送检导管进行病原学监测，若患者不存在CRBSI的症状和体征，无须对所有拔出的导管进行常规性病原学检查（A-Ⅱ）。

（2）对于中心静脉导管，应该对导管尖端进行病原学培养，而不是导管皮下潜行段（B-Ⅲ）。不推荐对导管尖端进行定性的肉汤培养（A-Ⅱ）。

（3）如果怀疑存在导管相关感染，并且穿刺点处有渗液或分泌物，应使用拭子取样送检病原学培养和革兰染色（B-Ⅲ）。

（4）对于短期留置的血管内导管，建议常规临床病原学检查（A-Ⅱ），对于长期留置的血管内导管，如果穿刺点和导管头半定量培养菌落计数均<15cfu/plate，考虑血管内导管不是血流感染的感染源（A-Ⅱ）。

2.血培养

（1）在启动抗生素治疗前留取用于培养的血液标本（A-Ⅰ），若条件允许，应由专业的静脉穿刺小组来抽取血标本（A-Ⅱ）。

（2）经皮静脉穿刺取血时，应仔细消毒穿刺点皮肤，可以使用乙醇、碘酒或者氯己定溶液（>0.5%），应保证消毒剂的风干时间，可减少血培养污染的发生（A-Ⅰ）。

（3）如果通过血管导管取血，应仔细清洁消毒导管端口，可以使用乙醇、碘酒或者氯己定溶液（>0.5%），保证消毒剂风干时间，可减少血培养污染的发生（A-Ⅰ）。

（4）如果怀疑患者存在CRBSI，应在给予抗感染药物之前抽取双份血培养，1份由血管内导管取，1份由外周静脉取（A-Ⅱ）。

3.导管病原菌定植的条件　将5cm长导管尖端进行半定量培养，如果菌落计数超过15cfu，可以判断导管尖端存在病原菌定植。对导管尖端进行定量肉汤培养时，如果菌落计数超过$10^2$cfu，可以判断导管尖端存在病原菌定植（A-Ⅰ）。

4.拟诊

（1）具有导管相关的严重感染表现，在拔出导管和适当抗生素治疗后症状消退。

（2）菌血症或真菌血症患者，有发热、寒战和（或）低血压等临床表现，且至少有1个血培养阳性（导管血或外周血均可），其结果为皮肤共生菌，但导管节段培养阴性，且无其他引起血流感染的证据。

具有以上任意1项者，不能除外导管为感染的来源。

5.临床诊断

（1）具有严重感染的临床表现，并且导管头或导管节段的定量或半定量培养阳性，但血培养阴性，除了导管无其他感染来源可寻，并且在拔出导管48小时内未使用新的抗生素治疗，症状好转。

（2）菌血症或真菌血症患者，有发热、寒战和（或）低血压等临床表现，且至少2个血培养阳性（其中一个来自外周血），其结果为同一株皮肤共生菌（如类白喉、芽胞杆菌、凝固酶阴性葡萄球菌、念珠菌等），但导管节段培养阴性，且无其他血流感染证据。

具备上述任意1项，可为CRBSI的临床诊断。

6. 确诊CRBSI的条件

（1）有1次半定量导管培养阳性（每导管节段≥15cfu）或定量导管培养阳性（每导管节段≥1000cfu），同时外周血与导管末端培养出同种微生物，可诊断CRBSI。

（2）定量血培养时，导管血流培养结果是静脉血液培养结果的3倍或3倍以上可以确诊CRBSI。

（3）中心静脉导管血培养阳性报警时间比外周静脉血液培养阳性报警时间早2小时或以上可以确诊CRBSI。

（4）从导管和外周静脉同时抽血做定量血培养，两者菌落计数比（导管血∶外周血）≥5∶1可诊断CRBSI。

（5）外周血和导管出口部位脓液培养均为阳性，并为同一株微生物，可诊断CRBSI。

## 考点4 治疗

1. 血管内导管的处理

（1）拔出导管

①周围静脉留置导管，若考虑CRBSI，立即拔除，并行导管血及外周血培养。

②在诊断CRBSI后，存在以下情况时，需立即拔出导管：严重脓毒症，血流动力学不稳定，心内膜炎或迁徙性感染的证据，由于化脓性血栓性静脉炎导致的脓性分泌物或红斑，敏感抗生素治疗72小时后仍然持续的菌血症。

③短期置管（置管时间<14天）的患者在出现金黄色葡萄球菌、肠球菌、革兰氏阴性杆菌、真菌、分枝杆菌等的感染所致的CRBSI时需拔出血管内导管。

④长期置管患者（置管时间>14天）若CRBSI由金黄色葡萄球菌、铜绿假单胞菌、真菌以及分枝杆菌引起时则需拔出导管。

⑤无论长期或短期留置的血管内导管，如果致病微生物毒力很低但难以清除（如芽胞杆菌、微球菌属等），如果多次血培养为阳性（至少1次血标本经外周静脉抽取），排除血培养污染后，一般应该拔出导管。

⑥念珠菌导致的导管相关性菌血症时，建议拔出中心静脉导管。

（2）不拔导管的情况

①仅有发热的患者，如果血流动力学稳定，在缺少血流感染的证据以及没有血管内假体（如：人工瓣膜，起搏器或人工血管）存在时可不常规拔出血管内导管。

②患者单个血培养阳性，并且是血浆凝固酶阴性葡萄球菌，则需要再启动抗微生物治疗和（或）拔出导管前再分别从怀疑的导管和外周静脉抽取血液进行培养。

2. 抗生素治疗

（1）经验性治疗：初始抗生素治疗需根据患者疾病的严重程度，及可能的病原菌和当时、当地病原菌流行病学特征进行经验性治疗。若考虑诊断CRBSI时措施如下。

①葡萄球菌是导管相关性感染最常见的病原，且存在高耐药性，故在MRSA高度流行的单位，糖肽类抗菌药物应作为CRBSI的首选药物，推荐万古霉素为经验性治疗药物。利奈唑胺不作为经验治疗的首选药物，例如患者只是怀疑存在CRBSI但尚未证实。

②怀疑患者存在CRBSI感染或者病情危重，患者留置股静脉导管，经验性抗感染治疗时，不仅要覆盖革兰氏阳性球菌，还应该考虑覆盖革兰氏阴性杆菌和念珠菌属（A-Ⅱ）。

③对可能存在革兰氏阴性杆菌感染进行经验治疗时，应根据本病房或者医院的细菌耐药情况选择抗菌药物种类，如：第四代头孢菌素、碳氢霉烯类或β-内酰胺类加酶抑制药，必要时联用氨基糖苷类药物（A-Ⅱ）。

④若患者存在粒细胞缺乏、严重感染存在脓毒症症状等，考虑发生CRBSI，则需考虑存在多重耐药的革兰氏阴性菌（MDR）感染，或者患者已经定植了这些耐药菌，经验治疗时应该考虑联合用药，直至病原学结果回报，再根据病原学结果降阶梯治疗。

⑤若考虑CRBSI的患者存在以下任一危险因素时应该考虑患者可能存在血管内导管相关的念珠菌血症，应给予经验性抗真菌治疗：完全静脉营养，长期广谱抗生素的使用，血液系统恶性肿瘤、骨髓移植或器官移植患者，或多部位存在念珠菌属定植者。

⑥对拟诊血管内导管相关念珠菌血症患者进行经验性抗真菌治疗时，建议使用棘白菌素类药物，对于存在以下情况时可以使用氟康唑进行经验治疗：患者既往3个月内没有接触过三唑类药物，本医疗单位克柔念珠菌、光滑念珠菌感染发病率很低。

（2）目标性治疗：CRBSI一旦确诊，病原微生物明确后，应根据病原菌及药敏结果调整抗生素，使经验性治疗迅速转为目标性治疗。目标性抗菌药物治疗可进一步提高导管相关感染的治疗成功率。治疗疗程取决于感染的严重程度，是否发生严重并发症及病原菌的种类。

①对于病情轻的CRBSI患者，在拔出导管和恰当的抗生素治疗后血培养迅速转阴者，整个治疗疗程10~14天（疗程计算从阴性血培养结果得到的第一天开始计算）。

②若拔出导管后72小时以上仍持续存在菌血症表现的患者，疗程应持续4~6周。

③对于出现了菌血症相关并发症的CRBSI患者，如：化脓性血栓性静脉炎、心内膜炎、骨髓炎、迁徙性感染等，治疗疗程需与感染的种类相关，一般4~6周，骨髓炎患者，需要治疗6~8周。

④置入隧道式深静脉导管或置入装置的患者并发导管相关感染，如表现为隧道感染或者置入口脓肿，需要移除导管和置入装置，并且进行7~10天的抗菌药物治疗。

⑤凝固酶阴性葡萄球菌致病力相对偏低（如表皮葡萄球菌、腐生葡萄球菌），单纯拔管后感染有可能得到控制，但多数专家仍建议抗菌治疗5~7天。对于长期置管患者，发生导管相关性感染时，若病原菌为凝固酶阴性葡萄球菌，而且全身情况相对稳定时，可暂不拔管，全身抗菌药物应用的同时联合局部抗菌药物"封闭"治疗。

⑥金黄色葡萄球菌导致的CRBSI，在拔除导管后应使用敏感抗菌药物治疗至少2周。甲氧西林敏感的金黄色葡萄球菌（MSSA）所致CRBSI应根据药敏选择耐酶的青霉素或头孢菌素类，MRSA导致的CRBSI可选择糖肽类或利奈唑胺。

⑦肠球菌感染导致的CRBSI，一般在拔除导管后必须使用敏感抗生素治疗7~14天。

⑧一旦确诊为念珠菌所致CRBSI，应立即进行抗真菌治疗，疗程至临床症状消失和血培养最后一次阳性后2周。

⑨危重患者，怀疑存在CRBSI，且近期发现存在MDR阴性菌定植，经验治疗时应该使用2种不同作用机制的抗阴性菌药物，待病原学结果回报后，可实施降阶梯治疗，改为敏感单药治疗。

3. 抗生素药物封管治疗　抗生素封管的治疗方法不能单独应用于CRBSI的治疗，仅作为全身抗感染治疗的辅助治疗方法，2种治疗方法的疗程均为7~14天。抗菌药物封管的药液的给药间隔通常不应超过48小时，如果CRBSI的致病菌时金黄色葡萄球菌和念珠菌属时，应拔出导管，不推荐使用抗生素封管。使用万古霉素封管时，万古霉素药液浓度应达到致病菌MIC值的1000倍以上。

# 第三节　中枢神经系统感染

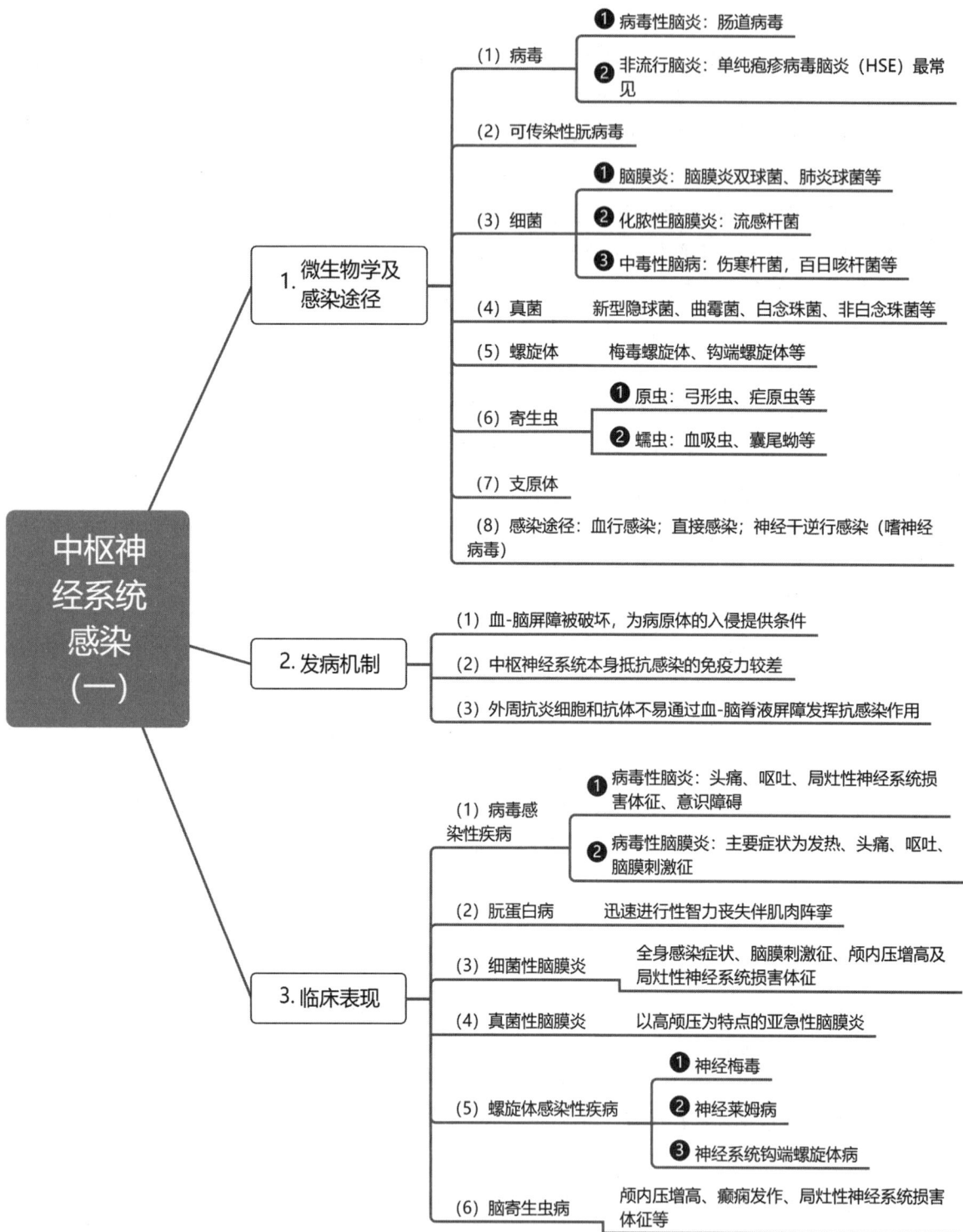

中枢神经系统感染（一）

## 1. 微生物学及感染途径

（1）病毒
- ❶ 病毒性脑炎：肠道病毒
- ❷ 非流行脑炎：单纯疱疹病毒脑炎（HSE）最常见

（2）可传染性朊病毒

（3）细菌
- ❶ 脑膜炎：脑膜炎双球菌、肺炎球菌等
- ❷ 化脓性脑膜炎：流感杆菌
- ❸ 中毒性脑病：伤寒杆菌，百日咳杆菌等

（4）真菌　新型隐球菌、曲霉菌、白念珠菌、非白念珠菌等

（5）螺旋体　梅毒螺旋体、钩端螺旋体等

（6）寄生虫
- ❶ 原虫：弓形虫、疟原虫等
- ❷ 蠕虫：血吸虫、囊尾蚴等

（7）支原体

（8）感染途径：血行感染；直接感染；神经干逆行感染（嗜神经病毒）

## 2. 发病机制

（1）血-脑屏障被破坏，为病原体的入侵提供条件

（2）中枢神经系统本身抵抗感染的免疫力较差

（3）外周抗炎细胞和抗体不易通过血-脑脊液屏障发挥抗感染作用

## 3. 临床表现

（1）病毒感染性疾病
- ❶ 病毒性脑炎：头痛、呕吐、局灶性神经系统损害体征、意识障碍
- ❷ 病毒性脑膜炎：主要症状为发热、头痛、呕吐、脑膜刺激征

（2）朊蛋白病　迅速进行性智力丧失伴肌肉阵挛

（3）细菌性脑膜炎　全身感染症状、脑膜刺激征、颅内压增高及局灶性神经系统损害体征

（4）真菌性脑膜炎　以高颅压为特点的亚急性脑膜炎

（5）螺旋体感染性疾病
- ❶ 神经梅毒
- ❷ 神经莱姆病
- ❸ 神经系统钩端螺旋体病

（6）脑寄生虫病　颅内压增高、癫痫发作、局灶性神经系统损害体征等

```
                                    (1) 病毒感染性疾病 ┐
                                    (2) 朊病毒病      │
                   4.诊断与         (3) 细菌性脑膜炎   │  依据流行病学资料、典型临床表现,
                   鉴别诊断         (4) 真菌性脑膜炎   ├  辅助检查,病原学检查等可诊断
中枢神                              (5) 螺旋体感染性疾病 │
经系统                              (6) 脑寄生虫病    ┘
感染
(二)              5.治疗原则 ──── (1) 病因治疗、对症支持治疗及防治并发症

                                   (2) 预防血行感染,防治母婴垂直感染等
                   6.预防          (3) 积极创面处理、邻近组织感染灶的清除
                                   (4) 积极对病毒感染性疾病进行综合治疗
```

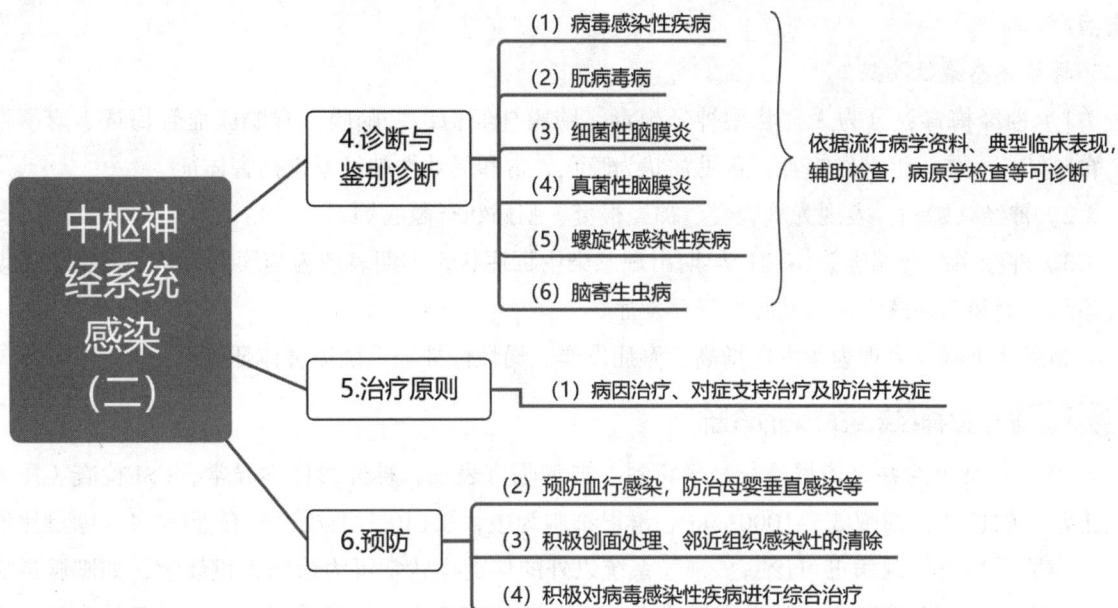

### 📝 考点 1 中枢神经系统感染的定义和分类

中枢神经系统感染是指各种病原微生物,包括病毒、细菌、真菌、螺旋体、寄生虫、立克次体和朊病毒等侵犯中枢神经系统实质、被膜和血管等,从而导致的急慢性炎症性(或非炎症性)疾病。根据起病急缓及病程特点可分为急性、亚急性和慢性感染。根据感染部位分为:①脑炎、脊髓炎或脑脊髓炎;②脑膜炎、脊膜炎或脑脊膜炎;③脑膜脑炎。根据特异性致病因子不同,分为病毒性脑炎、细菌性脑膜炎、真菌性脑膜炎和脑寄生虫病。

### 📝 考点 2 中枢神经系统感染的临床表现

1. 病毒感染性疾病

(1)病毒性脑炎:单纯疱疹病毒性脑炎最常见。临床常见症状包括头痛、呕吐、局灶性神经系统损害体征、意识障碍。重者出现昏迷、惊厥持续状态和神经系统局灶体征。伴有颅压高的患者可有瞳孔大小异常、呼吸异常等。

(2)病毒性脑膜炎:主要症状为发热、头痛、呕吐、脑膜刺激征。

2. 朊蛋白病 Creutzfeldt-Jakob病为最常见的人类朊蛋白病,典型表现为迅速进行性智力丧失伴肌肉阵挛。

3. 细菌性脑膜炎 临床表现包括全身感染症状、脑膜刺激征、颅内压增高及局灶性神经系统损害体征。结核性脑膜炎是特殊类型的细菌性脑膜炎,表现为结核中毒症状、脑膜刺激征、颅内压增高、脑实质损害及脑神经损害症状等。

4. 真菌性脑膜炎 新型隐球菌脑膜炎是中枢神经系统最常见的真菌感染,表现为以高颅压为特点的亚急性脑膜炎,首发症状多为发热、头痛、呕吐、神经系统检查可见脑膜刺激征和颅内压增高体征。

毛霉菌病:为条件致病感染,可分为全身型与鼻眼脑型。全身型多发生于免疫功能低下时,鼻眼脑型则多见于糖尿病酸中毒患者。毛霉菌侵犯血管,发生血管炎导致血管闭塞,造成干性坏死,因而药物不易达到病灶处。毛霉菌病病死率极高,必须早期诊断,配合外科切除病灶,积极抗霉菌

药物治疗。

5.螺旋体感染性疾病

（1）神经梅毒：分为无症状型神经梅毒、脑膜神经梅毒、脑膜、脊髓膜血管梅毒、麻痹性痴呆、脊髓结核、先天性神经梅毒，常见症状为瞳孔异常和局灶性神经系统损害体征。

（2）神经莱姆病：表现为脑膜炎、神经根炎、脑病和脊髓病等。

（3）神经系统钩端螺旋体病：早期出现感染中毒症状，中期表现为脑膜炎症状和体征，后期可出现脑膜炎型和钩端螺旋体脑动脉炎等并发症。

6.脑寄生虫病　表现为颅内压增高、癫痫发作、局灶性神经系统损害体征等。

### 📝 考点3 中枢神经系统感染的诊断

1.病毒感染性疾病　依据流行病学资料、典型临床表现，神经影像学异常，CSF检查（压力增高或正常，颜色清，细胞数5~1000/mm³，淋巴细胞为主，蛋白0.5~1g/L，脑脊液/血浆含糖量比值正常），病原学检查发现病毒可诊断。神经系统以外的伴随症状常可为诊断提供线索，如腮腺炎病毒脑炎常有腮腺及颌下腺肿痛，肠道病毒感染常有皮疹，EB病毒感染常有肝脾大和淋巴结大，主要与化脓性脑膜炎、脑肿瘤、急性脱髓鞘脑病等鉴别。

2.朊病毒病　朊病毒病（CJD）的诊断依赖于：2年内发生的进行性痴呆，并伴有下列症状和体征2种以上者，高度怀疑此病。①肌阵挛；②视力障碍、小脑症状；③无动性缄默；④脑电图特征性周期性同步放电；⑤锥体系或锥体外系症状，需与Alzheimer病和帕金森病鉴别。

3.细菌性脑膜炎

（1）典型临床表现：CSF特征性改变，压力高，白细胞升高，可达1000~10 000/mm³，中性粒细胞占80%~90%，外观混浊呈脓性，蛋白质明显增高，可>1000mg/L（100mg/dl），糖明显降低，氯化物稍低。脑脊液中乳酸，乳酸脱氢酶，溶菌酶的含量及免疫球蛋白IgG，IgM明显增高。细菌学涂片或培养阳性可诊断。李斯特菌属、肠杆菌和葡萄糖非发酵菌等细菌，只能用培养法确定，并且可做药物敏感试验。

（2）脑电图：弥漫性慢波，无特异性。

结核性脑膜炎可根据结核病史或接触史，出现头痛、呕吐、脑膜刺激征，结合CSF淋巴细胞增多及糖含量减低等特征性改变，CSF抗酸涂片、结核分枝杆菌培养和PCR检查等可诊断。需与隐球菌型脑膜炎、病毒性脑膜炎鉴别。

4.真菌性脑膜炎　根据病史及病程，临床表现脑膜炎症状体征及CSF检查（压力高，颜色可浑浊，0~1000/mm³，淋巴细胞为主，脑脊液/血质含糖量比值正常或增高，蛋白0.2~5g/L）可确诊。CSF墨汁染色检出隐球菌可确诊新型隐球菌脑膜炎。常与结核性脑膜炎，脑脓肿鉴别。

5.螺旋体感染性疾病

（1）神经梅毒：根据性乱交、艾滋病和先天性梅毒感染史，脑膜、脑血管损害症状体征及CSF检查可诊断。需与脑膜炎、脑血管病、痴呆鉴别。

（2）神经莱姆病：根据流行病学、脑膜炎、神经根炎、脑病等表现和特异性血清学诊断试验可诊断。常与特发性面神经炎、无菌性脑膜炎、多发性硬化等鉴别。

6.脑寄生虫病　根据患者疫区接触史、临床表现颅内高压、癫痫发作、局灶性神经系统损害体征等及神经影像学表现可诊断。

**考点4** **中枢神经系统感染的治疗**

病因治疗、对症支持治疗及防止并发症。早诊断、早治疗与预后密切相关，选择通透性好，敏感性高的抗生素足量治疗，针对病原菌使用敏感药物治疗，不能明确病原菌时，应选用广谱抗生素，首选静脉给药，降颅压、对症和全身支持治疗。

1. 病毒感染性疾病

（1）抗病毒治疗应尽早开始，可用金刚烷胺、阿昔洛韦（无环鸟苷）。

（2）脱水减轻脑水肿。

（3）免疫治疗。干扰素及其诱生剂，皮质类固醇用于病情危重患者。

（4）对症支持治疗。营养支持及维持水、电解质平衡，预防压疮及呼吸道感染等并发症。

2. 朊病毒病　暂无特效治疗，主要采取对症治疗。

3. 结核性脑膜炎

（1）抗结核治疗：异烟肼、利福平、吡嗪酰胺、乙胺丁醇、链霉素是结核性脑膜炎最有效的联合用药方案。

（2）皮质类固醇：用于脑水肿引起的颅内高压、伴局灶性神经体征和脊髓蛛网膜下腔阻塞的重症患者。

（3）重症患者：在全身用药同时可行鞘内注射、脱水降压。

4. 真菌性脑膜炎

（1）抗真菌治疗：可选用两性霉素B、氟康唑、氟胞嘧啶。

（2）对症治疗及全身支持：颅内压增高患者可用脱水剂，并注意预防脑疝；有脑积水者可行侧脑室分流减压术，并注意水电解质平衡。注意患者全身营养、全面护理和防治肺部感染，泌尿系统感染。

5. 螺旋体感染性疾病

（1）病因治疗，应用敏感抗生素。

（2）对症治疗。

6. 脑寄生虫病

（1）药物治疗，脑型血吸虫病首选吡喹酮。

（2）手术治疗。

（3）其他治疗，癫痫发作可用抗癫痫药控制。

## 第四节　血流感染

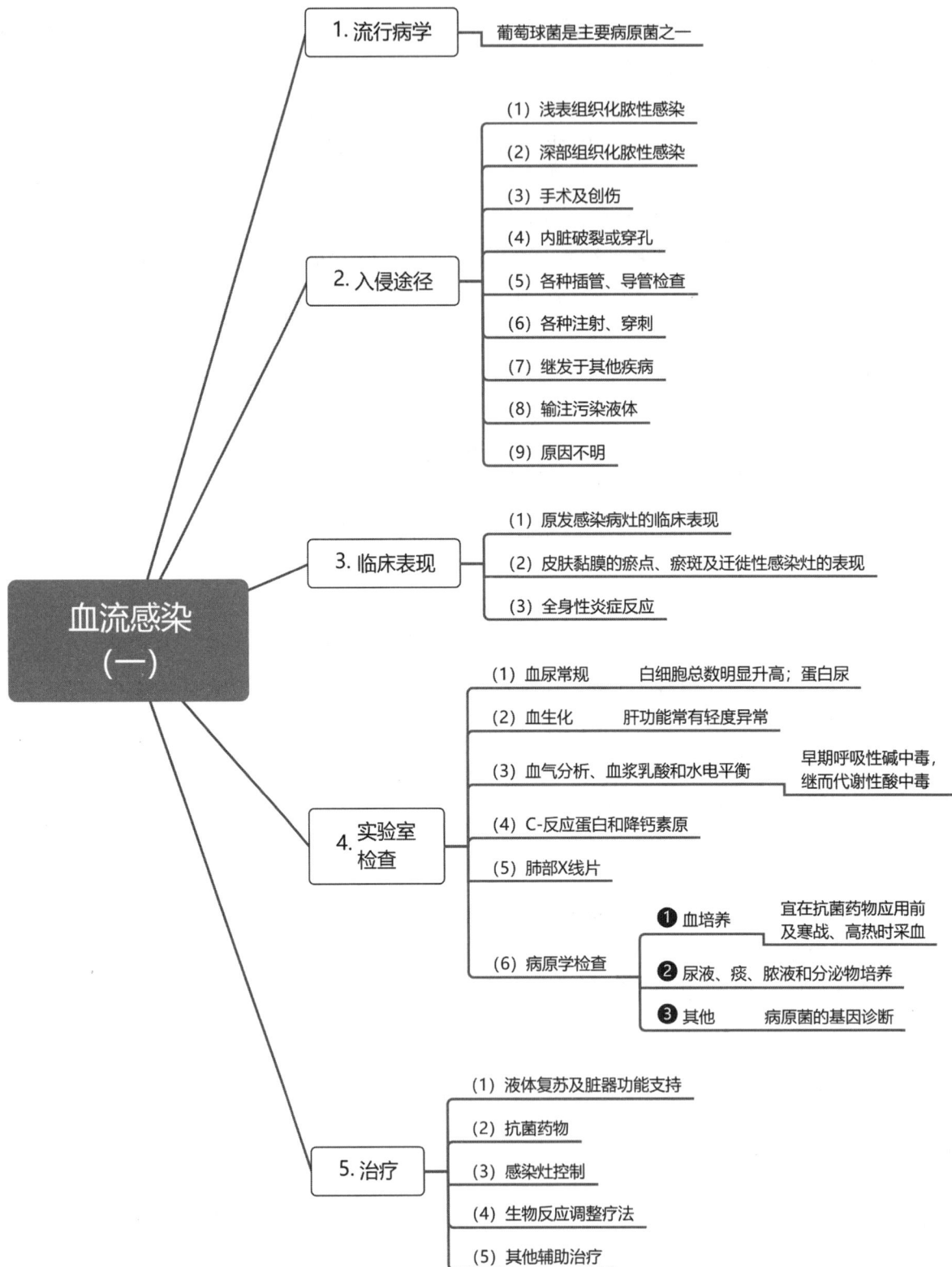

```
血流感染
（一）
├─ 1. 流行病学 ── 葡萄球菌是主要病原菌之一
│
├─ 2. 入侵途径
│   ├─（1）浅表组织化脓性感染
│   ├─（2）深部组织化脓性感染
│   ├─（3）手术及创伤
│   ├─（4）内脏破裂或穿孔
│   ├─（5）各种插管、导管检查
│   ├─（6）各种注射、穿刺
│   ├─（7）继发于其他疾病
│   ├─（8）输注污染液体
│   └─（9）原因不明
│
├─ 3. 临床表现
│   ├─（1）原发感染病灶的临床表现
│   ├─（2）皮肤黏膜的瘀点、瘀斑及迁徙性感染灶的表现
│   └─（3）全身性炎症反应
│
├─ 4. 实验室检查
│   ├─（1）血尿常规 ── 白细胞总数明显升高；蛋白尿
│   ├─（2）血生化 ── 肝功能常有轻度异常
│   ├─（3）血气分析、血浆乳酸和水电平衡 ── 早期呼吸性碱中毒，继而代谢性酸中毒
│   ├─（4）C-反应蛋白和降钙素原
│   ├─（5）肺部X线片
│   └─（6）病原学检查
│       ├─ ❶ 血培养 ── 宜在抗菌药物应用前及寒战、高热时采血
│       ├─ ❷ 尿液、痰、脓液和分泌物培养
│       └─ ❸ 其他 ── 病原菌的基因诊断
│
└─ 5. 治疗
    ├─（1）液体复苏及脏器功能支持
    ├─（2）抗菌药物
    ├─（3）感染灶控制
    ├─（4）生物反应调整疗法
    └─（5）其他辅助治疗
```

```
                    ┌─────────────────────────────────────────────────────┐
                    │ (1) 加强原发感染病灶的治疗和预防                         │
                    ├─────────────────────────────────────────────────────┤
                    │ (2) 医院感染管理机构应严格实施抗生素使用监控条件          │
                    ├─────────────────────────────────────────────────────┤
┌──────────────┐    │ (3) 尽可能提高患者机体免疫力，需要时保护性隔离            │
│              │    ├─────────────────────────────────────────────────────┤
│  血行性感染   │─┬─┤ (4) 执行严格的洗手制度                                  │
│   （二）     │ │ ├─────────────────────────────────────────────────────┤
│              │ │6.预防 (5) 防止静脉导管诱发血栓形成                        │
└──────────────┘ │ ├─────────────────────────────────────────────────────┤
                 │ │ (6) 加强对危重患者皮肤血管护理，加强各种诊疗措施的无菌操作技术 │
                 │ ├─────────────────────────────────────────────────────┤
                 │ │ (7) 对污染后危害性大的操作实行感染控制管理                │
                 └─┴─────────────────────────────────────────────────────┘
```

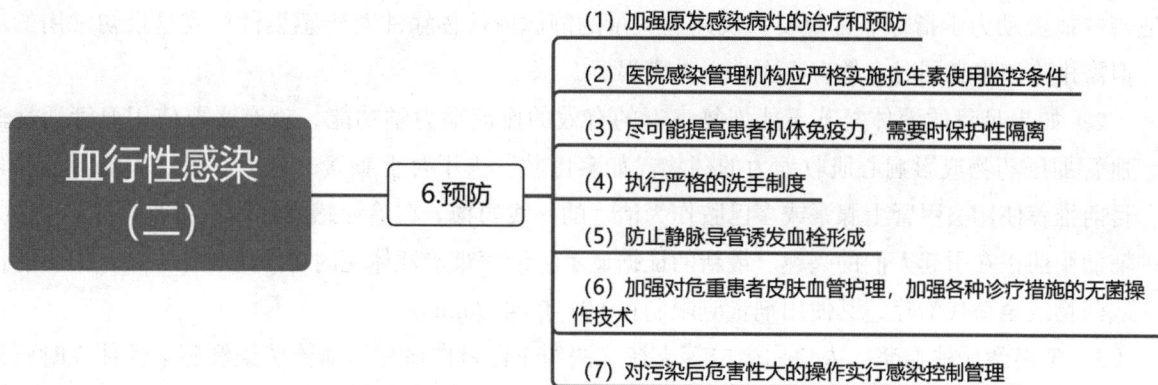

### 考点1　血流感染的定义

血流感染是指由病原微生物侵入血流所引起的血液感染。感染类型以细菌性感染为主。包括菌血症、脓毒症、导管相关性血流感染。

### 考点2　临床表现

无特异性临床表现，主要由以下各方面的症状体征组成。

1. 原发感染病灶的临床表现。

2. 病原菌血行播散所致皮肤黏膜的瘀点、瘀斑及在组织脏器内形成的迁徙性感染灶的表现。

3. 全身性炎症反应引起的一系列症状包括畏寒发热、脉搏加快、呼吸急促或通气过度、高代谢状态等一般性症状及失控的全身性炎症反应持续恶化所致的低血压、休克、脏器功能不全。

此外，不同的病原菌，例如革兰氏阳性化脓性球菌与革兰氏阳性杆菌血流感染的临床表现各有特点；而不同群体，如老年人、婴幼儿、妊娠妇女及烧伤、ARDS患者等的血流感染也有临床差异。

### 考点3　病原学检查

1. 血培养　最为重要，宜在抗菌药物应用前及寒战、高热时采血，1次培养不一定能获得阳性结果，为最大限度找到病原体，要至少1次经皮抽吸和1次经血管留置通道抽吸留取血培养（除非停留<48小时），还要有2次外周血培养。每次抽血量至少为培养基的$1/10^5$（为5~10ml）。总血量需要20~30ml。必须强调指抽血量不足是培养失败最常见的原因。分离到的细菌应做药物试验和（或）MIC测定，以供选择抗生素的参考。

2. 尿液、痰、脓液和分泌物培养　所有患者应做尿液、咽分泌物和痰培养，不仅有利于搜寻病原菌，也为抗菌药物治疗过程中了解菌群交替情况提供基础资料。

3. 其他　病原菌的基因诊断阳性率明显高于培养，且不受抗菌药物应用的影响，也便于组织内病原体的检出，很有应用前途，但就目前而言，其特异性和实用性尚未解决。

### 考点4　治疗

目前，血流感染时消除病原菌和积极控制感染仍是改善预后的主要措施。但是提高生存率必须采取综合治疗措施，其中包括早期诊断和早期有效治疗，如能避免发生1个或数个脏器功能衰竭则生还的希望大为增加。

1. 液体复苏及脏器功能支持

（1）严重感染常有血管扩张和毛细血管渗漏，因而血容量下降，必须随时给予纠正。恢复和维持适当的血流动力学指标非常重要。快速、大量的静脉内液体输注对于感染性休克是最初常用的治疗。但需排除该患者同时合并有充血性心力衰竭。

（2）如果足量的液体复苏不能恢复患者的有效的血流动力学功能，就有必要使用血管活性药物、血管加压药物或影响心肌收缩力的药物。如多巴胺、去甲肾上腺素、肾上腺素、去氧肾上腺素等。目前推荐使用去甲肾上腺素或多巴胺作为治疗的一线药物。在治疗感染性休克患者时把AVP作为一种辅助用药正在引起人们的兴趣。最新的证据显示，治疗难治性休克时可考虑使用AVP，但不能作为一线药物或全替代治疗，其使用剂量应限制在0.01~0.04U/min。

（3）酌情给予输血浆、人血白蛋白等支持疗法纠正低蛋白血症。血流感染和感染性休克时所发生的严重贫血常通过输入红细胞悬液进行治疗。当血红蛋白<70g/L时，考虑输注红细胞，以维持血红蛋白在70~90g/L。但这种方法可能伴随有某些并发症。

（4）给予适量营养及维生素，保持水、电解质及酸碱平衡。

（5）加强护理，注意口腔卫生，防止真菌性口腔炎、继发性肺炎、压疮等。

（6）密切监测血压、尿量、心肺等脏器功能，所有血流感染患者都应给予吸氧并进行持续的血氧饱和度监测。

2. 抗菌药物　早期有效的抗生素治疗和原发病的控制是血流感染治疗的基础，抗菌药物应用的原则和方法：要进行及时的抗菌治疗，通常抗菌治疗的方案是尽早静脉应用经验性抗生素治疗。使用策略就是最大限度地发挥抗生素的有效性；进行患者病情的分级；限制抗生素使用的级别；定期更换抗生素；联合抗生素治疗，轮换抗生素治疗；控制感染的时间。为了能选用敏感抗菌药物，要努力争取分离培养到病原菌，不能怀有使用高效广谱抗菌药物就定能控制感染的盲目心态。一旦明确了病原菌和药敏结果，就应相应地调整抗生素，这有助于合理使用抗生素并减少细菌耐药的发生。

（1）强调抗生素在血流感染来势最凶猛时应用，并在最短的时间内经静脉使用能有效改善患者预后。

（2）应用敏感杀菌型抗生素能尽快彻底杀灭体液和感染病灶病原菌，而不是暂时被抑制。

（3）有效的抗生素浓度必须让病原菌接触到超过最小抑菌浓度（MIC）的敏感抗生素，力求感染部位抗生素浓度数倍于MIC值。所有的患者都应该接受一个足量、足疗程的抗菌治疗。

（4）抗菌药物经验治疗失败要冷静全面考虑，切忌不加考虑而盲目更换所谓"高档"抗菌药物。需要从临床诊断、病原学诊断以及抗菌药物应用是否合理等因素考虑。

（5）何时停用抗生素治疗计划应该在每48~72小时根据微生物学和临床资料评估1次，尽量达到使用窄谱抗生素的目标。常根据炎症消退情况，如发热和感染脏器所特有的临床症状和体征以及末梢血白细胞，C-反应蛋白等检测来决定。如治疗顺利，无迁徙性病灶，则可在退热后4~5天考虑停药。但在免疫功能低下宿主，在容易复发的一些感染以及存在病原菌难以清除的病灶（心瓣膜、骨关节）等情况下，抗生素使用期必须适当延长，至少3周以上；或在体温下降正常，临床症状基本消失后继续用药7~10天，如有迁徙性病灶或脓肿，则可穿刺或切开引流，疗程需要再延长。如果目前的临床症状不是由于感染引起的，抗菌治疗就应该迅速停止，以减少耐药菌的产生和其病原体引起的严重感染。

3. 感染灶控制

（1）对感染灶进行评估，以控制感染的源头。腹腔内脓肿、脓胸、腐败性关节炎、肾盂肾炎、胆管炎等需行引流；坏死性筋膜炎、感染性坏死性胰腺炎，肠梗死，纵隔炎等需行清创；受感染的血管导管、尿管、气管内导管、受感染的子宫内避孕装置等需要移除装置；憩室炎行S形切除术，坏疽性肌囊炎行胆囊切除术等。

（2）控制感染源的特殊干预方法应对其权衡利弊，因为一些控制感染源的干预方法可以导致严重并发症，如出血、瘘或意外的器官损伤。应该使用对生理功能影响小而又可以达到控制感染源的方法。例如，对一些脓肿病灶可以考虑使用经皮穿刺的方法代替外科引流。

（3）当检查发现一个明确的引起严重感染或严重感染休克的感染源头时，例如腹腔脓肿、胃肠道穿孔、胆管炎或肠道缺血，在初始复苏后应该尽快采取措施控制感染源头。

（4）如果血管通道装置被认为是引起重症血流感染或感染性休克的潜在感染源时，在建立起新的血管通道后就应该马上把它拔除。

4. 生物反应调整疗法　生物学反应是指感染的机体以免疫反应为中心，受病原体及其产物的刺激所产生的细胞因子或化学介质作用于靶细胞发生的一系列生物学反应。其中失控的SIRS将对生命造成威胁，因而有必要调整或修饰有害生物学反应。近年来生物学反应调整疗法是治疗学研究热点。目前应用于临床治疗严重感染的免疫增强药如下。

（1）输注静脉用免疫球蛋白制剂，可提高抗感染体液免疫功能和中性粒细胞的吞噬功能，但有人认为制剂中所含抗体量过少，不足以对抗血流感染的无数菌体。

（2）严重的粒细胞减少症继发血流感染病例，可考虑使用巨噬细胞粒细胞集落刺激因子，以促进中性粒细胞增殖和增强其吞噬功能。这在骨髓移植过程中的使用价值已经确认。

（3）胸腺素的应用可能提高细胞免疫有利于防治真菌感染。

5. 其他辅助治疗

（1）重组人活化蛋白C。

（2）血糖控制。

（3）糖皮质激素的应用。

（4）肾替代治疗。

## 第五节　尿路感染

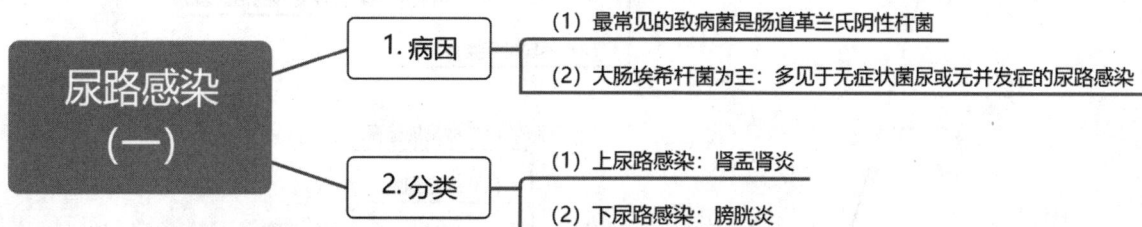

尿路感染（一）
- 1. 病因
  - (1) 最常见的致病菌是肠道革兰氏阴性杆菌
  - (2) 大肠埃希杆菌为主：多见于无症状菌尿或无并发症的尿路感染
- 2. 分类
  - (1) 上尿路感染：肾盂肾炎
  - (2) 下尿路感染：膀胱炎

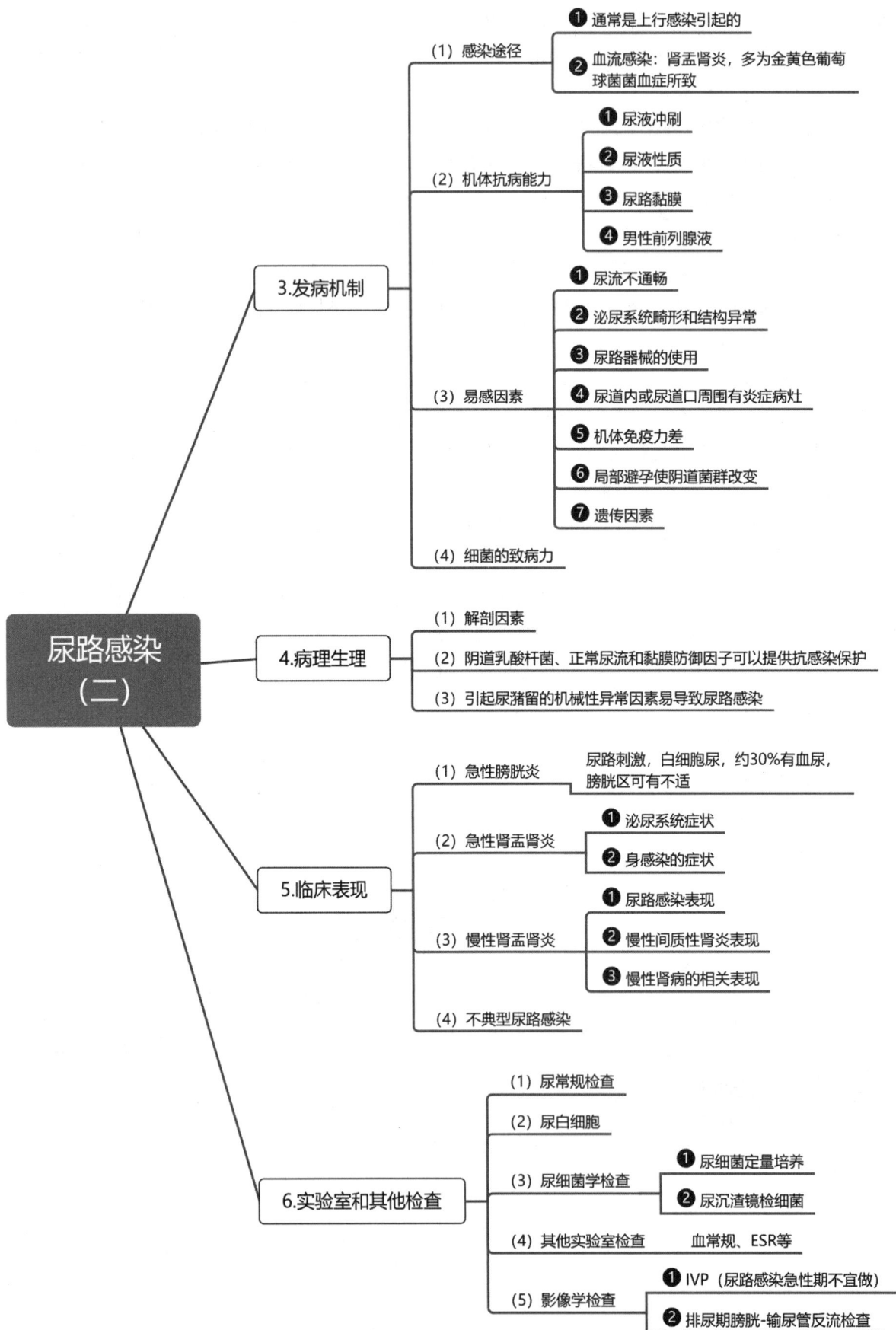

尿路感染（二）

## 3.发病机制

(1) 感染途径
- ❶ 通常是上行感染引起的
- ❷ 血流感染：肾盂肾炎，多为金黄色葡萄球菌菌血症所致

(2) 机体抗病能力
- ❶ 尿液冲刷
- ❷ 尿液性质
- ❸ 尿路黏膜
- ❹ 男性前列腺液

(3) 易感因素
- ❶ 尿流不通畅
- ❷ 泌尿系统畸形和结构异常
- ❸ 尿路器械的使用
- ❹ 尿道内或尿道口周围有炎症病灶
- ❺ 机体免疫力差
- ❻ 局部避孕使阴道菌群改变
- ❼ 遗传因素

(4) 细菌的致病力

## 4.病理生理

(1) 解剖因素
(2) 阴道乳酸杆菌、正常尿流和黏膜防御因子可以提供抗感染保护
(3) 引起尿潴留的机械性异常因素易导致尿路感染

## 5.临床表现

(1) 急性膀胱炎　尿路刺激，白细胞尿，约30%有血尿，膀胱区可有不适

(2) 急性肾盂肾炎
- ❶ 泌尿系统症状
- ❷ 身感染的症状

(3) 慢性肾盂肾炎
- ❶ 尿路感染表现
- ❷ 慢性间质性肾炎表现
- ❸ 慢性肾病的相关表现

(4) 不典型尿路感染

## 6.实验室和其他检查

(1) 尿常规检查
(2) 尿白细胞
(3) 尿细菌学检查
- ❶ 尿细菌定量培养
- ❷ 尿沉渣镜检细菌

(4) 其他实验室检查　血常规、ESR等

(5) 影像学检查
- ❶ IVP（尿路感染急性期不宜做）
- ❷ 排尿期膀胱-输尿管反流检查

```
                    (1) 凡是有真性细菌尿者，均可诊断为尿路感染
            7.诊断                          ❶ 全身性感染疾病
                    (2) 鉴别诊断            ❷ 慢性肾盂肾炎
                                          ❸ 肾结核
                                          ❹ 尿道综合征

                    (1) 无药敏结果时，应选用对革兰氏阴性杆菌有效的抗菌药物
                    (2) 急性膀胱炎          3天疗法
                    (3) 急性肾盂肾炎        2周疗程
  尿路感染          (4) 再发性尿路感染的处理        通常使用6个月
    (三)  8.治疗   (5) 妊娠期尿路感染       宜选用毒性较小的抗菌药物
                    (6) 男性尿路感染        4天1个疗程
                    (7) 留置导尿管的尿路感染
                    (8) 无症状细菌尿        妊娠妇女、学龄前儿童的无症状细菌尿要
                                          给予治疗

                    (1) 一般措施     多饮水、性交后及时排尿、避免尿路器械的使用、
                                    蔓越橘汁，预防尿路感染
            9.预防   (2) 抗生素预防     持续性给药法和性交后服药法，疗程6～12个月
                    (3) 绝经女性患者的预防      阴道局部应用雌激素软膏
                    (4) 频繁尿路感染再发的患者      泌尿系统有无解剖畸形、基础病变及
                                                整体免疫系统异常
```

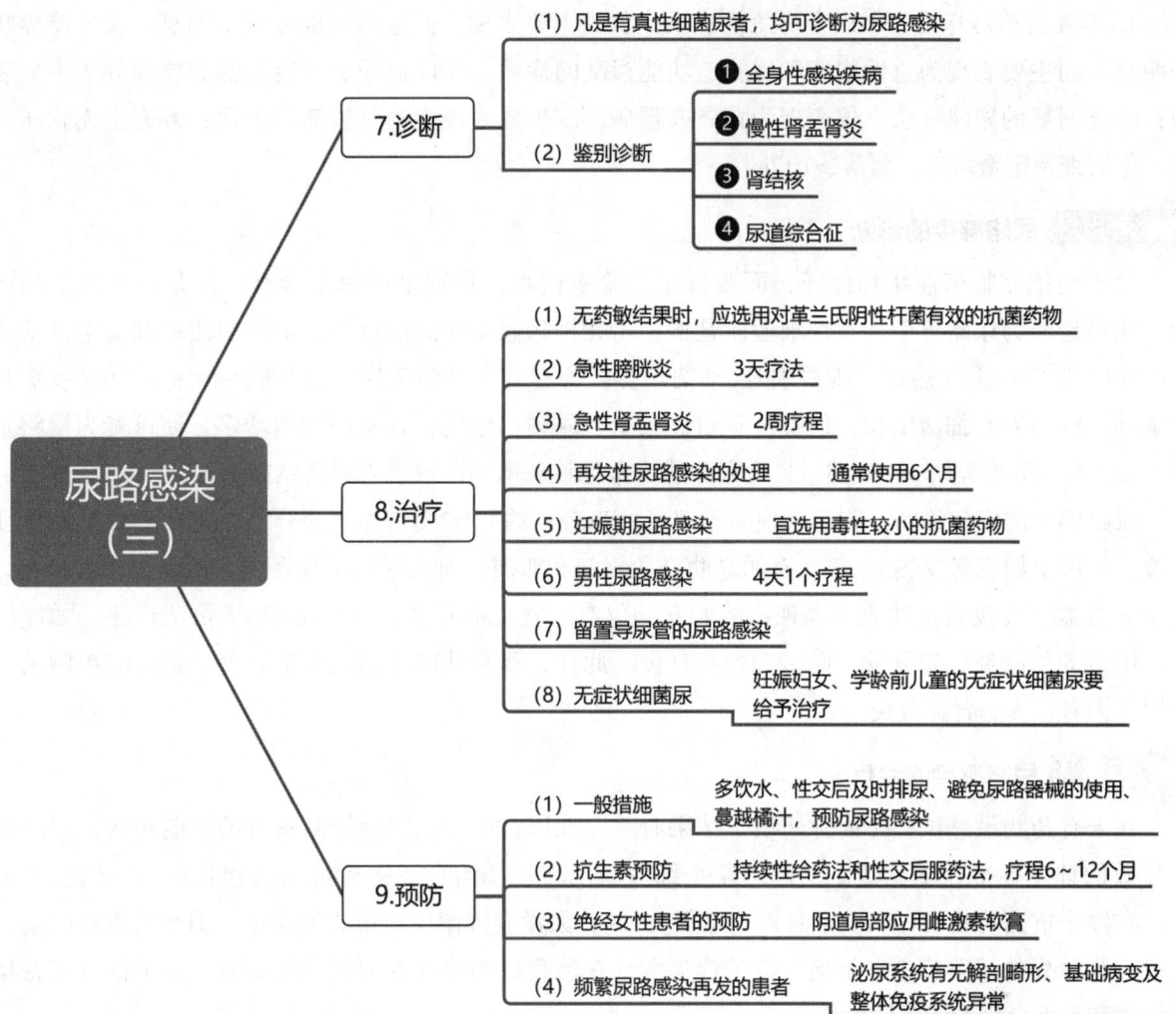

### 考点 1　尿路感染的定义

尿路感染（urinary tract infection，UTI）是指病原体侵犯尿路黏膜或组织引起的尿路炎症。

### 考点 2　尿路感染的临床表现

1. 急性膀胱炎　即通常所指的下尿路感染，占尿路感染的60%。成年妇女膀胱炎主要表现是尿路刺激，即尿频、尿急、尿痛，白细胞尿，约30%有血尿，偶有肉眼血尿，膀胱区可有不适。一般无明显的全身感染症状，但少数患者可有腰痛，低热（一般不超过38℃），血白细胞计数常不增高。约30%以上的膀胱炎为自限性，可在7~10天自愈。

2. 急性肾盂肾炎　表现包括以下2组症状群：①泌尿系统症状，包括尿频、尿急、尿痛等膀胱刺激征，腰痛和（或）下腹部痛；②全身感染的症状，如寒战、发热、头痛、恶心、呕吐、食欲缺乏等，常伴有血白细胞计数升高和红细胞沉降率增快。一般无高血压和氮质血症。

3. 慢性肾盂肾炎　慢性肾盂肾炎的病程经过很隐匿。临床表现分为以下3类：①尿路感染表现，仅少数患者可间歇发生症状性肾盂肾炎，但更为常见的表现为间歇性无症状细菌尿，和（或）间歇性尿急、尿频等下尿路感染症状，腰腹不适和（或）间歇性低热。②慢性间质性肾炎表现，如高血压、多尿、夜尿增加，易发生脱水。③慢性肾病的相关表现。

4.不典型尿路感染 ①以全身急性感染症状为主要表现，而尿路局部症状不明显；②尿路症状不明显，而主要表现为急性腹痛和胃肠道功能紊乱的症状；③以血尿、轻度发热和腰痛等为主要表现；④无明显的尿路症状，仅表现为背痛或腰痛；⑤少数人表现为肾绞痛、血尿；⑥完全无临床症状，但尿细菌定量培养，菌落≥$10^5$/ml。

## 考点3 尿路感染的诊断

常不能依靠临床症状和体征，而要依靠实验室检查，特别是细菌学检查。凡是有真性细菌尿者，均可诊断为尿路感染。真性细菌尿是指：①在排除假阳性的前提下，清洁中段尿细菌定量培养>$10^5$/ml；如临床上无症状，则要求2次细菌培养均为有意义的细菌尿，且为同一菌种；②膀胱穿刺尿细菌定性培养有细菌生长，但女性有明显尿急、尿频、尿痛，且尿白细胞增多，便可疑为尿路感染，如尿细菌定量培养≥$10^5$/ml，且为尿路感染常见致病菌则可拟诊为尿路感染。

尿路感染的定位诊断：临床表现为膀胱炎的患者，约有1/3是肾盂肾炎；故不能依靠症状和体征定位。临床上如患者发热>38℃，有明显肋脊角疼痛和叩痛，血白细胞增加者，可诊断为肾盂肾炎。但不少肾盂肾炎没有上述典型表现，故妇女如仅有膀胱炎症状者，可先给予3天抗菌疗法，如能治愈，则常为膀胱炎，如复发，则多为肾盂肾炎。此外，复杂性尿路感染和致病菌为铜绿假单胞菌、变形杆菌者，多为肾盂肾炎。

## 考点4 尿路感染的治疗

在未有药物敏感试验（简称药敏）结果时，应选用对革兰氏阴性杆菌有效的抗菌药物。尿路感染疗效的评定标准：①见效。治疗后复查细菌尿阴转。②治愈。完成抗菌药物疗程后，细菌尿阴转，在停止抗菌药物后1周和1个月再追踪复查1次，如没有细菌尿或虽有细菌尿，但仅为重新感染，则可认为原先的尿路感染已治愈。③治疗失败。在治疗后仍持续有细菌尿或复发。应根据尿路感染的部位和类型分别给予不同的治疗。

1.急性膀胱炎 用3天疗法，约90%的尿路感染可治愈。但应指出：在男性患者、孕妇、复杂性尿路感染，或拟诊为肾盂肾炎者均不宜用3天疗法。复诊时处理：停服抗菌药物7天后。复诊时患者可能表现为下述2种情况：

（1）患者已没有尿急、尿频、尿痛，但仍需做清洁中段细菌定量培养：①结果如为阴性，则表示患者原先患的是细菌性急性膀胱炎，且已治愈，如有可能应嘱患者1个月后再来复诊1次，虽然复发绝大多数发生于停药7天后，但有很少数病例，可在停药后7天至1个月之间才复发；②如果清洁中段尿细菌培养的结果是≥$10^5$/ml且为同样的致病菌，则为尿路感染复发，患者患的是肾盂肾炎，这时，应给予14天抗菌药物疗程，并按致病菌的药敏选用抗菌药物。

（2）如复诊时仍有尿急、尿频、尿痛，则需要作清洁中段尿细菌定时培养和尿常规：①如仍有细菌尿且有白细胞尿，则可诊为症状性肾盂肾炎。如经14天抗药物疗程，仍未能使细菌尿转阴，必须按药敏选用强有力的抗生素，使用允许范围内的最大剂量，口服治疗6周，同时应做静脉肾盂造影（IVP），以了解尿路有否解剖上的异常，如果有（如尿路结石）则应设法解除，否则肾盂肾炎极难治愈。②如已无细菌尿，但患者仍有白细胞尿，则可能为感染性尿道综合征。③如患者没有细菌尿，也没有白细胞尿，但仍有尿频和排尿不适，则很可能为非感染性尿道综合征。

2.急性肾盂肾炎

（1）轻型急性肾盂肾炎：经3天法治疗失败的尿路感染，或有轻度发热和（或）肋脊角叩痛的肾盂肾炎，宜口服有效抗菌药物14天疗程。

（2）较严重的急性肾盂肾炎：体温>38.5℃，血白细胞升高等全身感染中毒症状较明显者，宜静脉输注抗菌药物。静脉用药至患者退热72小时后，可改用口服有效的抗菌药物，完成2周疗程。

（3）重症急性肾盂肾炎：有寒战、高热、血白细胞显著增高、核左移等严重的全身感染中毒症状，甚或出现低血压、呼唤性碱中毒，疑为革兰氏阴性细菌败血症者，这些患者多是复杂性肾盂炎，致病菌常为需氧革兰氏阴性杆菌，在未能获得致病的药物敏感试验结果之前，可选用抗菌药物联合治疗。患者退热72小时后，可改用口服有效的抗菌药物，完成2周疗程。肾盂肾炎患者在病情允许时，应尽快做有关尿路影像学检查，以确定有无尿路梗阻，特别是尿路结石引起的梗阻。如不纠正尿液引流不畅，肾盂肾炎是很难彻底治好的。

3. 再发性尿路感染的处理　再发性尿路感染是指尿路感染经治疗后，细菌尿阴转，但以后再次发生细菌尿。再发可分为复发和重新感染。复发是由原先的致病菌再次引起尿路感染，通常是在停药1个月内发生。重新感染则是另外一种新的致病菌侵入尿路引起的感染。故对常再发者，平均每年发作超过3次，应考虑用长疗程TMP 50mg、呋喃妥因50mg、氧氟沙星100mg或复方磺胺甲噁唑半片。通常使用6个月，如停药后仍再发频繁，则再给予此疗法1~2年或更长些。如用3天疗法后治疗失败，应按药敏选用有效的强有力的杀菌性抗菌药物在允许的范围内用最大剂量，治疗6周，希望能达到治愈目的。如不成功，可考虑延长疗程或改为注射用药。复发者应做IVP等检查尿路有否异常。

4. 妊娠期尿路感染　宜选用毒性较小的抗菌药物。治疗后要复查以确证治愈。以后每个月要做尿细菌培养，直至分娩。

5. 男性尿路感染　50岁以后，由于前列腺增生，易发生尿路感染，应4天1个疗程。

6. 留置导尿管的尿路感染　使用导尿管引起尿路感染是医院内获得性感染的最常见的原因。

7. 无症状细菌尿

（1）妇女无症状细菌尿不给予治疗。

（2）妊娠妇女的无症状细菌尿必须治疗。

（3）学龄前儿童的无症状细菌尿要给予治疗。

（4）老年人无症状细菌尿不给予治疗。

# 第六节　腹腔感染

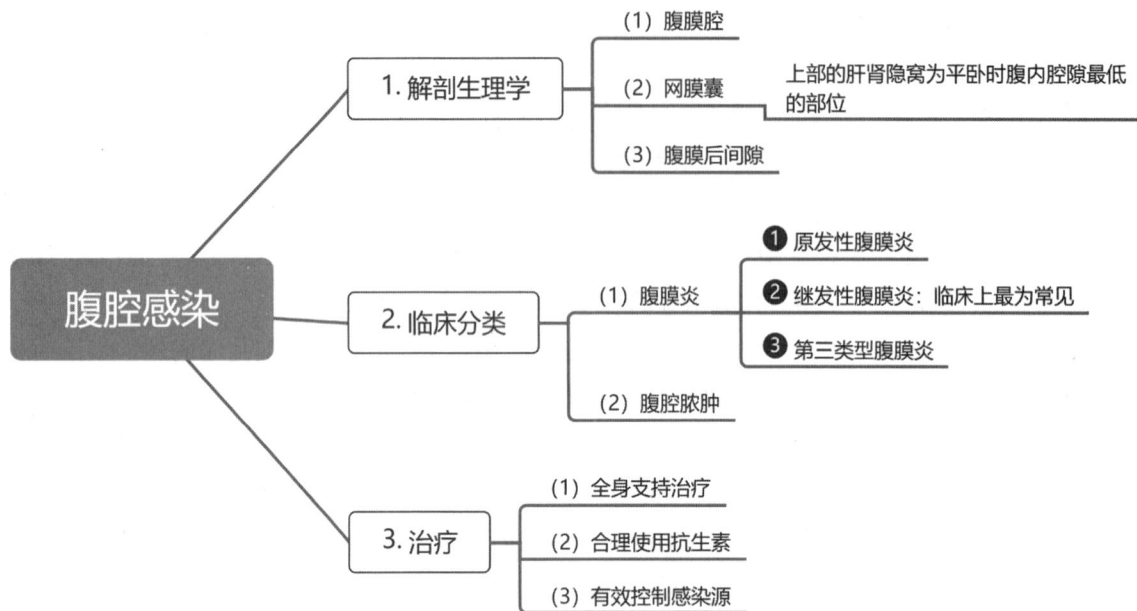

思维导图：

腹腔感染
- 1. 解剖生理学
  - (1) 腹膜腔
  - (2) 网膜囊 —— 上部的肝肾隐窝为平卧时腹内腔隙最低的部位
  - (3) 腹膜后间隙
- 2. 临床分类
  - (1) 腹膜炎
    - ❶ 原发性腹膜炎
    - ❷ 继发性腹膜炎：临床上最为常见
    - ❸ 第三类型腹膜炎
  - (2) 腹腔脓肿
- 3. 治疗
  - (1) 全身支持治疗
  - (2) 合理使用抗生素
  - (3) 有效控制感染源

## 考点1　腹腔感染概述

腹腔感染（intra-abdominal infection，IAI）指的是一系列腹腔感染性疾病，主要包括腹腔单个脏器的感染（如急性胆囊炎、急性阑尾炎等）、腹膜炎以及腹腔脓肿。也可根据其感染涉及范围和严重程度分为非复杂腹腔感染（uncomplicated intra-abdominal infection，u-IAI）和复杂腹腔感染（complicated intra-abdominal infection，c-IAI）。非复杂腹腔感染只局限于单个受累的腹腔脏器，往往没有消化道结构的破坏。复杂腹腔感染并不局限于腹腔脏器，往往有消化道结构的破坏，如穿孔、缺血坏死，造成消化道细菌及内容物通过破口或坏死肠壁污染腹腔污染无菌的腹腔，造成腹膜炎或者包裹局限后形成腹腔囊肿。

## 考点2　腹腔感染的临床分类

1. 腹膜炎　腹膜炎分为原发性腹膜炎、继发性腹膜炎和第三类型腹膜炎。

（1）原发性腹膜炎：也称为自发性细菌性腹膜炎，较少见，腹腔内无原发疾病或感染灶存在，消化道完整性未受到破坏，在危重病患者中常见于肝硬化失代偿期、晚期肿瘤伴大量腹水、肾病综合征的患者，也可见于年轻女性。其症状和体征包括发热、腹痛、消化道动力障碍、原有疾病恶化如肝性脑病、肾衰竭等，也可以不表现症状或症状轻微。原发性腹膜炎通常为单一的细菌感染。革兰氏阴性菌和肠球菌最常见，而在危重病患者中革兰氏阳性球菌甚至耐甲氧西林金黄色葡萄球菌（methicillin-resistant staphylococcus aureus，MRSA）也十分常见。如果怀疑为原发性腹膜炎，应该在治疗前行诊断性腹腔穿刺检查，并将腹水送检腹水常规、生化、培养及革兰染色。腹水培养阳性可以明确诊断，而腹水白细胞计数>$500 \times 10^6$/L，乳酸浓度增加，葡萄糖浓度减少则支持原发性腹膜炎的诊断。其中若多形核白细胞（polymorphonuclear leukocyte，PMN）计数>$250 \times 10^6$/L时（若为血性腹水可以根据红细胞计数校正）高度怀疑原发性腹膜炎的可能。在怀疑原发性腹膜炎时应在得到培养结果之前就开始经验性抗生素治疗。得到培养和药敏结果后，应调整抗生素方案。一般情况不需要手术，除非考虑有继发性腹膜炎的可能。因为原发性腹膜炎的患者往往病情十分危重，所以病死率十分高。

（2）继发性腹膜炎：临床上最为常见，是指腹腔脏器感染、穿孔、坏死或者手术等后，肠道细菌及内容物通过破口或坏死肠壁污染腹腔引起的腹腔急性炎症反应。当穿孔发生在远端消化道时常为多种需氧菌和厌氧菌的混合感染，而穿孔若发生在胃或十二指肠厌氧菌却不常见。在原发性腹膜炎的易感人群中，如肝硬化患者，继发性腹膜炎也会发生。此时若腹水培养结果显示多种细菌感染或者存在厌氧菌都支持继发性腹膜炎的诊断。继发性腹膜炎的典型临床表现为发热、腹痛、压痛、反跳痛及腹膜刺激征。而在老年患者中这些表现可能不明显，使用皮质醇类药物也会掩盖这些临床症状。同时，在意识水平发生改变的患者中，如接受镇静药的机械通气患者，当出现难以解释的炎症反应或者出乎意料的器官功能持续恶化时才会发现危及生命的感染存在。诊断大多要借助于腹部X线平片和扫描（如CT、MRI、超声检查）的结果以明确腹膜炎病灶，必要时也需行开腹探查手术。对于那些不能经受开腹手术病情较稳定的患者，CT是诊断腹腔感染的主要影像学检查手段，而对于那些不能完成到CT检查室转运的不稳定的患者，床旁的超声的价值显得尤为重要。

（3）第三类型腹膜炎：是指继发性腹膜炎患者在接受适当的抗生素治疗和感染源控制48小时后，腹腔感染症状难以控制，仍然持续存在或复发的一类腹膜炎。第三类型腹膜炎的并发症发生率与病死率极高，死亡原因多为难以控制的脓毒症和继发性肺、肾、肝等多脏器的功能障碍。

2. 腹腔脓肿 腹腔内感染性液体可以积聚于腹腔内的某些间隙，然后逐渐被周围的纤维组织或脏器包裹从而形成脓肿。腹腔脓肿通常是继发性腹膜炎的后遗症或者是腹部污染或污染性手术的并发症。脓肿可发生于腹腔内的任何间隙，多位于病变脏器的附近，如十二指肠溃疡急性穿孔并发的右肝下脓肿，或者发生于感染性液体因重力关系流向的部位，如平卧位流向膈下，半卧位沉积于盆腔。其病原菌大多与继发性腹膜炎一样，多来自消化道，以大肠埃希菌为主，常伴有厌氧菌和其他革兰氏阴性杆菌的混合感染。腹腔脓肿可引起发热、腹膜炎、脓毒症和多器官功能衰竭。CT是诊断和定位脓肿最常用的影像学检查，而超声检查可在床边进行，方便快速，对那些病情不稳定无法完成到CT室转运的患者诊断价值很大。如果腹腔脓肿位置隐蔽，诊断和治疗都较复杂，病程较长，拖延时日，对患者的消耗和危害很大。

### 考点3 腹腔感染的治疗

非复杂性腹腔感染只局限于受累的腹腔脏器，如非穿孔性急性阑尾炎等，这一类患者一般预后较好，治疗方面往往只需要手术切除感染坏死组织或者仅使用抗生素。而危重病患者中最常见的是复杂性腹腔感染，这类患者往往有消化道结构的破坏，如穿孔、缺血坏死，造成消化道细菌及内容物通过破口或坏死肠壁污染腹腔污染无菌的腹腔，造成腹膜炎或者包裹局限后形成腹腔囊肿，常可能发展为严重脓毒症、脓毒症休克及多器官功能衰竭等棘手的结局。关于复杂性腹腔感染的治疗方面主要包括：全身的支持治疗，合理使用抗生素及有效的控制感染源。

1. 全身支持治疗 在腹腔感染诊断确立后，应该积极开始全身的支持治疗。早期禁食，放入鼻肠管行持续胃肠减压，以防止或缓解肠肿胀，对上消化道穿孔可减少或抑制消化液溢出，起到一定治疗作用。复杂腹腔感染的患者因腹腔内有大量液体渗出，加之发病后不能进食并常伴有呕吐，多数患者均有严重的脱水，为确保内稳态平衡，应恢复腹腔感染患者的有效血容量。对于没有低血容量表现的患者，也应建立静脉通道，为后续的液体治疗做准备，并急查血电解质和血气，及时纠正水、电解质及酸碱失衡。控制在血糖水平在9.99mmol/L（180mg/dl）以下。同时积极维护重要脏器的生理功能和全身氧供，在应激期过后及早进行营养支持，纠正低蛋白血症和营养不良。

对于合并严重脓毒症或脓毒症休克的患者，应在组织低灌注发现后的6小时内应及时实施早期目标导向性治疗（early goal-directed therapy，EGDT），初始时可使用30ml/kg晶体液复苏，若患者对补液反应良好则可继续补液，必要时可同时使用一定量人血白蛋白等天然胶体，尽量避免使用羟乙基淀粉等人工胶体复苏。需要血管活性药物维持血压时，去甲肾上腺素应作为首选，也可以同时联合肾上腺素或者血管加压素等。

2. 合理使用抗生素　一旦建立诊断或者高度怀疑腹腔感染，就应尽早开始经验性的抗生素治疗，在经验性抗生素治疗前应该进行血培养。须保证在进行感染源控制的相关介入时拥有足够的抗生素血药浓度。由于耐药菌感染发生可能性的不同，根据患者与医疗机构的关系或使用抗生素的情况，还可以将复杂腹腔感染分为：社区相关性腹腔感染和医疗机构相关性腹腔感染。住院早期发生的腹腔感染，如患者近期未使用抗生素，且未长期住在医疗机构，则发生耐药的可能性较小。而与之相对，医疗机构相关性腹腔感染或者近期接受抗生素治疗的腹腔感染患者，就可能由耐药细菌引起，在选择经验性抗生素治疗时应该考虑当地医院或者科室致病菌流行特点及耐药情况。为了保证有效覆盖所有可能致病菌，常需要多种广谱抗生素联合应用。培养结果和药敏试验结果明确时，广谱抗生素的使用应调整，以减少药物的数目和抗菌范围。

3. 有效控制感染源　感染源控制是指所有能够清除感染源以及避免持续污染的措施，包括去除感染病灶和充分引流。去除感染病灶从源头上避免腹腔持续污染，包括切除缺血坏死的肠道、清除感染坏死组织、修补消化道穿孔及临时造口等一系列去除原发感染病灶的手术措施；而充分引流及时清除了腹腔感染坏死组织及炎性物质，从而减少了毒素吸收、避免了残余感染的发生。有效控制病源应根据患者具体情况全方面地权衡利弊选择清创手术和引流方式。如果脓液已经局限，可以选择CT或者超声引导下的经皮穿刺引流。如果为了清除坏死组织或异物，需要进行病灶切除等手术操作，可以通过腹腔镜或开腹手术完成。对于弥散性腹膜炎的患者，如果患者条件允许，应尽快选择手术去除感染病灶，同时充分引流。而对于无法充分引流全腹腔的患者，应选择开腹引流。重症胰腺炎患者，在胰腺坏死后感染合并腹膜炎时首先考虑CT或超声引导下的经皮脓肿或炎性积液的引流，而胰周坏死组织清除应待坏死界限清楚后进行。

# 第七节　医院感染控制

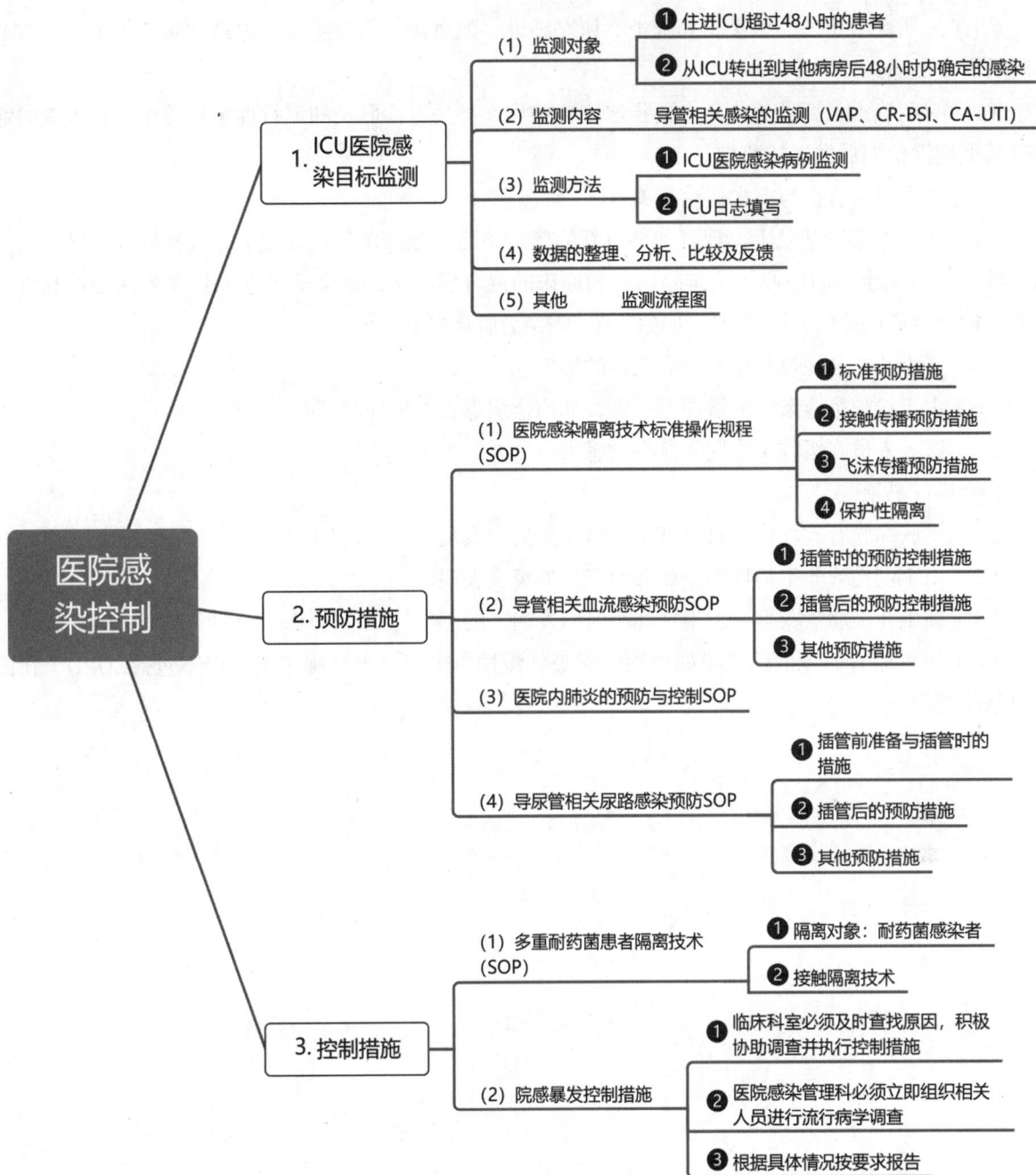

医院感染控制
- 1. ICU医院感染目标监测
  - (1) 监测对象
    - ❶ 住进ICU超过48小时的患者
    - ❷ 从ICU转出到其他病房后48小时内确定的感染
  - (2) 监测内容　导管相关感染的监测（VAP、CR-BSI、CA-UTI）
  - (3) 监测方法
    - ❶ ICU医院感染病例监测
    - ❷ ICU日志填写
  - (4) 数据的整理、分析、比较及反馈
  - (5) 其他　监测流程图
- 2. 预防措施
  - (1) 医院感染隔离技术标准操作规程（SOP）
    - ❶ 标准预防措施
    - ❷ 接触传播预防措施
    - ❸ 飞沫传播预防措施
    - ❹ 保护性隔离
  - (2) 导管相关血流感染预防SOP
    - ❶ 插管时的预防控制措施
    - ❷ 插管后的预防控制措施
    - ❸ 其他预防措施
  - (3) 医院内肺炎的预防与控制SOP
  - (4) 导尿管相关尿路感染预防SOP
    - ❶ 插管前准备与插管时的措施
    - ❷ 插管后的预防措施
    - ❸ 其他预防措施
- 3. 控制措施
  - (1) 多重耐药菌患者隔离技术（SOP）
    - ❶ 隔离对象：耐药菌感染者
    - ❷ 接触隔离技术
  - (2) 院感暴发控制措施
    - ❶ 临床科室必须及时查找原因，积极协助调查并执行控制措施
    - ❷ 医院感染管理科必须立即组织相关人员进行流行病学调查
    - ❸ 根据具体情况按要求报告

📝 **考点 1　医院感染（nosocomial Infection或hospital acquired Infection）的定义**

　　医院感染是指：①患者在住院期间发生的感染（不包括入院前已开始或入院时已存在的感染）；②患者在医院内获得，出院后发生的感染；③医院工作人员在医院内获得的感染。

## 考点2 医院感染和非医院感染特点

1. 医院感染

（1）无明确潜伏期的感染（如肺炎、尿路感染、败血症、伤口感染、感染性腹泻等），入院48小时后发生的感染。

（2）有明确潜伏期的感染（主要指法定传染病，如病毒性肝炎和流行性感冒等），自入院时起超过其平均潜伏期后发生的感染。

（3）本次感染直接与上次住院有关。

（4）在原有感染基础上出现其他部位新的感染（除外脓毒血症迁徙灶），或在原感染已知病原体基础上又分离出新的病原体（排除污染和原来的混合感染）的感染。备注：培养到的细菌和真菌并不一定是感染病原体，可能是污染或定植，需结合临床判断。

（5）新生儿在分娩过程中和产后获得的感染。

（6）由于诊疗措施激活的潜在性感染，如疱疹病毒、结核杆菌等的感染。

（7）医务人员在医院工作期间获得的感染。

2. 非医院感染

（1）皮肤黏膜开放性伤口只有细菌定植而无炎症表现。

（2）由于创伤或非生物性因子刺激而产生的炎症表现。

（3）新生儿经胎盘获得（出生后48小时内发病）的感染，如单纯疱疹、弓形虫病、水痘等。

（4）患者原有的慢性感染（如慢性胆囊炎、慢性鼻窦炎、慢性阑尾炎，但不包括COPD）在医院内急性发作。

# 第 11 章　重症创伤的评估与 ICU 管理

重症创伤的评估与 ICU管理（一）

1. 病理生理
- (1) 创伤后机体代谢变化
  - ❶ 糖代谢　　血糖水平升高
  - ❷ 脂肪代谢　　血脂增高
  - ❸ 蛋白质代谢　　蛋白质分解加速
  - ❹ 水电解质的代谢
    - a. 水、钠潴留
    - b. 低钠血症
    - c. 血钾升高
  - ❺ 维生素的代谢
- (2) 创伤后器官功能改变
  - ❶ 循环系统
  - ❷ 呼吸系统
  - ❸ 消化系统
  - ❹ 肝功能
  - ❺ 泌尿系统
  - ❻ 中枢系统
  - ❼ 炎症与免疫应答

2. 常用创伤评分方法
- (1) 院前评分
  - ❶ 创伤记分（TS）
  - ❷ 改良的创伤记分（RTS）
  - ❸ 创伤指数（TI）
  - ❹ CRAMS记分法
  - ❺ 院前指数（PHI）
  - ❻ 病伤严重度指数（IISI）
  - ❼ 分类对照表
- (2) 院内创伤评分
  - ❶ 简明创伤定级标准（AIS）- 创伤严重度评分法（ISS）系统
  - ❷ 创伤与损伤严重度评分（TRISS）
  - ❸ 创伤严重度评估法（ASCOT）
  - ❹ 国际疾病分类创伤严重度评分（ICISS）
  - ❺ 急性生理和慢性健康评估系统Ⅱ（APACHEⅡ）评分

```
                                              ❶ 气道管理
                                              ❷ 影响呼吸相关性损伤的管理
                          (1) 早期的评估与处理  ❸ 循环
                                              ❹ 功能残疾/暴露
重症创伤                                         ❺ 监测
的评估与      3.评估及
ICU管理      处理原则                            ❶ 病史
(二)                                           ❷ 体检
                                              ❸ 实验室检查      识别和处理潜在威
                          (2) 再次评估          ❹ 放射线检查      胁生命的创伤
                                              ❺ 其他：胃肠
                                                减压，减少
                                                误吸等

                          (3) 第3次评估：不间断评估
```

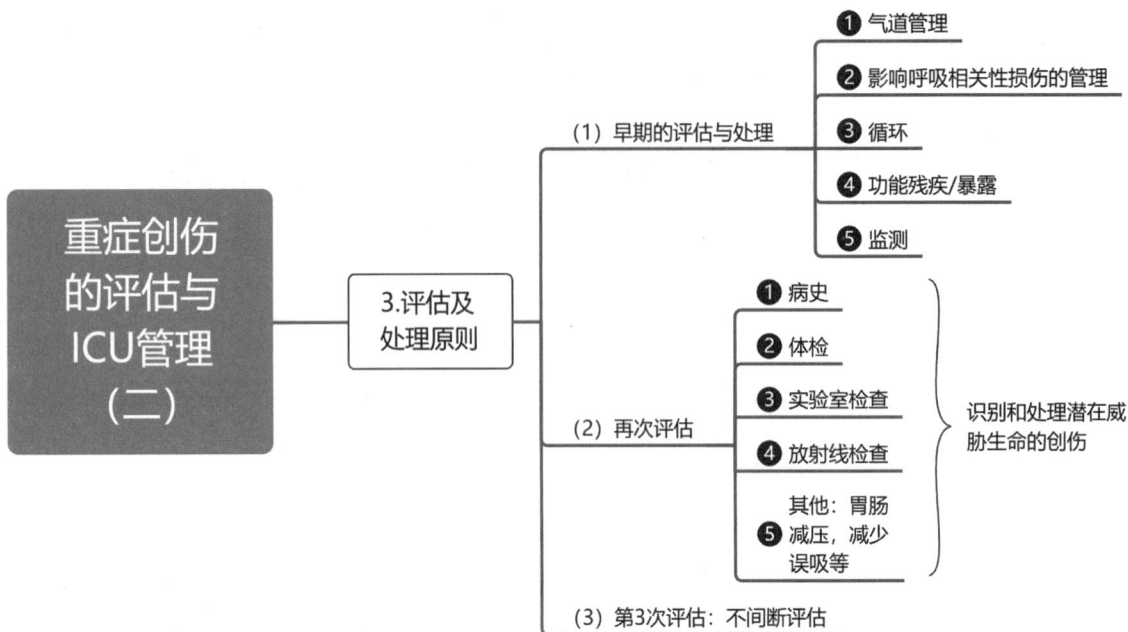

**考点 1　创伤后应激反应的病理生理改变（创伤后代谢和脏器功能的改变及其临床意义）**

1. 创伤后机体代谢变化

（1）糖代谢：创伤时机体的血糖水平升高，且增高水平与其严重程度成正相关。因为创伤会使机体摄取和利用葡萄糖氧化供能的能力下降，首先是肝糖原和肌糖原分解转化的葡萄糖大量释放入血。其次，创伤应激刺激交感肾上腺轴和下丘脑–垂体–肾上腺轴，从而使儿茶酚胺释放增加进而促使糖原异生作用加强。也有研究认为胰岛素抵抗也是创伤后高血糖的重要原因之一。

（2）脂肪代谢：脂肪氧化产生的热量是创伤患者代谢所需能量主要来源，脂肪供能远超过葡萄糖。创伤患者因体内脂肪消耗，体重日益下降，血浆内游离脂肪酸增加，可出现血脂增高。呼吸商（RQ）可用来判断创伤患者供能底物的改变。呼吸商是机体同一时间内二氧化碳产生量与耗氧量的比值。若代谢物质只有糖类时呼吸商=1，若代谢物质全然为脂肪时呼吸商=0.7。健康人的呼吸商约为0.83。重症创伤患者的呼吸商约为0.73，提示重症创伤患者中主要是脂肪氧化供能。

（3）蛋白质代谢：蛋白质并不是储备能量的来源。创伤后，由于机体蛋白质分解加速，合成速度不变或仅轻度升高，引起体重减轻，影响机体组织结构和功能。创伤后机体的蛋白质分解加强，尿氮排泄量增加，主要与禁食、卧床、感染、肾上腺皮质激素的过度分泌等因素有关。丙氨酸和谷氨酰胺是肌肉蛋白分解释放的主要氨基酸。前者是葡萄糖的前体，重要的供能来源；后者作为谷胱甘肽（一种重要的抗氧化物质）的前体，是肠细胞和免疫细胞维持正常功能的主要物质。蛋白质分解增加的最终效应是肌肉的丢失，导致伤口愈合的延迟。

（4）水电解质的代谢：创伤时由于交感兴奋，呼吸加快、出汗、摄入不足、发热等造成水分大量丢失，进而刺激抗利尿激素和醛固酮分泌增加，引起水钠潴留。创伤后机体组织代谢增强，糖、脂肪和蛋白质的氧化产生的内生水及钠离子重新分布及为维持血容量进行大量补液促使钠离子进入细胞内等因素，导致血钠稀释，形成低钠血症。创伤时的组织细胞崩解破坏、酸中毒时钾离子由细胞内向外转移等促使血钾升高。若合并肾功能不全，少尿或无尿，则会影响尿钾排出引起高钾血症。

（5）维生素的代谢：创伤可影响一些维生素的代谢，如抗坏血酸、烟酸和硫胺素排泄减少，维生素A、维生素D、维生素K需求增加。因为维生素A有助于伤口愈合，维生素K与肝产生凝血酶原有关，维生素B和维生素C与创伤的代谢、修复和愈合有关，维生素C在肾上腺皮质类固醇的合成中起作用。因此，创伤患者应适当补充维生素。

2.创伤后器官功能改变

（1）循环系统的改变：创伤引起的失血、失液是循环系统改变的主要原因。其常引起血容量不足甚至发生休克。创伤还可引起直接的心脏损伤（包括心肌挫伤、瓣膜损伤和心脏压塞），此外，颅脑损伤和高位脊髓损伤也可导致中枢及周围性循环功能障碍。机体在创伤应激情况下，主要通过心血管、内分泌和神经系统间相互协调来保证重要生命器官的血供，以代偿有效循环量的不足，维持机体内环境平衡。这些应激调节也会带来不良后果，若微循环障碍不能快速纠正，外周、内脏血管持续收缩，则组织缺氧不能改善，肾可因缺血出现损伤，肺血流减少致机体呼吸性酸中毒加剧。

（2）呼吸系统的改变：创伤后肺组织毛细血管通透性增加，肺水增多；肺泡表面活性物质减少，肺顺应性降低，发生肺不张，是导致急性肺损伤（ALI）引起肺功能不全的主因。再加上创伤时各种炎症因子如IL-6等的作用可加重肺泡上皮和血管内皮细胞损害，甚至可引起急性呼吸窘迫综合征（ARDS）。ARDS作为危重病医学中一重要病种，具有发生率高，病死率高的特点，且常是MODS最先受累的脏器，需引起重视，应予早期干预。

（3）消化系统的改变：创伤时，由于交感-肾上腺髓质系统兴奋，引起全身血流重新分布，在胃、肠道主要表现为血管收缩，血流量减少，胃肠黏膜缺血。这些都是导致黏膜上皮细胞损伤，胃肠黏膜屏障遭破坏的重要原因。创伤时，胃肠道表现为蠕动和吸收功能受到抑制、严重者可出现应激性溃疡（创伤患者消化系统最主要的并发症）等。此外，胃肠道黏膜屏障破损导致的肠道细菌和内毒素移位常作为MODS的始动因子。

（4）肝功能的改变：重症创伤，常引起机体的内环境严重紊乱，大量炎性介质释放，引起全身炎症反应综合征（SIRS）发生，进而肝细胞受到损害。此外，重症创伤可直接损伤肝细胞、肝外胆管和血管，同时创伤应激引起全身及肝局部灌注不良也是导致肝细胞损伤的重要原因。创伤后若并发感染可引起肝细胞的直接损伤，感染严重发生休克时，肝可因缺血而出现损伤。此外，创伤时肝原有的基础疾病恶化，救治使用的药物、输血等均可影响肝功能。

（5）泌尿系统的改变：急性肾功能损伤（AKI）也是重症创伤常见的严重并发症之一。创伤后由于神经体液因素，肾小球前动脉收缩，肾血流量急剧减少，从而引起肾小球滤过率下降。此外，严重创伤引起的"挤压综合征"，表现为高血钾、高血磷、肌红蛋白血症及肌红蛋白尿是重症创伤早期病死率增加的重要原因。

（6）中枢系统的改变：重症创伤时，可引起体温中枢受损，进而出现体温过低或过高，脑血流不足可发生脑缺氧，从而诱发脑水肿，颅脑创伤后常可发生躁动、嗜睡或昏迷。

（7）炎症与免疫应答：致伤因子作用下，机体在伤后数小时内就会出现炎症反应，临床上可表现为C-反应蛋白（C-reactive protein，CRP）成倍甚至数十倍的增加，若创伤合并细菌感染，异物存留或多量的坏死组织，则炎症反应就更加强烈。伤后局部小血管先收缩后扩张，毛细血管壁通透性增强，血浆和血细胞渗漏至间质。首先，白细胞以中性粒细胞游走为主，然后以单核细胞（血管外成为巨噬细胞）为主。适当的炎症对组织修复有积极作用，但过度的炎症可进一步损伤重要的组织脏器。目前观点认为，严重创伤后机体免疫功能既可能增强，也可能受抑制。重症创伤早期，由于各种免疫细胞和多种炎症介质都参与了早期的炎症反应，此时机体促炎与抗炎因子相对平衡，但若再次受到致炎因子干扰（如感染，组织坏死等），那些本已处于激活状态的炎症细胞大量地释放炎症介质，如巨噬细胞释放肿瘤坏死因子（TNF-α）、白介素（IL-13）等，作用于某些靶细胞后，再次释放炎症介质所形成的级联反应，最终导致SIRS的形成；相反，当抗炎反应占绝对优势时，机体则表现为"免疫麻痹"，或称为代偿性抗炎反应综合征（compensatory anti-inflammatory response syndrome，CARS），此时机体外来刺激抵抗能力下降，易发生感染。两者都是机体炎症反应失控的表现，都可致MODS。

## 考点2 常用创伤评分方法

创伤评分方法是评定伤员伤情严重程度、评估救治质量及预测预后的标准方法。国外20世纪50年代起发展创伤评分，创伤评分有院前和院内两大创伤评分系统。

院前评分：一种在现场或到达医院确定性诊断以前，由救护人员根据伤员的生理学数据，迅速对伤势做出判断用以评定伤员伤情严重程度的标准。方法简单、易于掌握，有一定的灵敏度、特异性及准确性。常见的院前创伤评分：创伤记分（trauma score，TS），改良的创伤记分（revised trauma score，RTS），创伤指数（trauma index，TI），CRAMS（circulation，respiration，abdomen，motor and speech）记分法，院前指数（prehospital index，PHI），病伤严重度指数（illness-injury severity index，IISI），分类对照表（triage checklist）。

常见的院内创伤评分：简明创伤定级标准（abbreviated injury scale，AIS）-创伤严重度评分法（injury severity score，ISS）系统，创伤与损伤严重度评分（trauma injury severity score，TRISS），创伤严重度评估法（a severity characterization of trauma，ASCOT），国际疾病分类创伤严重度评分（international classification of disease injury severity score，ICISS），APACHE Ⅱ（acute physiology and chronic health evaluation Ⅱ）评分。

1992年召开首届创伤评分研讨会，建议：院前评分应用PHI及CRAMS方案；院内评分应用AIS-ISS方案，以AIS-90为标准；可用TRISS和ASCOT方案；ICU伤员应用APACHE Ⅱ评分。

## 考点3 创伤患者的早期评估及处理原则

重症创伤患者常要求评估与治疗同时进行。鉴别与治疗威胁生命的损伤显得刻不容缓。治疗内容主要包括重要功能的恢复及细致的二级评估（从头到足），最后，采取决定性治疗。此过程从创伤治疗的ABCDE开始，指导按顺序评估气道、呼吸、循环、功能障碍和环境暴露情况。创伤患者的早期评估及处理如下。

若患者神志清醒能进行交流，一般不会马上出现气道的危险，但后续反复评估气道的开放程度是必要的。颅脑外伤严重者即GCS评分<8分常需开放气道。无意识运动反应需立即进行气道管理。必须确保气道开放。评估气道阻塞包括异物检查，是否存在腭部或气管/喉损伤，这些是引起气道阻塞的常见原因。早期表现良好逐渐发展出现气道梗阻的患者在抢救过程中并非少见。如果怀疑患者可能存在颈椎不稳定性骨折，在放射线检查前需积极的建立人工气道（插管，辅助装置或建立外科气道）。在这些措施实施过程中应考虑是否需专业技术人员帮助，是否需某些设备，以及可能存在的引起患者损伤的因素。若患者呼吸抑制或迅速恶化应该立即建立人工气道。

（1）气道管理：除伴有重度的出血或大量分泌物无法清除的面部骨折，一般不需紧急处理，不需要气管插管，通常伴有咽喉部软组织损伤的腭骨骨折可累及气道，需立即行气管插管。气管/喉断裂患者可以没有明显的外伤，而且通常发生在喉和气管的交叉点。临床主要表现为声音嘶哑、瘀血瘀斑、喉头水肿、皮下气肿。但若能确定脊椎没有损伤，允许患者取舒适的体位，包括坐位。骨折患者的气道管理临床经验：肢体瘫痪，半身不遂的患者存在脊椎不稳定；颅脑外伤或气管插管患者应尽早行CT检查，这有助于发现颈椎骨折，行头颅CT检查时常规加入颈椎CT检查；骨损伤排除后，应注意是否有韧带损伤，MRI对检查韧带损伤是一种有效的手段。

（2）影响呼吸相关性损伤的管理：肋骨骨折导致的连枷胸主要表现为胸壁部分矛盾运动，反常呼吸及肺挫伤疼痛均可导致低氧血症。气胸常需放置胸腔负压引流管，负压约-20cmH$_2$O，且它通常伴有肋骨骨折，应予以注意，必要时予以气道正压通气维持胸壁稳定。气胸接受麻醉镇痛的高风险的患者（如高龄或COPD）应注意镇痛方法的选择，可选用硬膜外镇痛，全身麻醉药对呼吸有影响应引起注意。张力性气胸应尽早给予处理。开放性气胸放置胸腔引流管后，通常需要保护伤口，如消毒，敷料覆盖。大量血胸建议行体格检查和胸部放射学检查，快速失血1000~2000ml或>200ml/h需立即外科处理。

（3）循环：失血是创伤休克的最常见原因。创伤休克的早期诊断对预后有着重要作用。过去人们主要依据病史、症状、体征，包括精神状态改变、皮肤湿冷、心率>100次/分、收缩压下降（<90mmHg或较基础血压下降>40mmHg）或脉压减少（<20mmHg）、中心静脉压（CVP）<5mmHg或肺动脉楔压（PAWP）<8mmHg、尿量<0.5ml/（kg·h）等指标来做诊断。近年来，人们已经逐步认识到原有诊断标准的局限性，发现组织灌注指标与氧代谢对低血容量休克早期诊断有着更重要的参考价值。在低血容量休克的监测和预后判断中，血乳酸升高和碱缺失也具有很重要的指示作用。此外，研究也发现：休克复苏中氧输送（DO$_2$）、氧消耗（VO$_2$）、每搏量（SV）、心排血量（CO）、胃黏膜CO$_2$分压（PgCO$_2$）、混合静脉血氧饱和度（SVO$_2$）等指标也具有一定的临床意义，但尚需进一步研究证实。治疗上：早期经验性治疗为补液和止血。经验性容量复苏的目标：已控制出血的失血性休克，进行液体复苏刻不容缓，以维持血压正常和维持充分的组织灌注，但应注意纠正紊乱的心律；活动性出血患者，控制性液体复苏（延迟复苏）也许更为有利，活动性出血控制前应给予小容量液体复苏，在短期允许的低血压范围内维持重要脏器的灌注和氧供，避免早期复苏带来的不良反应。失血性休克未控制出血时早期积极液体复苏可引起以下不良影响：①可引起稀释性凝血功能障碍；②血压升高后，血管内已形成的凝血块脱落，造成再出血；③血液过度稀释，血红蛋白降低，减少组织氧供；④并发症和病死率增加。

对出血未控制的失血性休克患者，早期采用控制性复苏目标是收缩压维持在80~90mmHg，以保证重要脏器的基本灌注，并尽快止血；出血控制后再进行积极容量复苏。但对合并颅脑损伤的多发伤患者、老年患者及高血压患者应避免控制性复苏，以免影响脑血流灌注。因为颅脑损伤后颅内压增高，此时若机体血压降低，则会因脑血流灌注不足而继发脑组织缺血性损害，进一步加重颅脑损伤。液体复苏可以选择晶体溶液（如等张平衡盐溶液和生理盐水）和胶体溶液（如人工胶体液和白蛋白）。由于5%葡萄糖溶液很快进入到组织间隙，因此不推荐用于液体复苏治疗。目前，尚无足够的证据表明晶体液与胶体液用于低血容量休克液体复苏的疗效与安全性方面有明显差异。当血红蛋白≤70g/L时，应注意补充。早期液体复苏一般不需输注其他的血制品，如血小板，冷沉淀或新鲜冰冻血浆，但如果患者有出血或凝血异常应及时给予补充。如果患者有活动性出血，凝血指标（包括血红蛋白，血小板，凝血酶原时间，血细胞比容和活化部分凝血时间）必须监测。活动性出血时，血小板计数<50×10$^9$/L应注意补充。若患者凝血酶原时间和活化部分凝血时间异常时应输注新鲜冰冻

血浆（早期10~20ml/kg）。外科出血应立即定位并请相关科室作外科处理。大量液体的复苏通常会引起凝血因子减少和血小板稀释性减少，应注意补充。

（4）功能残疾/暴露：急诊医师应对患者神经系统进行快速地评估，内容包括意识水平的评估，瞳孔的大小和反射，神经定位体征，脊髓损伤的水平。GCS对意识水平及预后判断有重要作用，是常用的方法。意识水平的改变如下降常是低灌注、大脑缺氧、直接的头颅损伤的反映。意识水平的改变提示我们应立即重新评估通气，氧合及组织灌注。需要注意的是影响意识水平的有低血糖、乙醇、麻醉药和其他的一些药物等因素，应予以鉴别。在排除其他原因后意识的变化应考虑颅内情况的改变。

早期复苏过程中，应尽量避免低体温。患者在环境中暴露经常会有低体温情况发生。此外，暴露身体进行体检，液体复苏，输注冷的血制品，休克导致体温调节反射丧失均是患者体温下降的因素。低体温会影响凝血及血流动力学的稳定，影响预后，应尽可能避免。维持室温，盖被子，使用取暖器或温毯机升温，静脉输液加温，吸入气体加温（机械通气患者）等方法都可以应用。

（5）监测：心率、血压、脉压、呼吸频率、酸碱值、体温、尿量、组织灌注指标与氧代谢等参数是复苏常用的指标。脉搏氧饱和度（$SpO_2$）是监测创伤患者氧合的重要指标，但是它不能用来评估通气是否充分，在低体温和外周组织灌注不足时会造成误差。血压是判断休克的一个常用指标，但不能反映实际的组织灌注情况，临床上除了监测代谢性酸中毒和乳酸堆积，末梢循环也要评估。老年人通常需要对组织灌注和（或）心功能进行有创监测。

# 第 12 章 　 重症中毒的评估与 ICU 处理

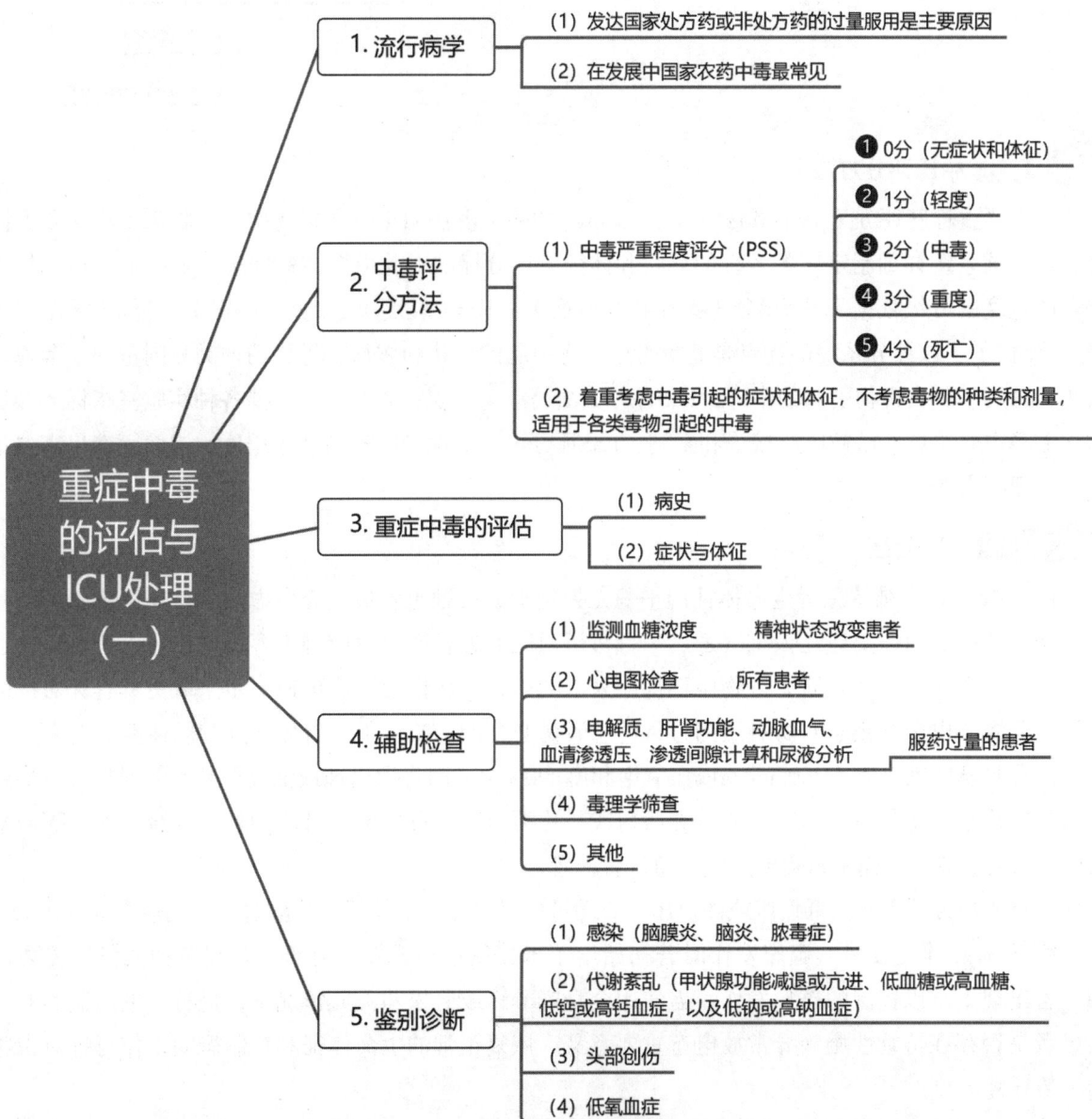

1. 流行病学
- (1) 发达国家处方药或非处方药的过量服用是主要原因
- (2) 在发展中国家农药中毒最常见

2. 中毒评分方法
- (1) 中毒严重程度评分（PSS）
  - ❶ 0分（无症状和体征）
  - ❷ 1分（轻度）
  - ❸ 2分（中毒）
  - ❹ 3分（重度）
  - ❺ 4分（死亡）
- (2) 着重考虑中毒引起的症状和体征，不考虑毒物的种类和剂量，适用于各类毒物引起的中毒

重症中毒的评估与ICU处理（一）

3. 重症中毒的评估
- (1) 病史
- (2) 症状与体征

4. 辅助检查
- (1) 监测血糖浓度　　精神状态改变患者
- (2) 心电图检查　　所有患者
- (3) 电解质、肝肾功能、动脉血气、血清渗透压、渗透间隙计算和尿液分析　　服药过量的患者
- (4) 毒理学筛查
- (5) 其他

5. 鉴别诊断
- (1) 感染（脑膜炎、脑炎、脓毒症）
- (2) 代谢紊乱（甲状腺功能减退或亢进、低血糖或高血糖、低钙或高钙血症，以及低钠或高钠血症）
- (3) 头部创伤
- (4) 低氧血症

```
                                          (1) 一般措施    维持患者生命体征

                                          (2) 血流动力学支持

                                          (3) 癫痫发作的控制 ──① 苯二氮䓬类
  ┌──────────┐                                            ② 苯妥英钠或巴比妥类药物
  │ 重症中毒 │                              ──① 远离毒物
  │ 的评估与 │──── 6.ICU处理
  │  ICU处理 │                                            ┌── a. 洗胃
  │   (二)  │                                            │
  └──────────┘                              (4) 去污 ──② 消化道去污 ├── b. 药用炭
                                                           │
                                                           ├── c. 导泻灌肠
                                                           │
                                                           ├── d. 离子障
                                                           │
                                                           └── e. 血液净化治疗
```

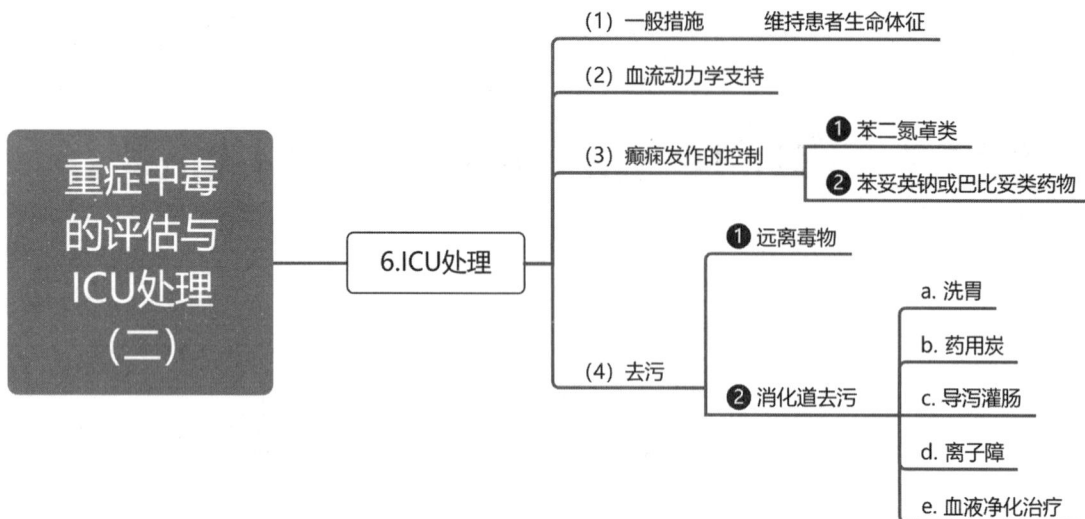

## 考点 1 中毒评分方法

中毒严重程度评分（poisoning severity score，PSS）由1994年欧洲毒物中心和临床毒物学专家协会制订。该系统详细制定了各系统的症状和体征的评分标准，并根据该标准选择最严重的指标作为中毒严重度的分级依据，分为0分（无症状和体征）、1分（轻度）、2分（中毒）、3分（重度）及4分（死亡）。该评分系统的优点是着重考虑中毒引起的症状和体征，毒物的种类和剂量则不考虑，因此，适用于各类毒物引起的中毒，PSS评分方法简单、直观、省时，不需要各种实验室指标，经过国际上多中心验证，已被广泛接受和采纳，PSS评分可以准确判断病情严重程度，进而筛选出需要进一步处理的患者。

## 考点 2 ICU处理

1. 一般措施　维持患者生命体征的平稳是处理毒物接触患者最优先考虑的。首先评价患者的呼吸、循环状况。对需要建立人工气道、进行机械通气的患者的抢救应刻不容缓，循环支持要保持适当的心率和血压。这些是所有毒物中毒都应采取的措施，病情稳定后可进一步采取更具有针对性的措施。监测心电图和吸氧对所有服药过量的患者是必要的。治疗上应首先建立静脉通路。对有通气不足，有明显低氧血症（<60mmHg或血氧饱和度<90%）或因意识迟钝或咽反射差不能保护气道的患者都是应建立人工气道。但苯二氮䓬类药物或阿片类药物过量的患者可能例外，因给予纳洛酮或氟马西尼可使患者苏醒而不再需要进行紧急气管插管。

2. 血流动力学支持　低血压或高血压、心动过速、过缓、低体温或体温过高等均应常规处理。

3. 癫痫发作的控制　癫痫发作时若初始给予苯二氮䓬类无效，可给予苯妥英钠或巴比妥类药物。若出现了难以控制的癫痫发作，需使用全身麻醉药或肌松药。此情况下，进行脑电图监测对判断患者是否存在持续性癫痫异常放电有重要意义。恢复正常的生命体征和控制癫痫发作可针对毒物给予特异性治疗。

4. 去污　若病情稳定和初始的基本生命支持措施完成后，应该开始排除污染。

（1）远离毒物：脱去衣物对皮肤接触毒物的患者有作用，并应用大量温水冲洗。眼被污染的患者需用大量温水冲洗眼。尤其是接触了碱性或酸性物质的患者。

（2）消化道去污：服毒是绝大多数患者中毒原因。因此，胃排空和肠道去污在治疗中显得非常重要。

①洗胃：作为经口引起中毒患者早期有效的一种措施，但并不适用于所有中毒患者，如强酸强碱中毒。在某些情况下洗胃仍能发挥重要作用。适合洗胃的适应证：a.服用以胃肠道吸收为主且可导致生命危险的毒物，且服毒时间<1小时的患者；b.服用胃动力抑制药（如抗胆碱能药物）。其他情况包括服用了很难与药用炭结合，并具有特殊生命危险的毒物，如茶碱、三环抗抑郁药和氰化物。进行洗胃时，患者应置头低侧卧位可降低误吸风险，仰卧位时禁止洗胃，特别是活动受限的患者，发生呕吐时常无法快速翻身可致误吸，要随时准备好吸引设备。一般使用大口径洗胃管，这对大的药片碎块和完整药片的吸引有帮助。在导管远端多剪几个侧孔有助于吸除毒物。由于这些导管的尺寸太大、不能经鼻腔插管；这样经口插管就成为首选，且耐受性好，并发症少。确认导管位置后，应先尽可能吸除胃内毒物，因为灌洗清除胃内容物时也可使毒物进入胃肠道的远端。抽吸结束后才开始洗胃。温自来水作为灌洗液对大多数患者均适合，但5岁以下的儿童例外，因容易导致电解质失衡，临床上应使用生理盐水。灌洗液每次用量为150~300ml，交替从导管灌入然后从胃中放出；每次灌入量超过300ml会增加呕吐和误吸的风险。洗胃应直至流出液中没有药物碎末为止。若想应用药用炭和泻药，则可在拔除导管前灌入。

②药用炭：药用炭为无味无臭的粉末，作为基础治疗药物对多种毒物中毒有效。它在肠道可与毒素结合并阻止其吸收。虽然它可与许多化合物结合，但仍有一些可能威胁生命的毒物不能与药用炭很好结合（如腐蚀剂、氯化物、乙二醇、溴化物、异丙醇、甲醇、重金属、铁、锂）。大剂量使用时，药用炭对肠肝循环有抑制作用，可加快某些已经胃肠道吸收的药物的清除（地西泮、苯巴比妥、洋地黄、茶碱、卡马西平、苯妥英钠、水杨酸盐、三环类抗抑郁药），这被称为"胃肠透析"。以这种方式使用时，药用炭的剂量是每2~4小时口服25~50g；用于儿童的剂量是每2~4小时口服0.25~1g/kg。水和木炭的混合物是药用炭给予的主要形式。初始口服剂量在成年人为50~100g，在儿童为1~2g/kg。但已知服用药物的剂量时，药用炭与已服药物的最佳剂量比为10∶1。药用炭唯一的相对禁忌证即为服用腐蚀性化学物品的患者，因对此类患者，其会在胃肠道烧伤区域积聚并对内镜检查造成影响。便秘是应用药用炭后最常见的并发症，对症治疗可解决这一问题。常用的对症治疗药物为乳果糖、枸橼酸镁（4ml/kg）和10%硫酸镁（250mg/kg）。

③导泻灌肠：多数毒物经肠道吸收，对肠道也有一定的刺激作用，因此导泻灌肠有利于毒物从肠道尽快排出。常用导泻药为硫酸钠，剂量15~30mg，加水200ml口服。临床上也可用甘露醇及山梨醇导泻。油性泻药不宜应用，因其可溶解某些毒物，如酚类。灌肠用1%微温肥皂水5000ml，作高位连续清洗。肠灌洗的禁忌证：肠梗阻、胃肠道穿孔或出血，不合作、有攻击性或合并中枢神经系统抑制或呼吸抑制的患者。

④离子障（ion trapping）：可将毒物"截留"在尿中而加快毒物清除的方法。因碱化的尿液有助于酸性药物溶于尿中，加速排出。这种方法在服用水杨酸盐、异烟肼和苯巴比妥后十分有效。离子障常用方法为在1L 0.45%的盐水中加入2安瓿碳酸氢钠。该溶液以150~250ml/h的速度经静脉滴注。监测尿液pH，目标是使其达到7.0~8.0。临床上观察发现，在低钾血症情况下很难使尿液碱化，因此应先纠正缺钾。

⑤血液净化治疗

适应证：经内科综合治疗后病情无好转甚至恶化；患者病情严重，如脑干功能受抑制、昏迷、心力衰竭、呼吸衰竭、低血压、低体温；中毒合并原有毒物，药物代谢或清除途径受损的患者，如：原有肾衰竭、肝功能不全的患者；中毒导致急性肾衰竭；患者的中毒量可导致其死亡或致残，并且是血液净化能够清除的毒物；中毒导致内环境紊乱，如代谢性酸中毒、水和电解质失衡。

　　血液净化方式的选择：根据中毒药物/毒物的理化特征和患者的病情选择血液净化的方法。具体如下：小分子、水溶性物质及部分中分子毒物中毒以血液透析（HD）治疗为主；中分子、大分子、脂溶性物质中毒，采用血液灌流（HP）为主的治疗方法。血液灌流还可与血液透析、血液滤过（HF）一同应用；病情严重者（多脏器功能衰竭、呼吸衰竭、低血压）行连续性血液净化（CBP）治疗；脂溶性的、表观分布容积高的药物/毒物，如血液灌流治疗疗效不佳，可行血浆置换（PE）治疗；根据药物的特征，为避免血药浓度反跳，部分患者行重复血液净化治疗。

# 第13章 重症产科

## 第一节 重症产科的检查

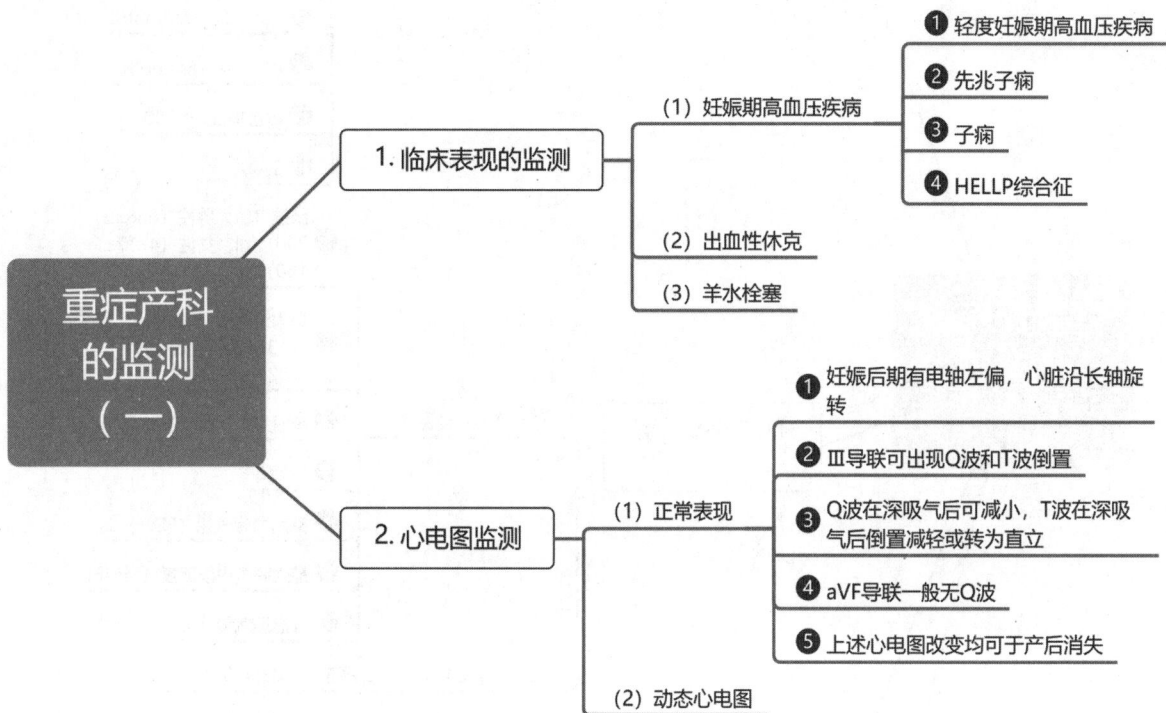

```
重症产科
的监测
（一）
├─ 1.临床表现的监测
│   ├─ (1) 妊娠期高血压疾病
│   │    ├─ ❶ 轻度妊娠期高血压疾病
│   │    ├─ ❷ 先兆子痫
│   │    ├─ ❸ 子痫
│   │    └─ ❹ HELLP综合征
│   ├─ (2) 出血性休克
│   └─ (3) 羊水栓塞
└─ 2.心电图监测
    ├─ (1) 正常表现
    │    ├─ ❶ 妊娠后期有电轴左偏，心脏沿长轴旋转
    │    ├─ ❷ Ⅲ导联可出现Q波和T波倒置
    │    ├─ ❸ Q波在深吸气后可减小，T波在深吸气后倒置减轻或转为直立
    │    ├─ ❹ aVF导联一般无Q波
    │    └─ ❺ 上述心电图改变均可于产后消失
    └─ (2) 动态心电图
```

```
                                          (1) 桡动脉测压        最常穿刺的动脉

                                          (2) 中心静脉压监测      5~12cmH₂O

                                          (3) 肺动脉楔压监测      5~13mmHg

                                                          ❶ SpO₂≥90%

                                                          ❷ pH：7.35~7.45

                                                          ❸ PCO₂：35~45mmHg

                                                          ❹ TCO₂：24~32mmHg

                              3.血流动力学监测                  ❺ PaO₂：80~100mmHg

                                                          ❻ AB：21.4~27.3mmHg

                                          (4) 脉搏血氧饱和        ❼ SB：21.3~24.8mmol/L
                                          度监测和血气分析
                                                          ❽ BE：-3~+3mmol/L

                                                          ❾ AG：8~16mmol/L

                                                          ❿ 氧合指数：>300

                                                          ⓫ SvO₂

                                                          ❶ 肺通气量：男性（6663±
                                                             200）ml、女性（4217±
                                                             160）ml

                                                          ❷ 最大通气量（MVV）：男性
                                                             （104±2.71）L、女性
                                                             （82.5±2.17）L
   重症产科
   的监测
    （二）                                                   ❸ 第1秒用力呼气量（FEV₁）

                                          (1) 通气功能监测        ❹ 1秒率
                              4.呼吸系统监测
                                                          ❺ 3s用力呼气量（FEV₃）

                                                          ❻ 最大呼气中段流量（MMF）

                                                          ❼ 肺泡通气量（VA）

                                          (2) 力学监测    肺顺应性：735ml/kPa

                                          (1) 凝血功能监测包括凝血酶原时间（PT）      11~15秒

                                          (2) 部分活化凝血酶原时间（APTT）        35~45秒

                                          (3) 凝血酶时间（TT）      16~18秒
                              5.凝血功能监测
                                          (4) 纤维蛋白原（FIB）     2~4g/L

                                          (5) 激活全血凝固时间（ACT）

                                          (6) 血小板（Plt）计数      (100~300)×10⁹/L

                                          (1) 高钾血症

                                          (2) 高镁血症

                              6.水、电解质酸碱平衡监测             (3) 高磷血症

                                          (4) 低钠血症

                                          (5) 低钙血症
```

考点 1　**重症产科**（severe obsteric）

重症产科是根据孕产妇的生理特点建立，主要以救治围生期孕妇严重并发症的产科重症监护中心。孕产妇危重疾病是因妊娠并发症而处于危重症的状态，如妊娠高血压病（HELLP综合征）、妊娠期急性脂肪肝、妊娠合并急性坏死性胰腺炎、羊水栓塞、子宫破裂、出血性休克等，是导致孕产妇死亡的主要原因。

# 第二节　重症产科的处理

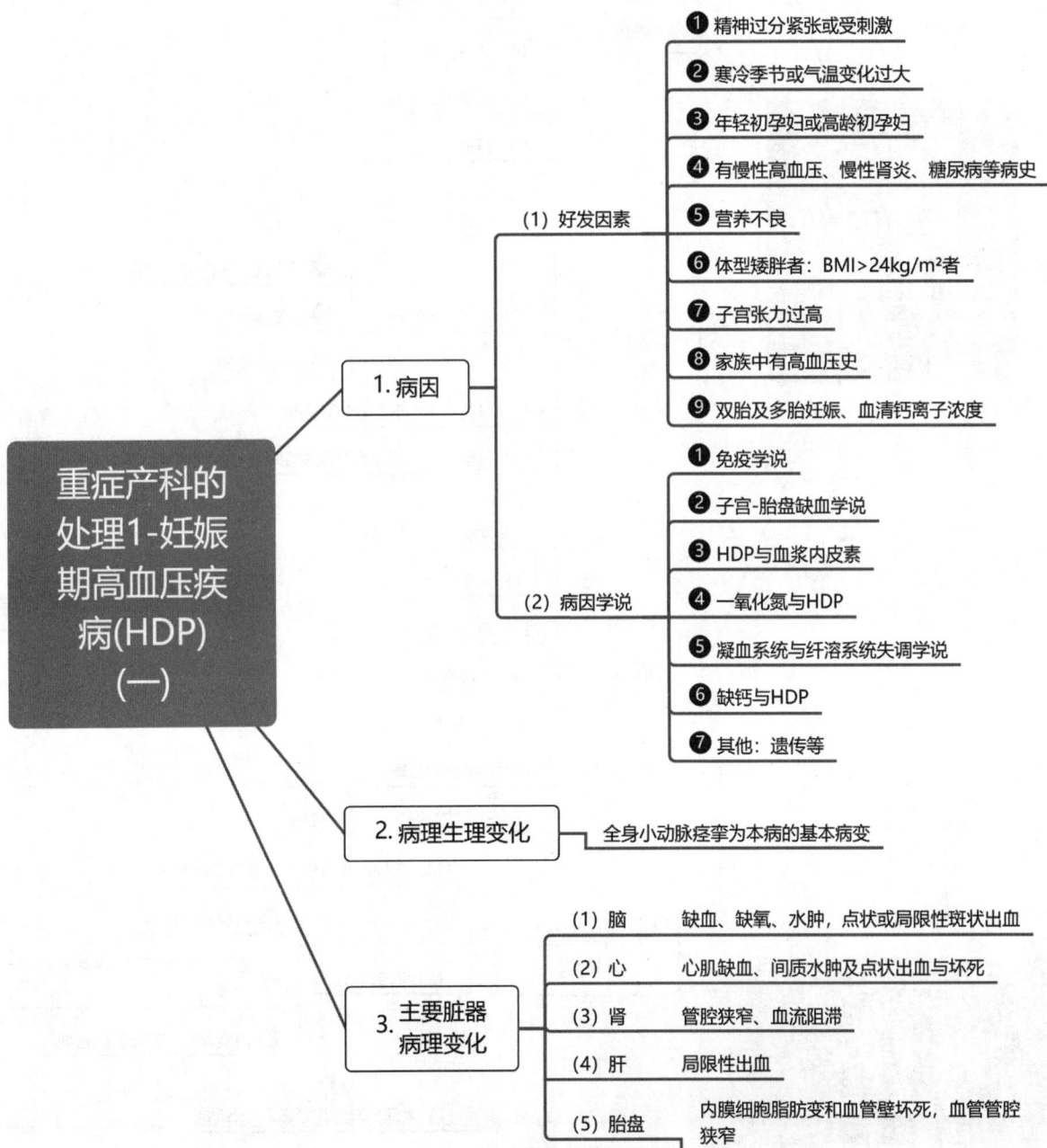

**重症产科的处理1-妊娠期高血压疾病(HDP)(一)**

**1. 病因**

**(1) 好发因素**
- ❶ 精神过分紧张或受刺激
- ❷ 寒冷季节或气温变化过大
- ❸ 年轻初孕妇或高龄初孕妇
- ❹ 有慢性高血压、慢性肾炎、糖尿病等病史
- ❺ 营养不良
- ❻ 体型矮胖者：BMI>24kg/m²者
- ❼ 子宫张力过高
- ❽ 家族中有高血压史
- ❾ 双胎及多胎妊娠、血清钙离子浓度

**(2) 病因学说**
- ❶ 免疫学说
- ❷ 子宫-胎盘缺血学说
- ❸ HDP与血浆内皮素
- ❹ 一氧化氮与HDP
- ❺ 凝血系统与纤溶系统失调学说
- ❻ 缺钙与HDP
- ❼ 其他：遗传等

**2. 病理生理变化**　全身小动脉痉挛为本病的基本病变

**3. 主要脏器病理变化**
- (1) 脑　　缺血、缺氧、水肿，点状或局限性斑状出血
- (2) 心　　心肌缺血、间质水肿及点状出血与坏死
- (3) 肾　　管腔狭窄、血流阻滞
- (4) 肝　　局限性出血
- (5) 胎盘　内膜细胞脂肪变和血管壁坏死，血管管腔狭窄

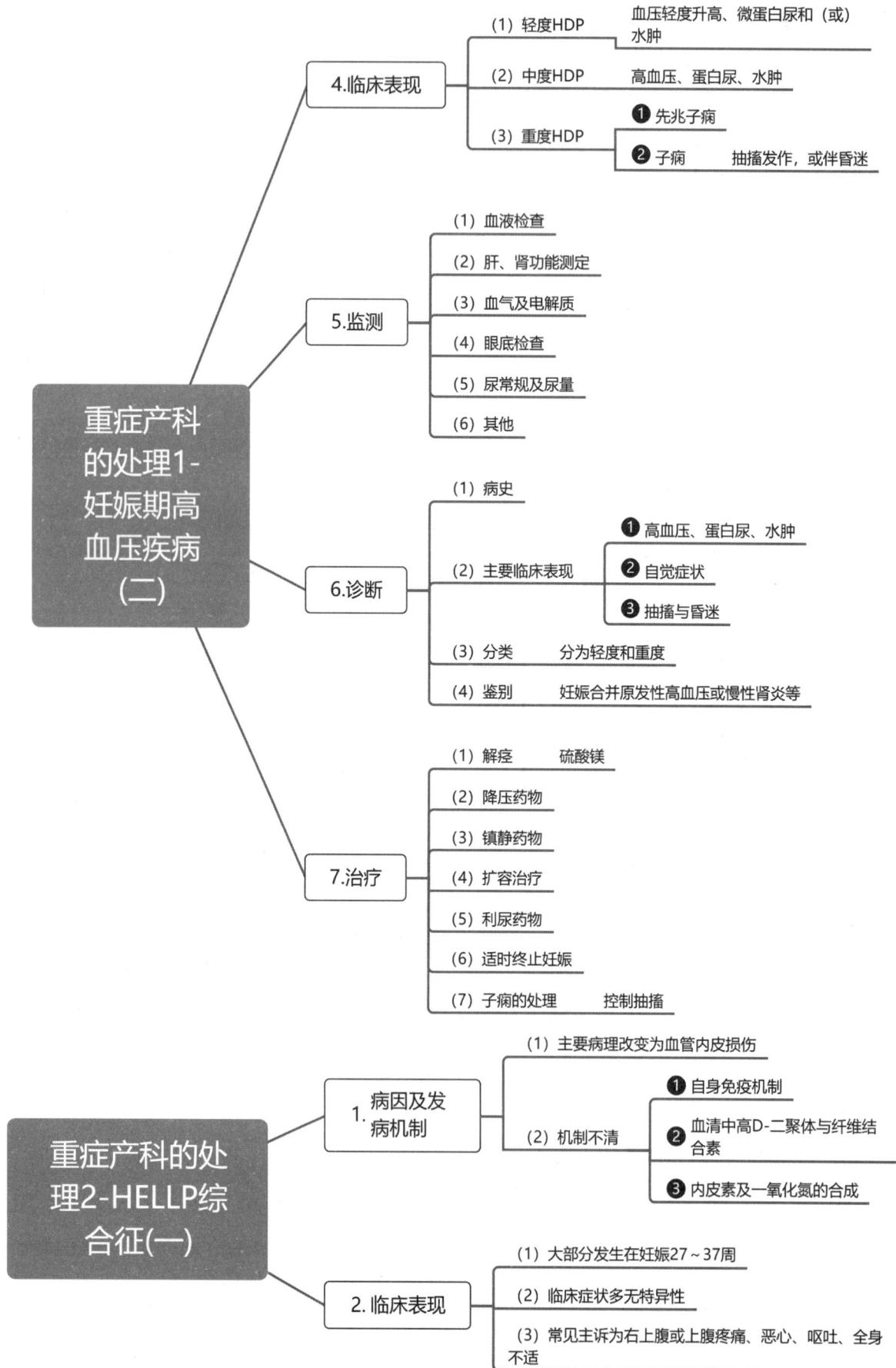

4.临床表现
- (1) 轻度HDP —— 血压轻度升高、微蛋白尿和（或）水肿
- (2) 中度HDP —— 高血压、蛋白尿、水肿
- (3) 重度HDP
  - ❶ 先兆子痫
  - ❷ 子痫 —— 抽搐发作，或伴昏迷

5.监测
- (1) 血液检查
- (2) 肝、肾功能测定
- (3) 血气及电解质
- (4) 眼底检查
- (5) 尿常规及尿量
- (6) 其他

重症产科的处理1-妊娠期高血压疾病（二）

6.诊断
- (1) 病史
- (2) 主要临床表现
  - ❶ 高血压、蛋白尿、水肿
  - ❷ 自觉症状
  - ❸ 抽搐与昏迷
- (3) 分类 —— 分为轻度和重度
- (4) 鉴别 —— 妊娠合并原发性高血压或慢性肾炎等

7.治疗
- (1) 解痉 —— 硫酸镁
- (2) 降压药物
- (3) 镇静药物
- (4) 扩容治疗
- (5) 利尿药物
- (6) 适时终止妊娠
- (7) 子痫的处理 —— 控制抽搐

重症产科的处理2-HELLP综合征(一)

1.病因及发病机制
- (1) 主要病理改变为血管内皮损伤
- (2) 机制不清
  - ❶ 自身免疫机制
  - ❷ 血清中高D-二聚体与纤维结合素
  - ❸ 内皮素及一氧化氮的合成

2.临床表现
- (1) 大部分发生在妊娠27～37周
- (2) 临床症状多无特异性
- (3) 常见主诉为右上腹或上腹疼痛、恶心、呕吐、全身不适

## 3.诊断及分类

### (1) Tennessee标准
1. 血管内溶血
2. 肝酶升高
3. 血小板减少
4. 3项全部符合为完全性HELLP综合征，其余为部分性HELLP综合征

### (2) Mississippi标准按
1. Ⅰ型
2. Ⅱ型
3. Ⅲ型

## 重症产科的处理2-HELLP综合征(二)

## 4.鉴别诊断

### (1) 妊娠相关疾病
1. 妊娠良性血小板减少症
2. 妊娠急性脂肪肝

### (2) 非妊娠相关性感染及炎症相关性疾病
1. 病毒性肝炎
2. 胆管炎、胆囊炎
3. 上尿路感染
4. 胃炎
5. 胃溃疡
6. 急性胰腺炎

### (3) 血小板减少症
1. 特发性血小板减少性紫癜（ITP）
2. 叶酸缺乏
3. 系统性红斑狼疮（SLE）
4. 抗磷脂综合征（APS）

### (4) 其他
1. 血栓性血小板减少性紫癜
2. 溶血性尿毒症综合征（HUS）

## 5.治疗
(1) 非手术治疗
(2) 皮质激素（CS）
(3) 及时终止妊娠（>34周）
(4) 纠正溶血性贫血
(5) 产后合并HELLP综合征的处理

## 6.预后
预后较差，可引发胎盘卒中、肾衰竭、早产和母儿死亡

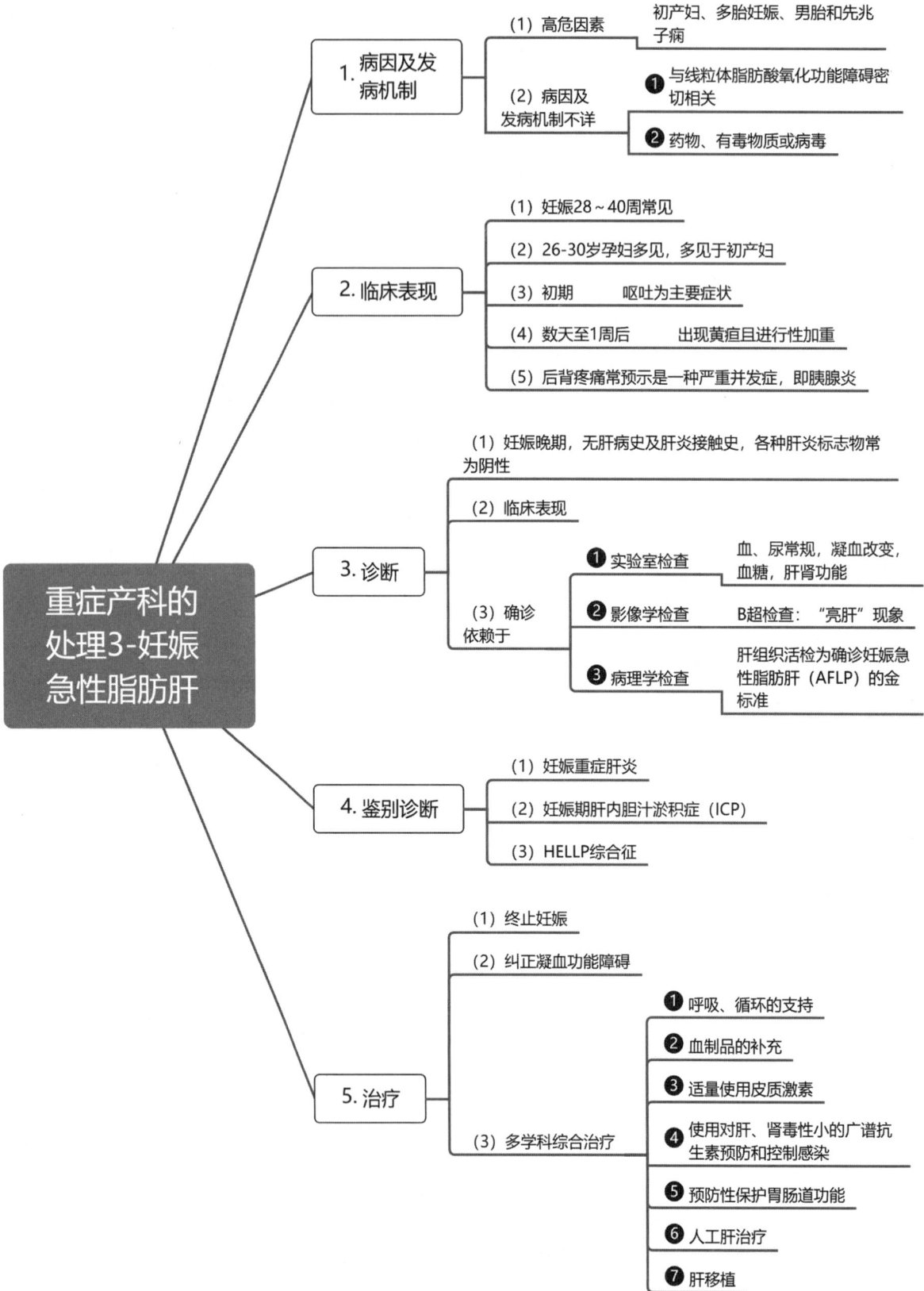

重症产科的处理3-妊娠急性脂肪肝

- 1. 病因及发病机制
  - (1) 高危因素 —— 初产妇、多胎妊娠、男胎和先兆子痫
  - (2) 病因及发病机制不详
    - ❶ 与线粒体脂肪酸氧化功能障碍密切相关
    - ❷ 药物、有毒物质或病毒

- 2. 临床表现
  - (1) 妊娠28~40周常见
  - (2) 26-30岁孕妇多见，多见于初产妇
  - (3) 初期　　呕吐为主要症状
  - (4) 数天至1周后　　出现黄疸且进行性加重
  - (5) 后背疼痛常预示是一种严重并发症，即胰腺炎

- 3. 诊断
  - (1) 妊娠晚期，无肝病史及肝炎接触史，各种肝炎标志物常为阴性
  - (2) 临床表现
  - (3) 确诊依赖于
    - ❶ 实验室检查 —— 血、尿常规，凝血改变，血糖，肝肾功能
    - ❷ 影像学检查 —— B超检查："亮肝"现象
    - ❸ 病理学检查 —— 肝组织活检为确诊妊娠急性脂肪肝（AFLP）的金标准

- 4. 鉴别诊断
  - (1) 妊娠重症肝炎
  - (2) 妊娠期肝内胆汁淤积症（ICP）
  - (3) HELLP综合征

- 5. 治疗
  - (1) 终止妊娠
  - (2) 纠正凝血功能障碍
  - (3) 多学科综合治疗
    - ❶ 呼吸、循环的支持
    - ❷ 血制品的补充
    - ❸ 适量使用皮质激素
    - ❹ 使用对肝、肾毒性小的广谱抗生素预防和控制感染
    - ❺ 预防性保护胃肠道功能
    - ❻ 人工肝治疗
    - ❼ 肝移植

重症产科的处理4-失血性休克

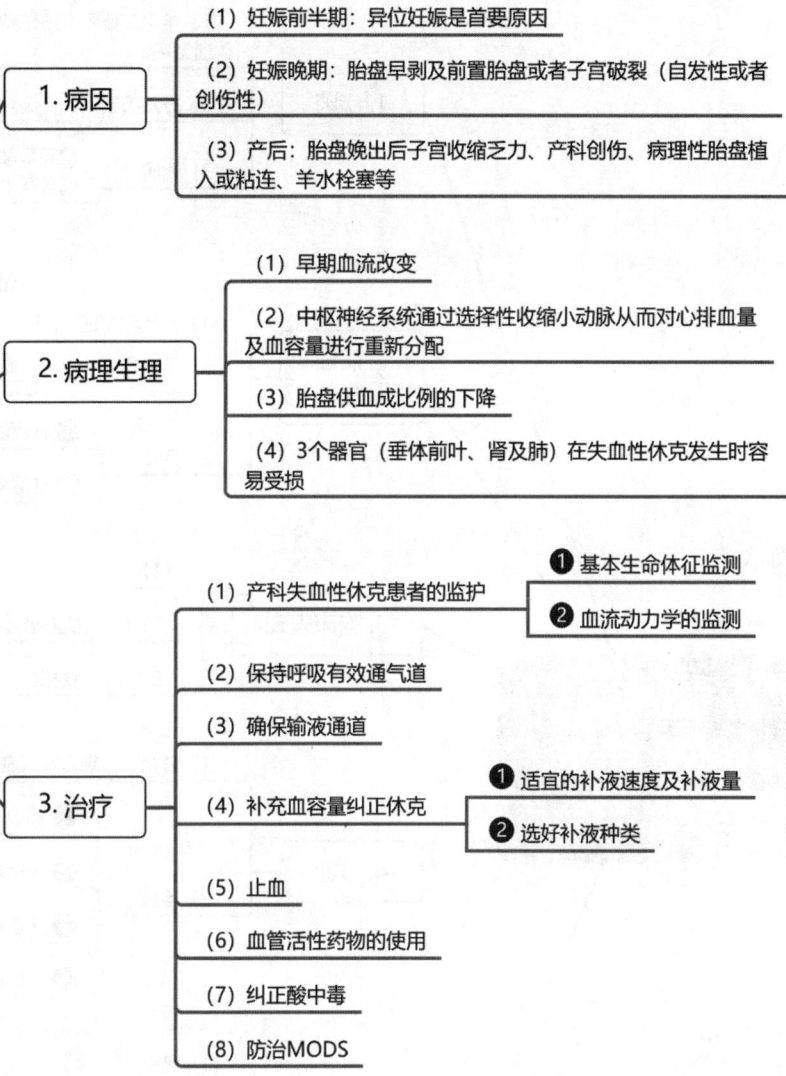

1.病因
(1) 妊娠前半期：异位妊娠是首要原因
(2) 妊娠晚期：胎盘早剥及前置胎盘或者子宫破裂（自发性或者创伤性）
(3) 产后：胎盘娩出后子宫收缩乏力、产科创伤、病理性胎盘植入或粘连、羊水栓塞等

2.病理生理
(1) 早期血流改变
(2) 中枢神经系统通过选择性收缩小动脉从而对心排血量及血容量进行重新分配
(3) 胎盘供血成比例的下降
(4) 3个器官（垂体前叶、肾及肺）在失血性休克发生时容易受损

3.治疗
(1) 产科失血性休克患者的监护
❶ 基本生命体征监测
❷ 血流动力学的监测
(2) 保持呼吸有效通气道
(3) 确保输液通道
(4) 补充血容量纠正休克
❶ 适宜的补液速度及补液量
❷ 选好补液种类
(5) 止血
(6) 血管活性药物的使用
(7) 纠正酸中毒
(8) 防治MODS

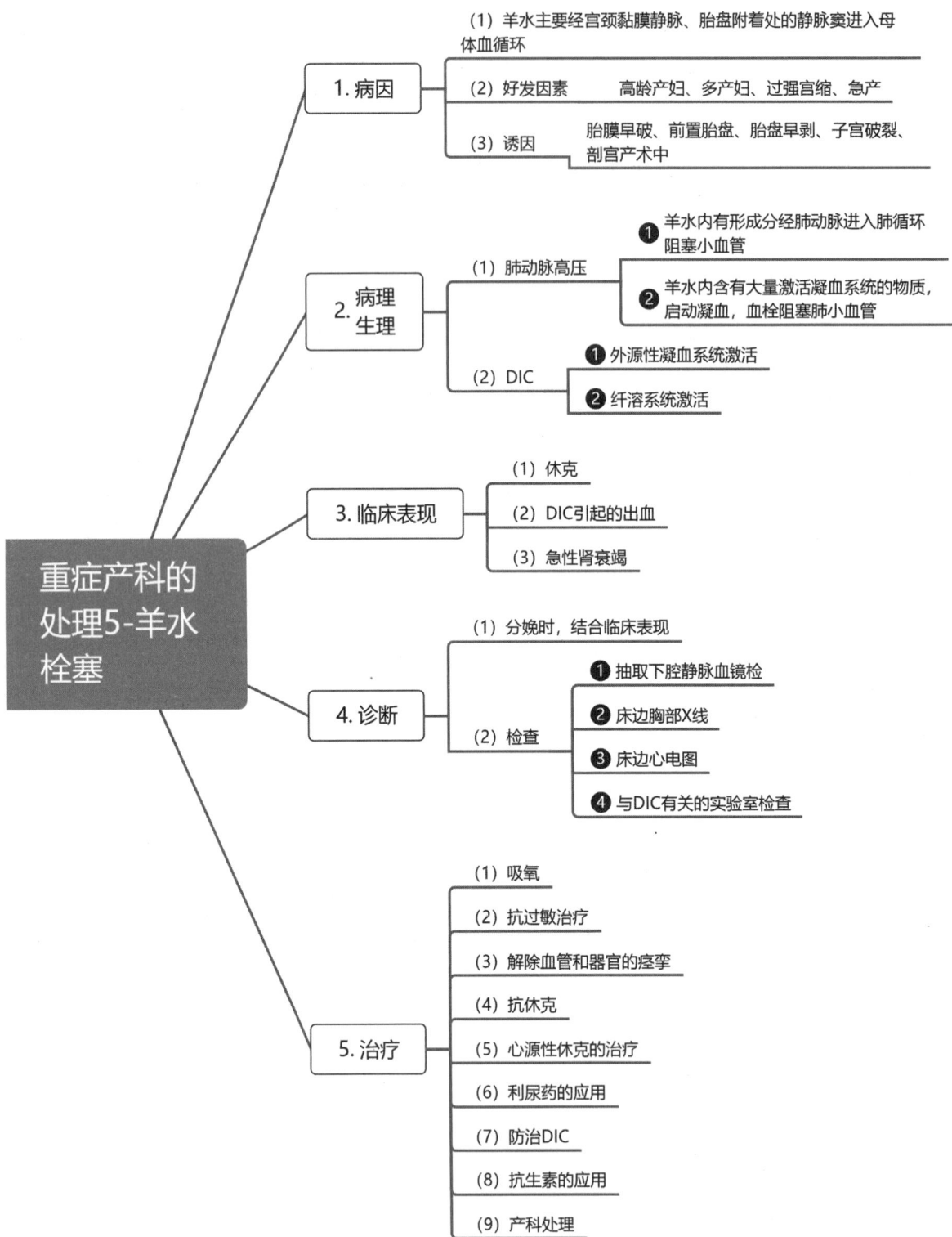

```
重症产科的
处理5-羊水
栓塞
├─ 1. 病因
│   ├─ (1) 羊水主要经宫颈黏膜静脉、胎盘附着处的静脉窦进入母体血循环
│   ├─ (2) 好发因素        高龄产妇、多产妇、过强宫缩、急产
│   └─ (3) 诱因           胎膜早破、前置胎盘、胎盘早剥、子宫破裂、剖宫产术中
│
├─ 2. 病理生理
│   ├─ (1) 肺动脉高压
│   │   ├─ ❶ 羊水内有形成分经肺动脉进入肺循环阻塞小血管
│   │   └─ ❷ 羊水内含有大量激活凝血系统的物质，启动凝血，血栓阻塞肺小血管
│   └─ (2) DIC
│       ├─ ❶ 外源性凝血系统激活
│       └─ ❷ 纤溶系统激活
│
├─ 3. 临床表现
│   ├─ (1) 休克
│   ├─ (2) DIC引起的出血
│   └─ (3) 急性肾衰竭
│
├─ 4. 诊断
│   ├─ (1) 分娩时，结合临床表现
│   └─ (2) 检查
│       ├─ ❶ 抽取下腔静脉血镜检
│       ├─ ❷ 床边胸部X线
│       ├─ ❸ 床边心电图
│       └─ ❹ 与DIC有关的实验室检查
│
└─ 5. 治疗
    ├─ (1) 吸氧
    ├─ (2) 抗过敏治疗
    ├─ (3) 解除血管和器官的痉挛
    ├─ (4) 抗休克
    ├─ (5) 心源性休克的治疗
    ├─ (6) 利尿药的应用
    ├─ (7) 防治DIC
    ├─ (8) 抗生素的应用
    └─ (9) 产科处理
```

重症产科的处理6-妊娠合并急性胰腺炎

1. 病因及发病机制
- (1) 胆道疾病　　最为多见
- (2) 脂质代谢异常
- (3) 其他
  - ❶ 妊娠期甲状旁腺功能亢进
  - ❷ 妊娠剧吐
  - ❸ 增大的子宫机械性压迫
  - ❹ 妊娠高血压综合征
  - ❺ 大量腹膜后脂肪增加

2. 临床表现
- (1) 腹痛
- (2) 恶心、呕吐
- (3) 发热
- (4) 其他
- (5) 体征

3. 辅助检查
- (1) 血常规　　多有白细胞、中性粒细胞增高
- (2) 淀粉酶　　超过500苏氏单位有重要诊断意义
- (3) 血清脂肪酶　　对就诊较晚的病例诊断有一定的价值
- (4) 尿淀粉酶肌酐清除率比值（$C_{Am}/C_{cr}$）
- (5) 生化检查及其他
  - ❶ 糖升高，多为暂时性
  - ❷ 血清胆红素、谷草转氨酶可一过性升高
  - ❸ 血钙降低，低于1.75mmol/L提示预后不良
- (6) 影像学检查
  - ❶ X线腹部平片
  - ❷ B超及CT扫描
  - ❸ 增强CT是诊断胰腺坏死的最佳方法

4. 诊断与鉴别诊断　　依据临床表现、实验室及影像学检查

5. 治疗
- (1) 非手术治疗
- (2) 手术治疗
- (3) 产科处理

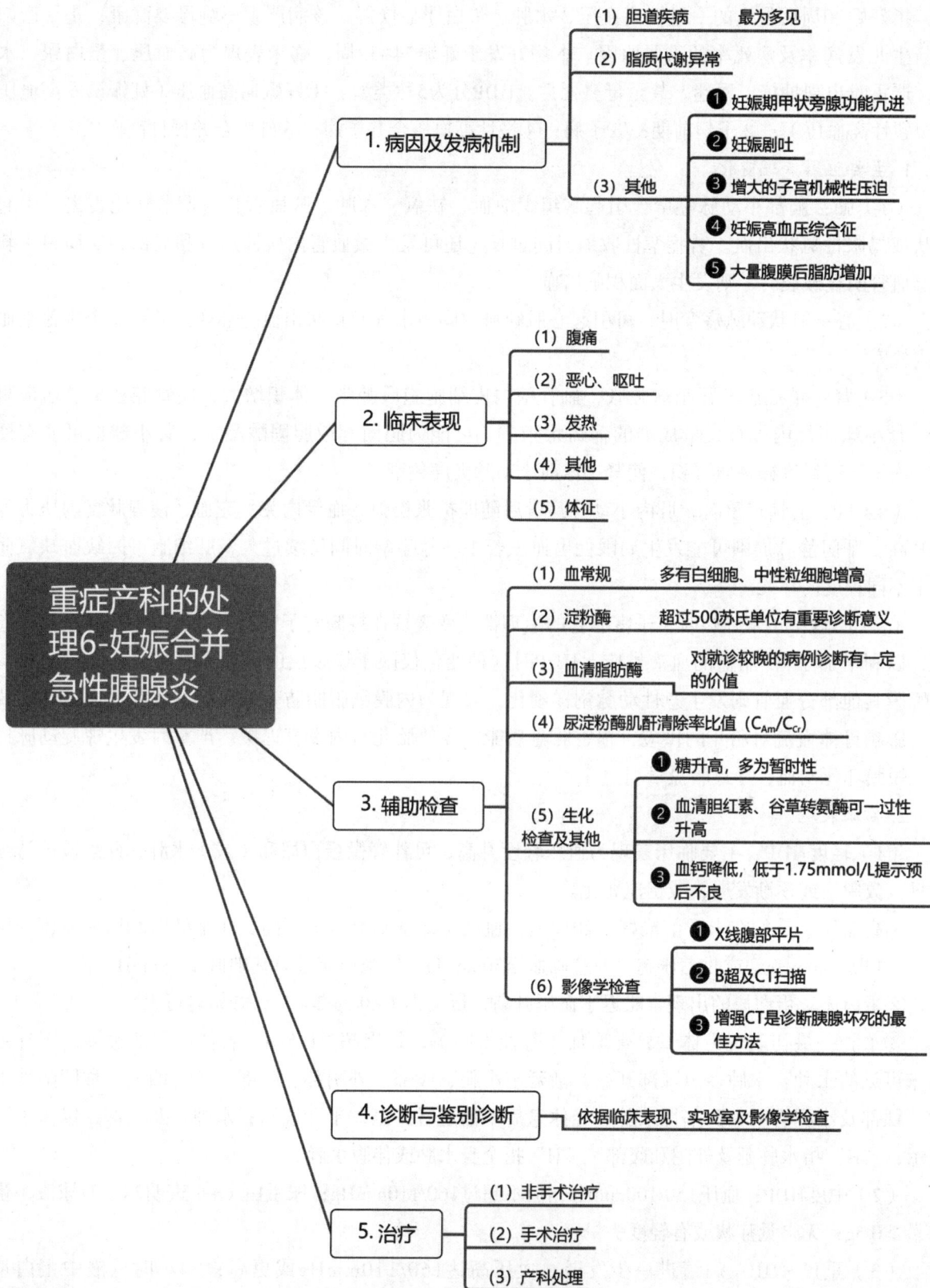

考点 1 妊娠期高血压疾病

妊娠期高血压疾病（hypertensive disorders of pregnancy，HDP）是妊娠期所特有而又常见的疾

病，指妊娠20周后发生的一过性高血压、水肿、蛋白尿症候群，该病严重影响母婴健康，是孕产妇和新生儿发病率及病死率的重要原因。本病好发于妊娠24~32周，临床表现为高血压、蛋白尿、水肿，严重时出现抽搐、昏迷，甚至母婴死亡。HDP分为5种类型：①妊娠期高血压（妊娠诱发高血压或短暂性高血压）；②子痫前期；③子痫；④慢性高血压合并子痫；⑤妊娠合并慢性高血压。

1. 主要脏器病理变化

（1）脑：脑部小动脉痉挛，引起脑组织缺血、缺氧、水肿，脑血管自身调节功能丧失，引起点状或局限性斑状出血。若痉挛性收缩时间过长，还可发生微血管内血栓形成和局部脑实质组织软化。血管明显破裂时，则发生大面积脑出血。

（2）心：冠状动脉痉挛时，可引起心肌缺血、间质水肿及点状出血与坏死。偶可见个别毛细血管内栓塞。

（3）肾：重症患者肾小球肿胀，血管壁内皮细胞胞质肿胀、体积增大，使管腔狭窄、血流阻滞。肾小球病灶内可有大量成堆的葡萄状脂质（可能为胆固醇或胆固醇酯）；肾小球也可能有梗死。内皮下有纤维样物质沉积，使肾小球前小动脉极度狭窄。

（4）肝：病情严重时，肝内小动脉痉挛后随即扩张松弛，血管内突然充血，使静脉窦内压力骤然升高，肝门静脉周围可能发生局限性出血。若小动脉痉挛时间持续过久，肝细胞可因缺血缺氧而发生不同程度的坏死。

（5）胎盘：正常妊娠时，子宫血管的生理性改变表现在蜕膜与子宫肌层的螺旋小动脉粗大、卷曲，以利增加子宫-胎盘的血液供应。HDP时这种变化仅限于蜕膜层的部分血管分支，而子宫肌层与蜕膜其他部分血管则发生急性动脉粥样硬化，表现为内膜细胞脂肪变和血管壁坏死，血管管腔狭窄。影响母体血流对胎儿的供应，损害胎盘功能，导致胎儿宫内发育迟缓。严重时发生螺旋动脉栓塞，蜕膜坏死出血，导致胎盘早剥。

2. 临床表现

（1）轻度HDP：主要临床表现为血压轻度升高，可伴轻微蛋白尿和（或）水肿，此阶段可持续数日至数周，或逐渐发展，或迅速恶化。

①高血压：孕妇在未孕前或妊娠20周前，血压（即基础血压）不高，而至妊娠20周后血压开始升高至140/90mmHg，或收缩压超过原基础血压30mmHg，舒张压超过原基础血压15mmHg。

②蛋白尿：蛋白尿的出现常略迟于血压升高，量微小（<0.5g/24h），开始时可无。

③水肿：最初表现为体重异常增加（隐性水肿），每周超过0.5kg。若体内积液过多，则导致临床可见的水肿。水肿多由踝部开始，渐延至小腿、股部、外阴部、腹部，按之凹陷，称凹陷性水肿。踝部及小腿有明显凹陷性水肿，经休息后不消退者，以"十"表示；水肿延及股部，以"十"表示；"H"指水肿延及外阴和腹部；"H"指全身水肿或伴腹水者。

（2）中度HDP：血压150/100mmHg，但不超过160/110mmHg；尿蛋白（+）表明24小时尿液中蛋白量≥0.5g；无自觉症状或有轻度头晕。

（3）重度HDP：病情进一步发展，血压高达160/110mmHg或更高；24小时尿液中蛋白量≥0.5g；可有不同程度的水肿；并有一系列自觉症状出现。此阶段可分为先兆子痫和子痫。

①先兆子痫：在高血压及蛋白尿等的基础上，患者出现头痛、眼花、恶心、胃区疼痛及呕吐等症状。这些症状表示病情进一步恶化，特别是颅内病变进一步发展，预示将发生抽搐，故称先兆子痫。

②子痫：在先兆子痫的基础上进而有抽搐发作，或伴昏迷，称子痫。少数病例病情进展迅速，先兆子痫征象不明显而骤然发生抽搐。子痫典型发作过程为先表现眼球固定，瞳孔散大，瞬即头扭向一侧，牙关紧闭，继而口角及面部肌颤动，数秒钟后发展为全身及四肢肌强直，双手紧握，双臂屈曲，迅速发生强烈抽动。抽搐时呼吸暂停，面色发绀。持续1分钟左右抽搐强度减弱，全身肌肉松弛，随即深长吸气，发出鼾声而恢复呼吸。抽搐发作前及抽搐期间，患者神志丧失。抽搐次数少及间隔长者，抽搐后短期即可苏醒；抽搐频繁持续时间较长者，往往陷入深昏迷。在抽搐过程中易发生种种创伤，如唇舌咬伤、摔伤甚至骨折，昏迷中呕吐可造成窒息或吸入性肺炎。

子痫多发生于妊娠晚期或临产前，称产前子痫；少数发生于分娩过程中，称产时子痫；个别发生于产后24小时内，称产后子痫。

3. 诊断　根据病史和典型的临床表现，诊断并不困难。但对病情估计及对某些具有相似临床表现的疾病鉴别却较困难。因此，必须从病史、好发因素、体检及辅助检查等多方面全面分析，方能做出正确诊断。诊断包括病情轻重、分类及有无并发症等，以便制定正确的处理方针。

（1）病史

详细询问患者于孕前及妊娠20周前有无高血压、蛋白尿和（或）水肿及抽搐征象；既往病史中有无原发性高血压、慢性肾炎及糖尿病等；有无家族史。此次妊娠经过，出现异常现象的时间。

（2）主要临床表现

①高血压：血压达到140/90mmHg，则可做出诊断。尽可能了解其基础血压并与测得的血压相比较。若测得血压为130/80mmHg，未达高血压诊断标准，但其基础血压若为90/60mmHg，其增高已超过30/15mmHg，则应视为达到诊断标准。

②蛋白尿：应取中段尿进行检查，凡24小时尿蛋白定量≥0.5g为异常。蛋白尿的出现及量的多少，反映肾小动脉痉挛造成肾小管细胞缺氧及其功能受损的程度，应予重视。

③水肿：妊娠后期水肿发生的原因，除HDP外，还可由于下腔静脉受增大子宫压迫使血液回流受阻、营养不良性低蛋白血症及贫血等引起。因此，水肿的轻重并不一定反映病情的严重程度。水肿并不明显者，有可能迅速发展为子痫。此外，水肿不明显，但体重于1周内增加>500g，也应予以重视。

④自觉症状：一经诊断为HDP，应随时注意有无头痛、眼花、胸闷、恶心及呕吐等症状。这些自觉症状的出现，表示病情发展已进入先兆子痫阶段。应及时作相应检查与处理。

⑤抽搐与昏迷：抽搐与昏迷是本病发展到严重阶段的表现，应特别注意发作状态、频率、持续时间及间隔时间，注意神志情况。

（3）分类

按照疾病严重程度，可将HDP分为轻度、中度、重度，作为指导治疗的原则。

4. 治疗　重度HDP一经确诊，应住院治疗，积极处理，防止子痫及并发症的发生。治疗原则为解痉、降压、镇静、合理扩容及必要时利尿，适时终止妊娠。

（1）解痉：硫酸镁被认为是预防和控制子痫发作的标准药物。镁离子能抑制运动神经末梢对乙酰胆碱的释放，阻断神经和肌肉间的传导，从而使骨骼肌松弛，故能有效地预防和控制子痫发作；镁离子可使血管内皮合成前列环素增多，血管扩张，痉挛解除，血压下降；镁依赖的三磷腺苷酶恢复功能，有利于钠泵的运转，达到消除脑水肿、降低中枢神经细胞兴奋性、制止抽搐的目的。静脉硫酸镁治疗方案如下。

①负荷剂量：20分钟内静脉注射25%硫酸镁注射液2.5g/10ml（只适用于重度子痫前期和子痫），如果15分钟后，抽搐仍然持续，则于2分钟内注射25%硫酸镁注射液2.5g/10ml。

②维持剂量：硫酸镁1g/h持续静脉泵入，每日15~20g，每日监测血镁浓度。正常孕妇血清镁离子浓度为0.75~1mmol/L，治疗的有效浓度为1.7~3mmol/L，若浓度>3mmol/L，即可发生镁中毒。

③毒性反应：硫酸镁过量会使呼吸及心肌收缩功能受到抑制，危及生命。中毒现象首先为膝反射消失，随着血镁浓度增加可出现全身肌张力减退及呼吸困难、复视、语言不清，严重者出现呼吸肌麻痹，甚至心搏可突然停止。

④注意事项：用药前及用药过程中均应注意以下事项：定时检查膝反射是否减弱或消失；呼吸次数不少于12次/分；尿量>30ml/h，尿少提示排泄功能受抑制，镁离子易蓄积而发生中毒。治疗时须备钙剂作为解毒药。当出现镁中毒时，立即静脉注射10%葡萄糖酸钙10ml。钙离子能与镁离子争夺神经细胞上的同一受体，阻止镁离子继续结合，从而防止中毒反应进一步加重。产后24小时停止应用硫酸镁。

（2）降压药物：降压药物仅适用于血压过高，特别是舒张压高的患者。舒张压≥105mmHg或平均动脉压≥140mmHg者，可应用降压药物。理想的药物是能够快速降压，能控制血压而不降低心排血量，能够逆转子宫胎盘的血管收缩，不会对孕妇、胎儿造成不利影响。

①乌拉地尔：是α受体拮抗药，可有效地控制各种高血压，乌拉地尔200mg加入5%葡萄糖溶液50ml注射泵泵入，每小时3~8ml。如降压效果不理想，可再加用1种或多种降压药。

②硝普钠：为强有力的速效血管扩张药，扩张周围血管使血压下降。由于药物能迅速透过胎盘进入胎儿体内，并保持较高浓度，其代谢产物（氰化物）对胎婴儿具有毒性作用。因此，不宜于妊娠期应用。分娩期或产后血压过高，应用其他降压药效果不佳时，方考虑使用。硝普钠25mg加入5%葡萄糖溶液50ml注射泵泵入，每小时2~8ml直至达到满意效果。监测有创动脉血压，以便及时调整泵速；注意有无代谢性酸中毒，这是氰化物中毒的早期体征；在使用硝普钠之前必须纠正低血容量，以避免血压突然大幅度下降。

③硝苯地平：为钙离子拮抗药，抑制钙离子内流，能松弛血管平滑肌，扩张冠状动脉及全身周围小动脉，降低外周血管阻力，使血压下降。开始时10mg口服，如果有必要每30分钟重复1次；24小时量不超过60mg。治疗急性高血压时需注意：短效的硝苯地平尚无得到FDA的批准用于高血压的治疗。

④卡托普利：该药为血管紧张素转化酶抑制药，阻止血管紧张素Ⅰ转换为血管紧张素Ⅱ，舒张小动脉，达到降压作用。剂量为12.5~25mg口服，每日3次。降压效果良好，不影响肾血流量，但可降低胎盘灌注量，妊娠期应慎用。

⑤甲基多巴：为中枢性降压药，兴奋血管运动中枢的α受体。从而抑制外周交感神经，使血压下降，妊娠期使用效果良好。用法，250~500mg口服，每日3次；或250~500mg加于10%葡萄糖溶液500ml内静脉滴注，每日1次。拉贝洛尔，为水杨酸氨衍生物，是肾上腺素能β受体阻滞药，对β₁、β₂受体均有抑制作用，并能直接作用于血管，降低血压，不影响子宫胎盘血流量，对孕妇及胎儿心率无影响。目前对拉贝洛尔在妊娠期间的安全性和有效性的报道都比较正面。其降压效果迅速，优于肼屈嗪，且不会引起反射性心动过速。此外，还可促进早期胎儿肺成熟，增加子宫胎盘灌注。不良反应为头痛及颜面潮红。

⑥拉贝洛尔：可反复静脉注射及静脉滴注，初始剂量为20mg，以后剂量为40mg或80mg，每次间

隔10分钟直至降压满意或总量达220mg。如果持续性静脉补液，拉贝洛尔的剂量为2mg/min。静脉注射约5分钟起效。

（3）镇静药物：①咪达唑仑，具有镇静、抗惊厥、催眠和肌松弛等作用，50mg/50ml注射泵入。②冬眠药物，对神经系统有广泛抑制作用，有利于控制子痫抽搐。此外，还有解痉降低血压的作用。由于使用中可能使血压急速下降，使肾与子宫胎盘血流量不足，对胎儿不利及药物对肝有一定损害。因此，现已较少应用，但对硫酸镁治疗效果不佳者仍可应用。常用冬眠Ⅰ号合剂（哌替啶100mg，氯丙嗪50mg，异丙嗪50mg）加于10%葡萄糖溶液500ml内静脉滴注。紧急情况下，1/3量加于25%葡萄糖液20ml缓慢静脉推注（不少于5分钟），余2/3量加于10%葡萄糖溶液250ml静脉滴注。

（4）扩容治疗：合理扩容可改善重要器官的血液灌注，纠正组织缺氧，改善病情。扩容治疗的指征是血液浓缩。禁忌证为心血管负担过重、肺水肿表现、全身性水肿、肾功能不全及未达上述扩容指征的具体指标者。常用扩容药有人血白蛋白、血浆、人工胶体及平衡液等。扩容药可根据是否有低蛋白血症、贫血及电解质紊乱加以选择。扩容应在解痉的基础上进行。扩容治疗时，应严密观察脉搏、呼吸、血压及尿量，防止肺水肿和心力衰竭的发生。

（5）利尿药物：限于全身性水肿、急性心力衰竭、肺水肿、脑水肿、血容量过高且伴有潜在肺水肿者。

①呋塞米：其利尿作用快且较强，对脑水肿、无尿或少尿患者效果显著，与洋地黄类药物合并应用，对控制PDH引起的心力衰竭与肺水肿效果良好。常用剂量为20~40mg，加于25%葡萄糖溶液20ml缓慢静脉注射。该药有较强的排钠、钾作用，易导致电解质紊乱及低氯血症和低钾血症，应加以注意。

②甘露醇：为渗透性利尿药。注入体内后由肾小球滤过。极少由肾小管再吸收，排出时带出大量水分，并同时丢失大量钠离子而出现低钠血症。重症患者若有肾功能不全，出现少尿、无尿，或需降低颅内压时，应用甘露醇可取得一定效果。常用剂量为20%甘露醇125~250ml，快速静脉滴注，一般应在15~20分钟滴注完，否则利尿作用差。HDP心力衰竭、肺水肿者禁用。

（6）适时终止妊娠：HDP患者经治疗后，适时终止妊娠是极为重要的措施之一。终止妊娠的指征：①先兆子痫孕妇经积极治疗24~48小时无明显好转者；②先兆子痫孕妇，胎龄已超过36周，经治疗好转者；③先兆子痫孕妇，胎龄不足36周，胎盘功能检查提示胎盘功能减退。而胎儿成熟度检查提示胎儿已成熟者；④子痫控制后6~12小时的孕妇。

产后24小时直至5天内仍有发生子痫的可能。尽管随时间推移，发生子痫的可能性减少，但仍不应放松观察及防治。

（7）子痫的处理：子痫为重度HDP最严重阶段，一旦发生抽搐，母儿死亡率均明显增高。因此，除上述治疗外，尚应重视下列情况：

①控制抽搐：一旦抽搐发作，应尽快控制。药物首选硫酸镁，必要时加用强有力的镇静药物。若血压过高应加用降压药物静脉滴注。降低颅内压时，给予20%甘露醇250ml快速静脉滴注，出现肺水肿时则用呋塞米20~40mg静脉注射。使用抗生素预防感染。

②护理：子痫患者的护理与治疗同样重要。患者应安置于单人暗室，保持室内空气流通，避免一切外来的声、光刺激，绝对安静。一切治疗与护理操作尽量轻柔，相对集中，避免干扰。严密监测血压、脉搏、呼吸、体温及尿量，记录每小时出入量。防止受伤十分重要，必须专人护理，加用床挡，以防患者从床上跌落。若有义齿应取出。并于上、下磨牙之间放置一缠以纱布的压舌板，以

防咬伤唇舌。严密观察病情，及时进行必要的血、尿化验与特殊检查。及早发现与处理脑出血、肺水肿、急性肾衰竭等并发症。

### 考点2 HELLP综合征

HELLP综合征是HDP的严重并发症。它被认为是重度先兆子痫的另一个独立的评定标准。以溶血、肝酶升高及血小板减少为特点。

1. **临床表现** 本病可发生于妊娠中期及产后的数日的任何时间，70%以上发生于产前，大部分均在妊娠27~37周，其余可发生于产后48h内。临床症状多无特异性，常见主诉为右上腹或上腹疼痛、恶心、呕吐、全身不适。少数可有轻度黄疸，查体可见上腹肌紧张，体重显著增加、水肿。如凝血功能障碍严重可出现血尿、消化道出血。多数患者有PIH的基本特征，约20%患者血压正常或轻度升高，15%的孕妇可既无高血压，也无蛋白尿。

2. **诊断及分类** 根据典型的临床表现可以做出初步诊断，如全身不适、右上腹疼痛、体重骤增、脉压增宽、收缩压>140mmHg、舒张压>90mmHg、可伴有恶心、呕吐症状。确诊取决于实验室检查结果。

按Tennessee标准：①血管内溶血。外周血涂片可见变形红细胞，网织红细胞增多。总胆红素≥20.5μg/L，乳酸脱氢酶升高，尤其≥600U/L。以上任何1项目均提示溶血。②肝酶升高。血清天门冬氨酸氨基转移酶（AST）、丙氨酸氨基转移酶（ALT）升高，≥70U/L。③血小板减少。血小板≤100×10$^9$/L。以上3项全部符合可诊断为完全性HELLP综合征，符合任1项或2项可为部分性HELLP综合征。

Mississippi标准按照血小板计数将HELLP综合征分为3型：①Ⅰ型，血小板≤50×10$^9$/L，AST或ALT≥70U/L，LDH≥600U/L；②Ⅱ型，50×10$^9$/L≤血小板≤100×10$^9$/L，AST或ALT≥70U/L，LDH≥600U/L；③Ⅲ型，100×10$^9$/L≤血小板≤150×10$^9$/L，AST或ALT≥40U/L，LDH≥600U/L，此分型与预后有密切关系。

3. **治疗** HELLP综合征的处理原则包括：①及时终止妊娠（>34周）；②在孕妇生命体征稳定及使用糖皮质激素48小时终止妊娠，这一原则对于妊娠27~34周孕妇更为重要；③对于妊娠<27周的孕妇，可先非手术治疗48~72小时，皮质激素亦可使用，根据孕妇的一般情况决定是否终止妊娠，这一原则较少采用。

（1）非手术治疗：非手术治疗需在密切监护下进行，需严格平衡延长妊娠时间与增加产妇和胎儿严重并发症风险的利弊（如胎盘早剥、急性肾衰竭、肺水肿、DIC及产妇、胎儿死亡）。如非手术治疗无效，需立刻终止妊娠。此外，孕妇合并DIC是非手术治疗的绝对禁忌。

（2）皮质激素（corticoids，CS）：CS可通过胎盘促进胎儿肺成熟，对于妊娠26~33周胎儿有效。更可促进血小板生成，增加毛细血管抵抗力，降低血管通透性，减少出血及渗血，并有抵抗自身免疫抗体的作用，减少沉淀物及疏通微循环。此外，CS还可降低升高的肝酶。国外研究报道倍他米松的安全性与脑保护的功能优于地塞米松，因而作为促进胎儿肺成熟的首选用药。目前临床常用仍为地塞米松。治疗方法为：①标准剂量地塞米松，促进胎儿肺成熟（6mg静脉注射，12小时1次）；②大剂量地塞米松治疗产妇（10mg静脉注射，12小时1次）；③重复剂量降低产妇病死率，促进恢复。

（3）及时终止妊娠：目前尚无随机对照试验比较经阴道分娩或剖宫产两种方式的差别。一般Ⅲ

型HELLP综合征患者可等待自发产程的启动，而Ⅰ型和Ⅱ型患者，只要妊娠大于34周，需立刻终止妊娠。对于妊娠<34周的患者，一旦出现胎儿宫内窘迫及孕妇情况迅速恶化，则必须立刻终止妊娠，这些指征包括：无法控制的高血压，血压>160/110mmHg，无法改善或逐渐恶化的临床症状，即持续恶化的肾衰竭，严重腹腔积液、胎盘早剥、少尿，肺水肿或子痫。

（4）纠正溶血性贫血：输新鲜冰冻血浆补充凝血因子，当血小板低于$50 \times 10^9$/L时，应输血小板，尤其在剖宫产前，也可用右旋糖酐-40（低分子右旋糖酐），既能扩容，又能覆盖在血管内皮细胞表面，使血管内膜光滑，减少血小板聚集。此外，低分子量肝素钙亦可应用，临床常在输完冰冻血浆后，立刻给予低分子量肝素钙0.4ml皮下注射，1次/日，减少凝血因子的耗竭。近来研究发现抗凝血酶可作为先兆子痫的推荐用药，与肝素相比降低了出血的风险，但目前尚无临床试验证实其疗效。此外，有研究发现HELLP综合征患者体内谷胱甘肽水平显著降低，增加细胞内谷胱甘肽水平可保护细胞免受过氧化氢的损伤，这可能是未来治疗HELLP综合征的新策略。对于肝破裂和包膜下血肿的患者，重组Ⅶa可能有效。

（5）产后合并HELLP综合征的处理：在终止妊娠后母体血小板持续降低，至产后72小时可逐渐恢复。约30%的HELLP综合征发生于产后数小时至7天，大部分发生于产后48小时内。产后合并HELLP综合征者，往往肾衰竭和肺水肿的发病率高于妊娠合并HELLP综合征的患者。对于这些患者，目前临床上推荐大剂量地塞米松的使用。但仍有2项临床研究认为大剂量地塞米松并不能降低产妇病死率、住院时间，改善实验室检查各项指标和利尿。

对于产后72小时后，血浆胆红素水平仍持续升高的患者，可能从血浆置换中获益。在Ⅰ型患者中，持续补充血小板及大剂量地塞米松使用并不能改善预后。Ertan等在尿少的患者中使用呋塞米和抗凝血酶及低分子量肝素钙预防DIC获得不错的临床疗效，而一项Meta分析则认为呋塞米的使用并不能预防或治疗急性肾衰竭。

此外，更要严密观察出血量（准确测量阴道出血量）和实验室各项指标，防止DIC的发生。DIC的程度是影响HELLP预后的重要因素。DIC在产科中最常见的表现为阴道出血不凝固，临床上常重视产后出血而忽视DIC的存在。

### 考点3　妊娠急性脂肪肝

妊娠急性脂肪肝（acute fatty liver of pregnancy，AFLP）为妊娠晚期特有的一种严重的肝病，病死率高达85%以上，多见于初产妇及HDP患者的疾病。大多发生于妊娠30~38周，有与重症肝炎相似的消化道症状、黄疸、出血倾向和肝、肾衰竭，易误诊为急性重症肝炎。

1. 临床表现　AFLP常发生于妊娠中晚期，以28~40周常见，偶有报道见于23周。AFLP以26~30岁孕妇多见，多见于初产妇，起病急骤。主要临床表现初期为乏力、食欲缺乏、恶心、呕吐、多尿、下肢水肿等，其中呕吐为主要症状；数天至1周后出现黄疸且进行性加重，常无瘙痒，以尿酸升高为早期表现，也可出现腹痛，有出血倾向，黄疸多呈梗阻性，肝进行性缩小，腹水、黄疸迅速加深；发生意识障碍程度不一，也有不同程度的妊娠水肿、蛋白尿、高血压、肝衰竭、肾衰竭、DIC、败血症等。如有后背疼痛常预示是一种严重并发症，即胰腺炎。

2. 诊断

（1）AFLP可在妊娠晚期任何时间发病，多发生于妊娠31~42周，也有发病早在妊娠23周的报道。约50%的患者可发展为先兆子痫，20%的患者合并HELLP综合征。无肝病史及肝炎接触史，各种肝炎标志物常为阴性。

（2）起病初期出现非特异性症状，包括不适、疲劳、头痛、厌食、恶心、呕吐。在大多数患者中恶心，呕吐是重要的症状。有些患者出现右上腹部疼痛，有的在发病初期就出现较特异的症状，包括进行性加重的黄疸及出血。

（3）肝衰竭及多器官系统受累表现，消化道症状严重，表现为食欲极度减退、频繁呕吐、腹胀、腹水、肝功能明显异常、黄疸迅速加深。随病情进展，可出现凝血功能障碍、全身出血倾向；持续重度低血糖；肝性脑病、肾衰竭、胰腺炎、胃肠功能障碍等多器官系统功能障碍。

（4）确诊还依赖于病理学检查、实验室检查结果及影像学检查。

①实验室检查

血常规：白细胞升高（$\geqslant 10.0 \times 10^9/L$）、血小板减少，可见幼红细胞，其来源为肝内髓外造血，是诊断本病的敏感指标。

尿常规：尿蛋白可阳性，尿胆红素常阴性，可能与肾小球基底膜增厚、胆红素不能滤过有关。是诊断本病的重要依据。

凝血改变：凝血酶原时间明显延长，纤维蛋白原减少，严重者出现DIC。

肝功能检查：血清总胆红素呈进行性加重，丙氨酸氨基转移酶（ALT）、天门冬氨酸氨基转移酶（AST）升高，碱性磷酸酶升高；低蛋白血症，严重者出现酶胆分离。

随机及空腹血糖明显降低。

肾功能改变：尿素氮升高、肌酐及尿酸升高。尿酸升高可先于AFLP临床发作之前出现。

②影像学检查：B超检查可提供有临床意义的诊断，回声增强，肝体积缩小、肝区弥漫性密度增高，呈雪花状，称之为"亮肝"现象。肝实质CT值50~80HU，脂肪CT值90~120HU，肝密度降低。

③病理学检查：肝组织活检为确诊AFLP的金标准，但其易并发DIC，患者不易接受，限制了其临床应用。目前认为可根据临床表现及实验室检查结果作出早期诊断，而非必须通过肝组织穿刺活检来确诊。AFLP的病理改变为肝大小正常或轻度缩小，色黄质软，光滑，切面油腻。组织学改变主要是弥漫性肝细胞脂肪变性和脂肪浸润，脂肪变性呈微囊泡状，脂肪变性可累及整个肝小叶，也可见少量肝细胞坏死和淤胆。肝小叶中心肝细胞急性脂肪变性与急性重症肝炎时肝细胞广泛坏死截然不同。

3. 治疗　AFLP的治疗依赖于AFLP的早期诊断，其处理原则包括：立刻终止妊娠；纠正凝血功能障碍；多学科综合治疗。

（1）终止妊娠：由于只有终止妊娠才能控制病情进一步发展，因此，临床上一旦诊断为AFLP，应尽早做好终止妊娠准备。终止妊娠尽量选择剖宫产为主。

（2）纠正凝血功能障碍：大量输注新鲜全血及血浆，静脉输注凝血酶复合物、纤维蛋白原、血小板等，必要时可考虑应用肝素抗凝血治疗。

（3）多学科综合治疗：AFLP终止妊娠后，妊娠所致的肝负担有所减轻，但分娩、手术、麻醉的创伤以及产后出血又可进一步加重肝的损伤，给治疗带来更大的困难。因此，终止妊娠后需进行多学科的综合治疗。

①呼吸、循环的支持。保持呼吸道的通畅及血氧饱和度的稳定，维持有效循环血容量，在中心静脉插管监测中心静脉压的基础上调整输液量及输液速度，维持正常血压。

②血制品的补充。每日交替输注新鲜冰冻血浆和人血白蛋白，改善低蛋白血症，以利于肝细胞

的再生，增加血液胶体渗透压和有效循环量，减轻腹水和防止脑水肿，补充体内缺乏的凝血因子，促进血管内皮细胞的修复。

③适量使用皮质激素利于减轻肝细胞的损伤，促进肝细胞合成蛋白质（密切注意水电解质平衡，及时纠正酸中毒）；补充足够能量，纠正低血糖保护肝（低盐蛋白饮食，高糖类）。

④使用对肝、肾毒性小的广谱抗生素预防和控制感染。

⑤预防性保护胃肠道功能，尽早使用抑酸药预防应激性溃疡、胃肠减压减轻腹胀预防肠道功能衰竭。根据情况尽早启动肠内营养。

⑥人工肝治疗。临床上应用较多的是血浆置换术治疗。目前血浆置换技术成熟、效果显著，是普及面较广的一种人工肝常用治疗方法。血浆置换可显著改善患者的肝功能和肝性脑病。通过血浆置换能有效清除患者体内有毒的氨、内毒素及氧自由基等有毒物质，并能及时纠正酸碱平衡及电解质紊乱，维持内环境的相对稳定，有利于肝细胞再生及肝功能恢复；血浆置换每次需要更换血浆3000ml左右，可以及时补充大量的凝血因子、血浆蛋白、免疫球蛋白、调理素等人体有用成分，改善凝血功能，防治DIC。血浆置换是目前治疗急性妊娠脂肪肝所引起的急性肝衰竭、肝性脑病及肝肾综合征的重要措施，建议尽早采取使用。

⑦肝移植。国内外已有AFLP行肝移植成功报道，但由于肝来源缺乏，同时患者存在凝血功能障碍，手术过程风险较大，费用也较高，并不适用于大多数病例。

### 考点4　失血性休克（hemorrhagic shock）

产科休克是指发生在孕产妇这一特殊人群，与妊娠及分娩直接有关的休克。产科休克的常见类型为失血性休克、感染性休克、心源性休克、过敏性休克、神经源性休克。其中失血性休克是妊娠相关的导致孕产妇死亡的首要原因。该原因导致的死亡都是低血容量性休克所介导，并与多种脏器功能衰竭相关，如急性肾衰竭、急性呼吸窘迫综合征、垂体坏死等。

1.病理生理

（1）母体改变：低血容量性休克涉及一系列机体应对急性低血容量的病理生理阶段。在大出血的早期，平均动脉压、心排血量、中心静脉压、肺小动脉楔压、每搏量、混合静脉血氧饱和度及氧消耗都降低。而收缩期血管阻力及动静脉血氧饱和度的差异增加。当血流降低后这些改变能改善组织氧供。儿茶酚胺释放调节小静脉，使血液从容量储备池输出，伴随这些变化的还有心率、全身小血管阻力、肺部血管阻力及心肌收缩力等的增加。失血性休克后幸存的患者在复苏的最初24小时内其平均动脉压、心排血量、氧输送及氧消耗的降低都不会太大，而复苏后这些指标的恢复却都更接近于正常值。

此外，中枢神经系统通过选择性收缩小动脉从而对心排血量及血容量进行重新分配。这些改变使得肾、小肠、皮肤及子宫的血供减少而维持心脏、大脑及肾上腺血供的相对稳定。在产前出血的患者这种改变甚至在母体低血压出现之前就导致胎儿致死性的低氧和窘迫。这时妊娠期子宫相对于那些维持生命的器官来讲显得次要。无论母体血压如何，严重的休克都会伴有胎儿窘迫。

（2）对胎儿的影响：胎盘血流与子宫动脉灌注压成正比，从而与收缩压成正比。任何导致母体心排血量降低的事件都会导致胎盘供血成比例的下降。子宫血管对外源性血管活性物质非常敏感，然而，子宫动脉对妊娠相关性肾素血管紧张素刺激及血管压力效应的反应似乎比较迟钝，其机制尚不清楚。

产前出血患者胎儿血氧饱和度随母体心排血量减少而成比例降低，应引起产科医师关注。母体肾上腺髓质分泌的肾上腺素可增加胎盘部位螺旋动脉的阻力，进一步引起胎儿血氧饱和度的降低。此时即使母体的代偿机制尚可以维持母体生命体征稳定，而其胎儿却非常危险，因此，为了胎儿的安全，即使没有明显的低血压表现，也应该迅速增加产前出血患者的血容量。

（3）继发脏器损伤：尽管所有重要脏器的血流量在妊娠期间都会增加，但3个器官（垂体前叶、肾及肺）在失血性休克发生时容易受损。妊娠期间垂体前叶增大，血流量增加。但发生休克时，血流由垂体前叶分流至其他器官，因而导致缺血性坏死。Sheehan和Murdoch首先报道了继发于产后失血性低血压的低垂体功能综合征。这种情况在现代的产科已经非常罕见了。其临床表现多种多样，但是继发于垂体性腺激素的降低而导致的闭经却非常见，严重情况下，甲状腺及垂体促肾上腺激素的分泌也减少，也有学者报道部分性或者非典型性垂体前叶或后叶综合征的，任何原因引起的低血容量都会降低肾血流，从而导致急性肾小管坏死。约75%产科肾衰竭的患者的诱发是失血和低血容量。及时进行补血、补液治疗对避免这种结局至关重要。心排血量急剧减少使得氧摄取功能受损，血氧运输的变化与ARDS的发病机制相关。当失血达到血容量的25%时，代偿机制将不足以维持心排血量及动脉血压。从这一点来讲，即使发生少许再次失血，都将导致临床症状的迅速恶化，导致大量细胞坏死及血管收缩、器官缺氧、细胞膜稳定性破坏以及细胞内液流失到细胞外的空间。低血容量性休克时血小板聚集性也增加，聚集的血小板释放血管活性物质，这些物质促使微小血栓形成、不可逆的微血管缺血灌注及凝血功能障碍等。

由于孕期特有的生理变化，产科出血有着不同于正常人群的特点：孕期血容量增多，一旦出血往往来势迅猛，不易准确估计出血量；孕产妇多较为年轻，身体基础好，对出血有一定的耐受性。因此，当出现明显临床症状时，往往已达中重度休克标准，贻误了抢救时机。特别是不少患者的产后出血发生于家庭分娩或基层医院，由于上述因素及医疗条件的限制常导致产后出血呈非控制性状态，不能被及时发现和处理。这些是导致产科休克患者不良结局的原因。

2. 治疗　产科出血大多数往往来势凶猛，短时间内大量失血而导致失血性休克；抢救失血性休克关键就是止血、恢复血容量及快速去除病因。

（1）产科失血性休克患者的监护。对休克患者的监测十分重要。从休克的诊断治疗开始，直至治愈，必须始终观察并掌握病情变化，以免出现治疗不足或治疗过度的错误而影响急救效果。

①基本生命体征监测：休克是一种以组织灌注不足为特征的临床状态。虽然低血压常合并休克发生，但是血压正常并不能排除休克的发生。应结合患者的神志、四肢末梢的温度及尿量等情况了解组织灌注情况；休克早期可通过对患者的神志、体温、血压、脉搏、呼吸及尿量等基本生命体征进行监护，可以评估出血量、出血速度及制订治疗方案，一般监测间隔时间可为30分钟至1小时。

②产科失血性休克患者血流动力学的监测：血流动力学的监测能进一步评估心室充盈压、心排血量及血管内血容量，并指导输液治疗。临床常用以下监测指标，即心排血量（CO）、中心静脉压（CVP）、氧饱和度监测，肺毛细血管楔压（PAWP）、肺动脉压（PAP）、经食管超声心动图（TEE）、pH及$PCO_2$、$PO_2$监测，血乳酸水平，血碳酸氢盐水平，凝血功能，电解质等。必须强调动态监测，了解病情变化，并及时纠正治疗措施。

（2）保持呼吸有效通气道，是抢救休克的首要原则。休克时肺循环处于低灌注，氧和二氧化碳弥散都受到影响，严重缺氧时引起低氧血症，低氧血症又能加重休克，导致恶性循环。休克患者最常见的死因是呼吸系统氧交换不全而导致的多器官功能衰竭。对危重症患者的研究发现，因组织灌注减少而产生的组织氧债是导致继发性器官功能障碍及衰竭的最主要的潜在生理机制。通过面罩以每分钟8~10L的速度给氧以增加肺毛细血管膜的局部氧分压可能可以阻断组织缺氧的发生。而且对于产前出血患者提高母血中局部氧分压也能够增加胎儿组织氧供。必须保证充足供氧，鼻导管插入深度应适中，通常取鼻翼至耳垂间的长度，必要时采用人工通气以保证有效通气。如果患者气道不通或者潮气量不足，临床工作者应该果断地行气管插管及正压通气给氧以促进足够的氧合作用。

（3）确保输液通道，是产科失血性休克患者救治成功的关键。急性大出血休克时，末梢血管处于痉挛状态。静脉穿刺输液常遇到困难，近年来，多采用颈内静脉等大静脉通路维持输液通道，保证液体迅速灌注。

（4）补充血容量纠正休克。休克均伴有血容量不足，扩充血容量是维持正常血流动力和组织灌注的物质基础，是抗休克的基本措施。尽快和有效恢复血管内容量是治疗失血性休克的重要措施，特别是休克早期。一旦到休克中、晚期，由于机体微循环开放，尽管输入了大量的液体，但疗效并不理想。因此，合理输液对休克救治成功至关重要。

①适宜的补液速度及补液量：一般最初20分钟静脉滴注1000ml，第1个1小时内应输入2000ml，以后根据患者情况酌情调整。同时应严密观察继续出血量，尽快配合有效的止血措施。对中重度休克的患者可考虑采用CVP或PICCO指导补液。

②选好补液种类：休克扩容主要采用晶体液，胶体液，血制品及血液代用品。一般说来，晶体液主要补充细胞外液，胶体液主要补充血管内容量。休克早期应用晶体液加血液代用品。2006年美国麻醉医师协会（ASA）输血指南指出，血红蛋白<60g/L或<100g/L（合并心肺疾病）输入红细胞；PT>正常值1.5倍，或INR>2.0，或ATPT>正常值2倍时输注新鲜冰冻血浆；血小板<$50 \times 10^9$/L输注血小板。上述指标对于心、肺疾病患者要放宽条件。另外，未控制出血的输血指征为血红蛋白<100g/L，已控制出血的输血指征为血红蛋白<60g/L。

在大量补液治疗的过程中，应重视纠正具体的凝血功能障碍，及时补充新鲜冷冻血浆（纤维蛋白原<1g/L）及血小板减少（<$30 \times 10^9$/L）能够减少更进一步的输注需求。急性失血性休克情况下，侵入性血流动力学监测，通过CVP及PCWP反映毛细血管内容量状态，可能有利于指导补液治疗。然而，危重症患者CVP作为反映血管容量状态的指标可能并不绝对可靠，因为此时还伴有静脉血管壁的改变。幸运的是，产科失血性休克患者通过迅速止血以及充分及时的复苏治疗能够迅速恢复。

近年来出现了关于休克治疗中限制性液体复苏的观点，限制性液体复苏有利于减少出血量，保障重要组织器官的灌注，减少休克造成的各器官功能损害，可能有效改善免疫功能等。

（5）止血是治疗产科失血性休克的关键。应根据不同性质的出血采取相应的止血措施控制出血，治疗原发疾病。某些情况下，如子宫破裂或者腹腔内出血，可能在血流动力学稳定之前就需要进行外科手术。子宫收缩乏力引起的产后出血，如果用传统的压迫法或者稀释的缩宫素无效时，应该考虑250甲基麦角新碱或者卡前列素。后者的推荐使用量为250μg，如果有需要最大可以使用到1000μg。少数患者，直肠给予米索前列醇，一种前列腺素E的类似物，对治疗子宫收缩乏力是有效的。此外，建立在明确病因诊断前提下的外科手段干预可避免患者死亡，迅速有效地控制出血。因此，重症产科失血的成功处理需要及时的容量复苏、睿智的用药、果断的手术决策等综合应用。

（6）血管活性药物的使用。失血性休克在纠正容量之后如果血压仍偏低，可以考虑给予适当的血管活性药物。产前及分娩期慎用加压素，因其虽能够暂时缓解母体低血压，然而却是以降低子宫胎盘灌注为代价。因为子宫螺旋动脉对该类药物十分敏感，不到万不得已，一般不用加压素来治疗产前失血性休克。变性肌力药物如多巴胺可能对急性循环衰竭情况下的血流动力学有积极改善作用。但动物实验研究发现多巴胺会降低子宫动脉血供。低血容量性休克时，除非肺毛细血管楔压（PCWP）已经得到最佳改善，否则一般不使用血管加压药物或者变性肌力性药物。当给药剂量相同时，加压素比多巴酚丁胺升高MAP及PCWP的作用更强。而多巴酚丁胺能够使心脏指数、$VO_2$及$DO_2$，上升更多。

（7）纠正酸中毒。代谢性酸中毒常伴休克而产生，酸中毒能抑制心脏收缩力，降低心排血量，并能诱发DIC。因此，在抗休克同时必须注意纠正酸中毒。首次可给碳酸氢钠溶液100~200ml。2~4小时再酌情补充。监测动脉血气，按失衡情况给药。

（8）防治MODS。休克发生后心肌缺氧、能量合成障碍，加上酸中毒的影响，可致心肌收缩无力，心排血量减少，甚至发生心力衰竭，因此治疗过程中应严格监测脉搏，两肺底有无湿啰音及中心静脉压。如脉率>140次/分，或两肺底部发现有湿啰音，或中心静脉压升高达12cm以上者可给予快速洋地黄制剂，一般常用毛花苷C 0.4mg加入25%葡萄糖溶液20ml中缓慢静脉推注。4~6小时后，尚可酌情追加0.2mg，以防治心力衰竭。血容量补充已足，血压恢复正常，改善肾灌注，若尿量仍<17ml/h，可适当利尿，预防急性肾损伤。

### 考点5 羊水栓塞（amnionic fluid embolism）

羊水栓塞是指在分娩过程中羊水进入母体血循环引起的肺栓塞导致出血、休克和发生弥散性血管内凝血（disseminated introvascular coagulation，DIC）等一系列病理改变。是严重的分娩并发症，产妇病死率高达70%~80%。其表现为突然出现的呼吸困难，发绀，迅速进入休克，昏迷，DIC等。

1. 临床表现　羊水栓塞的典型的临床经过可分3个阶段。

（1）休克：由肺动脉高压引起的心力衰竭、急性循环呼吸衰竭及变态反应引起的休克，分娩过程中一般发生在第一产程末、第二产程宫缩较强时，有时也发生在胎儿娩出后短时间内。开始出现烦躁不安、寒战、恶心、呕吐、气急等先兆症状，继而出现呛咳、呼吸困难、发绀，肺底部出现湿啰音，心率加快，面色苍白、四肢厥冷，血压下降等。严重者发病急骤，甚至没有先兆症状，仅惊叫一声或打一哈欠，血压迅速下降或消失，产妇多于数分钟内迅速死亡。

（2）DIC引起的出血：患者渡过第一阶段，继之发生难以控制的全身广泛性出血，大量阴道出血、切口渗血、全身皮肤黏膜出血，甚至出现消化道大出血。

（3）急性肾衰竭：羊水栓塞后期患者出现少尿或无尿和尿毒症的表现。这主要由于循环功能衰竭引起的肾缺血及DIC前期形成的血栓堵塞肾内小血管，引起肾缺血、缺氧，导致肾器质性损害。必须指出，典型病例按顺序出现，但有时并不全出现，不典型者仅有阴道出血和休克，也有休克和出血的同时合并少尿、无尿者。钳刮术中出现羊水栓塞也可仅表现为一过性呼吸急促、胸闷。

2. 诊断　根据分娩及钳刮时出现的上述临床表现，可初步诊断，并立即进行抢救。在抢救同时应抽取下腔静脉血，镜检有无羊水成分。同时可做如下检查，以帮助诊断及观察病情的进展情况：①床边胸部X线平片见双肺有弥散性点片状浸润影，沿肺门周围分布，伴有右心扩大；②床边心电图提示右心房、右心室扩大；③与DIC有关的实验室检查。

3. 治疗　羊水栓塞的抢救在于早诊断、早处理，早用肝素和早处理妊娠子宫，以及迅速地对症处理。最初阶段主要是抗休克、抗过敏，解除肺动脉高压，纠正缺氧及心力衰竭。DIC阶段应早期抗凝血，补充凝血因子，晚期抗纤溶同时也补充凝血因子。少尿或无尿阶段要及时应用利尿药，预防及治疗肾衰竭。紧急处理还包括下腔静脉保留插管，既可测量中心静脉压指导补充血容量，又可抽血找羊水成分及做其他必要的血化验。

（1）吸氧：行气管插管，正压供氧，必要时行气管切开，保证供氧，减轻肺水肿，改善脑缺氧。

（2）抗过敏治疗：立即静脉推注地塞米松20mg，以后依病情继续静脉滴注20mg维持；肾上腺皮质激素可解除痉挛，稳定溶酶体，不仅可保护细胞，而且可抗过敏。但反复用药需谨慎，因其可抑制网状内皮系统的功能，使已激活的凝血因子不能及时被清除，加重DIC。此时应在使用肝素治疗的基础上应用。

（3）解除血管和器官的痉挛：解除支气管平滑肌及血管平滑肌痉挛，纠正机体缺氧。常用药物有：①阿托品，解除肺血管痉挛，抑制支气管分泌功能，改善微循环。心率慢时应用，1mg每10~20分钟静脉注射1次，直至患者面色潮红，微循环改善。②罂粟碱，依前列醇，前列地尔。罂粟碱对冠状血管，肺和脑血管均有扩张作用。与阿托品合用扩张肺小动脉效果更佳。③氨茶碱，解除支气管平滑肌痉挛，还可解除肺血管痉挛，扩张冠状动脉及利尿作用。0.2~0.5g加于10%~25%葡萄糖溶液20ml中缓慢静脉注射。④酚妥拉明，解除肺血管痉挛，20mg加入10%葡萄糖溶液250ml，静脉滴注。

（4）抗休克：羊水栓塞引起的休克比较复杂，与过敏样反应、肺源性、心源性及DIC等多种因素有关。主要措施包括：①扩充有效血容量，扩充溶液的选择，开始多用右旋糖酐-40 500~1000ml，补足血容量后血压仍不回升，可用多巴胺20mg加于5%葡萄糖溶液250ml中静脉滴注，也可选择其他胶体及代血浆制品。同时应积极补充新鲜血浆及平衡液。②纠正酸中毒，首次可给予5%碳酸氢钠溶液100~200ml，根据动脉血气结果调整。③血管活性药物，可用去甲肾上腺素或多巴胺。④补充凝血因子，早期DIC高凝血状态或DIC诱因未去除，原则上不予以补充。在消耗性低凝血期补充最为适宜，且效果最好。新鲜冷冻血浆同时具有扩容作用，冷沉淀含有纤维蛋白原和Ⅷ因子，凝血酶原复合物含凝血酶原、Ⅱ因子、Ⅸ因子和Ⅹ因子。⑤血小板低于$20 \times 10^9$/L可输注血小板，使其达到安全水平。

（5）心源性休克的治疗：降低心脏前负荷，血管扩张药物和正性肌力药物的使用。硝酸甘油可减轻心脏前负荷，硝普钠可降低心脏前后负荷。但必须注意监测血容量，一定在有效循环血量充足的前提下使用血管扩张药物。在危重患者中慎用洋地黄药物，可选用多巴胺和多巴酚丁胺。多巴胺在5~15μg/（kg·min）时心肌收缩力增强，心排血量增加。多巴酚丁胺的使用从小剂量开始，2μg/（kg·min），最大不超过15μg/（kg·min）。

（6）利尿药的应用：呋塞米20~40mg静脉推注，有利于消除肺水肿，并防治急性肾衰竭。

（7）防治DIC：早期使用低分子量肝素钙抗凝血，可降低出血风险。在凝血因子消耗阶段，临床常在补充新鲜冰冻血浆后立刻皮下注射0.2~0.4ml低分子量肝素钙，减少凝血因子的耗竭。在DIC纤溶亢进期可给予抗纤溶药物、凝血因子合并应用防止大量出血。

（8）抗生素的应用：及时选用对肾毒性较小的广谱抗生素，剂量要大。

（9）产科处理：原则上应在产妇呼吸循环功能得到明显改善，并已纠正凝血功能障碍后进行。在第一产程发病应立即考虑剖宫产以去除病因。在第二产程发病应在抢救产妇的同时，可及时阴道助产结束分娩。对一些无法控制的产后出血，即使在休克状态下亦应在抢救休克的同时行子宫全切术。

## 考点6 妊娠合并急性胰腺炎

1. 临床表现

（1）腹痛：主要表现为突发性上腹部持续性疼痛，阵发性加剧，多向左腰背部放射。90%的患者有此主诉，极少数患者疼痛轻微甚至不典型。腹痛程度与病情严重程度并不相关。妊娠期任何上腹部疼痛均应考虑急性胰腺炎的可能，在妊娠晚期，特别是处于临产阶段，急性胰腺炎的撕裂性上腹部胀痛常被宫缩痛掩盖或与宫缩痛混淆。

（2）恶心、呕吐：疼痛常合并恶心、呕吐，且呕吐后腹痛无减轻。也有少数患者腹痛轻微而恶心、呕吐则较严重且频繁。

（3）发热：轻型急性胰腺炎可见中度发热，一般持续3~5天。如体温持续不退或降至正常后又升高，则提示存在感染可能。

（4）其他：低钙血症可造成手足抽搐，胆源性胰腺炎可出现黄疸，严重者还可出现休克、肠梗阻、代谢紊乱、多器官功能障碍等表现。

（5）体征：左上腹压痛明显，当存在腹膜炎时可出现肌紧张、反跳痛及肠鸣音减弱或消失。妊娠晚期子宫增大、胰腺位置较深，体征可不典型。

2. 治疗 妊娠与非妊娠期急性胰腺炎的处理方法原则上基本相同。随着胰腺炎内科治疗的发展，目前妊娠合并急性胰腺炎的治疗也日趋保守化，并取得较好疗效。

（1）非手术治疗：包括禁食、胃肠减压、抑制胃酸、抗感染、抑制胰液分泌、纠正水电解质紊乱等基本措施。应用抗生素时要兼顾对胎儿的影响。胎儿未成熟，有早产征象时，应同时给予保胎治疗。

（2）手术治疗：妊娠期急性胰腺炎的手术治疗作用有限，但若患者对非手术处理反应不佳则手术是必要的，最佳手术期应在妊娠中期或产褥期。妊娠中期进行手术较为安全是因为此期胎儿器官发育已经完成，自发性流产和早产的可能性较小，况且子宫也未进入上腹腔，对手术视野的影响小，而且手术宜在患者症状好转后延期施行，急症手术患者的病死率较高。妊娠晚期主张积极进行非手术治疗，手术宜安排在分娩后进行，但若腹痛加剧，血清淀粉酶持续上升也可开腹手术。腹部手术时最好不进行剖宫产，除非遇上产科指征或增大的子宫影响手术操作。

（3）产科处理：急性胰腺炎并不是进行治疗性流产、引产及分娩的适应证。对非手术治疗有效者，孕妇及胎儿各项监护指标显示正常，可等待足月自然分娩。如孕妇或胎儿监护指标显示异常，胎儿尚未成熟，但有存活希望者，可在促胎肺成熟治疗后终止妊娠。除外产程快、短时间内分娩者，均可选择剖宫产术。对胆源性胰腺炎或重症胰腺炎并已形成胰腺周围脓肿时，及时行剖宫产终止妊娠，同时请外科医师上台探查胰腺，清创引流。

# 第 14 章　儿科重症

## 第一节　儿科重症医学的特点

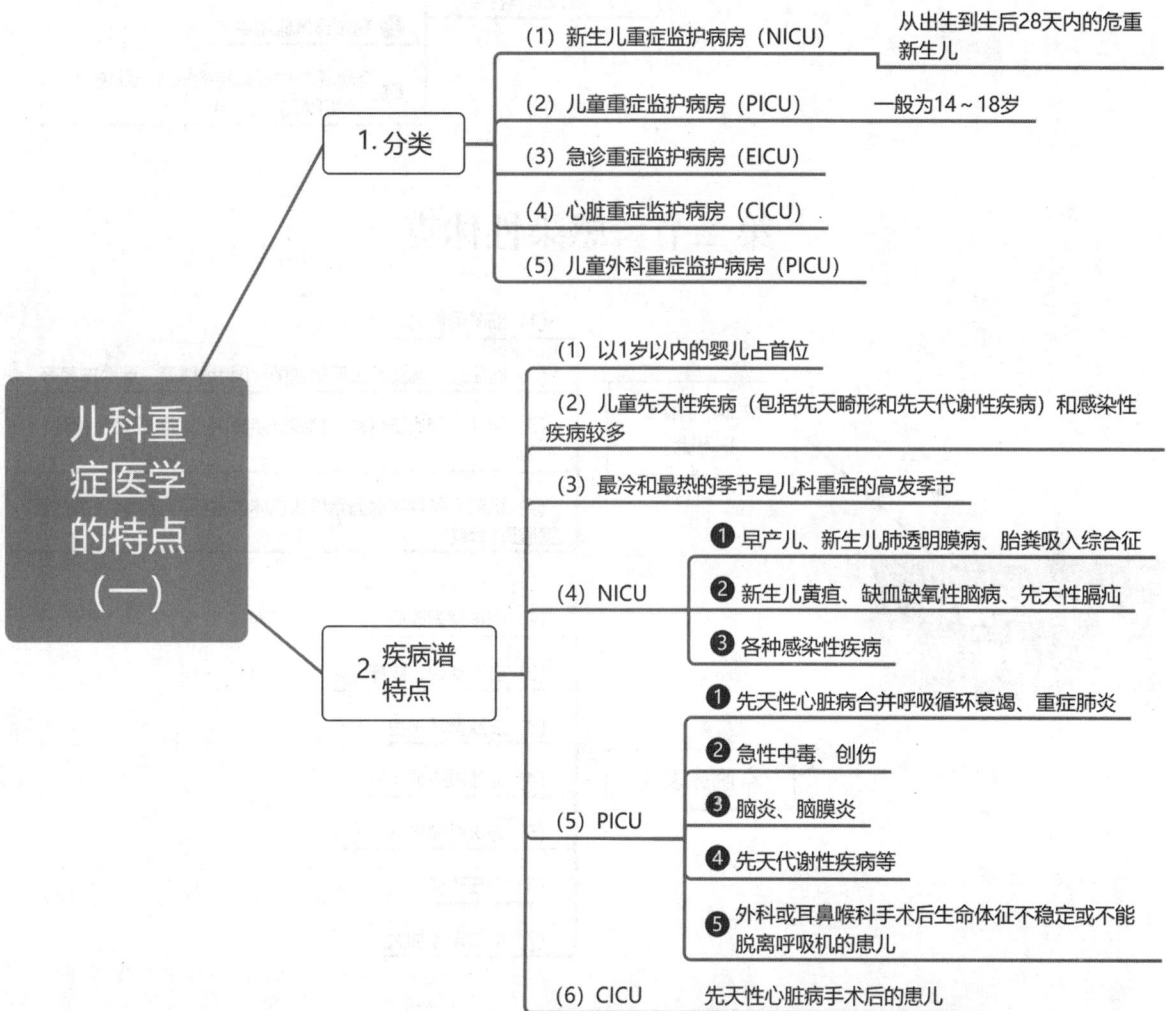

儿科重症医学的特点（一）

- **1. 分类**
  - (1) 新生儿重症监护病房（NICU）—— 从出生到生后28天内的危重新生儿
  - (2) 儿童重症监护病房（PICU）—— 一般为14~18岁
  - (3) 急诊重症监护病房（EICU）
  - (4) 心脏重症监护病房（CICU）
  - (5) 儿童外科重症监护病房（PICU）

- **2. 疾病谱特点**
  - (1) 以1岁以内的婴儿占首位
  - (2) 儿童先天性疾病（包括先天畸形和先天代谢性疾病）和感染性疾病较多
  - (3) 最冷和最热的季节是儿科重症的高发季节
  - (4) NICU
    - ❶ 早产儿、新生儿肺透明膜病、胎粪吸入综合征
    - ❷ 新生儿黄疸、缺血缺氧性脑病、先天性膈疝
    - ❸ 各种感染性疾病
  - (5) PICU
    - ❶ 先天性心脏病合并呼吸循环衰竭、重症肺炎
    - ❷ 急性中毒、创伤
    - ❸ 脑炎、脑膜炎
    - ❹ 先天代谢性疾病等
    - ❺ 外科或耳鼻喉科手术后生命体征不稳定或不能脱离呼吸机的患儿
  - (6) CICU —— 先天性心脏病手术后的患儿

儿科重症医学的特点（二）
 └─ 3.设备和治疗措施的特殊性
     ├─ (1) 婴儿暖箱和辐射热保温台
     ├─ (2) 常用抢救复苏设备
     │    ├─ ❶ 新生儿用气管内插管的导管内径：2.5～7mm
     │    ├─ ❷ 新生儿专用喉镜片
     │    ├─ ❸ 儿童大、中、小不同型号直喉镜片和弯喉镜片
     │    └─ ❹ 其他：监护仪血压袖带、经皮氧饱和度监测探头、各种导管、引流管等
     └─ (3) 机械通气特点
          ├─ ❶ 呼吸机提供的最小潮气量以10ml为宜
          ├─ ❷ 持续气流时间切换限压型呼吸机最为适宜
          ├─ ❸ 高频通气应用更多
          └─ ❹ 无创通气中经鼻持续气道正压通气（NCPAP）更常用

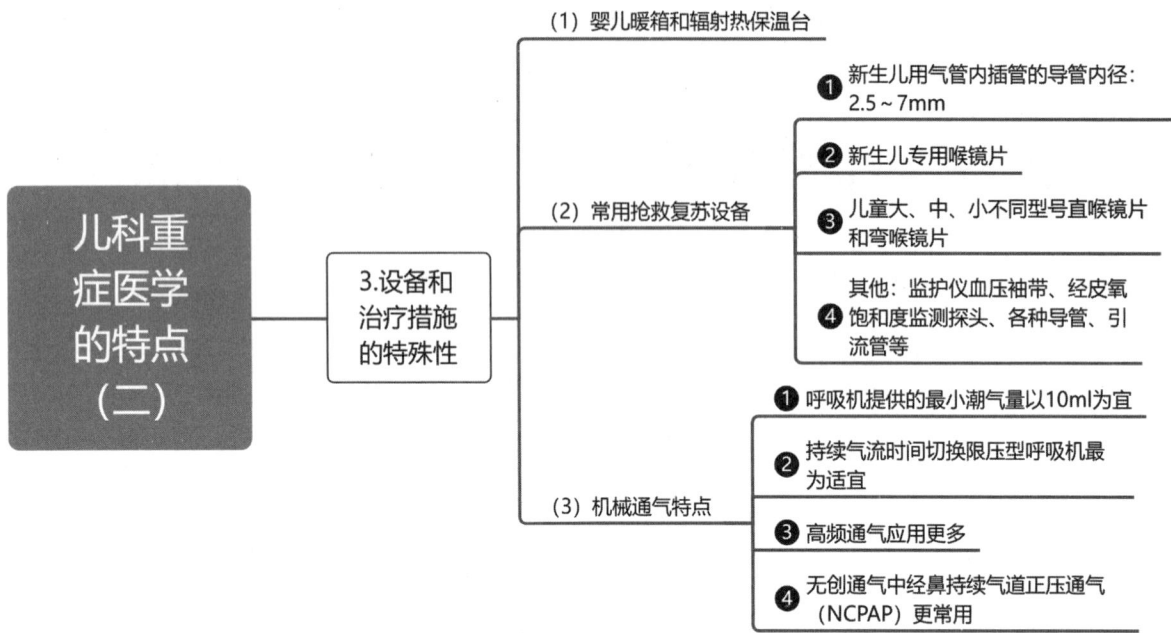

# 第二节　感染性休克

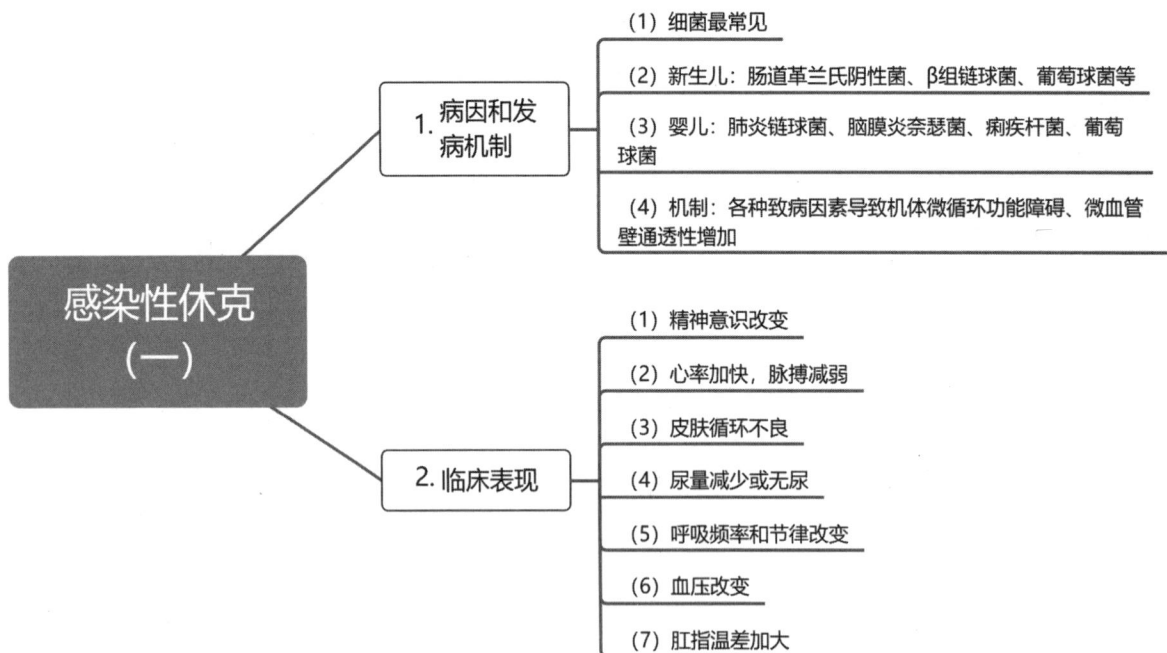

感染性休克（一）
 ├─ 1. 病因和发病机制
 │    ├─ (1) 细菌最常见
 │    ├─ (2) 新生儿：肠道革兰氏阴性菌、β组链球菌、葡萄球菌等
 │    ├─ (3) 婴儿：肺炎链球菌、脑膜炎奈瑟菌、痢疾杆菌、葡萄球菌
 │    └─ (4) 机制：各种致病因素导致机体微循环功能障碍、微血管壁通透性增加
 └─ 2. 临床表现
      ├─ (1) 精神意识改变
      ├─ (2) 心率加快，脉搏减弱
      ├─ (3) 皮肤循环不良
      ├─ (4) 尿量减少或无尿
      ├─ (5) 呼吸频率和节律改变
      ├─ (6) 血压改变
      └─ (7) 肛指温差加大

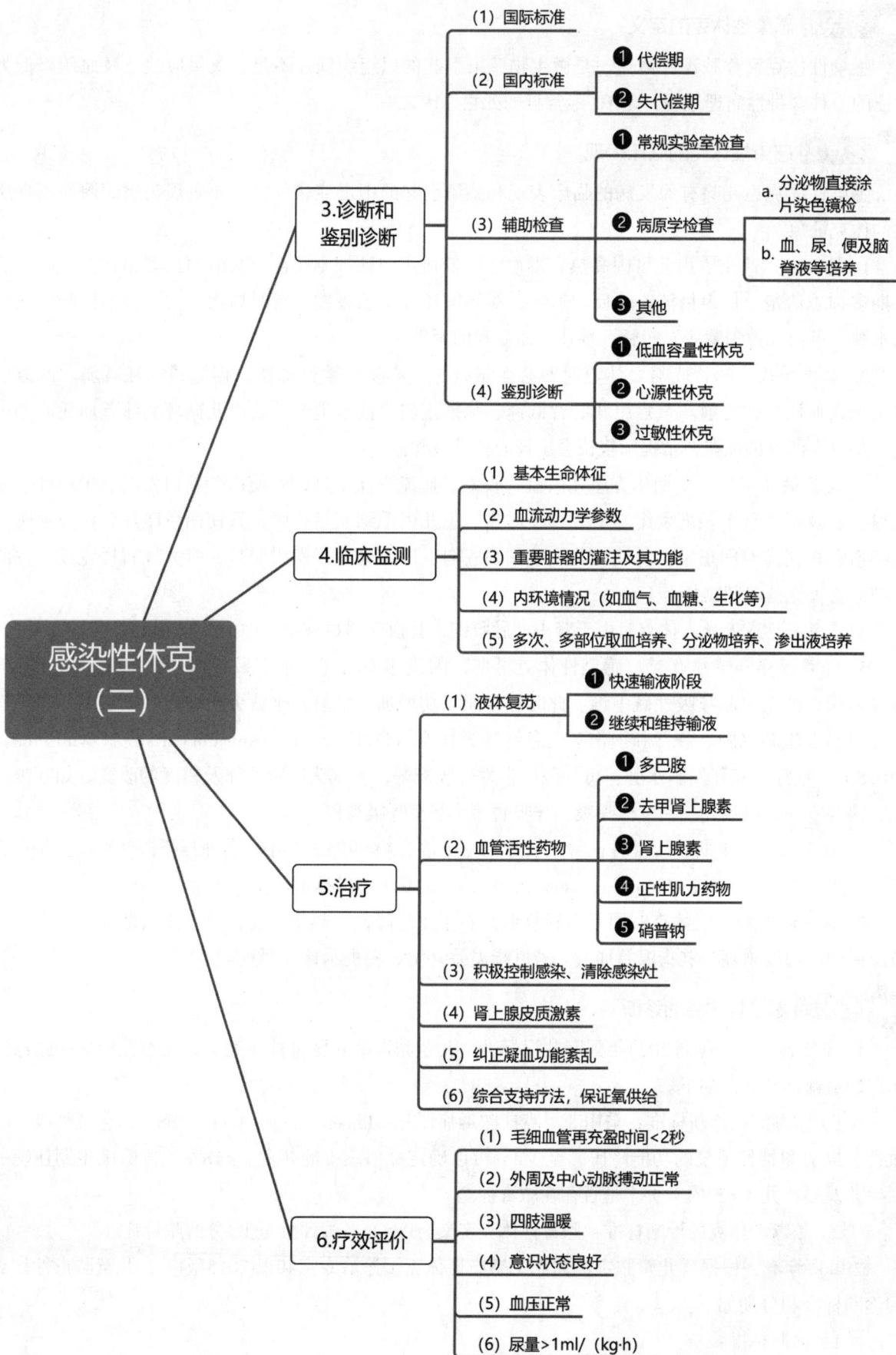

感染性休克（二）

- 3.诊断和鉴别诊断
  - (1) 国际标准
  - (2) 国内标准
    - ❶ 代偿期
    - ❷ 失代偿期
  - (3) 辅助检查
    - ❶ 常规实验室检查
    - ❷ 病原学检查
      - a. 分泌物直接涂片染色镜检
      - b. 血、尿、便及脑脊液等培养
    - ❸ 其他
  - (4) 鉴别诊断
    - ❶ 低血容量性休克
    - ❷ 心源性休克
    - ❸ 过敏性休克
- 4.临床监测
  - (1) 基本生命体征
  - (2) 血流动力学参数
  - (3) 重要脏器的灌注及其功能
  - (4) 内环境情况（如血气、血糖、生化等）
  - (5) 多次、多部位取血培养、分泌物培养、渗出液培养
- 5.治疗
  - (1) 液体复苏
    - ❶ 快速输液阶段
    - ❷ 继续和维持输液
  - (2) 血管活性药物
    - ❶ 多巴胺
    - ❷ 去甲肾上腺素
    - ❸ 肾上腺素
    - ❹ 正性肌力药物
    - ❺ 硝普钠
  - (3) 积极控制感染、清除感染灶
  - (4) 肾上腺皮质激素
  - (5) 纠正凝血功能紊乱
  - (6) 综合支持疗法，保证氧供给
- 6.疗效评价
  - (1) 毛细血管再充盈时间<2秒
  - (2) 外周及中心动脉搏动正常
  - (3) 四肢温暖
  - (4) 意识状态良好
  - (5) 血压正常
  - (6) 尿量>1ml/（kg·h）

📝 考点 1 **感染性休克的定义**

感染性休克又称脓毒性休克，是微生物感染引起的以组织灌注不足、氧供应缺乏及血压降低为特征的一种全身性病理过程。是ICU最常见的死亡原因之一。

📝 考点 2 **感染性休克的临床表现**

感染性休克患儿除有原发病的临床表现和感染引起的中毒症状外，主要表现为组织灌注不良所致的休克征象。

1. 精神意识改变　患儿可因高热、毒血症、低血压使脑细胞缺血、缺氧而出现精神意识改变。早期多神志清楚，但表情淡漠，反应迟钝，对周围环境不感兴趣，有时烦躁不安。晚期因脑缺氧致脑水肿，可出现意识蒙眬、嗜睡、昏迷、谵妄和惊厥等。

2. 心率加快，脉搏减弱　休克时回心血量减少，心率代偿性加快，但脉搏往往减弱。此改变多出现在血压变化之前。重症患儿心音低钝、脉搏细弱，甚至消失。若患儿循环灌注差而无心动过速，是更为严重的征兆，常提示很快会出现心搏呼吸骤停。

3. 皮肤循环不良　早期休克患儿因血管收缩、血流灌注不良，致使皮肤苍白发花、出冷汗、肢端凉、唇及指（趾）轻度发绀。少数"暖休克"患儿因毛细血管扩张，致使面色暗红、四肢温暖、毛细血管再充盈时间正常。晚期患儿皮肤黏膜苍白、四肢厥冷、发绀明显，有大理石样花纹，皮肤毛细血管再充盈时间延长。

4. 尿量减少或无尿　休克时由于肾小动脉收缩，肾血流明显减少，因而少尿或无尿。

5. 呼吸频率和节律改变　感染性休克早期，因代谢率增高、缺氧及代谢性酸中毒，患儿呼吸多深而快，甚至引起呼吸性碱中毒。此时呼吸肌做功增加，极易发生疲劳而引起呼吸衰竭。感染性休克时易发生肺水肿、急性肺损伤甚至急性呼吸窘迫综合征（acute respiratory distress syndrome，ARDS）。重症休克伴发脑水肿，可导致中枢性呼吸衰竭，表现为呼吸节律及幅度的改变，如呼吸深浅、快慢不一，双吸气、抽泣样呼吸，呼吸暂停，甚至呼吸骤停。

6. 血压改变　早期血压常可正常，但脉压（正常值3.99kPa）减小。若血压下降[1岁以上儿童收缩压低于年龄（岁）×2+70mmHg，1mmHg=0.133kPa]或测不出提示休克失代偿。

7. 肛指温差加大　休克时周围血管收缩，心排血量降低，热量不能被带至皮肤散发，可出现四肢凉而中心温度增高，肛指温差加大。若肛指温差>6℃，多提示休克严重。

📝 考点 3 **感染性休克的诊断**

1. 国际标准　根据《2024年国际共识标准：儿童脓毒症和脓毒性休克》，儿童脓毒症和脓毒性休克的最新诊断标准如下。

（1）脓毒症的诊断标准：采用菲尼克斯脓毒症评分（Phoenix sepsis score，PSS），包括呼吸、心血管、凝血和神经系统的功能障碍，至少2分可以确定疑似感染的儿童［<18岁（排除围生期住院的新生儿及早产儿（<37周））］是否存在脓毒症。

（2）脓毒性休克的诊断标准：脓毒性休克定义为PSS心血管评分至少1分的脓毒症。

2. 国内标准　根据《儿童脓毒性休克（感染性休克）诊治专家共识(2015版)》，儿童脓毒性休克的诊断标准和分期如下。

（1）诊断标准：

①低血压血压<该年龄组第5百分位，或收缩压<该年龄组正常值2个标准差以下。

②需用血管活性药物：始能维持血压在正常范围[多巴胺>5 μg/(kg·min)]或任何剂量的多巴酚丁胺、去甲肾上腺素、肾上腺素。

③组织低灌注表现：具备以下至少3条。

a. 心率、脉搏变化：外周动脉搏动细弱，心率、脉搏增快。

b. 皮肤改变：面色苍白或苍灰，湿冷，大理石样花纹。如暖休克可表现为四肢温暖、皮肤干燥。

c. 毛细血管再充盈时间（CRT）延长（>3秒）（需除外环境温度影响），暖休克时CRT可以正常。

d. 意识改变：早期烦躁不安或萎靡，表情淡漠。晚期意识模糊，甚至昏迷、惊厥。

e. 液体复苏后尿量仍<0.5ml/（kg·h），持续至少2小时。

f. 乳酸性酸中毒（除外其他缺血缺氧及代谢因素等），动脉血乳酸>2 mmol/L。

（2）分期：

①代偿期：儿童脓毒性休克的诊断与成人不同之处在于不一定具备低血压。当患儿感染后出现上述3条或以上组织低灌注表现，此时如果血压正常则诊断脓毒性休克代偿期。

②失代偿期：代偿期灌注不足表现加重伴血压下降，则进展为失代偿期。

3. 辅助检查

（1）常规实验室检查：如血常规、C-反应蛋白、降钙素原、血乳酸、血电解质、血糖有助于了解感染及代谢异常的程度。

（2）病原学检查：分泌物直接涂片染色镜检可有助于立即初步了解致病原性质，以方便选择抗生素。血、尿、便及脑脊液等培养可明确病原菌，并指导抗生素的使用。

（3）其他：心肌酶、肝酶、肾功能及凝血功能检查有助了解器官功能状况。血浆蛋白如清蛋白可帮助估计血浆胶体渗透压，也可作为容量复苏和患儿预后的参考。

4. 鉴别诊断

（1）低血容量性休克：常有呕吐、腹泻、创伤、烧伤等导致血容量不足的病史，患儿中心静脉压明显低于正常，扩容后休克纠正较快。但合并感染时，则不易与感染性休克鉴别。

（2）心源性休克：有心肌炎、心肌病、心律失常、先天性心脏病等心脏原发病病史，心电图、心脏彩超等检查和中心静脉压监测有助于诊断。

（3）过敏性休克：患儿多有接触过敏原的明确病史，常同时伴有荨麻疹、血管神经性水肿、多形性红斑等皮肤表现。

### 考点4　感染性休克的治疗

感染性休克病情凶险，治疗必须积极有效，争分夺秒。其治疗目标为：①维持正常心肺功能；②恢复正常血流灌注和血压。

1. 液体复苏　充分的液体复苏是逆转病情，增加存活率的关键抢救措施。抢救伊始应积极建立静脉通道，小儿建立静脉通路相对困难，若90秒内或3次静脉穿刺未能成功，则可建立骨髓输液通道，穿刺部位多为胫骨粗隆下1~3cm。条件允许时，最好行中心静脉置管。

（1）快速输液阶段：第1小时快速输液常用生理盐水、林格液等晶体液，首剂20ml/kg，5~15分钟静脉注入。然后立即评估循环状态及组织灌注情况，若无明显改善，则予第2、3剂，每次均为10~20ml/kg。头1小时总液量可达40~60ml/kg，甚至更多。每剂输注完毕都必须进行快速评估以了解液体复苏的程度。此外，由于液体输注量大、速度快，尚须密切监测心肺功能，防止心力衰竭、肺水肿的发生。

（2）继续和维持输液：继续输液可用1/2~2/3张液体。此时应监测电解质、血气等以调整液体成分，6~8小时输液速度为5~10ml/（kg·h）。维持输液用1/3张液体，24小时内输液速度为2~4ml/（kg·h），24小时后再根据病情调整输液。在此阶段可适当补充胶体液，如血浆、代血浆、右旋糖酐-40等，根据血气结果酌情给予5%碳酸氢钠溶液，一般不予输血，当血细胞比容<30%时，可酌情给予红细胞悬液，以使血红蛋白≥100g/L。

2. **血管活性药物**　在充分液体复苏基础上休克仍不能纠正，血压仍低或有明显灌注不良表现时，可使用血管活性药物以提高体循环压力、改善脏器灌注。常用药物如下：

（1）多巴胺：内源性儿茶酚胺类药物之一，效应与剂量相关。感染性休克时多以5~10μg/（kg·min）持续静脉注射，根据血压等调整速度，最大不超过20μg/（kg·min）。

（2）去甲肾上腺素：是暖休克并有多巴胺抵抗患儿的首选，剂量0.05~0.3μg/（kg·min），输液泵持续静脉推注。

（3）肾上腺素：冷休克患儿并存在多巴胺抵抗时，首选肾上腺素，剂量0.05~2μg/（kg·min），持续静脉泵维持。感染性休克患儿对儿茶酚胺反应的个体差异很大，用药需遵循个体化原则。血管活性药物在使用过程中必须根据病情随时调整输液泵维持速度。

（4）正性肌力药物：感染性休克患儿常伴有不同程度的心功能不全，当疗效欠佳时可选用正性肌力药物。如多巴酚丁胺5~10μg/（kg·min）持续静脉泵维持，最大剂量不超过20μg/（kg·min）。也可使用肾上腺素增加心肌收缩力。有儿茶酚胺抵抗时，可选用磷酸二酯酶抑制药如米力农。

（5）硝普钠：休克伴心功能严重障碍且外周阻力高的患儿，在液体复苏并应用正性肌力药物基础上，可选用硝普钠。开始剂量0.2μg/（kg·min），以后每5分钟增加0.1~0.2μg/（kg·min），稳定后逐渐减量[平均量为3μg/（kg·min）]，不超过8μg/（kg·min），注意避光使用。在血管活性药使用过程中，应对患儿病情进行动态评估，及时调整药物剂量及种类，使血压、心率、CRT等各项血流动力学指标达到预期目标。药物应逐渐减停，不能骤然停药。

3. **积极控制感染、清除感染灶**　在感染病原未明确时应使用广谱、高效抗生素，兼顾革兰氏阴性及阳性菌；及时完善病原学检查，以期给予针对性治疗。应在入院后1小时内留取病原学标本后尽早静脉应用抗生素。及时清除化脓性病灶，如阑尾炎、脓胸、皮肤化脓性感染灶等。如果怀疑各种导管感染，应立即拔除。

4. **肾上腺皮质激素**　在儿科严重脓毒症患者中，肾上腺功能不全与预后不良密切相关。对儿茶酚胺抵抗和可疑存在或被证明存在肾上腺功能不全的患儿可应用氢化可的松。感染性休克时肾上腺皮质激素的应用原则为小剂量替代疗法，如氢化可的松3~5mg/（kg·d）或甲泼尼龙（甲泼尼龙）1~2mg/（kg·d），分1~2次给药。激素治疗必须以强有力的抗感染治疗为前提。

5. **纠正凝血功能紊乱**　凝血障碍存在于脓毒性休克的整个过程，应早期发现及时治疗，而不要到了明显的弥散性血管内凝血（disseminated intravascular coagulation，DIC）方开始治疗。早期可给予小剂量肝素5~10U/kg，皮下注射，每6小时1次，也可持续静脉注射。当进入低凝阶段时，在肝素化治疗的同时应适当给予血浆、血小板及其他凝血成分治疗。

6. **综合支持疗法，保证氧供给**

（1）对ARDS实行机械通气，可采用肺保护性通气策略。

（2）休克时由于灌注不良，常伴有严重酸中毒，在保证通气前提下，根据血气分析结果给予碳酸氢钠，使pH达到7.25。

（3）注意心、脑、肝、肾功能的支持维护及内环境紊乱的纠正，可采用血浆置换、连续血液滤过等血液净化疗法维持内环境稳定及清除炎症介质。

（4）保证能量营养供给，维持血糖、血钙在正常范围。

（5）国外对顽固性休克患者采用体外心肺支持（extracorporeal membrane oxygenation，ECMO）方法挽救了部分患儿的生命，国内尚未广泛开展此项治疗。

# 第三节　脑水肿与颅内高压

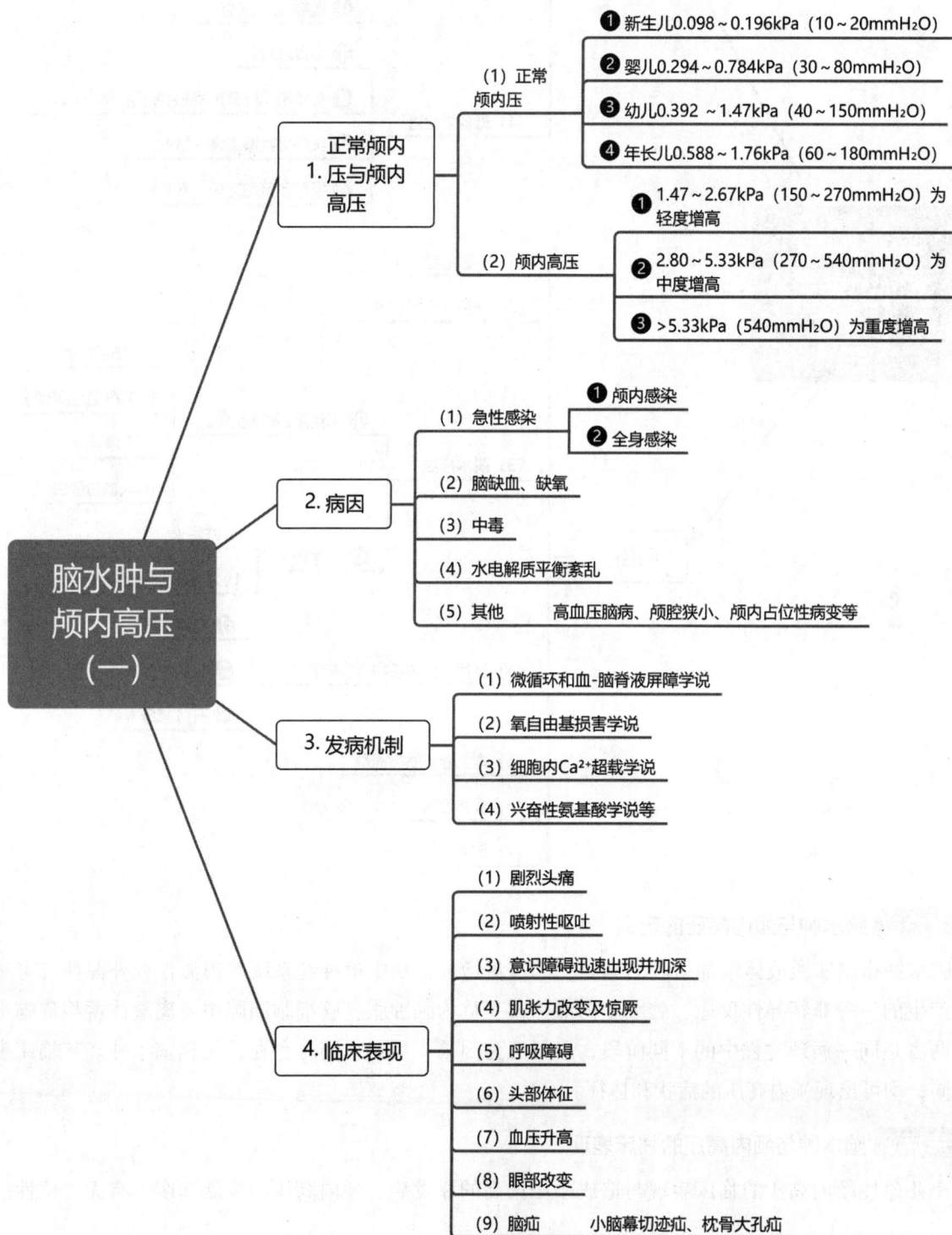

**脑水肿与颅内高压（一）**

- **1. 正常颅内压与颅内高压**
  - (1) 正常颅内压
    - ❶ 新生儿0.098～0.196kPa（10～20mmH₂O）
    - ❷ 婴儿0.294～0.784kPa（30～80mmH₂O）
    - ❸ 幼儿0.392～1.47kPa（40～150mmH₂O）
    - ❹ 年长儿0.588～1.76kPa（60～180mmH₂O）
  - (2) 颅内高压
    - ❶ 1.47～2.67kPa（150～270mmH₂O）为轻度增高
    - ❷ 2.80～5.33kPa（270～540mmH₂O）为中度增高
    - ❸ >5.33kPa（540mmH₂O）为重度增高

- **2. 病因**
  - (1) 急性感染
    - ❶ 颅内感染
    - ❷ 全身感染
  - (2) 脑缺血、缺氧
  - (3) 中毒
  - (4) 水电解质平衡紊乱
  - (5) 其他　高血压脑病、颅腔狭小、颅内占位性病变等

- **3. 发病机制**
  - (1) 微循环和血-脑脊液屏障学说
  - (2) 氧自由基损害学说
  - (3) 细胞内Ca²⁺超载学说
  - (4) 兴奋性氨基酸学说等

- **4. 临床表现**
  - (1) 剧烈头痛
  - (2) 喷射性呕吐
  - (3) 意识障碍迅速出现并加深
  - (4) 肌张力改变及惊厥
  - (5) 呼吸障碍
  - (6) 头部体征
  - (7) 血压升高
  - (8) 眼部改变
  - (9) 脑疝　小脑幕切迹疝、枕骨大孔疝

```
                                    ┌─ (1) 病史中存在导致脑水肿或颅内压增高的原因
                                    │
                                    │                              ┌─❶ 主要指标
                                    ├─ (2) 有颅内高压的症状与体征 ──┤
                                    │                              └─❷ 次要指标
                                    │
                                    │                    ┌─❶ 腰椎穿刺测脑脊液压力
                   ┌─ 5.诊断 ───────┤                    ├─❷ 侧脑室穿刺测压
                   │                ├─ (3) 测定颅内压 ────┤
                   │                │                    ├─❸ 前囟测压
                   │                │                    └─❹ 直接颅压监测法
                   │                │
                   │                │                    ┌─❶ 颅骨X线片
                   │                │                    ├─❷ 头颅电子计算机X线片断层扫描（CT）
                   │                └─ (4) 影像学检查 ────┤
                   │                                     ├─❸ 头颅磁共振成像（MRI）
                   │                                     └─❹ 经颅多普勒超声（TCD）
脑水肿与
颅内高压 ──────────┤
（二）              │                ┌─ (1) 病因治疗
                   │                ├─ (2) 一般治疗与护理
                   │                │
                   │                │                                       ┌─ a. 20%甘露醇
                   │                │                    ┌─❶ 常用渗透性脱水药 ┤─ b. 10%甘油果糖
                   │                │                    │                    ├─ c. 高渗盐水
                   │                ├─ (3) 脱水疗法 ──────┤                    └─ d. 人血白蛋白
                   │                │                    │
                   │                │                    └─❷ 利尿药 ┬─ a. 呋塞米
                   └─ 6.治疗 ───────┤                              └─ b. 乙酰唑胺（醋氮酰胺）
                                    │
                                    │                               ┌─❶ 过度通气
                                    ├─ (4) 其他减少颅腔内容物的方法 ──┤─❷ 控制性脑脊液引流
                                    │                               └─❸ 开颅减压术
                                    │
                                    ├─ (5) 肾上腺皮质类固醇
                                    ├─ (6) 液体疗法
                                    └─ (7) 其他
```

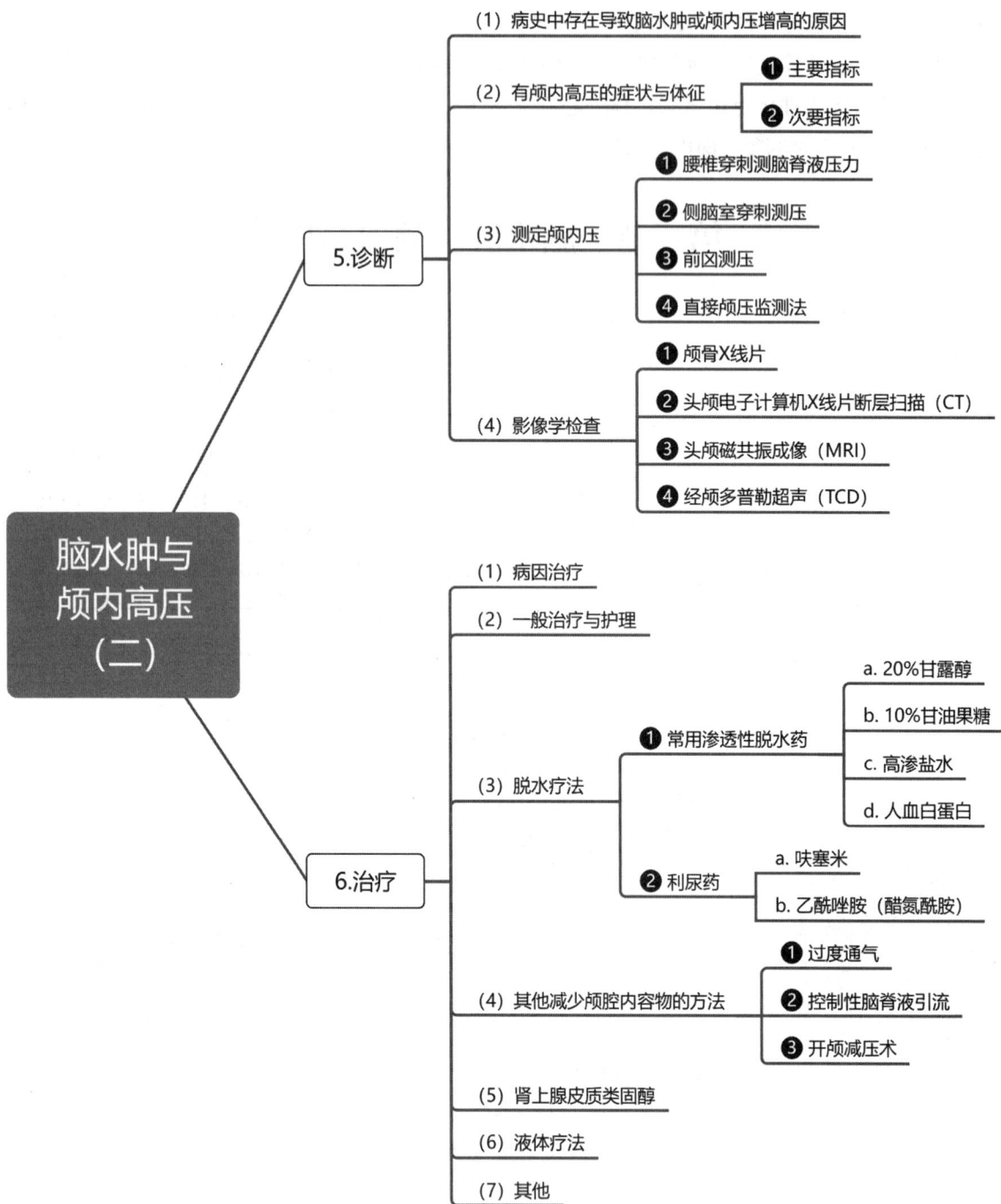

## 考点 1 脑水肿与颅内高压的定义

脑水肿指脑实质液体增加引起的脑容积和重量增加，是中枢神经系统对内源性或外源性有害刺激所产生的一种非特异性反应。脑细胞内液体蓄积称为脑肿胀，脑细胞间隙中游离液体蓄积称脑水肿。两者是同一病理过程中的不同阶段，且可互为因果，后期常同时存在，统称脑水肿。其临床表现相同，均可出现颅内高压的症状和体征。

## 考点 2 脑水肿与颅内高压的临床表现

小儿急性颅内高压的临床表现与造成颅压增高的原发病、颅内高压的发展速度、有无占位性病变以及病变所在部位有关。

1. 剧烈头痛　剧烈头痛系因脑膜血管或神经受挤压、牵扯及炎症刺激引起，常为弥漫性、持续性，清晨较重，坐位时头痛重于卧位时，并可因咳嗽、用力、体位前屈、大量输液而加剧。婴儿则表现为烦躁不安、尖声哭叫、有时拍打头部。

2. 喷射性呕吐　因颅内高压刺激第四脑室底部及延髓呕吐中枢所致。呕吐与饮食无关，可清晨即吐，不伴恶心，呕吐后可进食。婴幼儿无其他诱因的频繁呕吐，多提示第四脑室或后颅凹存在占位性病变。

3. 意识障碍迅速出现并加深　大脑皮质广泛损害及脑干上行网状结构受累，使患儿不能维持觉醒状态，而出现程度不等的意识障碍，并有迅速加深倾向，短期内可出现昏迷，常伴有躁动或狂躁。

4. 肌张力改变及惊厥　脑干、基底核、大脑皮质和小脑某些部位的锥体外系受压，可使肌张力显著增高。主要表现为去皮质强直（伸性强直、伸性痉挛和角弓反张）和去皮质强直（患儿一侧或双侧上肢痉挛，呈半屈曲状，伴下肢伸性痉挛）。脑疝时肌张力减低。脑缺氧或炎症刺激大脑皮质，可引起抽搐甚至癫痫样发作。

5. 呼吸障碍　脑干受压可引起呼吸节律不齐、暂停、潮氏呼吸，下颌运动等中枢性呼吸衰竭，多为脑疝前驱症状。

6. 头部体征　前囟膨隆紧张，骨缝裂开、头围增大，头部浅表静脉怒张、破壶音阳性等体征为亚急性或慢性代偿机制所致，与婴幼儿颅骨骨缝尚未完全闭合、颅骨骨质软化有一定弹性有关。甚至8岁以下儿童亦可有骨缝裂开。上述代偿机制常使小儿颅内高压早期症状不典型。

7. 血压升高　为延髓血管运动中枢的代偿性加压反应，系因拟交感神经兴奋性增强或脑干缺血、受压与移位引起。此时收缩压上升2.67kPa（20mmHg）以上，脉压增宽，且血压音调增强。

8. 眼部改变　可有眼球突出、球结膜充血水肿、眼外肌麻痹、眼内斜（展神经麻痹）、眼睑下垂（提上睑肌麻痹）、落日眼（颅前凹压力增高）及视野缺损等。瞳孔改变包括双侧大小不等、忽大忽小，形态不规则。视盘水肿多为慢性颅压增高的表现，因眼底静脉回流受阻所致，急性脑水肿早期很少见。视盘水肿是颅内高压最客观的体征之一，但前囟未闭的婴儿常无视盘水肿。意识障碍、瞳孔扩大以及血压增高伴缓脉称Cushing三联征，为颅内高压危象，常为脑疝的前兆。

9. 脑疝　系指脑实质受挤压离开原有间隙，位置发生改变的病理状态。特别在发生嵌顿时，可因压迫邻近脑组织和脑神经，引起相应症状和体征，属于颅内高压危象。以小脑幕切迹疝和枕骨大孔疝最常见。

（1）小脑幕切迹疝：小脑幕将小脑与大脑的枕叶和颞叶分开。其前缘游离，与蝶鞍斜坡构成裂孔，脑干与动眼神经由此通过。颅内压增高至一定程度时，肿胀的脑组织向阻力小、压力低处移位，脑干及大脑下移，颅中凹的颞叶内侧海马沟回可疝入此裂孔，表现中脑受压症状。由于动眼神经受累，病侧瞳孔先缩小后扩大，对光反应迟钝或消失，眼睑下垂。对侧肢体呈中枢性瘫痪。由于脑干受压，还可出现中枢性呼吸衰竭，意识障碍加重，继而心率、血压不稳定。

（2）枕骨大孔疝：颅内压过高使脑干下移时，位于后颅凹的小脑扁桃体首先被挤入枕骨大孔，继而压迫延髓。此时患儿昏迷迅速加深，双瞳孔散大，光反应消失，眼球固定，常因中枢性呼吸衰竭而呼吸骤停。

## 考点3 脑水肿与颅内高压诊断

1. 病史　存在导致脑水肿或颅内压增高的原因。

2. 有颅内高压的症状与体征　小儿急性脑水肿临床诊断的主要指标和次要指标各有5项。具备1项主要指标及2项次要指标即可诊断。主要指标有：①呼吸不规则；②瞳孔不等大；③视盘水肿；④前囟隆起或紧张；⑤无其他原因的高血压（>年龄×0.266+1.33kPa）。次要指标有：①昏睡或昏迷；②惊厥和（或）四肢张力明显增高；③呕吐；④头痛；⑤给予甘露醇1g/kg静脉注射4小时后，血压明显下降，症状体征随之好转。

3. 测定颅内压　是确诊颅内压增高的重要手段，方法如下。

（1）腰椎穿刺测脑脊液压力：常用侧卧位腰椎穿刺所测脑脊液压力代表颅内压。但有梗阻时所测值不可靠。须注意颅内压明显增高时，腰椎穿刺有导致脑疝的危险，应先用甘露醇30分钟后再穿刺测压以确保安全，但必然影响测定结果。

（2）侧脑室穿刺测压：最准确又较安全。在颅内压监测下，还可进行控制性脑脊液引流，达到减压治疗目的。对前囟未闭的患儿脑室穿刺操作较易，前囟已闭者须作颅骨钻孔。严重急性脑水肿由于脑实质肿胀明显，脑室受压减小、移位，穿刺往往不易成功。

（3）前囟测压：利用非损伤性颅内压监测仪直接测定前囟压力。适用于前囟未闭且囟门较大者，因易受测压人手法影响，结果差异较大。

（4）直接颅压监测法：将感应器放置在脑室、蛛网膜下腔、硬膜外，借传感器与有压力监测装置的监护仪或颅压监测仪相连，直接在荧光屏上适时读数并可观察颅压波形。

4. 影像学检查

（1）颅骨X线片：慢性颅内高压可表现为指压迹征，骨皮质变薄，骨缝裂开等，而急性颅内高压上述表现不明显。

（2）头颅电子计算机X线断层扫描（computed tomography，CT）：可协助观察脑水肿部位、程度，脑室扩张及移位情况及引发颅内高压的病因。急性颅内高压表现为脑实质丰满，脑沟回浅，外侧裂缩小或消失，脑室受压，中线结构移位等。慢性颅内高压可见外部性脑积水、脑室扩张和脑萎缩等。

（3）头颅磁共振成像（magnetic resonance imaging，MRI）：脑水肿时，$T_1$和$T_2$像值均延长，因此在$T_1$加权像上呈长$T_1$低信号或等信号，在$T_2$加权像上呈$T_2$高信号。近年来，随着弥散MRI、动态MRI和磁共振波谱（magnetic resonance spectrum，MRS）的应用，MRI对脑水肿的检验更加灵敏。

（4）经颅多普勒超声（transcranial Doppler ultrasound，TCD）：颅内高压时TCD主要表现为：①频谱高尖，流速减低，以舒张期流速降低为主；②阻力指数增高。严重颅内高压、脑死亡患者TCD出现相对特异性改变，即在心脏收缩期呈流速较低的正向波，舒张期呈负向波，也称振荡波形；更严重患儿TCD仅显示心脏收缩期流速极低的尖小正向波，舒张期血流消失，也称尖小收缩波，或收缩期和舒张期均探测不到血流。颅内高压时的TCD频谱表现虽不够特异，但敏感性好，特别是TCD动态监测可协助临床判断颅内高压程度、治疗效果和预后。

## 考点4 脑水肿与颅内高压的治疗

小儿脑水肿与颅内压增高病情进展迅速，常危及生命。如能早期消除病因，积极降低颅内压，病变往往可逆。治疗目的在于保证脑灌注及充分能量供应，防止脑组织在颅内空间移动。

1. **病因治疗**　去除病因，如抗感染，纠正休克与缺氧，改善通气，防治$CO_2$潴留，清除颅内占位性病变等。

2. **一般治疗与护理**　使患儿保持安静，避免躁动、咳嗽及痰堵。卧床时头肩抬高25°~35°，以利于颅内血液回流，有脑疝前驱症状时，则以平卧位为宜。检查或治疗时不可猛力使患儿转头、翻身；避免用力按压腹部及肝；积极纠正缺氧、高碳酸血症、电解质紊乱及代谢性酸中毒；还应使患儿保持正常血压与体温。惊厥使脑代谢率增加，氧消耗量加大，必须迅速制止，常用地西泮、咪达唑仑（咪唑安定）及苯巴比妥等。已有呼吸障碍者需及时气管插管机械通气。

3. **脱水疗法**　可直接减少脑组织容量，降低颅内压。脱水所用药物分为渗透性脱水药和利尿药两大类。

（1）常用渗透性脱水药

①20%甘露醇：作为有效的降颅内压药物已有50余年的应用历史，目前仍是多数颅内高压患儿的首选药物。一般剂量每次0.5~1g/kg，4~6小时1次。脑疝时可加大剂量至2g/kg，以使血浆渗透压增加10mmol/kg，并保持在310~320mmol/kg以下为宜。当渗透压过高时，毛细血管内皮细胞间紧密连接处可发生渗透性崩溃，造成血管源性脑水肿，并损害肾功能，故血浆渗透浓度如超过340mmol/kg，应改用甘油。使用甘露醇利尿后易出现脱水、低钠、低钾、低镁及低钙，乃至低血压，需注意纠正。

②10%甘油果糖：为复方制剂，每100ml含甘油10g，果糖5g，氯化钠0.9g。有高渗性脱水和营养脑细胞作用。本品经血液进入全身组织后，2~3小时在体内分布达到平衡，故降颅内压作用起效较缓，持续时间也较长，临床常与甘露醇交替使用。剂量为每次5~10ml/kg，静脉注射，每日1~2次。对有遗传性果糖不耐受患者（如果糖1，6-二磷酸酶缺乏症）、高钠血症以及对本品任一成分过敏者禁用。

③高渗盐水：是指浓度高于0.9%的氯化钠溶液。因其作用短暂，易致水钠潴留与反跳，对儿童尚缺乏使用经验，仅用于低钠血症与水中毒时。

④人血白蛋白：分子量大，一般不易漏出血管外，因而能较持久地提高血管内胶体渗透压及吸收组织间液，有增加循环血容量和维持血管内胶体渗透压的作用。可用于低蛋白血症伴脑水肿时。常用20%人血白蛋白，剂量每次0.4g/kg，每日1~2次。其脱水与降颅内压作用缓慢而持久。有人提出人血白蛋白与呋塞米联合使用，既可吸收水分进入血管，使脑组织脱水，又可利尿，比单独使用呋塞米或甘露醇治疗颅内高压效果好。

使用渗透性脱水药须注意给药速度，一般于15~30分钟内静脉快速滴注或推注，否则不能形成血管内高渗状态，达不到脱水目的。心肌炎及心力衰竭患儿，使用脱水药应慎重，必须使用时可先给利尿药，待尿量增加，血容量适当减少后再用，且给药速度应缓慢，于30~60分钟静脉滴注为宜。婴幼儿心肾代偿功能差，剂量宜偏小，注射速度应稍减慢，新生儿可在60~90分钟内给予。

（2）利尿药：可迅速降低血容量，减少氯离子向损伤的脑细胞内转移；并有抑制脑脊液生成的作用，可减轻脑水肿，降低颅内压。与甘露醇合用疗效增加，并可减少各自用量。有心力衰竭及肺水肿患儿，在使用甘露醇前15分钟给呋塞米1次，有助减轻心脏负荷。常用药物如下。

①呋塞米：每次0.5~1.0mg/kg静脉注射，15~25分钟开始利尿，2小时作用最强，持续6~8小时。

②乙酰唑胺（醋氮酰胺）：可抑制脉络丛碳酸酐酶，减少50%脑脊液的生成，还可利尿，多用于治疗慢性脑积水，剂量20~30mg/（kg·d），但用药后24~48小时才开始起效。

4. 其他减少颅腔内容物的方法

（1）过度通气：即用呼吸机进行控制性人工通气，使$PaO_2$及$PaCO_2$分别维持于12~20kPa（90~150mmHg）及3.33~4kPa（25~30mmHg）。$PaCO_2$下降及$PaO_2$升高可使脑小动脉平滑肌收缩，使脑血容量减少，从而降低颅内压。过去曾强调过度通气降低颅内压，而忽略过度通气使脑血管痉挛、脑血流减少，加重脑缺血缺氧。目前认为过度通气对神经系统预后的弊大于利，故不主张作为常规使用。

（2）控制性脑脊液引流：通过前囟或颅骨钻孔后穿刺，将穿刺针留置于侧脑室，借助颅压监测，控制脑脊液引流速度。无条件监测颅内压时，可通过调整引流瓶位置的高低控制脑脊液流出速度。应使插入引流瓶的针头高于颅内穿刺部位80~120mm，若颅内压超过此数，液体即可自行流出，一般脑室液以每分钟均匀流出2~3滴为宜。引流速度过快，可出现恶心、呕吐等不良反应，甚至引起脑室塌陷或低颅压综合征。控制性脑脊液引流不但能直接放出脑室液，还可增加水肿的脑组织与脑脊液间的压力差，使水肿液向低压的脑室方向流动，进一步减少肿胀的脑容积。此方法对部分脑疝患儿确有起死回生作用。

（3）开颅减压术：大骨瓣开颅减压术由于减压速度快、减压充分、清理血肿及时等，能立即有效地降低颅内压，改善脑组织血流，对重型颅脑损伤和急性脑出血患儿有较好疗效。有报道大骨瓣减压术明显提高了重型颅脑损伤患儿的治疗效果，但仍有较高的死残率。当颅内高压患儿病情恶化时，适时执行开颅减压术有望降低病死率。但有关手术时机及存活患儿远期预后等目前尚无定论。

5. 肾上腺皮质类固醇　肾上腺皮质类固醇对减轻脑水肿有一定疗效，对血管源性脑水肿效果最佳。常用地塞米松，剂量0.5~1mg/（kg·d），每日3~4次，以快速制止炎症反应的进展；继之迅速减量至每次0.1~0.5mg/kg，每6~8小时1次，根据病情应用2~7天。也可用氢化可的松10~20mg/（kg·d）或甲泼尼龙。

6. 液体疗法　近年认为在应用甘露醇等脱水利尿药时，可不必过分限制液体入量。凡患儿有休克、重度脱水、利尿后尿多者均应快速补液与缓慢脱水；而患儿有脑疝、呼吸衰竭、心力衰竭、尿少或为新生儿，则一般快速脱水、缓慢补液、补盐。

7. 其他　亚低温疗法对于脑复苏和脑保护有较好的临床应用前景，但对于亚低温的时机、方法、低温程度、持续时间和机制等尚需进一步研究。维持水、电解质和酸碱平衡稳定以及良好的营养支持对病情恢复和预防继发感染十分重要。

# 第四节　心搏骤停和心肺复苏

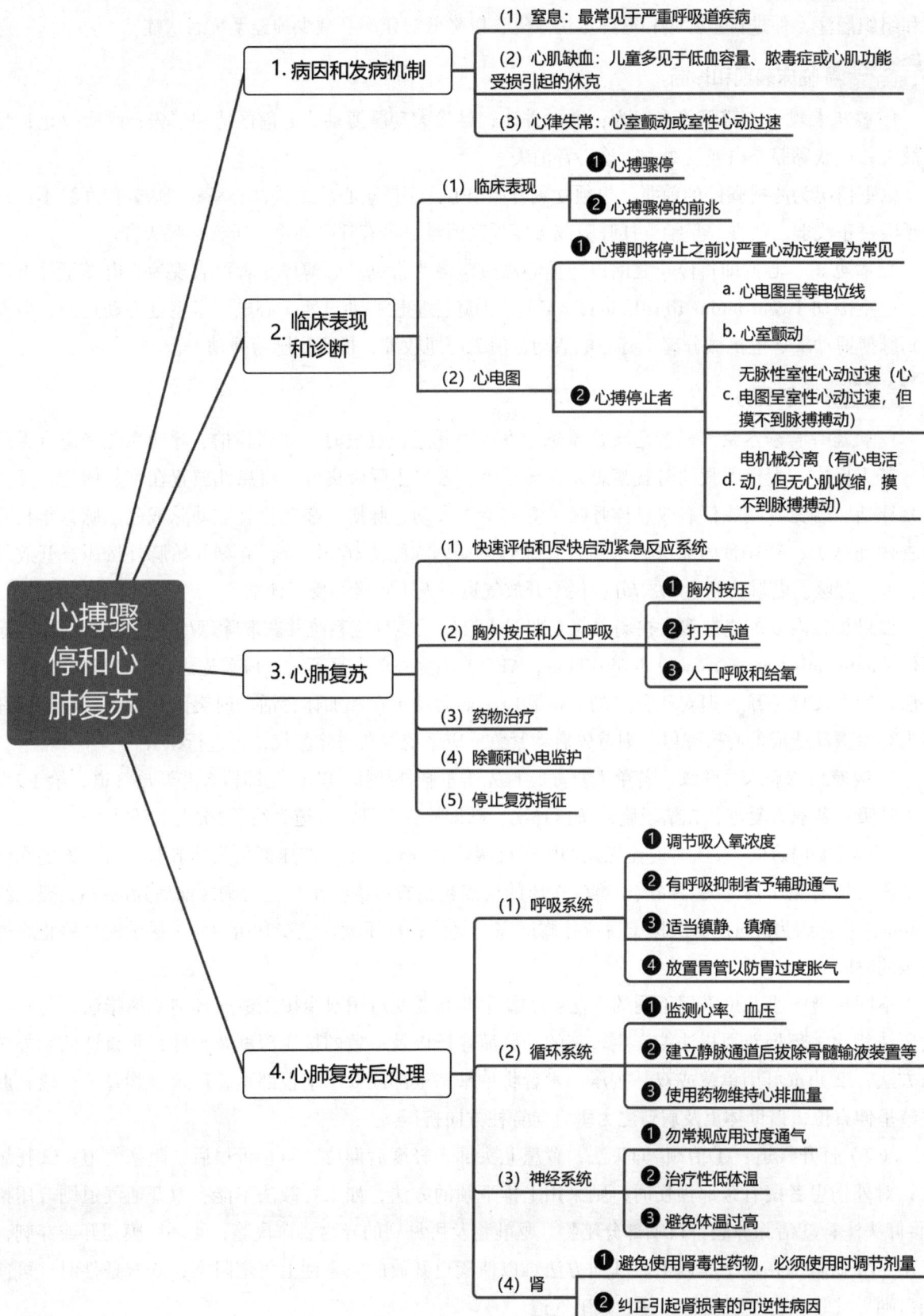

- **1. 病因和发病机制**
  - (1) 窒息：最常见于严重呼吸道疾病
  - (2) 心肌缺血：儿童多见于低血容量、脓毒症或心肌功能受损引起的休克
  - (3) 心律失常：心室颤动或室性心动过速

- **2. 临床表现和诊断**
  - (1) 临床表现
    - ❶ 心搏骤停
    - ❷ 心搏骤停的前兆
  - (2) 心电图
    - ❶ 心搏即将停止之前以严重心动过缓最为常见
    - ❷ 心搏停止者
      - a. 心电图呈等电位线
      - b. 心室颤动
      - c. 无脉性室性心动过速（心电图呈室性心动过速，但摸不到脉搏搏动）
      - d. 电机械分离（有心电活动，但无心肌收缩，摸不到脉搏搏动）

- **3. 心肺复苏**
  - (1) 快速评估和尽快启动紧急反应系统
  - (2) 胸外按压和人工呼吸
    - ❶ 胸外按压
    - ❷ 打开气道
    - ❸ 人工呼吸和给氧
  - (3) 药物治疗
  - (4) 除颤和心电监护
  - (5) 停止复苏指征

- **4. 心肺复苏后处理**
  - (1) 呼吸系统
    - ❶ 调节吸入氧浓度
    - ❷ 有呼吸抑制者予辅助通气
    - ❸ 适当镇静、镇痛
    - ❹ 放置胃管以防胃过度胀气
  - (2) 循环系统
    - ❶ 监测心率、血压
    - ❷ 建立静脉通道后拔除骨髓输液装置等
    - ❸ 使用药物维持心排血量
  - (3) 神经系统
    - ❶ 勿常规应用过度通气
    - ❷ 治疗性低体温
    - ❸ 避免体温过高
  - (4) 肾
    - ❶ 避免使用肾毒性药物，必须使用时调节剂量
    - ❷ 纠正引起肾损害的可逆性病因

心搏骤停和心肺复苏

### 考点1 心搏骤停（cardiac arrest）和心肺复苏（cardiopulmonary resuscitation，CPR）

心搏骤停是最危急的急症。心肺复苏是对心搏骤停患者立即采用急救手段，维持机体基本的氧供和组织灌注，促进自主呼吸和循环尽快恢复，以降低病死率、减少神经系统后遗症。

### 考点2 临床表现和诊断

1. 临床表现　心搏骤停表现为：突然昏迷；触诊大动脉搏动或心前区搏动消失；呼吸停止；瞳孔散大；皮肤黏膜苍白或发绀；听诊心音消失。

以下情况为心搏骤停的前兆，也须立刻开始CPR：①严重心动过缓，心率<60次/分伴灌注不良；②呼吸过于浅弱、缓慢，呈抽泣样呼吸或极度呼吸困难，虽有呼吸动作，听诊无呼吸音。

2. 心电图　心搏即将停止之前以严重心动过缓最为常见。心搏停止者可表现为心电图呈等电位线、心室颤动（ventricular fibrillation，VF）、无脉性室性心动过速（心电图呈室性心动过速，但摸不到脉搏搏动）、电机械分离（有心电活动，但无心肌收缩，摸不到脉搏搏动）。

### 考点3 心肺复苏

1. 快速评估和尽快启动紧急反应系统　发现患儿意识丧失时，立刻轻拍、呼叫患儿确定有无反应。若无反应，大声呼救同时观察患儿有无呼吸。若自主呼吸良好，将患儿放置在恢复体位，反复观察评估。若无呼吸或仅有叹息样呼吸，立刻检查大动脉脉搏（婴儿检查肱动脉或股动脉，年长儿检查颈动脉），若10秒内无法确认是否有脉搏搏动，或脉搏<60次/分，立刻开始胸外按压、开放气道、人工呼吸。若脉搏超过60次/分，仅予开放气道、人工呼吸并反复评估。

如果是院内复苏或有多人在场，应立即派人启动紧急反应系统并获取除颤/监护仪或自动体外除颤仪（automatic extracorporeal defibrillator，AED）。院外单人复苏时，应首先进行5个循环CPR后，再启动紧急反应系统。但对于目击的心搏骤停（如运动员在参加体育活动时突然病倒），应高度怀疑为心室颤动造成的心搏骤停，则首先启动紧急反应系统并获得除颤仪，再进行CPR。

2. 胸外按压和人工呼吸　若单人复苏，首先给予胸外按压30次，随即检查并开放气道，给予2次人工呼吸；若双人复苏，先给予胸外按压15次，随即检查并开放气道，给予2次人工呼吸。

（1）胸外按压：按压时应让患儿仰卧于硬板或硬性地面上。按压部位为两乳头连线下方的胸骨下半段，但避免压到剑突。高质量胸外按压的要点包括按压深度至少应为胸廓前后径的1/3，婴儿约为4cm，儿童约为5cm；每次按压后应让胸廓完全复位；按压频率至少100次/分。尽量缩短停止胸外按压的时间。

不同年龄的小儿可采用不同的手法：①新生儿和婴儿可用双指按压法或环抱双拇指法，与双指按压法相比，环抱双拇指法能产生较高的动脉灌注压以及一致的按压深度及力度，是首选的胸外按压方法；②儿童可用单掌或双掌按压，术者将单掌掌根部或双掌掌根部重叠后置于胸骨下半段，肘关节呈伸直位，借助体重及肩臂之力垂直向脊柱方向挤压。

（2）打开气道：①抬颏–仰头法，置患儿头部于轻度后仰位，防止舌根后坠阻塞气道；②托颌法，对外伤患者疑有颈部损伤时，则采用上推下颌的方法，如果托颌法不能有效开通气道则改用抬颏–仰头法；③清除鼻腔、口咽部分泌物、呕吐物及可见到的异物、血块等；④环甲膜切开或穿刺，适用于异物阻塞在环甲膜以上，其他方法难以使气道开放的完全性上气道阻塞；⑤有条件时，可使用口咽导气管或行气管插管，建立人工气道。

（3）人工呼吸和给氧：打开气道后，立刻予人工呼吸2次。可根据现场情况和患儿年龄采用适当方法。每次人工呼吸时送气时间应在1秒以上，有效通气的判断标准是能引起胸部适度扩张。

①口对口（鼻）人工呼吸：适用于无任何器械时的现场抢救。施救者平静呼吸，用口覆盖患儿的口，以示指及拇指捏紧患儿鼻孔，并维持其头后仰体位，在平静呼吸状态下给予患儿2次缓慢的人工呼吸。对小婴儿，可口对口鼻通气。

②复苏气囊-面罩人工呼吸：面罩大小以能包绕鼻梁至唇下区域，包括鼻和口，避免遮盖眼，密闭性良好为宜。操作时一手用3指呈"E"形放置在下颌角上，使患儿头轻度后仰，拇指和示指成"C"形将面罩覆盖口鼻固定于面部，另一手按压气囊进行正压通气。这种固定面罩的方法称"E-C夹"法。挤压次数和力量视患儿年龄而异。复苏过程中观察胸廓起伏程度及呼吸音强弱，可判断送气量是否适当。注意若用气囊面罩正压通气或已经气管插管，应予100%氧气吸入。

③胸外按压和人工呼吸的协调：气管插管前，若单人复苏，胸外按压与呼吸比率为30∶2，双人复苏则为15∶2，尽量缩短中断胸外按压时间。气管插管后，一人持续胸外按压，频率100次/分，另一人行人工呼吸，频率8~10次/分。

3. 药物治疗　为促使患儿自主呼吸与心搏恢复，在进行人工呼吸、胸外按压的同时或1~2分钟后，即可应用复苏药物。药物治疗的目的在于提高心、脑灌注压，增加心、脑血流量；纠正心律失常，提高心室颤动阈值，为除颤创造条件；减轻酸血症，以利血管活性药物发挥作用，维护脏器功能。药物治疗不能取代人工呼吸与心脏按压。

（1）给药途径：首选静脉给药。若90秒内不能建立静脉通路，应立即建立骨髓通路。若已行气管插管或气管切开，静脉或骨髓通道未能建立，脂溶性药物如肾上腺素、阿托品、利多卡因、纳洛酮可经气管内注入。

（2）常用药物：肾上腺素、胺碘酮、硫酸阿托品、氯化钙、腺苷、葡萄糖、利多卡因、硫酸镁、纳洛酮、普鲁卡因胺、碳酸氢钠等。

4. 除颤和心电监护　心肺复苏时应及早进行心电监护，以便于及时发现心律失常，采取相应的措施，观察心搏是否恢复。除颤的适应证包括心室颤动（VF）和无脉性室性心动过速（VT）。目击突然意识丧失的儿童，VF可能性大，现场有除颤仪应尽快使用。院外发生、且未目击的意识丧失儿童，在实施CPR约2分钟后使用。

许多自动体外除颤器（AED）在识别儿童"可电击心律"时都具有较高的特异度与敏感度，因此对1~8岁儿童推荐使用。1岁以下婴儿首选手动除颤仪，如无法获得可考虑使用能量衰减型AED，如两者均无法获得，使用标准型AED。10kg以上小儿用8~10cm电极板，10kg以下用4.5cm电极板，除颤前先涂导电膏。将2个电极板分别置于右锁骨下和左乳头外侧腋前线处。放电前所有人员远离患儿和病床。除颤前后应尽量缩短停止胸外按压的时间，除颤后立刻继续CPR，2分钟后再评估心律。

目前推荐剂量为：初次除颤2~4J/kg，对顽固性VF，应提高除颤剂量，第2次及以后除颤应至少达4J/kg，但最高不超过10J/kg或成年人剂量。

5. 停止复苏指征　经30分钟基本生命支持和进一步生命支持救治后，心电监护仍显示等电位线，可考虑停止复苏。意识和自主呼吸等中枢神经系统功能未恢复不能作为终止复苏的指征；在复苏期间不做脑死亡判断，必须待心血管功能重新恢复后再做判断。只要心脏对各种刺激（包括药物）有反应，CPR至少应持续1小时。

## 考点 4　心肺复苏后处理

心脏复搏只是心肺复苏成功的第一步，之后可能相继出现因心、脑、肺、肾等重要生命器官严重缺氧和代谢紊乱等所带来的严重影响。复苏后处理的目的是保护脑功能、防治继发性脏器损害、发现和治疗原发病，以使患儿能够在维持适当生命体征的情况下进入重症监护室进一步治疗。

1. 呼吸系统

（1）调节吸入氧浓度。在CPR时给予100%氧是合理的。一旦自主循环恢复，应监测血氧饱和度，逐渐调节吸入氧浓度使动脉血氧饱和度维持在≥94%，但<100%。这样既可保证足够氧供，又可防止发生高氧血症，以避免高氧的危害。需要注意的是，足够的氧供应不仅要求足够的血氧饱和度，还要有足够的血红蛋白和心排血量。

（2）有呼吸抑制者予辅助通气。已经气管插管者确认气管插管位置适当。机械通气15分钟后复查血气分析、监测呼气末以帮助调节呼吸机参数。

（3）适当镇静、镇痛，常用吗啡或芬太尼，严重人机对抗者可使用肌松药。

（4）放置胃管以防胃过度胀气。

2. 循环系统

（1）监测心率、血压，反复评估患者情况直至生命体征稳定；留置导尿管监测尿量；12导联心电图有助发现心搏骤停的病因。

（2）建立静脉通道后拔除骨髓输液装置；监测动脉或静脉血气分析及血清电解质、血糖和血钙水平；摄X线胸片以了解心肺情况及气管插管位置。

（3）使用药物维持心排血量。心肺复苏后常有心肌抑制和血管张力异常，需使用药物改善心肌功能和血管张力。

3. 神经系统　心肺复苏的重要目的之一是保存脑功能。下列措施可减轻心搏骤停引起的继发性脑损害。

（1）勿常规应用过度通气。过度通气可减少心排血量和脑灌注，仅用于严重颅内高压导致脑疝先兆或发生脑疝时。

（2）治疗性低体温。在CPR后对神经系统的保护作用在成年人和新生儿的研究中已被证实。尽管尚无前瞻性双盲对照研究证实治疗性低体温在儿童的作用，基于在成年人获得的证据，治疗性低体温（32~34℃）对院外有目击者的VF所致心搏骤停复苏后仍处于昏迷状态的青少年、心肺复苏后处于昏迷状态的婴儿和儿童可能有益。

（3）避免体温过高，超过38℃应使用退热药。

4. 肾　心肺复苏后尿量减少可能是肾前因素（脱水、灌注不足）、缺血性肾损害或多因素综合造成，应避免使用肾毒性药物；在确认肾损害的程度前，经肾排泄的药物需调节剂量；纠正引起肾损害的可逆性病因。

# 第 15 章　重症医学中的伦理问题

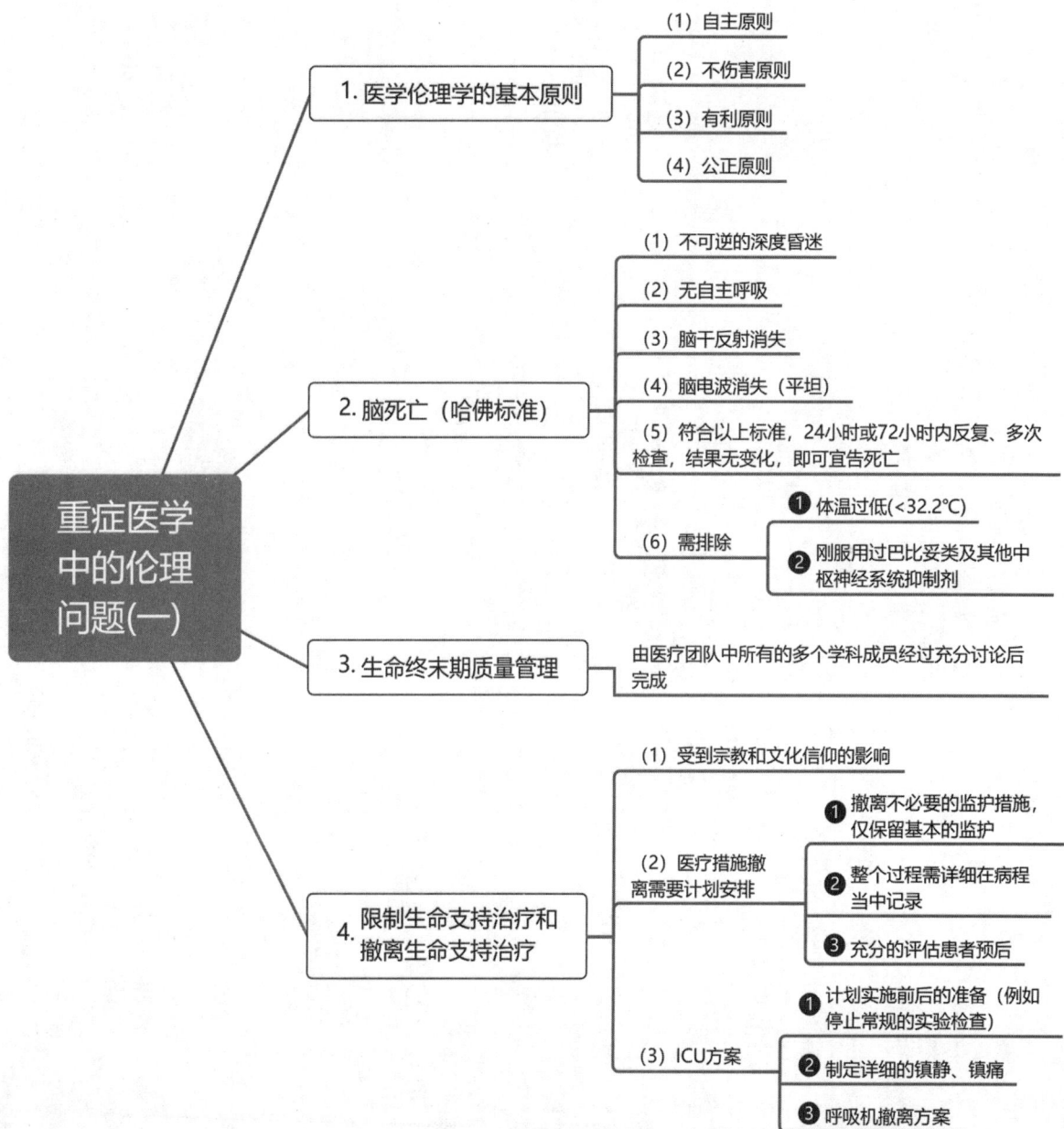

重症医学中的伦理问题(一)

**1. 医学伦理学的基本原则**
- (1) 自主原则
- (2) 不伤害原则
- (3) 有利原则
- (4) 公正原则

**2. 脑死亡（哈佛标准）**
- (1) 不可逆的深度昏迷
- (2) 无自主呼吸
- (3) 脑干反射消失
- (4) 脑电波消失（平坦）
- (5) 符合以上标准，24小时或72小时内反复、多次检查，结果无变化，即可宣告死亡
- (6) 需排除
  - ❶ 体温过低(<32.2℃)
  - ❷ 刚服用过巴比妥类及其他中枢神经系统抑制剂

**3. 生命终末期质量管理**
由医疗团队中所有的多个学科成员经过充分讨论后完成

**4. 限制生命支持治疗和撤离生命支持治疗**
- (1) 受到宗教和文化信仰的影响
- (2) 医疗措施撤离需要计划安排
  - ❶ 撤离不必要的监护措施，仅保留基本的监护
  - ❷ 整个过程需详细在病程当中记录
  - ❸ 充分的评估患者预后
- (3) ICU方案
  - ❶ 计划实施前后的准备（例如停止常规的实验检查）
  - ❷ 制定详细的镇静、镇痛
  - ❸ 呼吸机撤离方案

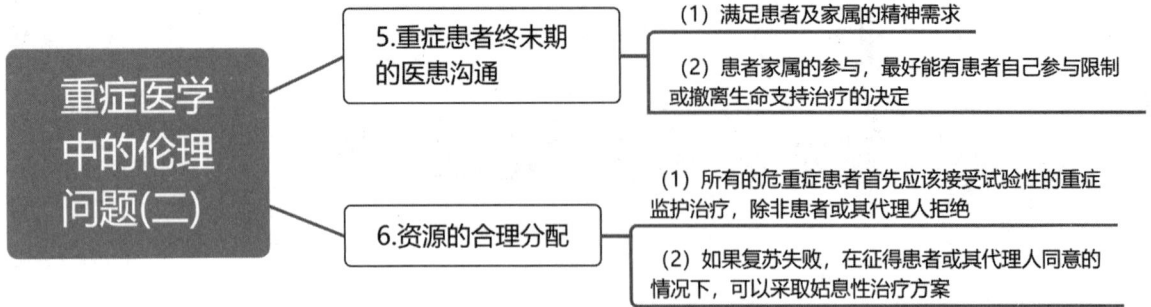